公共卫生国际前沿丛书
翻译委员会

“十四五”国家重点出版物出版规划项目

公共卫生国际前沿丛书

OXFORD

丛书主译◎包　巍

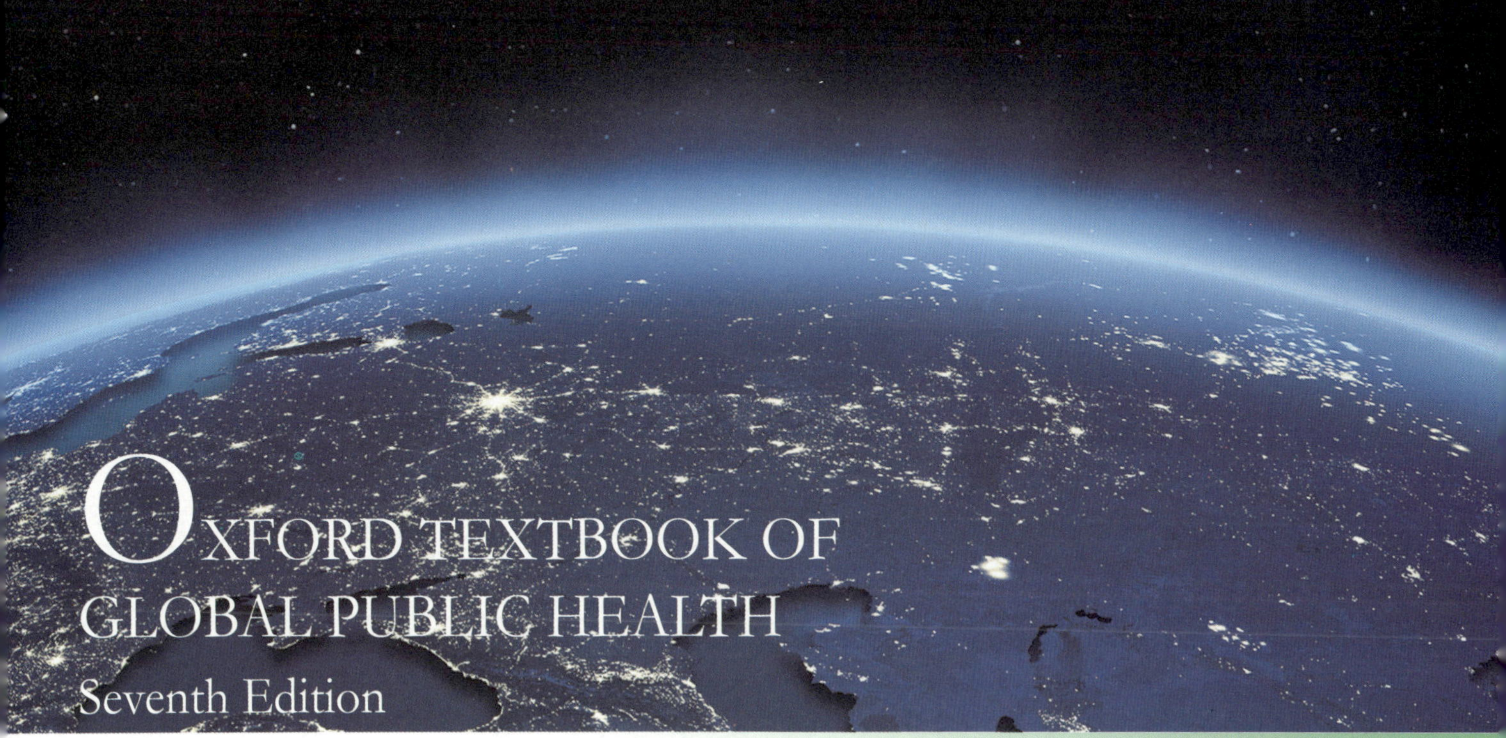

OXFORD TEXTBOOK OF GLOBAL PUBLIC HEALTH

Seventh Edition

Volume 1

牛津全球公共卫生教科书

（第7版）上册

〔美〕Roger Detels　〔南非〕Quarraisha Abdool Karim
〔澳〕Fran Baum　李立明　〔英〕Alastair H. Leyland　◎主编

李立明◎主审

叶冬青　包　巍◎主译

詹思延◎执行主译

中国科学技术大学出版社

安徽省版权局著作权合同登记号：第12242158号

图书在版编目(CIP)数据

牛津全球公共卫生教科书. 上册 / (美)罗杰·德特尔斯(Roger Detels)等主编；叶冬青，包巍主译. -- 合肥：中国科学技术大学出版社，2025. 5. --(公共卫生国际前沿丛书). -- ISBN 978-7-312-06150-9

Ⅰ. R126.4

中国国家版本馆CIP数据核字第2024JG4686号

牛津全球公共卫生教科书(上册)
NIUJIN QUANQIU GONGGONG WEISHENG JIAOKESHU (SHANGCE)

出版 中国科学技术大学出版社
安徽省合肥市金寨路96号，230026
http://press.ustc.edu.cn
https://zgkxjsdxcbs.tmall.com
印刷 合肥华苑印刷包装有限公司
发行 中国科学技术大学出版社
开本 880 mm×1230 mm 1/16
印张 28
字数 887千
版次 2025年5月第1版
印次 2025年5月第1次印刷
定价 228.00元

原著作者名单

Roger Detels

Distinguished Research Professor of Epidemiology and Infectious Diseases, Schools of Public Health and Medicine, University of California, Los Angeles, USA

Quarraisha Abdool Karim

Associate Scientific Director, CAPRISA, Professor in Clinical Epidemiology, Columbia University, Pro Vice-Chancellor (African Health), University of Kwazulu-Natal, South Africa

Fran Baum

Matthew Flinders Distinguished Professor of Public Health and Director of the Southgate Institute of Health, Society and Equity, Flinders University, Australia

Liming Li

Professor of Epidemiology, School of Public Health, Peking University Health Science Center, Beijing, China

Alastair H. Leyland

Associate Director and Professor of Population Health Statistics, MRC/CSO Social and Public Health Sciences Unit, University of Glasgow, UK

译校人员名单

主　　审　李立明　北京大学

主　　译　叶冬青　安徽理工大学

　　　　　　包　巍　中国科学技术大学

核心译者（按姓氏笔画排序）

王　彤　山西医科大学
王　慧　上海交通大学
王军平　中国人民解放军陆军军医大学
王建明　南京医科大学
毛　琛　南方医科大学
叶冬青　安徽理工大学
包　巍　中国科学技术大学
吕　筠　北京大学
庄贵华　西安交通大学
刘雅文　吉林大学
闫永平　中国人民解放军空军军医大学
江　宇　中国医学科学院北京协和医学院
汤乃军　天津医科大学
孙　强　山东大学
苏　虹　安徽医科大学
杨维中　中国医学科学院北京协和医学院
李　颖　哈尔滨医科大学
吴群红　哈尔滨医科大学
何　纳　复旦大学
张　本　四川大学
张　军　厦门大学

张永红　苏州大学
陈　坤　浙江大学
陈　瑞　首都医科大学
陈卫红　华中科技大学
周脉耕　中国疾病预防控制中心
赵亚双　哈尔滨医科大学
胡东生　深圳大学
胡志斌　南京医科大学
胡国清　中南大学
段广才　郑州大学
施小明　中国疾病预防控制中心
贾　娜　军事医学研究院微生物流行病研究所
夏　敏　中山大学
徐桂凤　中国科学技术大学
唐金陵　深圳理工大学
黄存瑞　清华大学
曹广文　中国人民解放军海军军医大学
舒跃龙　中国医学科学院北京协和医学院病原生物学研究所
詹思延　北京大学
阚海东　复旦大学
缪小平　武汉大学
潘　安　华中科技大学

上册

执行主译　詹思延　北京大学
副 主 译　杨维中　中国医学科学院北京协和医学院
潘　安　华中科技大学

译　　者（按姓氏笔画排序）

王　岳　北京大学
左　右　北京大学
叶冬青　安徽理工大学
丛亚丽　北京大学
冯录召　中国医学科学院北京协和医学院
刘晓云　北京大学
江　宇　中国医学科学院北京协和医学院
孙　强　山东大学
李　颖　哈尔滨医科大学
李中杰　中国医学科学院北京协和医学院
杨维中　中国医学科学院北京协和医学院
吴　涛　北京大学
沈　蕊　中国医学科学院北京协和医学院
陈思邈　中国医学科学院北京协和医学院
邵瑞太　中国医学科学院北京协和医学院
胡静然　中国疾病预防控制中心
姜　侠　四川大学
徐靖仪　北京大学
殷晓旭　华中科技大学
高文静　北京大学
黄存瑞　清华大学
黄旸木　北京大学
崔富强　北京大学
詹思延　北京大学
阚海东　复旦大学
潘　安　华中科技大学
薛　鹏　中国医学科学院北京协和医学院
魏　巍　哈尔滨医科大学

特邀审校　申卫星　清华大学

秘　　书　高文静　北京大学

总序一

随着国家经济实力的增强和国民生活水平的提高，我国正朝着“健康中国”的目标稳步迈进。在这一重要历史进程中，公共卫生扮演着至关重要的角色。作为一项关系人民大众健康的公共事业，公共卫生不仅是保障人民生命安全的重要手段，也是维护社会稳定、促进人民健康和福祉的重要基石，更是建设健康中国、筑牢中华民族伟大复兴的健康根基的重要组成部分。

为了促进我国公共卫生事业快速发展，引进学习国际上的新概念、新技术和新方法，中国科学技术大学公共卫生研究院和中国科学技术大学出版社协调组织引进并翻译了一套介绍公共卫生新技术、新方法和国际前沿研究成果的优秀著作，作为“公共卫生国际前沿丛书”出版，该丛书被列入“十四五”国家重点出版物出版规划项目。

英文原著经过业内顶尖专家团队精心筛选，均引自Oxford、Springer和Wiley等国际知名出版社，皆是本专业领域内填补空白的开创性著作或具有权威性的百科全书式经典著作。《免疫流行病学》《精准健康》《暴露组学方法与实践》《以生物样本库为基础的人群队列研究》均为各自前沿领域第一本著作；《ASPC预防心脏病学》是美国预防心脏病学会唯一冠名教材；《传染病流行病学》是美国高校研究生主流教材；《牛津全球妇女、儿童与青少年健康教科书》是牛津大学出版社的经典教科书之一，是英国医师协会(BMA)获奖图书；《牛津全球公共卫生教科书》更是享誉全球的大型参考书，包括上、中、下三册，被誉为公共卫生和流行病学领域的“圣经”，一直是公共卫生领域最全面的教科书，是公共卫生和流行病学专业人士和学生的重要资源，目前已出版第7版。本人应牛津大学出版社邀请，担任了《牛津全球公共卫生教科书》(第7版)英文版原著的主编之一，此次又应中国科学技术大学出版社邀请，担任中文版主审并为整套丛书作序推荐，期待丛书的出版能为广泛的公共卫生需求和现代卫生保健的优先事项提供全球化和更全面的视角。

“公共卫生国际前沿丛书”主审、主译团队阵容强大，包括来自中国疾病预防控制中心、国家心血管病中心、北京大学、清华大学、北京协和医学院、复旦大学、浙江大学、西安交通大学、中山大学、南京医科大学、天津医科大学、山西医科大学、华中科技大学、中南大学、吉林大学、厦门大学、山东大学、四川大学、哈尔滨医科大学、安徽医科大学、上海交通大学、南开大学、南方医科大学、首都医科大学、深圳大学、郑州大学、重庆医科大学、中国医科大学、苏州大学、中国人民解放军陆军军医大学、中国人民解放军军事科学院、中国人民解放军海军军医大学、中国人民解放军空军军医大学、安徽理工大学、中国科学技术大学等公共卫生领域顶尖的专家学者。本套丛书的出版是对“名家、名社、名译、名著”出版理念的最好注脚和诠释。

中国在全球公共卫生领域发挥着不可或缺的重要作用，此次翻译工作是促进国内和国际公共卫生与疾病防控接轨的重要举措和手段，对促进我国公共卫生事业发展和广泛传播医学创新知识与成果具有重大意义，将助推高水平公共卫生学院发展、高层次公共卫生人才培养和高层次公共卫生教材建设，并为我国高质量的公共卫生事业发展作出积极的贡献。

李立明

2024年8月于北京大学

总序二

人民生命健康是社会文明进步的基础。习近平总书记多次强调，坚持以人民为中心，保障人民生命安全和身体健康，建设健康中国，筑牢中华民族伟大复兴的健康根基，必须构建强大的公共卫生体系。引进出版“公共卫生国际前沿丛书”正是贯彻落实习近平总书记关于保障人民生命健康系列重要讲话、指示精神，引进学习国际上的新概念、新技术和新方法，助力我国公共卫生科学基础和体系建设的具体行动。

“公共卫生国际前沿丛书”由中国科学技术大学公共卫生研究院和中国科学技术大学出版社协调组织全国公共卫生与预防医学领域的顶尖专家共同翻译出版。公共卫生研究院由中国科学技术大学、中国科学院武汉病毒研究所和武汉市金银潭医院三方共建，于2022年11月16日正式揭牌成立。公共卫生研究院以国家需求为导向，以新医科建设为抓手，秉持“理工医交叉融合、医教研协同创新”的发展理念，是我校生命科学与医学部的重要组成部分，也是“科大新医学”发展的重要支撑和组成部分。我校出版社作为一流研究型大学的出版社，以传播科学知识、服务高校教学科研和人才培养、弘扬优秀传统文化为己任，实施精品战略，寻求重点突破，在科技、教育、科普、医学等领域形成了特色体系，出版了一批双效俱佳的精品力作，数百种图书荣获国家图书奖、中国图书奖、中宣部“五个一工程”奖、中国出版政府奖、中华优秀出版物奖等国家和省部级奖项。

这套丛书的出版得到了我校生命科学与医学部以及杨元庆校友的大力支持！杨元庆校友长期关心母校发展，2020年他向中国科学技术大学教育基金会定向捐款设立了杨元庆公共卫生基金，在推动我校公共卫生研究院和公共卫生与预防医学学科建设、开展公共卫生与健康系列讲座、专著引进与出版等方面发挥了重要作用。

我很欣喜地得知,这套丛书近期入选了“十四五”国家重点出版物出版规划项目。衷心感谢参与这套丛书翻译出版工作的所有专家学者和编辑。希望本套丛书的出版能够助力我国公共卫生事业再上一个新的台阶,为促进我国人民生命健康和人类命运共同体作出重要贡献。

包信和

2024年9月于中国科学技术大学

前言

《牛津全球公共卫生教科书》开篇对公共卫生进行概述，介绍公共卫生目前所涵盖的主题范围以及公共卫生所涉及的学科数量。公共卫生的范围不断扩大，强大的公共卫生基础将是实现联合国可持续发展目标（sustainable development goal，SDG）中改善健康、减少健康不平等相关目标的关键。本书将介绍公共卫生作为一门学科在不同国家及不同发展阶段的发展状况，并详细阐述一些至关重要的领域。本书结构延续上一版的3个部分，即公共卫生学科的发展，健康和疾病的决定因素，以及公共卫生政策、法律和伦理，并对上一版内容进行更新。

第一部分首先回顾21世纪公共卫生的范围和关注点，包括概述当代公共卫生面临的诸多挑战，其中许多挑战与贫困有关。接下来的两章介绍公共卫生在发达国家和中低收入国家的发展历程。第1.4章介绍经济转型国家的公共卫生重心，重点介绍中等收入国家的公共卫生发展情况。第一部分最后一章介绍人类社会日益增进的相互联系或全球化如何对全球公共卫生产生积极和消极的影响，讨论全球卫生治理从国际集体行动向全球集体行动的转变，并试图通过监管框架来应对全球化的影响。

第二部分深入介绍健康和疾病的决定因素。在制定任何应对疾病的措施并将公共卫生付诸实践之前，有必要对这些决定因素有一个充分的了解。第2.1章概述健康的生物、行为、社会和环境决定因素，尤其强调健康的社会决定因素，因为它们可能造成健康不平等。（各级）政府通过制定健康的公共政策，在改善人群健康和减少健康不平等方面发挥作用。因此，本版新增公共卫生政治学一章，这一章主要描述政治如何支持政策制定中的证据。对于政治如何影响公共卫生政策实施的评估，取决于对问题和证据的定义、对角色和参与者的理解、对动机的理解以及对战略和战术的理解。作者使用一些案例研究，例如美国妇女的生殖健康权利，来说明证据与政治的相互作用。第2.3章的内容是贫困、公正与健康，讨论贫困与健康之间的关系，公正理论主张有必要减少或消除贫困以促进健康，本章还讨论如何在公正理论中体现人权。如果要创造一个更公平的社会，公共政策就需要建立在机会平等和结果平等的基础上。接下来的章节讨论高收入国家和发展中国家在健康方面社会经济不平等的决定因素，以及如何尽可能地减少这些不平等。通过分析一系列社会经济地位和不同健康结果的指标，读者已经比较清晰地了解高收入国家的社会经济不平等现象，但是他们对如何减少健康不平等的了解要匮乏得多。尽管一些政策和干预措施有可能减少不平等，但在减少健康不平等方面取得进展需要依赖国际合作。在中低收入国家，社会经济不平等往往与贫困水平高有关，尽管这种不平等程度很高，但是很少能看到将减少健康不平等作为公共政策关键目标的例子。《2030年议程》和《可持续发展目标（SDG）》为解决健康问题及其社会决定因素提供了有用的跨部门方法，这种方法是减少中低收入国家健康不平等的潜在途径。第2.6章介绍基因组学的进展以及这些进展对公共卫生所带来的机遇和挑战，其中包括药物基因组学测试（检测基因对药物治疗反应的影响）以及表观遗传学治疗的使用。接下来的三章专门讨论已经长期存在的公共卫生问题，这些问题仍然是公共卫生实践的核心：水和卫生设施、食物与营养以及气候变化与人群健康。缺乏清洁、安全的饮用水和基本卫生设施及其所导致的疾病在很大程度上是中低收入国家的问题，第2.7章详细介绍其中主要的疾病及其病因，并介绍预防这些疾病的干预措施。接下来的一章概述食物系统发挥的重要作用，以及采取跨部门办法解决营养不良和营养过剩问题的必要性。营养不良的双重负担有一个共同的原因：缺乏可负担、质量充足的食物，本书分别列举高收入国家和中低收入国家尝试解决营养过剩和营养不良问题的案例。气候变化将通过使常见病因引起的疾病和伤害更加恶化而对健康产生主要影响。由于最有可能受到气候变化严重影响的是那些已经面临着高疾病负担的人群，因此在应对气候变化的过程中，改善人群的基础健康状况很重要。综合的应对措施包括应对天气模式变化对健康的影响，同时停止排放有害气体，并考虑减少大气中现有污染物的方法。接下来的一章介绍行为的决定因素以及行为影响健康的多种方式。鉴于环境能够限制或影响健康相关的行为，因此，显而易见需要制定针对这些环境方面的干预措施。第二部分的最后一章重点介绍医疗保健可及方式对人群健康的影响，探讨卫生政策、筹资和劳动力规划的作用。

本书的最后一部分介绍公共卫生政策、法律和伦理。第3.1章介绍公共卫生领导力。第3.2章详细介绍公共卫生伦理的起源、公共卫生伦理区别于其他学科的伦理问题，以及基因研究的伦理问题。接下来的一章讨论健康权及其如何与全球公共卫生目标统一的问题，作者将提供例子和个案研究，用来说明人权如何支持全球公共卫生。第3.4章介绍法律和公共健康，讨论了在促进健康和保护人群与个人自由之间平衡的难点。显然，确实需要全球治理来对抗疾病及其传播媒介，这意味着要超越卫生部门，联合影响健康的其他领域，包括贸易、食品、移民和环境部门。本书最后两章分别介绍发展中国家和发达国家的卫生政策。卫生政策的重点因环境而异，但全球化的加剧使得高收入国家与中低收入国家之间存在一些共性。这两章向读者介绍发展中国家加强卫生政策的推荐策略，以及发达国家制定的卫生政策所走过的弯路。

综上，本书详细展示了随着21世纪的发展，公共卫生的覆盖范围变得多么广泛。本书的编委来自多个学科，他们都是各自领域的专家。贯穿本书始终的一个共同主题是，在战胜新挑战、改善全球公共卫生、减少健康不平等的奋斗中，公共卫生需要所有学科、部门和所有国家工作人员的共同努力。

目录

第一部分　公共卫生学科的发展

1.1 公共卫生的范围和关注点

1.1.1 引言

对于公共卫生的定义和阐释众说纷纭,其中《艾奇逊报告》(*Acheson Report*)(Acheson,1988)中的定义被人们广泛接受:

公共卫生是通过社会有组织的活动来预防疾病、延长寿命、促进健康的一门科学和艺术。

该定义强调了公共卫生范围的宽泛,并强调了公共卫生是全社会共同努力的成果,而不是个别人的努力。

2003年Roger Detels将公共卫生的目标定义为:

社会中所有成员的生物、生理和心理健康,不论性别、财富、种族、性取向、国家或政见。

该定义强调了公平和公共卫生关注的范围,它不仅包含社会成员的生物和生理健康,也涵盖了心理健康。这符合1948年联合国关于健康是基本人权的宣言的精神,以及联合国千年发展目标宣言的精神。现在这些宣言已经于2012年被联合国可持续发展目标宣言所取代。17个可持续发展目标聚焦于一系列广泛议题,包括不平等、贫困、气候变化以及其他对实现最佳公众健康至关重要的领域。可持续发展目标强调,公共卫生不仅仅局限于消除疾病,公共卫生还是发展的基本问题。

为了实现世界卫生组织(World Health Organization,WHO)"人人享有健康"的目标,必须运用包括生理学、生物学、政治学和社会科学在内的许多不同学科来实现最佳健康水平。公共卫生领域对这些学科加以调整和应用,用于消除和控制疾病,促进健康。

1.1.2 公共卫生的职能

公共卫生关注的是调动地方、州/省、国家和国际资源过程,以确保所有人都具备享有健康的条件(Detels,Breslow,2002)。为了成功实施这一过程并实现人人享有健康,公共卫生必须履行以下职能(见文本框1.1.1)。

公共卫生通过监测疾病和危险因素(如吸烟)趋势,在社区、国家和全球各层面识别、测量与监测卫生需求和趋势。有效卫生监测信息系统的存在,以及相应的趋势分析,可为将来社区卫生需求的预测与预期提供必要信息。

文本框1.1.1　公共卫生的职能

1. 预防疾病和伤害及其负面影响。
2. 提倡健康的生活方式和良好的健康习惯。
3. 识别、测量、监测和预测社区的卫生需求（如健康监测）。
4. 调查和诊断卫生问题，包括微生物、社会及化学危害。
5. 制定、推广和实施必要的卫生政策。
6. 组织和保障高质量、高成本效益的公共卫生和医疗保健服务。
7. 缩小健康不平等，确保人人享有卫生保健。
8. 倡导并保护健康的环境。
9. 传播健康信息并动员社区采取适当的行动。
10. 健康促进。
11. 规划应对自然灾害与人为灾害。
12. 减轻人际暴力和侵略战争造成的影响。
13. 对健康促进/疾病预防的干预策略开展研究与评估。
14. 开发新型研究和评估方法。
15. 培训并保障合格的公共卫生人力资源。
16. 持续评估现有公共卫生项目的有效性。

资料来源：The Office of the Director, National Public Health Performance Standards Program, 10 Essential Public Health Services, Centers for Disease Control, 1994. https://www.cdc.gov/od/ocphp/nphpsp/EssentialPHServices.htm.

为确保人口健康，有必要制定、推广和执行健全的卫生政策，以预防和控制疾病，并减少危害社区健康的因素的流行。其中包括政策要求向社区通报高传染性疾病的发生和其对社区健康的威胁，并通过对环境危害的监管（如水和空气质量标准以及吸烟）来控制其对环境的威胁。重要的是，影响政治和推动健全的卫生政策是地方、国家和全球各级公共卫生的一项基本职能。

目前可专门用于公共卫生和保障高质量卫生服务的资源有限。因此，公共卫生的一项基本职能是有效地筛选、规划、管理、协调和监管具有成本效益的卫生服务，并确保社会各阶层都能获得这些服务。每个社会中都存在健康不平等，这限制了部分成员发挥最大功能的能力。虽然这些差异主要影响的是贫困、少数族裔、乡村及偏远地区人口以及弱势群体，但同样对整个社会造成了影响，特别在传染病方面。因此，缩小卫生差距不仅是道德需要，也是现实的当务之急。

技术进步和商业发展极大地提升了生活质量，但这些进步往往在环境方面付出沉重代价。在发达国家和发展中国家的许多城市里，因工业和商业污染造成的恶劣空气质量影响了人们的呼吸系统健康，并有可能改变气候，给当地和全球造成灾难性后果。根据WHO估算，每年约有700万人死于户外和家庭空气污染。地球只有一个，如果不悉心呵护，最终人类将难以在地球上生存。通过公众教育、制定健全的法规和有影响力的政策，公共卫生部门可以为环境的保护和监督作出巨大贡献，从而确保环境有利于人类的健康生活。

在美国，因行为方式导致的死亡人数占总死亡人数的40%，而社会和环境因素分别占15%和5%（Schroeder, 2007）。为确保人群中的每位个体都能发挥其最大的潜能，公共卫生需要进行公众健康教育、促进采取能产生良好健康效果的相关行为，并鼓励社区采取适当措施，确保为公众健康创造最佳条件。这一点至关重要，因为大多数公共卫生问题都与人类的行为和生活方式息息相关。归根结底，缺少了社区的支持和积极参与，公共卫生就无法取得成功。

目前，人类还不能预知，也极少能阻止天灾人祸的发生，但可以未雨绸缪，确保将灾害造成的损失降至最低。因此，无论是流感之类的传染病还是台风和其他自然灾害，备灾都是公共卫生中的重要组成部分。

不幸的是，现代世界中人与人之间的暴力和战争变得司空见惯。在部分社会阶层（尤其是青少年和年轻的少数民族成年男性中），暴力和自杀已成为导致死亡和生产性寿命损失的主要原因。公共卫生不能忽视的事实是，暴力和战争是造成数百万人生活质量严重降低的主要因素。

公共卫生领域的许多进步都是通过研究实现的。科学研究对于识别和预测卫生问题并寻找解决这些问题的最佳策略仍然至关重要。不少看起来相当合乎逻辑的策略，实际上可能由于各种无法预见的原因导致失败。因此，要实现公共卫生系统的高效运行，持续监测和评估必不可少。因此，在新的公共卫生策略大规模推广之前必须经过严格的评估，并且在大规模推广之后要定期审查，确保其在不同人群中持续有效。

在20世纪，研究质量的提升得益于新方法学的开发，特别是在流行病学、生物统计学、社会科学和实验室科学领域。包括人工智能在内的计算硬件、软件和技术的高速进步，极大地提高了成千上万变量的海量数据的计算能力，以及运用多种策略辅助数据解读的能力。从互联网、社交媒体和手机的广泛使用到人口研究（如人口普查）、分子生物学和全基因组序列研究，这一系列因素推动了数据量和复杂程度的爆炸式增长，要跟上这样的趋势也是一种重大挑战。要从如此庞大的数据集中获取针对公共卫生的宝贵见解，离不开新的途径、策略和方法，例如进一步开发机器（计算机）学习技术，用于发现公共卫生结局之间的关联，并发现可用于实施特定干预措施的模式，如地理子单元内相关变量的地理分布情况。在未来数十年里，机器人和人工智能的广泛运用将对公共卫生产生巨大影响。越来越多的劳动力将被机器人取代，尤其是在从事危险性和重复性工作方面。这些技术进步可能更多地对低端工作人群产生影响。因此针对科学、技术、工程和数学（science，technology，engineering，and mathematics，STEM）学科的培训需求将不断增加，这些学科对机器人的设计编程和其他技术进步来说至关重要。公共卫生必须继续利用前沿技术来开发更高水平的研究策略，以解决当前和未来的公共卫生问题。

公共卫生的一个重要问题是能否及时将研究进展转化为有效的卫生实践和政策。近期研究的领域之一——实践科学，就是试图找出科学进步迅速转化为改进卫生的实践和更有效的卫生政策过程中的障碍和促进因素。

公共卫生的质量取决于公共卫生人力的能力与视野。因此，公共卫生的重要职能之一是确保在所有社会层级上都能持续提供训练有素的专业人士，包括有远见的公共卫生领导者来确保可持续的社会福祉，并实施创新且有效的公共卫生措施。

最后，贯穿所有这些职能的共同主线在于，必须在数据共享、政策制定和实施以及具体公共卫生问题的管理方面加大国际合作。全球化进程带来了信息、人员、货物和服务跨越国界的快速流动，意味着许多公共卫生问题之间存在着复杂的关联性。要解决这些问题依赖于各国之间的联合行动。此外，现在比以往任何时候都有更多机会，通过全球层面的合作行动取得重大的公共卫生成就，这一点在以往根除天花等里程碑事件中已经得到证明。媒体可以在公众教育和促进公共卫生干预措施的有效实施方面发挥重要作用，但通常需要先对公共卫生策略和目标有一个整体了解。

1.1.3　当代健康问题

世界上大部分公共卫生问题的根源在于贫困问题。全球一半以上的人口（超过30亿，其中三分之一是儿童）生活在国际规定的贫困线（每日生活支出不足2.5美元）以下，其中13亿人每日生活支出不足1.25美元（世界银行，2012）。虽然大多数贫困人口生活在发展中国家，但也有相当数量的贫困人口生活在世界上最富裕的国家,这凸显了所有国家的贫富差距问题(联合国开发计划署,2014)。在美国,2016年有4 060万人生活在官方贫困线以下,其中非洲裔和西班牙裔美国人的比例最高(23.2%)。不幸的是,国家内部的贫富差距还在不断扩大(美国人口普查局,2016)。贫困造成的一系列问题导致了健康状况恶化(表1.1.1)。全世界有8.44亿人无法获得清洁饮用水,至少有20亿人使用遭粪便污染的饮用水源,造成腹泻、霍乱、痢疾、伤寒和脊髓灰质炎的流行(WHO《饮用水》)。公共卫生有责任降低这些不平等产生的影响,以保障所有人都能享有健康的生活质量。

全球人口正在不断变化。2017年,全球人口超过70亿。到2050年,估计将超过90亿。世界许多地区的人口增长将趋于平稳,但在非洲国家,人口将继续增长,从而改变全球人口的相对分布。应对这些变化是保障全球人口健康的一大挑战。

表1.1.1 贫困有关疾病导致的死亡占总死亡的比例(%)

疾　病	高死亡率低收入国家	低死亡率低收入国家	高收入国家
传染病和寄生虫病	34.1	24.8	2.1
呼吸系统感染	9.9	8.0	3.2
围产和孕产妇健康状况	8.4	6.8	0.4
营养缺乏	1.3	1.1	0.0
热带疾病	0.5	0.3	0.0
“与贫困有关”的疾病总计占比	54.1	40.7	6.2

资料来源:Stevens P.Diseases of poverty and the 10/90 Gap,International Policy Network,2004.

20世纪见证了主要疾病负担从传染病向非传染性疾病(non-communicable disease,NCD)的转变。据报道,1900年,美国和其他发达国家主要死因是肺炎和流感。到了21世纪初期,主要死因变为了心脏病和其他慢性疾病,而肺炎和流感不再位列十大死因,且主要影响的群体是老年人(图1.1.1)。

慢性病的患病率将持续上升,从而给医疗卫生系统带来更大的压力。这也强调了城市将容纳更多人口,因此需要进行政策创新和调整,以促进健康,例如通过提供便利的步行道和楼梯,以及为行动不便的人群或残疾人提供支持。

尽管疫苗和抗生素在20世纪下半叶发挥了重要作用,传染病的减少并非仅仅得益于更好的治疗方法。相反,公共卫生措施的广泛应用,包括减少人员聚集和改善住房条件、保障营养摄入、提供清洁水和安全处理废弃物是减少传染病的关键。

到1980年,许多公共卫生数据分析认为,传染病已经不再是公共卫生的首要关注点。然而,20世纪80年代初由人类免疫缺陷病毒(human immunodeficiency virus,HIV)引起的获得性免疫缺陷综合征(acquired immunodeficiency syndrome,AIDS)的发现和不断蔓延,以及随后在21世纪初暴发的严重急性呼吸综合征(severe acute respiratory syndrome,SARS)、埃博拉和寨卡病毒,都凸显了这些论断的错误。传染病在世界各地持续发生,尤其在非洲地区。

尽管传染病仍是主要的公共卫生问题之一,但在全球范围内,非传染性疾病已成为最大的健康挑战,在2016年致死人数高达4 000万,占所有死亡人数的71.4%。即使在贫困的发展中国家,非传染性疾病也成为一个主要的、日益严重的问题。2015年,有3 070万非传染性疾病死亡来自中低收入国家(WHO,2017b)。中低收入国家的男性非传染性疾病年龄标准化死亡率比高收入国家高出65%,女性则要高出85%。这一数字非常令人担忧,因为中低收入国家应对非传染性疾病流行的资源和能力要弱得多。另外,传染病仍占全球疾病负担的近30%,大多数死亡发生在非洲。即使出现了需要采取公共卫生行动的新发传染病,大多数传染病目前都可以通过接种疫苗、改善卫生条件、行为干预以及提高生活水平来预防。

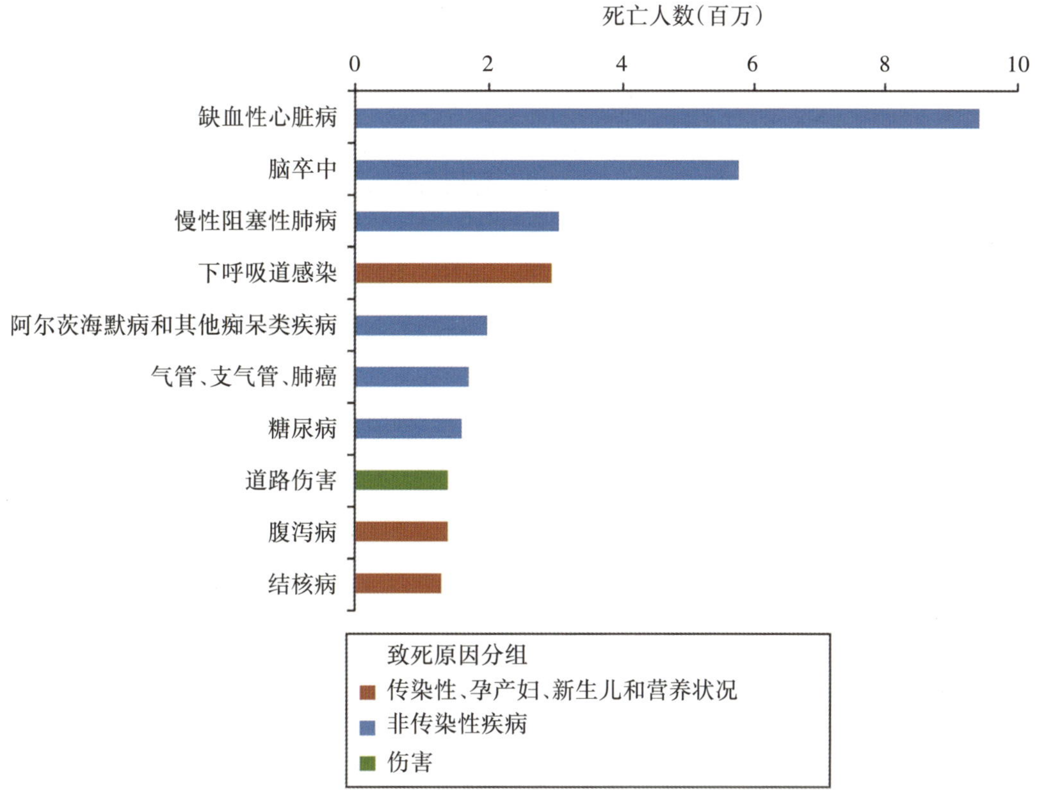

图1.1.1　2016年全球十大死亡原因(WHO全球健康估算)

注:2016年WHO全球健康估算:2000—2016年不同国家和地区分死因、年龄、性别的死亡数字。

资料来源:World Health organization.(2018) The top 10 causes of death. 2017 WHO. http://www.who.int/news-room/fact-sheets/detail/the-top-10-causes-of-death.

由于人口寿命延长(全球平均71.4岁)和出生率大幅下降(联合国,2015a),很多国家的人口年龄快速增长,是加剧全球疾病负担向非传染性疾病转变的复杂原因。在许多发达国家和发展中国家,人口增长率已经低于人口替代率。全球65岁及以上人口比例从2015年的8.5%预计上升至2050年的16.7%,这种人口老龄化现象带来了广泛而深远的影响(美国人口普查局,2013,2014a,2014b)。这一转变将加重这些国家的慢性病负担,对医疗保健和社会支持服务的需求不断增加,同时给公共筹资系统带来压力。随着高生产力年龄段人口比例的下降,反过来又会影响经济增长。中低收入国家受人口老龄化的影响尤为明显。

1.1.4　测量疾病的发生

定义健康标准的必要步骤之一是确定衡量健康的适当方法。传统上,公共卫生通过死亡率来定义疾病,因为该数据相对容易获取,而且死亡是没有争议的。但死亡率主要用来衡量能导致死亡的疾病,往往忽视了那些仅仅降低身体机能和生活质量但不造成死亡的疾病。因此,如果仅使用死亡率,那么精神疾病、意外和致残等问题就会被严重低估。

20世纪后半叶逐步发展起来的另两种测量健康的指标是“生育力损失年”(years of productive life lost,YPLL)(Lopez et al.,2007)和“伤残调整寿命年”(disability-adjusted life year,DALY)(Murray,Lopez,1997)。前者强调那些缩短生产性寿命(目前定为75年)的疾病,后者则强调那些损害身体机能的疾病,另外也是测量过早死亡的指标。使用这两种方法中的任何一种来定义健康,都会导致疾病和/或健康问题作为公共卫生优先事项中的顺序大为不同。

如果使用死亡来确定疾病优先顺序，那非传染性疾病是首先要处理的问题，因为它导致的死亡占全球总死亡的70%。在慢性疾病当中，心血管疾病占所有死亡人数的一半。然而，这一比例因地区和国家富裕程度不同而有明显差异。虽然传染病在东南亚和东地中海地区的死亡人数中占相当大的比例，但只有在非洲地区，它才是最主要的死因。这些传染病的大多数受害者是婴儿及5岁以下的儿童。传染病在上述地区的持续存在，构成了持续的重大公共卫生挑战。

与死亡率相比，DALY和YPLL被认为是能更好地衡量一个国家的生活质量和运转能力的指标(图1.1.2和图1.1.3)。运用DALY来设定全球疾病优先事项，强调的是传染病和伤害，因为对年轻人的影响更大，并降低了主要影响老年人的心血管疾病和其他慢性病的相对重要性。据WHO预测，到2020年，神经精神疾病、伤害、非传染性和/或慢性疾病的总DALY排名将上升，而传染病的排名将下降。传染病目前占全球DALY的39%，预计到2030年将降至30%(Mathers，Loncar，2006)。

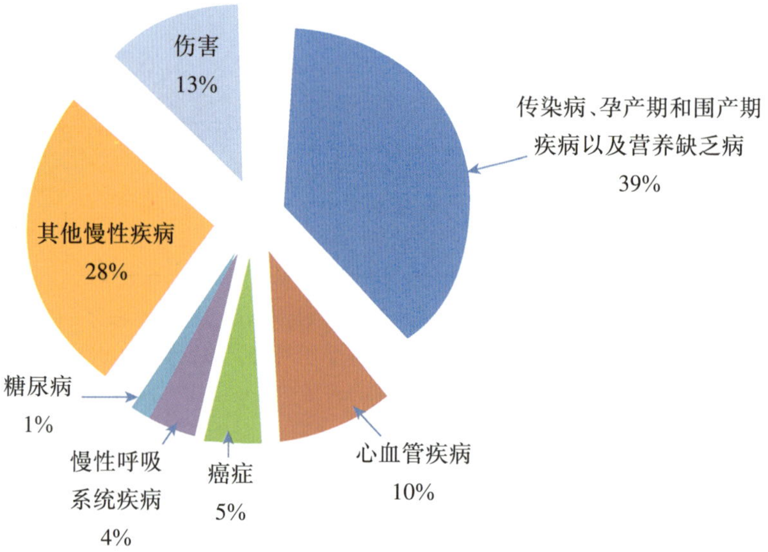

图1.1.2 全球负担：伤残调整寿命年(DALY)

资料来源：https://ourworldindata.org/health-meta under the CC BY 4.0 license.

根据WHO的预测，虽然下呼吸道感染和腹泻仍是最常见的传染病，但到2030年，像艾滋病、结核病和疟疾等传染病的YPLL(每千人)将有所增长，而其他传染病会得到有效控制，并且其YPLL会逐步减少(WHO，日期不详)。主要影响老年人群的非传染性疾病的YPLL预计将保持不变，这或许反映出人们对于制定早期诊断策略、改善卫生习惯和使用更好的药物等来维持这些疾病患者对生命的乐观态度。

20世纪90年代的疾病共生理论介绍了疾病在特定环境下发生的概念。其中包括了疾病发生的环境(物理环境和社会/心理环境)以及影响易感性与严重程度的疾病之间交互作用。该理论强调疾病是一系列因素共同作用的结果，其中只有部分是生物因素(图1.1.4)。因此，这一理论建议采取综合性的方法来进行健康促进和疾病干预(Mendenhall，2017)。

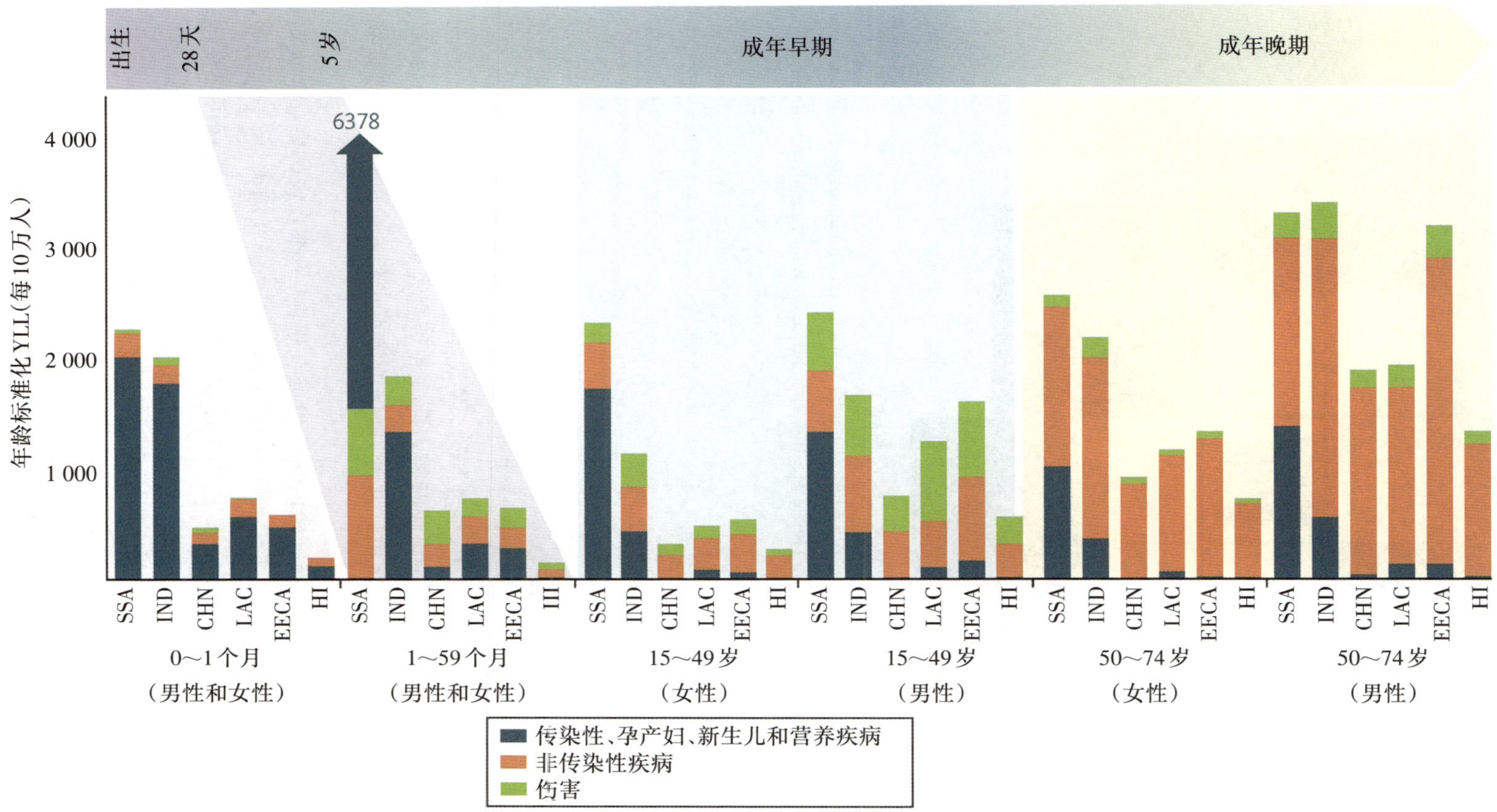

图1.1.3　潜在减寿年数(YLL):按世界不同地区划分的过早死亡影响的估算指标

注:SSA: SubSaharan Africa,撒哈拉以南非洲;IND: India,印度;CHA: China,中国;LAC: Latin America and Caribbean,拉丁美洲和加勒比地区;EECA: Central Europe, Eastern Europe, and Central Asia,中欧、东欧和中亚;HI: high income,高收入地区。

资料来源:https://libguides.acomedu.org/GlobalHealth.

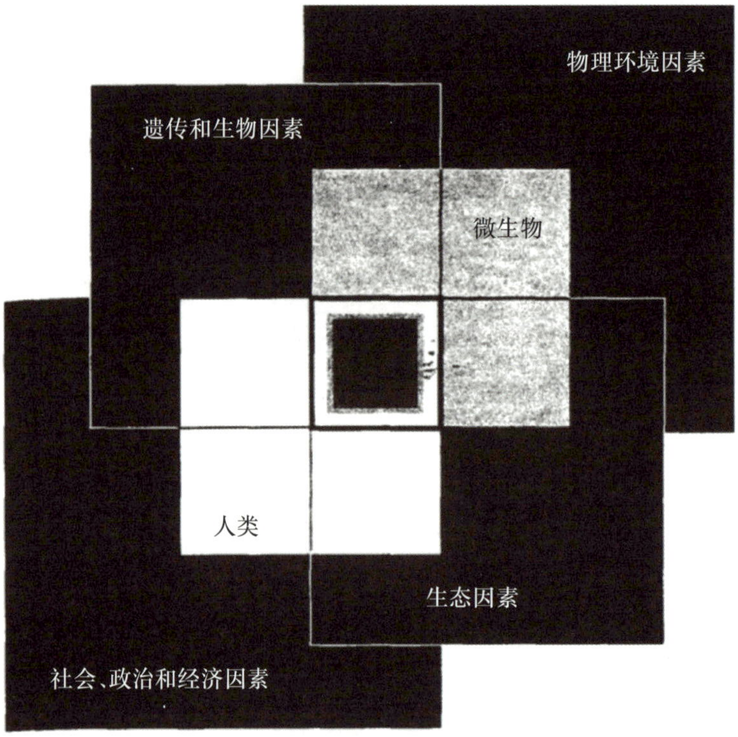

图1.1.4 会聚模式

资料来源:Smolinski, S.M., Hamburg, M.A., Lederberg, J. (editors) (2003). Microbial Threats to Health: Emergence, Detection, and Response, Institute of Medicine, Board on Global Health, Committee on Emerging Microbial Threats to Health in the 21st Century, Figure ES-1, p. 5.

1.1.5 传染病

目前已经开发以及正在开发许多针对传染病病原体的新疫苗,使不少疫苗的价格更为低廉(Qadri et al.,2016)。WHO区域办事处与各国合作,针对儿童时期可预防的主要传染病开展了强化免疫规划项目,不过在实现全覆盖方面还存在较大障碍,包括贫困、地理障碍、因教育水平低而影响疫苗接种意愿、物流问题、内乱和战争、腐败以及政府间的不信任等。贫困、政府能力薄弱和资金滥用也阻碍了对病媒的控制,而病媒在诸如疟疾和登革热等疾病流行中起到关键作用。此外,提供清洁用水和安全处理人类排泄物等都对控制传染病至关重要。

传染病迅速蔓延的另一大主要因素是交通运输的飞速发展。现在,一个身患传染病的人可以在有传染性但无症状的情况下环游世界。因此,当中国香港确认首例SARS病例后的几周内,整个东南亚甚至远至加拿大都报告了SARS病例(Lee,2003)。同样,由于广泛的全球食品供应链,食源性疾病可以在国家内部和各国之间迅速传播。

传染病的另一大来源是不断涌现的新传染性病原体,其中许多是由动物传人。文本框1.1.2中列出了1994—2019年发现的新疾病,其中包括疾病的新型耐药株和全球新发传染病,如中东呼吸综合征冠状病毒、寨卡病毒和新冠病毒。食品生产方式的变化、动物栖息地减少所导致的动物聚集、在亚洲和其他地方的“生鲜市场”(售卖活体动物当作食物)中不同活体动物的混杂,以及动物饲料中添加激素和抗生素,都导致了这些新疾病的出现。

文本框1.1.2 新发现的传染病和病原体

年 份	疾 病 或 病 原 体
2019年	严重急性呼吸综合征冠状病毒2型(SARS-CoV2)
2018年	急性弛缓性脊髓炎
2012年	寨卡病毒
2012年	中东呼吸综合征冠状病毒(MERS-CoV)
2009年	H1N1
2004年	禽流感(人感染病例)
2003年	严重急性呼吸综合征(SARS)
1999年	尼帕病毒
1997年	H5N1(甲型禽流感病毒)
1996年	克雅氏综合征新变种;澳大利亚蝙蝠丽沙病毒
1995年	人类疱疹病毒8型(卡波西肉瘤病毒)
1994年	萨比亚病毒;亨德拉病毒

资料来源:David Heymann,World Health Organization,1999.

2020年1月初,一种新的病原体新冠病毒被发现。该病毒迅速蔓延至全球,引发大流行,在最初四个月里造成了325万多病例和22.6万多人死亡,严重影响了全球经济和社会运作方式(Wu,McGoogan,2020;Singhal,2020)。第七版《牛津全球公共卫生教科书》即将付印,但该病毒的许多关键特征尚不清楚,导致很难预测该病在未来的流行形势,唯一可以预见的是这场疫情将对全球未来产生重大影响(第8.13章)。

除文本框1.1.2中列出的疾病外,已知病原体的抗生素耐药株也不断出现,部分原因是抗生素的广泛不当使用(另见文本框1.1.3)。因此,淋病、葡萄球菌、结核病和疟疾耐药株的出现已成为公共卫生主要问题之一,而后两者属于全球最严重的传染病问题。而对常用化学杀虫剂具有耐药性的媒介的出现,更加剧了耐药性疟疾的发展。在关于具备多种抗生素耐药性的新德里金属β-内酰胺酶(New Delhi metallo-beta-lactamase,NDM-1)传播到多国的速度与程度的报告中,强调了抗生素耐药性通过在不同细菌物种之间传播的遗传要素、实现快速危险传播的可怕潜力(Moellering,2010)。

文本框1.1.3 导致传染病出现或再现的因素

1. 人类的"人口结构变化",人们开始在世界上原先无人居住的偏远地区生活,暴露于新的传染源、昆虫和动物的环境中。
2. 在发展中国家的许多地区,人们与家畜毗邻而居,畜牧业条件较差,导致人畜共患感染。
3. 过度拥挤的城市以及内乱和战争情况下,导致卫生设施和其他公共卫生措施的崩溃。
4. 经济发展和土地利用的变化,包括砍伐森林、造林和快速城市化。
5. 气候变化导致病原体和媒介的活动范围发生变化。
6. 人类的行为改变,例如更多使用儿童保育设施、性行为和吸毒行为,以及户外娱乐模式。
7. 社会不平等。
8. 远距离快速运送人员和货物的国际旅行和商业活动。
9. 食品加工和处理的变化,包括用各类动物制作并长途运输的食品。
10. 致病性传染病病原体的不断进化,从而使他们可以感染新的宿主、产生毒素或对宿主免疫变化产生适应(如流感、艾滋病毒)。

11. 结核分枝杆菌和淋病奈瑟菌等传染性病原体对化学预防或化学治疗药物产生耐药性。

12. 传播疾病的媒介对杀虫剂的耐药性。

13. 由于新的医疗方法或感染新发传染病引起人的免疫抑制,导致这类人容易感染那些对健康人群通常不致病的病原体(如白血病、艾滋病)。

14. 传染病监测系统(包括早期发现新疾病的实验室支持)的退化。

15. 文化程度低,限制了个人认知程度和预防策略的实施。

16. 缺乏政治意愿——腐败、优先事项的竞争。

17. 生物战/生物恐怖主义——很无奈,这也是新疾病(如炭疽)的一种潜在来源。

18. 战争、内乱——造成难民问题、粮食和住房短缺、居住密度加大等。

19. 饥荒。

20. 免疫接种率下降(如麻疹、腮腺炎)。

超过10亿人(世界人口的七分之一)罹患一种或多种热带病,包括布鲁里溃疡、恰加斯病、霍乱、登革热、麦地那龙线虫病、锥虫病、利什曼病、麻风病、淋巴丝虫病、盘尾丝虫病、血吸虫病、蠕虫病和沙眼(WHO,2015)。患者的生理机能遭到严重破坏,进而影响了最贫困国家的经济竞争力,这些国家承受着这些热带病带来的最沉重的负担。不过,人们在减轻麻风病、麦地那龙线虫病和淋巴丝虫病等疾病负担方面取得了长足进步。接下来还需要继续努力,以进一步减轻各类热带病的影响。

现在已经认识到,未来还会继续看到新的可感染人类的病原体出现,必须做好疾病防控的准备。除非全世界都能意识到不维护生存环境产生的后果并对此采取行动,否则新发疾病还会继续困扰人类。

1.1.6 非传染性疾病

随着对传染病控制的日益加强以及人类寿命的延长,非传染性疾病已成为全球发达国家和发展中国家的主要健康问题。即使在发展中国家,非传染性疾病导致的问题也愈发凸显。印度农村地区2型糖尿病的患病率达到了7.3%(Anjana et al.,2017)。心血管疾病已经成为中国人死亡的主要原因。2000—2008年期间,中低收入国家的脑卒中发病率比高收入国家高出20%(Feigin et al.,2009)。

非传染性疾病的病因繁多且复杂。虽然直接病因是高血压、高血糖、脂质和脂肪沉积异常以及糖尿病等因素,但潜在的原因是行为和社会因素。这些行为因素包括不健康的饮食,用预制食品和高脂肪快餐替代均衡饮食,缺乏运动和吸烟,这些反过来又是社会变革的产物,包括全球化、城市化、经济改善和老龄化。据WHO估算,全球范围内每年因体力活动不足导致320万人死亡和6 900万DALY(Barreto,2013),因肥胖导致280万人死亡和3 580万DALY(WHO,2017b)。一些非传染性疾病与传染性病原体有关。例如,肺炎衣原体感染与动脉粥样硬化有关(Kuo,Campbell,2000),丙型肝炎是肝细胞癌症(肝癌)的主要诱因,人乳头状瘤病毒(human papilloma virus,HPV)是宫颈癌的主要原因等。HPV疫苗可预防宫颈癌,但价格昂贵,需要在性活动开始之前(即青春期早期)接种,并且需要多次注射。

非传染性疾病从全球分布情况来看,发展中国家特别是非洲地区的非传染性疾病死亡率高。非传染性疾病的另一个方面是,接受治疗的个体存活率的提高,而以前这些个体存活时间可能并不长。他们中的许多人都因非传染性疾病的发生而落下残疾,需要整体社会环境的改变来维持较高的生活质量,并充分发挥其潜力为社会作出贡献。大多数非传染性疾病可以通过一系列健康行为来预防,包括戒烟、适度饮酒和锻炼(Breslow,Breslow,1993)。许多发达国家一直在推广健康的生活方式,而这也是发展中国家需要重视和改善的,因为全球慢性疾病的主要负担都在发展中国家。

1.1.7 精神疾病

直到最近，公共卫生专业人士才认识到在全球范围内解决社会心理健康需求的重要性，如此滞后的部分原因是定义心理健康存在困难。据估算，当前有11亿人受到精神健康问题的困扰，精神障碍占全球疾病负担的15.5%（Collins et al.，2011）（表1.1.2）。死亡率指标严重低估了心理健康对社会造成的负担，精神疾病的真实负担可能更严重。

表1.1.2 全球精神障碍的比例

疾　病	全球患者比例（2017年）［各国之间的差异］	患病人数（2017年）	男性和女性患者的比例（2017年）
任一精神卫生障碍	10.70%	7.92亿	9.3%男性
			11.9%女性
抑郁症	3.40%	2.64亿	2.7%男性
	［2%～6%］		4.1%女性
焦虑症	3.80%	2.84亿	2.8%男性
	［2.5%～7%］		4.7%女性
双相情感障碍	0.60%	0.46亿	0.55%男性
	［0.3%～1.2%］		0.65%女性
饮食失调（临床厌食症和贪食症）	0.20%	0.16亿	0.13%男性
	［0.1%～1%］		0.29%女性
精神分裂症	0.30%	0.20亿	0.26%男性
	［0.2%～0.4%］		0.25%女性
任何精神或物质使用障碍	13%	9.70亿	12.6%男性
	［11%～18%］		13.3%女性
酒精使用障碍	1.40%	1.07亿	2%男性
	［0.5%～5%］		0.8%女性
药物使用障碍（不包括酒精）	0.90%	0.71亿	1.3%男性
	［0.4%～3.5%］		0.6%女性

资料来源：Hannah Ritchie and Max Roser（2020）—‘Mental Health’. 在线发布于OurWorldInData.org. https://ourworldindata.org/mental-health［Online Resource］under the CC BY 4.0 license.

据最新统计，全球对治疗精神疾病提供的资源远不足以充分解决这一问题。全球人均精神卫生支出中位数为2.5美元，而根据WHO全球卫生支出数据库，2015年全球人均国内一般政府卫生支出的中位数为141美元，政府精神卫生支出不到政府卫生支出的2%，而且世界各地区之间差异很大。在中低收入国家，用于精神卫生的公共支出水平非常低，其中80%以上资金用于精神病医院。WHO 17%的成员国报告称，人们需要自掏腰包支付大部分甚至全部精神卫生服务费用，18%的人需要自付精神药物费用。非洲和东南亚地区的精神卫生自费支付比例最高。从全球来看，精神卫生工作者的中位数是每10万人9名，但地区间存在巨大差异（从低收入国家的每10万人不足1名到高收入国家的每10万人72名）（WHO，2017a）。在发展中国家的精神疾病患者中，76%～85%的人无法得到适当的治疗。尽管全球87%的政府在初级卫生保健机构中提供了一些精神卫生服务,但其中30%的政府缺少相关方案,28%的政府没有专门用于精神卫生的预算。精神疾病使社会失去了大量具备潜在生产力的人。随着劳动适龄人口中具有生产力人口比例的下降和受抚养老年人比例的增加,帮助那些因精神疾病失去生产力的人重新成为健康而具有生产力的社会成员尤为重要。

1.1.8 人口预测

尽管在20世纪后半叶,世界人口的增速有所放缓,2018年世界总人口还是已超过76亿,预计到2050年将增至98亿(WHO,2017b)。老年人和高龄老人(80岁以上)在人口中的占比将不断增加。

社会的福祉取决于生产者和依赖者的比例。目前还需要改进技术和策略来提升劳动者的生产力。未来数十年人口增长大部分来自老年人和高龄老人的长寿,而非来自出生率的提高,这会导致生产者的比例下降、受抚养者的比例增加。然而,预计更多老年人需要在更长的时间内继续从事经济生产活动。2017年,全球60岁以上人口接近10亿(占全球人口的13%,自1980年以来翻了一番),并以每年约3%的速度增长。预计到2050年,60岁以上人口将再翻一番,达到20亿(《世界人口展望》:2017年修订版)。东亚和太平洋地区的老龄化人口增长最快。这种情况将进一步加剧,因为大多数高龄老人是单身女性,历来获得的资源更少、受教育水平更低,尤其在发展中国家。如果要维持并改善所有人的生活质量,就必须提高生产者的生产力和效率。

老年疾病的发生与生命早期养成的不健康行为习惯有直接关系。不幸的是,在人口增长的同时,肥胖症和体力活动的减少在世界范围内流行,增加了发达国家和发展中国家老年人罹患慢性衰弱性疾病的比例。因此,除非促进健康生活方式的努力取得成功,否则不仅老年人的比例会增加,还将有越来越多的老年人需要辅助护理,从而进一步加重家庭和社会的经济负担。

伴随着人口增长,为维持高质量生活而提供食物、水和其他必需品的压力也随之增大。发展中国家饮食偏好向更多的肉类消费转变,也给粮食生产带来了额外的压力。越来越多的农田变成了住宅、商业和工业用地。这样一来,需要用更少的耕地养活更多的人。因此,粮食安全成为未来的一大关键问题,并且受到多重因素的影响,最主要的是水资源不足以及农业生产力是否会大幅提高。目前尚不清楚地球能满足多少人口的生活需求。

1.1.9 其他公共卫生问题

1.1.9.1 营养

适当的营养对健康至关重要。在许多发展中国家(以及发达国家的贫困人口和无家可归者),营养不良是一大问题。除了获得营养和安全的食物外,许多贫困人口对健康饮食知之甚少,这也让情况更为复杂。同时,在发达国家以及包括中国在内的许多快速发展的发展中国家,营养过剩和肥胖成为当前糖尿病流行的主要原因。工业部门在推广高热量、高盐和不健康食品方面,比公共卫生专业人员倡导合理食用健康食品的努力更为有效。年轻人的情况尤其如此,这也导致许多国家,包括发展中国家中较富裕国家儿童肥胖率上升。

1.1.9.2 口腔健康

牙齿健康对于保证充足的营养和高质量生活至关重要。然而，全球范围内，60%～90%的学龄儿童和几乎所有的成年人都有蛀牙。在65～74岁的成年人中，约有30%的人已经失去了所有牙齿。另据估计，全球12岁儿童平均有1.6颗蛀牙、缺牙或补牙（世界牙科联盟，2015）。这些高比率的牙科问题反映出牙齿卫生和预防保健服务的欠缺（Pine，Harris，2007）。不幸的是，很多人认为牙科护理是一种可有可无的奢侈消费，只有在出现问题后才有必要看牙医。口腔癌在全球癌症发病率中排名第八，在亚洲排名第三。据估计，全球唇癌和口腔癌的发病率、死亡率和五年生存率分别为2.1%（300 373人）、1.8%（145 328人）和2.2%（702 149人）（Gupta et al.，2016）。大约90%的口腔癌为鳞状细胞癌，全球口腔癌的五年生存率估计为50%（世界牙科联盟，2015）。每年全世界约有45万新增病例。由于该疾病通常在晚期才被发现，因此死亡率很高（口腔癌基金会）。不良的牙齿卫生习惯是重要的危险因素之一，此外还有吸烟和咀嚼槟榔的习惯，这在亚洲部分地区很常见。显然，关于良好的牙齿卫生、定期刷牙和定期牙科检查重要性的公共卫生信息并没有惠及大多数人。

1.1.9.3 伤害

伤害和暴力每年造成约580万人死亡（约占全球死亡总数的10%），接近艾滋病、结核病和疟疾导致的死亡总数的1.7倍，而其中约三分之一死于人际暴力，四分之一死于交通事故，15%死于自杀。数以千万计的人遭受了非致命伤害，需要得到治疗。发展中国家因伤害致死的人数几乎是发达国家的三倍。此外，伤害更常见于年轻人和儿童；对于5～44岁年龄段的人，伤害是第三大死因（WHO，2014a）。伤害大致可分为以下几类：机动车事故、自杀、他杀和意外伤害，包括职业伤害和跌倒。机动车事故占比最高（23%，每天有超过3 400人殒命），每年有数千万人受伤或致残（WHO，2014b）。跌倒，尤其是老年人的跌倒，也是造成伤残调整寿命年（DALY）的一个主要原因。

通过社群干预和政府干预，可以在很大程度上避免意外伤害。因此，改善路况、按不同交通方式分流、颁布并实施佩戴安全带和头盔的法律、实施和执行工作中的安全措施，以及改进房屋、汽车、楼梯和其他设备及工具的设计，都能显著减少因意外伤害而导致的伤亡。

1.1.9.4 他杀、暴力和自杀

他杀、暴力和自杀是一个日益严重的问题，尤其在年轻人当中。他杀和自杀是全球死亡的主要原因。在美国的部分少数族裔群体中，他杀和暴力是导致青少年死亡的主要原因，其次是自杀。在全球范围内，约30%的妇女遭受过亲密伴侣的身体暴力和/或性暴力（WHO，2014d）。在中国的农村地区，自杀仍是妇女的主要死因。而据WHO预测，全球范围内的他杀和自杀在死亡人数中的比例还将越来越高。

1.1.9.5 弱势群体

公共卫生始终关注那些需要特别关注的弱势群体的健康与福祉。弱势群体的定义因时间、局势和文化而异，但所有弱势群体的共同特征都是：他们极易受到健康和生活质量低下的影响。弱势群体包括贫困人口、少数民族、妇女、儿童、老人、残障人士、文盲、孤儿和流浪儿童、移民、从农村到城市的移民、难民和流离失所者、无家可归者和精神病患者。在某些情况下，其他群体也可能被视为弱势群体。例如，面对艾滋病等流行病时，还应将青少年视为弱势群体。弱势群体往往生活在社会边缘，难以实现基本的生活功能和获得医疗服务。因此，他们需要援助。在许多社会，尤其是发展中国家中，家庭是这些群体的安全网，但如果家

庭本身很脆弱或功能不健全,这种安全网就会受到损害。资源充足的社会制定了帮助弱势群体的社会支持方案,但这些方案很少能覆盖所有的弱势群体,而且可能无法为目标群体提供充足的支持。普及医疗服务是帮助弱势群体的重要部分,但目前即便在美国等富裕发达国家,也并非所有人都能享受医疗保健服务,而且难以为实施全民医疗服务战略提供资金。

几乎每个国家,无论是发达国家还是发展中国家,都有无家可归的人,其中许多人患有包括精神疾病在内的诸多问题。许多弱势群体包括无家可归者、精神病患者、酗酒者和吸毒者的正常生活能力和健康状况受到贫困、偏见和社会污名化等因素的不利影响。由于过度开处方药,阿片类药物的滥用正在美国流行。因此,帮助弱势群体的计划还需要鼓励社会采取支持行动,以达到最佳效果。这对于残障人士来说是一个特别的挑战。许多发达国家对残障人士有专门规定,但在较为贫困的国家,残障人士在履行社会职能方面面临巨大困难,许多人无法生存。

在过去的十年里,对社会多样性的理解有所加深,比如认识到性别不仅包括男性和女性的二分法,实际上还包括各种性取向和性行为。而在传统上,社会要么忽视、要么排斥那些"离经叛道"的群体。为了实现真正的公平,面对社会中存在更多样化的亚群体,公共卫生机构有责任倡导多样性和平等性。

在为弱势群体制定计划时,另一个复杂的问题是每个群体的具体问题和需求都不尽相同,因此需要采取符合其需求的、个性化的公共卫生行动。对于其中的一些群体,如母亲、儿童和残障人士,已经有了完善的方案,尽管覆盖面还远远不够,而且方案的质量参差不齐。但对于其他群体如文盲和移民,已经制定的方案就很少。如果要实现"人人享有健康"的公共卫生目标,就必须辨识和帮助社会中的弱势群体,尽可能实现他们健康和功能的最大化。

1.1.9.6 环境

> 环境健康涵盖人类健康的各个方面,包括生活质量,由环境中的物理、化学、生物、社会和心理社会过程所决定(WHO欧洲地区办事处,1994)。
>
> ——1993年在保加利亚索非亚举行的WHO协商会议上制定的定义草案

当前世界面临的主要问题之一,是人口数量增长以及人类、车辆和工业产生的废弃物的不断累积所导致的环境恶化。这些变化导致了空气质量下降,特别是在以牺牲环境为代价促进经济快速增长的发展中国家(表1.1.3)。世界上污染最严重的城市集中在发展中国家,而这些国家在减少污染方面的能力和政治意愿往往最弱。世界海洋每天都要接收大量的生物和化学废弃物,所造成的污染不仅影响水质,也影响了海洋维持海洋生物的能力,而这是人类重要的食物来源之一。

全球已知的化学品数量超过1 400万种,其中常用的化学品超过6万种。所有这些最终都会进入环境。它们是20世纪工业、技术和汽车爆炸式发展的结果。其中许多化学品对健康的全面影响尚不清楚,也很难确定。全球23%的死亡可归因于环境(每年约1 260万人死亡)(WHO:环境对健康的影响)。随着21世纪的发展,污染物的数量还将继续增加。2014年,暴露于环境中的PM2.5(直径小于2.5微米的颗粒物)在全球所有危险因素中排名第五。据估算,2015年PM2.5造成了全球420万人死亡和1.03亿伤残调整寿命年(DALY)(4.2%),其中可归因死亡人数从1990年的350万人增至2015年的420万人(Cohen et al., 2017)。

在个人层面(家庭和工作场所)、社群层面(如空气和水污染)和全球层面(如全球变暖、有害和放射性废物)都会发生环境问题。尽管这些问题可以从不同的层面分开来看,但实际上都是影响当地和偏远地区人口的全球性问题。比如,印度尼西亚刀耕火种的农业生产方式导致了邻国新加坡和马来西亚出现周期性、有时甚至很严重的空气污染问题。美国东北部工业州释放的工业污染物导致酸雨,对美国中西部和加拿大南部的农作物和居民造成了不利影响。上游河流的污染会对下游的社区和国家带来不利影响,例如2005年硝基苯泄漏流入中国黑龙江省的松花江,污染了下游中国和俄罗斯西伯利亚的饮用水。

表1.1.3　工伤和职业病的全球估算值比较(按地区和产业类别划分)

地区	各经济产业的死亡率(%)					
	农业		工业		服务业	
	2010	2014	2010	2014	2010	2014
HIGH	7.8	无变化	3.8	无变化	1.5	无变化
AFRO	18.9	无变化	21.1	无变化	17.7	无变化
AMRO	9.3	8.7↓	9.5	11.2↑	6.0	5.7↓
EMRO	13.0	无变化	14.9	无变化	12.3	无变化
EURO	15.7	17.0↑	10.3	13.4↑	5.5	3.5↓
SEARO	24.0	27.5↑	9.7	9.9↑	5.1	4.4↓
WPRO	24.0	27.5↑	9.7	9.9↑	5.1	4.4↓

注:HIGH:高收入国家;AFRO:非洲地区的中低收入国家;AMRO:美洲地区的中低收入国家;EMRO:东地中海地区的中低收入国家;EURO:欧洲地区的中低收入国家;SEARO:东南亚地区的中低收入国家;WPRO:西太平洋地区的中低收入国家。

农业:农业、渔业和林业。

工业:采矿业、制造业、能源生产和建筑服务。

资料来源:http://www.icohweb.org/site/images/news/pdf/Report%20Global%20Estimates%20of%20Occupational%20Accidents%20and%20Work-related%20Illnesses%202017%20rev1.pdf.

1.1.9.7　空气污染

汽车和工业的快速增长在世界大多数城市地区造成了普遍的空气污染,而最严重的是那些以牺牲环境为代价迅速实现工业化的发展中国家。主要污染物是臭氧、微颗粒物、一氧化碳、氮氧化物、二氧化硫和铅。当前处于21世纪初期,这些国家中有许多逐步意识到保护环境的必要性。但不幸的是,扭转数十年以来的污染局面要比预防污染困难得多,成本也高得多。

空气污染的危害不仅限于环境。对于许多社会成员,如哮喘患者和慢性呼吸道疾病患者,即使污染物水平相对较低也会受到影响。在不少发展中国家,尤其是中国和印度,观测到的污染物水平远高于发达国家。据2015年在中国开展的一项研究(Levin,2015)估计,中国每年有160万人死于空气污染,癌症发病率急剧上升(工业省份高达四倍),2015年估计有400万病例,造成近300万人丧生(Carney,2016)。这些国家工业化和污染所造成的真正损失尚不完全清楚。

室内污染也是发展中国家一个特殊问题,许多家庭在通风不良的房屋中使用煤或木炭生火做饭。在较富裕的国家也同样存在这个问题,因为这些国家在清洁和家庭建筑中使用有害化学品。

1.1.9.8　水污染

水污染物主要包括汞、硝酸盐、磷、粪便中的大肠杆菌和细菌污染。生活在发达国家的人认为获得安全的饮用水是理所当然的,但世界上40%的人口无法获得清洁饮用水,而这是生活的基本必需品。随着世界人口的膨胀,废弃物的产生也在增加,保护水源的问题随之而来。全世界约60%的地方缺少足够的废物处理设施。即使是在发达国家的主要城市,也会发生供水污染。在冲浪者和其他寻求海上娱乐项目的人群中,上呼吸道感染和胃肠道疾病的发病率上升已有明确记录。当附近的污水处理系统不堪重负时,大多数城市地区的海滩经常被关闭。工业化带来的酸雨导致了湖泊酸化,不适合鱼类和其他水生生物的生存,进而减少了食物供应。最近,人们一直在讨论鱼类中发现的欧米伽-3脂肪酸的益处是否大于那些大量食用鱼类的人面临的汞中毒风险。确保为发达国家和发展中国家人民提供安全充足的水仍是公共卫生的优先事项之一。

1.1.9.9 其他污染物

最常见的土壤污染物包括镉、铬、铜、锌、汞等重金属,杀虫剂或除草剂、有机化学品、油和焦油、爆炸性或有毒气体、可燃或放射性物质、生物活性化合物和石棉;这些污染物可能通过不良的农业耕作方式、工业径流、采矿、垃圾填埋场渗漏、乱扔垃圾、不当或非法倾倒家庭或工业废弃材料进入土壤。随着世界人口的迅速增长以及科技不断产生新的物质和工艺,污染物的数量和种类都会增长。随着新物质的开发,在制定和实施安全处置的计划和规定之前,禁止使用是明智的做法。然而,实际情况往往并非如此。

可生物降解的污染物在环境中的寿命有限,但不可生物降解的物质(如现在无处不在的塑料)和有害物质(如放射性废料),会持续几代人的时间,而它们的产量正不断增加。如何安全丢弃这些材料已成为一个重大的公共卫生问题。在某些情况下,发达国家向发展中国家付费,让它们接受其危险废物。这种策略并不能解决问题,仅仅是把问题转嫁给了那些资源更少且无法应对挑战的国家,这些国家也越来越不愿意接受富裕国家的垃圾。

在过去十年中,纳米粒子(1纳米是1米的十亿分之一)越来越多地应用于人类的食品、药品、化妆品和其他用品的生产。如此小尺寸的颗粒在体内会发生反应,一些报告(Li et al.,2009)指出,这些颗粒会对肺部、肝脏和脑细胞造成严重损害。鉴于此,在人类用品中使用纳米粒子必须受到监管。

1.1.9.10 气候变化

二氧化碳和其他温室气体的排放所导致的全球变暖,成为21世纪最严重、最长久的挑战之一。气候变化影响了健康的社会性和环境性决定因素,包括安全住宅、清洁空气、安全的饮用水和充足的食物。气候变化可能以多种方式影响健康,例如热浪的频率和强度增加、与寒冷相关的死亡人数减少、洪水和干旱等自然灾害增多、病媒传播疾病的分布变化,以及对灾难风险和营养不良的影响。越来越多的证据表明,随之而来的气候变化将增加公共卫生风险,例如与炎热有关的疾病、传染病、呼吸道疾病和过敏性疾病、营养不良、精神卫生问题和暴力(Patz et al.,2005)。

WHO的一项重要审查中,对迄今为止人为活动导致的气候变化造成的公共卫生影响进行了评估,据估算从20世纪70年代中期开始,气候变化可能已经导致每年15万人死亡和约500万DALY。其中大部分涉及营养不良、腹泻和疟疾等疾病发病率的增加(WHO,2014c)。在地区层面上缓解全球变暖与气候变化对健康的影响是本世纪的一个重大公共卫生问题,但不幸的是该问题已被政治化。

1.1.9.11 拯救环境

为避免环境的进一步恶化、应对全球气候变化威胁,世界各国必须有强烈的政治意愿。如美国虽然是世界上二氧化碳和其他温室气体的主要排放国之一,但2017年美国总统特朗普拒绝在《气候变化巴黎协定》上签字。该国际条约旨在将全球温室气体稳定在可避免危险气候变化的水平。

从公共卫生角度出发,期望环境污染和危险废物的风险降到零是不切实际的。相反"可接受的风险"的概念将继续成为这一过程的一部分。通过科学数据和证据,以及政策和政治考量之间的博弈,可能最终确定可接受的风险水平。公共卫生专业人士和研究人员必须在这些决策中发挥强有力的作用。

1.1.10　职业健康

职业病不同于其他疾病，不是生物学方面的不同，而是社会方面的不同(Henry Sigerist，1958)。

据国际劳工组织的健康与安全项目估算，全球每年有200多万人的死亡与工作有关，3亿多人罹患与工作相关的疾病，约370万人受到工作相关的致命及非致命伤害。在一些发展中国家，使用童工仍是常态。2011年，有1 200万名年轻工人受重伤。这比每年心肌梗死(心脏病发作)、卒中或新确诊恶性肿瘤的发病人数还要多。这些伤亡中有相当大一部分可以通过改善工作场所的安全来预防。然而，尽管WHO六个地区中有四个地区的中低收入国家的工作场所死亡人数呈上升态势(Hamalainen et al.，2017)(表1.1.3)，但比起廉价生产商品的需要，保护工人健康的重视程度往往较低，特别是在发展中国家。

工作场所的性质在不断变化，越来越多的劳动者从事服务行业而非制造业。特别是在过去十年间，商品生产已迅速转移到劳动力成本较低的发展中国家。这些国家的制造业往往监管法规较少且不全面，并且在某些情况下，工人的薪资待遇较低且很少甚至几乎不提供医疗福利，尤其针对农民工。越来越多的妇女进入了劳动力市场，她们必须同时兼顾工作和家庭。越来越多的工人从事非正式的兼职工作。虽然这降低了产业的劳动力成本，但这些非正式兼职工人通常得不到退休和医疗保险等与工作相关的福利。目前，这样的工人占全球劳动力的50%甚至更多。这部分劳动力尤其容易受到伤害，而且获得医疗卫生服务的渠道有限。

如前文所述，人口正趋于老龄化，从事经济活动的人口比例正在萎缩。为了应对这种变化，美国提高了领取社保福利的年龄门槛，并逐步取消强制退休。预计到2030年，日本60岁以上的劳动者比例将增至20%，美国的比例将增至10%(人口预测，2000)。联合国2015年全球人口老龄化报告指出，在65岁以上的人群中，30%的男性和15%的女性仍活跃在劳动力市场中(联合国，2015b)。老年劳动者的需求不同于甚至超过年轻劳动者。因此，随着劳动力性质的变化，工作安全条例和健康福利也需要作出相应的改变，以确保劳动力的健康和足够的生产力。

1.1.11　医疗保健服务的提供和获取

获得预防性和治疗性保健服务是每个社会对健康的要求，无论贫富程度。对于贫困人口和农村居民来说，获得可负担的医疗保健服务一直是困扰他们的问题，尤其在发展中国家。即使在美国，全民享有医疗服务也仍然是一大难题。医疗保险之昂贵令人望而却步，甚至超出了许多中产阶级的承受范围，除非有雇主或政府的补贴。越来越多的雇主试图利用一系列策略，免除为雇员支付医保费用的义务。老年人也面临医疗保健服务方面的问题；由于医疗保健服务的使用和费用往往随年龄增长而增加，保险公司一直不太愿意为老年人提供保险服务，即使在发达国家许多政府也并未向老年人提供足够的支持。美国前总统奥巴马颁布的《平价医疗法案》大幅扩大了医保覆盖范围，但特朗普总统和共和党控制的国会破坏了这一法案，导致1 300万美国人失去了医保。在发展中国家，农村贫困人口尤其面临巨大风险。极少有卫生专业人士愿意到农村地区工作，而在人口较少的地区，即便在较富裕的国家，提供卫生保健服务的成本也高于城市地区。需要采取创新策略来推动全民健康覆盖，并确保农村地区的贫困人口和老年人能获得合理的医疗保健服务。

1.1.12　生物恐怖主义和战争

战争中使用生物武器的历史可以追溯到数百年前。在中世纪,瘟疫受害者的尸体被弹射到被围困的城堡中。在现代,炭疽被用来污染美国的邮政系统,造成多人死亡。WHO和各国的公共卫生机构已制定了快速诊断和控制生物恐怖主义事件的计划。然而,在恐怖主义和生物恐怖主义的根本原因得以解决之前,这些对公众健康的威胁仍将继续存在。

很少有行动能像战争那样对公众健康造成如此严重负面影响。男人、女人和儿童惨遭杀戮,儿童被迫参军,家园被毁,大部分人成为流离失所的难民,妇女遭到强奸,卷入战争国家的社会和/或经济结构被破坏。通常需要几年到几十年的时间才能恢复。而外部世界,特别是与交战国家相邻的国家,必须应对大量流离失所者的涌入,并且需要采取行动帮助那些仍在国内遭受战争影响的人民。由于战争的后果如此严重和广泛,当务之急是要找到更好的办法来解决国际冲突。投入武装冲突的资源原本可以更好地用于支持人道主义和公共卫生。

1.1.13　公共卫生伦理

尽管提供公共卫生服务的过程中隐含着伦理问题,但直到第二次世界大战和纳粹德国承认“科学实验”侵犯人权之后,人们才开始强调对公共卫生伦理的认识。《赫尔辛基宣言》(世界医学会,2002)、贝尔蒙特报告(美国国家生物医学和行为研究保护人类受试者委员会,1979)和国际医学科学组织理事会(2002)颁布了研究的伦理准则,并在世界各地设立了机构审查委员会,以确保医学和/或公共卫生的研究符合伦理且不侵犯人权。然而,许多公共卫生行动中存在固有的伦理冲突。例如,在一些人看来,20世纪初“伤寒玛丽”这名伤寒携带者坚持她的厨师工作,当她遭到监禁以防她烹制的食物引发伤寒疫情时,她的人权就受到了侵犯。而对于男性拒绝接受艾滋病毒检测的人权保护,可能导致他们在不知不觉中感染妻子、尚未出生的孩子以及其他性接触者。尽管他们的人权得到了保护,但他们的妻子或伴侣以及未来家庭成员的人权就受到了侵犯,这凸显出人权问题的复杂性。

开展公共卫生项目和研究往往引发道德冲突,需要平衡社会利益与个体的潜在伤害。因此必须让社会,特别是那些即将参与公共卫生项目或研究的人,了解行动中固有的道德冲突的性质。例如,一项旨在评估预防性治疗对柬埔寨性工作者感染艾滋病的有效性试验被柬埔寨首相叫停,他认为预防性试验利用了柬埔寨性工作者。对此,研究人员作出了大量努力,向公众和政界人士宣传这项研究的性质以及对性工作者的潜在好处,不仅在柬埔寨,而是在全球范围内,意在避免这一不幸的结果。

1.1.14　公共卫生干预

公共卫生专业人士的一项重要任务就是将公众对公共卫生的焦虑提高到他们愿意采取适当行动的程度。在这方面必须取得适当平衡,焦虑程度过低可能导致行动不足,甚至没有行动,而焦虑程度过高又可能助长宿命论态度,并可能像艾滋病那样,助长对患者个人的污名化和孤立,导致干预任务变得异常复杂。公共卫生专业人士面临的困难是既要制造一定程度的焦虑,从而推动必要的行动,同时最大限度地减少预期之外的后果。

公共卫生干预可分为四类:社会/生物/环境干预、行为干预、政治干预和结构性干预。公共卫生专业人士必须运用这四类策略最大限度地提高公众健康水平。

1.1.14.1 社会、生物和/或环境干预

对改善公众健康影响最大的战略是提高生活水平，包括提供清洁水和安全处理废物。不幸的是，这些干预措施未能惠及世界上大部分地区，在这些地区，拥挤、不安全不充足的用水、废物堆积、住房不足和经济发展落后等问题依然存在。

最具成本效益的生物干预策略是免疫接种，部分原因是免疫接种对行为改变的要求最低，且通常只涉及单一系列行动。WHO通过"扩大免疫计划"，率先在全世界推广疫苗接种。疫苗的适当使用减少了发达国家绝大多数儿童的感染，并显著降低了发展中国家儿童感染的病例。直到20世纪后半叶，天花一直是主要的传染病之一，现在已经被消除。WHO已将小儿麻痹症作为目标，但肝炎、结核病和麻疹等更多挑战依然存在。不过，重要的是要认识到，疫苗的研发和生产只是第一步。在天花被消灭的150多年前，就已经有了预防天花的有效疫苗。在全球范围内消灭这种疾病的关键在于疫苗覆盖策略、"筛查与遏制"以及足够的政治意愿和经费。因此，使用疫苗的策略可能与疫苗本身的功效同样重要。必须继续把公众教育和参与作为主要优先事项。近期来自媒体尤其是社交媒体的攻击，导致疫苗的接受度下降，从而降低了预防流行疾病所需的"群体免疫"水平（Karlamangla，2018）。

另一种生物策略是消灭病媒，这是当前用于控制登革热、虫媒病毒性疾病和许多寄生虫病的主要方法。然而，滥用杀虫剂也会带来问题。例如，20世纪作为杀虫剂广泛使用的二氯二苯基三氯乙烷（dichloro-diphenyl-trichloroethane，DDT），至今仍在污染粮食供应，造成其他健康问题，包括恶性肿瘤的风险。

治疗也可视为一种生物干预策略。结核病是21世纪主要的传染病之一，为应对这一疾病，直接面视下短程督导化疗（directly observed treatment short-course，DOTS）已在结核病持续存在的国家成功实施，并减少了耐多药结核病的传播和发展。治疗性传播感染和接触者、减少感染者存量是控制传播的一项主要策略，但尚未证实能有效阻止当下的流行。"治疗即预防"已成为控制艾滋病的口号。

1.1.14.2 行为干预

大多数公共卫生干预的效果最终取决于行为改变，无论是个人行为还是社区行为。在个体层面，提倡良好的卫生习惯，包括避免吸烟、酗酒以及其他依赖性障碍，是可以对健康产生重大影响的重要干预。在社区层面，正视人们对可接受的性行为、依赖性障碍患者和污名化疾病患者的态度，是建立促进健康生活方式的社区"规范"的关键所在，并覆盖社会所有阶层。然而，改变个体行为和社区规范很难，而确保改变后的行为能持久延续则更难。不过，除非个体、当地、国家和国际层面上的社区都接受并维持这些公共卫生干预措施，并辅以适当的法规和政策，否则大多数干预措施都无法取得成功。美国和英国的反吸烟运动以及中国计划生育（独生子女政策）的成功证实了改变社区规范的可能性。

目前已经提出了诸多确定改变行为策略的理论。其中最有趣的是意见领袖模型（Kelly，2004），该模型利用任何社会群体中的自然领袖作为变革的推动者。在美国，该策略已被证明可以改变发生男男性关系的群体行为，并在全世界其他人群中得到了评估（Rotheram Borus et al.，2011）。最后，公共卫生干预要想取得成效，就必须被社区采纳。媒体可以在促进这些干预并确保其成为社区规范方面发挥重要作用。

1.1.14.3 政治干预

公共卫生就是政治。任何涉及获得公众支持的过程都会包含政治和不同的政见。例如，禁止吸烟运动就遭到了烟草业的强烈反对，烟草业花费了数百万美元，试图反驳众多关于吸烟有害健康的报道。对抗烟

草业的行动需要获得公众的政治支持,以便通过限制吸烟的法律规定、在香烟包装上标出健康警告,并提高烟草税。许多所需的法规跨越了国界,需要国际合作(例如温室气体法规)。

如果想要成功地保护海洋、内陆水域和人类呼吸的空气,就需要通过全球协调和联合行动的政治进程。许多发达国家已经开始这一进程,通过了强有力的法律来规范汽车和工厂的废气排放,尽管它们不断受到攻击。现在,这一进程必须扩大到正在发生最严重污染的发展中国家。

今天公众面对最紧迫的事宜之一是与“温室气体”排放的斗争,这正在导致全球气温上升。全球气温上升将对子孙后代的生活质量产生不利影响。但遗憾的是,美国的政治行动仍然是不采取必要措施来阻止或扭转这一有害的变暖趋势。

重要的是,政治进程要以可靠的科学证据为基础,制定改善公众健康的措施。如果推动的议程没有可靠的科学依据,则会损害公共卫生专业人士的公信力并影响其实现合法目标的能力。获取这些证据并非易事。例如,积累关于长期不良暴露影响的证据(长达几年到几十年的诱导期)并不容易,而且往往需要根据急性大剂量暴露影响的数据推断长期小剂量暴露的影响。这通常需要使用公众难以理解的模型,因此即便在科学界,这类模型也饱受争议。

1.1.14.4 制度性干预

政治进程的一个重要终点是法律和法规的通过。这一行动一旦实施,将对改善公众健康产生深远影响。印度尼西亚、美国和越南通过并实施了摩托车头盔法,由此降低了相关脑损伤和死亡的发生率。男性肺癌和心脏病发病率的大幅降低,部分得益于公共场合限制吸烟行为的法律规定和对香烟征收的高额税收。2013年,中国开始采取强有力的污染防治措施,特别是停止使用煤炭,中国的空气质量现已大为改观(《经济学人》,2018)。当前全世界许多公共卫生问题,尤其是涉及环境保护的问题,最好能采用通过和实施法律法规的制度性变革来解决。要做到这一点,需要改变公众的态度和行为,才能确保公共卫生法律法规的执行。

1.1.15 私立部门对公共卫生的支持

私立部门的支持在公共卫生的发展中起到了重要作用,特别是在20世纪。洛克菲勒基金会资助了美国约翰斯·霍普金斯大学的第一所公共卫生学院;1913年成立了国际卫生委员会;1914年成立美国中华医学基金会,并于1921年成立了中国第一所公共卫生大学——北京协和医学院;自1913年成立以来始终致力于全球卫生事业发展(Brown,1979;Berman,1983)。其他基金会包括盖茨基金会、福特基金会、卡内基基金会和罗伯特·伍德·约翰逊基金会等,也都为公共卫生作出过类似的重大贡献。

私立部门对公共卫生的支持主要通过三种策略:按行业建立慈善基金会;发展国际、国家和地方的非政府组织(non-governmental organization,NGO);以及在工业领域的直接贡献。每一种策略都将继续为促进公众健康作出重要贡献。

基金会为促进公共卫生作出了巨大贡献,但多数基金会有各自的优先资助领域。它们通常为重要的公共卫生需求提供支持,但基金会与公共卫生的领导者之间并不总是就最重要的优先事项达成一致。盖茨基金会等组织为公共卫生提供了大量的资金,用于抗击艾滋病、疟疾和结核病,产生显著积极的影响,但往往也会影响公共卫生的优先事项。有人认为,加强发展中国家的公共卫生基础设施建设对改善健康的影响要比把资金集中在具体卫生问题上大得多(Garrett,2007)。

NGO往往关注特定的疾病(如美国癌症协会)、具体的卫生问题如难民的健康或者为医疗服务不足的人提供医疗保健(如无国界医生),以及特定人群(如吸毒者和性工作者)。NGO通常能更有效地接触弱势群体，来解决特定的疾病和其他卫生问题，因为他们比必须应对各种问题的卫生专业人士更接近问题的核心。公共卫生项目可以通过与NGO合作解决具体问题、疾病和人群，提高其成本效益。

工业领域通常被视为问题的一部分。公共卫生界需要说服企业收敛利润的动机，在各个层面上纳入负责任的公民意识。工业领域往往是造成公共健康问题（如空气和水污染）的重要成因之一。此外，经济发展可以改善经济状况，减少贫困并造福全社会。工业尤其是广告业已经清楚地表明，他们比公共卫生专业人士更善于创造需求和影响生活方式。因此，公共卫生组织应当向业界学习并与之开展合作，在发展和实现经济增长的同时，保护环境并造福公众。

在20世纪，私立部门的支持极大地促进了公共卫生。21世纪面临的挑战则是让公共卫生和私立部门的支持达成一致意见，从而最有效地调动私立部门的资金实现最大的公共卫生进步。

1.1.15.1　社会行动主义

各类社会团体的行动改善了公众的健康。在19世纪和20世纪初，英国和美国的工人及其他团体的社会行动主义改善了各行各业的工作条件，促进了职业健康领域的发展。近期，受艾滋病毒/艾滋病不利影响的群体开展的社会活动，推动了为所有艾滋病感染者提供治疗的政策制定，以及无论发达国家还是发展中国家都需要承认边缘化群体的人权。由社会本身主导的、对改善健康的需求，最有可能带来积极的变化。

1.1.16　公共卫生的未来

公共卫生领域仍有诸多缺亟待解决的问题与挑战。贫困是造成全球卫生状况不佳的主要原因，但世界上大多数国家的收入差距仍在扩大。发展中国家须在持续面临传染病威胁的同时，应对非传染性疾病流行带来的挑战，而流感新变种等新发传染病的威胁也在进一步加剧。快速的通信和交通极大地增加了局部问题迅速成为全球问题的可能性。这凸显了进一步加强国际合作的迫切需要。世界上越来越多的人寿命将更长。人们已经成功地延长了“寿命”，但像阿尔茨海默病等慢性病降低了部分新增寿命的质量。现在必须集中让老年人更加延年益寿，帮助他们保持健康和生产力。

人类无法承受继续忽视环境质量所带来的代价。空气和水的持续污染不仅会导致和/或加剧慢性病和传染病，而且还会影响全球粮食生产。世界人口仍在增长，随着城市化进程的推进，环境退化问题还将进一步加剧。

尽管20世纪在经济和卫生方面取得了进步，但许多国家的贫富差距正在拉大。为了缩小这一差距，不应以牺牲相对较富裕的人为代价，而是需要改善贫困人口和弱势群体的经济与健康状况。医疗保健服务费用的上涨使缩小获得医疗保健服务的差距更具挑战性。

伤害和暴力让越来越多的人丧失机能和享受合理生活质量的能力。通过采取各种预防策略，包括改进工作场所和工具的设计，以及行为和结构的方法，可以更好地预防伤害。

暴力和战争是一个特别严峻的挑战，需要采取迄今为止公共卫生领域尚未广泛采用的新策略。公共卫生必须通过促进跨国与国际合作应对全球卫生问题，为解决国家间的差距作出贡献，并为实施成功解决冲突的策略作出贡献。

显然，新冠疫情已经在全球造成大量人员死亡，严重影响了全球经济和社会的发展。在撰写本书之时，很难预测会有什么样的变化，但必须做好应对这些变化的准备。

公共卫生必须说服人们并提供环境使他们能够采取健康生活方式。当前非传染性疾病流行的主要防治策略是经常锻炼、健康饮食和养成良好的卫生习惯。

人们已经知道要大幅降低心血管疾病、卒中和癌症等非传染性疾病的发病率需要采取什么样的措施，但还需要更有效的方法实现个人和社区行为的必要改变,并推广健康的生活方式。随着数据分析和人工智能技术的重要性日益凸显,有望更有效地识别普通人群和患者群体中的高危人群,并采取更有针对性和有效性的干预。不过,这些都需要很好地纳入更广泛的公共卫生目标和策略中。

改善公共健康的方面已经取得了巨大进展,但要做得更好,挑战依然存在。在随后的章节中,公共卫生专家将更详细地探讨这些挑战和可能的解决方案。

(翻译:杨维中)

参考文献

Acheson, E.D.(1988).On the state of the public health.[The fourth Duncan lecture].Public Health, 102(5), 431-37.

Anjana, R. M., et al. (2017). Prevalence of diabetes and prediabetes in 15 states of India: results from the ICMR-INDIAB population-based cross-sectional study.The Lancet Diabetes Endocrinology, 5(8), 585-96.

Barreto, P.D.S.(2013).Why are we failing to promote physical activity globally? Bulletin of WHO, 91, 390-390A.

Berman, E.H.(1983).The Ideology of Philanthropy: The Influence of the Carnegie, Ford, and Rockefeller Foundations on American Foreign Policy.New York: University of New York Press.

Breslow, L. and Breslow, N. (1993). Health practices and disability: some evidence from Alameda County. Preventive Medicine, 22, 86-95.

Brown, E.R.(1979).Rockefeller Medicine Men: Medicine and Capitalism in America.Berkeley, CA: University of California Press.

Carney M(2016).China's cancer rates exploding, more than 4 million people diagnosed, study says.[Online] Available at: http://www.abc.net.au/news/2016-03-24/chinas-cancer-rates-exploding-study-says/7272266

Cohen, A.J., et al.(2017).Estimates and 25-year trends of the global burden of disease attributable to ambient air pollution: an analysis of data from the Global Burden of Diseases Study 2015.The Lancet, 389(10082), 1907-18.

Collins, P.Y., et al.(2011).Grand challenges in global mental health.Nature, 475, 27-30.

Detels, R.(2009).The scope and concerns of public health.In: Detels, R., Beaglehole, R., Lansang, M.A., and Gulliford, M.(eds.) Oxford Textbook of Public Health(Vol.1, 5th ed.), pp.3-19.Oxford: Oxford University Press.

Detels, R.and Breslow, L.(2002).Current scope and concerns in public health.In: Detels, R., McEwen, J., Beaglehole, R., and Tanaka, H.(eds.)Oxford Textbook of Public Health(Vol.1, 4th ed.), pp.3-20.Oxford: Oxford University Press.

The Economist (2018). Editorial. How China cut its air pollution. The Economist [Online]. Available at: https://www.economist.com/the-economist-explains/2018/01/25/how-china-cut-its-air-pollution

FDI World Dental Federation(2015).Oral Health Worldwide.[Online] Available at: https://www.fdiworlddental.org/sites/default/files/media/documents/2015_wohd-whitepaper-oral_health_worldwide.pdf

Feigin, V.L., et al. (2009). Worldwide stroke incidence and early case fatality reported in 56 population-based studies: a systematic review.The Lancet Neurology, 8(4), 355-69.

Garrett, L.(2007).The challenge of public health.Foreign Affairs, 86, 14-38.

Gupta, N., et al.(2016).Changing trends in oral cancer—a global sce-nario.Nepalese Journal of Epidemiology, 31, 6(4): 613-19.

Hamalainen, P., Takala, J., and Kiat, T.B.(2017).Global estimates of occupational accidents and work-related illnesses 2017.Ministry of Social Affairs and Health, Finland.

International Labour Organization. International. Labour Standards on Occupational Safety and Health. [Online] Available at: https://www.ilo.org/global/standards/subjects-covered-by-international-labour-standards/occupational-safety-and-health/lang--en/index.htm

Kelly, J.A.(2004).Popular opinion leaders and HIV prevention peer education: resolving discrepant findings, and implications for the development of effective community programmes.AIDS Care, 16(2), 139-50.

Karlamangla S.Pushback against immunization laws leaves some California schools vulnerable to outbreaks.Los Angeles Times, July 2018.[Online] Available at: http://www.latimes.com/local/lanow/la-me-ln-sears-vaccines-fight-20180713-story.html

Kuo, C. C. and Campbell, L. A. (2000). Detection of Chlamydia pneumoniae in arterial tissues. Journal of Infectious Diseases, 181, S432-36.

Lee, S.H.(2003).The SARS epidemic in Hong Kong.Journal of Epidemiology and Community Health, 57(9), 652-54.

Levin D.(2015).Study links polluted air in China to 1.6 million deaths a year.New York Times.[Online]Available at: https://www.nytimes.com/2015/08/14/world/asia/study-links-polluted-air-in-china-to-1-6-million- deaths- a-year.html

Li, C., et al.(2009).PAMAM nonparticles promote acute lung injury by inducing autophagic cell death through the Akt-TSC2-m TOR sig-naling pathway.Journal of Molecular and Cell Biology, 1(1), 37-45.

Lopez, A., Mathers, C., Ezzati, M., Jamison, D., and Murray, C.(2007).Global and regional burden of disease and risk factors, 2001: a systematic analysis of population health data.The Lancet, 367, 1747-57.

Mathers C.D.and Loncar D.(2006).Projections of global mortality and burden of disease from 2002 to 2030.PLoS Medicine, 3(11), e442.

Mendenhall, E.(2017).Syndemics: a new path for global health research.The Lancet, 389(10072), 889-91.

Moellering, R.C.Jr(2010).NDM-1—a cause for worldwide concern.The New England Journal of Medicine, 363, 2377-9.

Murray, C.J.L.and Lopez A.D.(1997).Alternative projections of mor-tality and disability by cause 1990-2020: Global Burden of Disease Study.The Lancet, 349(9064), 1498-504.

Oral Cancer Foundation.[Online]Available at: https://oralcancerfoundation.org/research/

Patz, J.A., Campbell-Lendrum, D., Holloway, T., and Foley, J.A.(2005).Impact of regional climate change onhuman health.Nature, 438, 310-17.Pine, C.and Harris, R.(2007).Community Oral Health.London: Quintessence Publishing.

Population Projections(2000).Population projections.Health Affairs, 3, 191-203.

Qadri, F., et al.(2016).Efficacy of a single-dose, inactivated oral cholera vaccine in Bangladesh.The New England Journal of Medicine, 374(18), 1723-32.

Rotheram-Borus, M.J., et al.; the NIMH Collaborative HIV/STD Prevention Trial Group.(2011).Reductions in sexually transmitted infections associated with popular opinion leaders in China in a ran-domised controlled trial.Sexually Transmitted Infections, 87, 337-43.

Schroeder, S.A.(2007).Shattuck lecture: we can do better—improving the health of the American people.The New England Journal of Medicine, 357, 1221-8.

Sigerist, H.E.(1958-1961).A History of Medicine.Oxford: Oxford University Press.

Singhal, T.(2020).A review of coronavirus disease 2019(COVID-19).Indian Journal of Pediatrics, 87(4), 281-6.

United Nations(2015a).World Population Prospects.[Online] Available at: https://esa.un.org/unpd/wpp/publications/files/key_findings_wpp_2015.pdf

United Nations(2015b).World Population Ageing 2015.[Online] Available at: https://www.un.org/en/development/desa/population/publications/pdf/ageing/WPA2015_Report.pdf

United Nations Development Programme(2014).Human Development Report 2014.[Online]Available at: http://www.undp.org/content/undp/en/home/librarypage/hdr/2014-human-development-report.html

US Census Bureau(2016).International Database.[Online] Available at: https://www.census.gov/programs-surveys/international-programs/about/idb.html

US National Commission for the Protection of Human Subjects of Biomedical and Behavioral Research(1979).The Belmont Report: Ethical Principles and Guidelines for Protection of Human Subjects of Biomedical and Behavioral Research.Washington, DC: US Department of Health&Human Services.

World Bank(2012).World Bank Sees Progress Against Extreme Poverty, But Flags Vulnerabilities.[Online]Available at: http://www.worldbank.org/en/news/press-release/2012/02/29/world-bank-sees-progress-against-extreme-poverty-but-flags-vulnerabilities

World Health Organization(WHO)(2015).Control of Neglected Tropical Diseases.Investing to Overcome the Global Impact of Neglected Tropical Diseases. Third WHO Report on Neglected Tropical Diseases. [Online] Available at: https://www.who.int/neglected_dis-eases/9789241564861/en/

World Health Organization(WHO).Drinking Water.[Online]Available at http://www.who.int/news-room/fact-sheets/detail/drinking-water World Health Organization(WHO)(n.d.).Environmental Impacts on Health.[Online] Available at: http://www.who.int/phe/PHE-prevention-diseases-infographic-EN-1-1200px.gif? ua=1

World Health Organization(WHO)(n.d.).Global Health Estimates.[Online] Available at: http://www.who.int/healthinfo/global_burden_disease/en/index.html

World Health Organization(WHO)(2014a).Injuries and Violence: The Facts.[Online]Available at: http://www.who.int/violence_injury_prevention/key_facts/VIP_key_facts.pdf? ua=1

World Health Organization (WHO) (2014b). Road Traffic Injuries. [Online] Available at: http://www. who. int/violence_injury_preven-tion/road_traffic/en/

World Health Organization(WHO)(2014c).Fifth Assessment Report Climate Change 2014: Impacts, Adaptation and Vulnerability.Geneva: WHO.

World Health Organization (WHO) (2014d). Violence Against Women. [Online] Available at: http://www. who. int/en/news-room/fact-sheets/detail/violence-against-women

World Health Organization(WHO)(2017a).Mental Health Atlas.Geneva: WHO.

World Health Organization(2017b).Global Health Observatory Data, 2017.[Online]Available at: http://www.who.int/features/factfiles/obesity/en/

World Medical Association(2002).Declaration of Helsinki(5th rev.).Washington, DC: World Medical Association.

World Population Prospects(2017).[Online]Available at: https://population.un.org/wpp/

Wu, Z.Y.and McGoogan, J.(2020).Characteristics of and important lessons from the coronavirus disease 2019(COVID-19)outbreak in China: summary of a report of 72 314 cases from the Chinese Center for Disease Control and Prevention.Journal of the American Medical Association, 323(13), 1239-42.

1.2 发达国家公共卫生的发展历程

1.2.1 引言:公众健康优先,引导经济发展

传统观点认为,公共卫生的起源可以追溯到为对抗流行病和管理城市生活卫生环境所做的早期努力,并包括在这一过程中政治、行政程序、公共法律和病因学的逐渐演变(Rosen,1993;Porter,1994)。尽管这种历史叙述提供了重要的认识和见解,但限制了公共卫生的一个重要意义。公共卫生在经济发展过程中扮演着响应者的角色。然而,从长远来看,公共卫生与全球经济发展之间关系的本质可能会大相径庭,因为它涵盖了现代经济转型的整个过程,而不是仅仅局限于其起源于1600—1800年英国早期现代社会和经济的单一矩阵。

本章将探讨国家政策在促进社会秩序、安全和人口健康方面的重要作用。这些政策实际上早于源自近代早期英国的现代世界经济转型过程,并在其中起到了至关重要的支撑作用。而且,两者之间的关系一直是相互依存、辩证统一的。经济发展依赖于更健康、更有生产力的公民来维持经济增长的供需。此外,正如Amartya Sen近来对经济学学科的提醒,经济增长的目的是提高人的能力和功能,不仅仅是积累全球资本存量,而忽视了福利和分配问题(Sen,1999)。

1.2.2 公共卫生政策的历史渊源:确保粮食安全和预防流行病

公共卫生是一个涵盖复杂的科学专业知识、政策、法律和行为规范的术语。它是随着人类群体预防伤害和促进健康知识基础的不断变化而演变而来的。此外,公共卫生还代表着这些群体中可观察到的相对健康状况。在过去,明智的治国之道要求拥有一个能统一强大政体的可靠的领导人或政府,其目标是实现人民的生活水平至少与敌对国家的民众相当,保证其生机和经济生产力可与敌对国家匹敌。因此,历史上各国领导人始终把保障粮食安全奉行为最基本的公共卫生政策。

对于管理不同规模人口的领导人来说,由于气候的变幻莫测,粮食安全是造成潜在混乱的根本问题。食物短缺和饥荒的威胁一直是《<圣经>旧约》的主题。在《创世纪》第41章中,约瑟解释了法老关于“七年丰收,七年歉收”的梦境,并讲述了在埃及建立国家粮仓以保护人民和统治者的故事,这恰恰概括了稳健的国策与通过粮食安全确保公众健康之间关系的重要性。中国古代的帝王“天命”学说认为,如果统治者不能保护人民免遭自然灾害(包括饥荒),人民起义是合法的。大多数成功延续数代的古代文明,如埃及、中国、印加或罗马,都通过国家控制粮仓这一举措解决了粮食安全这一基本的公共卫生问题。

食物匮乏是最基本的公共卫生威胁,但充足、清洁的水资源也相当重要。历史上大多数定居点只有在供水充足的地方才能繁荣和发展。然而,罗马人(以及独立的南美洲人,例如莫切-奇穆人(Moche-Chimú)和

印加人)成功开发出解决这一瓶颈的水利技术解决方案,从而打破了水源供应对定居点和城市规模的限制。城市的灌溉渠道、引水渠、公共喷泉和沐浴设施都是由政府资助的壮举工程,不仅为密集的人口提供安全清洁的水源,并且还远离同样必要的卫生排污系统。

现代公共卫生另外两项至关重要的措施:隔离政策与死亡登记,也起源于早期实践。14世纪晚期,对传染病患者进行物理隔离的政策首先在拉古萨(Dubrovnik)实施,随后在整个意大利推广。隔离政策在欧洲历史上与抵御鼠疫暴发有关(40天无疾病期被认为是清理受感染船只所需的时间),这影响了后来隔离感染者的做法,例如建立单独的发热病房和医院。其次,对葬礼进行计数的行政做法,是监测城市人口中流行病暴发迹象的预警系统。这种做法最早出现在意大利的城邦,其中最发达的是伦敦的《每周死亡率账单》,它在16世纪时断时续地公布从教区收集到的数据,然后从17世纪初开始持续不断地公布,当时还开始包括已证实死因的信息。这为John Graunt在其1662年的《自然与政治观察》中开创的流行病学分析奠定了基础(尽管直到18世纪才有关于死亡年龄的信息)[①]。图1.2.1列出了英国的《济贫法》中的部分内容。

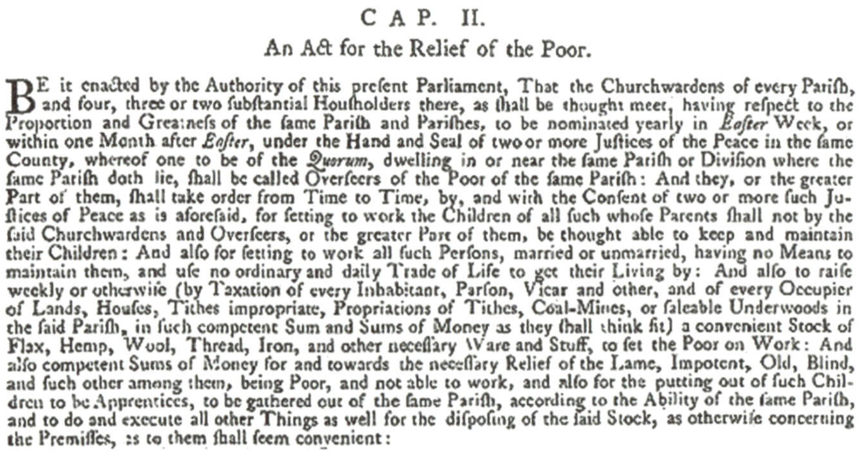
C A P. II.
An Act for the Relief of the Poor.

BE it enacted by the Authority of this present Parliament, That the Churchwardens of every Pariſh, and four, three or two ſubſtantial Houſholders there, as ſhall be thought meet, having reſpect to the Proportion and Greatneſs of the ſame Pariſh and Pariſhes, to be nominated yearly in *Eaſter* Week, or within one Month after *Eaſter*, under the Hand and Seal of two or more Juſtices of the Peace in the ſame County, whereof one to be of the *Quorum*, dwelling in or near the ſame Pariſh or Diviſion where the ſame Pariſh doth lie, ſhall be called Overſeers of the Poor of the ſame Pariſh: And they, or the greater Part of them, ſhall take order from Time to Time, by, and with the Conſent of two or more ſuch Juſtices of Peace as is aforeſaid, for ſetting to work the Children of all ſuch whoſe Parents ſhall not by the ſaid Churchwardens and Overſeers, or the greater Part of them, be thought able to keep and maintain their Children: And alſo for ſetting to work all ſuch Perſons, married or unmarried, having no Means to maintain them, and uſe no ordinary and daily Trade of Life to get their Living by: And alſo to raiſe weekly or otherwiſe (by Taxation of every Inhabitant, Parſon, Vicar and other, and of every Occupier of Lands, Houſes, Tithes impropriate, Propriations of Tithes, Coal-Mines, or ſaleable Underwoods in the ſaid Pariſh, in ſuch competent Sum and Sums of Money as they ſhall think fit) a convenient Stock of Flax, Hemp, Wool, Thread, Iron, and other neceſſary Ware and Stuff, to ſet the Poor on Work: And alſo competent Sums of Money for and towards the neceſſary Relief of the Lame, Impotent, Old, Blind, and ſuch other among them, being Poor, and not able to work, and alſo for the putting out of ſuch Children to be Apprentices, to be gathered out of the ſame Pariſh, according to the Ability of the ſame Pariſh, and to do and execute all other Things as well for the diſpoſing of the ſaid Stock, as otherwiſe concerning the Premiſſes, as to them ſhall ſeem convenient:

图1.2.1 英国的《济贫法》

资料来源:©Peter Higginbotham(workhouse.org.uk).

因此,早在最近的全球工业化时代到来之前(关于历史上早期的全球化,见Hopkins,2002),“现代”公共卫生的预防实践依据的大多数关键政策和原则已经屡见不鲜,它们促使“现代”公共卫生、人口高密度定居以及相关复杂商业和文化发展水平之间建立了不可分割的联系。

1.2.3 世界上第一个全民社会保障体系于1530—1830年间在英国建立:促进劳动力流动、经济增长和公众健康

在1600—1850年间,英国的人口和经济物质生产力发生了变革性的增长,其速度之快、全球影响范围之广,在历史上绝无仅有。今天所有的发达经济体和国家都是在这一进程的基础上发展起来的。两个世纪以来,经济史学家们一直争论这非凡进程中不同因素的相对重要性。这些因素既包括英国社会内部的,也包括其在不断扩大的欧洲、跨大西洋以及全球贸易网络中产生的因素。而这有助于说明这种非凡进程是如何

① 正如Cipolla详细地指出,尽管早在14世纪意大利几个城邦政府就开始在《死亡登记簿》中整理墓葬信息,但他们并没有试图在向民众分发的《每周账单》中公开这些信息。由于意大利的数据后来“一直被埋藏在……城市的档案中”,因此它对人口统计学的早期发展没有任何贡献,而John Graunt根据他对伦敦法案的系统分析,展开了科学的公开讨论(Cipolla,1978;Kreager,1988)。

在这两个世纪发展开来的[①]。

然而,现代工业经济发展的起源的一个重要组成部分与英国特有的历史有着密切而直接的关系。这个特有的历史是主权统治者长期关注保护和促进其国民的健康。在16世纪和17世纪期间,英国在这方面的战略出现了重要的、完全创新的转变,对经济生产力产生了非同寻常的新影响。

16世纪30年代是决定性的十年。在这十年里,亨利八世与罗马天主教教廷决裂,宣称自己为英格兰教会的领袖。中世纪欧洲教会的主要职能之一是向穷人发放救济品,以履行仁慈和慈善的基督教使命。作为英格兰教会的新领袖,向穷人提供施舍的首要责任由王室承担。因此,都铎王朝需要找到一种切实可行的替代方法来履行其资助穷人的基督教义务,同时又不至于让王室有限的资源破产。之前,他们已经卖掉了大部分天主教教会用来赚取租金的地产,为这项活动提供资金。在16世纪余下的时间里,亨利及其继任者进行了一系列试验,最终形成了一种制度,将施舍的实际责任放在新英格兰教会大约10 000个教区的个人身上,通过对教区内个人所占土地的价值征收累进税率来筹集资金。这就是1598年和1601年颁布的著名的伊丽莎白或"旧"《济贫法》。再加上1601年《慈善法案》改革的支持,这些法案确立了"救济"的绝对权利——这是一种普遍的社会保障权利——无论在何种情况下,每个英国国教臣民都享有这种权利。教区官员(通常是无报酬的)有责任在当地治安法官的监督下,确保没有人因为缺乏工作、成为孤儿、年老或疾病而挨饿,并最终向王室的公平管理制度负责[②]。

实践证明,由教区管理的《济贫法》非常有效,成为英格兰和威尔士的全方位社会保障和反饥荒体系,在随后的17与18世纪中保护了公众的健康。事实证明,这一政策十分有效,全部人口在这一时期完全避免了饥荒和与饥饿相关的疾病和死亡,使英格兰和威尔士避免了困扰着欧洲大陆农村人口的长期威胁。英格兰和威尔士的济贫政策不同,关键区别在于英格兰每个农村教区都有自己的《济贫法》基金和官员(Solar,1995);这就需要为农村贫困人口提供相应的公共开支,18世纪的法国观察家认为这简直不可思议(Smith,2011)。在欧洲大陆,粮食匮乏导致死亡率上升,因为饥饿、无业、患病的农村难民试图带着粮食前往城市中心,而在英格兰和威尔士,购买粮食的现金救济则发放给所有需要的教区。与欧洲其他国家不同,17世纪20年代以后,没有进一步的证据表明粮价高导致了英格兰各地死亡率的高峰(Galloway,1988;Healey,2014)。正如Paul Slack所指出的,这种通过在潜在混乱时期稳定民众来维护社会秩序的方法也被用于应对瘟疫的大流行威胁,都铎王朝将受感染家庭隔离在家中,同时继续向他们提供食物,这在1604年的《瘟疫法》中得到了巩固(Slack,1985)。

英国教区《济贫法》与诸如中国清朝国家粮仓制度等已取得成功的反饥饿战略截然不同(Wong,2011)。《济贫法》并未中断市场经济的正常商业运作。即使在粮食价格高涨时,穷人也能获得足够的财政支持来维持生活,生产者则继续赚取利润,而非控制市场价格[③]。市场的持续运行给了地主和农民更大的信心,使他们敢于进行重大投资以提高生产率,从而提高了英国农业的整体生产力。这使得英国能够成功地养活越来越多没有土地的城市工人,城市工人在全国总人口中所占的比例达到了前所未有的水平(Wrigley,1987,第7章)。

黑体法作为公认的基本法律原则,规定由教区出资抚养王室的所有子民,不仅包括失业者,还包括患者、孤儿和老人。这是对每个社区集体资金的一项极其特殊的授权,旨在维护所有人的健康,并承担照顾各年龄段弱势群体的责任。尽管还处于萌芽阶段,但已经是一个初具雏形的免费医疗系统,体现了全面的公共卫生政策。该政策促使许多教区经常性开支的最大一部分被用于支持老年人的养老金收入、建造救济院安置老年人以及支付照护他们的医生的诊疗费用(Williams,2011)。近期对七个省级郡的《济贫法》医疗保

① 有关这些解释的综述,见Ahearn(2014)和Mokyr(1990)关于索洛维式、斯密式、博瑟鲁普式和熊彼得式增长原因的论述。

② 参见Slack(1990),关于苏格兰在17世纪未能发展出类似、有效的教区计划的原因(爱尔兰直到1801年才成为联合王国的一部分)。参见Ishkanian和Szreter(2012)关于济贫法与慈善法规之间关系的论述。

③ 正如Wrigley(1999)所指出的,这是《济贫法》的积极影响,尽管Malthus本人对《济贫法》普遍持批判态度,但他还是积极地指出了这一点。

健的最全面研究发现,在1750—1834年期间,15%的济贫资金用于医疗保健(King,2018)。伦敦最大的教区在《济贫法》法律精神指示下,在整个18世纪都在运营大型医务室,照顾弱势群体,为患者提供免费治疗(Siena,2004;Reinarz,Schwarz,2013)。疾病与扶助穷人的责任之间有着密切联系。1720—1775年间,英格兰各地领导者以每两年一家的速度创建了自愿订阅医院(Slack,1990)。例如,在外省城市切斯特,曾在爱丁堡师从伟大的William Cullen的John Haygarth医生于1783年在切斯特医务室的顶层扩建中创新性地采用了发热病房隔离的做法。同时,他也是切斯特地区天花接种的积极推动者,并开创性地对城市进行了人口普查,以更准确地估计不同疾病的流行程度。另外,系统观察的启蒙原则引导医生们形成预防观念,共同促进公众健康(Risse,1992)。

据估计,截至1696年,《济贫法》的转移支付约占国民生产总值(gross national product,GNP)的1%;到18世纪80年代,这一比例进一步上升到2%(Slack,1990)。《济贫法》在促进经济发展方面发挥了重要的作用,它通过为老一代人提供保障,在年轻一代人中释放了历史上前所未有的劳动力自愿流动性。在世界上第一个工业化经济体商业扩张的初期阶段,最重要的生产要素是灵活的劳动力,因为他们可以自由地迁移到劳动力需求增长的任何地方。1600—1800年间,英国社会与欧洲和世界其他地区的一个显著不同之处在于,英国后代一代接一代持续迁往城市的制造业区和商业区,留下没有土地的年迈父母被教区照料(Wrigley,2004)。教区养老金为老年人提供了另一种保障,而非贫困一代将微薄的遗产传给下一代——在包括法国在内的欧洲其他大部分国家都是这种情况。在法国,贫民的不稳定被普遍认为是1789年大革命的根本原因之一。纵观历史,尊重和照顾老人一般需要保持地理意义上的近距离。英格兰的教区《济贫法》让年轻一代从这种束缚中解放出来,去选择赚钱的最佳方式。此外,获得社区支持的绝对权利淡化和缓解了农村贫困人口对于为了提高生产力而圈占公有土地以及大型商业企业收购小型农场的不满情绪。

1.2.4 现代公共卫生运动的诞生:最大限度降低疾病预防成本

在伊丽莎白时代的《济贫法》的推动下,英国的劳动力得以流动,英国的经济活力得以激发。然而,在18世纪下半叶,随着工业化经济的发展,《济贫法》的成本不断上升,因为工业化经济吸引了越来越多的农村腹地的工人。在这一时期,英国经济的全球扩张性增长也使国家越来越多地卷入对外战争,因此《济贫法》直接承担了移民、海外贸易和战争带来的国内社会成本。1750—1815年间,《济贫法》的成本上升了8倍。统治阶级在继续致力于全民社会保障的同时,也在试图遏制这些混乱的管理成本的不断上升,这也最终促成了世界上第一个公共卫生管理机构在1834—1914年间的雏形。

这直接导致1848年英国通过了有史以来第一部全国性的《公共卫生法》,同年,欧洲大陆发生了共和叛乱,后被保守派君主政权暴力镇压。相比之下,同年英国都铎王室为处理社会秩序和社会保障等公共政策问题而建立的分权治理体系进入了发展阶段。虽然与公共卫生整体发展史相关的重要科学倡议和政策理念也出现在其他国家,如奥匈帝国、法国、德国和瑞典,但在1848年法案颁布后的半个世纪里,主要是在英国这个经济最活跃、城市化最迅速,而且最富裕的国家,公共卫生管理机构才逐步在争议中首次成为一个全国性的机构。

Adam Smith和Thomas Malthus是颇具影响力的《济贫法》改革倡导者,尽管现代历史学家已证明他们的详细论证缺乏证据且不正确[①]。议会中对改革最有力的支持来自那些认为自己为《济贫法》支付了过多费用的人,主要是国家的纳税地主和农场主,而不是城市实业家(Mandler,1987)。最终,1834年,《新济贫法》经过彻底改革后颁布。Jeremy Bentham的助手Edwin Chadwick运用其导师的个人主义和行为主义的痛并快乐的"科学"政府原则,重新设计以提高国家社会保障体系的威慑力。

自由市场和追求自身利益的新意识形态认为,由集体资助的教区《济贫法》是一种低效手段,由此造成

① Smith的批评在经验上是有缺陷的,因为他没有正确认识到认证其他普遍做法所允许的灵活性对劳动力流动性的重要意义(Campbell,Skinner,1976),而Malthusian担心慷慨的户外救济会鼓励失业者过早结婚和生育过多子女,这也是没有证据的,而且后来也被证明是不正确的:Wrigley和Smith(2020)。

了依赖和贫困，因此他们坚持对此进行削减和威慑。国家正试图系统地退出对社会和经济的干预，遵循政治经济学和理性功利主义的逻辑作为公共政策的指导，废弃重商主义和基督教的仁慈。尽管国家将继续尊重所有王室臣民的救济权，但现在只有那些进入救济院靠做苦工维持生计的人才能获得救济，而且男女要分开，以确保游手好闲的穷人不会以牺牲群体为代价养育后代。从此以后，户外救济（到失业者家中发放现金救济）应该停止，只有真正不能工作的老人和病人除外。

在日渐强大的皇家海军的推动下，全球范围内的自由贸易不断扩大，英国的贸易意愿甚至延伸至遥远的中国，但这也带来了更加频繁的洲际疾病的交互感染，这在欧洲连续发生的霍乱大流行中得到了体现，分别在1829—1849年、1852—1859年、1863—1879年、1881—1896年、1899—1923年，每一次霍乱大流行都起源于印度，而印度是英国不断扩张的商业帝国中的宝贵殖民地。1831—1832年、1847—1848年、1853—1854年和1866—1867年，接二连三的疫情波及英国本土，甚至在社会上拥有财产的阶层中也引发了恐惧和惊慌。他们越来越多地将家人安置在郊区，远离城市中心的肮脏和贫困，而城市中心正是他们创造财富的地方。

几个世纪以来，用于预警流行病的公共卫生信息收集和传播工具得到了进一步发展。最初是在拿破仑时代后的法国，以提高公众对巴黎最贫困地区发生的数目惊人的非流行性过早死亡事件规模的认识。从1829年起，新期刊《公共卫生和医学年鉴》越来越多地披露了这一情况（Coleman，1982；La Berge，1992）。法国的开创性研究启发英国在十年后开展新的官方分析。William Farr曾于1829—1830年在巴黎师从调查卫生学先驱，Louis-RenéVillermé、Alexandre Parent-Duchâtelet以及数字方法的伟大倡导者Pierre Louis，这影响了他自己的医学统计方法。1839年，Farr被任命为总登记局统计医学总监。自上任起，他就开始分析全国新设立的公民死亡登记册，并开展了一场典型的公共卫生宣传运动，向英国公众及其新解放的省级和全国媒体猛烈抨击工业城市中具有惊人规模的本可预防的死亡。他发明了具有冲击力的图形生存表，显示在利物浦和曼彻斯特，有一半的婴儿未能活到五岁。之后，他还设计了死亡率排行榜，以激励城市的民选代表采取行动（Eyler，1979；Szreter，2005）。

Edwin Chadwick从截然不同的前提出发得出了关于疾病代价的类似结论。他懊恼地发现，那些具有威慑力的救济院没有遏制《济贫法》的成本。他在东伦敦的调查发现这主要是因为病人因疾病而丧失工作能力，从而使病人依赖于《济贫法》（Hamlin，1997）。Hamlin指出，当时还有其他一些医学领袖，特别是爱丁堡的W.P.Alison，他们支持更为激进的观点，即贫困、薪酬不足和就业不稳定共同导致了Farr统计数据所揭示的疾病。伟大德国医学家Rudolf Virchow对1847—1848年西里西亚饥饿的波兰农民的斑疹伤寒进行了开创性的研究。他认为斑疹伤寒是由德国贵族地主强加的剥削条件造成的。他还在自己的新周刊《医学改革》（Die Medicinische Reform）上支持解决工人工资和生活条件问题的激进社会政策。然而，漏洞百出的斯密工资基金理论此时在英国盛行，并日益席卷整个欧洲。该理论声称，一组工人工资的上涨都只能以牺牲其他工人的工资为代价。这一理论也得到了法国卫生论者的支持，他们认同大革命关于私有财产神圣不可侵犯（反对君主专制）和市场经济必要性的原则，这是法国的J.-B.Say所拥护的（Ramsey，1994）。该工资基金理论直到1869年才被维多利亚时代支持正统经济学的领袖人物J.S.Mill放弃。正如Hamlin所指出的，Chadwick的《公共卫生法》并没有质疑经济学的正统观念，而是作为一种实用的卫生工程解决方案，用以解决在《新济贫法》实际运作中发现的具体问题。

在医学领域，Chadwick的"卫生理念"是以过时的瘴气学说为前提的，即腐烂的有机物散发出的恶臭会导致疾病。然而，"洁净近乎虔诚"的观念是当时的一种传统说教，迎合了国会议员的常识和福音派宗教信徒（Smith，2007）。清洁城市的提案通过了议会的审查，并最终形成了法律。该提案提出将恒压清洁水引入，对城市进行清洁，然后通过自清洁主干污水管道系统将废水排出（将产物作为粪便肥料出售给农民以帮助支付成本）。这将推动城市清洁、消除疾病，从而最大限度地减少贫困和对《济贫法》的诉求，而丝毫不会损害劳动力自由市场的法则。

Chadwick的卫生城市建设成本仍然非常高昂。根据Westminster的设想，大部分资金来自对城市房地产价值征收的地方税收。然而，自由、私有财产神圣不可侵犯以及地方自治这些令人骄傲的"传统"现在都被调动起来，与Chadwick的意愿背道而驰。正如James Hanley最近的一项重要研究表明的那样，在落实1848

年《公共卫生法》或其削弱版的1858年《地方政府法》的精神时,私人土地所有者与城市和其他公司之间的许多漫长的法律斗争随之而来(Hanley,2016)。最终的结果是,在英国许多快速发展的城镇,Chadwick蓝图中设想的雄心勃勃的公共卫生计划推迟了整整一代人的时间——直到19世纪70年代才开始实施。虽然1848年后城市供水有所改善,特别是在纺织城,主要是因为纺织厂因其工业需求而希望增加供水量,但排污问题往往被忽视。在条件较好的地区,最初部分污水被排放到内陆河流中,直到19世纪80年代,通过强制处理和过滤工厂的方式合法地扭转了这种污染行为(Hassan,1985;Luckin,1986;Szreter,Mooney,1998)。

1.2.5 19世纪其他发达国家的公共卫生运动

尽管英国的公共卫生发展具有渐进性和滞后性,但在历史学家研究过其他同样在经历快速城市化经济增长的可比大国的公共卫生历史独特演变情况后,大多数都倾向于将英国描绘成一个相对活跃的国家,认为其从整体上拥有一套更为有效的制度。E.P.Hennock对英格兰和19世纪的德国进行了细致而广泛的比较研究,他发现德国对惊人的城市死亡率相对不感兴趣,并指出德国较为激进的医疗改革者,如Virchow,由于过早地将自己的旗帜与失败的1848年共和党革命运动联系在一起而被排除在权力之外(Hennock,1984;Hennock,2000)。相比之下,Chadwick的"卫生理念"在政治上是辉煌的,正如Hamlin所说(Hamlin,2015:27),因为它在意识形态上是安全的。19世纪80年代后期,当Bismarck发起创新性的强制性意外事故和医疗保险时,1848年的精神早已不复存在,他的主要动机是提高德国工业经济的生产力(Hennock,2007)。

法国革命者将健康问题纳入《人权宣言》之后,法国在公共卫生领域,无论是科学还是思想方面,都一直处于领先地位。然而,大革命对私有财产神圣不可侵犯的承诺,以及对J.-B.Say的自由主义政治经济学的认可,成为拿破仑时代后法国政策中压倒一切的安全共识,并在随后的政权更迭中一直延续到1945年(Ramsey,1994)。在市场上出售其治疗服务的医疗专业人员与似乎会削弱其市场的预防性公共医疗之间,几乎到处都存在着猜疑和竞争。在法国,这种情况对公共卫生医疗管理机构的出现造成了极大的阻碍。尽管法国的细菌学和巴斯德研究所都取得了一定的科学成就,在职私人医师的权力过大,导致即使在1902年最终出台了《国家公共卫生法》,也没有出现受薪的公共卫生专业人员。与此形成鲜明对比的是,此时英国全国已有数百名训练有素的卫生部人员。Ramsey得出的结论是,除美国外,法国的医疗行业是现代社会中私人主导程度最高的(Ramsey,1994)。

事实上,除了美国之外,欧洲以外的英语语系发达国家,例如加拿大、澳大利亚、新西兰,在19世纪都没有效仿英国——无论是在全民社会保障体系方面,还是在建立一支具有强制执行权力的受过医学训练的国家公共卫生官员队伍方面(Bryder,1994;Fee,1994)。上述分析的要点在于,后者的缺失实际上是前者的延续。与美国一样,这些国家都是充满机遇和移民定居者的前沿社会,他们对家长式管理当局和集体供养所需的相关税收嗤之以鼻,更愿意抓住机会,保留自己个人主义企业的利润。这意味着,尽管澳大利亚各州都通过了公共卫生法案,但阻碍法案发挥效力的因素与维多利亚时代中期英国相同,但是产生的阻力更大:地方当局以维护私人财产权的名义抵制中央行政机构的举措;不愿自行纳税;因此,卫生官员薪酬不足,缺乏法律执行机构。例如,尽管维多利亚州于1854年通过了《公共卫生法》,但直到1897年,"神奇的墨尔本"仍是一座缺乏下水道系统的死城;新南威尔士州直到1895年才勉强出台了第一部《所得税法》和《土地税法》,第二年才通过了本州的第一部《公共卫生法》(Lewis,2003)。

在美国,尽管城市中心众多,但公共卫生医学并没有像英国那样被纳入城市政府。尽管美国公共卫生协会(American Public Health Association,APHA)成立于1872年,但该协会早期缺少受过医学培训的成员,而且当大多数美国执业医师都认同传统的个人主义和自由市场价值观时,该协会经常被贴上不科学以及家长式行善者的标签。纽约市在19世纪初继承了殖民地时期由市政当局组织食品供应的传统,但在1843年,为了应对商业私人利益,纽约市放松了对公共食品市场的管制,并迅速加剧了食品获取和质量方面的不平等,从而加剧了无管制住房条件带来的不平等——房东从中获益,而移民则遭受卫生和拥挤疾病的困扰(Baics,

2016)。尽管芝加哥和纽约等大城市后来出于市政供水和卫生项目的必要性进行了投资,但在全国范围内却没有任何协调,1912年之前甚至连一个调查性的公共卫生服务机构都没有。而通用的死亡登记系统,作为开展明智的公共卫生工作的重要基础,在1926年之前都没有出现。

与法国和德国不同,瑞典在19世纪就制定了有效的公共卫生政策。瑞典也是一个早期的现代统一国家,与英国一样,拥有一个由忠诚的当地牧师组成的新教教会。1748年,瑞典新的教区人口登记册显示瑞典人口仅有200万,这个结果令人失望,于是瑞典王室开始关注这个问题,采取措施增加人口。在随后的几十年里,皇家颁布法令,要求教区建立济贫院,并建造了20多所由地方出资和国家补贴的医院,使疾病不再夺走皇室的生产力资源(Johanisson,1994)。重商主义是这个时代占主导地位的正统经济学,它为支持人口的公共卫生政策提供了依据。重商主义理论认为,成功的主权国家通过大量生产人口的能力向国外出售更多的产品,积累了世界上有限的黄金和白银库存(使用军队所必需的)。重商主义的瑞典在公共卫生方面的努力于1815年的天花立法中达到了顶峰,并在同年建立了一个独特的国家资助系统用于治疗性病患者,其中许多人是正值生产和服兵役黄金年龄的年轻人(Sköld,1996;Lundberg,1999)。

德国著名物理学家Johann Peter Frank于1779—1827年出版了著名的《医疗政策》,全书分为九卷,内容详尽,为雄心勃勃的国家公共卫生政策找到了重商主义的理由,成为全面的设计蓝图(Rosen,1993)。当《医疗政策》在18世纪70年代开始出版时,Frank一直在谈论欧洲的开明专制者,比如奥匈帝国的Joseph二世。例如,当时奥匈帝国维持着一条长达1 000英里的军事化卫生警戒线(即Militärgrenze),以抵御来自奥斯曼帝国的鼠疫入侵(Flinn,1981)。然而,无论是普鲁士还是俄国的开明专制者,甚至是奥匈帝国的Joseph二世,都没有真正实施Frank专制和昂贵的总体规划。普遍认为,瑞典的国家政策代表了这种受重商主义启发的国家公共卫生措施的最深入执行(Porter,1994;Sundin,Willner,2007)。与英国一样,瑞典由于在促进民众健康方面作出了社会包容承诺,也促成了早期采用集体出资的预防性卫生投资。瑞典1874年的《公共卫生法》深受英国经验的影响,但在瑞典工业化的早期就已充分通过,成功地避免了瑞典城市化人口遭受与英国、法国、德国和美国相同的流行病后果(Nelson,Rogers,1994)。

因此,在19世纪主要的工业化国家中,主要是在英国,重要的科学进步也促生了实用的公共卫生干预措施。尽管这些措施从19世纪70年代才真正开始得到广泛资助。1873—1876年,Joseph Chamberlain在担任伯明翰市长期间终于开始领导一场倡导市政卫生的省级运动(Hennock,1973;Szreter,2005)。法国人在19世纪20年代开创了比较流行病学的先河;但是,比较死亡率却在英国成为推动全国范围内采取卫生措施的动力。显然,法国(巴斯德研究所)和德国(科赫和普鲁士传染病研究所)在应用细菌理论来识别传染病病原体方面是科学领袖;但是,在本世纪末之前,却是在英国,发展出通用的传染病通知公共系统。为什么会这样?

对于这个问题,英格兰和威尔士不寻常的全民社会保障制度再次成为影响因素,尽管它现在已经是1834年后《新济贫法》改良后的威慑性版本,仍然继续提供关键的影响和解释背景。正是《济贫法》对穷人普遍主义责任的法定假设,一再导致主管当局采用创新形式的医疗保健服务。在教区救济院的建设之后,18世纪又出现了救济院医务室和订阅医院。而且,由于需要限制成本,Edwin Chadwick主张进行卫生投资以预防疾病。在坚持普遍供给原则的同时,《济贫法》成本控制的相同逻辑也推动了19世纪最后几十年在疾病通报方面的早期投资。

《新济贫法》的道德化目标是结束户外救济,将所有身体健康的工人赶入劳动力市场。但是,该法承认患者应在自己家中而不是在救济院中接受治疗,因为他们丧失工作能力并不是因为游手好闲,而且救济院的医务室也不愿意承担照护传染病患者的风险。Edwin Chadwick曾在1848年试图通过使用卫生设施来降低患病成本。但使人丧失工作能力的疾病不仅仅是水质不洁造成的。20年后,国家首席医疗官Sir John Simon通过统计数字证明,将受感染者留在社区会增加《济贫法》的成本,而将此类疾病强制"通报",然后将患者转移到隔离区会更有效(Mooney,2015)。Mooney指出,正是这种行政效率推理(及其背后的道德和经济意识形态),与微生物科学一样,导致了对各种可确定病因的致命疾病进行强制报告,如猩红热、白喉、伤寒和天花。从1889年伦敦开始,随后在其他一些城市进行了实验,1899年《传染病(通报)法》在全国范围内实施。在英格兰和威尔士,追溯到1601年,地方当局开始为辖区内病人和穷人承担了不可推卸的财政责任。至关重要的是,正是这种由经济和政治产生的问责框架,使细菌学成为一种实用的、有资金支持的制度。尽管医生并非国家官员,但在法律上有必须报告传染病病例的责任。城市必须投资建设免费的隔离医院设施,使该系统尽可能高效地运作,同时履行其普遍主义承诺。

1.2.6 20世纪的公共卫生运动

20世纪和21世纪全球经济的持续增长促进了重要的科学发展,对提高公众健康产生了一系列潜在影响,如抗毒素(19世纪90年代首次出现抗白喉血清)、化学疗法(20世纪10年代首次出现治疗梅毒的砷凡纳明和新砷凡纳明)、抗生素(20世纪40年代出现青霉素)和疫苗(20世纪70年代在全球根除了天花)。与此同时,经济增长也带来了许多新的严重的流行病学挑战,特别是对有利可图、容易上瘾产品的营销监管不力而导致的烟草和肥胖症流行、艾滋病、COVID-19流行病、全球变暖,以及工业生产和富裕造成的各种土地、水和空气污染;还有一系列与心理健康有关的疾病,如厌食症和抑郁症。无论是具有挑战性的新疾病,还是应对这些疾病的科学突破,都不能简单地归因于经济增长对公众健康的非中介性影响。意识形态、文化和政治,与世界大战、大萧条和冷战等偶然性重大事件相互作用,都对社会和政治产生了至关重要的决定性影响,使公众健康和经济增长在每个不同的国家政体中以不同的方式共同发展。

大多数南欧和东欧国家,如西班牙、意大利、希腊、南斯拉夫或波兰,以及远东国家,如日本、新加坡和韩国,在应对传染病和密集城市生活的卫生问题方面取得许多科学突破之后,人均收入水平在20世纪成为发达国家。在某些情况下,如第二次世界大战前的日本或佛朗哥统治下的西班牙,这些进步是由专制政权推动的;而在另一些情况下,如第二次世界大战后的日本和意大利,这些进步则更加自由和民主。正如著名的普雷斯顿曲线(Preston curve)首次证明的那样(Preston,1975),只要政府推动普及必要的初级保健和公共卫生服务,这些国家的人口就能在人均收入水平相对较低的情况下实现更好的健康状况。战时还出现了雄心勃勃的国际公共机构,特别是国际联盟卫生组织和洛克菲勒基金会等美国慈善机构,它们寻求在国际上推动公共卫生倡议(Weindling,1995)。第二次世界大战后,这一模式进一步扩展到世界卫生组织(WHO)、世界银行、盖茨基金会,以及许多其他西方政府部门,如英国国际发展部(Packard,2016;Cueto,2019)。然而,自普雷斯顿曲线于1975年推出以来,日益加剧的不平等、抗生素耐药性,尤其是污染物和气候变化等新的全球性问题,正成为所有发达国家和发展中国家面临的巨大健康挑战。事实上,不仅是人类,许多物种都面临着威胁。事实证明,要让各国政府和强大的企业抛开短期利益,参与到新一轮的全球公民和政治承诺中,并采取有效行动,这极具挑战性。2019年联合国气候峰会是最新的一次尝试,但是只取得了部分成功。1987年的《蒙特利尔议定书》(旨在应对人类对平流层臭氧的威胁)仍然是唯一获得全球所有国家批准的此类联合国条约。

虽然自第二次世界大战以来,民主与经济最发达的社会中福利国家的兴起密切相关,但人们认识到,这些福利国家受其历史传承的影响,采取了多种多样的形式(Esping-Andersen,1990;Castles,2010)。德国在19世纪80年代开创了国家社会保险的先河,而美国直到半个世纪后的1933年大萧条时期才出台了全国性的《社会保障法》。第二次世界大战期间许多新兵健康状况不佳的问题暴露了出来,因而罗斯福新政进一步增强了公共卫生的能力。然而,之后的冷战期间,对苏联竞争的恐惧使商业、保险和医疗领域的既得利益集团再次得势,在战后曾一度重申了美国私人医疗的主导地位,而此时,大多数欧洲发达国家正在为其新的、完全民主的选民推行全民强制医疗保险模式(Fee,1994)。与奉行麦卡锡主义的美国不同,这些模式主要出现在西欧。在俾斯麦开创的"国家社会主义"建立的悠久传统中,社会主义不是被视为"红色",而是共产主义的最佳解毒剂:用社会民主方法来改善自由市场经济中工人阶级的不安全感和不满情绪。

英国比大多数国家走得更远。当1834年的原则被放弃时,1601年的原则就会重新出现。贝弗里奇的福利国家再次成为无条件的普遍主义,原则上支持所有弱势群体——老人、年轻人和失业者,并由国家累进税提供资金。事实上，早在1917年，英国政府就批准了一项免费的国家公共卫生服务，这一政策借鉴了瑞典一个世纪前的超前政策，这项服务仅限于性病，以保护其应征入伍的士兵(Eyler，1987)。从1948年起，国家医疗服务体系意味着原则上全体人民都有权获得国家能够负担得起的、针对所有疾病的预防和治疗性医疗服务，而不仅仅是梅毒和淋病。例如，自20世纪20年代起瑞典采用卡介苗接种预防结核病，如今这已成为保护整个英国国民的公共卫生政策(Bryder，1988)。

有了这样的全民福利和公共卫生体系，大多数发达国家的国民平均预期寿命在第二次世界大战后数十年中首次超过了60岁，因为大多数卫生和传染病得到了控制。许多发达国家的出生时预期寿命甚至超过了80岁。但美国的情况并非如此，美国在2010年才开始实行全民医疗保险制度，而这在政治上仍存在争议。在奥巴马总统2010年颁布《患者保护与平价医疗法案》前后，美国人口健康状况的改善停滞不前；而在英国，保守党政府决定实施紧缩政策，削减公共服务，而不是对金融业增税(尽管金融业对2007—2008年的金融风暴负有无可争议的责任)，因此这种停滞不前的情况在一定程度上也出现在英国，这引起了人们对社会经济不平等趋势对公共健康重要性的关注。在这两个发达社会中，自1980年以来，经济不平等及其经济自由主义意识形态对公共政策的影响非常大，当权者大肆宣扬低税收和消极自由的优点(Isiah Berlin所说的个人意识，因此企业不受政府监管和干预的自由)。

如上所述，公共卫生的进步并不仅仅是因为科学医疗的进步和人均收入的增加。经济增长并不一定会转化为公共卫生的增长。如果社会的意识形态更倾向于私人、个人主义财富积累，而不是更普遍、更平等的分配方式，往往不利于为有效的公共卫生政策提供必要的资金。有效的公共卫生政策要求采取集体资助的措施，以防止私人资源较少的人在其所处的环境中受到伤害，并相对平等地提供促进健康的生物医学科学进展。这些措施试图解决健康的社会决定因素(Marmot，2008)。另一种个人主义方法侧重于行为和“生活方式风险”，假定当今发达社会中，健康不良的主要原因在很大程度上可以由个人控制，特别是癌症、心脏病、肥胖症、精神疾病和痴呆症等疾病。

1.2.7　结论

尽管可以根据一系列科学进步来描述公共卫生历史，但更重要的是仔细研究科学进步是何时、何地以及如何被采用到公共卫生实践中的。由于将医学科学转化为改善公众总体健康状况所需的复杂行政管理和大量财政资源——特别是在经济持续增长所引发的高度破坏性生活条件下——所有这些都涉及重大的利益、意识形态和伦理道德冲突。这就意味着，在奉行集体主义福利原则的社会中，公共卫生往往能得到最有效的促进。英国和瑞典是两个新教教派国家，最初受到重商主义和人文主义意识形态的影响，在社会保障和卫生政策方面采用普遍主义原则，具有历史创新意义。这赋予了这两个国家深厚的公共卫生承诺，并在几个世纪中以不同的形式延续了下来。其他发达国家，无论是欧洲君主制国家，还是“新欧洲”的个人主义移民社会，在他们的历史上，直到很晚才具备对公民健康负责的集体主义和普遍主义倾向，而美国到21世纪还没有完全做到这点。

因此，纵观整个现代经济史，发达国家的公共卫生历史揭示了几个主要特点，当前的所有从业人员都必须充分认识到这些特点。首先，随着世界历史上每一个世纪的逝去，所有现代国家经济要持续保持长期的生产率，始终需要受过良好教育和普遍健康的民众。这不仅是为了证明生产和消费日益多样化和复杂的商品和服务是合理的，更是为了生产和消费本身。其次，公众健康和公共卫生的制度实践始终而且必然将永远与国家普遍的、更广泛的社会保障制度(或缺乏社会保障制度)相关联。再次，社会保障和公共卫生相结合的矩阵对任何国家的可实现的经济增长潜力和模式，都具有巨大的促进作用。有效管理的公共卫生远不只是经济的成本负担，还是公民和经济未来增长潜力不可或缺的生产要素(Keating，Hertzman，1999)。最后，任何国家政体中的公共卫生机构都与其政治和财政敏感性密切相关。这反过来又受制于历史上的冲突和谈判过程，即如何在Isiah Berlin(1969)提出的积极自由和消极自由概念之间取得平衡。在尊重法治的民主政体中,公民在多大程度上信任集体提供的社会、环境和医疗服务,而不是依靠私人资源购买商业提供的此类服务(Nathanson,2007)?

伊丽莎白时代的《济贫法》及其普遍主义和累进税制原则,实际上共同构成了世界上第一部社会保障和公共卫生法,因为它们涵盖了所有患病的人,"残疾的、虚弱的、年老的、失明的"以及那些"不能工作的人"(ER 43,第二章:第一段)。在考虑世界发达社会未来的国策、经济发展和公共卫生之间的关系时,这一非凡的创新仍可提供丰富的思想和行政实践资源。

(翻译:叶冬青)

参考文献

Ahearn, B.(2014).The British Industrial revolution in a European Mirror.In: Floud, R., et al.(eds.)The Cambridge Economic History of Modern Britain, Vol.I 1700-1870.Cambridge: Cambridge University Press.

Baics, G.(2016).Feeding Gotham.The Political Economy and Geography of Food in New York, 1790-1860.Princeton, NJ: Princeton University Press.

Bryder, L.(1988).Below the Magic Mountain A Social History of Tuberculosis in Twentieth-Century Britain.Oxford: Oxford University Press.

Bryder, L.(1994).A new world? Two hundred years of public health in Australia and New Zealand.In: Porter, D.(ed.)The History of Public Health and the Modern State.Amsterdam: Rodolpi.

Campbell, R.H.and Skinner, A.S.(1976).General introduction to Adam Smith An Inquiry into the Nature and Causes of the Wealth of Nations, Vol I.Oxford: Clarendon Press.

Cassel, J.(1994).Public health in Canada.In: Porter, D.(ed.)The History of Public Health and the Modern State.Amsterdam: Rodolpi.

Castles, F.et al.(eds.)(2010).The Oxford Handbook of the Welfare State.Oxford: Oxford University Press.

Cipolla, C.(1978).The 'Bills of Mortality' of Florence.Population Studies, 32(3), 543-8.

Coleman, W.(1982).Death is a Social Disease: Public Health and Political Economy in Early Industrial France.Madison, WI: University of Wisconsin Press.

Cueto, M., Brown, T.M., and Fee, E.(2019).The World Health Organization: A History.Cambridge: Cambridge University Press.

Eyler, J.M.(1979).Victorian Social Medicine: The Ideas and Methods of William Farr.Baltimore, MA: Johns Hopkins University Press.

Eyler, J.M.(1987).Sir Arthur Newsholme and State Medicine, 1885-1935.Cambridge: Cambridge University Press.

Esping-Andersen, G.(1990).The Three Worlds of Welfare Capitalism.Cambridge: Policy Press.

Fee, E.(1994).Public health and the state: the United States.In: Porter, D.(ed.)The History of Public Health and the Modern State.Amsterdam: Rodolpi.

Flinn, M.W.(1981).The European Demographic System, 1500-1820.Baltimore, MD: The John Hopkins University Press.

Galloway, P.(1988).Basic patterns in annual variations in fertility, nuptiality, mortality, and prices in pre-industrial Europe.Population Studies, 42, 275-303.

Hamlin, C.(1997).Public Health and Social Justice in the Age of Chadwick.Cambridge: Cambridge University Press.

Hamlin, C.(2015).The history and development of public health in developed countries.In: Detels, R., Gulliford, M., Karim, Q.A, and Tan, CC.(eds.)The Oxford Textbook of Global Public Health(6th ed.).Oxford: Oxford University Press.

Hanley, J.(2016).Healthy Boundaries: Property, Law, and Public Health in England and Wales, 1815-1872.Rochester, NY: Rochester U.P.

Hassan, J. A.(1985).The growth and impact of the British water industry in the nineteenth century.Economic History Review, 38, 531-47.

Healey, J.(2014).The First Century of Welfare.Poverty and Poor Relief in Lancashire 1620-1730.Woodbridge: Boydell Press.

Hennock, E.P.(1973).Fit and Proper Persons: Ideal and Reality in Nineteenth-Century Urban Government.London: Edward Arnold.

Hennock, E.P.(1984).The creation of an urban local government system in England and Wales.In: Naunin, H.(ed.)Stadteordnungen des 19.Jahrunderts.Koln: Bohlau Verlag.

Hennock, E.P. (2000). The urban sanitary movement in England and Germany, 1838-1914: a comparison. Continuity and Change, 15, 269-96.

Hennock, E.P. (2007). The Origin of the Welfare State in England and Germany, 1850-1914. Cambridge: Cambridge University Press.

Hopkins, A.G. (ed.) (2002). Globalization in World History. London: Pimlico.

Ishkanian, A. and Szreter, S. (eds.) (2012). The Big Society Debate. A New Agenda for Social Welfare? Cheltenham: Edward Elgar.

Johanisson, K. (1994). The people's health: public health policies in Sweden. In: Porter, D. (ed.) The History of Public Health and the Modern State. Amsterdam: Rodolpi.

Keating, D.P. and Hertzman, C. (eds.) (1999). Developmental Health and the Wealth of Nations. Social, Biological and Educational Dynamics. New York: Guilford Press.

King, S, (2018), Sickness, Medical Welfare and the English poor 1750-1834. Manchester: Manchester University Press.

Kreager, P. (1988). New light on Graunt. Population Studies, 42(1), 129-40.

La Berge, A.F. (1992). Mission and Method. The Early NineteenthCentury French Public Health Movement. Cambridge: Cambridge University Press.

Lewis, M. (2003). The People's Health. Vol.I: Public Health in Australia, 1788-1950. London: Praeger.

Luckin, B. (1986). Pollution and Control. A Social History of the Thames in the Nineteenth Century. Bristol: Adam Hilger.

Lundberg, A. (1999). Care and Coercion: Medical Knowledge, Social Policy and Patients with Venereal Disease in Sweden 1785-1903. Report no.14 from the Demographic Data Base. Umeå: UmeåUniversity.

Mandler, P. (1987). The making of the new poor law redivivus. Past and Present, 117, 132.

Marmot, M. (2008). Closing the Gap in a Generation: Health Equity Through Action on the Social Determinants of Health. WHO Commission on Social Determinants of Health-final report. Geneva: WHO.

Mokyr, J. (1990). The Lever of Riches. Oxford: Oxford University Press.

Mooney, G. (2015). Intrusive Interventions. Public Health, Domestic Space, and Infectious Diseases Surveillance in England, 1840-1914. Rochester: Rochester University Press.

Nathanson, C.A. (2007). Disease Prevention as Social Change: The State, Society, and Public Health in the United States, France, Great Britain, and Canada. New York: Russell Sage Foundation.

Nelson, M.C. and Rogers, J. (1994). Gleaning up the cities: application of the first comprehensive public health law in Sweden. Scandinavian Journal of History, 19, 17-39.

Rosen, G. (1993). A History of Public Health. Expanded edition [orig.1958]. Baltimore, MD: Johns Hopkins University Press.

Packard, R.M. (2016). A History of Global Health: Interventions into the Lives of Other Peoples. Baltimore, MD: Johns Hopkins University Press.

Porter, D. (1994). Introduction. In: Porter, D. (ed.) The History of Public Health and the Modern State. Amsterdam: Rodolpi.

Preston, S.H. (1975). The changing relation between mortality and level of economic development. Population Studies, 29(2), 231-48.

Ramsey, M. (1994). Public health in France. In: Porter, D. (ed.) The History of Public Health and the Modern State. Amsterdam: Rodolpi.

Reinarz, J. and Schwarz, L. (eds.) (2013). Medicine and the Workhouse. Rochester, NY: Rochester University Press.

Risse, G. (1992). Medicine in the Age of Enlightenment. In: Wear, A. (ed.) Medicine and Society. Cambridge: Cambridge University Press.

Sen, A. (1999). Development as Freedom. Oxford: Oxford University Press.

Siena, K. (2004). Venereal Disease, Hospitals and the Urban Poor: London's 'Foul Wards,' 1600-1800. Rochester, NY: Rochester U.P.

Sköld, P. (1996). The Two Faces of Smallpox. A Disease and its Prevention in Eighteenth and Nineteenth-Century Sweden. Report no.2 from the Demographic Data Base. Umeå, Sweden: UmeåUniversity.

Slack, P. (1985). The Impact of Plague in Tudor and Stuart England. London: Routledge&Kegan Paul.

Slack, P. (1990). The English Poor Law 1531-1782. Basingstoke: Macmillan.

Smith, R.M. (2011). Social security as a development institution? In: Bayly, C.A., et al. (eds.) History, Historians and Development Policy. Manchester: Manchester University Press.

Smith, V. (2007). Clean. A History of Personal Hygiene and Purity. Oxford: Oxford University Press.

Solar, P.M. (1995). Poor relief and English economic development before the industrial revolution. Economic History Review, 48, 1-22.

Sundin, J., and Willner, S. (2007). Social Change and Health in Sweden: 250 Years of Politics and Practice. Stockholm: Swedish National Institute of Public Health.

Szreter, S.(2005).Health and Wealth.Studies in History and Policy.Rochester, NY: Rochester University Press.

Szreter, S.and Mooney, G.(1998).Urbanisation, mortality and the standard of living debate.Economic History Review, 51, 84-112.

Weindling, P.(ed.)(1995).International Health Organisations and Movements, 1918-1939.Cambridge: Cambridge University Press.

Williams, S.(2011).Poverty, Gender and Life-cycle Under the English Poor Law, 1760-1834.Woodbridge: Boydell Press.

Wong, R.B.(2011).Historical lessons about contemporary social welfare: Chinese puzzles and global challenges.In: Bayly, C.A., et al. (eds.)History, Historians and Development Policy.Manchester: Manchester University Press.

Wrigley, E.A.(1987).People, Cities and Wealth.Oxford: Basil Blackwell.

Wrigley, E.A.(1999).Corn and crisis: Malthus on the high price of provisions.Population and Development Review, 25, 121-8.

Wrigley, E.A.(2004).British population during the 'long' eighteenth century, 1680-1840.In: Floud, R., and Johnson, P.(eds.)The Cambridge Economic History of Modern Britain Volume I-1700-1860.Cambridge: Cambridge University Press.

Wrigley, E.A.and Smith, R.(2020).Malthus and the Poor Law.The Historical Journal, 63, 33-62.

1.3 中低收入国家公共卫生的发展历程

1.3.1 中低收入国家公共卫生的历史和发展简介

从历史上看，公共卫生干预措施旨在促进和保护人民健康的各种行动，是由政府主导。在公共卫生领域中，公共的概念涵盖了个体和群体，他们共同为健康发展采取的行动。公共卫生干预措施不仅包括对传染病和非传染性疾病的控制和管理，还涉及促进、预防或减少这些疾病的风险及根源。公共卫生行动的基本特征主要取决于决定健康的社会因素和其他因素，这些因素不属于政府卫生部门的范畴，也超出个人行动的范围。中低收入国家的大多数人口仍然生活在贫困之中，健康状况岌岌可危。联合国(United Nations，UN)依据2017年人均国民总收入(gross national income，GNI)对国家发展进行了分类：人均国民总收入低于1 005美元的国家被划为低收入国家(共32个)；人均国民总收入在1 005美元的国家为低收入国家(共32个)；人均国民总收入在1 006～3 955美元之间的国家为中低收入国家(共38个)；而国民收入在3 956～12 235美元之间的国家为中高收入国家(共42个)。人均国民总收入超过12 235美元的国家为高收入国家(UN，2018a)。

本章探讨了112个国家的公共卫生历史和发展，这些国家被划分为低收入、中等较低收入以及中等较高收入国家，也被称为中低收入国家(low and middle-income countries，LMICs)。中低收入国家(不包括巴西、中国和印度)的人口总数约为30亿，约占世界人口的一半。因此，中低收入国家健康发展对全球健康有着举足轻重的影响。本章对中低收入国家公共卫生的历史和发展进行了更新回顾，涵盖了过去十年的关键因素和重要事件。

1.3.2 发展史

在18世纪和19世纪，大多数中低收入国家都曾属于殖民地，直到20世纪末才有部分国家开始独立。公共卫生的基础最初源于殖民主义者在其领土上实施的国际和地方公共卫生运动，包括始于18世纪的国际卫生外交，并逐渐得以正式确立。美国和欧洲国家通过一系列国际卫生公约采取了保护性立法措施和预防行动。随着国际联盟及其卫生组织的成立，国际社会对公共卫生防治的意识逐渐增强。世界卫生组织(WHO)是第一个真正的国际和政府间机构，成立于1946年。WHO的两个主要职能是指导和协调国际卫生工作，同时与会员国及合作伙伴在国际卫生发展方面展开合作。在WHO之后，联合国为处理卫生、社会和经济发展问题，陆续成立了联合国开发计划署(United Nations Development Programme，UNDP)、联合国儿童基金(United Nations International Children's Emergency Fund，UNICEF)、联合国人口基金会(United Nations Population Fund，UNFPA)、联合国难民事务高级专员公署(United Nations High Commission for Refugees，UNHCR)，以及联合国艾滋病规划署等多个国际机构。随着时间的推移，这些国际机构成立时的初衷已有所改进和调整。到20世纪90年代末，一些国际慈善机构和国际民间协会已经成为主要的融资和发展伙伴。

1.3.2.1 控制和消除旧病患

在过去500年来，天花、霍乱、鼠疫和黄热病等传染病是主要的致残和致死疾病，有效预防和控制这些传染病的措施在高收入国家已经存在了几个世纪，但生活在中低收入国家的大部分人口无法获得这些措施。WHO、开发计划署和许多捐助国在全球范围内持续倡导和提供技术、物资（热稳定性冻干疫苗）、财政和人力资源支持，使得天花在20世纪60年代中期得以成功控制。儿童常规接种疫苗和大规模接种疫苗的综合战略，加上强化病例检测、接触者追踪、病例隔离以及对可能暴露于天花感染风险的人群接种疫苗，都是成功控制天花流行并切断其传播的关键。在索马里于1977年10月报告最后一例自然感染的人类天花病例后，1980年5月WHO宣布全球已经根除了天花病毒的自然传播。为了防止天花再次暴发，国际社会在安全可靠的地方建立了6 000多万剂第一代和第二代天花疫苗的应急储备（WHO，2011a；WHO，2016a）。历史上，天花一直被用作臭名昭著的生物武器，并且比以往任何时候都更容易制造和传播这种致命的病原体。因此，全球各国都保持警惕，防范一场可能导致3 000万人丧生的生物恐怖袭击的发生（《电讯报》2017）。1980年通过疫苗根除自然传播的天花，是20世纪全球公共卫生领域最成功的干预措施。

另一种毁灭性疾病是霍乱，由于其严重性和易快速传播的属性，长久以来一直在全球范围内肆虐。虽然根据旧版《国际卫生条例》（*International Health Regulations*，IHR）已将其确定为全球须报告疾病，但新版《国际卫生条例》中，除非发生公共卫生紧急情况，不再要求报告其发生情况。霍乱仍然是一个严重的全球公共卫生问题。据报告，2016年38个国家共报告了132 121例霍乱病例，其中包括2 420例死亡，导致2016年总病死率（case fatality rate，CFR）达到了1.8%。刚果民主共和国、海地、肯尼亚、坦桑尼亚联合共和国和也门这五个国家就占到了所有病例的80%（WHO，2017a）。实际上，地方武装冲突、大规模城市化、气候变化、持续的不卫生行为（如露天排便）以及日益激烈的水资源竞争实际上都可能会加剧疾病负担。保持良好的个人卫生习惯，确保安全的饮用水供给和保持环境卫生仍然是有效控制疫情的最佳预防和控制措施。在疫情暴发时，适当补液治疗和口服疫苗可以挽救数千人的生命。大约有20个受霍乱影响的国家已承诺到2030年消灭霍乱，并将死亡人数减少90%（WHO，2007b）。

人间鼠疫是一种细菌感染性疾病，主要影响小型哺乳动物，通常被认为是一种古老的疾病问题。这种疾病主要由跳蚤传播，但也感染人类。2010年1月1日至2015年12月31日期间，全球共报告了3 200多例人间鼠疫病例，造成了584人死亡，主要分布在非洲、亚洲和美洲的11个国家。最近暴发的人间鼠疫疫情中，非洲地区的气溶胶传播病例增多。这表明，社会和政治危机导致了该地区的卫生系统承受重压。人间鼠疫的发生提醒人们，需要加强对鼠类大量死亡（人类栖息地周围的鼠类死亡）的监测，早期诊断和及时治疗人间鼠疫患者，并在鼠疫流行地区加强预防和控制措施。实现这些目标，需要一个高效有力的公共卫生系统（WHO，2016b）。人间鼠疫仍然是21世纪人类面临的全球性挑战。

在非洲和南美洲的一些地区，通过实施有效的疫苗接种计划、控制带菌者以及广泛采取个人防护措施，黄热病（yellow fever，YF）这一古老的瘟疫已几乎被消灭。由于缺乏特效治疗，免疫接种成为预防黄热病的唯一手段。由于人口免疫力下降、森林砍伐、城市化、人口流动和气候变化，这种疾病在许多中低收入国家中仍然流行，每年约有20万病例。黄热病在历史上从原发地非洲传播到美洲，尽管亚洲具备该病传播媒介和宿主生存的适宜条件，但它从未在亚洲传播（WHO，2017c）。造成这种情况的原因尚不清楚，因此，很难评估黄热病将来在亚洲传播的可能性。由于亚洲拥有庞大而密集的免疫力低下的农村和城市人口，黄热病一旦传播会导致严重后果。野生黄热病病毒的持续传播，加上世界各地疫苗接种覆盖率低和媒介蚊子的存在，这意味着黄热病在21世纪仍然是国际传播的重要威胁。

1.3.2.2 消除疫苗可预防的儿童疾病

对于影响婴幼儿主要传染病的改良疫苗，在增加其可用性和可及性之后，在全球扩展免疫规划的(expanded programme on immunization，EPI)资助下，所有中低收入国家在1980年中期都已开始实施国家免疫规划。该全球扩展免疫规划最初旨在控制少数几种可通过儿童疫苗预防的疾病，最终目标是消除或根除它们。得益于全球疫苗联盟持续的技术、物资和财政支持，以及自2000年初以来的免疫接种(后来称为全球疫苗和免疫联盟)，人口和抗原两个方面实施的免疫接种的覆盖面均得以扩大。2016年，全球超过1.165亿儿童(85%)接受了第3剂白喉-百日咳-破伤风疫苗(diptheria toxoid-pertussis-vaccine-tetanus toxoid3，DPT3)，而1980年的接种人数仅为2 420万。麻疹疫苗覆盖率在非洲约为70%，而在欧洲、亚洲和太平洋地区则超过90%。尽管卡介苗(bacillus calmette guerin，BCG)和脊髓灰质炎疫苗接种率在WHO所有地区都保持在80%以上，但在非洲，第3剂乙型肝炎疫苗(third doses of hepatitis B，HepB3)和第3剂B型流感嗜血杆菌疫苗(third dose，of *H. Influenza*，Hib3)的接种率仍低于80%(WHO，2017d)。以上这些情况强调了解决有限的国家和社区资源、相互竞争的卫生优先事项与卫生系统管理不善以及监测和监督不足等问题的必要性。尽管存在这些挑战，但许多公共卫生专业人员仍认为全球扩大免疫方案倡议是一项重大的挑战。图1.3.1展示了2016年WHO各地区可用疫苗预防儿童疾病的免疫接种覆盖率。

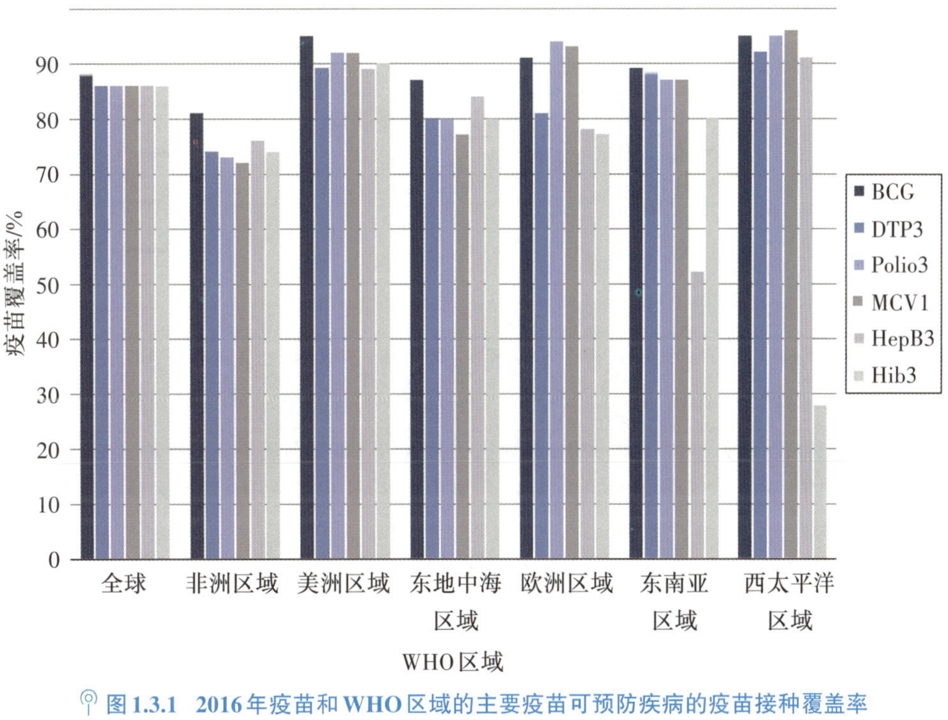

图1.3.1　2016年疫苗和WHO区域的主要疫苗可预防疾病的疫苗接种覆盖率

注：BCG：卡介苗；DTP3：第3剂白喉-破伤风-百日咳疫苗；Polio3：第3剂脊髓灰质炎疫苗；MCV1：第1剂含麻疹疫苗；HepB3：第3剂乙型肝炎疫苗；Hib3：第3剂B型流感嗜血杆菌疫苗。

资料来源：WHO，Global routine vaccination coverage，2016，WER 92(46)，701-16.

尽管存在这些挑战，但许多公共卫生专业人员仍认为全球扩大免疫方案倡议是一项重大的挑战。最初，脊髓灰质炎野病毒在五大洲超过125个国家流行。每天有超过1 000名儿童因此致残。在全球疫苗免疫联盟的共同努力和额外支持下，之后的20年内，WHO所有区域的小儿麻痹症免疫接种覆盖率已达到80%左右。1994年，WHO美洲区域(Americas region，AMR)被认证为无脊髓灰质炎，随后WHO西太平洋区域(Western Pacific region，WPR)在2000宣布消除了脊髓灰质炎，WHO欧洲区域(European region，EUR)在2002年宣布消除了脊髓灰质炎。在经历了几轮在指定的国家免疫日(national immunization days，NID)接种脊髓灰质炎疫苗后,许多国家宣布本土脊髓灰质炎传播已中止。截至2014年,WHO东南亚地区(South-East Asia region,SEAR)也被认证为无脊髓灰质炎。在全球范围内,80%的人口生活在获得无脊髓灰质炎认证的地区,这一成就标志着全球脊髓灰质炎根除工作的重大飞跃。这使得1 600多万人能够正常行走,免于瘫痪。到2018年,仅有亚洲的阿富汗和巴基斯坦以及非洲的尼日利亚出现了因野生脊髓灰质炎病毒本土传播而引起的地方性感染。这些地方的感染占所有脊髓灰质炎新增病例的90%。全球根除脊髓灰质炎工作的失败看似不可想象,但它将导致脊髓灰质炎感染在全球范围内卷土重来,成为历史上最昂贵的公共卫生失败。能否成功消灭以及何时能消灭野生脊髓灰质炎病毒,这将是21世纪公共卫生领域的一个重要里程碑。图1.3.2展示了1980年以及1990—2016年间各个WHO区域的婴儿脊髓灰质炎免疫接种(3剂)覆盖率的趋势。

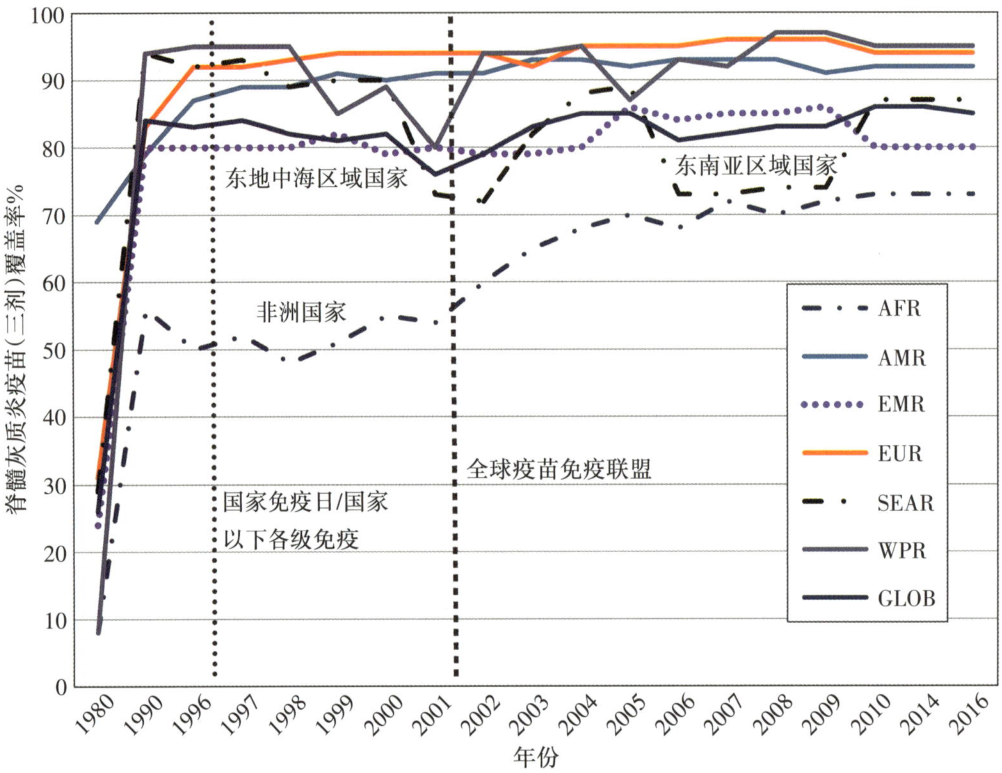

图1.3.2 WHO 1980年和1990—2016年地区<1岁的婴儿脊髓灰质炎免疫接种(3剂)覆盖率

注:AFR:WHO非洲区域;AMR:WHO美洲区域;EMR:WHO东地中海区域;EUR:WHO欧洲区域;SEAR:WHO东南亚区域;WPR:WHO西太平洋区域。

资料来源:WHO Global Health Observatory Data Repository,Copyright World Health Organization 2017.

麻疹是一种容易传播的病毒感染性疾病,全球五岁以下儿童中约有10%死于各种原因,但通过免疫接种这种疾病很容易预防。自1980年中期以来,麻疹控制已被纳入低收入国家的常规扩大免疫规划的一部分。到2000年,全球72%的儿童至少接种了1剂麻疹疫苗(1980年的接种率仅为16%)。2002年,整个美洲大陆都已经消除了麻疹感染,即12个月以上没有本土病例。这一成功经验促使其他大陆发起了类似的消除麻疹运动。从2000年到2016年,全球麻疹疫苗的覆盖率从72%增加到85%。麻疹每年的全球报告病例从2000年的854 000多例下降到2016年的132 000例。同时麻疹死亡人数从2000年的550 100人下降到2016年的89 780人。尽管许多中低收入国家可能无法在未来消除麻疹,但保持所有婴儿的高水平麻疹免疫覆盖率(超过85%)对减少疾病、终身残疾和早期死亡非常有益。

为了减少妇女和新生儿破伤风感染以及新生儿破伤风导致的死亡,最简单且最具成本效益的方法是向所有育龄妇女提供高覆盖的破伤风类毒素免疫,向婴儿提供高覆盖的百白破疫苗,并在学龄儿童中进行高覆盖的加强针接种。自1989年以来,人们一直在努力消除破伤风,即降低新生儿破伤风(neonatal tetanus,NNT)的发病率(每1 000名活产儿中新生儿破伤风发生病例)。然而,直到2016年,全球约有25个国家仍然是破伤风流行国家，这些国家都属于中低收入国家。

乙型肝炎（hepatitis B，HepB）是一种高度流行的肝脏病毒感染，可能导致肝硬化和肝癌。自1990年初以来，乙型肝炎免疫接种已在全球183个国家的常规扩大免疫规划中实施。全球约有2.57亿人携带乙肝病毒（定义为乙肝表面抗原阳性）。2015年，乙肝病例导致88.7万人死亡，主要死于并发症（包括肝硬化和肝细胞癌）。在过去的25年里，几乎所有中低收入国家都使用血浆衍生和重组乙肝疫苗，2016年实现了全球超过80%～90%的覆盖率（WHO，2017f）。如果能够确保持续的疫苗供应并保持疫苗接种高覆盖率，乙肝感染可以在未来20年内得到控制甚至消除。

自1990年中期以来，一种针对B型流感嗜血杆菌引起的另一种病毒感染的有效疫苗已在189个国家的常规免疫规划下引入。第3剂Hib疫苗接种的全球覆盖率约为52%，而一些地区的覆盖率在90%以上（WHO，2006a）。

1.3.2.3 控制被忽视的热带病

由于各种原因，居住在全世界热带地区成千上万人患病和死亡的传染病被忽视，无法彻底地预防和控制。麻风病是被忽视的热带病（neglected tropical diseases，NTD），在过去25年里，随着多药物疗法（multidrug therapy，MDT）的引入，麻风病得到了控制。到2001年，122个流行国家中的107个国家实现了消除麻风病的全球目标（即将流行率降低到每10 000人1例以下的水平）。在全球范围内，来自143个国家报告的麻风病新病例数从2001年的超过77.5万例的峰值下降到2016年的214 783例。在过去十年中，90%以上的新发病例来自亚洲、太平洋和非洲的22个优先国家（WHO，2017g）。在全球联盟的充分支持下，如果目前流行国家可以维持住疾病的降低趋势，那么麻风病的发病率和总负担有望进一步降低。消除麻风病可能成为21世纪公共卫生的另一个里程碑。

沙眼是一种由细菌沙眼衣原体引起的慢性感染，主要影响生活在41个热带国家的亚洲和非洲的穷人和儿童，尤其不讲卫生的习惯和水供应不足导致约190万人的失明或视力障碍。在国家沙眼综合控制规划下，许多流行国家实施了WHO倡导的安全措施战略，包括手术、抗生素、面部清洁和环境改善。尽管如此，2016年，仍有1.902亿人生活在沙眼流行地区，并面临着沙眼失明的风险。全球抗生素覆盖率为44.8%，与2015年的29.6%相比有显著增长。截至2017年7月1日，有10个国家（柬埔寨、中国、冈比亚、加纳、伊朗伊斯兰共和国、老挝人民民主共和国、墨西哥、摩洛哥、缅甸和阿曼）报告实现了消除沙眼目标，这标志着消除沙眼运动的一个重要里程碑（WHO，2017h）。

雅司病是另一种致残的非传染性疾病。在过去50年中，通过大规模疫苗接种和有效的大规模治疗，在世界各地许多中低收入国家进行了根除雅司病的努力。然而，在拉丁美洲、太平洋以及南亚和东南亚的一些地区，散发的流行病和散发的感染源仍然存在。广泛的病例的发现和监测、使用新型抗生素以及对治疗病例和接触者进行随访成为在其余流行国家根除雅司病的重要策略。

内脏利什曼病或黑热病是另一种新型传染病，通过使用口服药物米特福辛已得到控制。除非以负担得起的价格提供更新的药物和适当的疫苗，并使流行国家的广大人口能够获得，否则成千上万的内脏利什曼病患者的病痛将继续下去。

盘尾丝虫病，又称河盲症，是另一种寄生虫感染性疾病，在非洲和拉丁美洲的37个国家仍然流行。因这种疾病导致了100万人视力受损，30多万人失明。1974年启动的全球盘尾丝虫病控制规划试图通过社区大规模管理，使用微丝药物（伊维菌素）结合病媒控制，减轻病理严重程度。虽然盘尾丝虫病是一种可预防的致盲原因，消除该病的目标也是可以实现的，但高发国家的卫生系统仍需要努力工作（Diawara，2009）。

麦地那龙线虫病是一种病媒传播的麦地那龙线虫感染，但也是一种可根除的疾病，因为其诊断容易且明确，控制干预措施简单、具有成本效益，而且相对容易实施。该病的地理分布有限，传播是季节性的。由于亚洲和非洲的许多流行国家政府作出了强有力的政治承诺，能够实现2004年确定的全球根除目标，将年发病率从1986年的350万例减少到2011年的不到1 100例（WHO，2011b）。截至2015年12月31日，196个国家、领土和地区经认证无麦地那龙线虫病传播。到2016年,该病仅局限于三个流行国家(苏丹、乍得和埃塞俄比亚),报告病例不到30例(WHO,2018)。这些国家根除工作面临的挑战是另一个宿主的出现,即家犬(Molyneux,Sankara,2017)。如果继续共同努力,可以在不久的将来在不使用任何疫苗和药物的情况下根除麦地那龙线虫病。

淋巴丝虫病(lymphatic filariasis,LF)也是一种致残性的被忽视的热带病,由微小的线状寄生虫——微丝蚴通过血液感染引起。2000年启动了通过大规模给药(mass drug administration,MDA)消除淋巴丝虫病的全球规划。2015年期间,73个流行国家中有39个国家的5.56亿人得到治疗,目前大规模预防用药累计总额已超过62亿美元。共有18个国家在全国范围内停止了大规模给药的使用,其中6个国家(柬埔寨、库克群岛、马尔代夫、纽埃、斯里兰卡和瓦努阿图)被WHO认可已经消除了作为公共卫生问题的淋巴丝虫病。尽管如此,54个国家的2 738个实施单位,约有9.46亿人,仍被认为需要大规模给药来实现消除淋巴丝虫病的目标(WHO,2017i)。

1.3.2.4 控制非传染性疾病

虽然传染病仍然是主要的公共卫生问题,但慢性非传染性疾病(NCD)正在中低收入国家出现,并成为21世纪的公共卫生挑战。2015年,约有4 000万人死于慢性非传染性疾病,占5 600万死亡总人数的70%。这些死亡大多数是由四种主要的慢性非传染性疾病造成的,即心血管疾病——1 770万例死亡(占所有慢性非传染性疾病死亡的45%);癌症——880万人死亡(22%);慢性呼吸道疾病——390万人死亡(10%);糖尿病——160万人死亡(4%)(WHO,2017j)。许多大规模、精心设计的基于人群的研究表明,降低常见危险因素,如烟草和酒精使用、高糖或高盐和不健康饮食,可以减少非传染性疾病的发病率和死亡率。早期筛查和减轻危险因素的双重方法,以及促进政策和立法等全民预防措施是适合中低收入国家的战略。

糖尿病,无论是胰岛素依赖型(1型)还是非胰岛素依赖型(2型),已经影响了全世界约2亿20岁以上的人。中低收入国家在糖尿病早期诊断和治疗方面的差距是最大的挑战,其卫生系统尚未对缩小差距做好充分准备。如果没有适当的促进、预防和控制战略,到2030年,糖尿病患者的数量可能会增加到3.7亿。通过早期筛查和诊断,饮食、运动和基本药物的有效管理,糖尿病及其并发症有望得到控制。

癌症是一种众所周知的慢性非传染性疾病,也是全世界的主要死亡原因,70%以上的癌症死亡发生在中低收入国家。肝癌影响约550万人,主要由病毒性乙型肝炎和丙型肝炎发展而来。通过早期预防和适当药物控制感染,可预防幽门螺杆菌感染引起的胃癌。女性肿瘤的全球负担最近受到大量关注,但对这一负担和减少这一负担的政策办法的全面评论很少。通过适当筛查的早期发现和改进乳腺癌治疗使50岁以上女性死亡率降低了45%。宫颈癌在育龄妇女中很普遍,主要是由性传播的人乳头瘤病毒(HPV)引起的慢性感染。在中低收入国家,宫颈癌是女性肿瘤死亡的主要原因,全球估计与人乳头瘤病毒相关的癌症死亡中有91%是由宫颈癌造成的。HPV疫苗在预防疾病方面非常有效,保护作用至少持续5年(WHO,2009)。宫颈涂片检查和早期治疗也显著降低宫颈癌的死亡率。

已有实例证明公共卫生干预措施需特别注重针对危险因素的一级预防。其中许多措施具有极高的成本效益,特别是烟草控制和预防致癌疾病的疫苗接种。中低收入国家必须优先努力减少已知的癌症危险因素,并使所有人都能获得预防和治疗。此外,早期诊断、有效治疗和安宁疗护也是慢性非传染性疾病控制的关键环节。在中低收入国家扩大基于人群的癌症登记和研究,能够确定癌症控制的重点和确定最有效的干预措施。

1.3.2.5 环境卫生促进

几个世纪以来,促进环境卫生,包括公共住房、公共供水、个人卫生和环境卫生,一直被认为是公共卫生发展的关键要素。尽管采取了立法措施,辅之以公共卫生教育宣传、公共补贴支持和私人捐助,但中低收入国家在环境健康(特别是安全供水和卫生设施)方面的进展并不令人满意。根据WHO的数据,在中低收入国家中,使用经改善的饮用水源的人口从1990年的70%增加到2010年的87%,而在同一组国家中,2010年使用经改善的卫生设施的人口仍不到50%(WHO,2017j)。全世界约有24亿人,主要是在亚洲和非洲,仍然无法获得经改善的卫生设施。这种现象主要原因是对该地域的重视程度低、财政资源不足以及缺乏可持续的公共供水和卫生服务,特别是存在未经改善的卫生设施和露天排便,以及个人卫生习惯差的情况。

公共供水和卫生设施不足加剧了这种状况,即使在菜市场、公园、电影院、学校、医院、保健中心、办公室和宗教场所等公共场所也是如此。在中低收入国家,提供低成本、充足、简便的经过改善的饮用水源和粪便卫生处理设施,并在普通民众中促进良好的卫生行为,对减轻传染病负担至关重要。鉴于目前的经济增长前景,中低收入国家面临着从外部机构获取额外财政支持的困难,实现联合国关于环境健康改善的可持续发展目标面临压力和挑战(WHO/联合国儿童基金会,2017)。

联合国可持续发展目标(sustainable development goal,SDG)的健康目标是,到2030年大幅减少危险化学品以及空气、水和土壤污染和其他污染造成的死亡和疾病数量。每年约有450万人因家庭中暴露于不洁炉灶和燃料产生的烟雾而死亡,每年有300万人因暴露于环境(室外)空气污染而死亡。大多数空气污染造成的死亡是过早死亡,主要是由于中风、心脏病、慢性阻塞性肺病、肺癌和急性呼吸道感染的死亡率增加。生活在中低收入国家的人民承受着室外空气污染的沉重负担,在300万过早死亡的人中占87%(WHO,2016c)。支持清洁运输、节能住房、发电、工业和更好的城市废物管理、农业废物焚烧、森林火灾和某些农林活动(如木炭生产)的政策和投资将减少城市室外空气污染的主要来源。

1.3.2.6 气候变化及其影响

气候变化正在影响着各大洲的每个国家。它正在扰乱国民经济,影响人民生活,给人们、社区和国家带来沉重的代价,今天如此,明天更是如此。人们正在经历气候变化的重大影响,包括气候模式的变化,海平面上升和更极端的天气事件。人类活动产生的温室气体排放正在推动气候变化,且温室气体的排放量仍在持续上升。如果不采取行动,预计21世纪末,世界平均表面温度将上升。本世纪上升的气温可能会超过3摄氏度,甚至有些地区的升温可能更加显著。2015年通过的《巴黎协定》为减少排放和建立适应气候变化的气候行动提供了路线图(联合国,2018b)。

1.3.3 新一代卫生系统改革

为了有效控制传染病和慢性非传染性疾病及其风险,建立可行和高效的卫生系统至关重要。历史上,许多中低收入国家试图建立基于殖民统治者模式的医疗设施和公共卫生措施。一般而言,这些卫生系统是由政府资助的,除一些非洲国家外,他们的基本卫生保健通常依靠非政府组织支持的卫生设施和工作人员。后来,在殖民统治者的技术和财政援助下,又增加了一些医学院和辅助医疗培训机构、公共卫生培训和研究机构以及医疗设施。

1.3.3.1 21世纪卫生系统的发展

直到1970年中期,许多中低收入国家的妇幼保健和传染病控制方面的卫生基础设施还很薄弱,导致了妇幼疾病的高死亡率和发病率。儿童的免疫覆盖率偏低,基本的妇幼保健必须依赖城市地区的医院和基于医院的诊所中培训不足的医疗工作者。人们逐渐认识到,仅通过开设妇幼保健中心和配置专门的妇幼保健工作人员的纵向办法并不能达到扩大妇幼保健服务范围的目的。1980—1990年期间,许多中低收入国家开始将全面的人口政策和计划生育服务作为妇幼保健的一部分，以应对人口挑战和产妇保健问题。然而，尽管全球范围内已有简单有效的计划生育技术，但中低收入国家中只有少数女性可以获得这些服务。

另一个关键挑战是确保基本药物对需要的患者负担得起且易于获得。虽然许多新型食品补充剂、药物和疫苗已广泛应用于广大人群，但次品、伪劣、虚假标签、伪造或假冒的医疗产品的控制已成为一项重大挑战。中低收入国家必须不断加强其食品和药品监管机构以确保有效实施，特别是对这些伪劣、次品、虚假药品的控制。随着私营部门和医疗保险的扩大，确保基本药物和疫苗的可获得性，特别是可负担性变得更加重要。

一个世纪前，许多中低收入国家尚未建立起拥有各种卫生专业人员和专职卫生工作者、医院和现代对抗疗法来造福全人口的卫生保健系统。迄今为止，中低收入国家提供医疗保健服务的主要职责仍由公共资助的医疗机构与私人医疗服务提供者共同承担。主要用于预防和控制传染病方面的公共卫生基础设施的发展，完全取决于对垂直传播疾病控制运动的支持和扩大，如疫苗可预防的疾病、艾滋病、疟疾、结核病和生殖健康，并得到国际资金的支持。

高收入国家与中低收入国家之间以及中低收入国家内部在实现更高水平的健康状况方面存在显著差异。2015年，低收入国家出生时的人均预期寿命约为62岁，中低收入国家约为66岁，而中高收入和高收入国家则在74岁到80岁不等（WHO，2017j）。许多低收入国家的五岁以下儿童死亡率仍高于120/1 000活产。

在21世纪初，一些国家专注于垂直传播疾病的控制运动，以扩大个人保健干预措施，如妇幼保健、计划生育、生长监测，母乳喂养、免疫接种以及针对疟疾、艾滋病、结核病等运动，而其他中低收入国家则试图实施全面的卫生规划，包括卫生立法和卫生财政改革。具体的卫生干预行动之间缺乏协调和合作，例如一方面是免疫或特定疾病行动或医院护理的资本投资，另一方面是基本卫生系统基础设施的发展。这种两极分化的情况导致社区没有充分参与其保健发展工作，以及将垂直传播疾病控制运动纳入基本保健服务的步伐放缓。特别是在县级以下的业务层面，卫生发展的规划和管理薄弱以及一些卫生人力资源的不平衡和不适当，使得情况更加复杂。

一些中低收入国家意识到，它们的卫生发展仅依靠扩大基本保健服务的传统办法是不够的。面对现有的资源限制，公共卫生部门无法承担向全体人口扩大基本保健服务的费用。因此，许多国家寻求与私营卫生保健提供者建立伙伴关系，与以社区为基础的民间社会组织合作，并配置了大量以社区为基础的卫生保健工作志愿者，这些志愿者接受过短期培训并作为卫生人力资源的第三支队伍（Sein，2006；WHO，2007）。事实证明，在卫生发展中越来越多地使用社区志愿者，成功且迅速扩大了许多国家的基本医疗保健覆盖面。由于私营卫生保健提供者和社区卫生保健工作者的参与，许多基本的公共卫生干预措施得到加强，特别是在疾病预防和控制、促进健康、妇幼保健、信息收集和监测、小病治疗和促进环境健康方面。

1.3.3.2 卫生政策、规划和筹资

1970—1990年期间，在WHO和联合国机构的支持下，许多中低收入国家通过采用中央指导的国家卫生规划框架，即国家卫生规划（Country Health Planning，CHP）或国家卫生部门发展规划进程，达到了更高的卫生水平。这些国家通过中央控制和外部资助的方法在全国范围内推广以选择性保健干预措施为基础的卫生发展计划，如免疫、疟疾、麻风病、HIV/AIDS、结核病控制，或选择性妇幼保健和计划生育、成长监测等，并取得了巨大成功。在20世纪90年代后期，发展伙伴将其筹资援助从规划多个纵向卫生发展项目转向综合卫生发展计划的专项规划。

2005年前后，联合国提出了“一个领导，一个方案，一个预算，一个办事处”的“一体化”原则，特别是将联合国支持的多个国家方案整合在一个框架下。联合国还与多个发展伙伴合作建立了多方捐赠信托基金（multi-donor trust fund，MDTF）机制，将多个捐助方资助的资金汇集到一个综合计划中，并让更多的伙伴在选定的中低收入国家中支持一个国家的策略（联合国可持续发展集团，2010）。由WHO和世界银行领导的一组发展伙伴在改善中低收入国家的卫生服务和卫生成果方面具有共同利益，因此于2007年发起了另一项全

球倡议，称为国际卫生伙伴关系(International Health Partnership，IHP)及相关行动。2009年，国际卫生伙伴关系及相关行动机构的工作组制定了国家卫生计划和战略联合评估工具及相关准则。自2010年以来，国家卫生计划和战略联合评估工具(joint assessment tool for national health plans and strategies，JANs)工具作为国家卫生政策制定和规划过程的一部分在若干中低收入国家得到应用(WHO，2015b)。国家卫生规划进程现在涵盖了对该国卫生和卫生系统挑战的全面、平衡和循证评估。许多中低收入国家试图加强其机构能力，使捐助方案与其国家政策、战略、优先事项和计划协调一致。

中低收入国家在努力改善其卫生系统的同时，也日益认识到以最公平的方式在经济上保护本国人民的价值。中低收入国家卫生筹资改革的主要挑战，特别是在税收的征收和财政资源的集中和使用方面，是在可负担性和对人民的公平之间找到良好的平衡，同时向卫生保健提供者提供适当的激励。这符合全民覆盖的理想，即所有人都能以可承受的费用、公平获得促进、预防、治疗和康复保健干预措施(WHO国际复兴开发银行/世界银行，2017)。

2015年，全世界在卫生方面的支出为7.3万亿美元，接近全球国内生产总值的10%。事实上，高收入国家仅占世界人口的16%，却占全球卫生支出的80%。相反，生活在中等收入国家占世界人口的76%，但卫生支出还不到全球卫生支出的20%，人口超过5亿的低收入国家仅占世界卫生支出的不到1%。2015年，全球人均卫生支出平均为1 011美元，这掩盖了最高和最低支出国家之间的巨大差异，这种差异从人均超过9 000美元到不到20美元不等。对于所有收入群体来说，人们通过自费支付(out-of-pocket payment，OOP)在卫生方面的支出更多。如今，有10亿人生活在自费支出占50%或更多的国家(WHO，2017k)。

各国医疗保健的筹资方式差别很大。中等收入和高收入国家往往有较高比例的卫生支出来自强制性预付资金，如政府预算(来自各种税收)和/或社会健康保险金。许多中低收入国家在卫生支出方面仍然严重依赖外部援助，平均约占33%。高度依赖外部援助的中等收入国家几乎都是小国。有证据表明，外部资金具有可替代性，特别是在低收入国家。此外，健康领域的发展援助并未显示出附加性，即发展援助用于健康部门，但受援国政府将自己的资源重新分配给其他优先事项(WHO，2017k)。而双边和多边援助、多项全球倡议和国际非政府机构(非政府组织)的数量激增，这可能会削弱而不是增强卫生系统，使各国得以避免长期可持性等问题。

1.3.3.3 卫生人力2030

公共卫生和卫生系统发展取得成功的一个关键因素是拥有大量合格的卫生人力，在公共卫生支出中人力资源的消耗高达60%～70%，因此需要充分开发和充分利用这些资源。《2006年世界卫生报告》提供了全球分析，并确定了加强开发适当的卫生人力资源的有效战略(WHO，2006b)。目前，需求、需要和供应之间存在着与预期的不匹配。同时，所有类型卫生工作者在国内和国际的流动加快。此外，全球都面临着在农村、偏远和服务不足的地区配置和留住卫生专业人员的挑战。虽然在中低收入国家卫生人力短缺的原因差异很大，但主要包括基础本科和研究生教育和培训投资不足而造成的人员数量不足；移民到其他国家所造成的劳动力流失；管理和协调不善；以及规划效率低下。因此，需要更新的配置模式、卫生工作者的教育模式和管理模式(WHO，2016d)。

发展一支相关和适当规模公共卫生人力的障碍主要是缺乏对公共卫生专业人员的人才激励政策和职业架构规划，公共卫生培训被视为临床培训的生物医学模式的扩展，包含许多落后或与国家公共卫生需求不相关的培训课程。在亚洲和非洲的公共卫生教育机构之间，建立了几个正式和非正式的网络，以协作、支持教师和学生的交流，分享课程和培训材料，并组织联合研究项目。

1.3.3.4 卫生研究与发展

虽然科技研发及其应用在高收入国家发展迅速，但这些学科在中低收入国家仍处于初级阶段。许多中低收入国家必须依赖于高收入国家对药品和疫苗的研发成果,事实上,这些国家在卫生研究和发展方面取得的经验和成果为全球健康事业作出了巨大贡献。然而,在许多中低收入国家,卫生研究和发展机构很少,研究人员的职业前景也不佳。

在中低收入国家(特别是中等较高的收入国家)和高收入国家之间进行联合合作研究,以开发和使用传染病药物和疫苗,促进人类健康和生育,特别是避孕和其他生育控制措施,加强卫生系统,保护环境健康,控制非传染性疾病,以及开发基本保健技术。通过加强卫生系统研究能力,为发展有效的国家卫生研究系统奠定了基础。

近年来,通过国际临床流行病学网(International Clinical Epidemiology Network,INCLEN)信托基金、亚太卫生研究系统网络和非洲卫生研究系统网络等各网络之间的经验和专业知识的国际交流,促进了卫生研究的发展。现在中低收入国家面临的一个主要问题是,虽然高收入国家的科学进步和技术发展为它们的整体经济发展提供了巨大的机会,但中低收入国家的许多人口仍患有可预防的慢性非传染性疾病、被忽视的热带疾病和营养不良的疾病。

1.3.4 努力寻找健康社会决定因素

由于严重暴露于健康风险、社会排斥以及与健康风险相关的其他更广泛的决定因素,包括低收入、不安全的生活条件、恶劣的工作环境、不安全性行为以及不断变化的食物、水和信息消费模式,许多中低收入国家特别容易受到社会决定的健康不平等的负面影响。为了解决这些问题,中低收入国家认为有必要提升其国家能力,以促进宣传、跨部门合作、收集卫生不平等的证据和社会决定因素。

1.3.4.1 减少烟草和酒精的使用

烟草是许多慢性非传染性疾病最常见的危险因素。2015年,有超过11亿人吸烟,男性吸烟者远多于女性。在过去几十年里,与烟草有关的疾病和死亡人数在全球范围内有所增加,每年有700万人死亡,如果不采取适当的控制措施,未来10年的死亡人数可能会上升到1 000万人。在中低收入国家,槟榔液(槟榔叶混合槟榔果、生石灰和烟草)的使用日益增加,会导致口腔癌、喉癌、胃肠癌以及心血管疾病的发生,已经成为一个主要公共卫生问题。在2003年5月通过《世卫组织烟草控制框架公约》后,中低收入国家已根据该公约的规定通过或修订了其烟草控制立法。截至2017年,已有180个《世卫组织烟草控制框架公约》缔约方批准了该公约,并采取了烟草控制措施。此措施是由WHO推动并经该公约所有缔约方采用的六项最划算战略,简称为MPOWER(M代表监测烟草使用,P代表保护人们免受烟草烟雾的危害,O代表提供戒烟帮助,W代表警告烟草危害,E代表执行烟草广告、促销和赞助禁令,R代表提高烟草税)。在国家层面,有大约47.7亿人采用了六项最划算战略中的至少一项,这47.7亿人群是相较于20亿人群的一个大幅增长(WHO,2017l)。此外,迫切需要有效控制电子烟、水烟斗和加热烟草制品,因为它们已成为向中低收入国家销售的新型烟草形式。所有国家都必须紧急行动起来,在最全面的层面上采取循证控烟政策,更有效地保护本国人民。

全球15岁及15岁以上的人均纯酒精消费量从2008年的6升增加到2016年的6.4升,而WHO各区域之间的纯酒精消费量差异很大。其中很大一部分(8.6%或每人1.76升)是自制、非法生产或在政府正常控制范围外销售的(WHO,2017j)。有害使用酒精是导致全球范围内过早死亡和可预防疾病的一个主要因素。各国都应积极提倡采取广泛的政策选择和干预措施,以减少有害饮酒造成的公共卫生问题。

1.3.4.2 预防伤害

故意伤害和非故意伤害已成为21世纪的一个主要公共卫生问题。在全球范围内，道路交通伤害每年夺走120多万人的生命，并对健康和发展产生了严重影响。机动车（世界48%的车辆在中低收入国家登记）和摩托车（每天增加100多万辆在道路上行驶）的数量迅速增加，导致与交通有关的伤亡人数同步激增。中低收入国家与道路交通相关的死亡率较高，每10万人中有超过20人死亡，占世界死亡人数的90%以上。

15岁至29岁年轻人是道路交通伤害的主要受害者，政府为此承担了3%～5%的GDP损失。全球道路交通死亡人数的上升在很大程度上是由于中低收入国家道路死亡人数不断升高，特别是在城市化和机动化伴随着快速经济增长的新兴经济体中。在许多中低收入国家中，必要的基础设施发展、政策变化和执法水平未能跟上车辆增加的步伐。引入和升级安全的公共交通，改善道路标志和人行横道，遵守交通法规，如佩戴头盔和安全带，避免超速驾驶和酒后驾驶，是减少道路交通伤害的重要措施（WHO，2015）。除了道路上的死亡外，每年有多达5 000万人因道路交通事故而遭受非致命性伤害，同时还会造成与这种日益增长的现象有关的其他间接的健康后果。联合国可持续发展目标3是到2030年将全球道路交通事故造成的伤亡人数减半，而可持续发展目标11是为所有人提供使用可持续交通系统的机会，改善道路安全，扩大公共交通（WHO，2016d）。

1.3.4.3 营养促进

尽管国际社会近几十年来在促进营养和减轻相关健康负担方面采取了重大举措，但仍在努力应对营养不良的多重负担。《全球营养报告（2017）》显示，88%的国家面临两种或三种形式的营养不良的沉重负担（例如，儿童发育迟缓、育龄女性贫血和/或成年女性超重）。报告还表明，全球营养目标进展缓慢或出现倒退。约有20亿人在日常饮食中缺乏铁和维生素A等必要的微量营养素，1.55亿儿童发育迟缓，5 200万儿童消瘦，4 100万儿童肥胖。在193个联合国成员国中，88%的国家面临着两种或三种形式的营养不良的沉重负担（《2017年发展倡议》）。国际社会需要立即采取双重职责行动，以解决多种形式的营养不良问题，从而提高改善营养的投入时间、精力和资源的有效性和效率。同样，应对营养不良和其他发展挑战的二重职责行动可能会对整个联合国可持续发展目标产生多重好处。

1.3.4.4 社会医学与公共卫生

社会医学或公共卫生社会层面的最初概念是在20世纪初出现的。社会医学是在20世纪40年代末发展起来的一门新的公共卫生学科。当时，临床医学和公共卫生的领导人都对人们眼中的治疗医学和预防医学的两极分化提出了质疑。持续的专业化和缺乏跨学科互动加剧了这种情况（Ko Ko，2011）。

在21世纪初，社会医学和公共卫生影响疾病和福祉的社会和行为方面再次得到重视，并重新得到讨论。作为促进健康和预防疾病的一部分，采取了许多社会和个人行为干预措施。从20世纪60年代开始，许多大学和医学院将其卫生和公共卫生系改为预防和社会医学系。教育机构没有将治疗和预防医学纳入社会医学教学，而是将公共健康和卫生等同于预防和社会医学，传统的公共卫生教学仍然主要侧重于预防和控制传染病和卫生。普通民众现在越来越意识到影响健康的社会和经济决定因素。因此，需要在公共和政治两个层面就卫生与社会、环境、经济和政治因素的联系展开全国性辩论。在全球一级有更多的讨论，以赋予国际公共卫生更广泛的政治和社会维度。

公共卫生发展的历史表明，需要加强高收入和中低收入国家之间的合作，以促进全球公民的总体健康和幸福感。在过去的50年里，许多国际、政府间、双边和多边发展机构和组织以及专业和技术联盟应运而生,以处理政策和项目方面的国际卫生发展问题。通过建立伙伴关系,维持和支持卫生系统的发展,进而实现公平的健康状况,满足人民的需要。最近,围绕全球公共卫生发展和全球卫生治理的辩论愈演愈烈(Kickbusch,Gleicher,2012)。

1.3.5 新公共卫生何去何从

现在,进入21世纪,许多中低收入国家以全新的思维迈向公共卫生发展的另一个时代,从狭隘的垂直传播疾病的控制干预措施转向更广泛的跨越卫生部门的多部门干预措施。除了各国政府采取的常规公共卫生措施外,越来越多的非政府组织和私营机构,在地方和全球层面都参与到了公共卫生发展中来。除了WHO和联合国等传统国际机构、高收入国家的双向援助机构以及国际复兴开发银行、世界银行和区域开发银行等多边金融机构提供的外部资金和技术支持外,还有无数的跨国基金会、国际基金、全球疫苗和免疫联盟和全球基金等融资团体,以及比尔&梅琳达·盖茨基金会或彭博慈善机构等私人国际基金会,它们改变了国际卫生援助以及国家和国际卫生合作的管理方式。

1.3.5.1 公共卫生全球化

联合国于1996年1月成立了联合国艾滋病规划署(Joint United Nations Programme on HIV/AIDS,UNAIDS),其使命是在全球范围内领导、加强和支持扩大应对艾滋病毒/艾滋病的行动。联合国的另一项举措是通过了联合国千年发展目标(United Nations Millennium Development Goals,UNMDG),并以2015年为时间节点设定了具体目标,这表达了世界范围内在多个方面应对全球贫困和健康问题的决心(WHO,2011)。在回顾了联合国千年发展目标的进展情况后,2015年的联合国首脑会议通过了一项题为“改变我们的世界:2030年可持续发展议程”的议程,其中包含将于2030年实现的联合国可持续发展目标。相较于千年发展目标,可持续发展目标以更加综合的方式将健康定位为人类发展的关键特征。可持续发展目标中涵盖了精神健康、药物滥用、有害化学品对健康的影响、水和土壤污染和污染以及有效实施WHO烟草控制框架公约(WHO,2018c)等,这些重要健康问题此前未被纳入千年发展目标。

快速全球化对公共卫生影响的各类分析在许多卫生和发展文献中都有提及。这些分析都表明,全球贸易、金融、信息和人员流动、治理和安全有助于改善各地人民的健康。在全球一体化的背景下,公共卫生面临的威胁和机遇,包括传染病的跨国控制和国际治理,也得到了广泛的讨论(Fidler,2004)。《国际卫生条例》的修订版作为一种指南,指导所有国家采用与公共卫生风险相应的各种针对性方式,预防、防范和控制疾病的国际传播及提供公共卫生应对措施;其采用的方式须避免对国际交通和贸易造成不必要的干扰。联合国可持续发展目标概述说明需要支持各国发现及管理卫生风险,建立弹性卫生系统,并注重保护最脆弱的群体。

1.3.5.2 应对健康老龄化

许多中低收入国家60岁以上人口比例不断扩大,从2015年的12亿增至2050年的20亿。这些国家已开始关注老年人的健康问题,并为此采取了适当的综合性国家政策和相关立法,致力于在社会福利和健康之间建立更紧密的联系,提供家庭和社区护理,促进传统的家庭关系,优化利用现有的医疗保健服务系统,以及建立老年院。然而,在许多中低收入国家,由于卫生和社会工作者对老年人的特殊需求知之甚少,且缺乏技能,老年人获得基本医疗保健的机会仍然不足。在中低收入国家,快速增长的老年人口对经济、社会和健康部门都构成了巨大挑战。

1.3.5.3 展望未来

中低收入国家已进行了一系列卫生改革,改善了基本医疗保健的内容,并引入了新的筹资方式。在国家或地方层面开发了许多医疗筹资模式,包括扩大社会医疗保险的改革。卫生发展的另一个全球趋势是私营部门(包括营利性和非营利性)的作用日益增强。这并不是一个能适应一国现有的社会经济、政治和卫生状况的简单解决办法。国家医疗卫生计划的范围确保了更广泛的改革以解决医疗卫生方面的差距,并创建一个有利于贫困人口的医疗卫生系统。

国家和国际卫生领域的众多新参与者重新界定了卫生部门的边界。为某一特定事业团结起来的个人团体,如国内和国际范围的患者团体或民间社会,通过建立强大的游说团体和增强公众意识,已成为公共卫生政策和方案制定的主要参与者。在过去几年甚至现在必须严重依赖外部卫生援助的国家,其卫生发展的新模式导致了国际卫生复杂局面以及卫生发展过程中传统参与者和新参与者之间的复杂关系,因此需要有效地规划和利用资源,并根据需要划定和协调责任。

1.3.6 结论

中低收入国家公共卫生的历史和发展表明,公共卫生干预措施的重大突破带来了经济发展的巨大改善。健康决定着经济生产力和繁荣,也决定着人们的身体和精神健康。受高婴儿死亡率困扰的人群通常对其子女的寿命缺乏可靠的知识,他们的生育率较高,并在抚养子女方面经历了质与量的权衡。自从三十多年前发起人人享有健康运动以来,健康、公平和社会正义一直是社会和卫生政策的主题。所有公共卫生专业人员,特别是中低收入国家和国际社会的公共卫生专业人员,必须坚持这些价值观。

(翻译:叶冬青)

参考文献

Development Initiatives(2017).Global Nutrition Report 2017:Nourishing the SDGs.Bristol,UK:Development Initiatives.

Diawara,L.,Traoré,M.O.,Badji,A.,et al.(2009).Feasibility of onchocerciasis elimination with ivermectin treatment in endemic foci in Africa:first evidence from studies in Mali and Senegal.PLoS Neglected Tropical Diseases,3(7),e497.

Fidler,D.(2004).SARS,Governance,and the Globalization of Diseases.London,UK:Palgrave Macmillan.

Kickbusch,I.and Gleicher,D.(2012).Governance for health in the 21st century.Geneva,Switzerland:WHO EURO.Available at:http://www.euro.who.int/en/publications/abstracts/governancefor-health-in-the-21st-century

Ko Ko,U.(2011).Wither To—Preventive and Social Medicine? Paper presented at the 57th Myanmar Medical Conference,22 January 2011.Yangon,Myanmar:Myanmar Medical Association.

Molyneux,D.and Sankara,D.P.(2017).Guinea worm eradication:progress and challenges-Should we beware of the dog? PLoS Neglected Tropical Diseases,11(4),e0005495.

Sein,T.(2006).Health volunteers:third workforce for health-for-all movement.Regional Health Forum,10(1),38-48.

The Telegraph(2017).Bill Gates:terrorists could wipe out 30 million people by weaponising a disease such as smallpox.The Telegraph,Science, 19 April 2017. Available at: https://www. telegraph. co. uk/science/2017/04/19/bill-gates-terrorists-could-wipe-30-million-people-weaponising/

United Nations(2011).Millennium Development Goals Report 2011.New York:UN.

United Nations(2018a).World Economic Situation and Prospects 2018,Table E,144.New York:UN.

United Nations(2018b).SDG and Climate Change,Climate Change Affects Everyone.New York:UN.Available at:http://www.un.org/

Sustainable development/climate change/

United Nations(2018c).Sustainable Development Agenda, Sustainable Development Goals.New York: UN.Available at: http://www.un.org/sustainabledevelopment/development-agenda/#22a1d196b9763 ced3

United Nations Development Group(2010).UNDG Guidance Note on Establishing Multi-Donor Trust Funds.New York, NY: UN.

World Health Organization(2006a).WHO position paper on haemophilus influenzae type b(Hib)conjugate vaccines.Weekly Epidemiology Record, 81(47), 445-52.

World Health Organization(2006b).World Health Report 2006: Health Workforce.Geneva, Switzerland: WHO.

World Health Organization(2007).Community Health Workers: What Do We Know About Them? Geneva, Switzerland: WHO.Available at: http://www.who.int/hrh/documents/communityhealth_workers.pdf

World Health Organization(2009).Human papilloma virus vaccines: WHO position paper, Weekly Epidemiological Records, 84(15), 118-31.

World Health Organization(2011a).Smallpox Eradication: Destruction of Variola Virus Stocks(WHA A64/17), Geneva, Switzerland: WHO.

World Health Organization(2011b).Dracunculiasis eradication: global surveillance summary, 2011.Weekly Epidemiology Records, 86(20), 189-204, May 2011, Geneva.

World Health Organization(2012).Poliomyelitis: Intensification of the Global Polio Eradication Initiative(WHA Resolution A65/20).Geneva, Switzerland: WHO.

World Health Organization(2015a).Global Status Report on Road Safety 2015, Geneva

World Health Organization(2015b).Joint Assessment of National Health Strategies and Plans.Combined Joint Assessment Tool and Guidelines Draft, Version 2, 2014.Geneva, Switzerland: WHO.Available at: http://www.who.int/workforcealliance/knowledge/toolkit/24/en/

World Health Organization(2016a).WHO Advisory Committee on Variola Virus Research: Report of the Eighteenth Meeting.November 2016.Geneva, Switzerland: WHO.

World Health Organization(2016b).Plague around the world, 2010-2015.Weekly Epidemiological Records, 91(8), 89-104.

World Health Organization(2016c).Ambient Air Quality and Health, Fact Sheet, September, 2016.Geneva, Switzerland: WHO.Available at: http://www.who.int/mediacentre/factsheets/fs313/en/

World Health Organization(2016d).Global Strategy on Human Resources for Health: Workforce 2030.Geneva, Switzerland: WHO.

World Health Organization(2016e).World Health Statistics 2016: Monitoring Health for the SDG.Geneva, Switzerland: WHO.

World Health Organization(2017a).Cholera, 2016, Weekly Epidemiological Records, 92(38): 521-36

World Health Organization(2017b).Ending Cholera: A Global Roadmap to 2030, Global Taskforce on Cholera Control.Geneva, Switzerland: WHO.

World Health Organization(2017c).Eliminate yellow fever epidemics: a global strategy 2017-2026.Weekly Epidemiological Records, 92(16), 193-204.

World Health Organization(2017d).Global routine vaccination coverage, 2016.Weekly Epidemiological Records, 92(46), 701-16.

World Health Organization(2017e).Progress towards regional measles elimination-worldwide, 2010-2016.Weekly Epidemiological Records, 92(43), 649-60.

World Health Organization(2017f).Hepatitis B Fact Sheet, July 2017.Geneva, Switzerland: WHO.Available at: https://www.who.int/news-room/fact-sheets/detail/hepatitis-b

World Health Organization(2017g).Global leprosy update, 2016: accelerating reduction of disease burden.Weekly Epidemiology Records, 92(35), 501-19.

World Health Organization(2017h).Trachoma, Fact Sheet, July 2017, WHO, Geneva.Available at: http://www.who.int/mediacentre/factsheets/fs382/en/

World Health Organization(2017i).The 25th meeting of the International Task Force for Disease Eradication, held at the Carter Center.Atlanta, GA, USA, on 8 November 2016.Weekly Epidemiological Records, 93(9/10).

World Health Organization(2017j).World Health Statistics 2017: monitoring health for the SDGs, Sustainable Development Goals.Geneva, Switzerland: WHO.Licence: CC BY-NC-SA 3.0 IGO.

World Health Organization(2017k).New Perspectives on Global Health Spending for Universal Health Coverage.Geneva, Switzerland: WHO.

World Health Organization(2017l).WHO Report on the Global Tobacco Epidemic,2017:Monitoring Tobacco Use and Prevention Policies.Geneva,Switzerland:WHO.

World Health Organization(2018).Monthly report on dracunculiasis cases,January-November 2016.Weekly Epidemiological Records,93(3),31.

World Health Organization and United Nations Children's Fund(2017).Progress on Drinking Water,Sanitation and Hygiene:2017 Update and SDG Baselines.Geneva,Switzerland:WHO and UNICEF.

World Health Organization, International Bank for Reconstruction and Development/The World Bank (2017). Tracking Universal Health Coverage:2017 Global Monitoring Report.Licence:CC BY-NC-SA 3.0 IGO.Geneva,Switzerland:WHO and The World Bank.

1.4 经济转型国家的公共卫生重心：中等收入国家

1.4.1 引言

可持续发展目标(SDG)3强调了一系列持续影响生活质量的卫生挑战，将全球卫生的视野从千年发展目标中占主导地位的母婴健康、艾滋病和疟疾扩展到非传染性疾病、心理健康、伤害和与环境暴露相关疾病。可持续发展目标3还进一步提出了全民健康覆盖(universal health coverage，UHC)的目标(WHO n.d.，b)。然而，要实现该目标，就必须应对中等收入国家(middle-income countries，MICs)在社会和经济转型过程中伴随产生的复杂卫生挑战。

中等收入国家在地理、人口规模、政治和经济活动方面存在差异。截至2018年，世界银行将中低收入国家定义为人均国民总收入(GNI)在1 006～3 955美元之间的国家(目前有47个国家)，将中高收入国家定义为人均国民总收入在3 956～12 235美元之间的国家(目前有60个国家)(在中等收入国家的世界银行，2018)。

中等收入国家备受公共卫生研究人员、从业人员和政策制定人员的关注，首先，生活在这些国家的人口数量庞大，占了全球70亿人口中的50亿；其次，许多中等收入国家虽然经济快速增长，但经济高度不平等，这体现在高基尼指数和普遍的持续贫困；最后，长期的经济和社会转型推动了一系列卫生转型，这反过来要求建设适应性卫生体系来应对不断变化的卫生需求(在中等收入国家的世界银行，2018)。

经济转型是指国民经济在结构、组织和体制方面发生变化，这些变化会影响到经济增长道路、政策环境和私营部门的发展。就业市场的变化包括技术工种的增加、参与正规经济的妇女人数增加(从无薪家务和护理工作转向有薪正规工作)、工作流动性增加、新的微观经济的建立以及对生活水平、政府服务和社会保护的期望值不断提高(国际货币基金组织，2000)。经济转型大致分为促进从低收入国家向中等收入国家转型(工业化、更大程度的私有化、向市场经济转型)以及从中等收入国家向高收入国家转型(以工业经济向知识经济转型为特点)。成功过渡到中等收入国家但未能过渡到高收入国家被称为陷入“中等收入陷阱”。这指中等收入国家的经济增长放缓，无法发展出推动知识经济转型所需的新发展模式和机构(Gill，Kharas，2007)。“中等收入陷阱”提醒，尽管经济转型被描述为线性过程，但其通常是长期、异质和非线性的，一些国家甚至会倒退到较低的收入水平，例如阿根廷在2014年和2018年被归为高收入国家，但在2015—2017年和2019年被归为中高收入国家(世界银行，2019)。

与经济转型相关的上游变化会导致行为的变化，从而对健康、风险和疾病状况产生深远影响，因为这些结果直接受到更大程度的城市化、膳食和体育活动改变以及教育和基础设施发展的影响。经济和社会转型会对卫生系统产生重要的下游影响：随着卫生专业人员数量的增加和技能的提高，以及随着国内生产总值(gross domestic product，GDP)的增长，医疗保健支出的增加，疾病管理得到改善。健康的社会决定因素产生的积极影响包括：女性教育的改善、污水处理和卫生条件的改善、社会保护政策的引入，伴随而来的是孕产妇和儿童死亡率以及传染病的下降。然而，过度拥挤、空气污染、缺乏体力活动、烟酒消费以及高脂肪、高糖、高盐饮食(通常与易得的“快餐”有关)抵消了这种积极影响(Miranda et al.,2019)。这往往表现为糖尿病、心血管疾病、呼吸系统疾病以及癌症等非传染性疾病负担的增加。这些疾病负担的变化被称为健康转型(Beaglehole,Bonita,2004)。

本章首先回顾经济与健康之间的关系,关注随着收入增加,与经济增长相关的人口转变以及城市化对健康结局的影响。随后,本章回顾中等收入国家面临的主要卫生挑战,包括三重疾病负担、共病/多重慢病、全生命周期的心理健康以及移民、气候变化和抗生素耐药。最后,本章讨论了卫生系统面临的挑战,以及建立能灵活地适应中等收入国家不断变化的卫生需求的具有韧性和“学习能力”的卫生系统的重要性。本章讨论了在中等收入国家实现全民健康覆盖的策略以及跨部门合作在促进健康方面的重要性。文本框1.4.1概述了其中的关键信息。

文本框1.4.1　关键信息

1. 中等收入国家正在经历社会和经济转型,这种转型可能是长期和非线性的。

2. 经济和社会转型对中等收入国家的健康负担和健康相关行为有着深远的影响。气候变化、移民和抗生素耐药性也更容易对健康造成影响,这使情况更加复杂。

3. 最适合中等收入国家的是具有韧性和“学习能力”的卫生系统,能够灵活应对人口不断变化的卫生需求。

4. 为实现全民健康覆盖和跨部门合作的政策能够满足中等收入国家人口复杂的卫生需求。

1.4.2　健康与经济

1.4.2.1 收入与健康

人均国内生产总值的增长与国家层面健康结局的改善有关。Samuel Preston在1975年描述了这种关联,他指出富裕国家出生人口预期寿命较高,但随着收入增加,这种关系趋于平缓(Preston,1975)。如图1.4.1(使用2012年数据)所示,在人均国内生产总值未达4 000美元的国家,国内生产总值的小幅增长与出生时预期寿命的大幅增长相关联。人均国内生产总值水平越高,这种联系就越弱(Biciunaite,2014)。人均国内生产总值的上升也与新生儿、婴儿和5岁以下儿童死亡率的下降有关(Pritchett,Summers,1993)。随着收入的增加和5岁以下儿童死亡率的下降,新生儿死亡在所有5岁以下儿童死亡中所占的比例增大。

虽然收入与健康结局之间的相互关系在各国之间都存在,但全国平均水平可能会掩盖该国家贫富人群之间健康结局上的显著差异。这在中等收入国家尤其成问题,许多中等收入国家仍然存在着高度的不平等。最近的一项研究发现,在印度,社会经济上处于最贫困五分之一阶层的儿童的死亡率是最富有五分之一阶层儿童的2.5倍以上,5岁以下儿童死亡率的差距超过30/1 000活产。在巴西,最贫困五分之一人群与最富有五分之一人群相比,5岁以下儿童死亡率比值也超过了2.5,在南非更是如此(Chao et al.,2018)。表1.4.1展示了可获得人口与健康调查(demographic and health survey,DHS)数据的中等收入国家按社会经济五分位数划分的婴儿和5岁以下儿童死亡率差异(WHO,n.d.,a;Hosseinpoor et al.,2016)。

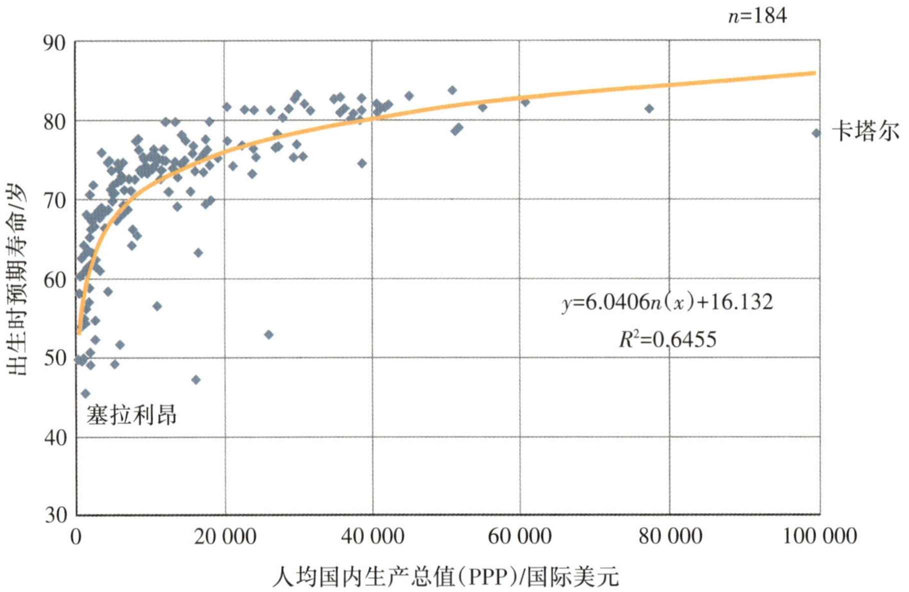

图1.4.1　2012年普雷斯顿(Preston)曲线:人均国内生产总值与出生时预期寿命的变化

注:人均国内生产总值基于购买力平价(purchasing power parity,PPP)并考虑了国家/地区间的标价差异。

资料来源:Biciunaite A (2015) ‘Economic Growth and Life Expectancy—Do Wealthier Countries Live Longer?’ Euromonitor International©Euromonitor.

表1.4.1　部分中等收入国家按社会经济五分位数划分的婴儿和5岁以下儿童死亡率

国　家	年　份	婴儿死亡率(每1 000例活产) 五分位数*划分					5岁以下儿童死亡率(每1 000例活产) 五分位数*划分					基尼指数*(年)
		1	2	3	4	5	1	2	3	4	5	
南非	1998	61.4	51.2	35.7	34.3	16.7	87.5	70.4	48.7	39.7	21.1	63.0(2014)
纳米比亚	2013	50.9	45.0	41.7	37.6	22.6	67.1	68.4	64.9	56.2	30.1	59.1(2015)
赞比亚	2013	54.7	49.0	46.6	47.8	39.0	99.1	82.8	78.4	71.9	57.7	57.1(2015)
莱索托	2014	62.1	62.4	73.5	93.8	50.6	76.3	87.0	104.4	120.6	69.2	54.2(2010)
巴西	1996	83.6	46.2	31.2	23.9	27.8	99.0	55.3	37.7	26.1	32.9	53.3(2017)
哥伦比亚	2015	21.9	21.2	10.3	13.9	5.4	27.3	23.6	11.6	16.6	6.9	49.7(2017)
喀麦隆	2011	90.1	71.2	66.2	58.3	51.3	183.9	143.2	120.3	88.6	72.4	46.6(2016)
玻利维亚	2008	88.7	64.4	48.1	37.1	26.3	115.7	85.0	66.4	44.7	31.4	44.0(2017)
加纳	2014	54.9	44.6	39.4	47.8	51.1	90.9	73.0	60.7	55.0	64.0	43.5(2016)
尼日利亚	2013	91.1	93.9	70.5	64.3	47.7	187.5	186.9	126.4	100	72.2	43.0(2009)
安哥拉	2015	62.2	63.7	47.0	42.4	22.8	101.1	102.4	72.3	65.2	36.3	42.7(2008)
土耳其	2003	62.2	43.6	30.9	24.9	17.0	80.0	50.5	37.3	29.7	22.4	41.9(2016)
印度尼西亚	2012	52.0	34.1	33.0	27.8	16.9	69.7	42.2	39.0	34.5	21.8	38.1(2017)
缅甸	2015	77.7	75.0	52.4	35.0	21.3	97.9	88.6	66.7	42.7	25.0	38.1(2015)
印度	2005	82.0	73.4	66.0	51.2	34.2	116.5	97.5	81.3	60.8	39.2	35.7(2011)
越南	2002	39.5	28.0	19.2	15.4	13.9	53.0	38.1	22.8	21.8	15.3	35.3(2016)
约旦	2012	25.4	14.7	14.9	19.7	8.3	27.6	18.4	19.9	20.7	11.2	33.7(2010)

续表

国家	年份	婴儿死亡率（每1 000例活产）					5岁以下儿童死亡率（每1 000例活产）					基尼指数*（年）
		五分位数*划分					五分位数*划分					
		1	2	3	4	5	1	2	3	4	5	
巴基斯坦	2012	90.0	97.2	84.4	74.4	43.9	117.6	115.3	97.3	83.6	48.5	33.5(2015)
孟加拉国	2014	51.8	50.0	42.7	43.2	28.6	61.6	60.3	55.2	51.1	37.1	32.4(2016)

注：*五分位数指按照人口的社会经济地位分级，按从1(最贫困)到5(最富有)分为五组。

*基尼指数表示收入不平等水平，0表示完全平等，100%表示完全不平等。

资料来源：WHO Health Equity Monitor(Global Health Observatory data repository：Health Equity Monitor Database.World Health Organization.http://apps.who.int/gho/data/node.main.nHE-1540?lang=en).

1.4.2.2 收入与人口结构

从本质上讲，人口结构转型可以理解为社会经济发展（特别是女性教育）发生了人口的动态变化，即从高死亡率和高出生率（生育率）到低死亡率和低生育率的变化。人口结构转型导致人口年龄结构发生变化，对劳动生产力、儿童抚养和老年人赡养以及疾病和残疾负担产生影响（Coale，1989）。

作为一个群体，中等收入国家跨越了人口转变的多个阶段（表1.4.2）：在早期转型阶段，青年人在人口中的比例不断增加；而在晚期转型阶段，生育率下降，人口规模趋于稳定。同时，因为受抚养儿童减少（所以依赖比率下降）使成年劳动力的生产率提高，死亡率和生育率下降可以产生“人口红利”（联合国人口基金，n.d.）。因此，可以投入更大比例的经济资源来加快发展。然而，人口红利所带来的好处并不能得到保证：除了通过教育和卫生系统来支持更高生产率的劳动人口外，人口红利还需要一个能够承受其冲击的繁荣经济。相比之下，在青年失业率高的国家，即使依赖比率下降，经济增长仍然缓慢（表1.4.2）。此外，即使实现了经济效益，这种效益也可能是短暂的：随着人口的老龄化，国家和劳动人口将承担更大的老年人护理负担。65岁及以上人口的增长，导致老年依赖比率的上升，这使得人均收入增长减缓（联合国人口基金，n.d.）。

虽然中等收入国家的人口结构转型被描述为具有连续性阶段性的线性转型，但实际情况通常更为复杂。在非洲南部和东部，尽管生育率持续下降，但艾滋病的流行却导致20世纪90年代和21世纪初死亡率上升。与艾滋病相关的死亡率主要影响30～44岁的成年人（即劳动人口），导致老年人成为主要照顾者和养家糊口者，负担沉重（家庭越来越依赖养老金作为收入来源）（Hosegood et al.，2007）。人口转变往往伴随着经济转型，但即使经济停滞，人口转变仍有可能继续。

表1.4.2提供了1997—2017年部分中等收入国家的趋势数据，显示了各国人口转变的异质性。

1.4.2.3 城市化与健康

城市化可以说是最普遍、最强大的社会转型，对个人和群体健康产生了复杂影响。一方面，由于服务业的集中，城市化可以通过改善教育、医疗保健和就业来获取显著的健康收益。另一方面，当城市化以一种快速、无计划、不受控制的方式发生时（如城市贫民窟的形成），城市化就可能成为健康的危险因素（Patil，2014）。

城市贫民窟人满为患，缺乏适当的个人卫生和环境卫生系统，并且住房不合规，水和能源供应无法保障。一些贫民窟拥有相对固定的人口，而另一些贫民窟的居民流动性很高（Ezeh et al.，2017）。由于生活条件恶劣，贫民窟居民面临肺结核、急性呼吸道感染、腹泻等传染病和疟疾等虫媒传染病的风险（Elsey et al.，

表 1.4.2 9个中等收入国家的人口统计学资料

国家	出生时预期寿命		五岁以下儿童的死亡率(每1 000例活产)		生育率(每名妇女平均生育数)		0~14岁人口(占总人百分比)		15~65岁人口(占总人口百分比)		65岁以上人口(占总人口百分比)		抚养比		国内生产总值增长率(年/%)		失业率(占劳动人口总数百分比)*	
	1997	2017	1997	2017	1997	2017	1997	2017	1997	2017	1997	2017	1997	2017	1997	2017	1997	2017
巴西	69.06	75.46	42.2	14.8	2.48	1.74	31.67	21.68	63.38	69.71	4.95	8.61	57.78	43.45	3.40	1.06	8.16	12.82
俄罗斯	66.7	72.12	21.2	7.6	1.22	1.76	20.13	17.63	67.51	68.1	12.36	14.26	48.13	46.83	1.40	1.63	11.81	5.21
印度	61.23	69.17	102.4	38.7	3.51	2.24	35.97	27.48	59.86	66.54	4.18	5.98	67.07	50.29	4.05	7.17	2.14 [a]	5.33 [b]
中国	70.43	76.47	43.5	9.2	1.61	1.68	26	17.94	67.57	71.72	6.43	10.35	47.99	39.45	9.23	6.76	3.90	3.10
南非	59.49	63.54	65.7	35.3	2.92	2.43	36.06	29.15	59.54	65.63	4.41	5.22	67.97	52.37	2.60	1.42	25.00 [c]	27.07
墨西哥	73.27	74.95	31.2	13.4	2.88	2.16	35.62	26.94	59.49	66.02	4.9	7.04	68.11	51.47	6.85	2.07	4.06	3.42
印度尼西亚	64.95	71.28	60.3	25.9	2.58	2.34	32.5	26.92	63.14	67.4	4.37	5.68	58.39	48.37	4.70	5.07	4.68	4.19
尼日利亚	45.92	53.95	199.6	122.1	6.19	5.46	44.05	44.01	53.08	53.24	2.87	2.75	88.39	87.83	2.94	0.81	3.94 [d]	8.39
土耳其	68.19	77.16	47.4	11.2	2.66	2.08	32.02	25	62.41	66.74	5.57	8.26	60.23	49.84	7.58	7.44	6.84	10.82

注:[a] 1994年的数据;[b] 2018年的数据;[c] 1998年的数据;[d] 1986年的数据。

*失业是指没有工作但寻求就业的劳动力。对劳动力和失业的定义因国家而异。

资料来源:World Bank,www.data.worldbank.org.

2019)。食物匮乏等贫困条件增加了城市贫困儿童营养不良和发育迟缓的风险(Patil,2014)。

受城市化影响的行为改变包括饮食偏好、烟酒消费和体力活动,导致如肥胖、高血压、糖尿病和心血管疾病等人群非传染性疾病发病率和患病风险上升。城市化还对心理健康产生了负面影响——压力和社交孤立增加以及更高水平的暴力和伤害(Patil,2014)。家庭结构也发生了改变,农村和城市地区呈现小户型家庭增加趋向(Wittenberg et al.,2017),这加剧了社会支持的丧失(Patil,2014)。

人口涌入城市的速度越来越快,无论是单向的还是双向的,这增加了对交通运输的需求,并导致车辆(通常不太适合在道路上行驶)的增多。此外,中低收入国家的车辆通常比高收入国家的车辆造成更严重的污染。再加上快速的工业化进程,导致更为严重的空气污染①,进而可能加剧慢性呼吸系统疾病,并引发心血管疾病和癌症。2018年,空气污染被评估为全球第五大死亡危险因素,在印度和中国,空气污染分别是死亡和伤残调整寿命年(DALY)的第三和第四大危险因素(健康指标与评估研究所 Institute for Health Metrics and Evaluation(IHME),2018a;IHME,2018b;健康效应研究所 Health Effects Institute,2019)。

最后,城市化与相对于周边地区的局部区域温度升高有关,即"城市热岛"效应。这是由于产热增加、地表蒸发减少、热特性变化和空气污染加剧造成的(Grover,Singh,2015)。气温升高的负面影响包括中暑、心血管疾病和呼吸系统疾病导致的死亡,这将在气候变化与健康章节中讨论。

1.4.3　中等收入国家面临的卫生挑战

1.4.3.1　三重疾病负担

三重疾病负担描述了以下同时存在、常常相互作用的健康负担:① 传染病、孕产妇疾病、新生儿疾病和营养性疾病(communicable,maternal,neonatal,and nutritional disease,CMNN);② 加剧的非传染性疾病负担;③伤害造成严重的发病率和死亡率。

如图1.4.2所示,非传染性疾病(NCD)现已成为主要死因,在全球和中等收入国家的伤残调整寿命年中占比最大(IHME,2018c)。这反映了中等收入国家经济和社会转型过程中,与之相关的社会决定因素、危险因素和行为方式的变化,以及人口结构转型(如全球65岁以上人口比例不断增加)带来的影响(表1.4.2)。根据全球疾病负担研究的数据,2017年中国伤残调整寿命年主要由中风、缺血性心脏病、慢性阻塞性肺疾病(chronic obstructive pulmonary disease,COPD)和肺癌造成。这与1990年有显著区别,当时以下呼吸道感染和新生儿疾病为主,其次是中风和慢性阻塞性肺疾病(Zhou et al.,2019)。在印度,2017年的主要死因是缺血性心脏病、慢性阻塞性肺疾病和中风(IHME,2018);在墨西哥,缺血性心脏病、慢性肾病以及糖尿病是2007—2017年的主要死因(IHME,2018d)。

尽管中等收入国家的个人和环境卫生有所改善、生育率下降、女性受教育程度提高,同时通过针对性的干预措施提高了疫苗接种率、熟练助产士接生数和疟疾青蒿素治疗情况等,但是,中等收入国家仍然面临着传染病、孕产妇疾病、新生儿疾病和营养相关疾病带来的沉重负担(图1.4.2)(Bawah et al.,2016;IHME,2018c)。此外,人们越来越认识到传染病和非传染性疾病之间的相互作用,特别是癌症(如人类免疫缺陷病毒和卡波西肉瘤以及淋巴瘤、人乳头瘤病毒和宫颈癌、慢性乙型肝炎感染和肝癌)。

最后,伤害(道路交通事故、人际暴力、谋杀和自残)仍然占全球和中等收入国家疾病负担的10%左右(图1.4.2)。然而,因为中等收入国家(和低收入国家)的汽车拥有量迅速增加、预防策略不够先进、交通和酒精法规执行不到位、卫生系统对处理突发伤害事件准备不足,在这些国家中,伤害对伤残调整寿命年的影响

① 空气污染以粒径>25 μm(PM2.5)来衡量。在过去的30年里,南亚城市的PM2.5浓度增加了约25%。此外,城市人口的增长意味着更多的人暴露在有害的空气污染中(Miranda et al.,2019)。

十分严重(Gosselin et al.,2009)。

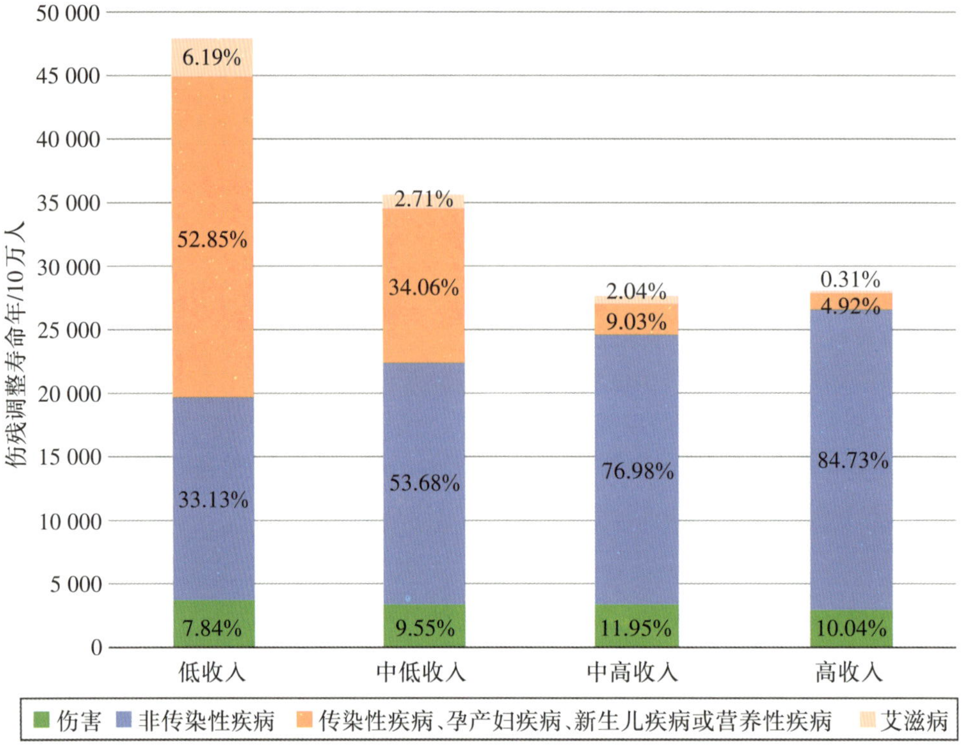

图 1.4.2 世界银行不同收入国家 2017 年伤残调整寿命年成因

资料来源:Global Burden of Disease study 2017(IHME 2018c).

考虑到受艾滋病和结核病的影响,南非以及非洲南部和东部的许多国家一样,被描述为具有四重疾病负担(Groenewald et al.,2017)。2017 年,艾滋病毒感染/艾滋病仍然是南非的首要死因,也是南非过早死亡和残疾的首要原因(IHME,2018f)。

中等收入国家所面临的疾病负担的复杂性还体现在传染病和非传染性疾病的危险因素共存。某国家内体重过轻和超重同时流行能突出说明这一点(Manyanga et al.,2014;Ford et al.,2017)。此外,这两种流行通常发生在社会经济最贫困的五分之一人口中,而较富裕的五分之一人口在所有危险因素和疾病分组中都有较好的健康结果。除了营养模式的改变,还有部分原因是跨国公司向中等收入国家的扩张和"快餐"的超可及性(Miranda et al.,2019),烟酒消费的增加、高血压、血糖升高和空气污染是金砖国家和许多其他中等收入国家伤残调整寿命年增加的主要危险因素(IHME,2018a;IHME,2018e;IHME,2018b;IHME,2018f)。

1.4.3.2 共病/多重慢病

这些复杂的、有时相互作用的传染病、非传染性疾病和伤害相关的疾病负担导致共病/多重慢病的挑战日益严峻。共病/多重慢病(详见文本框 1.4.2)是指同一个体同时患有两种或两种以上的慢性疾病(医学科学院 Academy of Medical Sciences,2018)。在中等收入国家,越来越多的个体在年轻时就同时患有多种疾病。因此,共病/多重慢病不仅是人口老龄化的结果,也是非传染性疾病患病率增加以及包括艾滋病和结核病在内的传染病持续存在的结果(医学科学院,2018)。

文本框1.4.2　共病/多重慢病

1. 共病/多重慢病是指同时存在两种或两种以上的慢性病，其中每一种都可有以下情况：一种长期的身体非传染性疾病，如心血管疾病或癌症。

2. 一种长期的精神健康状况，如情感障碍或痴呆。

3. 一种长期的传染病，如艾滋病毒感染/艾滋病或丙型肝炎。

世界卫生组织(WHO)的全球老龄化与成人健康研究(study on global ageing and adult health，SAGE)，对中国、加纳、印度、墨西哥、俄罗斯和南非的非传染性疾病进行了研究，发现与非传染性疾病相关的共病/多重慢病影响了19%的成人(相比之下，只患有一种非传染性疾病的成人占17%)。此外，在18～49岁的人群中，17.43%已经患有一种非传染性疾病，9.27%患有两种或两种以上的非传染性疾病。这一负担只会随着人口年龄增长而增加，如50～64岁人群中有三分之一患有两种或两种以上非传染性疾病(Sum et al.，2019)。

尽管人们越来越认识到共病/多重慢病对治疗需求、患者预后和卫生系统需求的冲击日益增加，但有关最常见的慢性病群以及不同组合方式相关性的证据仍然有限。在对共病进行分组时，那些病因和/或治疗要求相似的疾病被称为一致性共病/多重慢病(如缺血性心脏病和中风都与高血压有关)，而那些病因和治疗要求不同的病症则被归类为非一致性共病/多重慢病(如缺血性心脏病和衰竭)(医学科学院，2018)。因此出现了描述共病/多重慢病的不同模式，一种欧洲模式反映了两种或两种以上非传染性疾病的组合(可能与中国、南亚和南美洲相似)，而包括艾滋病毒感染/艾滋病或结核病、非传染性疾病在内的共病/多重慢病模式在非洲环境中更常见。抗逆转录病毒治疗计划的成功及其所带来的艾滋病毒感染者预期寿命的延长，意味着包括艾滋病毒感染/艾滋病在内的共病/多重慢病模式将变得更加普遍(Bawah et al.，2016)。

有证据表明，不同的慢性病二联症和三联症组合会对卫生系统产生不同的影响，例如，患有多种疾病(包括抑郁症)的患者门诊就诊次数较少，但住院次数较多。通常他们的报告生活质量较低(假设是由于对初级医疗保健服务的使用有限以及延迟向更专业的医疗机构就诊导致的住院(Sum et al.，2019))。南非的研究表明，接受抗逆转录病毒疗法(antiretroviral therapy，ART)治疗的HIV阳性患者在一系列共存疾病中都有更好的结局，包括更好的血压控制和更低的血糖。"抗逆转录病毒疗法优势"被认为是通过提高艾滋病毒感染者/艾滋病患者的医疗保健利用率而产生的(Manne-Goehler et al.，2017；M'yambo Magodoro et al.，2019)。

然而，共病/多重慢病对医疗系统的影响远不止利用率：这些患者的就医行为产生了巨大的工作量和成本(超过治疗单个疾病的总和)。纵向设计的项目更加有针对性，但可能会错失管理共患病的机会，但这还需要更多的数据来评估纵向、横向和对角线医疗方案设计之间的差异(医学科学院，2018)。

抗逆转录病毒疗法对预期寿命的影响正在导致老龄人口中的艾滋病毒感染/艾滋病患病率上升，而老龄人口还面临其他慢性非传染性疾病的风险(Bawah et al.，2016；Chang，2019)。需要更多地考虑患者同时接受艾滋病和非传染性疾病治疗的需求及管理所带来的影响，尤其是在非洲南部和东部地区，这两个地区的服药者占全球服用抗逆转录病毒药物人数的近60%(Chang，2019)。

最后，尽管有证据表明共病/多重慢病及其相关风险对青少年和老龄人口都有影响，但大多数卫生系统的配置都不足以满足这些关键群体的需求。值得注意的是，在青少年中，需要强调预防战略和行为干预措施，如推广更健康的生活方式和减少肥胖，这将给其未来的生活带来健康收益(Patton et al.，2016)。

1.4.3.3　全生命周期的心理健康

全球精神、神经和物质使用障碍造成的负担在持续加重，这在一定程度上反映了人口转变、流行病学转变以及更高的意识水平。对于中等收入国家而言，全生命周期中的心理健康是一个特别值得关注的问题，因为已知的精神疾病和物质使用障碍的社会决定因素包括不平等、贫困、童年逆境、流离失所和暴力(Patel，2018)。因此，心理健康状况是代际贫困循环的重要途径(图1.4.3)(Leon，Walt，2000；Patel et al.，2018)。

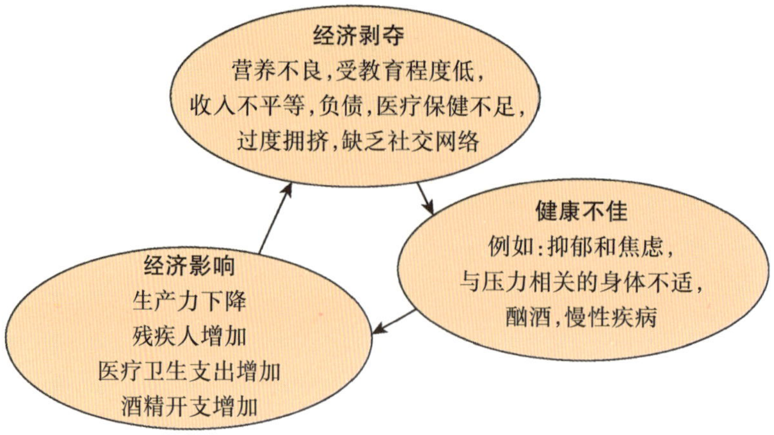

图 1.4.3 贫困与精神疾病的循环

资料来源:《发展中国家贫困、不平等和心理健康(2000)》。

Leon, D. A. and Walt, G. (2000) 'Poverty, inequality, and mental health in developing countries', in Leon, D. and Walt, G. (eds) Poverty, Inequality, and Health. Oxford University Press.

全生命周期强调了在人生的某些时段心理疾病的风险可能会增加,因此需要多层次的预防和治疗策略(Patel et al., 2018)。同样,适应负荷(McEwen, Seeman, 1999)这一概念指出累积性心理社会压力的影响,这些压力反过来又会导致生理上的"损耗与磨损",从而造成负面的健康结局,包括心理健康状况不佳。

研究表明,婴儿时期社会经济地位低下、缺乏刺激等导致的早期生活压力会增加成年后出现心理健康问题的风险。青少年出现精神障碍的部分原因在于同龄人评价的中心地位,这些意见往往会取代父母和家庭的评价,还可能受到大脑和认知发展的复杂模式的影响(Patton et al., 2016)。虽然中等收入国家的青少年人口不断增长,但卫生系统却很少能满足青少年的健康需求,这对中等收入国家是一项挑战。在老年人中,心理健康结局往往与早年生活经历相关,缺乏正规教育会增加认知能力下降的概率。此外,认知障碍与一生中的抑郁有关。因此,随着人口老龄化,具有抑郁危险因素的人群可能会承受更高的痴呆负担,这也是中等收入国家需要关注的问题(Patel et al., 2018)。

此外,治疗和护理方面也存在巨大差距。中国和印度的调查表明,超过80%的精神或物质滥用患者没有寻求治疗(Wei et al., 2013; Murthy, 2017)。缺乏获得护理的机会在一定程度上反映了在精神卫生方面的支出不足。尽管精神疾病占伤残调整寿命年成因的近30%,但中等收入国家在精神卫生方面的支出只约占卫生预算的2%,而且大部分资金都用于三级医疗中心和住院机构,对社区和初级保健干预措施的投入很少(Patel et al., 2018)。

中等收入国家的卫生服务质量也往往很差:世界精神卫生调查报告显示,在中高收入国家中,只有11.4%的重度抑郁症患者接受了最低限度的适当治疗,而在中低收入国家中,这一比例降至3.7%(Thornicroft et al., 2017)。在物质使用障碍方面,中高收入国家只有4.3%的患者接受了最低限度的适当治疗,而中低收入国家中只有1%(Degenhardt et al., 2017)。

1.4.3.4 人口流动

全球大多数人口流动都发生在中低收入国家(Abubakar et al., 2018)。2017年估计有2.58亿国际(跨境)移民。然而,内部迁移(指国家境内的流动)占全球迁移的比例要高得多,2009年内部迁移人数超过7.4亿(是同年国际移民的四倍)(联合国开发计划署, 2009)。内部劳动力迁移可能是从农村向城市地区迁移(占中等收入国家城市增长的大部分),也可能是基于农业或采矿业的工作机会从农村向农村其他地区迁移,其中女性移民的比例在过去几十年中大幅增长。重要的是,有确凿证据表明,无论是国际移民还是内部移民,一般都会对东道国的经济作出积极贡献。中低收入国家内部流离失所者(由于冲突或自然灾害)也始终多于难民或寻求庇护者(被迫成为国际移民)(Abubakar et al.,2018)。虽然由于数据质量的限制,对移民健康需求的全面评估仍具有挑战性,但应将移民视为中等收入国家健康状况的核心决定因素。

伦敦大学学院-柳叶刀移民与健康委员会(2018年)强调,迁移很少是单程的(Abubakar et al.,2018)。迁移模式涉及不同距离的境内和跨境迁移、暂时或永久性迁徙,而且往往是多次迁移。迁移可能涉及几个阶段(图1.4.4)(Abubakar et al.,2018),每个阶段都会带来与中等收入国家卫生系统规划相关的特定健康风险。迁移个体出发前的健康状况可能很差;运输方式可能会带来伤害或暴露风险,旅途中的环境和病原体暴露也会带来风险。在新居住的国家或地区,移民会面临不同的感染和职业暴露风险。当其返回原籍国时,健康风险可能会增加,因为有些人失去对原籍国当地病原体的免疫力,或者在受伤或残疾后返回家乡但无法获得必要的服务(Abubakar et al.,2018)。

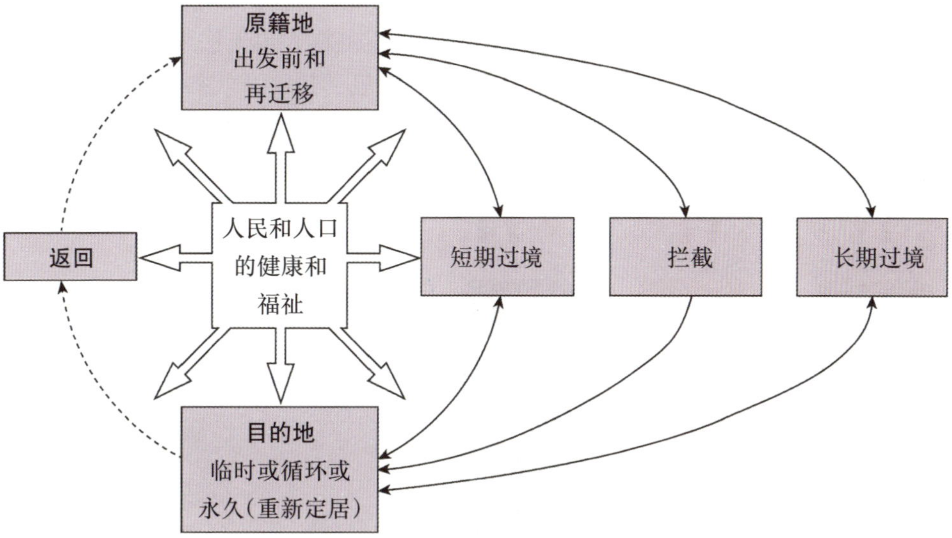

图1.4.4　迁移循环

资料来源:Abubakar A et al.(2018)'The UCL-Lancet Commission on Migration and Health: the health of a world on the move'.The Lancet 392(10164):2606-54.

在不同的情况下研究了移民死亡率。虽然存在"健康移民效应",即移民的健康状况往往好于预期,患病风险也较低,但理论忽略了移民群体的多样性,以及移民的健康状况可能会随着时间的推移而变差。有关中等收入国家移民死亡率的数据有限,但在非洲撒哈拉以南地区开展的研究得出,内部移民的死亡率往往高于长期居民。这种健康劣势是由传染病和非传染性疾病造成的,很可能与社会融合度低、获得医疗服务的机会少以及生活条件不佳有关(Abubakar et al.,2018;Ginsburg et al.,2018)。

关于迁移与心理健康之间关系的证据并不一致:国际移民尤其是难民和寻求庇护者,抑郁症、焦虑症和创伤后应激障碍的发病率往往较高。这通常反映了暴力、创伤经历等诱发危险因素的差异(Patel et al.,2018)。移民和城市化带来的经济和社会心理压力可能会使移民面临心理健康不佳的风险更高。最后,移民似乎与儿童的心理健康结局有关:研究表明,移民儿童和留守儿童更有可能出现抑郁、焦虑、攻击性或多动症。一项关于留守儿童的meta分析表明,留守儿童患抑郁(相对危险度(relative risk,RR)=1.52,95%置信区间(conficance interval,CI):1.27～1.82)、焦虑(RR=1.85,95%CI:1.36～2.53)、物质使用障碍(RR=1.24,95%CI:1.00～1.52)和自杀(RR=1.70,95%CI:1.28～2.26)的风险更高(Patel,2018)。

在南非,内部"循环"劳动力迁移(指工人搬进城镇,但与农村家庭保持定期联系)是传播艾滋病毒的一个重要因素:迁移导致感染艾滋病毒的风险增加,因为感染和传播可能是双向的,例如从移民人群到他们的农村伙伴,以及从农村居民到他们的移民伙伴(Lurie et al.,2003)。当移民劳工患上艾滋病(或其他严重的慢性病),病重到无法工作时,他们会选择"回家等死"(Welaga et al.,2009),在疾病的终末阶段,他们的家庭会承担护理和与健康相关开支的巨大负担。

原则上,要与全民健康覆盖的目标相一致,卫生系统需要具备满足流动人口(无论是否为公民)特定卫生需求的能力。此外,卫生系统还需要加强向流动性大的人口提供服务的能力,因为这些人口不太可能长期在同一地点获得医疗服务。

1.4.3.5 气候变化与健康

部分中等收入国家受到气候变化严重影响,气候变化改变其气温和降水模式,加上极端天气事件,对健康、社会和经济造成了广泛影响。以下三个原因使中等收入国家面临气候相关健康影响的风险:① 地理因素,即热浪、不利天气事件(如干旱和洪水),使得劳动力丧失更加集中,特别是在靠近赤道的地区;② 国家系统缺乏适应持续气候变化、应对灾害或实现粮食来源多样化(单一作物市场面临巨大风险)所需的韧性;③ 监管框架欠发达,无法限制气候变化的关键驱动因素(如化石燃料),也无法为清洁能源提供激励措施。

气候变化对健康既有直接影响,也有间接影响。直接影响包括热浪、气温升高以及与天气有关的灾害。间接影响是通过生态系统、土地利用、空气污染和水质发生变化的(图1.4.5)。

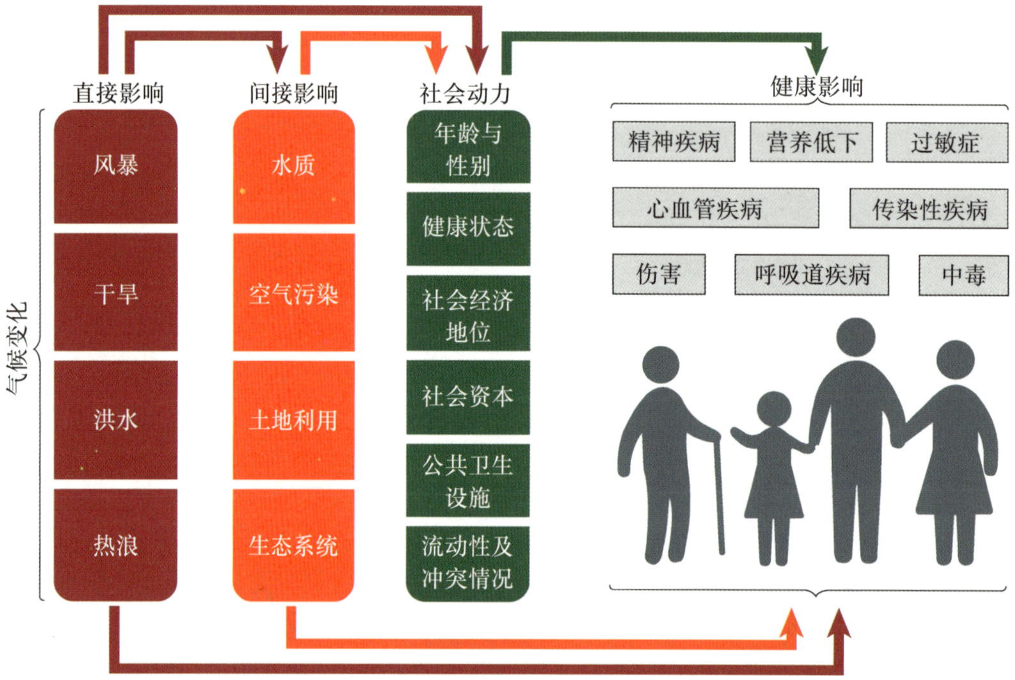

图1.4.5 气候变化对健康和福祉的直接和间接影响

注:柳叶刀健康和气候变化委员会:保护公众健康的政策回应。

资料来源:Watts, N., et al. (2015) 'Health and climate change: policy responses to protect public health', The Lancet. 386 (10006), pp. 1861-914.

1.4.3.6 对健康的直接影响

气温升高和热浪可使慢性病恶化,引发新的心血管和肾脏疾病,并导致脱水,而老年人更容易出现这种情况。此外,当城市化和空气污染同时存在时,不仅会加剧气温上升,还会使急性和慢性呼吸道疾病恶化(Watts et al., 2015)。

高温暴露还会导致户外劳动生产率下降,2000—2016年全球户外劳动生产率约下降5.3%,受气温上升影响最严重的国家下降幅度最大,其中许多是中等收入国家。户外劳动生产率下降同时伴有卫生负担加重、经济产出减少。这对于中等收入国家尤为重要,因为这些国家的大部分劳动力仍在工业部门工作

(Watts et al.,2015,2018)。

人们对气候敏感性疾病日益关注:臭氧层破坏导致紫外线暴露增加,造成恶性黑色素瘤发病率上升(Watts et al.,2018);与气候相关的天气灾害会直接导致发病和死亡,并可能导致与极端天气事件所带来的创伤相关的心理健康障碍(Watts et al.,2015)。

1.4.3.7 对健康的间接影响

大多数与气候相关的健康风险都是通过生态和社会过程来调节的。食品不安全是气候变化的最大影响之一,其产生有多种途径,包括作物歉收、粮食减产、极端天气事件、食源性疾病和其他传染病增加以及国内动乱。重度食品不安全和饥饿,与儿童营养不良、消瘦和发育迟缓有关,而轻度至中度的食品不安全与弱势群体肥胖有关(Swinburn et al.,2019),在中等收入国家高度不平等和非传染性疾病增加的背景下,这是一个令人担忧的矛盾。

与水质(如霍乱)和病媒传播(如疟疾和登革热)有关的疾病受到气温升高和降雨模式变化的影响。气温升高会促进霍乱弧菌的生长,而干旱和极端天气事件导致限制安全饮用水的获取。原先受低温保护的地区如今也受气候变化影响,气候变化改变了携带疟疾的蚊子的活动范围和繁殖率,即使在海拔较高的地方也是如此,这导致新的疟疾流行风险不断增加(Watts et al.,2015)。病媒传播能力的提高也导致登革热发病率上升,2013年估计有5 840万例登革热病例(95%CI 2 360万~1.219亿例),造成约1万人死亡和114万伤残调整寿命年的减少。其中大部分病例发生在亚太、拉丁美洲和加勒比地区,这些地区主要是中等收入国家。传播登革热病毒的埃及伊蚊和白纹伊蚊也是新发和再发的虫媒病毒的传播媒介,如黄热病毒、基孔肯雅病毒和寨卡病毒等(Watts et al.,2018)。

1.4.3.8 抗生素耐药性

中等收入国家对抗生素使用存在一个矛盾:一方面,感染仍然是一个沉重的负担,是一些国家特别是五岁以下儿童的主要死因。通过普及抗生素,估计可避免445 000例肺炎相关的儿童死亡(Laxminarayan et al.,2016)。另一方面,抗生素耐药性(antimicrobial resistance,AMR)是一个日益严重的问题,其主要原因是抗生素使用过度和不当使用(Miller-Petrie et al.,2018)。仅就新生儿死亡率而言,耐药性败血症感染每年导致约214 000名新生儿死亡,主要发生在印度、巴基斯坦、尼日利亚、刚果民主共和国和中国(其中四个是中等收入国家)(Miller-Petrie et al.,2018)。

在中等收入国家应对抗生素耐药性具有挑战性,主要原因如下:

(1) 抗生素消费量不断增加:虽然中等收入国家的人均抗生素使用量仍低于高收入国家,但在2000—2010年间中等收入国家的抗生素消费量增长率最快,耐药指数也较高(Klein et al.,2019)。这在一定程度上是收入增加和抗生素更易获取导致的,但也反映了供应方面的问题,包括:处方法规执行不力、非处方药购买率高以及缺乏合理处方的激励机制,所有这些都导致了抗生素的不当使用。不合规和伪造药品也是一个令人担忧的问题,这个现象在印度很常见,据WHO估计,全球7%的抗生素使用受此影响。(Miller-Petrie et al.,2018;WHO,2018b)。最后,抗生素使用模式的变化导致头孢菌素类、广谱青霉素类和氟喹诺酮类等广谱抗生素使用量增加,以及作为最后手段的抗生素(碳青霉烯类和多黏菌素类)的使用量增加(Laxminarayan et al.,2016)。

(2) 动物抗生素使用:三分之二的抗生素(包括治疗人类感染的抗生素)用于动物,使用未达治疗水平剂量来促进其生长和预防疾病,也使用治疗水平剂量治疗活畜感染(Laxminarayan et al.,2016)。据估计,到2030年,金砖国家(巴西、俄罗斯、印度、中国、南非)在食品生产中的抗生素使用量将增加近一倍(98%),其中仅印度预计就将增加312%(Laxminarayan et al.,2016)。抗生素在养殖业的广泛使用会产生强大的演化压力,促进耐药性感染的发展(Laxminarayan et al.,2016),这将影响人类和动物的健康(包含在“同一健康”概念中)。然而,很少有中等收入国家对动物抗生素使用进行或有足够的能力进行监管或监测(Hu,O'Neill,2019)。

(3) 缺乏抗生素耐药性监测程序:若要有效地设计规划来防止感染传播和不当处方的情况,需要准确的抗生素耐药性数据。然而,很少有中等收入国家建立常规抗生素监测系统。即使建立了监测系统,通常也只在年度耐药性概况报告中公布数据,因此很难迅速对耐药性变化和耐药性生物暴发作出反应(Perez,Villegas,2015)。此外,中等收入国家的抗生素耐药性监测计划中没有包括农业和畜牧业中抗生素使用和抗生素耐药性的数据(WHO,2014)。WHO正在开发一个全球抗生素耐药性监测系统(Global AMR Surveillance System,GLASS),以支持抗生素耐药性全球行动计划开展,旨在提高监测能力和数据质量,尤其是在中低收入国家(WHO,2018a)。

(4) 缺乏来自基层医疗机构的数据:无论是来自监测规划还是具体研究,可获得的关于抗生素耐药性的数据往往侧重于医院环境中的抗生素耐药性,进一步来估计社区的抗生素耐药性发生率(WHO,2018b)。然而,农业和环境中使用的抗生素、不合格和伪造的药物以及自行使用抗生素更有可能影响社区获得性感染。大多数对一线抗生素敏感的细菌感染患者,在基层医疗机构接受治疗后会有所好转,而不会到更高级别的医疗机构就诊。因此,从医院层面的数据来推断抗生素耐药性的趋势可能会高估或低估社区中的抗生素耐药性,而医院和社区环境中的耐药菌株也可能会有所不同。

在中等收入国家(和低收入国家(low-income countries,LICs)),发生抗生素耐药的后果可能比高收入国家更为严重。由于无法获得更新、更有效的药物,再加上健康的社会决定因素较差,耐药菌感染造成的死亡率可能很高(WHO,2018b)。在二线和三线城市,药物往往更加昂贵:据世界银行估计,到2050年,抗生素耐药性可能会使2 800万人陷入贫困(世界银行,2017)。此外,在许多中等收入国家,使用氟喹诺酮类药物治疗耐多药结核病仍是优先事项,所以氟喹诺酮类药物耐药性的增长格外令人担忧(Hu,O'Neill,2019)。

最后,控制抗生素耐药性的策略包括定期洗手和在卫生设施中进行感染控制(Miller-Petrie et al.,2018),与高收入国家相比,中等收入国家在这些方面的执行情况往往较差。同样,疫苗接种可以预防常见感染,减少对抗生素的需求(Miller-Petrie et al.,2018)。然而,随着中等收入国家无法从全球疫苗免疫联盟(Global Alliance for Vaccines and Immunisation,GAVI)获得援助,它们将要承担更高的疫苗费用。截至2020年12月,在金砖五国(即巴西、俄罗斯、印度、中国、南非)和薄荷四国(即墨西哥、印度尼西亚、尼日利亚、土耳其)中,只有印度、尼日利亚和印度尼西亚仍有资格获得援助(Hu,O'Neill,2019)。

1.4.4 中等收入国家的卫生系统

中等收入国家正处于不断发展的动态转型期,面临着复杂多样的卫生挑战,因此其卫生系统必须适应社会不断变化的卫生需求。要做到这一点,仅仅通过提高现有方法的效率是不够的,还需要在有限资源的条件下,对卫生系统进行更全面的考虑。建议中等收入国家遵循以下原则来面向未来的卫生系统:

(1) 成为具有弹性和学习能力的卫生系统。

(2) 努力提高全民健康覆盖。

(3) 除提供医疗服务外,还要注重医疗服务的质量。

(4) 考虑到跨部门合作可能作出的贡献。

1.4.4.1 具有弹性和学习能力的卫生系统

"弹性"描述的是卫生系统能够抵御冲击并适应性提供所需服务的程度(Kruk et al.,2015;Massuda et al.,2018)。虽然2014—2016年西非埃博拉危机后,这一短语才获得了广泛关注,但越来越多的人认识到,在反复受到冲击和资源受限的卫生系统(如资金短缺、人员配置不可靠、政策和指导方针不断变化以及行政负担不断加重)中,弹性的重要性(Gilson et al.,2017;Massuda et al.,2018)。

弹性卫生系统有以下五个要素特征:① 对可用资源和薄弱环节(人力、物力、信息)的认识;② 满足各社区不同卫生需求的能力(部分以实现全民健康覆盖的程度来衡量);③ 在继续提供其他基本卫生服务的同时,迅速识别并控制新的卫生威胁的自我调节能力;④ 将卫生服务与其他部门相结合,最大限度地创新应对卫生挑战的解决方案(这需要明确的沟通和信息共享);⑤ 适应新的卫生需求,既能应对突发事件,也能应对疾病负担的动态缓慢变化(Kruk et al.,2015)。

学习型卫生系统的核心宗旨是将常规收集的数据作为持续改进的基础,并将其融入日常服务中(English et al.,2016)。通过这种方式,学习型卫生系统可以迅速调整其实践,采用新的证据来提高患者护理质量。

无论是具有弹性还是学习能力的卫生系统,都依赖于准确和最新的数据,并以此为决策、评估和调整(根据现有证据)的基础。迄今为止,许多中等收入国家缺乏全面的民事登记和生命统计系统(civil registration and vital statistics,CRVS)。在中等收入国家努力加强其卫生系统的过程中,有必要对常规信息系统进行投资。事实证明,将信息收集系统作为加强初始卫生系统措施的一部分,会比日后再建造信息收集系统更具成本效益(English et al.,2016)。

1.4.4.2 全民健康覆盖

2005年,WHO所有成员国承诺努力实现全民健康覆盖,即所有人都能在需要时获得高质量的医疗卫生服务(包括预防、促进、治疗、康复和姑息治疗服务),而没有经济困难的风险(世界卫生大会,2005)。对于中等收入国家的卫生系统而言,“全民健康覆盖”是一个尤为强大和统一的原则:围绕向所有人提供基本医疗服务而设计的系统,无论其公民身份、国籍、年龄或性别如何,都能更好地应对复杂的疾病负担并为共病/多重慢病患者(通常是青壮年患者)提供综合医疗服务。全民健康覆盖也是更好地为移民提供医疗服务战略中的一个关键因素,它可以降低移民医疗障碍,包括使用服务的权利、服务地点和服务内容,以及当患者经常不在同一诊所就诊时,医疗服务提供者之间的基本信息共享。

虽然很少有中等收入国家可以声称已经实现了全民健康覆盖,但一些中等收入国家已经取得了明显的进步(详见世界银行的报告)(Cotlear et al.,2015)。尽管各个国家方法各不相同,但其关键特征都包括增加医疗卫生支出、汇集资金、下放医疗管理权、有效的公私伙伴关系以及扩大初级综合保健服务(Cotlear et al.,2015;Castro et al.,2019)。文本框1.4.3详细介绍了巴西为实现全民健康覆盖所做的努力。

文本框1.4.3 巴西为全民健康覆盖所做的努力

巴西全民健康覆盖的基础是单一卫生系统(Sistema Unico de Saúde,SUS),这是1988年巴西宪法将健康作为普遍人权后,于1990年建立的统一卫生系统。SUS下放了卫生规划的筹资和管理权,由联邦和市政机构分担权力。所有公民都有权享受SUS提供的服务,但由于高收入群体购买私人保险,这意味着单一卫生系统主要为较贫困和未投保人口服务。

正如卡斯特罗及其同事(2019)所解释的那样,单一卫生系统改变了医疗保健服务的模式,扩大了初级综合保健服务,并投资家庭健康战略(社区一级健康服务平台),从而将服务提供人数从1998年的700万人左右(占总人口的4%)增加到2018年的1.3亿人左右(占总人口的62%)。此外,巴西还发展了精神卫生服务、紧急护理服务和专科门诊服务。建立公私合作伙伴关系,增加获得专业护理的机会,其中公共部门为服务和设施提供资金,私营部门提供管理和工作人员(Castro et al.,2019)。

SUS显著改善了健康结局,包括提高了出生时预期寿命,使5岁以下儿童死亡率从1990年的64/1 000降至2015年的15/1 000,还提高了免疫覆盖率。SUS使巴西能够满足其人口快速变化产生的卫生需求,其驱动力包括从农村向城市地区的移民、亚马逊地区人类活动的扩大导致重新出现的传染病以及人口学和流行病学的快速转变导致非传染性疾病负担日益加重(Castro et al.,2019)。

然而,巴西也给中等收入国家敲响了警钟,提醒他们注意卫生保健成果的脆弱性。当政治领导层发生变化、对卫生系统投资减少时,情况很容易出现逆转。巴西在2016年实施紧缩措施,包括限制卫生支出的增长,而对生殖和青少年医疗服务的改革,可能会限制对医疗服务的获取(由于担心助长堕胎),并且未能明确将女同性恋、男同性恋、双性恋、变性人和存疑(lesbian,gay,bisexual,transgender,and questioning,LGBTQ+)群体纳入部长任务(而是声称"多元化政策威胁了巴西家庭"),还有阻止教师讨论性别、身份和性取向的教育政策,将增加枪支可用性的枪支法修正案,以及可能降低的烟草税,所有这些都有可能逆转(至少部分逆转)过去30年来之不易的卫生保健成果(Castro et al.,2019)。

尽管全民健康覆盖的原则日益为人们所接受,但筹资问题仍存在较多争议。向全民健康覆盖迈进使各国的医疗卫生总支出增加,即使在效率显著提高的情况下也是如此。负担这种增长的能力主要取决于经济增长及可用国民收入增加。然而,除了增加支出外,全民健康覆盖还需要汇集支出,并将缴费标准与使用标准(即单纯的健康需求)区别开来。目前有不同的策略来汇集支出(Schuster et al.,2018):一些国家使用一般税收;然而,在失业率高、税基小(可能已被征收重税)的国家,这可能具有挑战性。一些国家使用强制性工资缴款(Hong,2009),而另一些国家则将公共医疗保险的目标对准不符合就业计划标准的最弱势群体(如墨西哥的Seguro Populare计划(Frenk et al.,2006))。

各国还需要决定为哪些卫生服务提供资金(通常称为"最低福利包")。这也取决于各国经济能力。不过,《疾病控制重点项目(第三版)》建议,所有国家都应根据投入产出比、疾病负担和实施可行性,努力提供标准化的基本医疗服务包(Watkins et al.,2017)。

关于移民能在多大程度上享受到新出现的各种全民健康覆盖模式,目前还存在争论。泰国是最著名的移民包容性政策范例之一:持有工作许可证的移民能完全享受到泰国社会保障计划,该计划的资金来自强制性工资税,包括雇主、雇员和政府的缴款。然而,泰国的大多数移民都是无证移民,因此没有资格享受社会医疗保险。因此,泰国于2001年制定了一项移民医疗保险计划,移民(无论有无工作证)都可以通过每年自愿预缴保费的方式加入该计划。之后该计划扩展到移民家属。此外,泰国还创新性地投资创建移民友好型医疗服务,包括利用社区志愿工作者协助开展健康教育、流动诊所和双语路标。这些努力有助于增加移民获得医疗服务的机会,改善诊断和治疗,并降低大额自费支付带来的财务风险。尽管这些举措颇具成效,但仍需努力提高移民的参保比例(Tangcharoensathien et al.,2017)。

1.4.4.3 优质医疗服务

医疗服务质量与提供医疗服务同样重要:柳叶刀全球高质量卫生体系委员会发现,提高医疗服务质量每年可在中低收入国家挽救约800万人的生命。此外,提高医疗服务质量可以提高患者的信任程度并改善患者对医疗系统的体验(Kruk et al.,2018)。然而,中等收入国家的卫生系统资源仍不能满足需求,因此需要采取创新战略,以提供维持优质医疗服务的费用。其中任务转移和数字技术越来越多地被用于在中等收入国家中推广优质医疗服务。

任务转移

任务转移是在全球卫生领域广泛采用的一种方法,指将任务重新分配给专业程度较低的卫生保健工作者的过程(WHO,2007),任务转移在撒哈拉以南非洲地区应对艾滋病毒疫情时被成功地大规模采用:咨询和检测工作从护士“转移”到非专业咨询人员或社区卫生工作者(community health workers,CHW);治疗的启动和监测从医生转移给护士,机会性感染的诊断和管理也是如此;晚期疾病的管理也从传染病专家转移给非专科医生(WHO,2007)。

任务转移已被用于心血管疾病的预防和管理(Ogedegbe et al.,2014)以及改善孕产妇和儿童的健康结局。由社区卫生工作者向孕妇和新妈妈提供健康教育,确定高危妊娠以转诊到医疗中心。也负责进行新生儿检查,治疗新生儿感染并在必要时转诊至进一步护理,以及监测生长发育和接种疫苗情况等(Balsari et al.,2017)。在全球的外科、产科和麻醉科中,越来越多的助理临床医生代替医生负责手术和麻醉(Federspiel et al.,2018)。

虽然多项试验表明,任务转移成功地在不牺牲护理质量的情况下扩大了护理的可及性,但很少有证据表明,在扩大此类干预措施的规模时,哪些因素对保持护理质量至关重要。不过,有效的监督、明确的指导方针、充分的初始培训和定期再培训似乎都是任务转移成功的重要因素(Mason et al.,2006;WHO,2008)。

数字医疗技术

越来越多研究将数字技术纳入:用以弥补覆盖面的不足、加强与患者的沟通、改善诊断和治疗、改善数据管理以及协助医疗系统内的金钱交易(并限制欺诈和滥用)。技术包括移动医疗(移动保健)和基于计算机的信息应用。随着移动电话和互联网迅速普及,利用移动技术提供健康干预的可行性越来越高(Lewis et al.,2012)。

目前已有证据表明移动医疗(也称为mHealth)干预在中低收入国家的价值。短信提醒已被证明能够改善抗逆转录病毒药物的治疗依从性和疟疾诊断的就医情况(Liu,Modrek,2016;Amankwaa et al.,2018),MomConnect(南非国家卫生部推出的在线健康教育服务平台)等教育干预措施能够有效地向孕妇提供针对性的健康促进信息(Seebregtsi et al.,2016)。数字技术还通过手机或平板电脑的应用程序实现了任务转移,这些应用程序旨在协助卫生工作者在现场或初级保健中进行诊断和治疗(Lewis et al.,2012)。虚拟咨询减少了亲自到诊所就诊的需求,增加了可能存在地理、交通和资金障碍的地方获得护理的机会(Lewis et al.,2012)。此外,那些因害怕被排斥而感到耻辱和抵制就医的患者可能更喜欢虚拟咨询。相比之下,在中等收入国家,信息系统的使用包括电子病历和数据管理系统还不太成熟。

尽管试点研究取得了成功,但成功推广的项目很少(例外情况包括南非的MomConnect项目(Seebregtsi et al.,2016)和塞内加尔的mDiabetes项目(World Health Organization,2017))。推广数字干预措施往往需要额外投资;同时电力和互联网接入不稳定,移动数据价格昂贵,因此广泛采用数字预措施仍存在文化和代际障碍(Lewis et al.,2012;Labrique et al.,2018)。此外,尽管数据是学习型卫生系统的基础,但许多中等收入国家并没有利用现有技术协助数据收集和管理(Lewis et al.,2012)。

1.4.4.4 跨部门合作

社会和经济转型对疾病负担和结局的影响突出了健康的多面性,并指明了跨部门合作在应对重大公共卫生挑战方面的价值。CRVS系统和定期健康结局报告十分重要,但这往往超出了卫生部门的职权范围。同时,改善住房、水和卫生设施条件的政策对减轻传染病负担至关重要,要解决许多中等收入国家长期存在的不平等问题,需要开展跨部门合作:有针对性的社会福利政策旨在为仍未摆脱贫困的大量“尾部”人口提供救助,这些人的健康负担往往较重,在社会经济五等分层之间重新分配财富的政策有助于减轻下一代的负担。南非的非缴费型养老金和儿童抚养补助金就是扶贫政策的典范,这同样有助于提高受救济者之外人群的健康收益(Aguero et al.,2006;Case,Menendez,2007)。

有条件的现金转移已被用于解决贫困负担和激励高风险人群的健康行为:在印度尼西亚,有条件的现金转移将疫苗接种率提高了30%(Kusuma et al.,2017),而墨西哥的Oportunidades CCT项目和巴西的Bolsa Familia项目与儿童健康、生长和发育的改善以及就医行为的增加等其他积极的健康和教育成果相关联(Fernald et al.,2008;Shei et al.,2014)。

最后,国家税收政策以及食品营养成分监管是解决公共卫生负担的有力工具。对烟草、酒精和含糖饮料征收消费税是减少消费的有效策略,可降低相关疾病(包括心血管疾病、癌症、人际暴力)的风险、发病率和死亡率(卫生财政政策工作队,2019)。规定加工食品中含盐量目标有望进一步降低心脏病死亡率(Webster et al.,2017)。这些政策表明,政府在引导民众作出健康选择过程中的价值,也建议类似的方法可以应用于其他产品。有关烟草的讨论,详见文本框 1.4.4。

文本框1.4.4 烟草、酒精和含糖饮料消费税的力量

在巴西、南非、乌克兰、土耳其和菲律宾等中等收入国家,烟草消费税得到了有效利用(卫生财政政策工作队 Task Force on Fiscal Policy for Health,2019),但仍有进一步提高的空间,以达到WHO推荐的70%的烟草消费税水平(World Health Organization,2010)。图1.4.6显示了巴西人均烟草销量随着价格上涨而发生的变化:2006—2011年间,每包烟草的实际价格上涨了34%,人均烟草消费量相应下降了19%。2012—2016年,每包烟草的实际价格又上涨了33%,相应地,成人人均烟草消费量总体下降了近50%(卫生财政政策工作队,2019)。

俄罗斯仍然是世界上酒精消费量最高的国家之一。然而,2004年,俄罗斯出台了禁止酒类广告、限制酒类供应和对含酒精饮料征税的法律,结果到2014年,酒精消费量下降了三分之一(卫生财政政策工作队,2019)。墨西哥采用10%的含糖饮料税,含糖饮料的消费量在征税前两年减少了7.6%,其中最贫困的社会经济群体的消费量减少幅度最大(Colchero et al.,2017)。进一步的预测表明,2016—2026年间,该税收将预防18.93万例2型糖尿病、2.04万例中风和心脏病发作以及1.89万例35岁及以上成年人死亡(Sánchez-Romero et al.,2016)。南非于2018年推出了类似的政策(健康促进税),预计将在未来20年内预防8 000例与糖尿病相关的过早死亡。

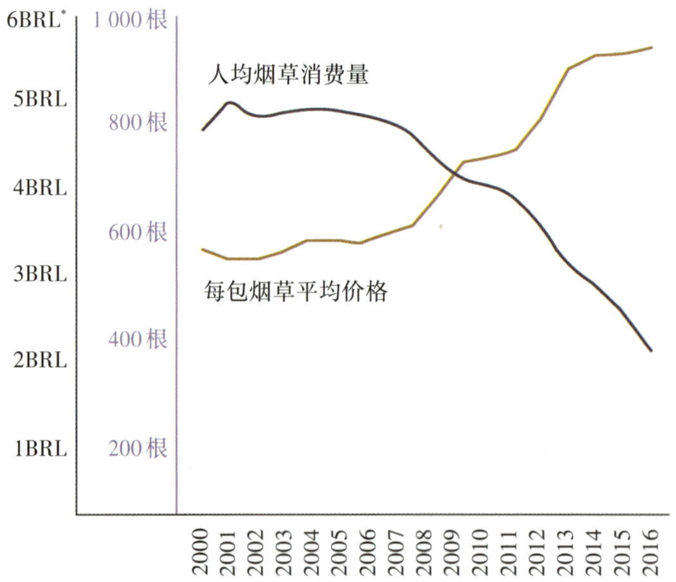

图1.4.6 巴西2000—2016年烟草价格和人均烟草消费量

注:*BRL:巴西雷亚尔,巴西的货币单位。

资料来源:Health Taxes to Save Lives(2019)Task Force on Fiscal Policy for Health(2019)'Health Taxes to Save Lives: Employing Effective Excise Taxes on Tobacco, Alcohol, and Sugary Beverages'.New York: Bloomberg Philanthropies.

1.4.5　讨论

中等收入国家在地理、政治和人口规模上各不相同，但都在经历社会、经济和卫生转型，这就需要对其卫生系统进行调整，以满足人全生命周期中不断变化的需求。基于全民健康覆盖原则投资于有弹性和学习能力的医疗系统，使中等收入国家能够在以下背景下提供医疗服务：中等收入国家持续存在的不平等、三重(或四重)疾病负担、共病/多重慢病、精神障碍和物质使用障碍的日益普遍，以及移民、气候变化和抗生素耐药性对健康产生影响。如果不能调整当前的卫生系统运作，很可能会导致卫生支出与结局之间出现偏差，即增加的支出无法产生更大的影响。此外，这些转型国家不断变化的卫生状况和负担的性质也要求卫生部门与其以外的部门相互配合，需强调跨部门合作的价值，以及“将健康融入所有政策”的策略。

虽然本章的大部分内容都集中在伴随经济增长而出现的卫生转型上，但健康状况的变化也会产生经济影响：健康状况改善会带来生产率提高、治疗费用降低；反之，健康状况差，会对经济增长产生负面影响。在全生命周期中，对有效的预防和促进战略进行投资可以产生极高的成本效益，并随着时间的推移转化为教育和生存质量的改善。然而，投资重心在于协调好目前需要关注的普遍负担和预防未来疾病之间的矛盾。此外，许多预防战略需要在卫生部门之外进行投资，以改变健康的上游社会、结构和环境决定因素。全民健康覆盖和部门间合作是管理这些冲突的优先事项，以便在现有资源的情况下，满足转型期人口的卫生需求。

想要在中等收入国家实现必要的卫生系统改革，就需要持续投入研究，并认识到文化和环境“适应性”的复杂性。在此强调了一些需要进一步研究的领域：有关风险、发病率和死亡率模式的准确数据对于设计和监测干预措施至关重要。当务之急是更好地了解共病/多重慢病的情况，尤其要关注青少年和青年人，这两个群体在现有的卫生基础设施中得不到很好的服务。移民、气候变化和抗生素抗药性对初级卫生保健和农业的全面影响也是值得持续关注的研究议程。此外，还需要开展研究来评估干预措施并获得推动学习型卫生系统发展的数据，包括影响干预效果以及推广策略的文化可接受性和国情契合性的问题。实施专家可以就如何将常规数据纳入卫生系统绩效评估以及如何有效地将证据转化为实践和政策提供建议。

成本是所有国家特别是中等收入国家需要面临的挑战。医疗保健费用会随着预期寿命延长和疾病负担变化而增加。同时，针对传染病、非传染病和伤害相关疾病负担的干预战略可能会有所不同，这意味着需要同时进行投资。关于中等收入国家努力实现全民健康覆盖的建议，对国家卫生服务提出了更高的要求，所以确定工作重心是当务之急。然而，现实情况是，中等收入国家无法涵盖针对所有人所有情况的所有干预措施。即使是较大的经济体(如中国、印度和巴西)也是如此，它们仍然容易受到全球金融体系固有压力的影响，包括贸易战、经济萧条和经济衰退。为了在未来产生健康效益，许多中等收入国家需要来自双边援助国、慈善机构、国际货币基金组织(International Monetary Fund，IMF)、世界银行和联合国系统的外部支持和援助，以支撑眼前的费用及加强系统和促进健康的支出。

转型期中等收入国家所面临的卫生挑战对领导层提出了较高要求，而经过实践检验能够保证改善卫生成果的战略寥寥无几。本章强调的挑战对各级卫生部门领导层提出要求，并延伸到其他部门(包括基础设施、水、社会发展、住房、教育、环境政策、城市规划、立法和治安)。成功的领导层能够影响实现全民健康覆盖的政治议程，同时平衡利益冲突的挑战，并利用证据来支持决策。

好政策是必要的，但还不够。治理，即战略性执行政策、获得认可、监督以及追究各方责任的能力，是至关重要的。许多中等收入国家需要建立机构并加强其监督公共卫生立法的能力，例如，巴西和南非在执行烟草立法方面的成功经验值得借鉴，也可为进一步发展治理结构提供动力。

1.4.6 结论

中等收入国家正在经历复杂、快速的经济和社会转型。这种转型通常是长期的、非线性的,对传统的卫生系统机构提出了巨大挑战。创新政策应侧重建立具有弹性、学习能力的卫生系统,使其能够更好地提供全民健康覆盖,并利用跨部门合作、任务转移和数字医疗技术提供高质量的医疗服务。投资于进一步研究,生成新数据并更好地将证据转化为政策和规划,加强领导和治理,支持中等收入国家满足其因人口不断变化而产生的健康和发展需求。

(翻译:崔富强)

参考文献

Abubakar, I., et al.(2018).The UCL-Lancet Commission on Migration and Health: the health of a world on the move.The Lancet, 392(10164), 2606-54.

Aguero, J.M., Carter, M.R., and Woolard, I.(2006).The Impact of Unconditional Cash Transfers on Nutrition: The South African Child Support Grant.Southern Africa Labour and Development Research Unit Working Paper Number 06/08.Cape Town[Online].Available at: https://www.saldru.uct.ac.za

Amankwaa, I., et al.(2018).Effectiveness of short message services and voice call interventions for antiretroviral therapy adherence and other outcomes: a systematic review and meta-analysis.PLoS One, 13(9), e0204091.

Balsari, S., et al.(2017).Task Shifting in Healthcare: Reframing the AYUSH Debate.Cambridge, MA.[Online]Available at: https://cdn2.sph.harvard.edu/wp-content/uploads/sites/114/2017/12/Task-Shifting-in-Indian-Healthcare-Jan-2017.pdf

Bawah, A., et al.(2016).The evolving demographic and health transition in four low-and middle-income countries: evidence from four sites in the INDEPTH network of longitudinal health and demographic surveillance systems.PloS One, 11(6), e0157281.

Beaglehole, R.and Bonita, R.(2004).Public Health at the Crossroads: Achievements and Prospects.Cambridge: Cambridge University Press. [Online] Available at: https://www. cambridge. org/vu/academic/subjects/medicine/epidemiology-public-health-and-medical-statistics/public-health-crossroads-achievements-and-prospects-2nd-edition? format=PB&isbn=9780521540476

Biciunaite, A.(2014).Does Economic Growth Raise Life Expectancy—Do Wealthier Countries Live Longer? Euromonitor International.[Online]Available at: https://blog.euromonitor.com/economicgrowth-and-life-expectancy-do-wealthier-countries-live-longer/

Case, A.and Menendez, A.(2007).Does money empower the elderly? Evidence from the Agincourt demographic surveillance site, South Africa.Scandinavian Journal of Public Health, 69, 157-64.

Castro, M.C., et al.(2019).Brazil's unified health system: the first 30 years and prospects for the future.The Lancet, 394(10195), 345-56.

Chang, AY., et al.(2019).Chronic multimorbidity among older adults in rural South Africa.BMJ Global Health, 4(4), e001386.

Chao, F., et al.(2018).National and regional under-5 mortality rate by economic status for low-income and middle-income countries: a systematic assessment.The Lancet, 6(5), e535-47.

Coale, A.J.(1989).Demographic transition.In: Eatwell, J., Millgate, M., and Newman, P.(eds.)Social Economics.London: Palgrave Macmillan UK, pp.16-23.

Colchero, M.A., et al.(2017).In Mexico, evidence of sustained consumer response two years after implementing a sugar-sweetened beverage tax.Health Affairs, 36(3), 564-71.

Cotlear, D., et al.(2015).Going Universal: How 24 Developing Countries are Implementing Universal Health Coverage from the Bottom Up.Washington, DC: The World Bank.

Degenhardt, L., et al.(2017).Estimating treatment coverage for people with substance use disorders: an analysis of data from the World Mental Health Surveys.World Psychiatry, 16(3), 299-307.

Elsey, H., et al.(2019).Rethinking health systems in the context of urbanisation: challenges from four rapidly urbanising low-income and middle-income countries.BMJ Global Health, 4(3), e001501.

English, M., et al.(2016).Building learning health systems to accelerate research and improve outcomes of clinical care in low-and middle-income countries.PLOS Medicine, 13(4), e1001991.

Ezeh, A., et al.(2017).The history, geography, and sociology of slums and the health problems of people who live in slums.The Lancet, 389(10068), 547-58.

Federspiel, F., et al.(2018).Global surgical, obstetric, and anesthetic task shifting: a systematic literature review.Surgery, 164(3), 553-8.

Fernald, L.C., Gertler, P.J., and Neufeld, L.M.(2008).Role of cash in conditional cash transfer programmes for child health, growth, and development: an analysis of Mexico's Oportunidades.The Lancet, 371(9615), 828-37.

Ford, N.D., Patel, S.A., and Narayan, K.M.V.(2017).Obesity in lowand middle-income countries: burden, drivers, and emerging challenges.Annual Review of Public Health, 38, 145-64.

Frenk, J., et al.(2006).Comprehensive reform to improve health system performance in Mexico.Lancet(London, England), 368(9546), 1524-34.

Gill, I.and Kharas, H.(2007) An East Asian Renaissance: Ideas for Economic Growth.Washington, DC: World Bank.[Online] Available at: https://openknowledge.worldbank.org/handle/10986/6798(Accessed: 1 November 2019)

Gilson, L., et al.(2017).Everyday resilience in district health systems: emerging insights from the front lines in Kenya and South Africa.BMJ Global Health, 2(2), e000224.

Ginsburg, C., et al.(2018).Association between internal migration and epidemic dynamics: an analysis of cause-specific mortality in Kenya and South Africa using health and demographic surveillance data.BMC Public Health, 18(1), 918.

Gosselin, R., et al.(2009).Injuries: the neglected burden in developing countries.Bulletin of the World Health Organization, 87(4), 246-46.

Groenewald, P., et al.(2017).Burden of disease.In: Massyn, N., et al.(eds.) District Health Barometer 2016/2017.Durban: Health Systems Trust, pp.206-26.

Grover, A.and Singh, R.(2015).Urban pollution, health, and sustainable development in Delhi.In: Condie, J.and Cooper, A.M.(eds.) Dialogues of Sustainable Urbanisation: Social Science Research and Transitions to Urban Contexts.University of Western Sydney.

Health Effects Institute(2019) State of Global Air 2019.Special Report.Boston, MA.[Online] Available at: https://www.stateofglobalair.org/report

Hong, P.K.(2009).Health care in Malaysia: the dynamics of provision, financing and access—edited by Chee Heng Leng and Simon Barraclough.Singapore Journal of Tropical Geography, 30(1), 144-7.

Hosegood, V., et al.(2007).Revealing the full extent of households' experiences of HIV and AIDS in rural South Africa.Social Science&Medicine, 65(6), 1249-59.

Hosseinpoor, A.R., et al.(2016).Data resource profile: WHO Health Equity Monitor(HEM).International Journal of Epidemiology, 45(5), 1404-5e.

Hu, J.and O'Neill, L.(2019).Antimicrobial resistance: more quick action is needed in BRICS and MINT economic transition countries. BMJ Opinion. [Online] Available at: https://blogs. bmj. com/bmj/2019/10/02/antimicrobial-resistance-more-quick-action-isneeded-in-brics-and-mint-economic-transition-countries/

Institute for Health Metrics and Evaluation(IHME)(2018).India Profile, IHME.[Online] Available at: http://www.healthdata.org/india

Institute for Health Metrics and Evaluation(IHME)(2018a).Brazil Profile, IHME.[Online] Available at: http://www.healthdata.org/brazil

Institute for Health Metrics and Evaluation(IHME)(2018b).China Profile, IHME.[Online] Available at: http://www.healthdata.org/china

Institute for Health Metrics and Evaluation(IHME)(2018c).Global Burden of Disease(GBD), IHME.[Online] Available at: http://www.healthdata.org/gbd

Institute for Health Metrics and Evaluation(IHME)(2018d).Mexico Profile, IHME.[Online] Available at: http://www.healthdata.org/mexico

Institute for Health Metrics and Evaluation(IHME)(2018e).Russian Federation Profile, IHME.[Online] Available at: http://www.healthdata.org/russia

Institute for Health Metrics and Evaluation(IHME)(2018f).South Africa Profile, IHME.[Online]Available at: http://www.healthdata.org/south-africa

International Monetary Fund (2000). Transition Economies: An IMF Perspective on Progress and Prospects. [Online] Available at: https://www.imf.org/external/np/exr/ib/2000/110300.htm

Klein, E.Y., et al.(2019).Tracking global trends in the effectiveness of antibiotic therapy using the Drug Resistance Index.BMJ Global Health, 4(2), e001315.

Kruk, M.E., et al.(2015).What is a resilient health system? Lessons from Ebola.Lancet(London, England), 385(9980), 1910-12.

Kruk, M.E., et al.(2018).High-quality health systems in the sustainable development goals era: time for a revolution.The Lancet, 6(11), e1196-252.

Kusuma, D., et al.(2017).New evidence on the impact of large-scale conditional cash transfers on child vaccination rates: the case of a clustered-randomized trial in Indonesia.World Development, 98, 497-505.

Labrique, A.B., et al.(2018).Best practices in scaling digital health in low and middle income countries.Globalization and Health, 14(1), 103.

Laxminarayan, R., et al.(2016).Access to effective antimicrobials: a worldwide challenge.Lancet, 387(10014), 168-75.

Leon, D.A.and Walt, G.(2000).Poverty, inequality, and mental health in developing countries.In: Leon, D.and Walt, G.(eds)Poverty, Inequality, and Health.Oxford: Oxford University Press.

Lewis, T., et al.(2012).E-health in low-and middle-income countries: findings from the Center for Health Market Innovations.Bulletin of the World Health Organization, 90(5), 332-40.

Liu, J.X.and Modrek, S.(2016).Evaluation of SMS reminder messages for altering treatment adherence and health seeking perceptions among malaria care-seekers in Nigeria.Health Policy and Planning, 31(10), 1374-83.

Lurie, M.N., et al.(2003).Who infects whom? HIV-1 concordance and discordance among migrant and non-migrant couples in South Africa.AIDS, 17(15), 2245-52.

M`yambo Magodoro, I., et al.(2019).Engagement in HIV care as an avenue to primary care in rural South Africa: results from the Vukuzazi population health platform.Open Forum Infectious Diseases, 6(Supplement_2), S13-S14.

Manne-Goehler, J., et al.(2017).The ART advantage: health care utilization for diabetes and hypertension in rural South Africa.JAIDS Journal of Acquired Immune Deficiency Syndromes, 75(5), 561-67.

Manyanga, T., et al.(2014).The prevalence of underweight, overweight, obesity and associated risk factors among school-going adolescents in seven African countries.BMC Public Health.BioMed Central, 14(1), 887.

Mason, J.B., et al.(2006).Community health and nutrition programs.In: Jamison, D., et al.(eds.)Disease Control Priorities in Developing Countries(2nd ed.).New York: Oxford University Press.

Massuda, A., et al.(2018).The Brazilian health system at crossroads: progress, crisis and resilience.BMJ Global Health, 3(4), e000829.

McEwen, B.S.and Seeman, T.(1999).Protective and damaging effects of mediators of stress.Elaborating and testing the concepts of allostasis and allostatic load.Annals of the New York Academy of Sciences, 896, 30-47.

Miller-Petrie, M., Pant, S., and Laxminarayan, R.(2018).Drug resistant infections.In: Holmes, K., et al.(eds.)Disease Control Priorities(3rd ed.): Volume 6, Major Infectious Diseases.Washington, DC: World Bank.

Miranda, J.J., et al.(2019).Understanding the rise of cardiometabolic diseases in low-and middle-income countries.Nature Medicine, 25(11), 1667-79.

Murthy, R.S.(2017).National Mental Health Survey of India 2015-2016.Indian Journal of Psychiatry, 59(1), 21-6.

Ogedegbe, G., et al.(2014).Task shifting interventions for cardiovascular risk reduction in low-income and middle-income countries: a systematic review of randomised controlled trials.BMJ Open, 4(10), e005983.

Patel, V., et al.(2018).The Lancet Commission on global mental health and sustainable development.Lancet, 392(10157), 1553-98.

Patil, R.R.(2014).Urbanization as a determinant of health: a socioepidemiological perspective.Social Work in Public Health, 29(4), 335-41.

Patton, G.C., et al.(2016).Our future: a Lancet commission on adolescent health and wellbeing.The Lancet, 387(10036), 2423-78.

Perez, F.and Villegas, M.V.(2015).The role of surveillance systems in confronting the global crisis of antibiotic-resistant bacteria.Current Opinion in Infectious Diseases, 28(4), 375-83.

Preston, S.H.(1975).The changing relationship between mortality and level of economic development.Population Studies, 29(2), 231-48.

Pritchett, L.and Summers, L.H.(1993).Wealthier is Healthier.1150.Washington, DC: World Bank.[Online]Available at: http://documents.worldbank.org/curated/en/684651468741004317/pdf/multi0page.pdf

Sánchez-Romero, L.M., et al.(2016).Projected impact of Mexico's sugar-sweetened beverage tax policy on diabetes and cardiovascular disease: a modeling study.PLOS Medicine, 13(11), e1002158.

Saxena, A., et al.(2019).The distributional impact of taxing sugarsweetened beverages: findings from an extended cost-effectiveness analysis in South Africa.BMJ Global Health, 4(4), e001317.

Schuster, R.C., et al.(2018).Performance-based financing empowers health workers delivering prevention of vertical transmission of HIV services and decreases desire to leave in Mozambique.International Journal of Health Policy and Management, 7(7), 630-44.

Seebregtsi, C., et al.(2016).MomConnect: an exemplar implementation of the Health Normative Standards Framework in South Africa. South African Heath Review, pp.125-36.[Online]Available at: https://www.hst.org.za/publications/South African Health Reviews/11 MomConnect An exemplar implementation of the Health Normative Standards Framework in SA.pdf

Shei, A., et al.(2014).The impact of Brazil's Bolsa Família conditional cash transfer program on children's health care utilization and health outcomes.BMC International Health and Human Rights, 14, 10.

Sum, G., et al.(2019).Implications of multimorbidity patterns on health care utilisation and quality of life in middle-income countries: cross-sectional analysis.Journal of Global Health, 9(2), 020413.

Swinburn, B.A., et al.(2019).The global syndemic of obesity, undernutrition, and climate change: the Lancet Commission report.The Lancet, 393(10173), 791-846.

Tangcharoensathien, V., Thwin, A.A., and Patcharanarumol, W.(2017).Implementing health insurance for migrants, Thailand.Bulletin of the World Health Organization, 95(2), 146-51.

Task Force on Fiscal Policy for Health(2019).Health Taxes to Save Lives: Employing Effective Excise Taxes on Tobacco, Alcohol, and Sugary Beverages. New York: Bloomberg Philanthropies. [Online] Available at: https://www.bloomberg.org/program/public-health/task-force-fiscal-policy-health

The Academy of Medical Sciences(2018).Multimorbidity: A Priority for Global Health Research.[Online]Available at: https://acmedsci.ac.uk/file-download/82222577

The World Bank in Middle Income Countries(2018).[Online]Available at: https://www.worldbank.org/en/country/mic/overview

Thornicroft, G., et al.(2017).Undertreatment of people with major depressive disorder in 21 countries.The British Journal of Psychiatry, 210(2), 119-24.

UNDP (2009). Human Development Report 2009: Overcoming Barriers: Human Mobility and Development. [Online] Available at: http://hdr.undp.org/sites/default/files/reports/269/hdr_2009_en_complete.pdf

United Nations Department of Economic and Social Affairs Population Division(2017).International Migration Report 2017: Highlights (ST/ESA/SER.A/404).New York.[Online]Available at: https://www.un.org/en/development/desa/population/migration/publications/migrationreport/docs/MigrationReport2017_Highlights.pdf

United Nations Population Fund(n.d.).Demographic Dividend, United Nations Population Fund.[Online]Available at: https://www.unfpa.org/demographic-dividend

Watkins, D.A., et al.(2017).Universal Health Coverage and Essential Packages of Care, Disease Control Priorities: Improving Health and Reducing Poverty.Washington, DC: The International Bank for Reconstruction and Development/The World Bank.

Watts, N., et al.(2015).Health and climate change: policy responses to protect public health.The Lancet, 386(10006), 1861-914.

Watts, N., et al.(2018).The 2018 report of the Lancet Countdown on health and climate change: shaping the health of nations for centuries to come.The Lancet, 392(10163), 2479-514.

Webster, J., et al.(2017).South Africa's salt reduction strategy: are we on track, and what lies ahead? South African Medical Journal, 107(1), 20-1.

Wei, Z., et al.(2013).Service utilization for mental problems in a metropolitan migrant population in China.Psychiatric Services, 64(7), 645-52.

Welaga, P., et al.(2009).Coming home to die? the association between migration and mortality in rural South Africa.BMC Public Health.BioMed Central, 9(1), 193.

WHA58.33(2005).Sustainable Health Financing, Universal Coverage and Social Health Insurance.Fifty-eighth World Health Assembly.[Online]Available at: https://apps.who.int/iris/bitstream/handle/10665/20383/WHA58_33-en.pdf? sequence=1

Wittenberg, M., Collinson, M., and Harris, T.(2017).Decomposing changes in household measures: household size and services in

South Africa, 1994-2012. Demographic Research, 37, 1297-326.

World Bank (2017). Drug-Resistant Infections: A Threat to Our Economic Future. Washington, DC. [Online] Available at: http://documents.worldbank.org/curated/en/455311493396671601/pdf/executive-summary.pdf

World Bank (2019). World Bank Country and Lending Groups, World Bank Data Help Desk. [Online] Available at: https://datahelpdesk.worldbank.org/knowledgebase/articles/906519-world-bankcountry-and-lending-groups

World Health Organization (2007). Taking Stock: Task Shifting to Tackle Health Worker Shortages. [Online] Available at: https://www.who.int/healthsystems/task_shifting/TTR_tackle.pdf? ua=1

World Health Organization (2008). Task Shifting: Rational Redistribution of Tasks Among Health Workforce Teams: Global Recommendations and Guidelines. Geneva: WHO. [Online] Available at: https://www.who.int/healthsystems/TTR-TaskShifting.pdf? ua=1

World Health Organization (2010) WHO Technical Manual on Tobacco Tax Administration. Geneva: WHO. [Online] Available at: https://apps.who.int/iris/bitstream/handle/10665/44316/9789241563994_eng.pdf? sequence=1

World Health Organization (2014) Antimicrobial Resistance: Global Report on Surveillance. Geneva: WHO. [Online] Available at: https://apps.who.int/iris/bitstream/handle/10665/112642/9789241564748_eng.pdf? sequence=1

World Health Organization (2017). mDiabetes, An Innovative Programme to Improve the Health of People with Diabetes in Senegal|WHO|Regional Office for Africa. Geneva: WHO. [Online] Available at: https://www.afro.who.int/news/mdiabetes-innovativeprogramme-improve-health-people-diabetes-senegal

World Health Organization (2018a). Global Antimicrobial Resistance Surveillance System (GLASS) Report: Early Implementation 2016-2017. Geneva: WHO. [Online] Available at: https://www.who.int/glass/resources/publications/early-implementation-report/en/

World Health Organization (2018b). Technical Series on Primary Health Care: Antimicrobial Resistance and Primary Health Care. Geneva: WHO. [Online] Available at: https://apps.who.int/iris/bitstream/handle/10665/328084/WHO-HIS-SDS-2018.57-eng.pdf

World Health Organization (n.d., a) Global Health Observatory data repository: Health Equity Monitor Database. Geneva: WHO. [Online] Available at: http://apps.who.int/gho/data/node.main.nHE-1540? lang=en

World Health Organization (n.d., b) SDG 3: Ensure Healthy Lives and Promote Wellbeing for All at All Ages. Geneva: WHO. [Online] Available at: https://www.who.int/sdg/targets/en/

Zhou, M., et al. (2019). Mortality, morbidity, and risk factors in China and its provinces, 1990-2017: a systematic analysis for the Global Burden of Disease Study 2017. The Lancet, 394(10204), 1145-58.

1.5 全 球 化

1.5.1 引言

“全球化”一词，与人类社会的各种变化息息相关，这些变化给个体和群体带来的成本与收益差一直存在争议。目前，关于全球化和公共卫生之间联系的学术研究，旨在阐释全球范围内人群、其他生命形态、经济活动和信息的日益流动对健康的决定因素和结局的影响（Lee，2003b；Labonte et al.，2012；Hanefeld，2015）。人口流动规模和范围的扩大给公共卫生界带来了三个核心挑战：如何持续强化全球化与健康之间因果关系的科学证据基础？需要出台哪些有效的政策使全球化对人群健康的有利影响最大化，并将其不利影响降至最低？如何切实、有效地实施这些政策？

本章首先定义了全球化的概念，以及由此带来的当今世界的变化。然后，介绍了全球化最重要的特征——经济全球化的出现。接着，聚焦于如何开展特定的公共卫生活动以应对全球化带来的改变。本章提出的全球化给公共卫生活动带来的全方位影响与挑战相关内容，将在后面其他章节进行详细叙述。在本章的结尾部分认为，全球卫生治理的预期是通过强化集体的行动来保护和促进人群健康。尽管公共卫生界经常处于应对全球化带来的健康风险的第一线，但迄今为止它在管理和塑造全球化过程和结果方面发挥的作用十分有限。最后本章提出，通过有效的集体行动应对全球化对公共卫生的影响，对未来全球化的可持续性发展至关重要。

1.5.2 什么是全球化？

“全球化”一词，随着其广泛应用，在不同场景中的定义也有所不同。在许多情况下，“全球”一词与“国际”（涉及两个或两个以上国家的主题）一词可以交替使用。有时，全球化被用来描述特定的现象，如快餐店在西方国家之外扩张，好莱坞电影在全球流行，或大量的数字化信息可通过互联网获取。除了定义模糊之外，全球化在规范性评估方面也存在显著差异。一些观察者认为，全球化在推动数百万人的经济增长和繁荣方面有显著的积极作用（Feachem，2001；Bhalla，2018）。相反，其他人则认为全球化是一种当代形式的殖民主义，在国内和国家间造成了新形式的不平等（Cornea，2001；Labonte et al.，2011）。这些截然不同的观点背后是对立的价值观和假设，这也是在研究、政策和倡导社区中产生激烈争论的根源。

虽然本章不打算去深究这些争论中的细微差别，但重要的是要用批判的视角来看待这个术语。广义上，全球化已经被普遍理解为人类社会跨越地理或国界更紧密地融合或相互联系。尽管这一进程可能已经持续了数千年，但自20世纪末以来，跨国界流动的类型、规模和速度及其影响范围都在急剧增加。Held等（1999）写道，人类社会相互联系的程度和范围不断加深正是当代全球化的重要特征。

具体来讲，全球化流动导致人类联系发生三种变化，即空间变化、时间变化、认知变化（Lee，2003a）。空间变化是指人们在物理或地理空间中的组织和互动。“地球村”的概念源于人们远距离建立社会关系的能力增强，这主要得益于信息技术和长途飞行等更加普及，价格更加低廉。同样，全球化对世界经济进行了重组，这使得消费者能够轻松获得许多远距离的商品和服务。这种“距离的消亡”（Cairncross，2001）包括新人文地理学的形成，例如社交媒体中的虚拟社区，人们可以跨越地域空间来进行互动、交流，并形成身份认同。简而言之，全球化带来的空间变化正在深刻地改变人们定义、占据及确定地理的方式。

第二个和全球化密切相关的结果是时间变化，它跟思考和体验时间的方式有关。当今世界的特点是许多事情发生所需的时间在缩短。例如，外汇交易、股票买卖（股票和股份）以及信贷担保等全球金融交易可以在几秒钟内完成；新的交通方式使更多人能够在更短时间内到达更远的地方；机械化和数字化加速了资源开采、制造和分销的过程；反过来，某些任务能够被更快地完成，也推动了商业、通信和运输等社会领域的加速发展（Friedman，2012）。

第三，全球化正在引发认知变化——即看待自己和周围世界的方式在变化。新知识、观念、价值和信仰的产生、传播和应用已然全球化，这是大众和社交媒体（包括广告行业）、研究和教育机构、智库、咨询公司、宗教组织和政治党派共同推动的结果。英语作为外交、商业和科学首选语言的崛起，也反映出认知全球化这一现象。Huntingdon（2011）从时代冲突视角，将其描述为西方和其他世界观之间的历史性“文明冲突”。相比之下，许多人担心全球化正在导致以西方为主导的文化将其他文化同质化，通过蚕食本土文化、语言和信仰体系来威胁全球文化的多样性。还有人认为，全球化使不同社会之间的文化联系得以协商建立，关注诸如人权、性别平等以及环境和劳工标准等普适的观念和价值。还有一些人认为，新的文化正在涌现，是从混杂和融合的过程中产生的“全球大杂烩”（Pieterse，2012）。总的来说，空间、时间和认知相互紧密交织，对全球社会产生复杂和动态的影响，从而带来了正面和负面的结果。

除了全球化引起的变化外，全球化的驱动因素也引发了大量的讨论。以信息、通信技术以及交通为主导的技术显然是跨国界流动的有利因素（Rossignoli et al.，2017）。例如，大型的船只、高效的集装箱管理和行业的整合使得海运每吨的运输成本下降，已经成为制造业向低成本国家大规模转移（离岸外包）的核心原因（Wright，2017）。同样，1997—2015年，个人电脑和配件的消费者价格指数下降了96%（美国劳工部，2015）。

然而一些学者则提出，技术是全球化的赋能者，而不是驱动者。他们认为，推动这种技术变化的基本因素是经济因素。一方面，资本主义的全球扩张是由生产者推动的，以期寻求更少的投入（即原材料、劳动力、研发、运输和通信）、更有效（和最大）的规模化经济以及最终可盈利的市场。另一方面，全球数十亿的消费者期望通过更低廉的价格获得更高质量、更多数量和更大范围的商品与服务，从而推动了这个过程。在18世纪经济学家亚当·斯密提出的市场“无形之手”指引下的经济交易，被认为是全球化背后的真正力量（Schuh，2007；Dicken，2015）。在这个意义上，全球化被视作是一个主要由经济和市场驱动的变化过程。

另一种观点则否认全球化本质上是由技术或经济驱动的过程，认为其不具有相当程度的理性和进步。相反地，他们认为，当前的全球化形式可以说是由特定价值观和信仰驱动的，这些价值观和信仰来源于特定意识形态基础，这一意识形态基础被广泛地称为新自由主义。这种意识形态从20世纪80年代开始在全球传播，占据主导地位，并嵌入全球制度安排中，它定义了促进此类技术发展的产业政策（例如，通过对电信行业的放松管制和私有化来推动信息经济发展），以及出于特定目的的传播（例如，对金融市场的放松管制）。新自由主义还制定了鼓励贸易自由化、基于市场的竞争和外国直接投资（例如税收激励）的经济政策，同时主张以牺牲社会福利和环境保护为代价，将国家的作用降至最低（Slobodian，2018）。

关于全球化驱动因素的不同观点，反过来又支撑着人们对全球变化总体上给人和社会带来的是净成本还是净收益的不同看法。“全球主义者”（当代全球化的支持者）预计总体上全球化会带来积极的收益——一个拥有共同身份、更高效率和生产力、经济增长和愈加繁荣的世界。虽然会有一个过渡时期，期间积累的收益可能分配不均，包括国内和国家间的暂时性贫富不均，但全球主义者相信，从长远来看，全球化过程是进步的，能为最多的人带来最大的收益。与此形成鲜明对比的是，反对者认为，当代全球化的市场驱动逻辑存在根本性的缺陷。这种存在缺陷的逻辑正在导致贫富和权力的严重不平等，这些不平等既不是暂时的，也不是公正的。最终结果是，随着全球化加深，世界从结构上越来越偏向于相对少数人（例如，那些能够接触到技术、教育、资本和有酬就业机会的人），而大多数人不得不过多承担全球化的成本（例如，那些就业不稳定或不安全、工资低、教育程度低的人），为全球化付出代价。因此，虽然全球化可能正在产生大规模的财富，但批评者质疑这种财富最终会“消滴”到全球等级秩序中，只有上层部分人群可以获得最大的利益。新自由主义没有对再分配政策的坚定承诺，同时缺失有实质意义的社会和环境保护。因此，新自由主义全球化被视为正在扩大“有”和“没有”人群的差距（Mittelman，2002）。世界财富越来越多地集中在越来越少的人手中——全球最富有的1%的人在2008—2016年间将他们在世界财富中的份额从42.5%增加到50.1%（瑞士信贷研究所，2017）——这被视为当代全球化带来的结构性不公平的证据。

从公共卫生的角度来看，有大量的证据表明，全球化正在对健康的决定因素产生多样化和复杂化的影响，也对单一个体和人群的健康结果产生了积极和消极的影响。制定健康成本最小化、健康效益最大化的政策，以及确保公共卫生的成本和效益在社会内部和社会之间公平分配的措施，可以说是全球化长期可持续性的核心内容（Bacchetta，Jansen，2011）。为了制定有效的政策措施，需要更全面地理解全球化对公共卫生的影响。

1.5.2.1 全球经济对公共卫生的影响

经济全球化的特点是生产、分配和消费三个过程在世界范围内不断重组并形成体系。尽管经济学家对这种转型的精确发生时间存在分歧，但多数人认为，到20世纪后半叶，这种趋势已经导致世界经济发生根本性转变。这种“全球性转型”的主要特征包括资本流动的自由化、跨国公司在主要工业领域的崛起，以及全球生产网络的出现和扩张。每一项都对公共卫生的决定因素和结果产生了影响。

全球化世界经济的第一个关键支柱是资本流动的自由化，它于20世纪70年代中期在美国出现。历史上，银行、保险公司、投资公司和经纪公司一直受到严格地监管。对金融市场的放松监管，例如取消对金融机构可以交易证券类型的限制、对特定类型证券和银行账户可以支付利息水平的限制，以及有权作为金融中介机构类型的限制，可以增加竞争并鼓励国内外的资本流动。信息和通信技术使得基于电子的快速交易成为可能，最终将各国的金融市场联系在一起。其结果是产生了一个能够进行24小时交易外汇、商品、资本和其他金融资产的全球一体化金融市场（Valdez，2006）。世界的金融资产也相应地繁荣起来，从2005年的136万亿美元增长到2014年的294万亿美元（Witkowski，2015）。预计到2020年，这个数字将增长到371万亿美元，其中三分之一来自新兴经济体（Roxburgh et al.，2011）。

第二个关键支柱是商品和服务的国际贸易增长。虽然几千年来贸易一直是商业的命脉，但自20世纪末以来，世界经济的特征已经转变为生产的全球重组和一体化，以及贸易规模和范围的扩大。从历史上看，各国之间的贸易主要是原材料和自然资源（例如石油、木材）、商品（例如谷物、金属）或制成品（例如纺织品和服装、食品）。1948年，关税及贸易总协定（General Agreement on Tariffs and Trade，GATT）被建立。此后，签署国便可以在其框架下谈判降低贸易商品的关税。1948—1994年，共进行了八轮贸易谈判，这些谈判减免了数千项关税。在此期间，成员国从1947年的23个国家增加到1994年的125个国家，从而建立了全球贸易体系。

国际贸易的增长引发了对建立常设组织的重新支持，推动了1995年世界贸易组织（World Trade Organization，WTO）的成立。截至2018年，世界贸易组织共有164个成员国和23个观察员国，其中许多国家正在申请加入。此外，WTO的职权范围包括：服务贸易、农业、知识产权、政府采购和其他领域（Wilkinson，2014）。总的效果是，世界贸易的增速超过世界产出。例如，2006—2016年，世界商品出口从8万亿美元增加到11万亿美元（增长37.5%），商业服务出口从2.9万亿美元增加到4.8万亿美元（增长66%）（WTO，2017a），这比全球国内生产总值（gross domestic production，GDP）的增长速度快1.1～2倍。不过，2008年开始的全球金融危机导致贸易量大幅下降，到2016年，贸易增长速度甚至低于全球GDP。然而，自2017年以来，世界贸易的总体趋势再次呈现增长趋势（WTO，2017b；WTO，2018）。

全球生产和交易过程的重组是促进国际贸易繁荣的一个重要部分。在许多领域，跨国公司（transnational corporations,TNCs)已经出现,它们将业务的一部分转移到了世界的不同地方。因此,资源开采可能在一个国家进行,制造过程在另一个国家,而研究和营销还在两者以外的其他国家(Dicken,2015)。此外,目标消费者也发生了变化,因为TNCs为全球品牌寻求的是全球市场。根据欧洲品牌研究所(European Brand Institute,2017)的数据,十大最有价值的全球品牌是苹果、谷歌、微软、可口可乐、美国电话电报公司(AT&T)、亚马逊、强生、中国移动、威瑞森和脸书。

在许多行业部门都可以观察到全球经济结构调整对健康造成了短期与长期的影响。一个重要的例子是制药企业。通过兼并和收购形成的大型制药企业在全球范围内占据了主导地位,这包括收购国内仿制药和制造公司以进入新兴市场,以及制药和生物技术行业的整合。表1.5.1按收入列出了2016年世界十大制药公司。在1992年,十大制药公司的收入能够占到全球的三分之一(Tarabusi,Vickery,1998)。到2016年,这一占比增加至40%。市场的整合是由激烈的竞争、研发的高成本、大规模制造的经济效益,以及全球市场和分销能力的需求驱动的(Wright,2017)。例如,据报道,开发一种新处方药并将其推向市场的成本现在约为26亿美元,这一数据相比2003年增长了145%(Mullin,2014)。在全球化背景下,要想在制药领域取得成功,大公司需要具有全球影响力和可观的资源。

表1.5.1 世界十大制药公司(2016年)

公　　司	总部	收入(百万美元)	比上年增长(%)
辉瑞	美国	52 824	8
诺华	瑞士	48 518	−2
默克	美国	39 807	1
罗氏	瑞士	38 369	5
葛兰素史克	英国	37 929	7
赛诺菲	法国	35 633	−1
强生	美国	33 464	7
吉利德	美国	30 390	−7
艾伯维	美国	25 638	12
阿斯利康	英国	23 002	−7

资料来源:Wright,T.,Top 20 Pharma and BioPharma Report,Contract Pharma,25 July 2017. ©Rodman Media. https://www.contractpharma.com/issues/2017-07-01/view_features/top-25-pharma-and-biopharma-report-476409.

酒精饮料产业在2017年的估值达到6 450亿美元,预计到2022年将达到15 940亿美元(美国联合市场研究机构,2017),这是全球经济结构调整中另一个与健康相关的例子。随着在北美、欧洲和澳大利亚/新西兰地区的市场饱和与监管加强,增长可能受到影响,因此该行业已经明显地转向亚洲等新兴市场(Esser,Jernigan,2018)。如此一来,全球竞争的能力反过来又促进了兼并和收购,以及跨国酒类公司(transnational alcohol companies,TACs)在部分行业中日益增长的支配地位。例如,啤酒制造业由安海斯–布希英博(Anheuser-Busch InBev)、喜力(Heineken)和嘉士伯(Carlsberg)引领,它们在2016年生产了全球啤酒供应量的38%。到目前为止,烈酒和葡萄酒行业集中度较低,但生产、分销和消费的进一步全球化预计将受到新市场、新产品开发和营销以及贸易和投资自由化竞争加剧的刺激(Mitchell,Casben,2016)。

经济全球化对公共卫生造成的直接后果源于促进健康或损害健康的产品和服务的生产、分配和消费的变化。如果一个产品本身是有害健康的,如烟草,则会增加对公共卫生的风险。不过,这并不妨碍人们使用非燃烧的尼古丁产品,如电子烟。这类产品越来越多地由烟草行业自行生产和销售。如果只使用这些产品,可能会减轻但不能完全消除此类公共卫生风险(美国科学院,Engineering and Medicine,2018)。对于其他可能有害健康的产品,如酒精饮料、食品和饮料,它们的风险的程度则取决于特定产品的性质或消费量。在这种情况下,全球化可能对健康有利有弊。例如,制药企业的许多产品对全球的医疗保健服务至关重要。

通过改善规模经济以服务更大的市场，增加对研发的投入，以及在分销方面的创新，都能使这些产品的产能和可负担性得到提高，这将给健康带来好处。然而，由经济全球化引起的竞争压力也可能导致“大型制药公司”(Big Pharma)过度关注最赚钱的产品和市场，以收回投资，或为股东实现最大回报。这可能会使生产决策者忽略那些被认为不能提供足够经济回报的疾病和人群(Trouiller et al.,2002)，并使得公司将其产品价格定得过高，远远超出许多有需要的人的负担能力。这种对专利保护药物的获取不足已经在全球范围内引发了紧张局势，即在确保大型制药公司的经济回报和实现公平获取以改善健康结果之间寻求平衡。1998年，南非的艾滋病活动人士发起了“治疗行动运动”，该运动要求政府在国内更广泛地提供各种药物治疗(Heywood,2009)。尽管在TRIPS协议下，产业界对政府施压，要求泰国政府执行专利保护，但泰国政府仍然批准了仿制药的生产(Yamabhai et al.,2011)。这些例子揭示了私人利益和公共利益之间的紧张关系。

更间接地说，全球经济可能会通过带来新的危险因素，对人类健康产生不利影响。这些风险可能以多种方式出现。首先，经济全球化催生了前所未有的人口流动。人口流动并不是新现象——自从约1百万年前，直立人从离开非洲以来，人类一直在迁徙。自20世纪末以来，人口流动的特点在于其体量、地理覆盖范围、速度和频率这四个方面。Castles和Miller将全球化称为“移民时代”(Castles,Miller,2009)。国际移民人数从2000年的1.73亿人增加至2017年的2.58亿。到2017年，有2.44亿人生活在出生国之外，而1990年这个数字为1.56亿人(UNDESA,2017)。人们迁徙的原因多种多样。对于相对受过教育、技能高、流动性强的人来说，经济全球化提供了新的培训和就业机会；对于受教育程度和技能较低的人来说，“全球就业”特定地点的工作机会可能吸引他们，比如跨国公司的海外工厂、农业食品行业种植经济作物的田地，或者自然资源行业的开采地点。例如，通过为卫生工作者提供新的培训机会或使弱势群体从风险地点迁移等方式，人口流动和定居模式的变化可能为健康带来好处。人口流动的增加也可能产生新风险，例如没有足够的住房、水和卫生设施的难民定居点可能增加传染病暴发的风险；长途旅行者可能加速传染病的全球暴发与传播；或者，由于国内卫生保健工作者人数的减少，中低收入国家的卫生系统被削弱。

其次，经济全球化可能加剧环境健康问题，范围从局部、小规模因素(例如家庭暴露)到影响整个人口的广泛暴露。全球化对环境健康的潜在影响是广泛的，可能影响到全球、区域、社区、职业和家庭各个层面的人群。这些影响可以是直接的，例如通过有害废物的跨境倾倒、高危职业的迁移(如拆船或石棉处理)，以及跨境污染造成的损害。在经济全球化中，公司在全球范围内竞争以增加收益，这一现象也正在引发人们对于这种为了追求利润最大化可能破坏环境健康的担忧。政府尝试寻求吸引外国直接投资或放开市场竞争以刺激经济增长和创造就业，被指责是在通过降低税率、降低工资或削弱环境、劳工、健康和安全保护来进行“逐底竞争”(Mosley,Uno,2007)。在全球层面上的投资或贷款政策的改变，也可能对当地社区的健康产生影响。例如，世界银行设定的相关政策条件，以及偿还大量外债的要求，可能会影响借款国在环境保护或基础设施投资(如水和卫生设施)上的公共支出。2000—2001年南非暴发霍乱，导致约120 000例病例和265例死亡。这是由于在供水设施私有化之后，穷人因无法支付新费用而被切断供水，导致他们不得不使用受污染的河水(Anonymous,2006)。世界银行(世界银行,2000)认为，“每个社会都必须自行决定其经济产出和环境的相对价值”。然而，也有人认为，在由谁承担全球化带来的环境成本方面存在着巨大的不公平性(Wiedmann,Lenzen,2018)。

最后，全球经济的快速增长、开放性质和监管挑战，导致了非法产品的大幅增长，其中许多对人类健康构成威胁。例如，非法烟草贸易占零售销售的9%，增加了人们获得低廉且未受监管的卷烟的机会(WHO,n.d.)。2015年，全球15～64岁人群中约有5%的人至少使用过一次非法药物。自20世纪末以来，这些药物的生产、分销和消费已经被跨国犯罪组织的网络所改变(联合国毒品和犯罪问题办公室,2017)。与之相关的一个问题是全球的伪劣产品业务，2017年其价值达到了1.2万亿美元(Research,Markets,2018)。许多假冒品是与健康相关的或影响健康的产品，尤其是药品，食品和饮料产品。WHO估计，在中低收入国家流通的医疗产品中，十分之一是不合格的或伪造的(WHO,2017a)。据报道，含有三聚氰胺的假冒婴儿奶粉在中国农村造成了50名儿童死亡和超过一百名儿童急性营养不良(Watts,2004)。假冒酒类产品在包括印度尼西亚

(Faridz, Griffiths, 2018)、俄罗斯(Reevell, 2016)、爱尔兰(McNamee, 2016)和墨西哥(ACS Sensors, 2018)在内的全球各地国家造成了数百人死亡。经济全球化通过创建经济特区、全球金融系统、全球运输网络和互联网销售而繁荣,然而,犯罪组织也利用同样的系统,来生产和分销具有损害健康效果的非法商品。如下文所述,在全球卫生治理领域,通过强化监管框架促进全球化治理,增加保护和促进人群健康措施是非常必要的。

1.5.3 全球化和基本公共卫生职能

公共卫生致力于保护和促进国家内部和国家之间的人群健康问题。自20世纪末以来,许多国家都在努力重建公共卫生系统。例如,美国医学研究所(Institute of Medicine)通过其报告《公共卫生的未来》(美国医学研究所,1988)和《21世纪公众健康的未来》(美国医学研究所,2002)在美国引发了讨论,后者指出,国家需要应对快速变化的社会、文化、国际环境、科学技术进步以及人口变化所带来的"新威胁"(美国医学研究所,2002)。鉴于2003—2004年对SARS的应对不力,加拿大政府成立了加拿大公共卫生署(Public Health Agency of Canada, PHAC)。同理,2004年欧洲疾病预防和控制中心(European Centre for Disease Control, ECDC)的成立也是为了提升欧盟国家应对传染病暴发的能力。在过去的十年里,印度(印度规划委员会,2011)、巴西(Jerberg, 2008)和中国(Liang, Burns, 2017)等国家也进行了类似的投入,以增强公共卫生系统。

虽然疾病暴发促使许多国家重新关注公共卫生系统,但WHO和国家决策者现在认识到,需要推行更广泛的基本公共卫生职能,以应对全球化的挑战(Martin-Moreno et al., 2016)。正如前文所述,全球化带来的空间、时间和认知变化,对广泛的人群健康决定因素和结果产生了重要的影响。本章的剩余部分描述了全球化是如何对泛美卫生组织(PAHO, 2002)确定的三项基本公共卫生职能——健康状况的监测、评估和分析;公共卫生监测;健康促进——产生影响,以及公共卫生界是如何有效地适应这些影响(见文本框1.5.1)。

文本框1.5.1 基本公共卫生职能

职能1:健康状况的监测、评估和分析。

职能2:公共卫生监测、研究以及对公共卫生风险和威胁的控制。

职能3:健康促进。

职能4:健康方面的社会参与。

职能5:公共卫生规划和管理的政策与制度开发能力。

职能6:公共卫生监管和执法制度的强化能力。

职能7:评价和促进必要医疗保健服务的公平获取。

职能8:公共卫生人力资源开发和培训。

职能9:基于个体和人群医疗保健服务的质量保证。

职能10:公共卫生研究。

职能11:减少紧急情况和灾害对健康的影响。

资料来源:PAHO(2002). Essential Public Health Functions. In Public Health in the Americas. Washington DC:Pan American Health Organization, p.67.

1.5.4　健康状况的监测、评估和分析

评估特定人群的健康状况是公共卫生行动的起点，包括优先事项设定、资源分配、干预措施的设计和实施以及项目评估。公认的人群健康状况评估步骤包括：

(1) 定义评估的目的。

(2) 定义所关注的人群和对照人群。

(3) 定义要考虑的健康方面。

(4) 识别和审查已有的数据来源。

(5) 选择最合适的现有数据(Gentle，2001)。

然而，在全球化背景下评估人群健康状况面临两个关键挑战。第一个挑战是各国内部和各国之间在收集和管理所需的基本健康信息方面的能力仍存在差异。特别是在许多中低收入国家，健康信息系统的不足将会导致人群和健康状况的数据质量不一或不完整。WHO指出(2006a)：

> 国家的卫生信息系统包括多个子系统和数据来源，这些子系统和数据来源共同生成健康信息，包括人口动态登记、人口普查和调查、疾病监测和应对、服务统计和健康管理信息、筹资数据和资源跟踪等。由于缺乏对不同数据收集方法的相对优势、有用性、可行性和成本效益的共识，导致了大量割裂且重合度高的系统的出现。

为了解决这个问题，卫生计量网络(Health Metrics Network，HMN)于2005年成立。作为WHO主导的全球伙伴关系网络，HMN旨在加强中低收入国家的卫生信息系统。卫生计量网络由盖茨基金会和其他捐助者资助，由政府、多边和双边发展机构、基金会、全球健康倡议和技术专家组成，旨在增加及时、可靠卫生信息的可及性和可用性。2013年，WHO执行委员会决定停止卫生计量网络，因为该网络被认为已经“在有限时间内完成了催化作用”，即“提高卫生信息系统的知名度，帮助国家评估和加强他们的系统，加速改善国家民事登记和重要的统计系统”(WHO，2013)。现在，它的重心转向了利用全球信息和通信系统的能力进行广泛的健康应用，包括健康状况的监测、评估和分析(de Fatima Marin et al.，2017)。尽管许多中低收入国家的卫生信息系统已经得到了改进，其中包括移动技术的创新应用，但资源的限制仍然是最大的问题。

第二个挑战是现有卫生信息系统在获取与国界范围不符或跨越国界的健康状况和需求方面仍存在局限性。对于每个国家，卫生数据都由地方和国家卫生部门及相关机构收集和管理。WHO统计信息系统(Statistical Information System，SIS)现在是全球卫生观察站(Global Health Observatory，GHO)的一部分，该系统通过汇总这些数据，生成综合的健康指标、死亡率和健康状况、疾病统计、健康系统统计、危险因素和健康服务覆盖率以及反映成员国的健康不公平状况等。这些数据都被编入《世界卫生统计》中，政府、捐助者和其他组织可能会使用这些数据来确定健康优先事项。

然而，全球化对健康的影响在定义上超越了国界，因此新的健康和疾病模式可能出现，而这些模式可能无法通过汇总或分类国家数据来获得。一个很好的例子是超重和肥胖率上升的复杂模式。在高收入国家，肥胖症在所有社会经济群体中迅速上升，尤其是与社会剥夺有关。例如，在美国：社区社会经济剥夺(community socioeconomic deprivation，CSD)与平均年龄(10.7岁)时较高的身体质量指数(body mass index，BMI)相关，并且BMI会随时间推移而快速增长。在社区社会经济剥夺较高地方出生的儿童在较小的年龄时BMI增长较快。那些在最贫困社区出生的人显示出持续的BMI加速增长。在调整了家庭社会经济剥夺的变量后，社区社会经济剥夺仍与BMI发展趋势有关(Nau et al.，2014)。在法国，Romon等(2005)发现遗传倾向影响了来自更高社会阶层的儿童的肥胖症发生率和BMI变化。而对于社会最底层的儿童群体，环境因素似乎在BMI的增长方面发挥了更重要的作用。在中低收入国家，肥胖或超重的人数在肯尼亚、中国、印度和巴西等

国家中迅速增长，特别是在不断崛起的中产阶级中快速增加。在中低收入国家的儿童和青少年中，肥胖人数增加了10倍（非传染性疾病危险因素协会，2017）。与此同时，社会底层的许多城市人群的超重和肥胖率正在上升，现已超过营养不良率（Ford et al.，2017）。另一方面，营养过剩/营养不足的变化趋势是复杂和动态的，需要根据年龄、性别、社会经济地位、地理和职业等变量所定义的不同群体来评估。

在全球化的背景下，监测、评估和分析健康状况所面临的挑战可以通过许多其他例子来说明。例如，由跨国公司主导的全球经济出现，作为生产、分配和消费的主导模式，围绕全球价值链重构了就业结构。这带动了全球范围内数百万工厂工人的就业，创造了新的就业来源，但这往往是在社会和环境保护薄弱的条件下进行的（Phillips，2017）。那么，如何衡量这些工人随时间和地点变化的健康状况？这些跨越不同司法管辖范围的工人有哪些共同的公共卫生需求？这些需求不是源于他们的国籍，而是源于他们的就业条件。前所未有的人口跨境流动同样需要合理的方式来了解不同类型移民的健康状况和需求，如游客、难民、海外工人和被贩卖的人口。通过汇总国家数据可能获取不到一些移民的情况，因此移民输出国和输入国对这些人群的公共卫生需求还很模糊。同样，鉴于正在发生的全球规模性环境影响，衡量气候变化对人群健康的公共卫生影响需要采取更多的措施，而不仅限于国家数据。这些例子说明了，应当要有方法来识别因全球化的影响而产生的新类型人群。这些人群不被国界所限制，并且需要更好的健康信息系统来生成相应的数据，从而更好地监测、评估和分析这些人群的健康状况。

1.5.5 公共卫生监测、研究以及对公共卫生风险和威胁的控制

上文所述的对全球健康数据的需求，超越了国家层面的汇总数据，可以为公共卫生预防、控制和应对公共卫生风险的核心功能提供基础。传统上，这一职能的重点是关注疾病的暴发和流行。从历史上看，由病原微生物引起的风险长期以来一直与人类的迁移和定居模式息息相关。例如，公元前8000年到公元前3500年，从狩猎采集到农耕社会和动物驯化的这一转变，带来了人畜共患病的新风险（Swabe，1999）。所谓的“哥伦布大交换”，即哥伦布到达美洲后，植物、动物、食物、人口（包括定居者和奴隶）的交换以及后来思想的广泛交流，又一次引发了疾病的广泛传播，如霍乱、流感、麻疹、疟疾、天花和结核，导致了原住民的大量死亡（Crosby，1972）。1918—1919年，由于第一次世界大战造成的人口大规模流动和破坏，流感大流行造成了全球约2 500万人死亡。简而言之，随着历史的演进和空间的变迁、人类社会结构不断变化，产生了相应的特定健康风险。

在这种背景下，当代的全球化可以理解为又一次改变了人类社会结构，为人类健康带来新的风险。

第一，全球化可能会改变由于定居模式而面临风险的人口规模。世界城市人口将几乎翻一番，从2007年的33亿增加到2050年的63亿，其中大部分增长发生在发展中国家的城市。在许多情况下，快速的城市化往往伴随着贫困、住房不足、清洁水源和卫生设施或基本医疗服务的短缺。这使得更多人面临传染病风险（Alirol et al.，2010）。例如，导致2014—2015年西非埃博拉病毒暴发规模空前的一个因素是过去20年中非洲大陆的城市增长率一直是全球最高。战争和贫困导致的快速城市化，或许可以解释埃博拉病毒如何从相对较小的村庄级别的暴发转变为使数百万人面临风险的大规模暴发（Mackenzie et al.，2014）。

此外，由于人类和动物物种流动性的快速增加，全球化导致面临风险的人口规模也在增加。世界联系愈发紧密，疾病的传播能力就更快、更强。一些传染病，如结核和霍乱，在历史上与贫困有关，但现在可能由于全球化而带来新的风险模式（Gushulak，MacPherson，2004）。据称，2010年联合国维和人员从尼泊尔抵达受地震影响的海地，引发了毁灭性的霍乱疫情，使本已高度脆弱的人群“雪上加霜”（Gladstone，2017）。从另一方面来看，全球化正在使疾病风险变得“民主化”。2002—2003年间，SARS在几周内从中国传播到大约25个国家，在一个充满移民、商务旅行者和长途航班的世界中，对富人和穷人都构成了威胁。由于普遍缺乏免疫力，快速流动的人口能加速病毒的传播，因此高致病性大流行性流感可能引发的人类健康风险将是真正全球性的。此外，全球流动的人口还可能会导致抗微生物耐药性生物体和耐药性传染病的全球传播。正如

MacPherson等(2009)所写:“当前的人口流动动态可以迅速而有效地连接存在显著健康差距的地区,这些联系可能与耐药性传染病输入的风险有关。”

第二,全球化可能影响某些疾病的患病率(特定人群中患有某种疾病的人数)和发病率(在指定时间内新病例数占总人口的比例)。de Vogli和Birbeck(2005)认为,艾滋病、肺结核和疟疾的易感性与贫困、性别不平等、发展政策和涉及医疗费用和减少医疗服务的卫生系统改革密切相关。Dorling等(2006)也同样认为,“全球财富的不平等将加剧艾滋病对非洲的影响”,这主要是由全球化相关政策如结构调整计划引起的。由经济全球化引起的就业模式和条件的变化也产生了一些流行病学后果。Moody(2007)描述了采矿业的全球化及其对当地社区的影响。Basu等(2009)观察到,南非矿工的结核病发病率是一般人群的十倍,而且矿工的迁移加剧了一般人群中的结核病流行。

第三,全球化正在增加新发和再发传染病的风险。环境退化,如雨林破坏和密集的农耕方式,使得人类和动物种群的接触更加密切。影响人类的新发传染病60%是动物源性的,其中超过三分之二的疾病源于野生动物,包括艾滋病病毒、西尼罗河病毒、埃博拉病毒、莱姆病,以及可能还有新冠病毒。2012年,一种新型冠状病毒中东呼吸综合征冠状病毒(middle east respiratory syndrome coronavirus,MERS-CoV)从沙特阿拉伯传播到韩国,这证明了Gannon(2015)所说的“新发传染病的典型模式:源于动物,通过感染的航空旅行者跨洲传播,最初未被诊断,引发恐惧和经济瓦解,并在易感人群中迅速传播”。此外,Smith等(2014)的证据表明,“1980—2013年,疫情暴发的总数和多样性,以及病因的丰富性均显著增加”。

在全球化世界中公共卫生风险的增加,促使人们努力提高监测、研究和控制措施的能力。全球化也提供了机遇,例如,利用信息和通信技术实现更快捷、更便宜、更有效的知识收集和全球分享。新发疾病监测计划(programme for monitoring emerging diseases,ProMED-mail)(见文本框1.5.2)和区域疾病监测网络促进了流行病学数据的收集和报告。从SARS中吸取的教训促使WHO加强了国际卫生条例(International Health Regulations,IHR)的修订,该条例于2007年生效,修订后其利用的信息来源更广泛。国际卫生条例的范围扩大,不仅涵盖了少数几种指定的疾病,还涉及了更广泛的“国际关注的突发公共卫生事件”概念,这也反映了对多样化的全球卫生风险采取集体行动的需要。全球技术也正在提高数据分析的研究能力,如基因组学,以及利用所谓的“大数据”来源,包括创新性地利用全球非卫生领域的数据。例如,使用航空旅行数据来模拟西非埃博拉病毒暴发的传播动力学和潜在影响,启示人们可以通过改进数据收集和分析,对未来的暴发疫情进行实时流行病学评估(Cori et al.,2017)。利用大数据来提高各国应对全球公共卫生风险的能力仍面临巨大挑战,主要包括如何更好地理解哪些大数据最有用,如何精准解释这些数据以指导公共卫生实践,以及如何保护个人隐私和数据拥有者的所有权权益(Lazer,Kennedy,2015)。

文本框1.5.2 新发疾病监测计划(ProMED-mail)

ProMED(新发疾病监测计划)是一个基于互联网的报告系统,致力于在全球范围内快速传播关于影响人类健康的传染病暴发和急性中毒信息,包括用于食品或动物饲料的动植物领域的信息。电子通信使ProMED能够每天为全世界提供关于人类、动物和食品植物健康威胁的最新可靠消息。通过提供新发和再发传染病暴发的早期警告,可以帮助及时采取各级别公共卫生预防措施,防止疾病流行,从而挽救生命。

ProMED对所有信息来源均开放式收集,没有政治约束。信息来源包括媒体报道、官方报告、在线摘要、当地观察员等。报告通常由ProMED的订阅者提供。由人类学、植物学和动物疾病学专家组成的团队对报告内容进行筛选、评估和审核后,报告才能发布到网络。报告将通过电子邮件发送给其直接订阅者,并立即发布在ProMED网站上。ProMED目前在至少185个国家拥有超过70 000名订阅者。

资料来源:the International Society for Infectious Diseases, About ProMED-mail. ©2018 International Society for Infectious Diseases. http://www.promedmail.org/aboutus/.

1.5.6　全球健康促进

目前大量证据表明，自20世纪80年代以来，全球非传染性疾病（NCD）负担显著增加。包括自1980年以来，全球2型糖尿病成年患者总数几乎翻了两番（非传染性疾病危险因素协会，2016），以及自1975年以来，肥胖率翻了三番（WHO，2017b）。2017年，非传染性疾病在全球范围内造成了4 000万人的死亡，占所有死亡的70%。心血管疾病是非传染性疾病死亡的主要原因（每年1 770万人），其次是癌症（880万人）、呼吸系统疾病（390万人）和糖尿病（160万人）（WHO，2017c）。WHO预测，虽然疟疾、结核病和艾滋病等传染病的影响将大幅度下降，但癌症、缺血性心脏病以及脑血管疾病的影响将从2015年到2030年间持续上升（WHO，2018a）。

有明确证据表明，非传染性疾病在所有发展水平的社会和不同社会经济地位的人群中迅速增加，部分是由全球化带来的变化导致的。正如Gostin（2014）所写的：

> 快速旅行、大规模迁徙和文化全球化被认为是传染病蔓延的推动因素。同样的因素也增加了非传染性疾病如癌症、糖尿病和心脏病的发病率。随着发展中国家的繁荣，这些疾病是空气污染、缺乏运动，以及酒精、烟草和过量热量消费的副产品。

这种联系反过来又促使各方作出更大努力，加强防治非传染性疾病的集体行动，包括全球健康促进。健康促进是使人们能够加强对其健康的控制，和改善其健康的过程（WHO，1986）。预防疾病和促进社区健康的干预措施针对三个活动领域：沟通、服务提供、影响行为意图和保持行为可能性的有利因素（包括个体和结构层面），其中个体有利因素包括沟通技巧和读写能力；结构有利因素包括社会支持、收入水平和文化态度（Walley et al.，2001）。全球健康促进的方法考虑了全球化会影响健康的社会决定因素，从而影响健康行为，并会为提供适当的干预措施提供机会。2005年通过的《关于全球化世界中健康促进的曼谷宪章》认识到全球化带来的主要挑战，并提出了解决全球化世界中健康决定因素所需的行动和承诺，去帮助那些对实现健康目标至关重要的个体、团体和组织。为了激发政府的集体行动，联合国大会已经举行了三次关于预防和控制非传染性疾病的高级别会议。第一次会议通过了《关于非传染性疾病的政治宣言》（2011年），第二次会议随后通过了《关于非传染性疾病的结果文件》（2014年），目标是到2025年将非传染性疾病的过早死亡率降低25%（WHO，2018b）。然而，两次会议几乎都没有国家元首出席，让非传染性疾病联盟（主要由公民社会组织组成）感到失望。2017年的进展报告显示，大多数国家在实现全球共识目标方面的进展"不平衡且不足"，包括许多国家/地区未制定非传染性疾病国家计划和目标（Ravelo，2017）。为了解决政治意愿的缺乏，并提出"通过大胆和切实可行的行动步骤来推动非传染性疾病的预防和治疗，促进人人享有健康"（WHO，2018c），WHO任命了一个由乌拉圭、斯里兰卡、芬兰、俄罗斯和巴基斯坦的国家领导人共同主持的非传染性疾病独立高级别委员会。肥胖和烟草使用是委员会在审议中提到的，也是全球各地面临的非传染性疾病挑战的两个最主要的危险因素。

近年来，成人和儿童的营养过剩和肥胖现象的激增引起了公众的极大关注。根据WHO（2017b）的数据，全球约有19亿人超重，其中约有6.5亿人肥胖（BMI>30 kg/m^2）。至少有3.4亿学龄儿童超重或肥胖。全球0～5岁的婴幼儿和幼儿超重或肥胖的数量从1990年的3 200万增加到2016年的4 100万，预计到2025年将增加到7 000万（WHO，2017d）。重要的是，虽然富裕国家的肥胖率高于中低收入国家，但这些变化涵盖了不同环境和收入水平的人群，包括印度、尼日利亚、墨西哥和中国等众多国家。20世纪90年代开始，人们认识到了肥胖和超重与全球化的关系。例如，Drewnoski和Popkin（1997）写道：

> 高脂肪饮食和西方饮食习惯曾经只限于富裕的工业化国家……现在，饮食方式转变发生在国民生产总值（GNP）水平较低的国家……首先，脂肪消费对GNP的依赖性下降。其次，快速的城市化对饮食方式加速转变有重大影响。

Prentice(2006)将这些趋势归因于食品生产和生活方式的全球化：

(肥胖和超重)大流行的传播媒介是受补贴的农业和跨国公司，这些公司提供的廉价、高精脂肪，油和碳水化合物，节省劳动力的机械化设备，可负担的便捷交通工具，以及电视等久坐娱乐的诱惑。这种趋势已经与全球性的久坐生活方式以及食品生产和消费的变化联系在一起。

除了根据传闻和描述性证据之外，Goryakin等(2015)对多个数据集进行了大量的计量经济学分析，运用一系列新的指标来衡量全球化的不同维度(社会、政治、经济)，对1991年至2009年期间生活在56个国家的多达887 000名15～49岁女性的超重问题可能带来的影响。研究结果显示，政治和社会全球化维度均与超重风险的增加呈强烈的正相关，而与经济全球化国家的关联则取决于"国家特定因素，如经济发展和基础设施、教育、对投资者的经济吸引力，以及市场规模"(Goryakin et al.，2015)。总的来说，这些证据支持了这样一个假设，即与饮食、体育活动水平和环境(伴随全球化而改变)相关的变化，可能是自20世纪80年代以来全球肥胖和超重问题急剧增加的重要和显著原因。

迄今为止，为应对所谓的"全球肥胖症"(Costa-Font，Mas，2016)而采取的有限措施，主要集中在改变个人行为或生活方式上。这些措施强调由健康饮食倡议和增强体育活动为主导的公共卫生教育。然而，人们越来越认识到有必要采取更全面的措施来促进全球健康。包括解决限制或促进健康饮食的结构性因素，并且从供需双方针对食物生产、营销和消费的种类与方式采取措施。例如，美国医学研究所于2005年发布的报告《食品营销对儿童和青少年的影响：威胁还是机会?》提出，饮食习惯始于儿童时期，并受到遗传和生物学、文化和价值观、经济、物理和社会环境以及商业媒体环境间相互作用的影响。该报告全面梳理了食品营销对儿童和青少年饮食和与饮食相关健康影响的科学证据。结果表明，构建身体健康所需的支持环境，需要食品、饮料和餐饮行业、食品零售商和贸易协会、娱乐业和媒体、父母和照护者、学校和政府的共同领导和行动。在2014年第二次联合国非传染性疾病高级别会议之前，WHO总干事陈冯富珍表示，"不健康生活方式的全球化绝不仅仅是公共卫生的技术问题，而是涉及政治、贸易和外交的问题"(WHO，2014)。同样，WHO非传染性疾病独立高级别委员会在2018年的首次技术磋商后，也主张采取全社会参与的策略(WHO，2018b)。

然而，在全球化背景下，对农业食品行业的监管仍面临重大挑战。食品行业的所有权集中在少数大型跨国食品公司，通过大规模经济、低成本生产方式和大规模高利润食品销售来实现。这导致了高加工性食品的生产和消费大幅增加，这些食品含有工业生产的成分，如高果糖玉米糖浆和棕榈油。全球高血压、心脏病和2型糖尿病的显著增加，与这些成分生产的食品可得性和可负担性同期发生，其关联性仍在持续研究中(Bray，2013；Ismail et al.，2018)。与此同时，关于此类成分监管的争论愈演愈烈。许多公共卫生倡导者呼吁政府采用改进的强制性标签，甚至限制其使用。在全球层面上，WHO呼吁实施一项全球性的饮食、体育活动和健康战略。然而，由于农业食品行业对健康摄入盐、糖和脂肪水平的明确建议提出了反对，该战略未能被成员国赋予监管的强制力(Lang et al.，2006；Johnson，2012)。相反，农业食品行业倡导主动地自我监管，如限制针对儿童加工食品的特定营销和企业社会责任倡议。行业还强调了保护消费者选择权的重要性，以及非食品因素(如体育活动)对健康的重要性。然而，Lang等(2006)评估了世界上最大的25家食品制造商和零售商对关于成分、广告、分量和标签建议的落实情况，结果发现只有一小部分公司自愿减少了他们在产品中的盐、糖和脂肪含量。在西班牙，León-Flández等(2017)发现自2008年以来，针对12岁以下儿童的食品和饮料广告按照西班牙标准的执行情况有所下降。在美国，正如Kelly(2005)所建议的：

到目前为止，美国政府已经拒绝对食品生产商向年轻人大力推销高能量、低营养食品的行为进行监管。这种公共卫生责任已经被留给了一个存在严重缺陷的行业自我监管方案；迫切需要政府干预。

可以从烟草控制中得到类似全球健康促进的教训。与农业食品产业一样，烟草产业已经在全球范围内进行了重组，如通过建立全球价值链、发展"全球驱动品牌"以及在新兴市场进行密集的营销实现行业整合，现在已经由少数几家大型跨国公司主导(Lee et al.，2016)。正如WHO总干事Gro Harlem Brundtland(2000)在20世纪90年代《烟草控制框架公约》(*Framework Convention on Tobacco Control*,FCTC)谈判启动之初所说:

> 在过去的十五年可以看到,现代技术限制了国家行动的有效性。烟草广告通过卫星和有线电视传播到每个国家。发展中国家是国际烟草公司海量营销活动的对象。随着全球贸易的增加,新兴市场向国际烟草公司开放,成为这些公司补偿许多工业化国家市场停滞或萎缩的主要机会。

协调谈判的过程受到烟草行业的强烈干扰,他们通过参加一些国家代表团,游说烟叶生产国和烟农,策划对WHO的批评,甚至挑战烟草与健康的科学研究,试图削弱更严格的监管(Wipfli,2015)。尽管反对之声存在,《烟草控制框架公约》于2003年签署,并于2005年生效。截至2018年,有181个缔约国。值得注意的是,《烟草控制框架公约》仍然是WHO成员国采取集体行动解决因全球化而加剧的重大公共卫生问题的典型案例,需要国家、地区和全球利益相关方的广泛参与。在框架公约联盟的领导下,利用互联网(重点是全球链接网络)极大地促进了全世界公共卫生倡导者的动员,使利益相关方能够跟踪谈判、组织宣传活动、分享经验(Collin et al.,2004)。虽然最后的条约在应对全球化带来的关键挑战上不如最初希望那样,例如将烟草从国际贸易协定中剔除,但可能通过谈判额外的议定书来解决这些跨境问题。迄今为止,只有《消除烟草制品非法贸易议定书》已经签署,并将在得到40个国家缔约方批准后生效(WHO,2015)。

总的来说,在全球化的同时,非传染性疾病在世界各地不同人口中的蔓延,给公共卫生带来了新的挑战。多数情况下,全球经济的关键部门内部既得利益者反对采取更强有力的行动来预防和控制非传染性疾病。发起集体行动,如WHO发布的《2013—2020年预防和控制非传染性疾病全球行动计划》,有助于将非传染性疾病提升为更重要的优先议程。然而,过去的经验表明,国际协议只是起点。有效履行承诺需要持续调动政治意愿、资源和技术能力,将战略转化为成果(Ravelo,2018)。从迄今为止在一些国家应对肥胖和烟草使用的危险因素的努力中,可以得出一个重要教训,就是要更好地利用全球化来促进健康。全球消费者通过社交媒体组织了对跨国公司(如雀巢、麦当劳)的抵制,以向公司施压改变他们的做法(Swinburn et al.,2015)。公共卫生社区也通过全球活动(图1.5.1)引起人们对非法烟草产品的关注。这些社会集体行动的例子为利用全球化来应对烟草使用率持续高涨、肥胖率居高不下和其他导致NCDs上升趋势的危险因素提供了重要借鉴。

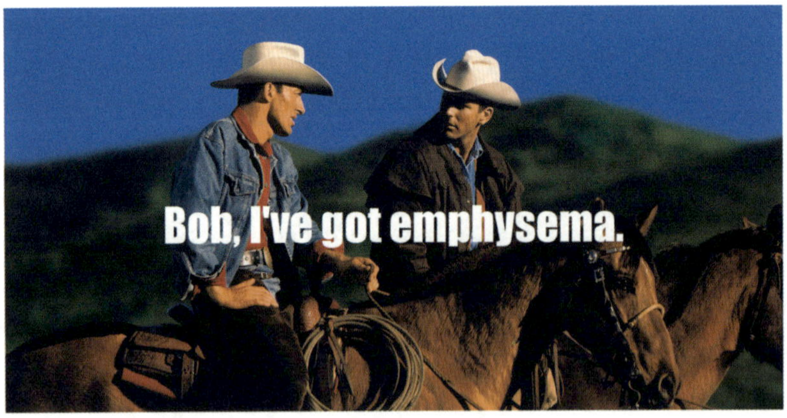

图1.5.1 2015年世界无烟日

注:图中文字:兄弟,我得了肺气肿。

资料来源:https://blogs.worldbank.org/health/world-no-tobacco-day-2015-illicit-trade-and-taxes.

1.5.6.1 利用全球信息和通信技术推进公共卫生行动

当代全球化的一个标志性和驱动性特征是信息和通信技术(information and communication technologies,ICTs)的快速进步,推动了全球社会的转型。从20世纪80年代个人电脑的出现开始,信息和通信技术设备逐步发展，处理速度不断提升、存储容量不断增大，已经以经济实惠的价格实现了广泛的应用。投资信息和通信技术不仅产生了经济影响，而且是全球经济的核心基础设施。全球ICTs网络是全球供应链、交通系统、24小时金融交易和重要信息网络的基础（Baller et al.，2016）。

信息和通信技术的全球化可能会对包括研究、诊断、病人护理、规划和管理、信息学和健康促进在内的卫生领域带来深刻变革。这种技术通常被称为电子健康（eHealth），其驱动因素包括卫生系统的复杂性增加、对日益庞大且复杂数据集的管理需求、卫生服务支出上升、为病人提供长期和全面个体健康记录的需求，以及病人群体与医务人员的流动性、地域分散性。信息和通信技术被认为是非常有效的方式，例如它能以较低的成本向更多的个体提供有效的健康建议和信息（Bloom et al.，2017）。

随着技术和应用程序的进步，手机和数据传输成本的下降，以及蜂窝网络覆盖范围的扩大，移动和无线技术在健康领域（即移动健康，mHealth）的应用发展尤其迅猛。据国际电信联盟（International Telecommunication Union，ITU）统计，2012—2017年，mHealth订阅量每年增长20%，截至2018年全球达到43亿美元（国际电信联盟，2017）。过去由于基础设施缺乏而发展受限的中低收入国家，现已成为mHealth增长率最高，改善人群健康潜力最大的国家（Silva et al.，2015）。

社交媒体作为“个人和社区通过其创建和分享用户生成内容的交互平台”（Kietzmann et al.，2011），其与健康相关的应用也在蓬勃发展。一篇关于社交媒体和公共卫生信息的系统综述发现，随着越来越多的消费者转向互联网寻找与健康相关的信息，卫生机构已经开始利用社交媒体与公众建立联系。例如，健康保险公司正在使用社交媒体、健康游戏应用和其他移动应用来增加患者对自我健康服务的参与。证据表明，尽管公共卫生讯息发布的有效性需要通过对照研究来进一步调查，社交媒体应用仍具有相当大的影响力，并且有可能吸引特定目标受众（Ventola，2014）。

总的来说，国际电信联盟在增强核心公共卫生功能方面很有前景。公共和私营部门继续对这些技术进行大量投资，并将其广泛用于健康相关的应用软件中。然而，在经过系统研究后，Oosterveen等（2017）和Stratton et al.（2017）对电子健康技术在行为学与心理健康上应用的效率和成本效益提出了质疑。

重要的是，国际电信联盟也越来越多地用于商业目的，以影响消费者的选择和行为。影响健康的产品和服务的在线营销、推广和分销已经迅速蔓延，但是在多数情况下监管仍然相对薄弱。通过互联网直接面向全球消费者销售药品（真药和假药）、保健品、食品和饮料，以及烟草产品（包括电子烟）引起了监管方面的担忧（Freeman et al.，2014）。对于国家当局来说，国际电信联盟的全球属性给互联网带来了挑战。如何加强全球监管机制，特别是在这些商品原产地国家，已经成为日益关注的政策辩论焦点（美国医学研究所，2012）。迫切需要采取集体行动来规范国际电信联盟的全球使用，以保护和促进人群健康。

1.5.7 加强全球公共卫生治理

1.5.7.1 从国际卫生治理到全球卫生治理

治理广泛涉及社会为促进集体行动和解决方案以实现共同目标而采取的一致行动、规则和手段。每当人们试图通过约定的规则、程序和制度将大家组织起来以实现共同目标时，随之产生了治理。治理可以在不同的决策和行动层面上进行。在公共卫生领域，如果一个地方社区决定发起一场降低车速和改善道路安全的运动，这就需要某种形式的治理来组织这项工作。如果通过一项国家政策来改进食品标签并增加对不健康食品的税收，就需要治理来设定一致的标签标准和税率，并强制执行。如果发起了一项全球性的加强结核病防控的运动，就需要一种一致的治理形式来作出决策，例如，就公认的治疗、资源动员，以及在各国实施一致行动等问题作出决策。那么，在日益全球化的背景下，在何种程度上需要更有效地治理来保护和促进公共卫生？

现有的国家间集体行动的制度安排可以追溯到19世纪的国际卫生会议。这一系列会议主要由欧洲国家和美国主导,重点是保护他们的经济和政治利益免受霍乱和鼠疫等流行病的影响。最终创建的机构,如国际公共卫生办公室,主要关注于收集和传播这些疾病的流行病学数据(Fidler,2001)。1948年,WHO作为联合国的一个专门机构成立,目的是实现成员的普遍化,扩大国际卫生合作范围。其目标是“使所有人达到可能的最高健康水平”,这体现在WHO主持发起的大量项目中(Lee,2008)。近几十年来,WHO作为“国际卫生工作的指导和协调的权威”的角色受到了挑战(世界卫生组织宪章,Article 2(a))。部分原因是对于WHO应该是以生物医学(疾病)为中心,还是应该解决“全民健康”的广泛社会决定因素,这两种观点存在分歧。出现这些争论的同时,WHO的运作环境也发生了快速变化,新的机构参与者崛起,它们往往拥有竞争性的资源、技术专长和规范观点(McInnes,Lee,2012)。从20世纪80年代开始,世界银行成为卫生发展的最大出资方(Buse,1994),而联合国儿童基金会和联合国开发计划署等其他联合国机构也扩大了他们的卫生投资组合。20世纪90年代,许多全球公-私伙伴关系(public-private partnerships)创建,这些伙伴关系吸引了额外的资源,也使政策环境变得更加复杂和拥挤(Buse,Walt,2000)。慈善基金会,以比尔&梅琳达·盖茨基金会为首,已经成为卫生发展出资方面最主要的参与者(Birn,2014)。这些机构和资源的涌入,一方面反映了政府、企业和公民社会组织对卫生发展赋予的更高优先级。另一方面,有大量证据表明其中存在任务、工作重复等问题,尤其在如何有效应对全球化带来的集体公共卫生挑战方面缺乏共识(Gostin,2017)。

因此,全球公共卫生治理可以被理解为正在经历一个从国际(以国家为基础)到全球(以国家和非国家行为体为基础)集体行动的过渡期。原则上,正式负责管理公共卫生的主要机构仍是政府,公共卫生权力属于每个WHO成员国的卫生部,期望通过政府机构在广泛的职能上开展国家和区域间的合作。然而,如本章所述,人、其他生命形式、商品和服务、资本和知识的快速流动正在产生超越国家管理能力的跨国健康决定因素和结果。这在一定程度上是由于优先考虑的目标和行动、政府行动能力,甚至集体行动的意愿的观点不同。在政府不能或不愿承担全球卫生治理角色的地方,非国家行为体,以公民社会组织、慈善基金会甚至公司的形式,有可能填补这一治理空白。许多全球治理的学者指出,面对紧迫的需求时,需要新的制度安排来实现更有效的行动。本章中描述的例子(如烟草控制、肥胖和传染病暴发)既表明了创新的必要性,但也表明了所带来的政治挑战。

1.5.8 加强全球卫生的法律和监管框架

全球化现在已经成为全世界公共卫生会议上讨论和辩论的既定议题,也不乏对消除全球化影响的承诺。通过更为强大的监管框架来应对全球化的努力取得了许多成果。《烟草控制框架公约》被视为一个成功的例子,该框架下,WHO成员国签署了一项需采取最基本措施的法律文书,以共同应对一项重大的全球公共卫生问题。2005年国际卫生条例的修订也是向全球卫生团体(Global Health Groups,GHGs)创建法律框架迈出的重要一步。2001年的《TRIPS协定与公共健康多哈宣言》以及2003年的WTO关于实施其第6段的决定,在药品获取方面进一步采取了集体行动,这两项决定都旨在澄清《与贸易有关的知识产权协定》中的灵活性,允许成员国采取诸如强制许可等措施,改善药品的可获得性(Kerry,Lee,2007)。WHO知识产权、创新和公共卫生委员会的报告(WHO,2006b)试图通过审查“当前的激励和资助制度,包括知识产权,从而激发新药和其他产品的创造,并促进对它们的可获得性,以解决经济和卫生公平目标之间的紧张关系”。

然而,在卫生领域之外,人们在多大程度上认识到需要以不同的方式管理全球化?最严峻的挑战或许仍然是以生态可持续的方式治理全球经济,并使最多的人受益最大化。始于2007年的全球金融危机暴露了根本性的监管弱点——宽松信贷的可获得性、对从事高风险借贷的鼓励、政府财政管理不善以及猖獗的投机性投资。随后的改革试图“修复”全球金融系统的某些部分。然而,批评者认为,改革的结果是使全球经济中的“富人”得以更富。全球财富越来越集中在越来越少的人手中——到2017年,世界人口的1%拥有了全球财富的50%(比2008年的42.5%有所增加)——这严重质疑了当前经济全球化的形式在社会、政治和环境方面的可持续性(Credit Suisse,2017)。全球范围内民粹主义运动的兴起反映了这种不满情绪。

在公共卫生方面,需要对全球经济的治理进行根本性变革,需要认识到不稳定的就业、财富的严重不平等、大规模的企业逃税以及环境退化对人类健康的深远影响。在国家元首、贸易和投资部长以及企业高管思考经济全球化未来的同时,公共卫生界可以寻求在为全球经济的可持续运作中创造必要的制衡,发挥更大的作用。迄今为止,公共卫生话题在贸易和金融政策讨论议题中的参与度仍然有限。WHO、公共卫生机构和民间社会组织一直处于WTO、世界经济论坛和七国集团(Group of Seven,G7)会议等关键决策论坛的边缘。世界各地的公民和消费者对于全球产品和服务的社会和环境影响、由非传染性疾病引发的逐渐显现的经济定时炸弹,以及高致命性传染病疫情对全球经济造成的潜在损失的重大关切,可能是公共卫生和经济政策之间的切入点。例如,全球公共产品促进健康的方法就是从经济角度解决全球化和健康问题。这一概念指出,如果将有益于全球的商品或服务(如关于传染病暴发的知识)交由市场处理,那么这些商品或服务将不会被生产或传播,因为没有人可以被排除在获得这种商品或服务的范围之外,因此不能对使用这种商品或服务收取费用,也就无法收回成本。生产某些产品(如疫情报告)甚至会受到经济抑制,由于疫情报告会带来负面的经济后果。在国家层面,政府干预可以确保这些商品的生产,但在全球层面,仍然没有"全球政府"来承担这个角色。公共卫生的某些功能可能被归类为全球公共产品(例如,免疫计划、疾病监测),这需要集体行动来克服市场失灵(Smith et al.,2005)。因此,这一概念可能是吸引来自非卫生领域的全球变革决策者关注的理由。另一种类似方法是通过健康影响评估,在政策建议提供信息方面发挥潜在作用(Friedman,Burci,2017)。最重要的是,全球化的长期可持续性,要求公共卫生成为建立更好的全球治理体系的核心部分。

1.5.9 结论

本章阐述了全球化和公共卫生理论与实践的重要关联。全球化引发的复杂多元变革既蕴含危机也孕育机遇,而当前市场主导的全球化形态则呈现出胜者与败者不公平分配的特征。公共卫生界需要理解并参与其中,以更有效地应对正在发生的快速变化。更多地关注这些公共卫生影响,反过来也将促进更可持续的全球化形态。

(翻译:黄存瑞、李中杰)

参考文献

ACS Sensors(2018).'Sniffing' out counterfeit liquors.*ACS News*,10 January.[Online]Available at:https://www.acs.org/content/acs/en/pressroom/presspacs/2018/acs-presspac-january-10-2018/sniffing-out-counterfeit-liquors.html

Alirol,E.,Laurent,G.,Stoll,B.,Chappuis,F.,and Loutan L.(2010).Urbanisation and infectious diseases in a globalised world.The Lancet,10,131-41.

Allied Market Research(2017).Alcohol Beverages Market Expected to Reach$1,594 Billion,Globally,by 2022—Allied Market Research.PR Newswire,5 April.[Online]Available at:https://www.prnewswire.com/news-releases/alcoholic-beverages-market-expected-to-reach-1594-billion-globally-by-2022---allied-market-research-6183 354513.html

Anonymous(2006).Report:water problems remain in rural areas.Mail&Guardian,12 July.

Bacchetta,M.and Jansen,M.(2011).Making Globalization Socially Sustainable.WTO/ILO,Geneva.[Online]Available at:http://www.wto.org/english/res_e/booksp_e/glob_soc_sus_e.pdf

Baller,S.,Dutta,S.,and Lanvin B.(eds.)(2016).The Global Information Technology Report 2016.Geneva:World Economic Forum.[Online]Available at:http://www3.weforum.org/docs/GITR2016/WEF_GITR_Full_Report.pdf

Basu,S.,Stuckler,D.,Gonsalves,G.,and Lurie,M.(2009).The production of consumption:addressing the impact of mineral mining on tuberculosis in southern Africa.Globalization and Health,5(11),1-8.

Bhalla,S.(2018).The New Wealth of Nations.Delhi:S&S India.

Birn,A.E.(2014).Philanthrocapitalism,past and present:the Rockefeller Foundation,the Gates Foundation,and the setting(s)or the international/global health agenda.Hypothesis,12(1),e8-e34.

Bray,G.A.(2013).Potential health risks from beverages containing fructose found in sugar or high-fructose corn syrup.Diabetes Care,36(1),11-12.

Brundtland,G.H.(2000).Opening Statement.First meeting of Intergovernmental Negotiating Body,Framework Convention on Tobacco Control, Geneva, 16 October. [Online] Available at: http://www. who. int/director-general/speeches/2000/english/20001016_tobacco_control.html

Buse,K.(1994).Spotlight on international organizations:the World Bank.Health Policy and Planning,9,95-9.

Buse,K.,and Walt,G.(2000).Global public-private partnerships:part I—a new development in health? Bulletin of the World Health Organization,78(4),549-61.

Cairncross,F.(2001).The Death of Distance:How the Communications Revolution Is Changing Our Lives.Cambridge,MA:Harvard Business Press.

Castles,S.,and Miller,M.(2009).The Age of Migration,International Population Movements in the Modern World(4th ed.).London:Macmillan.

China(2009).Deepening the Reform of Health-care System.Beijing:Central Committee of the Communist Party of China and the State Council.

Collin,J.,Lee,K.,and Bissell,K.(2004).Negotiating the framework convention on tobacco control:the politics of global health governance.In:Wilkinson,R.and Murphy C.(eds.)The Global Governance Reader,pp.254-73.London:Routledge.

Cori,A.,et al.(2017).Key data for outbreak evaluation:building on the Ebola experience.Philosophical Transactions of the Royal Society B,372(1721),20160371.

Cornea,G.A.(2001).Globalization and health:results and options.Bulletin of the World Health Organization,79(9),834-41.

Costa-Font,J.and Mas,N.(2016).'Globesity'? The effects of globalization on obesity and caloric intake.Food Policy,64,121-32.

Credit Suisse Research Institute(2017).Global Wealth Report 2017.Geneva.[Online]Available at:https://www.credit-suisse.com/corporate/en/articles/news-and-expertise/global-wealth-report-2017-201711.html

Crosby,A.(1972).The Columbian Exchange:Biological and Cultural Consequences of 1492.Westport,CT:Greenwood Press.

de Vogli,R.and Birbeck,G.L.(2005).Potential impact of adjustment policies on vulnerability of women and children to HIV/AIDS in sub-Saharan Africa.Journal of Health Population and Nutrition,23,105-20.

de Fatima Marin,H.,Massad,E.,Gutierrez,M.A.,Rodrigues,R.J.,and Sigulem D(2016).Global Health Informatics:How Information Technology Can Change Our Lives in a Globalized World.London:Academic Press.

Dicken,P.(2015).Global Shift,Mapping the Contours of the World Economy(7th ed.).London:Guilford Press.

Dorling,D.,Shaw,M.,and Davey Smith,G.(2006).Global inequality of life expectancy due to AIDS.BMJ,332,662-64.

Drewnoski,A.and Popkin,B.(1997).The nutrition transition:new trends in the global diet.Nutrition Reviews,55(2),31-43.

Esser,M.B.and Jernigan,D.H.(2018).Policy approaches for regulating alcohol marketing in a global context:a public health perspective.Annual Review of Public Health,39,385-401.

European Brand Institute.Global Top 100 Brand Corporations 2017.Vienna:European Brand Institute.[Online]Available at:https://www.rankingthebrands.com/PDF/Global%20Top%20100%20 Brand%20Corporations%202017,%20European%20Brand%20 Institute.pdf

Faridz,D.and Griffiths,J.(2018).More than 80 dead from drinking bootleg alcohol in Indonesia.CNN,12 April.[Online]Available at:https://www.cnn.com/2018/04/12/health/indonesia-fake-alcohol-intl/index.html

Feachem,R.G.A.(2001).Globalization is good for your health,mainly.BMJ,323(7311),504-6.

Fidler,D.(2001).The globalization of public health:the first 100 years of international health diplomacy.Bulletin of the World Health Organization,79(9),842-9.

Ford,N.,Patel,S.,and Narayan,K.(2017).Obesity in low-and middle-income countries:burden,drivers,and emerging challenges.Annual Review of Public Health,38,145-64.

Freeman,B.,et al.(2014).Digital junk:food and beverage marketing on Facebook.American Journal of Public Health,104(12),e56-e64.

Friedman,E.and Burci,G.L.(2017).Taking health in all policies seriously:health impact assessments,WHO leadership,and international law.Lancet Global Health, 5 September.[Online]Available at: https://marlin-prod.literatumonline.com/pb-assets/Lancet/langlo/TLGH_Blogs_2013-2018.pdf

Friedman, T.(2012).The Lexus and the Olive Tree, Understanding Globalization(2nd ed.).New York: Picador.

Gannon, S.(2015).What MERS shows us about emerging diseases.Centre for Strategic&International Studies, 12 June.[Online]Available at: https://www.csis.org/blogs/smart-global-health/what-mers-shows-us-about-emerging-diseases

Gentle, P.(2001).Assessing health status.In: Pencheon, D., Guest, C., Melzer, D., and Muir Gray J.A.(eds.)Oxford Handbook of Public Health Practice, pp.28-30.Oxford: Oxford University Press.

Gladstone, R.(2017).U.N.brought cholera to Haiti: now it is fumbling its effort to atone.The New York Times, 26 June.[Online]Available at: https://www.nytimes.com/2017/06/26/world/americas/cholera-haiti-united-nations-peacekeepers-yemen.html

Goryakin, Y., Lobstein, T., James W.P.T., and Suhrcke, M.(2015).The impact of economic, political and social globalization on overweight and obesity in the 56 low and middle income countries.Social Science&Medicine, 133, 67-76.

Gostin, L.O.(2014).Non-communicable diseases: healthy living needs global governance.Nature, 511(7508), 147-9.

Gostin, L.O.(2017).The World Health Organization's historic moment of peril and promise: reimaging a global health agency fit for purpose in the 21st century.Global Health Governance, 30 May.[Online] Available at: http://blogs.shu.edu/ghg/2017/05/30/commentary-the-world-health-organizations-historic-moment-of-peril-and-promise-reimaging-a-global-health-agency-fit-for-pur -pose-in-the-21st-century/

Gushulak, B.D.and MacPherson, D.W.(2004).Globalization of infectious diseases: the impact of migration.Clinical Infectious Diseases, 38(12), 1742-8.

Hanefeld, J.(ed.)(2015).Globalization and Health(2nd ed.).Maidenhead: Open University Press.

Held, D., McGrew, A., Goldblatt, D., and Perraton, J.(1999).Global Transformations.Stanford, CA: Stanford University Press.

Heywood, M.(2009).South Africa's Treatment Action Campaign: Combining Law and Social Mobilization to Realize the Right to Health. Journal of Human Rights Practice, 1(1), 14-26.

Huntingdon, S.(2011).The Clash of Civilizations and Remaking of World Order.New York: Simon and Schuster.

IMAP(2010).Pharmaceuticals and Biotech Industry Global Report—2011.[Online]Available at: http://www.imap.com/imap/media/resources/IMAP_PharmaReport_8_272B8752E0FB3.pdf

Institute of Medicine(1988).The Future of Public Health.Washington, DC: National Academy of Sciences.

Institute of Medicine(2002).The Future of the Public's Health in the 21st Century.Washington, DC: National Academy of Sciences.

Institute of Medicine(2005).Food Marketing to Children and Youth: Threat or Opportunity? Washington, DC: National Academy of Sciences.

Institute of Medicine(2012).Ensuring Safe Foods and Medical Products Through Stronger Regulatory Systems Abroad.Washington, DC: National Academy of Sciences.

Ismail, S.R., Maarof, S.K., Ali, S.S., and Ali, A.(2018).Systematic review of palm oil consumption and the risk of cardiovascular disease.PLoS One, 13(2), e0193533.

ITU(2017).ITU releases 2017 global information and communication technology facts and figures.ITU News, 31 July.[Online]Available at: http://news.itu.int/itu-releases-2017-global-information-and-communication-technology-facts-and-figures/

Jerberg, C.(2008).Flawed but fair: Brazil's health system reaches out to the poor.Bulletin of the World Health Organization, 86(4), 248-9.

Johnson, T.(2012).UN High-Level Meeting on NCDs: One Year Later, Interview with Thomas Bollyky, Council on Foreign Relations, 19 September.[Online]Available at: http://www.cfr.org/global-health/un-high-level-meeting-ncds-one-year-later/p29090

Kelly, D.(2005).To quell obesity, who should regulate food marketing to children? Globalization and Health, 1(9).[Online]Available at: http://www.globalizationandhealth.com/content/1/1/9

Kerry, V.B.and Lee, K.(2007).TRIPS, the Doha declaration and paragraph 6 decision: what are the remaining steps for protecting access to medicines? Globalization and Health, 3(3), 1-12.

Kietzmann, J.H., Hermkens, K., McCarthy, I.P., and Silvestre, B.S.(2011).Social media? Get serious! Understanding the functional building blocks of social media.Business Horizons, 54(3), 241-51.

Labonte, R., Mohindra K., and Schrecker, T.(2011).The growing impact of globalization for health and public health practice.Annual Review of Public Health, 32, 263-83.

Labonte, R., Schrecker, T., Packer, C., and Runnels, V.(2012).Globalization and Health: Pathways, Evidence and Policy.London: Routledge.

Lang, T., Rayner, G., and Kaelin, E.(2006).The Food Industry, Diet, Physical Activity and Health: A Review of Reported Commitments and Practice of 25 of the World's Largest Food Companies.London: Centre for Food Policy, City University.

Lazer, D., and Kennedy, R.(2015).What we can learn from the epic failure of Google Flu Trends.Wired, 1 October.[Online]Available at: https://www.wired.com/2015/10/can-learn-epic-failure-google-flu-trends/

Lee, K.(2003a).Globalization and Health: An Introduction.London: Palgrave Macmillan.

Lee K.(ed.)(2003b).Health Impacts of Globalization: Towards Global Governance.London: Palgrave Macmillan.

Lee, K.(2008).The World Health Organization.London: Routledge.

Lee, K., Eckhardt, J., Holden, C.(2016).Tobacco industry globalization and global health governance: towards an interdisciplinary research agenda.Palgrave Communications, 2, 16037.[Online]Available at: https://www.nature.com/articles/palcomms201637.epdf

León-Flández, K., et al.(2017).Evaluation of compliance with the Spanish Code of self-regulation of food and drinks advertising directed at children under the age of 12 years in Spain, 2012.Public Health, 150, 121-9.

Liang, X.F., and Burns, L.R.(2017).China's public health system and infrastructure.In: Burns, L.R., and Liu, G.G.(eds.) China's Healthcare System and Reform.Cambridge: Cambridge University Press, pp.75-116.

Martin-Moreno, J., Harris, M., Jakubowski, E., and Kluge, H.(2016).Defining and assessing public health functions: a global analysis. Annual Review of Public Health, 37, 335-55.

McInnes, C.and Lee, K.(2012).Global Health and International Relations.Oxford: Polity.

Mackenzie, D., Skettt, P., and Wilson, C.(2014).Deadliest Ebola outbreak being driven by urbanisation.New Scientist, 6 August.[Online]Available at: https://www.newscientist.com/article/mg22329812-500-deadliest-ebola-outbreak-being-driven-by-urbanisation/

McNamee, G.(2016).Counterfeit alcohol has been linked to a number of suspicious deaths in Ireland.The Journal, 19 November.[Online]Available at: http://www.thejournal.ie/counterfeit-alcohol-revenue-3086874-Nov2016/

MacPherson, D., et al.(2009).Population mobility, globalization, and antimicrobial drug resistance.Emerging Infectious Diseases, 15(11), 1727-37.

Mitchell, A.D.and Casben, J.(2016).Trade law and alcohol regulation: what role for a global Alcohol Marketing Code? Addiction, 112(S1), 109-16.

Mittelman, J.H.(2002).Making globalization work for the have nots.International Journal on World Peace, 19(2), 3-25.

Moody, R.(2007).Rocks and Hard Places: The Globalization of Mining.New York: Zed Books.

Mosley, L.and Uno, S.(2007).Racing to the bottom or climbing to the top? Economic globalization and collective labor rights.Comparative Political Studies, 40(8), 923-48.

Mullin, R.(2014).Cost to develop new pharmaceutical drug now exceeds$2.5b.Scientific American, 24 November.[Online]Available at: https://www.scientificamerican.com/article/cost-to-develop-new-pharmaceutical-drug-now-exceeds-2-5b/

National Academies of Sciences, Engineering, and Medicine(2018).Public Health Consequences of E-Cigarettes.Washington, DC: The National Academies Press.

Nau, C., et al.(2014).Community socioeconomic deprivation and obesity trajectories in children using electronic health records.Obesity, 23(1), 207-12.

NCD Risk Factor Collaboration(2016).Worldwide trends in diabetes since 1980: a pooled analysis of 751 population-based studies with 4.4 million participants.Lancet, 387(10027), 1513-30.

NCD Risk Factor Collaboration(2017).Worldwide trends in body-mass index, underweight, overweight, and obesity from 1975 to 2016: a pooled analysis of 2416 population-based measurement studies in 128.9 million children, adolescents, and adults.Lancet, 390, 2627-42.

Oosterveen, E., Tzelepis, F., Ashton, L., and Hutchesson, M.J.(2017).A systematic review of eHealth behavioural interventions targeting smoking, nutrition, alcohol, physical activity and/or obesity for young adults.Preventive Medicine, 99, 197-206.

PAHO(2002).Essential Public Health Functions.In: Public Health in the Americas.Washington DC: Pan American Health Organization.[Online]Available at: http://www1.paho.org/hq/dmdocuments/2010/EPHF_Public_Health_in_the_Americas-Book.pdf

Phillips, N.(2017).Power and inequality in the global political economy.International Affairs, 93(2), 429-44.

Pieterse, J.N.(2012).Globalization and Culture: Global Mélange(3rd ed.).London: Rowman and Littlefield.

Planning Commission of India(2011).High Level Expert Group Report on Universal Health Coverage for India.New Delhi.[Online] Available at: http://planningcommission.nic.in/reports/genrep/rep_uhc0812.pdf

Prentice, A.(2006).The emerging epidemic of obesity in developing countries.International Journal of Epidemiology, 35(1), 93-9.

Ravelo, J.L.(2018).High-level meeting on NCDs holds promise, and pitfalls.Devex, 22 February.[Online]Available at: https://www.devex.com/news/high-level-meeting-on-ncds-holds-promise-and-pitfalls-92101

Reevell, P.(2016).72 dead in Siberia after drinking counterfeit alcohol.ABC News, 22 December.[Online]Available at: https://abcnews.go.com/International/72-now-dead-siberia-drinking-counterfeit-alcohol/story? id=44342514

Research and Markets(2018).Global Brand Counterfeiting Report 2018.Dublin: Research and Markets.

Romon, M., Duhamel, A., Collinet, N., and Weill, J.(2005).Influence of social class on time trends in BMI distribution in 5-year-old French children from 1989 to 1999.International Journal of Obesity, 29, 54-9.

Rossignoli, C., Virili, F., and Za, S.(2017).Digital Technology and Organizational Change: Reshaping Technology, People, and Organizations Towards a Global Society.New York: Springer.

Roxburgh, C., Lund, S., Dobbs, R., Manyika, J., and Wu, H.H.(2011).The Emerging Equity Gap: Growth and Stability in the New Investor Landscape. McKinsey Global Institute. [Online] Available at: http://www. mckinsey. com/insights/global_capital_markets/emerging_equity_gap

Schuh, A.(2007).Brand strategies of Western MNCs as drivers of globalization in Central and Eastern Europe.European Journal of Marketing, 41(3/4), 274-91.

Silva, B.M., Rodrigues, J.J.P.C., de la Torre Diez, I., Lopez-Coronado, M., and Saleem K.(2015).Mobile-health: a review of current state in 2015.Journal of Biomedical Informatics, 56, 265-72.

Slobodian, Q.(2018).Globalists: The End of Empire and the Birth of Neoliberalism.Cambridge: Harvard University Press.

Smith, R., Beaglehole, R., Woodward, D., and Drager, N.(eds.)(2005).Global Public Goods for Health, Health Economic and Public Health Perspectives.Oxford: Oxford University Press.

Smith, K.F., Goldberg, M., Rosenthal, S., and Ramachandran, S.(2014).Global rise in human infectious disease outbreaks.Journal of the Royal Society Interface, 11(101), 20140950.

Stratton, E., et al.(2017).Effectiveness of eHealth interventions for reducing mental health conditions in employees: a systematic review and meta-analysis.PLoS One, 12(12), e0189904.

Swabe, J.(1999).Animals, Disease, and Human Society: Human-Animal Relations and the Rise of Veterinary Medicine.London: Routledge.

Swinburn, B., et al.(2015).Strengthening of accountability systems to create healthy food environments and reduce global obesity.Lancet, 385(9986), 2534-45.

Tarabusi, C.and Vickery, G.(1998).Globalization in the pharmaceutical industry.International Journal of Health Services, 28(1), 67-105.

Trouiller, P., Olliaro, P., Torreele, E., Orbinski, J., Laing, R., and Ford, N.(2002).Drug development for neglected diseases: a deficient market and a public-health policy failure.The Lancet, 359(9324), 2188-94.

UNDESA(2017).International Migration Report.New York: United Nations Department of Economic and Social Affairs.[Online]Available at: http://www.un.org/en/development/desa/population/migration/publications/migrationreport/docs/MigrationReport2017_Highlights.pdf

UN Office on Drugs and Crime(2017).World Drug Report 2017.Vienna: UNDOC.[Online] Available at: http://www.unodc.org/wdr2017/field/Booklet_2_HEALTH.pdf

US Department of Labor(2015).Long-term price trends for computers, TVs, and related items.Washington DC, 13 October.[Online] Available at: https://www.bls.gov/opub/ted/2015/long-term-price-trends-for-computers-tvs-and-related-items.htm

Valdez, S.(2006).An Introduction to Global Financial Markets.London: Palgrave Macmillan.

Ventola, C.L.(2014).Social media and health care professionals: benefits, risks, and best practices.Pharmacy and Therapeutics, 39(7), 491-99, 520.

Walley, J., Wright, J., and Hubley, J.(2001).Public Health: An Action Guide to Improving Health in Developing Countries.Oxford: Oxford University Press.

Watts, J.(2004).Chinese baby milk blamed for 50 deaths.The Guardian, 21 April.[Online]Available at: http://www.guardian.co.uk/china/story/0,7369,1196996,00.html

Wiedmann, T.and Lenzen, M.(2018).Environmental and social footprints of international trade.Nature, 30 April.[Online]Available at: https://www.nature.com/articles/s41561-018-0113-9

Wilkinson, R.(2014).What's Wrong with the WTO and How to Fix It.London: Polity Press.

Wipfli, H.(2015).The Global War on Tobacco.Baltimore, MD: Johns Hopkins University Press.

World Health Organization(WHO)(n.d.).Illicit Trade in Tobacco: A Summary of the Evidence and Country Responses.Geneva: WHO.[Online]Available at: http://www.who.int/tobacco/economics/illicittrade.pdf

World Health Organization(WHO)(1986).The Ottawa Charter for Health Promotion.First International Conference on Health Promotion, Ottawa, 21 November 1986.

World Health Organization(WHO)(2006a).Health Metric Network(HMN)Workshop—Better Health Information Systems.Geneva: Health Metrics Network.[Online]Available at: http://www.who.int/healthmetrics/news/20061027/en/index.html

World Health Organization(WHO)(2006b).Public Health Innovation and Intellectual Property Rights.Geneva: WHO.

World Health Organization(WHO)(2013).WHO's arrangement for hosting health partnerships and proposals for harmonizing WHO's work with hosted partnerships.EB132/5 Add.9.Geneva: WHO.[Online]Available at: http://apps.who.int/gb/ebwha/pdf_files/EB132/B132_5Add9-en.pdf

World Health Organization(WHO)(2014).UNGA NCD Review 2014.[Online]Available at: http://www.who.int/nmh/events/2014/unga-review.pdf? ua=1

World Health Organization(WHO)(2015).The Protocol to Eliminate Illicit Trade in Tobacco Products: An Overview.WHO FCTC.[Online]Available at: http://www.who.int/fctc/protocol/Protocol_summary_en.pdf

World Health Organization(WHO)(2017a).1 in 10 medical products in developing countries is substandard or falsified.News Release, 28 November. Geneva: WHO. [Online] Available at: http://www. who. int/en/news-room/detail/28-11-2017-1-in-10-medical-products-in-developing-countries-is-substandard-or-falsified

World Health Organization(WHO)(2017b). Obesity and overweight. Fact Sheet, 18 October. Geneva: WHO. [Online] Available at: http://www.who.int/news-room/fact-sheets/detail/obesity-and-overweight

World Health Organization(WHO)(2017c). Noncommunicable diseases. Fact Sheet, 21 June. Geneva: WHO. [Online] Available at: http://www.who.int/en/news-room/fact-sheets/detail/noncommunicable-diseases

World Health Organization(WHO)(2017d).Facts and figures on childhood obesity.Commission on Ending Childhood Obesity.Geneva: WHO.[Online]Available at: http://www.who.int/end-childhood-obesity/facts/en/

World Health Organization(WHO)(2018a).Projections of mortality and causes of death, 2015 and 2030.Health Statistics and Information Systems.Geneva: WHO.[Online]Available at: http://www.who.int/healthinfo/global_burden_disease/projections/en/

World Health Organization(WHO)(2018b).Report of the Technical Consultation.Geneva: WHO.[Online]Available at: http://www.who.int/ncds/governance/high-level-commission/HLC_Final_report_of_the_Technical_Consultation_21-22_March_2018-CORR1. pdf? ua=1

World Health Organization(WHO)(2018c).World leaders join new drive to beat noncommunicable diseases.News Release, 1 March.[Online]Available at: http://www.who.int/mediacentre/news/releases/2018/world-leaders-ncds/en/

Witkowski, W.(2015).Global stock market cap has doubled since QE's start.MarketWatch, 12 February.[Online]Available at: https://www.marketwatch.com/story/global-stock-market-cap-has-doubled-since-qes-start- 2015-02-12

World Bank(2000).Is Globalization Causing a 'Race to the Bottom' in Environmental Standards? Briefing Papers, April.Washington DC: PREM Economic Policy Group and Development Economics Group.[Online]Available at: http://www1.worldbank.org/economicpolicy/globalization/documents/AssessingGlobalizationP4.pdf

Wright, R.(2017).Container shipping faces critical moment after years of losses.Financial Times, 21 February.[Online]Available at: https://www.ft.com/content/8b633cfa-e7f0-11e6-967b-c88452263daf

World Trade Organization(WTO)(2017a).Trends in World Trade: Looking Back Over the Past Ten Years.Geneva: WTO.[Online] Available at: https://www.wto.org/english/res_e/statis_e/wts2017_e/WTO_Chapter_02_e.pdf

World Trade Organization(WTO)(2017b).Trade Recovery Expected in 2017 and 2018, Amid Policy Uncertainty.Press Release, 12 April.Geneva: WTO.[Online]Available at: https://www.wto.org/english/news_e/pres17_e/pr791_e.htm

World Trade Organization(WTO)(2018).Strong Trade Growth Continues but Momentum May Soften in Q2, Trade Indicators Suggest. Press Release, 17 May.Geneva: WTO.[Online]Available at: https://www.wto.org/english/news_e/news18_e/wtoi_17may18_e.htm

Yamabhai, I., Mohara, A., Tantivess, S., Chaisiri, K., and Teerawattananon, Y.(2011).Government use licenses in Thailand: an assessment of the health and economic impacts.Globalization and Health, 7, 28.

第二部分　健康和疾病的决定因素

2.1 健康决定因素:概述

2.1.1 引言

健康决定因素(determinants of health)被定义为“决定个人或人群健康状况的一系列个体、社会、经济和环境因素”(Nutbeam,WHO,1998)。对健康决定因素的一种理解认为,人类健康受到不同层次、以复杂方式相互作用的多种因素的影响。健康决定因素通常分为生物、行为、环境和社会决定因素四类(Remais,Jackson,2016),但也有其他分类方法,如“知识、态度和信念”等类别(澳大利亚卫生与福利研究所,2008)。健康决定因素可通过多种研究方法加以理解,包括调查特定因素与人群中疾病或疾病风险之间的关联,以及调查特定因素影响个人健康状况的机制(Rose,1985)。

2.1.1.1 生物决定因素

生物决定因素是影响人体健康的内源性特征。它们包括在生命早期身体和大脑发育过程中发挥核心作用的遗传结构,这些结构可能会增加或减少人罹患特定疾病的易感性。年龄也被认为是健康的一个生物决定因素,例如,老年时期细胞功能衰退可能会增加对疾病的易感性。可以认为,生物决定因素的范畴受限于其对身体属性的关注,而忽视了神经心理状态在影响健康方面所起的作用——本章后面将进一步讨论这一问题。

2.1.1.2 行为决定因素

行为决定因素主要包括吸烟、饮酒和使用其他药物以及饮食和运动等公认的“生活方式”因素。众所周知,吸烟会增加罹患一系列呼吸道和心血管疾病以及多种癌症的风险,每年导致全球约600万人过早死亡(WHO,2015)。饮食和运动对健康的影响是多方面的,但最明显的是会影响超重和肥胖的发生,从而增加罹患2型糖尿病、心血管疾病、肌肉骨骼疾病和某些癌症等疾病的风险。自20世纪70年代以来,全世界肥胖症的患病率增加了两倍,并对许多国家的健康问题造成了逐渐上升的风险(WHO,2017)。正如稍后将讨论的,部分人认为这一类别过于局限,因为它忽视了社会和商业因素在影响健康行为方面所起的作用(Baum,Fisher,2014)。

2.1.1.3 环境决定因素

环境决定因素是物理环境中影响健康的因素,包括人为环境的特征,如空气污染或污水处理系统的可用性,以及自然环境的特征,如天气事件、昆虫传播的疾病媒介或淡水的可用性。食物的特征,如其营养特性或是否存在食源性病原体是健康的重要环境决定因素。例如,土壤中天然碘的缺乏——导致从该土壤中生长出的食物也缺碘,而缺碘将会损害成年人的智力功能,并且可能危及怀孕期间胎儿的发育。因摄入受污染的水或食物引起的腹泻症是5岁以下儿童患病或死亡的主要原因,尤其是在低收入国家(LICs)。显然,人类活动正以各种方式日益改变着"自然"环境,从而进一步对人类和生态健康产生影响,如土地开垦和农业发展、商业捕鱼以及使用化石燃料对全球变暖的影响。空气污染是一个日益受到关注的环境决定因素。近期世界卫生组织(WHO)的分析表明,每年约有420万人死于环境空气污染,380万人死于烹饪燃料造成的家庭空气污染(WHO,2018)。

2.1.1.4 社会决定因素:导言

健康的社会决定因素(social determinants of health,SDH)被定义为既包括人们生活中的日常社会及经济条件,也包括国内与国际影响权力、金钱和资源分配的更高层次的社会经济和政治因素(健康问题社会决定因素委员会,2008)。

日常生活中影响健康的因素包括生活和工作条件、健康食品和医疗保健的可获得性。更高层次的因素,如政府决策或某种市场经济结构,可以分配对健康产生积极或消极影响的社会条件,通过权力、收入/财富、教育和就业等关键中介机制发挥作用(健康问题社会决定因素委员会,2008)。如果在获得有利健康条件、或接触对健康有不利影响条件的过程中产生了不平等,那么就可能造成(由社会决定的)健康不平等(inequalities in health)。例如,某个国家的政治和经济条件可能使相对富裕的城市人口比贫困的农村人口更容易获得优质的食品、医疗保健和住房,从而导致后者的婴儿死亡率较高。图2.1.1展示了对SDH的这种多层次理解。

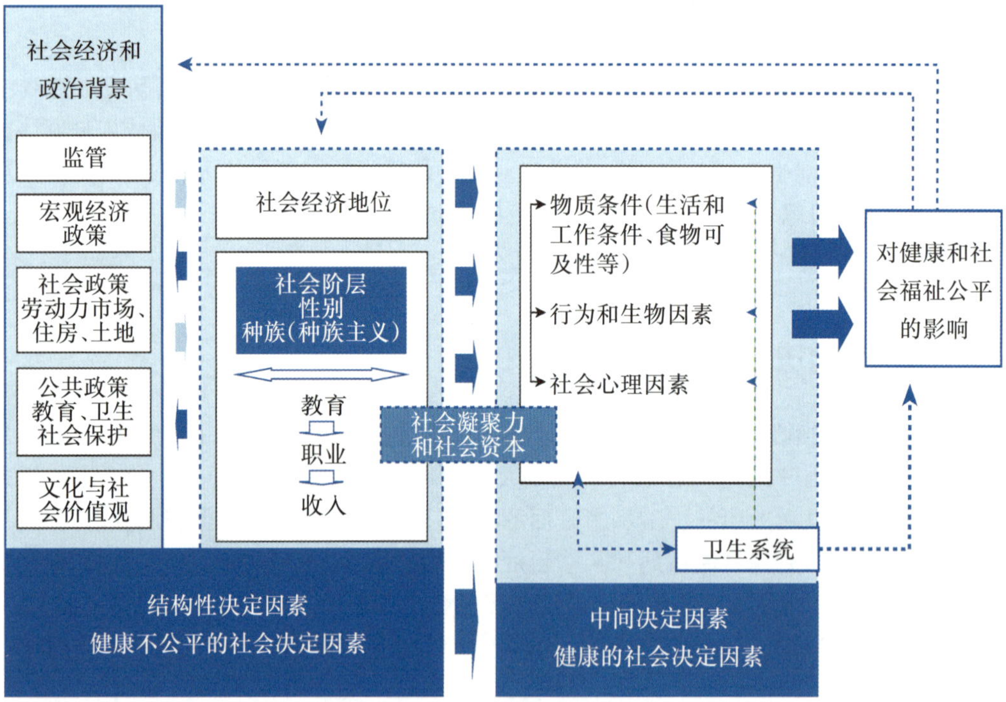

图2.1.1 健康的社会决定因素和健康不公平

资料来源:Solar,O.&Irwin,A.(2010)。A Conceptual Framework for Action on the Social Determinants of Health:A Conceptual Framework for Action on Social Determinants of Health:Social Determinants of Health Discussion Paper 2. Geneva:World Health Organization. ©2010 WHO.

并非所有人口之间的健康不平等都是由社会因素造成的。女性的乳腺癌发病率远高于男性,主要是生理差异所致，而并非源于社会条件的差异。（但换个角度而言，社会经济因素也可能决定了一些妇女有机会接受乳腺癌筛查或治疗，而另一些妇女则没有）。由社会因素决定的健康不平等也可能被视为社会不公（unfair，unjust）。持这种观点的人认为，如果政府和社会作出不同的选择，由于结构性社会和经济不平等所造成的健康不平等是可以减少或消除的——如果没有这样做，对那些（本不该）比其他人患病率更高、寿命更短的人来说，是不公平的（Whitehead，1992）。接受此类论点的人可能会把由社会决定的健康不平等现象称为“健康不公平”（health inequities）（Baum，2016），以表明他们的道德立场——本章中将采取这一立场。此类论点可以诉诸证据，这些证据表明，在不同的国家，总体健康结果和健康不平等的程度差异很大，其方式与政治、社会或经济条件的差异有关（健康问题社会决定因素委员会，2008）。在下一节中将更详细地讨论一些常见的SDH。

2.1.2 健康的社会决定因素

人类社会的许多特征都被认定为SDH（Marmot et al.，2008）。在此将讨论SDH分类中的一些标准项目，以及近期较为突出的一些问题，如表2.1.1所示。值得注意的是，社会因素“深层次”影响个人或人群健康的途径和机制是各不相同的。部分因素主要是自然物理性的，如采矿业恶劣的工作条件导致工人们接触粉尘，从而引发肺部疾病。其他途径则涉及心理状态。特别是，反复暴露在被认为具有威胁性或要求苛刻的社会环境氛围中，会造成心理困扰和长期的生理压力，从而对身心健康产生不利影响（Fishe，Baum，2010）。

表2.1.1 健康的社会决定因素

• 卫生保健服务	• 心理健康的决定因素
• 促进儿童早期发展的环境	• 城市化与健康
• 收入、教育和就业状况	• 全球化与健康的商业决定因素
• 就业条件	• 健康行为的社会决定因素
• 性别	• 气候变化与SDH
• 原住民健康的社会和文化决定因素	• 权力和资源的分配

2.1.2.1 卫生保健服务

卫生保健服务的获取被广泛认为是一种健康的社会决定因素，它通过在需要时提供专业的意见和支持、疫苗接种等预防性干预措施以及针对疾病或伤害的治疗，保障人们的健康及预防疾病。研究表明，在所有国家中，普及初级卫生保健（primary healthcare，PHC）的可获得性均是改善人口健康和健康公平的重要一步（WHO，2008）。普及初级卫生保健的全面举措是将一级医疗服务与促进健康、预防疾病、社区参与的策略相结合，并解决当地特有的健康决定因素（Baum，2016）。

2.1.2.2 促进儿童早期发展的环境因素

影响儿童早期情感、认知、行为和身体发育的环境因素，例如从母亲的孕期到儿童7岁期间的环境，对决定其未来一生的健康状况至关重要（Irwin et al.，2007）。这里涉及的社会因素包括：怀孕期间获得促进健康的物质资源；进行和持续母乳喂养的机会；培养和激励；社交和语言发展所需的互动；住房条件；能否获得清洁水等（Maggi et al.，2010）。更高层次的经济和社会政策涉及最低工资、产假规定和福利提供等问题，或收人的不平等,对家庭的生活和家境以及儿童发展的其他条件造成不同程度的影响,从而导致儿童健康的不公平(Irwin et al.,2007)。

2.1.2.3 收入、教育和就业状况

这三个因素是当代理解SDH以及国家内部和国家之间健康不公平的核心(Baum,2016)。显然,它们是相互关联的:例如,教育可能会影响就业状况,而就业状况又会影响收入,收入反过来又会影响各代人的教育机会。收入、教育和就业是等级社会分配资源的关键机制,进而影响生活和工作条件的差异,以及负担基本商品和服务的能力。此外有证据表明,处于地位等级中较低位置的心理感受本身也会对健康产生不利影响(Wilkinson,Pickett,2009)。收入、教育和就业状况经常被用来衡量社会经济地位(socioeconomic status,SES),研究表明,健康不公平不仅表现为处于社会经济地位量表得分"最低"一端的人健康状况较差,而且往往遵循一种渐进模式,即在社会经济地位量表中,从得分"最高"到得分"最低"每下降一级,平均健康状况都会逐步递减(Fryers et al.,2003;Marmot,Friel,2008)。此外,在发达国家中,相比于社会更平等的国家,不平等程度较高的国家在各个社会经济地位级别中的健康状况都较差(Wilkinson,Pickett,2009)。因此可认为社会和健康不公平是一个关乎所有人的问题。图2.1.2举例说明了五个国家儿童死亡率的社会梯度。请注意,这些国家之间也存在不公平现象。

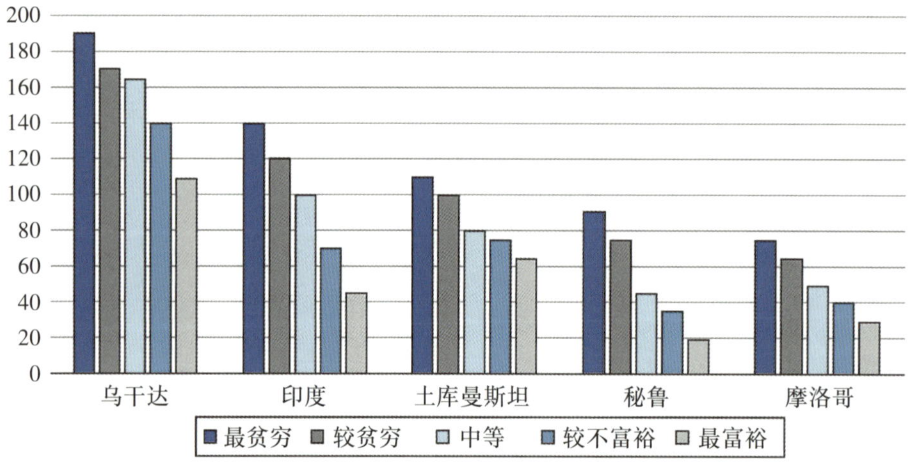

图2.1.2 1998—2004年间5个国家按家庭财富水平分列的每千名活产婴儿中5岁以下儿童的死亡率

资料来源:Gwatkin,D.R.et al(2007).Socio-economic Differences in Health,Nutrition,and Population within Developing Countries:An Overview.Washington DC:©World Bank.License:Creative Commons Attribution license(CC BY 3.0 IGO).

2.1.2.4 就业条件

就业本身除了在决定社会经济地位方面的作用外,就业/失业状况也是重要的SDH。工作可能会给健康带来很多益处,包括经济保障、社会关系、目标感和学习机会。然而,工作场所的条件也可能涉及接触损害健康的物质、造成伤害的体能需求或造成长期慢性压力的社会心理需求(Marmot et al.,2008)。

在许多国家,工作性质在全球化、新自由主义"紧缩"政治、金融危机、技术变革、工会数量减少以及临时非正式工作和自营职业增加等诸多压力驱动下发生变化。国与国之间的经济不平等促使人们为寻找工作而进行长期或临时移民,而这些工人可能面临更高的剥削风险。根据国际劳工组织(2015)的数据,2013年约有1.5亿人因工作原因而移民。这些变化有可能在国家内部和国家之间扩大"富人和穷人"在工作地位、安全和报酬方面的鸿沟,并有可能加剧健康不公平。

2.1.2.5 性别

在世界大多数地区，尽管女性报告的健康欠佳的问题更多，但她们往往比男性更长寿。对女性寿命较长的解释包括生理差异、男性工作的危险性更高、女性更倾向于寻求医疗保健以及女性更高的社会性依附(Baum，2016)。然而，不利于女性的性别不公平通过将女性置于比同领域的男性更低的文化、社会或经济地位，从而对健康产生多方面的不利影响。性别不公平以多种方式影响健康，它导致了对妇女的暴力、对女童的歧视、不公平的分工、更低的工资以及获得教育和医疗保健的限制(Marmot et al.，2008)。

2.1.2.6 原住民健康的社会和文化决定因素

原住民被定义为"来自其他文化或种族的人通过征服、占领、定居或其他手段来到一个国家或地区之前，已经在当地居住的人"(联合国原住民常设论坛，2018)。尽管有关原住民健康状况的数据参差不齐，但在有数据的国家中情况往往一致：原住民的健康状况明显差于非原住民(Anderson et al.，2016)。虽然原住民的健康无疑受到收入等"一般"决定因素的影响，但学者也发现了一系列更特定影响原住民的决定因素，包括促进健康的因素如强烈的文化认同、社区对资源的控制，以及不利因素，如剥夺土地的殖民化进程、歧视性政策(如驱逐儿童)和遭受种族主义(Carson et al.，2007)。

2.1.2.7 心理健康的决定因素

按健康生命损失年计算，常见形式的精神疾病(包括药物滥用障碍)约占全球疾病总负担的20%(Whiteford et al.，2013)，相当于数百万人接受教育、维持工作和社会关系的能力可能受到影响。抑郁障碍本身就是全球疾病负担的一个主要和日益增长的原因，每年约有80万人因抑郁而自杀。前面讨论的许多SDH可能会通过造成长期压力对心理健康产生不利影响(Fisher，Baum，2010)。影响酗酒和其他药物使用的社会因素也起着重要作用。慢性身体疾病也可能导致心理健康状况不佳。战争或自然灾害等重大事件可能通过摧毁基本的基础设施、造成人口迁移而对精神压力和心理健康产生显著影响。与其他健康状况一样，常见精神疾病的发病率通常与社会经济地位呈负相关(Fryers et al.，2003)。

2.1.2.8 城市化与健康

在全球和各国内部，越来越多的人口居住在城市。2008年，人类历史上首次出现了世界上大多数人口居住在城市环境中的情况，此后的几十年间，人们对城市与健康之间联系的关注快速增加。现在人们普遍认为，城市化本身就是健康以及城市人口内部和城市之间健康不公平的决定因素。

在理解城市化是健康的决定因素方面，现有证据表明，从城市系统政策到健康结果(如伤害、呼吸系统疾病、压力和精神疾病以及传染病)，以及到生活质量结果(如幸福感和宜居性)之间存在完整的因果链(Giles-Corti et al.，2016)。风险暴露主要集中在环境条件(空气、噪声和交通)、人为因素(社会隔离和安全)以及行为(健康饮食和体育活动)方面(Giles-Corti et al.，2016)。尽管这些因素往往被描述为与健康相关的"建成环境"(built environment)特征，但健康也受到城市社会和经济构成的影响。在这方面，重要的是以"具有社会凝聚力、旨在促进良好的身心健康和保护自然环境"的方式提供卫生、教育、医疗保健和社会服务等基本商品(Friel et al.，2011)。与此同时，人们已认识到，城市化在很大程度上导致了气候变化和移民等全球性问题。

在行动方面，将健康的决定因素纳入城市规划政策体系至关重要。一个世纪前，规划与公共卫生目标紧密结合,以防止传染病的传播。然而,随着在大多数发达国家城市规划成为一个特定的政策部门,其规划目标范围较窄,主要涉及确定城市战略方向、评估和批准开发项目,以及与分区和城市设计有关的其他地方问题,规划与公共卫生目标之间的紧密关系并没有得到维持。虽然规划和公共卫生正在逐步重新调整,但要充分发挥城市规划在预防疾病和减少健康不公平方面的潜能,还需要管理建成环境的政策体系发生实质性转变(Friel et al.,2011)。从SDH的角度来说,挑战在于将公共卫生议程的广泛利益与城市规划的利益结合起来——这在城市规划部门发达的国家很棘手,而在资源匮乏的环境中则更加困难,因为那些国家可能缺少管理城市规划的监管框架。鉴于城市规划与全球各城市之间的竞争密切相关,因此受到地方政治和人们所认为的经济发展需要的强烈影响,仅有健康影响的证据是不够的。现有的城市规划中,健康并非优先考虑的问题,而是由类似于"集聚"(agglomeration)的概念主导城市规划,即城市化为需要服务才能有效运作的生产活动创造了地方中心。然而,重要的是要认识到,对健康和经济活力的考虑并非互不相容,因为在规划良好的城市,在提供就业、商品和服务方面更宜居、更公平合理,它们的经济竞争力可能也会更强。

关于城市化作为健康决定因素的思考,占据主导地位的是规模问题。尽管某些城市已成为全球经济的中心,但各国的城市化进程本身并不均衡;大规模的贫民窟在一些城市中占主导地位,甚至可能与环境优美的郊区同时存在,而另一些城市的特点则是城市无序扩张。在城市内部,需要进行不同规模的规划,这对于管理地区和城市层面的城市化和人口增长以及地方和空间至关重要。这些规模问题在主导城市发展和规划的各种治理安排中也有体现。长期以来,地方政府一直被认为具有强大的政治力量,例如"健康城市运动",一些人认为,"地方"规模是开展健康的社会决定因素的健康公平行动的重要场所,能够减轻在国家或全球范围内健康决定因素的某些影响。此外,还有一系列公共和私人参与者参与了城市环境的规划和交付,从大型城市基础设施项目到区域再到建筑物,不一而足。用于确保这些不同的治理制度和网络持续参与到城市化的措施至关重要,城市化对健康产生深刻影响的理念应贯穿其中。

2.1.2.9 全球化与健康的商业决定因素

全球化促进了各国经济、社会和文化之间日益紧密地相互联系,塑造了健康的上游决定因素。可以说,全球化的经济活动通过提高人民生活水平为健康带来了一些益处,但这一观点尚存在争议(Baum,2016)。然而,全球化也助长了收入不平等的扩大。近几十年来,世界上几乎所有地区的收入不平等都在以不同的速度加剧(Alvaredo et al.,2018)。因此,全球化给国家内部和国家之间的人口健康和健康公平带来了风险和挑战。

在过去20年里,资本流动的加剧以及贸易和投资的扩张,促进了跨国公司(transnational corporations,TNCs)的增长和规模。可口可乐等跨国公司在各大洲都有生产基地,供应链遍布全球。跨国公司本身也已成为重要的经济体。2016年,在世界百强经济体中,只有31个是国家。现在,世界上最大的经济体大多是跨国公司,如沃尔玛、荷兰皇家壳牌、埃克森美孚以及科技公司苹果。

跨国公司已成为影响全球决策的强大行为体,拥有重要的经济资源。例如,全球制药公司在世界贸易组织《与贸易有关的知识产权协议》(*Trade-Related Aspects of Intellectual Property Rights Agreement*,TRIPS)的制定过程中发挥了关键作用,该协议要求签署国对专利提供至少20年的保护(Sell,2003)。跨国公司与其他行业机构一起,推动扩大国家间贸易和投资协定所涵盖的问题。虽然贸易协定曾经包括减少关税的承诺,但现在越来越多地包括国内监管问题的规则,如知识产权、竞争、技术和投资者权利。

这些贸易协定可通过多种途径对健康产生影响。贸易协定可通过增加获得技术和促进健康的产品和服务的机会,对健康产生积极影响。但它们也可能产生负面影响。例如,贸易协议中延长知识产权可能会推迟价格更低的仿制药进入市场,从而减少可负担性(Townsend et al.,2016)。贸易协定还促进了更大程度的市场自由化,这有利于超加工食品、烟草和酒精等不健康商品的供应、可负担性和可获得性,而吸烟、酗酒和不良饮食是导致非传染性疾病(NCD)的三个关键危险因素。同时,这些协议为跨国公司在国内监管政策制定方面提供了更多的机会,这可能会增加政府监管这些产品所需的时间和资源,以及行业对所选监管方法的影响(Schram et al.,2017)。因此,贸易协议可以作为非传染性疾病商业驱动因素的促进机制。与廉价的超加工食品等产品的负面影响(最显著的是非传染性疾病的增加)相关的成本被外部化于政府身上。

“健康的商业决定因素”是公共卫生领域最近出现的一个术语,用来指那些参与促成非传染性疾病危险因素的企业的做法和战略(Kickbusch et al.,2016)。除了影响贸易和投资交易外,生产和销售不健康商品(如烟草、酒精和超加工食品)的公司还利用一系列策略来促进更多的人使用其产品并破坏公共卫生法规。有记录的企业做法包括针对年轻人的营销策略、游说和向政治代表捐款、与政府合作、资助有偏见的研究、拉拢卫生专业人员和决策者以促进行业目标的实现,以及赞助有利于影响公众舆论的活动等(Kickbusch et al.,2016)。因此,对不健康商品行业的监管已成为全球公共卫生面临的一项主要挑战。公共卫生研究人员对酒类和食品行业继续参与全球卫生政策制定提出批判性意见,例如,尽管百事可乐公司和可口可乐公司有强烈的经济动机来促进含糖饮料的消费,但这两家公司对2011年联合国非传染性疾病高级别会议的建议仍然作出了贡献(Buse et al.,2017)。

公共卫生运动成功地干预了健康的商业决定因素,其中最突出的是烟草控制方面。经过数十年对有关健康证据的收集和传播与卫生从业人员和决策者的倡导,首个全球烟草条约——《烟草控制框架公约》(FCTC)于2003年获得通过,至今已被181个国家批准。《烟草控制框架公约》明确禁止缔约方与烟草公司接触,为防止行业干预提供了一个强有力的监管范例。烟草案例表明,可以通过公共卫生宣传来对抗行业的权力和利润。

2.1.2.10　健康行为的社会决定因素

要改善人们的健康状况,最终可能需要改变行为。从表面上看改变行为似乎相对简单,因为有一系列技术可提供帮助。然而,行为受社会结构的约束,因此改变这些行为需要改变行为内部所依赖的结构。尽管有越来越多的证据支持结构在塑造行为方面的重要性,行为主义(behaviourism)仍常被宣传为“生活方式”疾病的解决方案,而很少关注结构问题。正如Tesh(1988)曾指出的那样,意识形态影响着这些政策选择。她对美国公共政策的分析表明,强烈的个人主义意识形态削弱了对结构因素作用的认识,这意味着,尽管行为主义的有效性证据基础薄弱,但仍备受青睐。行为改变策略有很强的内在逻辑性(Baum,Fisher,2014)。如果吸烟问题被视为人们选择吸烟这一行为的问题、肥胖问题被视为人们暴饮暴食的问题,那么告诉他们“不要这样做”便可能发挥作用。

社会心理学中有许多旨在帮助个人改变行为的理论。这些理论包括社会学习理论(Bandura,1977)和健康信念模型(Becker,1974)。每种理论都针对个人的潜在信念及其行为改变的动机。这些理论是20世纪70年代和80年代一系列心脏健康计划的基础。这些计划在开始时很有希望,但基本上都未取得成功。其主要局限性在于,这些模型很少关注人们行为发生的社会、经济和文化环境。芬兰的北卡累利阿计划(Finnish North Karelia programme)是为数不多取得成功的心脏健康计划之一。该计划的评估报告显示,北卡地区与芬兰整体人口相比,慢性心脏病(chronic heart disease,CHD)危险因素和冠心病男性死亡率的变化更大(Puska et al.,2009)。北卡累利阿计划的相对成功主要不是因为个人健康知识的增加,而是由于社区层面的策略(包括提供初级保健服务和社区组织的参与)和政策变化(如减少食物中的脂肪)。

以改变个人行为为目标的健康促进方案所积累的失败经验凸显了行为的社会决定因素的重要性。许多被判定为有害健康的行为往往是帮助人们应对压力环境的行为,或者仅仅是对不健康环境的一种反应。因此,澳大利亚原住民的高吸烟率在一定程度上反映了他们在日常生活中应对种族主义的一种方式。超重和肥胖人数增加的主要原因是,许多国家高脂肪和高糖食品的营销和供应使这些食品变得具有吸引力、可获得性和可负担性。正如在上一节中所提到的,贸易协定使跨国食品公司更容易进入食品市场,影响健康食品的供应。因此,个人行为反映了人们生活的社会、文化、经济和自然环境。改变行为需要改变这些环境。

不断变化的环境对实现健康公平尤为重要。当人们生活中的其他条件有利时,行为对其健康状况的影响最大。因此,如果一个人相对于他所生活的社会而言并不贫困、不是生活在绝对贫困中、有提供支持的社会网络、在一定程度上免受疾病困扰,那么改变行为的策略可能会对他的健康状况产生一些影响;但是,仅靠这些策略很可能会增加而不是减少健康不公平。

2.1.2.11 气候变化与健康的社会决定因素

导致气候变化的人为全球变暖正在对人类健康产生重大不利影响,而且这种影响在未来只可能加剧。虽然气候变化对健康更多是一种环境而非社会方面的决定因素,但目前认为人类社会是全球气候变暖的主因,气候变化的影响也与健康的社会决定因素交叉,从而显著影响健康和健康公平的结果(McMichael,2017)。气候变化会以多种方式对健康产生不利影响,其中包括:极端天气事件的频率和强度;海平面上升和低洼岛屿或沿海地区的相关洪水;不断变化的传染病媒介;耕地流失;以及淡水获取机会的减少。在许多情况下,这些事件对健康的影响可能主要落在那些受到社会决定的健康不公平影响的国家及其民众上。气候变化的社会影响包括可能出现环境难民,他们因极端天气事件或环境条件改变而被迫迁移,极易出现健康状况不佳的情况。气候变化对健康的影响还可能增加资源不足的低收入国家对医疗保健系统的需求。综合上述原因,气候变化与健康的社会决定因素交织在一起,随着时间的推移,有可能导致全球和国家内部的健康不公平现象逐渐加剧。

2.1.3 决定因素及其相互作用的复杂性

健康决定因素的复杂性和多尺度性为研究人员、医疗从业人员、民间社会组织、政府或国际机构的理解和行动带来了一系列复杂问题。

2.1.3.1 时间性

在流行病学中,相对风险的概念用于表示特定社会或环境因素与个人或人群健康之间的因果联系:即相对于未暴露于条件x的人而言,暴露于条件x的人患上疾病y的可能性或风险。例如,在澳大利亚,一名目前吸烟者患肺癌的概率是一名不吸烟者的9倍。然而,这些方程本身并不能充分反映决定因素与健康或疾病之间关系的时间性(Remais,Jackson,2016)。暴露于某一决定因素对健康产生的临床可识别影响可能需要数年才能显现。据了解,幼儿遭受虐待或忽视会增加患抑郁症、吸毒和性传播感染等疾病的风险(Norman et al.,2012),但这些疾病一般在青春期或成年期才会出现。在这一过程中,其他中介因素可能会起到缓解或加剧风险的作用。这种生命历程的视角为多种健康问题的初级预防提供了巨大的潜力:通过对儿童虐待这一共同的、潜在的危险因素采取行动,可能会在健康公平方面取得收效(Irwin et al.,2007)。然而,暴露与健康影响之间的滞后时间通常较长。这使得研究人员在调查和证明两者之间联系时面临更大的挑战(Remais,Jackson,2016)。

健康与其决定因素关系的动态性和时间性还体现在更长的时期和更大的范围内。医疗保健、城市环境、营养和生活条件的改善,很有可能促成了许多国家所谓的流行病谱发生转变,在这些国家中,传染病(infectious diseases,IDs)发病率下降,而非传染性疾病发病率上升(Wahden,1996)。在某种程度上,非传染性疾病发病率的上升是寿命延长和人口老龄化的伴生现象;因为非传染性疾病(如心脏病和癌症)的发病率在晚年会增加。然而,传染病并不会消失,而且可能继续对处于不利地位的人口产生较大不利影响,产生所谓的"双重疾病负担",而对总体人口健康的影响却很小(Wahden,1996)。

2.1.3.2 多种尺度和多种决定因素

如前所述，健康的决定因素与健康问题之间的关系可以理解为跨越多种机制和在不同尺度上运作的事件；从个体生物学、心理学和行为到地方、国家和国际范围内的社会或环境条件。这种理解体现在文献中提出的SDH嵌套模型中，如Dahlgren和Whitehead著名的“彩虹”模型(2006)。因此，某一特定个人或人群在任何时间点的健康状况很可能是由多种因素共同作用形成的。这给研究工作带来了挑战，因为影响健康的因素越多，人们就越是“脱离”个体生物学和行为。吸烟(作为一种行为决定因素)与肺癌风险之间的联系可以很容易地建立起来，但如果问到为什么一个人群的吸烟率是20%，而另一个人群的吸烟率是5%，那么需要考虑的决定因素就会相应增加。SDH的嵌套性也给行动带来了挑战。寻求降低吸烟率的医疗保健从业者可能会发现，专注于针对个人行为改变的方法(如尼古丁疗法或健康知识普及)比担心烟草跨国公司的游说行为等更广泛的决定因素要容易得多(Remais，Jackson，2016)。致力于解决与肥胖有关的2型糖尿病发病率上升问题的决策者可能会发现，开展一场鼓励选择健康食品的社会营销活动比解决决定超加工、高能量食品的可获得性和营销的强大利益要容易得多。从健康的社会决定因素的角度来看，一般的论点是从生物学和行为学的角度“回溯”，解决更高层次的环境和社会决定因素，即“原因的原因”(健康问题社会决定因素委员会，2008)；因为它们是预防而非治疗的关键，而且整个人群中起作用的社会或环境因素一旦发生改变，即使这种改变很轻微，对人群健康带来的收益也要远远大于对高风险个体的干预(Rose，1985)。

针对社会决定因素的复杂性，人们提出了综合理论，以解释在不同层面运作的多种因素如何相互作用，从而产生健康不公平现象。例如，Singh-Manoux和Marmot(2005)认为，健康不公平是通过“社会化”过程在社会中产生(和再产生)的，即社会阶层将人们置于特定的社会环境中，从而塑造了他们与健康有关的心理、态度、行为和生活条件。

2.1.3.3 跨境影响

了解环境和SDH意味着不能回避有关国家政府的作用和责任问题(健康问题社会决定因素委员会，2008)。然而，许多公共卫生问题超越了国界和政策，需要全球治理进程(Marmot et al.，2008)，这给联合国及其卫生机构WHO等国际组织带来了挑战。最能体现这种国际和全球关注程度的公共卫生挑战莫过于国家内部和国家之间根深蒂固的社会和经济不平等(Alvaredo et al.，2018)，而这正是健康不公平的根本原因。同样，气候变化无疑是一个全球关注的问题，需要采取全球应对措施，其中不仅包括减少温室气体排放这一显而易见的当务之急，还包括考虑国家政策应对措施可能产生的复杂影响。例如，富裕国家增加生物燃料使用的政策决定可能会刺激中低收入国家将农业生产从粮食作物转向生物燃料作物，如棕榈油。这反过来又可能导致全球市场主食价格上涨，造成低收入人群营养不良(Remais，Jackson，2016)。

另一个超越国界的重大公共卫生问题是移民和难民的跨境流动，无论是出于寻找工作的愿望，还是为了逃避压迫或战争暴力。据估计，仅叙利亚内战就导致500多万难民离开该国，另有600万人在叙利亚境内流离失所。这些事件对欧洲、中东乃至全世界的健康必然会产生巨大而持久的影响。

2.1.4 政治挑战

目前，各国政府在全球新自由主义经济环境中运作，这种环境将自由贸易、私人利润和经济增长放在首位，并将其作为满足人类需求和减少贫困的工具。在这种情况下，国家政府以有利于公共卫生的方式监管市场，或通过征税和支出来提供有助于健康的全民公共服务，这种作用和能力可能会受到多种因素影响。

根据有关国家的政治和经济情况,这些挑战可能会以各种形式出现:政府采取新自由主义或反民主的政治价值观、公共收入薄弱或停滞、私营部门对政策的影响、技术工人外流或国内政治腐败等。在此将分别讨论低收入、中等收入和高收入国家的政府在采取健康的社会决定因素的卫生保健行动以改善公共卫生和减少健康不公平方面所面临的两大挑战。

2.1.4.1 经济增长

普雷斯顿曲线(Preston Curve,Bloom,Canning,2007)表明,特别是对低收入国家而言,国民收入在低基数上的增长往往与平均预期寿命的显著延长有关(尽管随着国民收入的持续增长,这种收益也会随之减少)。这种健康收益很可能受到营养、获得清洁水和安全卫生以及初级保健等决定因素改善的影响(Bloom,Canning,2007)。在国家政府或国际机构的推动下,低收入国家的经济增长途径通常是在低劳动力成本、城市化、化石燃料发电、有限的监管和环境保护,或税收优惠驱动下的用于采矿工业、农业或出口制造业上的外国投资(Remais,Jackson,2016)。世界银行和国际货币基金组织等机构通过向低收入国家提供发展贷款,推广了当地的经济自由化并减少了当地政府开支。然而,这种新自由主义发展模式可能会导致健康和健康公平的决定因素发生不利变化,例如:营养不良,获得医疗保健的机会减少,收入不平等加剧,环境退化和污染,城市生活条件恶劣,工资低和工作条件差,人口群体流离失所以及农业生产无法满足国内需求等。

2.1.4.2 健康的公共政策

在关注健康公平的同时,有关健康的社会决定因素问题的证据也在不断积累,并指向一个令人信服的结论,即健康问题作为一项政策问题,不应仅局限于卫生部门,而应被纳入所有部门和各级政府的政策制定中(Marmot et al.,2008)。这样的想法促成了一些创新战略,如南澳大利亚州和其他地方的"健康融入万策"方法(Baum,2016)。然而,要求采取政府整体健康方针的呼声面临着体制和政治障碍。就前者而言,已发现的一个问题是大型政府机构的"孤立"结构,这意味着决策、资金和负责制的结构是在部门内部纵向组织的,因此阻碍了"横向"合作。在政治方面,一系列激励措施可能会发挥作用,鼓励决策者(尽管有证据)对健康和疾病持狭隘的生物医学和行为主义观点,从而将"健康"政策的关注集中在疾病的紧急护理系统上,或集中在社会营销等个体化的行为改变战略上。如前所述,在这方面起作用的激励因素可能包括以下几个方面:(再次)新自由主义、个人主义的政治价值观;跨国公司在食品、软饮料或酒类等行业的权力和游说努力;以及医学界或媒体对健康卫生政策的影响(Baum,Fisher,2014;Tesh,1988)。

2.1.5 结论

本章概述了有关健康的生物、心理、行为、社会、经济和环境决定因素的当代证据和理解。确定决定因素的特定类别对分析和研究非常有用。研究的重点是分离和了解特定因素对个人或人群健康的影响,这些研究为目前提供有关健康决定因素和健康不公平现象的丰富而详尽的证据作出了贡献(健康问题社会决定因素委员会,2008)。有鉴于此,关注改善健康状况的政府和社会显然不能将注意力局限于医疗保健服务,尽管这些服务可能很重要。他们也不能理所当然地认为,烟草、过度加工食品或酒精等对健康的不利影响纯粹是个人"生活方式"选择的问题。本章中讨论了决定因素及其相互作用的复杂性,这似乎表明,健康的决定因素和健康不公平现象过于复杂以致政府无法成功解决这些问题。然而,事实并非如此:尽管政治上的挑战无疑是巨大的,但政府必须意识到,解决健康的决定因素,以改善人口健康和减少健康不公平,需要在不同规模、不同领域中采取多种形式的行动,并对生命周期的不同阶段给予关注。

(翻译:詹思延)

参考文献

Alvaredo, F., Chancel, L., Piketty, T., Saez, E., and Zucman, G.(2018).World Inequality Report.Paris; Berkeley, CA: World Inequality Lab.

Anderson, I., et al.(2016).Indigenous and tribal peoples' health(The Lancet-Lowitja Institute Global Collaboration): a population study. The Lancet, 388(10040), 131-57.

Australian Institute of Health and Welfare(2008).Australia's Health 2008.Cat no AUS 99, Canberra: Australian Institute of Health and Welfare.

Bandura, A.(1977).Social Learning Theory.Englewood Cliffs, NJ: Prentice Hall.

Baum, F.(2016).The New Public Health(4th ed.).Melbourne: Oxford University Press.

Baum, F.and Fisher, M.(2014).Why behavioural health promotion endures despite its failure to reduce health inequities.Sociology of Health and Illness, 36(2), 213-25.

Becker, M.H.(1974).The health belief model and personal health be-haviour.Education Monographs, 2(4), 324-508.

Bloom, D.E.and Canning, D.(2007).Commentary: the Preston Curve 30 years on: still sparking fires.International Journal of Epidemiology, 36(3), 498-9.

Buse, K., Tanaka, S., and Hawks, S.(2017).Health people and healthy profits? Elaborating a conceptual framework for governing the com-mercial determinants of non-communicable diseases and identi-fying options for reduced risk exposure. Globalization and Health, 13, 34.DOI 10.1186/s12992-017-0255-3

Carson, B., Dunbar, T., Chenhall, R.D., and Bailie, R.(eds.)(2007).Social Determinants of Indigenous Health.Crows Nest, NSW: Allen and Unwin.

Commission on the Social Determinants of Health(2008).Closing the Gap in a Generation: Health Equity Through Action on the Social Determinants of Health.Geneva: World Health Organization.

Dahlgren, G.and Whitehead, M.(2006).European Strategies for Tackling Social Inequities in Health: Levelling up(Part 2).Copenhagen: World Health Organization Europe.

Fisher, M.and Baum, F.(2010).The social determinants of mental health: implications for research and health promotion.Australia and New Zealand Journal of Psychiatry, 44(12), 1057-63.

Friel, S., et al.(2011).Addressing the social and environmental deter-minants of urban health equity: evidence for action and a research agenda.Journal of Urban Health, 88(5), 860-74.

Fryers, T., Melzer, D., and Jenkins, R.(2003).Social inequalities and the common mental disorders: a systematic review of the evidence. Social Psychiatry and Psychiatric Epidemiology, 38, 229-37.

Giles-Corti, B., et al.(2016).City planning and population health: a global challenge.The Lancet, 388(10062), 2912-24.

Gwatkin, D.R., Rutstein, S., Johnson, K., Suliman, E., Wagstaff, A., and Amouzou, A.(2007).Socio-economic Differences in Health, Nutrition, and Population within Developing Countries: An Overview.Washington DC: ©World Bank.License: Creative Commons Attribution license (CC BY 3.0 IGO)[This is an adaptation of an ori-ginal work by World Bank—Health, Nutrition&Population group.Responsibility for the views and opinions expressed in the adaptation rests solely with the author or authors of the adaptation and are not endorsed by any member institution of the World Bank Group.]

International Labour Organization (2015).ILO Global Estimates on Migrant Workers.Geneva: International Labour Organization.

Irwin, L.G., Siddiqi, A., and Hertzman, C.(2007).Early Childhood Development: A Powerful Equaliser.Geneva: World Health Organization.

Kickbusch, I., Allen, L., and Franz, C.(2016).The commercial determinants of health.The Lancet, 4(12), e895-6.

Maggi, S., Irwin, L.J., Siddiqi, A., and Hertzman, C.(2010).The social determinants of early child development: an overview.Journal of Paediatrics and Child Health, 46(11), 627-35.

Marmot, M.and Friel, S.(2008).Global health equity: evidence for action on the social determinants of health.Journal of Epidemiology & Community Health, 62, 1095-7.

Marmot, M., Friel, S., Bell, R., Houweling, T.A.J., and Taylor, S.(2008).Closing the gap in a generation: health equity through action on the social determinants of health.The Lancet,372(9650),1661-9.

McMichael, A.J.(2017).Climate Change and the Health of Nations: Famines, Fevers, and the Fate of Populations.New York: Oxford University Press.

Norman, R.E., Byambaa, M., De, R., Butchart, A., Scott, J., and Vos, T.(2012).The long- term health consequences of child physical abuse, emotional abuse, and neglect: a systematic review and metaanalysis.PLoS Medicine, 9(11), e1001349.

Nutbeam, D.and World Health Organization (1998).Health Promotion Glossary.WHO/ HPR/ HEP/ 98.1.Geneva: World Health Organization.

Puska, P., Vartiainen, E., Laatikainen, T., Jousilahti, P., and Paavola, M.(2009).The North Karelia Project: From North Karelia to National Action.Helsinki: National Institute for Health and Welfare.

Remais, J.V.and Jackson, R.J.(2016).Determinants of health: overview.In: Detels, R., Gulliford, M., Karim, Q.A., and Tan, C.C.(eds.) Oxford Textbook of Global Public Health (6th ed.).Oxford: Oxford University Press.

Rose, G.(1985).Sick individuals and sick populations.International Journal of Epidemiology, 14(1), 32-8.

Schram, A., et al.(2017).A conceptual framework for investigating the impacts of international trade and investment agreements on noncommunicable disease risk factors.Health Policy and Planning, 33(1), 123-36.

Sell, S.(2003).Private Power, Public Law: The Globalization of Intellectual Property Rights.Cambridge: Cambridge University Press.

Singh-Manoux, A.and Marmot, M.(2005).Role of socialization in explaining social inequalities in health.Social Science & Medicine, 60, 2129-33.

Solar, O.and Irwin, A.(2010).A Conceptual Framework for Action on the Social Determinants of Health: Social Determinants of Health Discussion Paper 2.Geneva: World Health Organization.[Figure 2.1.1 was drawn from this publication, Executive Summary, p.6, Copyright 2010.]

Tesh, S.(1988).Hidden Arguments: Political Ideology and Disease Prevention Policy.New Brunswick, NJ: Rutgers University Press.

Townsend, B., Gleeson, D., and Lopert, R.(2016).The regional comprehensive economic partnership agreement, intellectual property and access to medicines.Asia Pacific Journal of Public Health, 28(8), 682-93.

United Nations Permanent Forum on Indigenous Peoples (2018).Who are Indigenous Peoples? Indigenous Peoples, Indigenous Voices: Fact Sheet.New York: United Nations.

Wahden, M.H.(1996).The epidemiological transition.Eastern Mediterranean Health Journal, 2(1), 8-20.

Whiteford, H.A., et al.(2013).Global burden of disease attributable to mental and substance use disorders: findings from the Global Burden of Disease Study 2010.The Lancet, 382(9904), 1575-86.

Whitehead, M.(1992).The concepts and principles of equity and health.International Journal of Health Services, 22(3), 429-45.

Wilkinson, R.and Pickett, K.(2009).The Spirit Level: Why More Equal Societies Almost Always Do Better.London: Penguin Books.

World Health Organization (2008).The World Health Report 2008: Primary Health Care Now More Than Ever.Geneva: World Health Organization.

World Health Organization (2015).WHO Global Report on Trends in Prevalence of Tobacco Smoking.Geneva: World Health Organization.

World Health Organization (2017).Obesity and Overweight.Fact sheet.Geneva: World Health Organization.

World Health Organization (2018).Air Pollution.Health topics.Geneva: World Health Organization.

2.2 公共卫生政治学

2.2.1 引言

公共卫生的目的是改善和保护个人及其社区,并促进基于证据的政策,推动整个卫生系统的决策。医疗机构、政府机构和私营部门的研究人员提供科学依据,赋能决策者作出循证决策,如强化戒烟干预,改善预防性照护等政策。尽管循证决策相关的研究大量涌现,且在疾病预防和治疗方面都取得了重大进展,但仍不乏有人企图压制、曲解科研成果并阻挠旨在维护个人及其社区的公共健康的法律之制定、推行及执行。

政策制定过程中的政治动态可精炼简化为以下公式:科学+政治=政策(见图2.2.1)。于理想情境下,科学(或证据)驱动政策,而政治只发挥最低限度或辅助性的作用。然而,此公式揭示,公共卫生政策不仅基于科学(或证据)构建,科学本身亦易受政治左右,受到各种参与者(如政治家、行业领袖和利益集团)的攻讦。这些既得利益者或通过扭曲科学证据,以阻碍基于科学知识的合理行动之实施。换言之,政治因素成为推动或阻碍循证决策的关键变量,可对其进行系统分析。

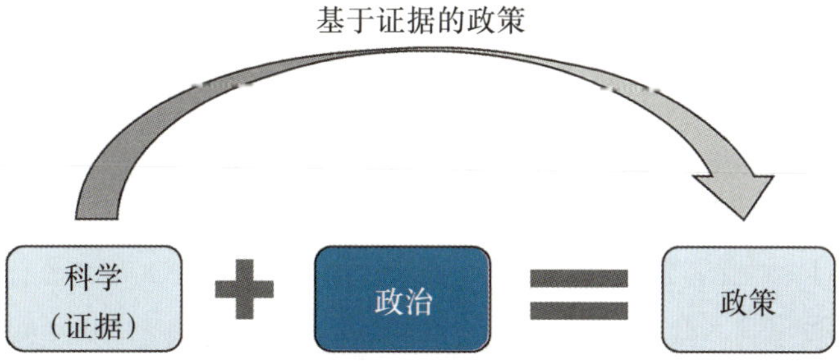

图2.2.1 政策过程中政治分析的指导公式

遗憾的是,循证研究与实践的采纳日益受到复杂策略的阻挠,包括经济操纵、拖延战术、骚扰行为及巧言令色等,均对循证决策的有效性构成了严峻挑战(Rosenstock,Lee,2002;Rosenstock,2006)。此领域内的政治博弈涉及深刻权衡,政治领袖可能因诸多因素而偏离客观科学证据,诸如个人偏见(如意识形态、宗教信仰)、对政治资本流失的恐惧(如选民支持)、强大组织的经济或政治断供压力,以及激烈的党派斗争。

2.2.2 评估卫生政策制定过程中政治因素的框架

为了研究卫生政策制定过程中的政治因素,以下框架为评估政治因素如何影响公共卫生政策的采纳提供了指导。为了分析这一过程,本章将采用案例研究的方法,通过扩展以下领域来评估具体案例:

(1) 确定问题和政策干预的证据(是何)。
(2) 了解角色和参与者(何人)。
(3) 了解动机(为何)。
(4) 了解策略和技巧(如何)。

2.2.2.1 问题与证据(是何)

确定公共卫生问题是“是何”的第一步。例如,问题可能是预防性照护没有得到充分利用。问题一旦确定,就必须提供强有力的实证证据来支撑公共卫生策略,以促进和改善公众健康。例如,减少个人的自费支付(如通过增加费用,如免赔额或共同支付)是提高预防性照护利用率的有效策略。

在这种情况下,收集准确的数据并进行客观、无偏见的研究对于循证决策至关重要(Choi,2005)。高质量科学证据的其他组成部分包括合理的分析、对研究结果的全面综合、结果的适当转化,以及信息的可获取性,无论是对决策者、政府官员还是对普通公众皆如此(Choi,2005)。基于证据的卫生政策能够带来诸多直接与间接益处,诸如提高预防性医疗卫生的利用率、提高劳动力的生产率以及改善患者的医疗质量(Brownson et al.,2009)。

分析卫生政策制定过程中的政治因素的最佳方法是关注该框架的第2~4步:何人、为何和如何:

2.2.2.2 参与者(何人)

决策受到多元参与者的影响,包括民选政治领导人、公共卫生官员、企业、主要利益集团、媒体和研究机构。在某些情况下,司法审查亦扮演关键角色。通常而言,政策制定通常由立法者和民选官员推动,由他们制定法律。理解政治在政策制定中的作用,首先在于识别主要参与者及其是如何合作与对立的。

2.2.2.3 动机(为何)

理想状态下,推行公共卫生政策应该是以循证公共卫生研究为驱动力,从而制定出提升公共利益的政策。但是,卫生政策也会受到经济、意识形态、宗教和情感信念的驱动,而这些信念并不总是植根于可靠的科学基础之上。因此,要理解既得利益的作用——在这种情况下,一个人的利益(如经济利益)可能会凌驾于循证决策的驱动力之上,除了增加公共利益的动机之外,其他动机也是关键所在。

例如,在许多国家,民选领导人在支持针具交换方案(needle-exchange programmes,NEPs)时,将意识形态置于可靠的实证证据之上,而针具交换方案是一种旨在减少危险健康行为和非法使用药物所带来的危害的减害策略。反对针具交换方案的论点与道德和宗教哲学有关,认为此类减害措施纵容不道德行为,加剧社区暴力。尽管有大量证据支持针具交换方案能够改善治疗效果和减轻疾病负担,但政府官员仍出于意识形态考量,歪曲或忽视科学证据(Hwang,2007)。

限制堕胎的法律则是另一例证——公共卫生政策由政治、宗教和道德信仰而非科学证据驱动。限制堕胎与生殖照护获取的法律对女性健康与福祉构成威胁,实则增加了伤害与死亡风险;然而,众多国家仍将堕胎定为犯罪,并限制获得计划生育等生殖照护(Berer,2017)。

2.2.2.4 破坏科学和循证政策的策略和技巧(如何)

策略和技巧是推进循证决策的关键,但它们往往被用来阻挠那些保护公众利益的政策。其中一个关键策略就是直接攻击政策的内在科学原理(或证据),通过宣称科学不确定性所造成的干扰(Rosenstock,Lee,

2002)。气候变化便是一个典型例证,有些人通过质疑主流科学共识,以干扰与气候变化对健康不利影响的措施为目的。经济操纵则是政客、利益集团和公司惯用的另一策略。例如,监管资金与卫生机构资金的匮乏会削弱政策执行机构的有效性。此外,行业资助的研究日益盛行,尤其是在美国,其潜在后果包括改变研究性质,影响研究成果传播。值得注意的是,烟草行业利用其金融关系向医疗保险公司施压,以降低消费者戒烟的积极性(Shamasunder,Bero,2002)。由于这些经济利益冲突,由行业赞助的研究可能会导致研究结果被压制、能够产生经济收益项目被优先考虑,或研究人员对结果的解释有失偏颇(Okike et al.,2008)。

公司、政客和既得利益集团也使用拖延和骚扰策略,以阻碍合理科学信息的发布与传播。拖延技巧包括资助并行研究(目的是混淆对原始数据的理解)、威胁起诉、提起诉讼、推迟对事实的听证以及设置立法障碍以阻止政策的实施。众所周知,这些既得利益集团还会骚扰研究人员和联邦机构,以压制科学发现,并阻止发表支持与其经济利益相悖的观点的论文(Rosenstock,Lee,2002)。

2.2.2.5 结论

对科学的攻击是阻碍循证政策制定的基础,为了能够应对这些攻击,科学界必须提高对潜在操纵、歪曲实证证据和利益冲突的认识。希望通过这种做法鼓励研究人员和调查者对从事行业赞助研究的潜在后果保持警惕,并了解他们在倡导循证决策中的作用。

2.2.3 减害策略:针具交换方案

据估计,全球有1 300万人注射毒品——10%的人类免疫缺陷病毒(HIV)感染归因于注射吸毒(injection drug use,IDU)(WHO,2016)。使用受污染的针头是艾滋病毒、丙型肝炎病毒(hepatitis C virus,HCV)和乙型肝炎病毒(hepatitis B virus,HBV)等血液传播病毒的主要传播方式,也是造成全球发病和死亡的重要因素(Degenhardt et al.,2017)。

事实证明,针具交换方案是减少毒品注射者之间感染传播的有效策略。20世纪80年代初,一个名为"瘾君子联盟"的组织首先在阿姆斯特丹引入了针具交换方案,旨在防止乙型肝炎病毒和艾滋病毒在毒品注射者中传播(Jarlais,2006)。后续研究表明,该方案参与者减少了毒品注射和艾滋病毒传播(O'Gurek,Kirchner,2010)。20世纪80年代,随着艾滋病毒/艾滋病(HIV/AIDS)疫情的不断蔓延,针具交换方案作为一项主要的艾滋病毒预防措施迅速被欧洲各国采用,并开始在美国城市推广。在此期间,针具交换方案得到多个全球性机构和非政府机构的支持,包括世界卫生组织(WHO)和联合国艾滋病毒/艾滋病联合规划署(Joint United Nations Programme on HIV/AIDS)。

针具交换方案在设计、服务提供、方案政策和日常运作方面展现出显著差异性(Fernandes et al.,2017)。除了提供干净的针头外,大多数针具交换方案还提供免费的传染病检测(如艾滋病毒和丙肝病毒)、安全注射和处置方法建议、戒毒治疗项目的转介(如阿片类药物替代疗法等),以及酒精垫和安全套等其他用品。

针具交换方案被认为是一种减害的举措,旨在降低注射吸毒者的风险并减少传染病的传播(Clark,Fadus,2009)。"减害"(harm reduction)一词最早在1974年由第20届WHO药物依赖性专家委员会(WHO Expert Committee on Drug Dependence)提出,指的是一种旨在降低药物滥用带来的负面影响的公共卫生策略(Ball,2007)。减害策略的概念和理论框架最初是以药物有关的滥用为重点的;然而,近年来,其应用范围已扩展至更广泛的公共卫生领域,涵盖药物滥用、酗酒及性交易等危害(Myers et al.,2004)。

从公共卫生的角度来看,减害是一种旨在减少危险健康行为所带来危害的策略。就针具交换方案而言,这些举措是一种行之有效的、实用的公共卫生方法,可减少与注射有关的感染,同时不会增加注射毒品的使用(Witteveen,Schippers,2006)。针具交换方案有效性已得到充分科学验证。一些研究表明,这些方案为针具交换方案参与者带来了积极的健康结果,包括减少共用针头和注射频率。WHO和医学研究所(Institute of Medicine,IOM)对国际证据的审查一致发现,有证据支持针具交换方案在减少艾滋病毒传播和其他危险行为(包括注射吸毒者共用注射器)方面的有效性。

包括澳大利亚、加拿大、挪威、葡萄牙、西班牙、法国、意大利、英国、中国和马来西亚在内的多个国家已经实施了针具交换方案。尽管有大量实证证据支持针具交换方案,但全球卫生在应对注射吸毒者中疾病快速传播问题上仍面临严峻挑战。2016年,在有注射吸毒报告的158个国家中,仅有90个国家实施了针具交换方案(Stone,2016)。

在包括东欧、亚洲在内的部分国家和地区,尤其是在美国,减害策略仍饱受争议且资金匮乏。反对者认为,针具交换方案会导致非法药物使用的增加,并使吸毒成瘾的恶性循环永久化(Wodak,Cooney,2006)。还有人批评减害的理念,认为减害策略纵容了不道德和非法的行为。这些反对者主张对注射吸毒者进行监禁与惩罚,尽管并无实证证据表明这种策略能减少非法毒品使用、降低犯罪率或防止疾病传播。

案例

案例研究2.2.1 美国联邦政府对针具交换方案的资助

在美国,反对针具交换方案一直植根于保守党和共和党的意识形态和道德哲学,他们认为针具交换方案等减害举措会助长吸毒,增加非法药物的注射,并导致社区暴力的增加。尽管全美范围内存在数百个针具交换计划,但美国却是针具交换普及率最低的国家之一,更是少数几个禁止联邦资金资助针具交换计划的国家之一。因此,正在实施的方案用于提供基本服务的资源有限,不得不依赖私人捐款以维持运作。联邦资金的缺乏也阻碍了针具交换方案的广泛推广。自20世纪80年代引入针具交换方案以来,关于针具交换方案联邦资金的争论一直在共和党和民主党之间延续。1988年,正值美国艾滋病毒疫情肆虐时期,美国国会禁止向针具交换方案提供联邦资金,只有在确定针具交换方案能够有效"减少药物滥用和艾滋病毒感染传播"(《美国法典》第42编:公共卫生和福利)的情况下,才能取消这一禁令。1988年的这一禁令为数十年来由政治而非科学驱动的政策,以及反对为注射吸毒者提供干净针头的意识形态战争埋下了伏笔(Weinmeyer,2016)。自联邦资金禁令出台以来,民主党领导人虽不懈努力为这些计划争取支持,但连续五届总统政府都否决了相关提案,尽管越来越多的科学证据支持针具交换方案,且随着静脉注射药物的使用增加,通过共用针头传播艾滋病毒和丙型肝炎病毒的情况也在不断攀升(Mathers et al.,2013)。

恐惧策略

在美国,共用针头是因为害怕因持有针头或违反州法律和法令而被捕(Vlahov,Junge,1998)。一些执法当局采用恐吓策略,明确表达其对针具交换的反对态度。执法人员威胁当地实施针具交换方案的对象,而注射吸毒者则担忧因用旧注射器交换新注射器而被捕。其他执法协会则游说反对任何拥护注射吸毒者不持有非法注射器的立法(Cohen,2003;Beletsky et al.,2011)。

对科学的攻击

保守派利益集团和政策组织继续以象征主义和道德哲学为论据武器,反对减害政策。例如,著名的"无毒品美国基金会"(Drug Free America Foundation)团体便坚决抵制包括针具交换计划在内的所有减害倡议。他们认为,针具交换会促进毒品的使用,并使毒品使用者得逞第二部分健康和疾病的决定因素(Drug Free America Foundation,2020)。其他保守团体则宣扬毒品注射者不如其他社会成员重要或值得拯救的观点。

尽管后续研究始终支持科学界的观点,但反对针具交换方案的人也会引用和曲解相关研究,以说明针具交换方案未能遏制毒品使用(Drug Policy Alliance,2012)。在蒙特利尔进行的一项研究被反复提及,因为该研究表明针具交换方案增加了艾滋病毒的传播率。然而,作者后来声称,参与者并不具有代表性,大部分人的感染风险较高(O'Gurek,Kirchner,2010)。尽管遭到否定,共和党人和反对派团体还是利用这些研究为他们支持联邦禁令增添了更多的合法性。

联邦资金的政策窗口

共和党领导人一直回避解决日益严重的公共卫生危机或与针具交换方案相关的立法问题,直至疫情在本州的选民中暴发。此时,美国吸毒成瘾率急剧上升,随之而来的是丙型肝炎病毒和艾滋病病毒感染人数激增,主要波及中西部与南部各州,尤其是肯塔基州、印第安纳州与田纳西州(Zibbell et al.,2015)。这些州恰恰拥有最严格的法律,禁止针具交换计划与艾滋病毒检测等预防措施。

2015年初,印第安纳州东南部的斯科特县暴发了大规模艾滋病毒感染,这与注射处方前阿片类药物的注射吸毒者有关(Conrad et al.,2015)。共和党州长Mike Pence为遏制艾滋病毒疫情,批准了一项针具交换计划,这一举措实际上推翻了禁止针具交换的州法律(Rich,Adashi,2015)。同期,肯塔基州近54个县的丙型肝炎感染率也急剧上升,同样与注射吸毒有关。随着这一最新疫情的暴发,为两党立法结束长达数十年的针具交换方案禁令打开了机会之窗。来自肯塔基州的两位共和党领导人确保在2016年立法支出法案中加入终止联邦资助禁令的措辞。一些历来支持该禁令的国会议员终于承认,有必要通过立法来应对日益严重的公共卫生危机。

乍看之下,倡导者和民主党人终于赢得了胜利,但联邦资金禁令并未完全取消。该法案目前允许州和公共卫生部门在"联邦资金不用于购买注射器"的前提下,使用联邦资金开展针具交换方案(《2016年综合拨款法案》)。用于针具交换方案的联邦资金也只能用于由疾病预防控制中心(Center for Disease Control and Prevention,CDC)认定的符合条件的注射吸毒高发地区。此外,该法案并未保证为针具交换计划提供更多联邦资金,而仅仅是资金的转移。

尽管历经近三十年的曲折,但2016年的解禁标志着保守派政治在实施基于证据的预防性危害减少政策方面的转变。

2.2.4 妇女生殖健康政治

据记录,近几十年来,全球在妇女生殖健康和相关照护质量方面取得了巨大进步。1990—2015年间,全球孕产妇死亡率下降了约44%(Alkema et al.,2016)。然而,尽管进步显著,但在满足妇女和女童的生殖照护需求方面,仍面临诸多严峻挑战。在许多中低收入国家,获得包括避孕在内的计划生育服务的机会仍然非常有限,这些国家在孕产妇死亡率和发病率方面承受着不成比例的负担。最近的估计表明,每天有近810名妇女死于与妊娠和分娩有关的可预防原因,如高血压、分娩并发症和不安全堕胎;全世界94%的孕产妇死亡发生在中低收入国家(WHO,2019)。

包括安全堕胎和有效避孕方法在内的优质计划生育和生殖健康服务的可及性和可用性是预防孕产妇死亡和发病的关键要素(Filippi et al.,2016)。近期对172个国家进行的一项研究发现,一年内使用避孕药避免了约272 040例孕产妇死亡(减少44%),如果避孕药需求得到解决,还可进一步避免102 000例死亡(减少29%)(Ahmed et al.,2012)。研究还表明,有效计划生育与避孕方法的普及能显著减少包括少女在内的意外怀孕的概率,大幅降低不安全堕胎率,并有效降低艾滋病毒/艾滋病的相关成本(WHO,2018a)。

尽管事实证明,获得有效的性照护和生殖照护可以降低全国和全球的孕产妇死亡率以及与妊娠有关的健康风险,但许多国家未能提供这些项目,妇女在获得这些项目时面临重重障碍。据估计,发展中国家约有2.25亿育龄妇女无法获得节育和有效的计划生育服务,主要归因于文化或宗教冲突、高质量医疗照护的可及性难题以及限制性法律法规的束缚(Sedgh et al.,2016)。

由于国内政策的争端,美国在限制全球获得安全堕胎的机会和信息方面扮演了主要角色。"墨西哥城政策"(Mexico City Policy)又称"全球禁言规则"(Global Gag Rule),是美国总统未经国会批准,通过行政命令制定的一项政策,对全球无数妇女产生了深远影响。这项规则最初于1984年在里根政府时期实施,它限制了美国国际开发署(US Agency for International Development)直接或间接向非美国非政府组织(NGO)(位于美国境外的国际或地区非政府组织以及当地非政府组织)提供有关安全合法堕胎的信息、咨询或途径的计划生育资金(Crane,Dusenberry,2004)。禁言政策开创了恶劣先例,在世界范围内限制了妇女获得安全有效的性照护和生殖照护的权利,其影响远超对堕胎信息与服务提供的直接限制,对妇女获取服务造成了重大损害。

关于"全球禁言规则"影响的研究证据表明,墨西哥城政策由于其对非政府组织界的整体影响(包括限制获得计划生育服务),与撒哈拉以南非洲部分国家堕胎率的上升存在关联。一项研究发现,与受"禁言规则"影响较小的国家相比,受"禁言规则"影响较大的国家(即最易受资金限制影响的国家)的堕胎率大幅上升(图2.2.2)(Bendavid et al.,2011)。

"禁言规则"历来得到共和党总统的支持(民主党总统则将其取消),这深刻反映了美国党派对妇女生殖权利的立场(部分受道德和宗教意识形态的驱使)。最近,特朗普总统于2017年1月恢复了该政策(国会预算办公室 Congressional Budget Office,2017),与许多此类政策一样,在本届政府中,"禁言规则"的范围进一步扩大。目前,"禁言规则"的适用范围已超出美国国际开发署的计划生育资金(每年约7亿美元),包括美国政府的大部分全球卫生资金(每年约90亿美元)。这一广泛扩大的"全球禁言规则"所造成的后果目前还无法估量,但其负面影响可能远远超过前几届共和党政府。

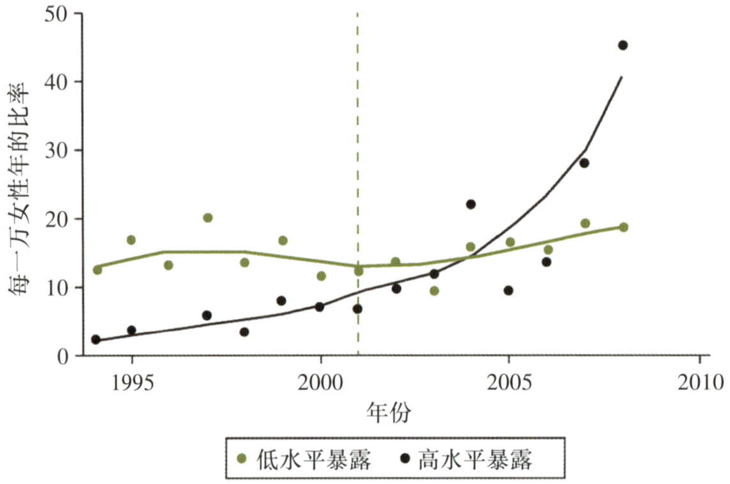

图2.2.2 1994—2008年撒哈拉以南非洲20个国家的堕胎率,按"禁言规则"的实施情况分列

案例

案例研究2.2.2 美国妇女的生殖健康权利

尽管困难重重,巴拉克-奥巴马总统还是于2010年3月23日签署了《患者保护与平价医疗法案》(*Patient Protection and Affordable Care Act*)。这一立法不仅标志着华盛顿政治生态中党派纷争新时代的到来,也预示着共和党在国会中不懈试图废除该法案的漫长历程的开端。在《患者保护与平价医疗法案》实施之前,数百万美国人难以企及医疗照护与预防性服务。法案的通过,使得数百万人获得了医疗保险,并得以享受无需自费的预防性照护。然而,最初的立法并不包括为妇女提供关键的保险覆盖预防性照护。《患者保护与平价医疗法案》的一项修正案解决了这一问题,该修正案促成了一个由医学研究所(Insti-tute of Medicine,现为美国国家医学科学院 National Academy of Medicine)引领的审查过程,旨在识别妇女照护方面的覆盖不足,将其纳入福利范畴(理事会,2011)。推行这些附加福利并未得到一致认同。在政策施行后,少数持不同意见者强烈反对将美国食品药品管理局(Food and Drug Administration,FDA)批准的全部避孕药品及用具纳入医疗保险中。很快,反对者将其称为"避孕强制令"(与其他无需分担费用的循证预防措施类似,如结肠镜筛查或乳房X线检查,这其实并非强制性措施),将计划生育服务纳入保险福利受到了大多数共和党人、一些雇主以及许多社会保守派和宗教组织的强烈反对。

科学

大量研究表明，扩大计划生育保险范围在很大程度上惠及美国育龄妇女和青少年。在实施扩大保险覆盖面的政策后，2011—2014年，美国堕胎数量减少了13.2万多例（堕胎率降至每千名15～44岁女性中有14.6例堕胎，自2011年以来下降了14%）（Dreweke，2017）。此外，除了减少意外怀孕及堕胎带来的健康益处，扩大保险范围还促进了内科发病率的降低，并可能通过优化生育间隔为母婴双方带来健康福祉（Cleland et al.，2012）。使用避孕药还能带来一些经济效益，例如，在《美国医疗保险法案》颁布之前，避孕药的自费支付在妇女的医疗卫生支出中占很大比例，约占其自付医疗卫生支出总额的21%（Taylor，Mhatre，2017）。最近的证据表明，由于《患者保护与平价医疗法案》将计划生育作为一项承保的预防性服务，为2013年妇女节省了14亿美元的自费支付（Polsky，2015）。

参与者（何人）

尽管《患者保护与平价医疗法案》扩大计划生育福利得到了民众的广泛支持，但反对声浪同样不容忽视。反对者包括宗教组织（特别是天主教附属组织和雇主）、反堕胎团体以及大多数共和党议员。基于宗教、意识形态和政治原因，反对生殖健康服务的声音来自多个方面。

相比之下，支持美国妇女获得更多避孕药和生殖健康权利的人往往包括大多数民主党人、妇女健康倡导团体和支持堕胎组织。在美国，普及避孕药在很大程度上也得到了重点专业机构和医学组织的支持，其中包括美国国家医学学会、美国儿科学会、美国家庭医生学会、美国产科和妇科医师学会、美国计划生育协会和美国公共卫生协会。

美国最高法院与“避孕强制令”

最高法院在美国的避孕辩论中发挥了重要作用。2012年，由福音派基督徒格林家族创建并拥有的Hobby Lobby公司，以反对将紧急避孕（通常称为B计划或“事后避孕药”）和宫内节育器（intrauterine devices，IUDs）纳入医保范围为由，对美国要求医保覆盖所有避孕方法的新规定提起诉讼。在最高法院2014年7月判决的“Burwell诉Hobby Lobby公司案”（Burwell vs.Hobby Lobby，2014年7月判决）中，法院以5∶4推翻了针对家庭所有企业的“避孕强制令”，理由是涉嫌违反《联邦宗教自由恢复法》（*Religious Freedom Restoration Act*）（Luchenister，2015）。这是美国历史上法院首次裁定私营企业可以声称自己有宗教信仰而拒绝向员工提供联邦福利。

对科学的攻击

反对者使用了几种技巧来破坏计划生育规则背后的科学，在意识形态和党派政治的驱使下，反对者试图通过保守言论和诉讼拖延技巧来削弱对循证政策的支持。例如，宗教组织和社会团体以及Hobby Lobby公司所有者错误地将紧急避孕药物等同于堕胎（Carroll，2014）。虽然这没有任何经验证据支持，但宗教领袖和保守派立法者仍在继续传播这样一种观念，即某些计划生育方法和避孕措施（如宫内节育器）是一种堕胎形式，因此构成了对信仰的践踏，这种言论被用作争取选民和反堕胎活动团体支持的工具。

妇女生殖健康权利的未来

尽管大多数美国公众支持将节育纳入医保计划，但该法将计划生育作为一项预防性福利纳入医保计划仍是一个政治上两极分化、充满争议的话题，主要是在党派之间（Moniz et al.，2014）。共和党领导人和立法者日益倾向于支持限制妇女的生殖权利。近年来，倾向于共和党的各州也在慢慢削弱妇女获得安全堕胎和生殖健康的权利；2011—2016年，各州颁布了近334项堕胎限制措施（Nash，2016）。目前，在特朗普总统的领导下，各州进一步削减对妇女生殖健康的资助和机会，保守派立法者也在继续不断攻击《患者保护与平价医疗法案》的避孕覆盖范围和对妇女健康的资助。尽管这一问题并非美国独有，但美国正经历着对妇女性健康和生殖权利的严重侵蚀，与其他国家普遍扩大此类服务机会的趋势形成鲜明对比。

2.2.5 基于证据的政策受到政治的挑战:收入不平等与健康

尽管近期全球经济整体呈现增长态势,但自1980年以来,全球范围内收入与财富的不平等状况却持续加剧;具体而言,顶尖1%富裕群体的总财富增长是全球最贫困的50%人口的两倍(Alvaredo et al.,2018)。在包括印度、中国和美国在内的一些国家,由于教育不平等、税收政策和放松管制等各种因素,1980—2016年间收入不平等呈指数级增长。与此相反,欧洲大陆的不平等增长幅度不大,主要归因于一些有利于中下层阶级的社会、教育和税收相关政策(Alvaredo et al.,2018)。

评估社会不平等程度有多种方法。一个广为接受的全球衡量标准是基尼指数,该指数被用于评估国家内部和国家之间的收入不平等程度(de Maio,2007)。该指数是一种统计衡量标准,代表一个国家的收入(或财富)分配情况。系数为1(或100%)代表最大程度的不平等(例如,所有财富都集中在一个人身上),而系数为0则代表完全平等。

如表2.2.1所示,根据世界银行估算的基尼指数,南非和赞比亚属于收入分配最不平等的国家,而乌克兰、瑞典和挪威则属于世界上最平等的国家。中国和美国的收入不平等程度相似,在不平等国家排名中处于中间位置(世界银行,2018)。

表2.2.1 利用基尼指数得出的全球收入不平等情况

国家	基尼指数(%)
南非	63.0
赞比亚	57.1
巴西	51.3
中国	42.2
美国	41.5
英国	33.2
瑞典	29.2
挪威	27.5
乌克兰	25.0

注:较低的百分比反映出不平等程度较低。

资料来源:世界银行发展研究小组基尼指数估算数据(2012—2016年)。

大量证据表明,贫困本身就是导致健康状况不佳的一个重要危险因素。近几十年来,越来越多的证据表明,除了贫困本身,收入和财富不平等也是死亡和发病的独立驱动因素(Pickett,Wilkinson,2015;Williams,Rosenstock,2015)。在健康的社会决定因素框架下(social determinants of health framework),另一个社会经济地位指标,即财富和收入不平等的附加作用也就不足为奇了。该框架认为,除生物学因素及医疗照护的可及性之外,尚有一系列广泛的社会经济因素对整个生命期的健康产生深远影响(Friedman,Starfield,2003)。

WHO委员会采纳了这一框架,以阐明社会、经济和政治机制影响社会经济地位和社会地位、教育和家庭财富不平等的主要途径,以及这如何影响健康状况和对特定健康状况的脆弱性。社会地位和社会经济状况还受到收入的影响,因为不良的健康状况可能会影响就业或社会经济结构中的其他机会(Solar,Irwin,2010)。

大量文献表明,从人口层面审视,经济和社会贫困与疾病发病率有着直接联系。多项研究评估了社会经济地位低下与发病率和死亡率风险增加之间的关系(Brown et al.,2004;Bosworth,2018)。这一证据在各国的预期寿命上得到体现——收入不平等(以基尼指数衡量)是造成预期寿命差异的一个因素。在不平等程度较低的国家，居民的预期寿命较长(Deaton，2003)。2016年，瑞典的平均预期寿命为82.4岁(最平等的国家之一)，美国的平均预期寿命为78.5岁，南非的平均预期寿命为63.6岁(最不平等的国家之一)(WHO，2015)。

有证据显示，在收入不平等加剧的国家，儿童和青少年死亡率更高。一项研究利用基尼指数发现，收入不平等与男性和女性的全因死亡率和传染病死亡率上升呈正相关关系(Ward，Viner，2017)。此外，研究还揭示，财富不平等与心理健康和整体心理健康之间存在直接联系。最近一项评估收入不平等与抑郁症关系的综述发现，贫富差距较大的国家精神疾病发病率较高(Patel et al.，2018)。

综上所述，证据表明，在收入严重不平等的国家，压力和抑郁程度较高，发病率和死亡率也较高。收入不平等加剧会导致经济增长放缓，使国家更容易陷入政治腐败的泥潭。

案例

案例研究2.2.3 全球背景下的美国收入不平等政治

从几个方面来看，美国的收入不平等情况自1980年以来持续加剧。在过去几十年中，美国的贫富差距也在稳步扩大，目前是美国历史上贫富差距最为悬殊的时期。截至2016年，最富有的1%美国人拥有全国近40%的财富(Wolff，2017)。

图2.2.3显示了部分发达国家收入不平等与社会、经济和健康结果指数(包括精神疾病、肥胖、监禁、教育和社会流动性)之间的关系。不平等加剧与健康和社会问题之间存在明显的相关性，而美国在这两项指标上都是异常值。

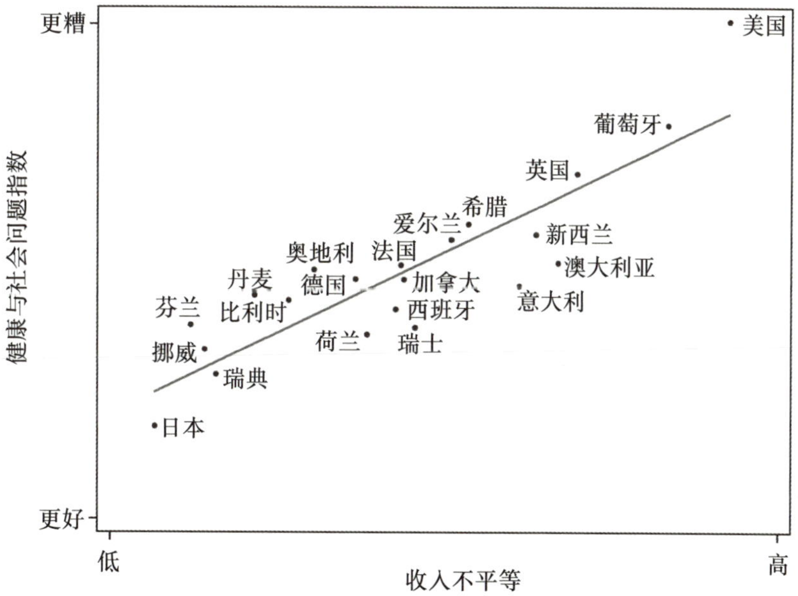

图2.2.3 健康和社会问题指数

美国是唯一未施实全民医保的发达经济体。与其他国家相比，美国在孕产妇死亡率和预期寿命等多项指标上也表现不佳。在经济合作与发展组织(Organization for Economic Cooperation and Development，OECD)的37个国家中，美国的出生时预期寿命排名第28位(OECD，2020)，进一步凸显了其健康不平等的严峻形势。

除了不断扩大的贫富差距之外，美国还经历了中产阶级的人口规模和地位的急剧下降的时期。与欧洲大陆其他发达经济体相比，美国中产阶级人数的下降幅度更大(Kochhar，2017)。研究显示，不同种族和民族群体的财富差距日益扩大——2007—2016年间，种族和民族在财富持有方面的差距显著扩大(Wolff，2017)。

2.2.5.1 美国不平等加剧的政治背景

尽管几十年来美国共和党和民主党政府中的不平等现象都在加剧,但在对这一问题的认识和应对措施上却存在明显的党派分歧。共和党人更倾向于将个人的经济状况与其自身的辛勤工作联系在一起,也不太可能赞成对富人征税以缓解不平等现象,或主张采取提高最低工资的政策;但民主党人则倾向于认为,社会和经济决定因素以及社会中的制度性因素(如结构性种族主义)是贫困和不平等的主要驱动因素,并积极推动支持中低收入家庭的政策(Smith,2017)。

2.2.5.2 两党在解决不平等问题上存在分歧

在解决日益扩大的贫富差距问题上,党派分歧在最近的两项立法法案中得到了更加明显的体现:2010年通过的《患者保护法》(*The Patient Protection*)和《平价医疗法案》(*Affordable Care Act*),以及最近的2017年共和党税收法案。

《平价医疗法案》于2010年由奥巴马总统和民主党人通过。这一非凡的立法成就标志着数十年来健康与社会领域的重大立法突破,对全国的不平等现象产生了重大影响。该法案旨在提高中低收入家庭的医疗保险可及性。该法实施后,新增近2 000万美国人获得了医疗保险,将未投保率降至有记录以来的最低水平(Cohen,Martinez,2016)。同时,通过增加高收入者税收和重新分配福利,该法案减轻了低收入家庭的医疗费用负担,使更多的家庭获得了经济保障(削弱了医疗费用对低收入家庭的冲击),并降低了联邦赤字。最近的一份报告发现,在《平价医疗法案》实施后,社会经济地位较低阶层的人医疗服务获得性得到了改善,该法案缩小了高收入家庭和低收入家庭之间的保险覆盖率差距(Griffith et al.,2017)。

与此相反,特朗普总统和共和党议员通过了《2017年减税和就业法案》(*Tax Cuts and Job Act of 2017*),这是几十年来最大规模的税制改革,该法案将财富重新分配给了龙头企业和最富有的美国人。特朗普总统和共和党人声称在通过该法案时取得了几项胜利:将个人最高税率从39.5%降至37%,将企业税率从35%降至21%,废除了《平价医疗法案》的个人强制规定(该强制规定不仅通过处罚手段确保了民众广泛参与,从而稳定了保险市场,还禁止医疗保险公司歧视已有病症的个人)。尽管2017年的税收立法确实减少了所有收入群体的税收(即使只是略微减少),但该法案将继续加剧收入不平等现象。按税后收入的百分比计算,高收入家庭将获得更大的平均减税额;按收入比例计算,收入在第95%到99%的纳税人将获得最大比例的减税,而最富有的人将获得最大数目的减税额(税收政策中心Tax Policy Center,2018)。

2.2.5.3 解决全球不平等问题的办法

收入不平等的根源复杂多样,涉及社会、政治、教育及经济机会的多重差距。日益加剧的不平等现象所产生的连锁影响不仅会损害个人及其周围社区的利益,如健康状况恶化、犯罪率上升和政治不稳定等,而且还会影响对后代教育和培训计划的投资。

为解决极速加剧的结构性不平等问题,WHO近期确定了若干循证政策选择,尤其侧重于从以下四个领域改善健康的社会决定因素:儿童教育与发展、公平就业、社会保障(如现金转移)以及优化生活环境条件(如住房负担能力、法律保护)(Saunders et al.,2017)。为解决教育、卫生、食品安全等方面系统性不平等问题,采用了多种机制整合多个政策框架。然而,实现公平的基本构架是通过对健康的社会决定因素进行短期和长期投资。通过更明确地关注解决经济稳定和自然环境等上游因素,各地区和国家将实现长期经济增长以及人口健康结果的改善(Nichols,Taylor,2018)。

2.2.6 结论

决策者应深刻认识到，无论是在国内抑或全球范围内，广泛的支持和公共教育都对实施和执行有效卫生政策十分重要，从而减轻对科学(公共卫生证据基础)的威胁。主流媒体作为公众可信信息的传播者，其独立性与公正性亟须得到有力捍卫，以免受政治力量的不当干预(例如，在美国和全球范围内，一旦公众陷入信息迷雾、无所适从，某些方面关于虚假疫苗威胁健康的言论就可能趁虚而入)。

当下，科学在公共卫生领域的作用对于循证决策至关重要，成为循证决策不可或缺的基石。若要从根本上消解日益严峻的全球公共卫生危机，有效抵御并应对新兴公共卫生威胁，就必须继续推进基于科学的政策。而深入剖析政治因素在这一进程中的复杂作用，精准把握各参与方的动机与策略布局，则成为不可或缺的一环。

(翻译：陈思邈)

参考文献

Ahmed, S., Li, Q., Liu, L., and Tsui, A.O.(2012).Maternal deaths averted by contraceptive use: an analysis of 172 countries.The Lancet, 380, 111-25.

Alkema, L., et al.(2016).Global, regional, and national levels and trends in maternal mortality between 1990 and 2015, with scenario-based projections to 2030: a systematic analysis by the UN Maternal Mortality Estimation Inter-Agency Group.The Lancet, 387, 462-74.

Alvaredo, F., et al.(2018).World Inequality Report 2018.Cambridge, MA: Harvard University Press.

Ball, A.L.(2007).HIV, injecting drug use and harm reduction: a public health response.Addiction, 102, 684-90.

Beletsky, L., Grau, L.E., White, E., Bowman, S., and Heimer, R.(2011).The roles of law, client race and program visibility in shaping police interference with the operation of US syringe exchange programs.Addiction, 106, 357-65.

Bendavid, E., Avila, P., and Miller, G.(2011).United States aid policy and induced abortion in sub-Saharan Africa.Bulletin of the World Health Organization, 89, 873-80c.

Berer, M.(2017).Abortion law and policy around the world: in search of decriminalization.Health and Human Rights, 19, 13-27.

Brown, A.F., et al.(2004).Socioeconomic position and health among persons with diabetes mellitus: a conceptual framework and review of the literature.Epidemiologic Reviews, 26, 63-77.

Brownstein, Joseph.(2014).“Opposition to Clean Needles for Addicts: Symbolism Over Science?”Aljazeera America.Online.http://america.aljazeera.com/articles/2014/4/18/needle-exchange-programs.html

Bosworth, Barry.(2018).Increasing disparities in mortality by socioeconomic status.Annual Review of Public Health, 39: 237-251.

Brownson, R.C., Fielding, J.E., &Maylahn, C.M.(2009).Evidence-based public health: a fundamental concept for public health practice.Annual Review of Public Health, 30, 175-201.

Carroll, A.E.(2014).How the hobby lobby ruling could limit access to birth control.New York Times.[Online] Available at: https://www.nytimes.com/2014/07/02/upshot/how-hobby-lobby-ruling-could-limit-access-to-birth-control.html

Carroll, Aaron E.(2014).How the Hobby Lobby Ruling Could Limit Access to Birth Control.New York Times.

Choi, B.C.(2005).Peer reviewed: twelve essentials of science-based policy.Preventing Chronic Disease, 2, A16.

Clark, P.A.and Fadus, M.(2009).Federal funding for needle exchange programs.Medical Science Monitor, 16, PH1-PH13.

Cleland, J., Conde-Agudelo, A., Peterson, H., Ross, J., and Tsui, A.(2012).Contraception and health.The Lancet, 380, 149-56.

Cohen, Jonathan.United States, Injecting Reason: Human Rights and HIV Prevention for Injection Drug Users: California, a Case Study.Vol.15.No.2.Human Rights Watch, 2003.

Cohen, R.A.and Martinez, M.E.(2016).Health Insurance Coverage: Early Release.Washington, DC: National Center for Health Statistics.

Coleman.(2015).Austin.“Needle Exchange Programs.”The Council of State Governments.Accessed https://knowledgecenter.csg.org/kc/

content/needle-exchange-programs

Congressional Budget Office(2017).Repealing the Individual Health Insurance Mandate:An Updated Estimate.[Online]Available at: https://www.cbo.gov/publication/53300

Conrad, C., et al.(2015).Community outbreak of HIV infection linked to injection drug use of oxymorphone—Indiana, 2015.Morbidity and Mortality Weekly Report, 64, 443-4.

Consolidated Appropriations Act(2016).HR 2029, PL 114-13, 114th Cong.at p.257(Dec.18, 2015).

Council, N.R.(2011).Clinical Preventive Services for Women:Closing the Gaps.Washington, DC:National Academies Press.

Crane, B.B.and Dusenberry, J.(2004).Power and politics in international funding for reproductive health:the US Global Gag Rule.Reproductive Health Matters, 12, 128-37.

de Maio, F.G.(2007).Income inequality measures.Journal of Epidemiology&Community Health, 61, 849-52.

Deaton, A.(2003).Health, inequality, and economic development.Journal of Economic Literature, 41, 113-58.

Degenhardt, L., et al.(2017).Global prevalence of injecting drug use and sociodemographic characteristics and prevalence of HIV, HBV, and HCV in people who inject drugs:a multistage systematic review.The Lancet Global Health, 5, e1192-207.

Dreweke, J.(2017).US abortion rate reaches record low amidst looming onslaught against reproductive health and rights.Guttmacher Policy Review, 20.

Drug Free America Foundation.(2020).Position Statements.Statement on So-Called"Harm-Reduction"Policies.https://www.dfaf.org/position-statements/

Drug Policy Alliance.(2012).Top Five Studies Misused by Syringe Opponents.https://harmreduction.org/hrc/wp-content/uploads/2012/01/TalkingPointsFiveStudies-DPA.pdf

Fernandes, R.M., et al.(2017).Effectiveness of needle and syringe programmes in people who inject drugs-an overview of systematic reviews.BMC Public Health, 17, 309.

Filippi, V., Chou, D., Ronsmans, C., Graham, W., and Say, L.(2016).Chapter 3.Levels and causes of maternal mortality and morbidity. In:Black, R.E., et al.(eds.)Disease Control Priorities(3rd ed.).Washington(DC):The International Bank for Reconstruction and Development/The World Bank.

Friedman, D.J.and Starfield, B.(2003).Models of population health:their value for US public health practice, policy, and research. American Journal of Public Health, 93, 366-9.

Griffith, K., Evans, L., and Bor, J.(2017).The Affordable Care Act reduced socioeconomic disparities in health care access.Health Affairs, 36, 1503-10.

Hwang, S.W.(2007).Science and ideology.Open Medicine, 1, e99.

Interview Survey(2016).[Online].Available at:https://www.cdc.gov/nchs/nhis/releases.htm

Taylor J.and Mhatre N.(2017).Contraceptive Coverage Under the Affordable Care Act.Online.https://www.americanprogress.org/issues/women/news/2017/10/06/440492/contraceptive-coverage-affordable-care-act/

Jarlais, D.C.D.(2006).Mathilde KRIM, amfAR, and the prevention of HIV infection among injecting drug users:a brief history.AIDS Patient Care&STDS, 20, 467-71.

Kochhar, R.(2017).Middle class fortunes in Western Europe.LIS Working Paper Series.

Luchenister, A. J. (2015). A new era of inequality: hobby lobby and religious exemptions from anti-discrimination laws. Harvard Law&Policy Review, 9, 63.

Mathers, B.M., Degenhardt, L., Bucello, C., Lemon, J., Wiessing, L., and Hickman, M.(2013).Mortality among people who inject drugs: a systematic review and meta-analysis.Bulletin of the World Health Organization, 91, 102-23.

Moniz, M.H., Davis, M.M., and Chang, T.(2014).Attitudes about mandated coverage of birth control medication and other health benefits in a US national sample.JAMA, 311, 2539-41.

Myers, T., Aggleton, P., and Kippax, S.(2004).Perspectives on harm reduction:editorial introduction.Critical Public Health, 14, 325-8.

Nash, E.(2016).Laws Affecting Reproductive Health and Rights:State Trends at Midyear, 2016.New York:Guttmacher Institute

Nichols, L.M.and Taylor, L.A.(2018).Social determinants as public goods:a new approach to financing key investments in healthy communities.Health Affairs, 37, 1223-30.

OECD.(2020).Life expectancy at birth(indicator).doi:10.1787/27e0fc9d-en

O'Gurek, D.T.and Kirchner, J.T.(2010).Needle exchange for HIV/AIDS:an effective public health strategy.Journal of Lancaster General Health, 5, 9.

Okike, K., Kocher, M.S., Mehlman, C.T., and Bhandari, M.(2008).Industry-sponsored research.Injury, 39, 666-80.

Patel, V., Burns, J.K., Dhingra, M., Tarver, L., Kohrt, B.A., and Lund, C.(2018).Income inequality and depression: a systematic review and meta-analysis of the association and a scoping review of mechanisms.World Psychiatry, 17, 76-89.

Pickett, K.E.and Wilkinson, R.G.(2015).Income inequality and health: a causal review.Social Science&Medicine, 128, 316-26.

Polsky, N.V.B.A.D.(2015).Women saw large decrease in out-of-pocket spending for contraceptives after ACA mandate removed cost sharing.Health Affairs, 34, 1204-11.

Position Statements.Statement on So-Called"Harm-Reduction"Policies.https://www.dfaf.org/position-statements/

Rich, J.D.and Adashi, E.Y.(2015).Ideological anachronism involving needle and syringe exchange programs: lessons from the Indiana HIV outbreak.JAMA, 314, 23-24.

Rosenstock, L.(2006).Protecting special interests in the name of 'good science'.JAMA, 295, 2407-10.

Rosenstock, L.and Lee, L.J.(2002).Attacks on science: the risks to evidence-based policy.American Journal of Public Health, 92, 14-18.

Saunders, M., Barr, B., McHale, P., and Hamelmann, C.(2017).Key Policies for Addressing the Social Determinants of Health and Health Inequities.Copenhagen: WHO Regional Office for Europe.

Sedgh, G., L.Ashford, and R.Hussain."Unmet Need for Contraception in Developing Countries: Examining Women's Reasons for Not Using a Method.Guttmacher Institute, New York."New York NY: The Alan Guttmacher Institute(2016).

Shamasunder, B.and Bero, L.(2002).Financial ties and conflicts of interest between pharmaceutical and tobacco companies.JAMA, 288, 738-44.

Smith, S.(2017).Why people are rich and poor: republicans and democrats have very different views.Pew Research Center.[Online] Available at: http://www.pewresearch.org/fact-tank/2017/05/02/why-people-are-rich-and-poor-republicans-and-democrats-have-very-different-views

Solar, O.and Irwin, A.(2010).A Conceptual Framework for Action on the Social Determinants of Health.Geneva: WHO.[Online]Available at: https://www.who.int/sdhconference/resources/Conceptualfram eworkforactiononSDH_eng.pdf? ua=1

Stone, K.(2016).The Global State of Harm Reduction 2016.London: Harm Reduction International.

Tax Policy Center(2018).Analysis of the Tax Cuts and Jobs Act.[Online]Available at: https://www.taxpolicycenter.org/feature/analysis-tax-cuts-and-jobs-act

US Code Title 42: The Public Health and Welfare Title 42: The public health and welfare.Section 139a, State Plans for Medical Assistance, 783.

Vlahov, D.and Junge, B.(1998).The role of needle exchange programs in HIV prevention.Public Health Reports, 113, 75.

Ward, J.L.and Viner, R.M.(2017).The impact of income inequality and national wealth on child and adolescent mortality in low-and middle-income countries.BMC Public Health, 17, 429.

Weinmeyer, Richard.(2016).Needle exchange program's status in US politics.AMA Journal of Ethics 18.3: 252-257.

Williams, J.A.R.and Rosenstock, L.(2015).Squeezing blood from a stone: how income inequality affects the health of the American workforce.American Journal of Public Health, 105, 616-21.

Witteveen, E.and Schippers, G.(2006).Needle and syringe exchange programs in Amsterdam.Substance Use&Misuse, 41, 835-6.

Wodak, A.and Cooney, A.(2006).Do needle syringe programs reduce HIV infection among injecting drug users: a comprehensive review of the international evidence.Substance Use&Misuse, 41, 777-813.

Wolff, E.N.(2017).Household Wealth Trends in the United States, 1962 to 2016: Has Middle Class Wealth Recovered? National Bureau of Economic Research.[Online]Available at: https://www.nber.org/papers/w24085

World Bank(2018).GINI Index(World Bank Estimate)|Data.[Online]Available at: https://data.worldbank.org/indicator/SI.POV.GINI?

World Health Organization(WHO)(2015).Global health observatory(GHO)data.[Online]Available at: http://www.who.int/gho/tb/en

World Health Organization(WHO)(2016).People Who Inject Drugs.[Online]Available at: http://www.who.int/hiv/topics/idu/about/en/

World Health Organization (WHO) (2018a). Family Planning/Contraception. [Online] Available at: http://www.who.int/newsroom/fact-sheets/detail/family-planning-contraception

World Health Organization(WHO)(2019).Maternal Mortality.[Online]Available at: http://www.who.int/news-room/factsheets/detail/maternal-mortality

Zibbell, J.E., et al.(2015).Increases in hepatitis C virus infection related to injection drug use among persons aged≤30 years-Kentucky, Tennessee, Virginia, and West Virginia, 2006-2012.Morbidity and Mortality Weekly Report, 64, 453-8.

2.3 贫困、公正与健康

2.3.1 引言

贫困不仅是一种不利的不安全的经济状况，还是一种羞耻的、腐蚀社会关系的现象。

——Lister，R.，贫困，政治出版社.©2004

长期以来，贫困一直是公共卫生领域关注的一个问题。贫困背景下的人们不仅普遍承受更沉重的疾病负担，而且在传染病流行或大流行期间，他们也被认为对他人健康构成威胁。研究表明，高贫困率和高发病率共同作用可能会导致社会动荡和“失败（或正处于失败）国家”（Cheek，2001；Hotez，2002；Singer，2002；Peterson，Shellman，2006）。除了这些与“公众”（或人群）相关的健康风险之外，贫困的持续存在也使得许多公共卫生理论家和实践者质疑，在全球财富丰裕的时代，为何贫困仍然存在，同时认为一个公正的社会应该努力消除贫困。贫困持续存在的原因在于社会的经济和政治制度如何分配人们“非贫困”和健康所需的机会和资源，或如何采取措施以减少他们在获得服务和资源方面的不平等（可避免的不平等）。因此，关于贫困及其对健康影响的任何言论，都会将其与收入和财富分配中的不平等，以及与这些社会经济特权所赋予的物质和心理资源联系起来。正如以推崇自由市场而闻名的英国经济学家兼哲学家Adam Smith所言：

哪里有巨大的财富，哪里就有严重的不平等。对于一个极度富有的人来说，其财富的积累往往建立在五百人甚至更多穷人的基础上，而少数人的富有往往意味着更多人的贫困（Smith，1776）。

为进一步加深对贫困的理解，需要回答以下问题：究竟何为贫困？贫困如何影响健康，而不健康又如何影响贫困？以及基于贫困持续存在的健康风险，应该用何种理论或实践来指导公共卫生干预？本章将围绕这三个问题进行阐述。

2.3.2 什么是贫困？

简单来说，贫困是指人们没有能力购买基本生活必需品的一种状态。但实际上，贫困有多种形式，它们对公共卫生和公共政策都很重要；且贫困的概念本身就饱受“争议”的（Alcock，1993）。它的争议不仅体现在理论层面（即贫困意味着什么？）和经验层面（如何衡量贫困？），还体现在政治层面，因为贫困和富裕是由相同的社会政治结构和经济安排所导致的。

2.3.2.1 绝对贫困

世界上有些人如此饥饿，以至于上帝只能以面包的形式出现在他们面前。

——Mahatma Gandhi

绝对贫困是理解这个概念的基础，它通常被认为是收入低于满足基本生存所需的最低收入（基于市场菜篮法制定）（Masters，Wickstrom，2006；Saunders et al.，2008）。世界银行通过“一天一美元”的贫困线，对全球贫困衡量标准进行了标准化。1美元/天的标准——接近印度国家贫困线——随后被提高到1.25美元/天，然后再次上调至1.90美元/天，这仍然是世界银行衡量“极端”或绝对贫困的主要指标（Ferreira，Sanchez，2017）。极端贫困，或者现在被称为“下限”标准（Ravallion，Chen，2017），是指维持最低生活水平的消费，“即使按照世界最贫困国家的标准，这也是相当节俭的”（Chen，Ravallion，2012）。它与相对较低的预期寿命以及较高的婴儿和孕产妇死亡率密切相关（本章后讨论贫困与健康之间的关系）。

自1990年作为基准年以来，以每天1.90美元作为极端水平，全球贫困人口在比例上（“人数指数”）和绝对数字上（图2.3.1）均持续下降（世界银行，2016），这归因于全球化相关的经济增长（Santarelli，Figini，2002；世界银行，2002）。各地区之间存在严重差异。东亚和中国的贫困率和绝对数字下降最为明显。拉丁美洲和加勒比地区的贫困率和绝对数字在20世纪80年代和90年代有所上升——许多人将这“失去的几十年”归咎于世界银行和国际货币基金组织实施的结构调整计划（Grindle，1996）——然后在21世纪开始下降。该地区近期贫困率下降是经济增长与再分配社会政策和计划相结合的结果（Birdsall et al.，2011）。撒哈拉以南非洲地区的贫困率在这30年期间仅略有下降，且仅从21世纪初开始下降，未能完全跟上其人口增长的步伐，最新数据显示撒哈拉以南非洲地区极端贫困人口从1990年的2.76亿增加到2013年的3.89亿（世界银行，2016）。

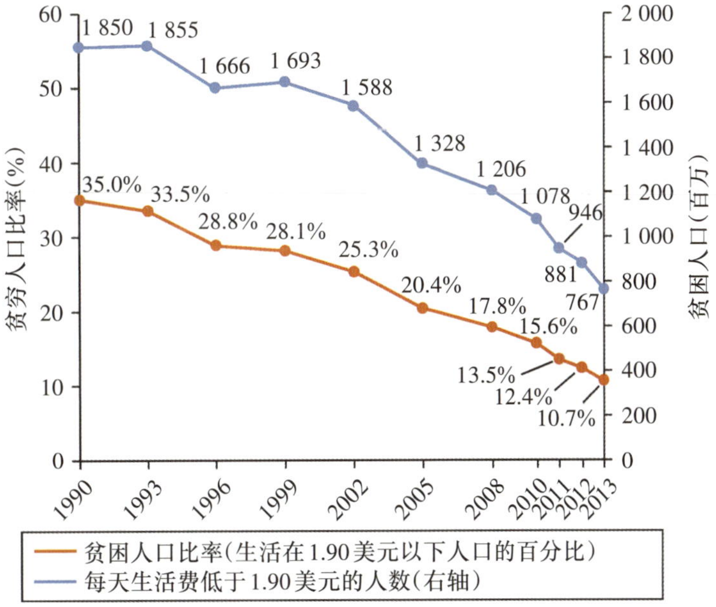

图2.3.1　全球贫困人口比例和全球贫困人口数量趋势，1990—2013年

注：贫困是用每天1.90美元的2011年购买力平价贫困线来衡量的。

资料来源：基于2013年数据的最新估计，使用PovcalNet（在线分析工具）分析，世界银行，华盛顿特区，http://iresearch.worldbank.org/PovcalNet/. World Bank. 2016. Poverty and Shared Prosperity 2016: Taking on Inequality. Washington, DC: World Bank.doi: 10.1596/978-1-4648-0958-3.License: Creative Commons Attribution CC BY 3.0 IGO.

这些数据表明,1990—2015年,千年发展目标中将极端贫困人口减半的目标已经成功实现。全球经济价值在同一时期增长了4倍以上——从1980年的18万亿美元(De Long,1998)到2011年的80万亿美元(美国中央情报局,2013),这表明“底层十亿人”几乎没有被经济增长的“涓滴效应”惠及(Collier,2007)。这表明即使贫困人数减半,也不能说明贫困线的充分性,因此,其他专业人士提出了“道德贫困线”的概念。

2.3.3 道德贫困线

道德贫困线最初采用逆向推算的方法,从平均预期寿命为74岁(被视为是道德最低限度)的国家来反推其对应的国家平均消费水平(研究最初进行时约为每天3美元)(Edward,2006)。根据最新估计,到2030年,在高收入国家中,许多人的预期寿命能到80岁甚至90岁以上(Kontis,2017),但实现该目标所需收入的保守估计(以消费为衡量)在5美元/天至7.40美元/天之间(Hickel,2016)。

2015年可持续发展目标(SDG)设定了一个比千年发展目标略宏大的目标:到2030年在全球消除极端贫困。但以道德贫困线(每天5美元,2013年联合国贸易和发展会议认为有资格成为贫困线的最低标准)作为标准,目前仍有超过43亿人生活在贫困线以下。根据目前的减贫趋势,到2030年:拉丁美洲和加勒比地区仍有15%的人口处于贫困状态,东亚和太平洋地区升至30%,中东和北非升至50%,南亚和撒哈拉以南非洲地区达到惊人的90%(2018年联合国贸易和发展会议)。按照目前全球经济的减贫速度,以5美元/天为消除贫困目标需要200年,以7.40美元/天为目标需要300多年(Woodward,Simms,2015)。而且能确定的是,在目前的经济增长模式下,即使最终能够实现这些更适当的绝对贫困目标,但那时赖以生存的生态资源已被破坏殆尽。

最后,世界银行对绝对贫困人口的估计通常是基于人们报告的消费数据。然而,在世界上许多贫困人口中,医疗卫生消费是必需支出的。当灾难性疾病迫使人们出售资产并耗尽储蓄以支付治疗费用时,这可能导致医疗贫困。这些人可能会摆脱“消费”贫困(由于医疗消费水平极高),但却陷入了收入贫困(因为他们没有足够的钱购买其他商品或服务)。2005年,世界卫生组织(WHO)估计:

每年有1亿人因支付医疗费用而陷入贫困。另有1.5亿人被迫将近一半的收入用于医疗费用。这是因为在许多国家,人们无法获得社会健康保护——负担得起的健康保险或政府资助的医疗服务(WHO,2005)。

尽管有证据表明这一数字可能略有下降(Wagstaff et al.,2018),但这一估计仍被认为基本准确(Aizenman,2017)。联合国大会已经意识到医疗贫困的严重性,并于2012年12月通过一项决议,呼吁会员国建立全民健康覆盖制度,以避免在医疗服务点出现大额支付,并共同承担风险,避免灾难性的医疗卫生支出和致贫(联合国大会,2012)。这项2012年的决议后来体现在2015年可持续发展目标3(良好健康和福祉)及其具体目标3.8中:

实现全民健康覆盖,包括财务风险保护,人人获得优质的基本医疗卫生服务,人人获得安全、有效、优质和负担得起的基本药物和疫苗。实现全民健康覆盖也成为WHO的一项倡议。

绝对(极端)贫困为公共卫生提供的信息是基于该假设:生活在贫困线或贫困线以下的人无法获得足够的物质资源来发展或维持健康。与高收入国家的贫困群体相比,这种程度的贫困更常见于中低收入国家的贫困群体。尽管如此,这一贫困概念也适用于一些高收入国家的家庭,这些家庭生活在“深度贫困”中,其收入水平仅为国家规定贫困线的75%或更低,甚至无法满足衣食住行的基本需求(Beiser et al.,2002)。高收入国家的保守派智库有时会争辩,认为绝对贫困与收入或财富分配指标无关,其仅仅是一个政策问题。然而,并非所有人都同意这一观点。除了在高收入不平等的条件下与经济增长相关的减贫要少得多之外(Bourguignon,2004),世界上大多数绝对贫困人口现在生活在中等收入国家,这使得治理、税收和再分配对降低绝对贫困水平至关重要(Sumner,2010)。

世界银行认识到世界上不再存在“发达”和“发展中”国家的分界线,因此根据各国的人均收入(按购买力平价调整)将其分为四组。一项研究对有数据可查的不同发展水平国家的贫困线比率进行了调查

(Jolliffe, Beer Prydz, 2016), 在此基础上, 世界银行将33个低收入国家的贫困线定义为1.90美元/天, 32个中低收入国家为3.20美元/天, 32个中高收入国家为5.50美元/天, 29个高收入国家为21.70美元/天(Ferreira, Sanchez, 2017)。2017年, 世界银行还制定了贫困水平"上限"的标准, 即"它是一些相对较弱的、随国家贫困线上升而调整的贫困线"(Ravallion, Chen, 2017), 并进行了调整, 以考虑到自1980年以来世界收入增长的大部分来自前1%(甚至前0.1%和0.01%)的"极高收入者"的影响(Alvaredo et al., 2018)。使用这一上限衡量标准, 自1990年以来, 世界贫困人口几乎没有下降, 在拉丁美洲、中东和北非、南亚和撒哈拉以南非洲地区, 实际贫困人口数量还在继续增加(Ravallion, Chen, 2017)。

2.3.3.1 相对贫困

贫困意味着在物质上、社会上和情感上的匮乏。这表明在食物、取暖和衣服上的花费比平均收入的人要少——最重要的是, 贫困剥夺了创造未来的工具。它夺走了人们过上不受疾病困扰的生活以及接受体面教育和拥有安全家庭的机会。

资料来源: Oppenheim C. and Harker L., Poverty: the facts, Child Poverty Action Group, London, UK. Copyright©1990.

世界银行引入了"相对贫困线"(weakly relative lines)这一概念, 以考虑相对贫困的问题。他们认为仅仅满足生活的物质需求是不够的。如果一个人缺乏参与社会及其各种活动(社会的、经济的、政治的、文化的和娱乐的)所需的资源, 那么他就是贫困的。也就是说, 相对贫困与生活水平有关, 而生活水平因地点和时间有所不同, 但它传达了相对完整的社会功能的概念。相对贫困的概念是指无法按照某种规范标准发挥社会功能, 这可以追溯到亚里士多德(Sen, 2000)的西方思想。Peter Townsend是近代最早批评绝对贫困政策的理论家之一。

他与后来的其他学者提出了"相对贫困"的概念, 该概念的基础不是最低限度的生存需求, 而是社会期望所规定的需求——也就是说, 人们需要满足充分参与社会的条件(Nunes, 2008; 欧盟统计局, 2010)。这种相对贫困的概念实际上在自由经济思想中早有提出, Adam Smith就曾在他的论述中提出了这个著名的概念: "一个体面的日常工人会因为没有一件亚麻衬衫而感到羞愧, 因为没有亚麻衬衫就意味着贫困到了极其严重的程度。"(Labontéet al., 2012)

正如世界银行全球贫困问题专家、前面讨论过的绝对衡量标准的首席分析师Martin Ravallion所指出的那样, Smith的这段话意味着, "除了营养和身体生存的基本需求之外, 某些特定的社会支出对于社会包容是必不可少的", "在实践中实施这一理念的方式是设定一个'相对贫困线', 即一个国家平均收入的恒定比例"(Ravallion, 2011)。

更常见的相对贫困衡量标准是家庭净收入(将政府现金转移和税收考虑在内, 并根据家庭规模和城市或农村地区进行调整)低于全国中位数的50%。这个衡量标准通常用于高收入国家内部或之间的比较研究, 即那些属于经济合作与发展组织(OECD)的国家。图2.3.2展示了经济合作与发展组织国家的例子, 其中包括"贫困差距"——一个家庭低于相对贫困线的中间值和"深度贫困"的衡量标准(经济合作与发展组织, 2010)。图2.3.3关注的是发达国家的儿童相对贫困情况(联合国儿童基金会, 2017), 其定义为儿童生活在收入水平低于中位数60%的家庭。相对贫困的概念通过扩大家庭成员应该能够获得的商品和服务的范围来影响公共卫生。用Ravallion的话来说, 这反映了社会包容以及由此可能获得的身心健康益处。与此同时, 这个概念的货币化(将其与平均或中位数收入的百分比挂钩)也受到了批评, 因为它代表了一种永远不会消失的贫困形式。随着人口平均收入或中位收入的提高, 总会有一些人的收入低于这些界值。在一个国家或地区内, 绝对贫困可能下降, 而相对贫困可能上升; 因为即使处于收入梯度底部的人的物质条件有所改善, 相对贫困界值也可能受到少数人收入不成比例增长的影响。正如联合国儿童基金会Innocenti研究中心(2012)早前警示的那样, 除了那些较富裕的国家, 相对贫困并不是各国间进行比较的良好指标, 因为在这些国家, 收入低于中位数的50%确实存在社会排斥的风险(将在本章后面定义这个概念)。

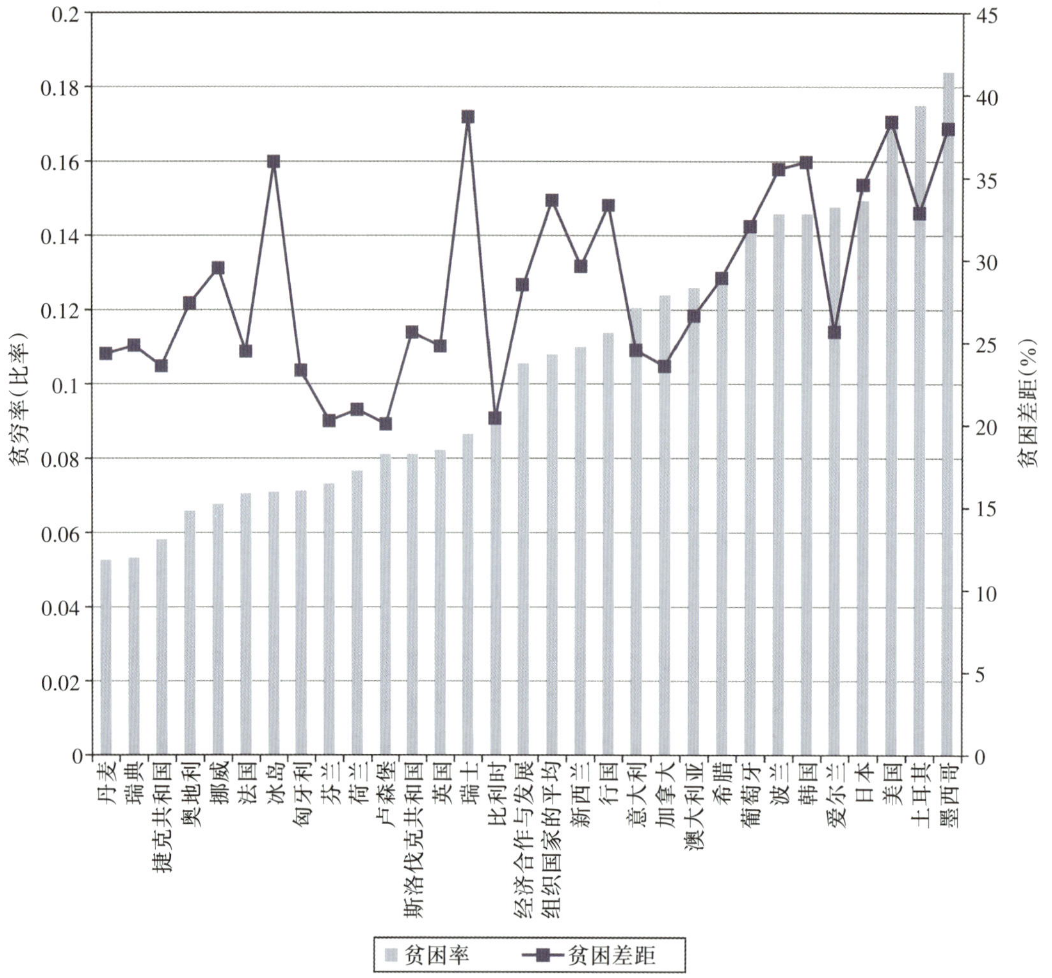

图2.3.2 贫困率和贫困差距,选取经济合作与发展组织国家

资料来源:Organisation for Economic Co-operation and Development. OECD Factbook 2010: Economic, Environmental and Social Statistics, OECD Publishing, p.237. ©2010. DOI: 10.1787/factbook-2010-en.

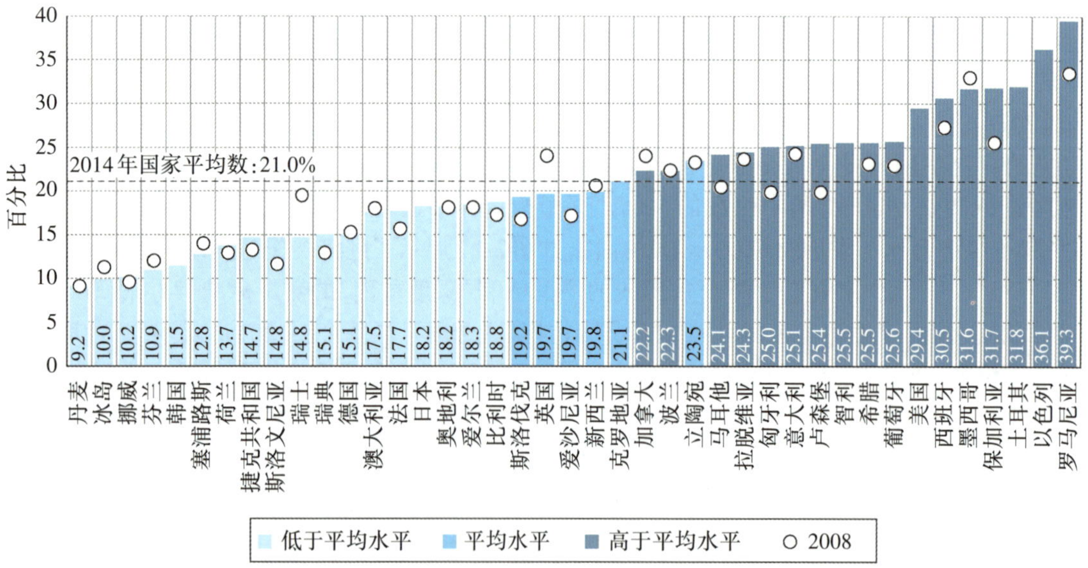

图2.3.3 生活在收入低于中位数60%家庭中的0~17岁儿童百分比,2014年和2008年

资料来源:UNICEF Office of Research (2017). 'Building the Future: Children and the Sustainable Development Goals in Rich Countries', Innocenti Report Card 14, UNICEF Officeof Research-Innocenti, Florence.

2.3.3.2 贫困是缺乏能力

能力方法……在绝对贫困和相对贫困的概念之间架起一座桥梁。它在确定人们应该具备的能力或功能方面是绝对的,但在确定可能需要的收入或资源方面是相对的。

资料来源:Labonté, R. et al., Indicators of Social Exclusion and Inclusion: A Critical and Comparative Analysis of the Literature, E/Exchange Working Paper Series, PHIRN, University of Ottawa, Canada©2012.

虽然相对贫困比绝对贫困对"贫困"的理解更加微妙,但它仍然依赖于收入指标。Amartya Sen 在他开创的贫困问题能力方法中,重点关注使人们达到理想状态("功能")的基础设施启用条件("能力")。没有这些条件,人类就无法获得最低限度的尊严。这种方法引入了不同类型的指标,这些指标更加透明和直接地反映了人们实际达到的幸福水平和"实现(他们的)价值"的能力(Alkire, 2002; Nunes, 2008)。收入只是达到有价值的、有社会意义的目的的一种手段。Sen 认为,预期寿命、识字率和婴儿死亡率等指标是衡量能力的重要指标(至少在人口水平上),比仅靠收入指标更有助于识别贫困与非贫困群体或国家。他建议将这些其他特征的指标综合成一个更复杂的贫困衡量标准(Nunes, 2008)。这一方法为定义人类发展指数(human development index, HDI)提供了理论基础,该指数于1990年首次提出,由联合国开发计划署(United Nations Development Programme, UNDP)每年发布,它综合了有关健康、教育和生活水平的数据(最后一个维度使用对数国内生产总值(GDP)/人均的收入指标)(联合国开发计划署, 2011)。从那时起,基于能力方法的HDI得到了相当详细的阐述(Ranis et al., 2007),例如联合国开发计划署创建的多维贫困指数(multidimensional poverty index, MPI)对HDI增加了额外的加权指标(文本框2.3.1)。

文本框2.3.1 多维贫困指数

1. 教育(每个指标的权重均为1/6)

◇ 受教育年限:没有完成5年学校教育的家庭成员。

◇ 学校出勤率:1~8年无学校出勤率。

2. 健康(每个指标的权重均为1/6)

◇ 儿童死亡率:有一个或多个孩子死亡。

◇ 营养:至少一名家庭成员营养不良。

3. 生活水平(每个指标的权重均为1/18)

◇ 电力:没有电力供应。

◇ 饮用水:不能在离家30分钟的步行范围内获得清洁饮用水。

◇ 卫生:没有足够的卫生设施或只有公用厕所。

◇ 地板:住宅地板有泥土、沙子或粪便。

◇ 烹饪燃料:使用木柴、木炭或粪便做饭。

◇ 资产:拥有不超过一项以下资产:收音机、电视、电话、自行车、摩托车或冰箱,并且没有汽车或拖拉机。

资料来源:Alkire, S. and Santos, M.E., Measuring acute poverty in the developing world: Robustness and scope of the Multidimensional Poverty Index, OPHI Working Paper 59, Oxford, UK, Oxford Poverty and Human Development Initiative. ©2013. http://www.ophi.org.uk/measuring-acute-poverty-in-the-developing-world-robustness-and-scope-of-the-multidimensional-poverty-index-2/.

能力方法对公共卫生的关键贡献在于它将有意义的社会参与(对相对贫困的关注),以及从更广泛的概念上讲,将"发展"概念本身与纯粹或主要依赖经济增长/收入增长模式分离开来。它识别了一系列商品和服务,由于成本受限或市场失灵,社会(国家)必须提供这些商品和服务以确保公平获取。能力方法的出现,部分是为了挑战GDP在公共政策中的主导地位，批评者(Daly，Cobb，1990；Fioramonti，2017)认为，GDP是一个存在严重缺陷的指标，无法准确衡量各国在为公民提供健康或福利方面的总体表现。

Sen有力地论证了国家有义务提供最低限度的一篮子资源，使人们能够发展自己的能力(人们可以选择“功能”，包括有关健康的选择)，而他的合作者Martha Nussbaum则试图确定一篮子资源的内容：

(1) 生命：能够活到正常寿命；不会过早死亡的，或在生命减少到不值得活下去之前死亡的。

(2) 身体健康：能够拥有良好的健康，包括生殖健康，得到充分的营养；有足够的住所。

(3) 身体完整：能够自由地从一个地方移动到另一个地方；能够免受侵犯，包括性侵犯，有性满足的机会和在生殖问题上的选择权。

(4) 感官、想象和思考：能够运用感官去想象、思考和推理，并以一种经过适当教育的方式来做这些事情，包括但不仅限于读写能力、基础数学和科学训练。在政治和艺术言论方面，能够以受言论自由保障的方式运用自己的思想。能够以自己的方式寻找生命的终极意义。

(5) 情感：能够对自己之外的人和事产生依恋。

(6) 实践理性：能够形成善的概念并对人生规划进行批判性反思；Nussbaum认为这需要保护良知自由和宗教仪式。

(7) 归属感：能够与他人共同生活；参加各种形式的社会交往；具有自尊和不羞辱的社会基础；能够被视为有尊严的人，包括不受基于种族、性别、性取向、宗教、种姓、民族或民族血统的歧视。

(8) 其他物种：能够关心自然世界并与自然世界建立关系。

(9) 玩：能够笑，或玩，享受娱乐活动。

(10) 政治和物质环境的掌控，包括在与他人平等的基础上拥有政治参与权和财产权，在与他人平等的基础上拥有寻求就业的权利(Nussbaum，2000)。

将贫困定义为能力的失败，尤其是考虑到Nussbaum提出的一系列与“繁荣”相关的积极属性，尽管如此，政策的关注点仍有可能从收入贫困上转移开。在商品化的、以工资为基础的市场体系中，收入(及其数量)代表了选择(能力)和权力(Lister，2004)。金钱虽然不是万能的，但足够的收入(无论如何确定是否足够)仍然是理解贫困的基础。应注意到，在一些低收入国家，市场体系不像其他地方那样根深蒂固，通过自给自足的农业和强大的社区凝聚力来获得能力仍然是防止绝对贫困的重要保护措施。

2.3.3.3 贫困是一种剥夺

剥夺……存在于人们在所处社会中缺乏或被剥夺参与社会和经济活动所需的资源的情况下。

资料来源：Labonté，R.et al.，Indicators of Social Exclusion and Inclusion：A Critical and Comparative Analysis of the Literature，E/Exchange Working Paper Series，PHIRN，University of Ottawa，Canada©2012.

“剥夺”一词在20世纪60年代末进入了贫困相关的文献(Yitzhaki，1979)。与贫困一样，剥夺也有绝对(剥夺)和相对(剥夺)的概念。绝对剥夺是指人们因缺乏资源而无法获得必要的商品和服务时产生的一种不理想状态(Hallerod，1996)；这很大程度上取决于“必要”的界限在哪里，这个界限会立即把人们带入相对剥夺的领域。相对剥夺是指人们在所处社会中缺乏或被剥夺参与社会和经济活动所需的资源(Bailey et al.，2004)。一个例子是联合国儿童基金会Innocenti研究中心对“儿童剥夺”衡量标准的制定，该标准基于经济发达国家1～16岁儿童缺少14项基本功能中两项或两项以上的百分比(图2.3.4)(联合国儿童基金会Innocenti研究中心，2012)。与相对贫困一样，相对剥夺强调的是社会参与。剥夺中的“被剥夺”参与资源的概念被描述为“被迫缺乏感知社会的必需品”(Saunders et al.，2008)。与多维贫困一样，当人们无法获得对社会参与至关重要的若干要素时，如收入、住房、医疗保健和教育，剥夺可能是多重的。此外，剥夺是一种强制状态；也就是说，它的起源可以直接追溯到政府作出的某些政治、经济或政策选择，这些选择根深蒂固地存在于资本主义等经济体系中，或者用更现代的说法——新自由主义全球化。

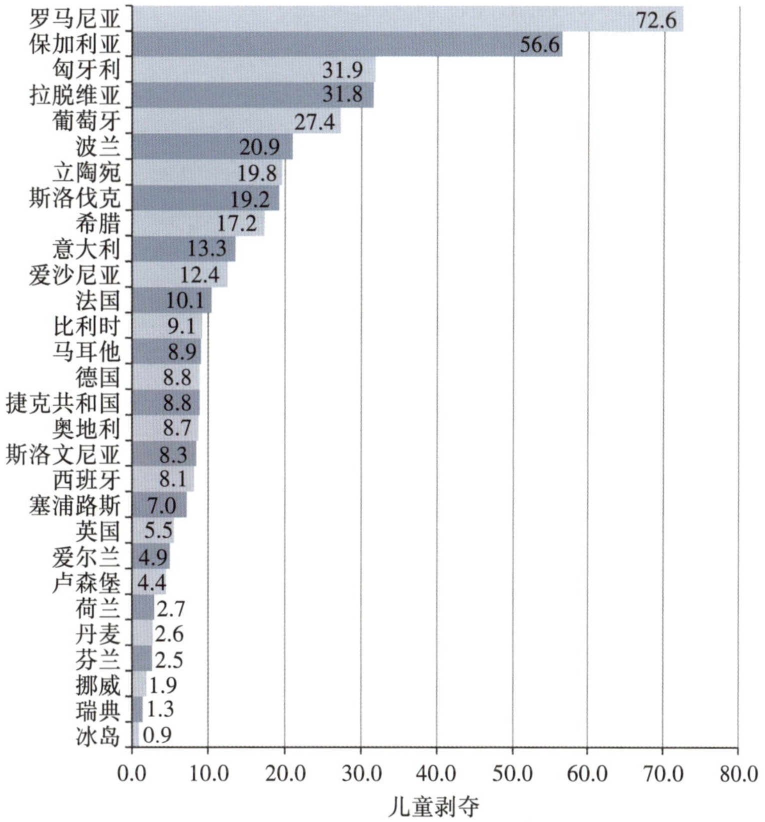

图 2.3.4 选定国家的儿童剥夺情况(2009 年数据)

资料来源:UNICEF Innocenti Research Centre, Measuring Child Poverty: New League Tables of Child Poverty in the World's Rich Countries, p.2, UNICEF Innocenti Research Centre, Innocenti Report Card 10, Florence, Italy. ©2012.

虽然剥夺首先出现在关于贫困的文献中,但这两个术语之间存在重要的概念差异。一个人可能在收入方面贫困,但在住房、医疗保健、教育或交通等方面的权利没有被剥夺,因为这些都是由政府补贴或提供的。相反,一个人可以在收入不低的情况下经历多个维度的剥夺,例如因性别、种族或性取向而遭受歧视(Saunders et al., 2008)。通过探索"社会差异和身份认同(例如种族/民族意义、性别、阶级、性取向、地理、年龄、残疾/能力,移民身份、宗教)以及系统性压迫形式(例如种族主义、阶级主义、性别主义、残障主义、同性恋恐惧)之间的交集"(Springer et al., 2012),这种社会身份和健康风险的交叉关系已经越来越多地被称为一种更广义的贫困和不平等。这种方式将对贫困的理解从简单的物质商品和身体功能的问题转变为对更广泛的社会排斥形式的关注,一些批评者认为这种转变将关注点从那些在绝对或相对贫困中的人的经济需求上转移到更广泛的社会排斥问题上(Nolan, Whelan, 1996)。

2.3.3.4 贫困是社会排斥

贫困和社会排斥是指人们受到阻碍,无法充分参与经济、社会和公民生活,或者他们获得收入和其他资源(个人、家庭、社会和文化)的机会非常有限,以致无法享受其所在社会认为可以接受的生活水平和生活质量。在这种情况下,人们往往无法充分享有自己的基本权利。

资料来源:European Commission, Draft Joint Report on Social Exclusion, European Commission, Brussels. ©2001.

通过纳入更广泛地对社会过程及其后果的理解,社会排斥超越了贫困和剥夺的概念(Bailey et al., 2004)。贫困和剥夺都是社会排斥的组成部分,但正如Berger-Schmitt和Noll(2000)指出的,收入贫困既可以是社会排斥的原因,也可以是社会排斥的结果。但收入贫困只是一种可能的原因或后果。就像被剥夺一样,一个人可以很富有(而不是贫困),但仍然会遭受社会排斥,就像世界上许多国家的LGBTQ+群体(女同性恋、男同性恋、双性恋、跨性别者、酷儿/无性恋)所经历的情况一样(Estivill,2003)。社会排斥虽然与Townsend的相对剥夺概念有很多共同点,但它更强调非物质方面,包括"发展前景和社会网络"(有助于减少排斥)以及偏见和歧视(有助于增加排斥)(Saunders,Wong,2009)。

社会排斥最早出现在20世纪70年代初的法国的研究和政策论述中,它既被用来解释极端经济结构调整对社会团结的影响(这种影响超出了贫困和剥夺所能描述的范围),同时又被用于协助制定政策以促进欧盟内部的社会凝聚力(Gore,Figueiredo,1997;Aasland,Flotten,2001;Rawal,2008)。Rene Lenoir在1974年首次创造了这个词来定义大部分人口的状况,包括穷人、残疾人、弱势群体、老年人、受虐待的儿童、药物滥用者和其他边缘化群体或"社会不适应者"(de Haan,1999;Sen,2000)。之后Lessof提出了一个更广泛的概念——社会排斥过程。它包括"决定一个人融入社会的社会、经济、政治和文化体系"(Walker,1997,引自Lessof,Jowell,2000)。

经济排斥是一个经常与社会排斥同义使用的词语。Dertwinkel(2008)认为,"社会排斥的含义一直是经济的,而不是政治或文化的",并将经济排斥定义为"不参与或被阻碍参与劳动力市场、公共服务、金融、住房、教育和卫生部门,以及其他可能性"的状态(Labontéet al.,2012)。即使考虑到其他方面的排斥,在欧洲关于社会排斥的文献中对劳动力市场的依赖性所受到的重视仍然最为普遍。其背后的部分原因是它能够创造更大的社会凝聚力,并减少社会冲突。有证据表明,在许多国家高水平的青年失业和贫困与帮派或反叛组织的参与有关,其主要动机是赚取收入(世界银行,2011)。然而其他理论家则更加关注社会排斥的关系维度,他们将社会排斥与不充分的社会参与、缺乏社会整合以及权力的缺失联系在一起(Room,1995)。正如Sen(2000)所说,社会排斥(不同于贫困或剥夺)赋予了"关系联系的核心作用"。工作及其所产生的收入只是建立这种联系的手段之一。这一说法在WHO健康问题社会决定因素委员会的社会排斥知识网络的最终报告中得到了呼应。该报告对"社会排斥"的概念进行了细致区分,将其定义为特定群体所经历的状态,这种状态在政策论述中较为常见,并与关系方法形成对照,具体而言,社会排斥被认为是一个由不平等权力关系推动的动态且多维的过程(Popay et al.,2008)。这一过程导致资源的不平等、能力的降低和对人权的诉求减少,从而导致享有权利的不平等。这种关于社会排斥的观点还将政策焦点指向不公平的经济和社会结构,而不是个人的缺陷。

Gough等(2006)从新自由主义资本主义不可避免的角度讨论了社会排斥。他们指出,尽管社会排斥是一个界定模糊的概念(Gough et al.,2006),但它可以被用来为新自由主义的现状提供支持,即认为对精英和富裕群体的"包容"是没有问题的,然而这些群体的特权和做法实际上是导致其他群体遭受排斥的根源。

他们认为,社会排斥的广义概念应该集中关注社会压迫,特别是那些对"种族"、性别、性取向、残疾和年龄的压迫。对于本章的讨论而言,至关重要的是,他们指出对包容的论述避免了面对公正的问题,并且"一个人可以通过一种不公正的方式被纳入任何社会安排中"(Gough et al.,2006)。正如Levitas所指出的:

社会排斥这个词本质上是有问题的。它代表了社会的主要划分,即被包容的多数人和被排斥的少数人之间的划分。解决办法是跨越边界,在一个结构性不平等问题仍然没有得到充分质疑的社会中,成为一个局内人,而不是局外人(Levitas,2005)。

2.3.3.5 贫困的概述

考虑到为定义和理解贫困所作的各种尝试,不妨将这个概念概括为绝对和相对地缺乏资源和能力,主要包括以下方面:

(1) 充足的物质资源(食物、住所、衣服和其他规范定义的社会必需品)。

(2) 获得这些必需品的收入(通过就业或政府补贴和转移支付产生)。

(3) 进入正规劳动力市场的机会,或退休后或抚养子女的收入支持(提供充足和安全的收入,以及获取社会关系的机会)。

(4) 获得足够的和负担得起的住房(优于基本住房,包括过度拥挤、年久失修、租赁不安全等方面),以及基本健康服务(例如卫生设施、水)。

(5) 获得足够的和负担得起的教育和医疗保健机会(增加进入正规劳动力市场的机会,减少更广泛形式的社会参与障碍)。

(6) 社会条件性和结构性歧视(减少进入正规劳动力市场、接受教育和医疗保健,以及更广泛的社会参与形式的机会)。

(7) 拥有影响政府政策选择的权力或发声的机会,从而影响上述所有条件(延伸到缺乏政治自由或人权)(Labonté et al.,2012)。

关于贫困,有三点值得注意。首先,贫困的流动性是动态的,即使在很短的时间内,人们也会进入或摆脱基于收入或消费的贫困(无论是绝对贫困还是相对贫困)。长期贫困者是指那些"长期受困于造成贫困和能力丧失的状况和关系中"的人(政策分析讨论小组,2012年)。其次,无论如何概念化或衡量,生活在贫困中的人可能不认为自己贫困、被剥夺或没有能力。"主观"贫困不同于其客观衡量标准,可能反映了人们对其能动性的看法,他们拒绝被贴上"穷人"的污名化标签,或者对所处环境不可避免地内化屈服。再次,正如贫困现在被视为多维的,人们的身份和能力也是多重的。只关注人们的相对贫困,而不了解他们的相对能力,可能会造成或加强他们对环境的顺从,而不是动员他们去改变环境。

最后,需要在收入和财富不平等日益加剧的背景下看待持续居高不下的贫困率(在不太极端的水平上)。自20世纪80年代以来,收入最高的10%的人口所占的收入份额在北美、中国、印度和俄罗斯急剧上升;在撒哈拉以南非洲、巴西和中东保持平稳(但现有水平过高);在欧洲增长缓慢(联合国贸易与发展会议,2018)。在绘制全球不平等地图时,它就变成了一条"大象曲线",最富有的1%的人涵盖了大部分的收入增长(图2.3.5)。考虑到通过传统的"涓滴效应"经济学在环境上消除任何层面的贫困是不可能的,可持续发展目标之一(可持续发展目标10)明确要求世界各国政府"减少国家之间和国家内部的不平等"(可持续发展知识平台,2017),这点令人欣慰。该目标的一项具体内容要求底层40%人群的收入以高于平均水平的速度持续增长(在国家内部和全球范围内)。如果不解决精英跨国资产阶级(1%,更准确地说是0.01%)攫取全球收入的问题,那么即使底层40%的人群收入以高于平均水平的速度增长,但以绝对美元计算,最富裕阶层和其他阶层之间的差距可能会继续增加。国家和全球系统重新分配收入的必要性变得至关重要。

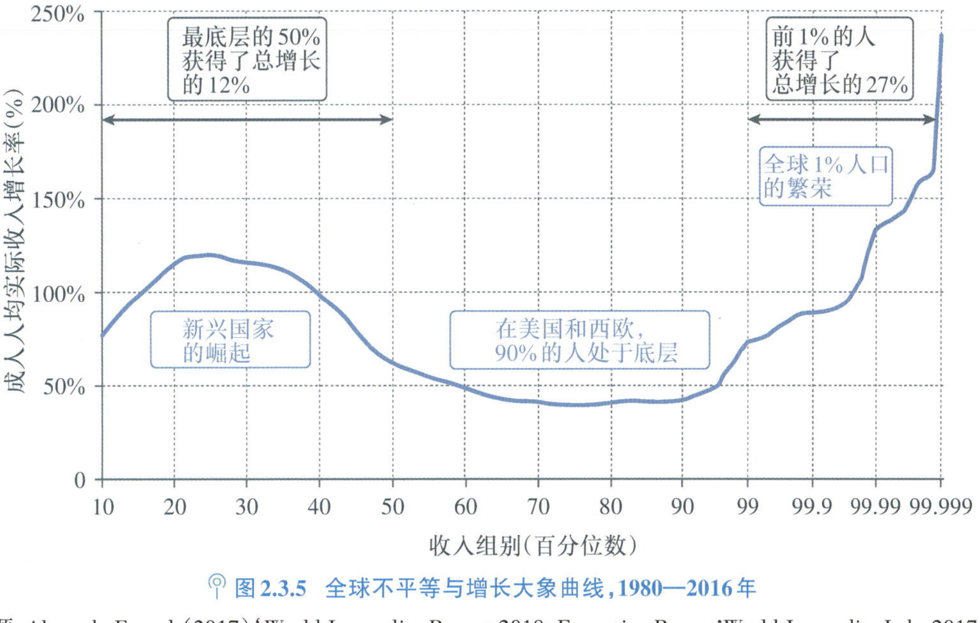

图2.3.5 全球不平等与增长大象曲线,1980—2016年

资料来源:Alveredo F et al.(2017)'World Inequality Report 2018:Executive Report'World Inequality Lab,2017,under the Creative Commons License CC BY 4.0. WID.world(2017).See wir2018.wid.world for more details.

2.3.4 贫困与健康是如何相互影响的?

无论发生了什么,社会地位较低的人往往会受到更多影响,即使在对特定个人或环境危害的影响进行调整后,他们也更容易过早死亡。

资料来源:Social Science&Medicine, Volume 31, Issue 12, Evans R. and Stoddart G., Producing Health, Consuming Health Care, pp.1347-63. ©1990.

通常情况下,社会经济地位越低,健康状况越差。社会经济地位(socioeconomic status,SES)是一个多维度的概念,通常通过收入、职业或文化程度来衡量,但也会考虑包括社会阶层、性别和种族/民族的分层——这就是前面讨论过的不同资源剥夺的交叉性的例子。近年来的一个重要发现是,社会经济地位与健康状况之间的差异呈梯度分布,即一个人在SES阶级中所处的位置与其大多数健康结果之间呈阶梯状分布。虽然并非所有的健康状况都遵循社会经济梯度(少数疾病在社会经济地位较高的群体中比在社会经济地位较低的群体中更常见),但这种模式是稳健的,在许多国家都能长期观察到,并且在所有年龄组以及男性和女性中都很明显。研究表明,健康方面的不平等会在人的一生中不断累积,生命过程中每个阶段的不利条件都会影响健康(Lynch et al.,1997;Smith et al.,1997;Smith et al.,1998)。越来越多的事实表明,生命早期的不利社会和经济条件会对健康产生终生影响(Lynch,Smith,2005;Hertzman,Boyce,2010;Power et al.,2012)。这本教科书的大部分内容都与健康梯度的决定因素有关;在此将简要介绍解释造成健康梯度现象的三种主要理论模型:自然选择或社会选择模型、文化/行为模型以及物质主义或结构主义模型(Baum,2008)。

2.3.4.1 自然选择或社会选择

社会选择理论认为,健康的人会因为享有更大的社会流动性而变得更富有。有证据表明,更好的健康状况与更大的社会流动性有关(尤其是在年轻时期);但这只是社会群体之间健康差异的一小部分原因(Whitehead,1992;Power et al.,1996)。社会选择和流动性的论点也存在反面观点:不健康的人会陷入贫困。也有一些证据证明了这一点,特别是在低收入国家。医疗贫困的问题已经受到越来越多的重视,难以负担的医疗保健会将病人推向贫困。还有证据表明,在某些疾病(如艾滋病毒/艾滋病、肺结核或疟疾)高发地区,生活条件较差、社会保障网络较弱(如转移性收入或疾病和失业救济金)的人可能会因患病削弱了他们赚钱的能力而更容易陷入贫困。不良的健康状况还会通过营养不良来削弱个人发展和后续经济生产力,从而加剧贫困(Horton,Ross,2003;Sanders,Chopra,2007;Baum,2008)。儿童生长和大脑发育的早期受到的损害,即使在以后的生活中进行强化干预,也有一部分是不可逆转的。很多情况下,损害甚至在孩子出生前就已经造成。母亲营养不良是婴儿出生体重过轻的主要原因,这是母亲孕期身材矮小、孕期体重增加过少或食物和能量摄入不足所造成的(Kramer,1987)。因此,女婴营养不良也是贫困代际传递的主要途径之一(Horton,Ross,2003)。

换句话说,病人变成穷人,反映了社会分层和物质环境的动态变化,而这正是穷人更容易生病的原因。这就解释了为什么一些富裕但高度不平等且社会保障有限的国家,其人口健康结果会比那些更贫困但更平等且社会项目支出(主要用于基层医疗卫生、教育、妇女扫盲、土地改革和物质基础设施)水平更高的国家要差(Balabanova et al.,2011)。Sen(1999)在比较20世纪90年代初美国白人、非洲裔美国人、喀拉拉邦的印度人和中国人的预期寿命时,非常清楚地说明了这一点。虽然非洲裔美国人的收入比中国人和喀拉拉邦人高很多倍(即使在校正生活成本后),他们的寿命却更短。Sen对此的解释是"社会安排和社区关系(如医疗保险、公共医疗、基础教育、法律和秩序以及暴力流行)存在差异"。换句话说:"社会选择"没有"自然"可言;这种选择是各国政治和经济体制结构的结果。

2.3.4.2 文化/行为的解释

健康的SES梯度更常见的原因是贫困的人选择的生活方式更不健康，这个论点并不新颖。19世纪，随着欧洲工业革命的兴起，农村地区的生计受到了严重破坏，大批农民涌入城市，使得城市在快速扩张的同时其中的贫民窟也在迅速扩张（这是20世纪末和21世纪初全球化中许多发展中国家的特征）。当时的富人将穷人视为明显的疾病威胁，认为他们的贫困不是经济失调的结果，而是“懒惰和恶习的相互作用”（Alcock，1993）。英国公共卫生之父Edwin Chadwick爵士在改革济贫法时提出，城市贫民必须在工作场所赚取最低限度的津贴，从而成为“值得救助的穷人”，他认为：

相较于健康人群，这些贫民不太容易受到道德规范的影响，教育对其影响也更短暂；成年后这些不利的环境往往会使他们出现寿命缩短、缺乏远见、行为鲁莽和无节制等现象，并常常表现出对即时感官满足的习惯性追求（Chadwick，1930）。

Chadwick在承认穷人处于“恶劣环境”的同时，也认为穷人健康状况不佳的主要原因是他们相比更健康、更富有的人缺乏应有的道德和有利于健康的行为。同时期一位更具社会批判性的评论家Friedrich Engels同意Chadwick的观点，认为酒精在贫困的劳动阶层中相当普遍，这几乎是他们唯一的快乐来源：

工人下班回家，疲惫不堪，而家里又十分不舒适、潮湿、肮脏而令人厌恶；因此他们迫切需要某种形式的心理慰藉或物质改善，让他们觉得第二天还是值得期待的（Engels，1999）。

从行为角度和社会角度看待贫困/健康关系的二分法在今天仍然存在。一个人随着其社会地位的下降，确实会出现更多不健康的行为（尽管不是全部）。比如说在那些正在经历营养转型的发展中国家，传统饮食正逐渐被高糖、精制碳水化合物、高能量密度和低营养价值的食品替代。这一转变最初可能反映了新兴中产阶级对身份的追求，但随着时间的推移，由于这类食品方便获得且成本低廉，它们很快成为较贫困社会阶层的日常选择（Drieskens et al.，2009；Monteiro et al.，2010；Stuckler，Nestle，2012）。吸烟，以及酒精和其他药物的使用在较小程度上也是如此，它们起初在社会精英阶层中更为常见（Drieskens et al.，2009）。但是将这些行为解释为较贫困群体所受到的“文化影响”（缺乏远见或不计后果的“生活方式”），或者解释为他们缺乏采取更健康的生活方式的相关知识或动机，则忽视了制约和约束个人选择的社会环境（Layte，Whelan，2009）。即使考虑到所有个人/行为危险因素，这种观点也不能解释许多较贫困群体面临的超额疾病负担（Lynch，Smith，2005）。

2.3.4.3 物质主义或结构主义的解释

仅从行为学视角解析贫困与健康之间的联系存在一定的局限性，鉴于此，研究者们转而探究贫困的物质基础如何作用于健康状况。在这一领域，众多研究列举并证实了物质条件对健康具有决定性的影响，这些条件包括但不限于：获得收入的机会、住房、就业、营养均衡的饮食、安全的饮用水和卫生设施、失业保护、医疗服务、教育服务，以及其他由社会提供的资源，这些资源赋予个体发展潜能的可能性。这些结构性因素（因其反映了社会中内在的经济和权力关系而得名）也与所谓的社会心理危险因素有关，如孤立、缺乏社会支持、社会网络差、自责感强和权力感低在较贫困和受教育程度较低的群体中更为普遍（Najman，1994；Lynch，Smith，2005；Kawachi et al.，2008）。种族主义也被证明对健康状况有很大影响（Krieger，2000；Paradies，2006；Ziersch et al.，2011）。较贫困群体（SES梯度较低的群体）更有可能面临物质风险、社会心理风险、种族主义这三种风险。例如在那些通过社会福利政策有效减少物质不平等的国家，贫困群体遭受的健康不平等很可能主要源于行为和社会心理风险。不过正如Johan Mackenbach所说，“现代欧洲福利国家中持续存在的健康不平等，在某种程度上反映了这些国家未能采取更彻底的再分配政策”（Mackenbach，2012，参见第2.4章）。行为、社会心理及物质危险因素之间存在着复杂的相互作用关系，对健康产生关键性的影响（Krieger，2000；Paradies，2006；Ziersch et al.，2011）。

2.3.5 干预行动应该以什么样的公正的理论作为指导?

公共卫生对公正、贫困和健康的关注有着悠久的历史。150多年前,年轻的普鲁士医生Rudolf Virchow受政府雇佣,就如何控制贫困的煤矿工人的伤寒疫情提出建议,他呼吁进行大规模的社会改革,包括累进税制和有组织的食品合作社、提高工资和改善工作条件、建立强有力的地方政府、改善教育,以及结束教会对穷人的干预(教会说服他们现在受苦,将来在天堂得到回报)。Friedrich Engels几乎与Virchow在同时期发表了长篇分析文章《英国工人阶级状况》,并与Karl Marx共同撰写了影响深远的《共产党宣言》,呼吁实现革命性的社会公正。这种对贫困及其社会和身体弊病的早期关注一直延续到19世纪末和20世纪,但由于"科学医学"的兴起及其具有治愈大多数疾病的潜力,这种关注逐渐减弱。在企业家慈善机构(尤其是在美洲的洛克菲勒基金会)的支持下,科学医学强调治愈而非预防,这使得许多公共卫生的关注点偏离了疾病的社会根源(Brown,1979;Tesh,1988)。贫困作为一个公共卫生问题偶尔会再次显现。尤其是在经济衰退或萧条时期,高贫困率与肺结核和霍乱等疾病的传播相关联。但实际上,在19世纪的拉丁美洲,由于激进主义的推动,公共卫生领域见证了所谓"社会医学"实践的制度化(Waitzkin,2005)。其主要支持者之一是智利医生(后来的社会主义总统)Salvador Allende。作为20世纪30年代末至40年代的卫生部长,Allende将智利的卫生不公现象归咎于历史遗留问题、对国际经济的依赖以及外部债务。他坚信,国家的医疗和社会问题的解决,根本上需要通过经济问题的解决来实现(Waitzkin,2005)。Allende的改革呼应了Virchow的改革,包括提高工资、财富再分配、土地改革、改善粮食安全措施,以及公开支持住房开发。

最近,WHO健康问题社会决定因素委员会(2008)明确表示,健康方面的不平等(可避免的不平等)是不可接受的,政策的目标应该是消除这些不平等,因此主张在一代人的时间内缩小预期寿命差距。

这些都是大胆的公共卫生建议,它们通常都以对公正(公平)的广泛关注作为理论框架。但是,如何确定贫困的健康风险在何时达到了无法接受的程度?有哪些社会公正理论能够指导公共卫生干预或倡导行动?

2.3.5.1 机会平等还是结果平等?

社会公正理论通常与欧洲社会有关,特别是与工业革命期间的斗争以及社会主义、社会民主或其他再分配形式福利国家模式的出现有关:"如果没有公共机构构想并实施强有力且连贯的再分配政策,就不可能实现社会公正。"(联合国社会政策司,2006)社会公正理论本质上关注的是平等或公平的问题。在此基础上,有人认为社会公正是一个被普遍关注的问题,因为要想所有的社会安排都合法并发挥作用,就必须涉及平等问题(Sen,1992)。但是,平等的概念有其微妙之处,主要包括两个维度:机会平等和结果平等。机会平等,通过程序公正或"横向平等"实现,即确保所有身份相同的个体受到等同的对待;而结果平等,通过实质公正或"纵向公平"实现,即根据人们的天赋、资源、特权或权利给予不同的待遇。这两种平等都是理想中的类型,不以"真实"的形式存在。它们象征着社会为其成员所追求的理想状态(结果平等),以及社会认为为了达成该目标(机会平等)而应当采取的手段(Labonté,2010)。

这两大社会正义流派在政治和哲学上都存在差异(Labonté,2010)。近几十年来,伴随着全球市场一体化和苏联式社会主义的崩溃,新自由主义意识形态日益占据主导地位,这种意识形态只关注经济增长,认为经济增长最终会带来更多和更好的财富分配,即涓滴效应理论,从而取代了对社会公正的关注。

反之支持市场开放性和传统增长与发展模式的人强调机会平等,对结果平等只给予了有限的关注。世界银行在2006年关于公平与发展主题的《世界发展报告》也采用了这一观点,它不太支持通过上市后的收入再分配来实现更大程度的平等,而是赞成通过"法律面前人人平等、平等行使个人权利和财产权利、非歧视性体制以及平等获得公共服务和基础设施”等方式来实现更大程度的机会平等(世界银行,2006)。关于结果平等仅提到了避免绝对剥夺(Labonté,2010)。

2.3.5.2 公正论

在当代西方哲学中,为减少贫困造成的健康和社会不平等现象进行道德辩护是一个经常出现的主题。Peter Singer(1972)提出了“更大的道德邪恶原则”,即在减轻贫困和剥夺的过程中,如果能够不牺牲一些具有同等道德意义的价值,那么这样的行为既是公正的,也对集体有益。大约在同一时期,John Rawls 发表了极具影响力的《公正论》。Rawls 认为尽管人们在出生时并不知道自己的家世背景,但人们会选择一种公正,这种公正能够保证任何理性的人都会选择最低限度的基本物品,以满足他们的基本需求。这一公正理论建立在两个原则之上。第一项原则是“平等优先”(基本自由),大致等同于个人拥有公民权利和政治权利,保护他们免受国家过度专制统治的侵害。第二项原则以法律上的机会平等为基础,大致等同于每个人拥有经济、文化和社会权利,国家有义务提供某些物品或服务(行使个人职能所需的最低资源或能力)。他的第二项原则还援引了“差异原则”:社会和经济产品(基本物品)分配的不平等只有在它们同样也能改善最弱势的人的命运时才是允许的。尽管 Rawls 并不认为市场造成的财富和权力的极端差异是道德问题,但只要最弱势者的条件得到改善,差异原则就要求国家进行一定程度的再分配和监管干预。他还强调了更好的程序公正的重要地位(Schaefer,2007;Labonté,2010)。

Rawls 的公正理论属于社会契约学派,该学派认为单一民族国家是国际关系中的主要行为体。他认为,低收入国家的贫困主要是受到了国内政策和实践的影响,与国际或全球几乎没有因果关系。Pogge(2002)借鉴世界主义的论点,对 Rawls 的这一结论及贫困不能与全球经济机构和行为体分离的证据质疑。在此过程中,他将 Rawls 的基本公正理论扩展到更大的层面,认为不仅存在一种帮助弱势方的“积极义务”,还存在一种防止伤害弱势方的“道德义务”(消极义务)(Pogge,2004)。Pogge 的关系公正理论(Pogge,2002)基于三个论点:

(1) 今天,不同民族和国家之间存在着严重的不平等,部分是历史中的暴力事件造成的结果,其中一些人以牺牲其他人为代价获得利益。虽然每个人都无法为我们的先辈在这场“征服”中的行为而负责,但作为有道德的人,我们有责任纠正这段历史造成的初始条件的巨大差异。

(2) 不仅程序公正本身无法解释初始条件的巨大差异,而且如果没有“有组织的文明状态”(Pogge,2005)来维护,这些差异也不会以如此大的规模存在。因此,程序性不平等和实质性不平等都会持续存在。

(3) 证据表明,在国际范围内运作的经济机构(“有组织的文明状态”)是维护这些不公正现象的帮凶。这些经济体制有可行的替代方案,可以减少持续贫困的“极端不平等”。因此,那些参与维护这些机构的人,即使他们可能身处地球的另一端,也与随后产生的不良健康状况息息相关(Pogge,2004)。

Pogge 的结论是,“如果我们合作将不公正的全球制度秩序强加于全球贫困人口,那么我们就是在伤害他们”,并提出了一个以证据为基础的论点,证明目前的全球制度规则和程序是不公正的(Pogge,2005)。公正的含义是通过加强人权和更先进的全球资源再分配制度立即对不公正进行“纠正”;但同时也包括改变经济治理规则的义务,以克服初始条件中历史性的根本不平等(Labonté,2010)。

Iris Marion Young 也提出了类似的社会公正理论,她承认存在明显的“结构性不公正”,“这些不公正使许多人受到系统性的统治,或被剥夺了发展和行使自身能力的手段,而与此同时,这些社会过程又使一些人能够支配他人”(Young,2006)。她认为,“所有通过自己的行动助长了产生不公正的结构性进程的人都有责任去努力地纠正这些不公正”(Young,2006)。她的“社会联系责任模式”将这些道德义务从那些负直接(因果)责任的人扩展到了更多可能只有间接联系的人。比如,那些应为保留发展中国家“血汗工厂”而负责的人,其中包括那些在从这些工厂采购商品的人以及零售商和工厂老板本人。Young 的观点的局限性在于责任的广泛分散可能会限制实际中执行变革的能力。

2.3.5.3 人权的作用

一些公正理论中提到了人权。世界上大多数国家批准的人权公约代表了对公民权利和国家义务的共识(Mack,2009),同时人们普遍认同"贫困是世界上侵犯人权的主要原因"(人权事务高级专员办事处,1999,第9段)以及"贫困构成了对人权的剥夺"(人权事务高级专员办事处,1999)的观点。第二次世界大战后,《联合国人权宣言》首次确立了人权,随后的几个公约对具体的公民权利和国家义务进行了详细规定。这些公约包括《公民权利和政治权利国际公约》(旨在保护个人免受国家权力侵犯)和《经济、社会和文化权利国际公约》(旨在保障个人从国家获得的某些权利);以及关于儿童和妇女权、少数民族权、原住民权和其他众多社会公正方面的具体条约。这些条约共同构成了一个"国际人权框架",虽然缺乏强制措施,但它赋予了不同的联合国委员会和"特别报告员"审查各国履行其具有法律约束力的义务的权力。《经济、社会和文化权利国际公约》第12条(即"享有能达到的最高标准身心健康的权利",见第3.3章)及其第14号一般性意见是关注贫困与健康关系的核心,其中确定了逐步实现这一权利所需的行动。健康应当被视为一项基本权利,因为它是享有大多数其他人权的基础。

当健康权被纳入国家的宪法或法律时,通常会被解释为仅仅是个人权利。然而,在一些法律裁决或国家政策中,个人治疗权利被用来迫使公共支付昂贵药物的费用,这可能会对其他更重要的贫困人口的公共卫生保健造成机会成本(Hogerzeil et al.,2006;Gianella-Malcam et al.,2009;Yamin,Parra-Vera,2009)。国际法律学者认为,人权的重点应放在贫困和生活在弱势环境中的人群身上,这就需要更多地关注集体权利。关于健康权的第14号一般性意见(经济、社会和文化权利委员会,2000)暗示了集体权利,而《发展权利宣言》(人权事务高级专员办事处,1986)则明确提出了集体权利。尽管发展权不是一项具有约束力的条约,但它被认为在国际人权法中具有一定的地位(Aguirre,2008),在千年发展目标的背景下,联合国机构给予了其强有力的规范支持。

然而,一些激进的学者和民间社会组织反对目前国际上对人权的强调,因为他们认为这种强调缺乏对阶级和政治经济的分析。还有人认为,人权侧重于个人主义和法律主义,"不足以作为解决绝对贫困者基本问题的道德标准"。部分原因是在于这些静态的声明中,"没有邀请贫困者为自己阐明他们的道德需求和权利"(Mack,2009)。与此同时,人权被认为是第二次世界大战后最全球化的社会公正宣言,人权条约被用来推进改善健康和帮助贫困人口(Dasgupta,1995;Schrecker et al.,2010)。

2.3.5.4 初始条件中的不平等

考虑到前面引述的关于早年不利生活环境对终生影响的证据,正视初始条件(人们出生时的生活)中的不平等至关重要。对初始条件的关注开始模糊了早先对机会平等(程序公正)和结果平等(实质公正)的区分。要想实现公正的机会平等,就必须实现纵向公平:为那些在历史事件中被征服、被当今政治体制置于极不平等初始条件下的人提供不成比例的公共产品和能力资源。世界银行2006年在《世界发展报告》中提出了再分配极简主义,与之不同的是,世界银行拉丁美洲发展论坛后来的一份报告认为:

> 当人们更好地理解了机会不平等在决定结果不平等时的重要性后,可能会改变他们对于再分配的态度。人们不喜欢并且认为不公正的不平等与环境差异有关,许多人认为社会应对此进行补偿。强调不平等中可归因于环境的部分有助于对解决机会不平等的最佳手段达成社会和政治共识。
>
> 资料来源:Ricardo Paes de Barros et al., Measuring inequality of opportunities in Latin America and the Caribbean, World Bank Publications, Washington, USA. ©2009 The International Bank for Reconstructionand Development/The World Bank.

目前尚未解决的问题是,对于造成"核心卫生健康能力不足的不平等"(Ruger,2008)的初始条件的严重不平等，道德（或法律）上有多大程度的义务来加以改进？是否有一个在道德上站得住脚的矫正尺度？这个问题尚无定论，但必须不断探索。在这一探索过程中，程序公正的准则重新占据了重要地位。Boggio（2009）在论证为什么国际组织及其内部人员有道德义务采取行动来纠正因贫困而产生的系统性健康不平等时，论述了如何以公正的方式作出此类政策决定。他提出了“有道德依据的审议程序”的三项基本原则：公开性（程序透明、理由易懂、论证和证据的公开）；相关性（受众对行为者/机构的信任、广泛参与的机会，以及基于受众的需求、价值观和愿望的干预措施）；可修正性（政策和计划可随着时间的推移而受到质疑并得到改进，个人和机构可被追究责任）（Boggio，2009）。其中一些条件与各国政府和多边组织广泛坚持的善治原则相似（澳大利亚治理协会 Governance Institute of Australia，2017；Lee et al.，2009）；即可认为这些条件具有广泛的规范基础。

2.3.6 哪些公共政策可以减少贫困？

过去十年对长期贫困的原因研究表明，权力关系的运作是使某些社会群体长期处于贫困状态（世代相传）的一个关键因素。这种权力关系使相关人员蒙受耻辱，打击他们的信心，并系统地阻碍了个人或集体选择进步……结构性不平等、重新分配进程的系统性障碍以及其他社会群体和贫困人群之间的互动是其中的一部分。

资料来源：Policy Analysis Discussion Group，Understanding Poverty and Well-Being：A Note with Implications for Research and Policy，Overseas DevelopmentInstitute，London，UK. ©2012.

公共卫生在处理贫困、健康和公正之间的关系时面临的第一个问题就是：如果在不一定要减少收入不平等或相对贫困的情况下改善贫困人口的健康就足够了吗？前面提到的一些理论可能会支持“是”的答案，因为它们更强调的是绝对贫困而不是相对贫困。然而，最近的贫困理论（能力、社会排斥/社会包容）更加强调确保人类尊严的核心价值。一个人必须能够有目的、有意义地生活，如果只是苟延残喘地活着，那就没有公正可言。因此，公共卫生对贫困的关注不能仅仅局限于贫困造成的特定疾病风险，还要关注贫困本身的存在——无论是绝对贫困还是相对贫困。

贫困的存在本质上是政治性的，对于如何减少贫困存在着不同的政治理论。Alcock（1993）将其归纳为四种主流模式：新自由主义、保守主义、社会民主主义和社会主义，Gough 等（2006）在此基础上增加了第五种模式：联合模式。

新自由主义模式与20世纪70年代和80年代出现的利润率下降、经济衰退和发展中国家债务问题的应对政策有关。新自由主义由英国、美国和德国（20世纪70年代的世界经济大国）的保守派政府推动，该模式建立在这样一种信念之上，即自由市场、主权个人、自由贸易、强有力的产权和最小限度的政府干预是提高人类福祉的最佳手段。它的政治纲领后来被称为“华盛顿共识”：私有化、放松管制、税制改革（降低公司税率和边际税率）、减少赤字以及贸易和金融自由化。总体而言，新自由主义观点认为，政府应避免将减贫作为政策事项，而应通过加强自由市场和经济自由化来实现经济增长，从而通过“涓滴效应”使穷人摆脱贫困。极端的新自由主义者认为，国家根本不应该干预贫困状况（Murray，1984），尽管这很少作为一种政策选择。同时，新自由主义为主导的政府倾向于“福利最低化”，其福利或应享权利的水平虽然可以防止最恶劣形式的剥夺，但很少能满足“养家糊口”或“健康能力”的需要。他们对领取福利金的人提出了越来越多的惩罚性条件要求，这增加了依赖福利制度人群的耻辱感和困难。

保守主义模式与新自由主义模式有相同之处，但保守主义模式认为，国家必须进行一定程度的干预以改善市场，特别是需要干预市场失灵所导致的最严重的不公平现象（Alcock，1993）。长期持续的贫困是市场失灵的表现，这意味着自由市场和经济增长本身无法为所有人创造平等的机会。保守政策的目的不是预防贫困（这需要对市场进行强有力的监管），而是缓解贫困带来的最坏影响。保守党采取的措施是进行有选择性的帮助(通过经济情况调查发放福利),往往是惩罚性的帮助(区分“值得救助”和“不值得救助”的穷人,后者是指即使就业使他们处于相对贫困状态,仍然能够工作的人),以及最低限度的帮助(提供远低于工作所能赚取的最低工资的支助,从而鼓励穷人“依附劳动力市场”)。

社会民主模式历来与北欧国家紧密联系在一起,但也存在于世界其他地区,它强调减贫政策的普遍性。社会民主国家通常会对市场进行高度干预,首先预防贫困,并利用高税收和社会支出来降低剩余的贫困水平。与前两种模式一样,该模式仍然强调劳动力市场的参与,并期望那些有能力的人能够参加工作。但同时也更强调为进入低工资岗位的人提供积极的激励措施,以克服所谓的“福利围墙”,即从社会援助转向最低工资岗位时丧失非收入福利的情况。尽管福利和应享权利的普遍性有助于建立跨阶层的团结,但社会支出的非收入福利(如医疗保健、教育、交通服务等)可能被较富裕的社会群体不成比例地“夺取”。因此,有人呼吁实行“比例普遍主义”,即在制定政策时,让那些更需要帮助的人享受到更多的福利(Marmot,2010);并在一定程度上有针对性地提供福利,以最大限度地提高减贫效率(经济合作与发展组织,2008)。

联合模式也体现了对新自由主义的反对,其基础是让人们参与到经济模式中来,减轻他们被经济模式疏远的程度(Gough et al.,2006)。建立强大的社会资本、志愿组织和民间社会被认为是减贫的关键要素。格莱珉银行等小额信贷银行是低收入国家的一个范例,(主要是)妇女可以通过这些银行获得贷款,创办自己的企业。另一个例子是印度自营职业妇女协会,该协会组织了数百万妇女开办自己的银行、工人合作社、托儿所以及医疗和失业保险。在富裕国家,以当地为基础的易货贸易系统、食品和工人合作社也是很好的例子。这些举措以自助为基础,以民主方式运作,以地方为重点,依赖于多元、多重和多样的集体形式。Gough等(2006)指出,人们的期望是国家应服从于这些地方组织,政治民主的发展应该来自实际的经济和社会民主。他们还指出,联合主义项目通常会受到纪律资本的束缚,而地方主义战略则不会触及造成贫困的权力结构。

社会主义模式认为,资本主义市场体系不可避免地会造成贫困,而减少贫困的唯一持久手段就是用社会主义治理体系取代资本主义。这意味着不可避免地造成失业和贫困的资本主义劳动力市场要彻底转变为社会主义(集体)生产和所有制形式。在没有政治革命的情况下,新自由主义政治和意识形态是根深蒂固的,因此向社会主义过渡需要时间。为实现更大程度的平等主义,可能采取的措施包括:保护工人的条件和权利;对富人和企业实行累进税制和强制税收措施;打击就业、住房和公共服务方面多种形式的歧视;取消对私立教育和医疗的公共支持;由公共机构提供优质教育和医疗服务;为所有公民提供普遍的终身社会保障;以及维护供社区使用的公共空间。在2007年全球金融和就业危机之后,社会主义对市场经济的许多批判在政策和媒体上得到了更多关注;同时,民间社会也呼吁实行累进税制,加强市场监管,并落实公民权利,即给予公民追究政府责任的权利(Labonté,Schrecker,2009)。2016年Donald Trump当选美国总统后,世界各地针对其总统任期内实施的政策背后的极端新自由主义的抗议也日益高涨。一些欧洲国家,尤其是西班牙和希腊,也出现了反对紧缩政策的强烈抗议。

2.3.7 政策措施和民间社会动员对减贫和建设更公正社会的作用

大多数国家都建立了包括劳工组织在内的民间社会团体,这些团体能够通过推动政策行动来减少贫困。这些团体通常融合了社会民主模式和革命社会主义模式。它们经常提供详细的政策分析和简报,并与一些学术研究人员合作,以确保其工作在经验和理论上的完整性(全球健康观察4)。一些团体将重点放在减贫上,而另一些团体则认为,只有对经济制度及其导致的不公正现象进行更广泛的改革,才能实现减贫。历史上有一些社会和劳工运动动员起来迫使政府和社会政策发生变化的例子,包括那些与减贫和改善健康直接相关的政策(Szreter,2003)。在此提供两个例子,一个关于政府,另一个关于民间社会活动。

2.3.7.1 巴西政府改革

一些国家通过渐进式的社会政策，在减贫、卫生系统发展和卫生成果方面取得了显著成果，而这些成果的最终实现来自政治动员。自20世纪80年代中期以来，巴西在民主政府执政的头25年中取得的进步为市场经济中的渐进式变革提供了一个当代范例（见第2.5章）。例如，婴儿死亡率从1970年的114‰下降到2007年的19.3‰，出生时预期寿命增加了近40%，在2008年达到了72.8岁。这些显著进步不能仅归功于卫生部门的活动，因为这些行动是该国启动的几项大规模社会改革的一部分。这些改革使入学率大幅提高，文盲率下降，而这两者都是改善健康状况的途径。此外，1981—2008年间，巴西的国内生产总值翻了一倍，这可能使更多家庭摆脱收入贫困；通过实施覆盖1 050万个家庭的"家庭补助金"有条件现金转移计划和提高法定最低工资等社会政策，巴西严重的收入不平等现象大幅减少。健康的其他社会决定因素也得到了显著改善，包括向家庭提供室内用水、污水处理和电力的增加（Paim et al.，2011）。以及为建立全民医疗卫生系统提供持续、大量的投资，其核心是家庭医疗卫生方案，主要是为了提供更方便、更公平的医疗卫生服务，特别是在基础卫生方面；社区卫生工作者也参与其中，他们在当地找出对社会经济和健康状况有负面影响的社会因素，并让其他部门参与解决这些问题（Macinko et al.，2007；人民健康运动等，2011）。

巴西改革的政治背景可追溯到20世纪80年代末，当时民众动员起来，向奉行强势有利于市场政策的保守政府发起挑战。这场反对军事独裁统治的动员汇集了反对派政党（当时是非法的）、基层团体、进步的学者和研究人员以及工会。这场运动推动了许多先进卫生政策的制定。1989年工人党当选后，随着一系列渐进式的社会政策的推行，民众动员逐渐减弱，但地方政府中的"社会参与"仍通过国家卫生委员会等机构继续进行，该委员会在政策制定的民主化方面发挥着持续作用（Paim et al.，2011）。2013年，巴西再次暴发"中产阶级"抗议活动，一些人将其归因于巴西的许多社会改革仅针对最贫困人口。这提示着在改革过程中如何将这些改革的惠益普及，建立跨阶层的团结，对于维持各阶层对再分配型社会保护计划的支持十分重要（人民健康运动等，2011）。

2017年，巴西进入了一个政治不确定的时代，在此之前，巴西发生了"司法政变"事件，民选总统被罢免，取而代之的是一位保守派政治家，上一任总统Lula随后也被监禁，部分原因是巴西的高收入群体对巴西的政策方向不满意，以及对政府腐败感到担忧（Saad-Filho，2016）。民间社会活动在发起和支持改善巴西卫生系统方面所发挥的作用仍然存在，以及巴西国内许多民间社会组织在卫生和社会公正方面的积极行动仍然具有重要意义。

2.3.7.2 民间社会对不健康全球化的挑战

另一个民间社会积极行动的重要例子是反对多边投资协定（Multilateral Agreement on Investment，MAI）的运动，它促成了影响深远的政策变革，并间接影响了健康公平。1998年，法国金融交易税收和公民行为协会（The Association for the Taxation of Financial Transaction for the Aid of Citizens，ATTAC）在法国成立，目的是动员人们支持对货币交易征收托宾税的提议，以此来反对跨境投机性金融所导致的全球化不公平。ATTAC目前已在许多国家建立了自己的组织，它在法国决定退出经合组织关于MAI的会谈中发挥了主导作用，导致了会谈的失败（Waters，2004）。

人民健康运动（People's Health Movemen，PHM）是另一个全球性民间社会团体，是一个将世界各地的健康主义者联合在一起的基层组织。PHM在2000年第一届人民健康大会之后成立，其政治立场在《人民健康宪章》（人民健康运动，2009）中有所概述，并在序言中总结如下：

> 健康是一个社会、经济和政治问题，首先是一项基本人权。不平等、贫困、剥削、暴力和不公正是贫困和边缘化人群健康不良和死亡的根源。人人享有健康意味着必须挑战强大的利益集团，必须反对全

球化，必须彻底改变政治和经济优先事项。

资料来源：People's Health Movement, The People's Charter for Health. ©2009.

《人民健康宪章》中还呼吁穷人更广泛地参与政治、经济和社会生活。自2000年以来，PHM已发展到包括约80个规模和分量各异的国家圈子，组成了地区网络。健康权运动确定了在全球层面上的规范，但其在国家层面的活动因具体情况和条件而异，它将减贫和减少健康不平等的责任交给了各国和国际组织。PHM还与其他组织合作，出版了五期“全球健康观察”（Global Health Watch，GHW）（http://www.ghwatch.org），这是WHO编写的世界卫生报告的替代版本和更先进的版本。GHWs对与全球卫生政策和治理相关的国际组织，包括世界银行、WHO和比尔及梅琳达·盖茨基金会进行了批判性的“观察”；对新自由主义全球化提出了有实证依据的批评；并强烈主张以更加公正和公平的全球治理体系和经济体系取而代之，以实现消除贫困和卫生公平。

2.3.8 结论

本章分析了贫困的各种定义，并探讨了其哲学和政治含义，以及贫困对健康产生不利影响的各种解释。在此基础上，认为贫困反映了全球和国家经济及社会制度的结构性特征，尤其是不平等的社会能够导致更严重的贫困和不良健康结局。本章还研究了可以指导政策干预来减少贫困及其原因的公正准则。机会平等和结果平等都是公共政策的基本考虑因素，正视初始条件中的不平等问题至关重要。应对贫困的政治措施反映了哲学和意识形态立场。社会民主和社会主义对策强调解决贫困的根本结构性原因，并寻求为生活贫困的人提供非污名化的支持。社会主义还寻求将生产和利润社会化的生产方式取代资本主义生产方式，并认为向这种经济过渡将显著减少贫困。全球许多民间社会团体进行了努力，贫困或接近贫困以及其导致的不良健康结局虽然已有所减少，但仍是世界上大约一半人口面临的现实。这一事实连同日益加剧的经济不平等，表明需要构建一个新的世界经济和社会秩序来大幅减少或消除贫困，并降低由此产生的不良健康结局。

（翻译：薛鹏、江宇）

参考文献

Aasland, A.and Flotten, T.(2001).Ethnicity and social exclusion in Estonia and Latvia.Europe-Asia Studies, 53(7), 1023-49.

Aguirre, D.(2008).The Human Right to Development in a Globalized World.Aldershot: Ashgate Publishing Company.

Aizenman, N.(2017).Health Care Costs Push A Staggering Number of People into Extreme Poverty.National Public Radio: 'Goats and Soda: Stories of Life in a Changing World'. [Online] Available at: https://www. npr. org/sections/goatsandsoda/2017/12/14/569893722/health-care-costs-push-a-staggering-number-of-people-into-extreme-poverty

Alcock, P.(1993).Understanding Poverty.London: Macmillan.Alvaredo, F., Chancel, L., Piketty, T., Saez, E., and Zucman, G.(2018). World Inequality Report 2018.World Inequality Lab.[Online]Available at: http://wir2018.wid.world/

Bailey, N., Spratt, J., Pickering, J., Goodlad, R., and Shucksmith, M.(2004).Deprivation and Social Exclusion in Argyll and Bute: Report to the Scottish Centre for Research on Social Justice.Glasgow: Scottish Centre for Research on Social Justice, Universities of Glasgow and Aberdeen.

Balabanova, D., McKee, M., and Mills, A.(2011).'Good Health at Low Cost' 25 Years On: What Makes a Successful Health System? London: London School of Hygiene&Tropical Medicine.

Baum, F.(2008).The commission on the social determinants of health: reinventing health promotion for the twenty-first century? Critical Public Health, 18(4), 457-66.

Beiser, M., Hou, F., Hyman, I., and Tousignant, M. (2002). Poverty, family process, and the mental health of immigrant children in Canada. American Journal of Public Health, 92(2), 220-7.

Berger-Schmitt, R. and Noll, H.H. (2000). Conceptual Framework and Structure of a European System of Social Indicators. Report No.: 9. Mannheim: Centre for Survey Research and Methodology ZUMA.

Birdsall, N., Lusting, N., and McLeod, D. (2011). Declining Inequality in Latin America: Some Economics, Some Politics. Washington, DC: Center for Global Development.

Boggio, A. (2009). Health and development: an ethics perspective. In: Gatti, A. and Boggio, A. (eds.) Health and Development: Towards a Matrix Approach. Houndmills: Palgrave Macmillan, pp. 140-52.

Bourguignon, F. (2004). The Poverty-Growth-Inequality Triangle. Paper presented at the Indian Council for Research on International Economic Relations, New Delhi, 4 February.

Brown, R. (1979). Exporting medical education: professionalism, modernization and imperialism. Social Science&Medicine, 13(A), 585-95.

Central Intelligence Agency (2013). The World Fact Book. [Online] Available at: https://www.cia.gov/library/publications/the-world-factbook/geos/xx.html

Chadwick, E. (1930). Edwin Chadwick, Report of Poor Law Commissioner to the British Parliament on Sanitary Conditions, 1842. In: Scott, J.F. and Baltzly, A. (eds.) Readings in European History Since 1814. New York: Appelton Century-Crofts Inc.

Cheek, R.B. (2001). Playing God with HIV. African Security Review, 10(4), 19-28.

Chen, S. and Ravallion, M. (2012). An Update to the World Bank's Estimates of Consumption Poverty in the Developing World. Briefing Note 03-0112. Washington, DC: World Bank.

Collier P. (2007). The Bottom Billion: Why the Poorest Countries are Failing and What Can Be Done About It. New York: Oxford University Press.

Commission on Social Determinants of Health (2008). Closing the Gap in a Generation: Health Equity Through Action on the Social Determinants of Health (Final Report). Geneva: World Health Organization.

Committee on Economic Social and Cultural Rights (2000). Substantive Issues Arising in the Implementation of the International Covenant of Economic, Social and Cultural Rights: General Comment No.14. Report No.: E/C.12/2000/4. Geneva: United Nations Economic and Social Council.

Committee on Economic Social and Cultural Rights (2001). Substantive Issues Arising in the Implementation of the International Covenant on Economic, Social and Cultural Rights: Poverty and the International Covenant on Economic, Social and Cultural Rights. Report No.: E/C 12/2001/10. New York: UN Economic and Social Council.

Daly, H. and Cobb, J. (1990). For the Common Good. Baltimore, MD: Beacon Press.

Dasgupta, P. (1995). An Inquiry into Well-Being and Destitution. Oxford: Oxford University Press.

de Barros, R.P. and Ferreira, F.H.G. (2009). Measuring Inequality of Opportunities in Latin America and the Caribbean. Washington, DC: World Bank Publications.

de Haan, A. (1999). Social Exclusion: Towards an Holistic Understanding of Deprivation. London: Department for International Development.

de Long, B. (1998). Estimates of World GDP, One Million B. C. Present. [Online] Available at: http://delong.typepad.com/print/20061012_LRWGDP.pdf

Dertwinkel, T. (2008). Economic Exclusion of Ethnic Minorities: On the Importance of Concept Specification. Flensburg: European Centre for Minority Issues.

Drieskens, S., van Oyen, H., Demarest, S., van der Heyden, J., Gisle, L., and Tafforeau, J. (2009). Multiple risk behaviour: increasing socioeconomic gap over time? The European Journal of Public Health, 20(6), 634-9.

Edward, P. (2006). The ethical poverty line: a moral quantification of absolute poverty. Third World Quarterly, 27(2), 377-93.

Engels, F. (1999). The Condition of the Working Classes in England in 1844. Oxford: Oxford University Press. (Originally published in 1845.)

Estivill, J. (2003). Concepts and Strategies for Combating Social Exclusion: An Overview. Portugal: International Labour Office.

European Commission (2001). Draft Joint Report on Social Exclusion. Brussels: European Commission.

Eurostat (2010). Combating Poverty and Social Exclusion. A Statistical Portrait of the European Union. Luxembourg: Eurostat.

Evans, R. and Stoddart, G. (1990). Producing health, consuming health care. Social Science&Medicine, 31(12), 1347-63.

Ferreira, F. and Sanchez, C. (2017). Let's Talk Development: A richer array of international poverty lines. The World Bank. [Online] Available at: http://blogs.worldbank.org/developmenttalk/richer-array-international-poverty-lines

Fioramonti, L. (2017). Wellbeing Economy: Success in a World Without Growth. South Africa: Pan MacMillan.

Gianella-Malcam, C., Parra-Vera, O., Eli Yamin, A., and Torres-Tovar, M. (2009). Democratic deliberation or social marketing? The dilemmas of a public definition of health in the context of the implementation of Judgment T-760/08. Health and Human Rights, 11(1).

Gore, C. and Figueiredo, J.B. (1997). Social Exclusion and Anti-Poverty Policy: A Debate. Geneva: International Labour Organization.

Gough, J., Eisenschitz, A., and McCulloch, A. (2006). Spaces of Social Exclusion. Abingdon: Routledge.

Governance Institute of Australia. (2017). The Good Governance Guide: What is Good Governance? Produced by the Municipal Association of Victoria (MAV), Victorian Local Governance Association (VLGA), Local Government Victoria (LGV) and Local Government Professionals (LGPro). [Online] Available at: http://www.goodgovernance.org.au/

Grindle, M.S. (1996). Challenging the State: Crisis and Innovation in Latin America and Africa. Cambridge: Cambridge University Press.

Hallerod, B. (1996). Deprivation and poverty: a comparative analysis of Sweden and Great Britain. Acta Sociologica, 39(2), 141-68.

Hertzman, C. and Boyce, T. (2010). How experience gets under the skin to create gradients in developmental health. Annual Review of Public Health, 31, 329-47.

Hickel, J. (2016). The true extent of global poverty and hunger: questioning the good news narrative of the Millennium Development Goals. Third World Q, 37, 749-67.

Hogerzeil, H.V., Samson, M., Casanovas, J.V., and Rahmani-Ocora, L. (2006). Is access to essential medicines as part of the fulfilment of the right to health enforceable through the courts? The Lancet, 368, 305-11.

Horton, S. and Ross, J. (2003). The economics of iron deficiency. Food Policy, 28(1), 51-75.

Hotez, P.J. (2002). Appeasing Wilson's Ghost: The Expanded Role of the New Vaccines in International Diplomacy. Washington, DC: Chemical and Biological Arms Control Institute.

Jolliffe, D. and Beer Prydz, E. (2016). Estimating international poverty lines from comparable national thresholds. Journal of Economic Inequality, 14(2): 185-98.

Kawachi, I., Subramanian, S.V., and Kim, D. (2008). Social Capital and Health: A Decade of Progress and Beyond. New York: Springer.

Kontis, V., et al. (2017). Future life expectancy in 35 industrialised countries: Projections with a Bayesian model ensemble. The Lancet, 389, 1323-35.

Kramer, M. (1987). Determinants of low birth weight: methodological assessment and meta-analysis. Bulletin of the World Health Organization, 65(5), 663-737.

Krieger, N. (2000). Discrimination and health. In: Berkman, L.F. and Kawachi, I. (eds.) Social Epidemiology. Oxford: Oxford University Press, pp.36-75.

Labonté, R. (2010). Global Health Policy: Exploring the Rationale for Health in Foreign Policy. University of Ottawa: Globalization and Health Equity Working Papers.

Labonté, R., Hadi, A., and Kaufmann, X. (2012). Indicators of Social Exclusion and Inclusion: A Critical and Comparative Analysis of the Literature. University of Ottawa: E/Exchange Working Paper Series, PHIRN.

Labonté, R. and Schrecker, T. (2009). Rights, redistribution and regulation. In: Labonté, R., Schrecker, T., Packer, C., and Runnels, V. (eds.) Globalization and Health: Pathways, Evidence and Policy. New York: Routledge, pp.317-33.

Layte, R. and Whelan, C.T. (2009). Explaining social class inequalities in smoking: the role of education, self-efficacy, and deprivation. European Sociological Review, 25(4), 399-410.

Lee, K., Koivusalo, M., Ollila, E., Labonté, R., Schuftan, C., and Woodward, D. (2009). Global governance for health. In: Labonté, R., Schrecker, T., Packer, C., and Runnels, V. (eds.) Globalization and Health: Pathways, Evidence and Policy. New York: Routledge, pp.289-316.

Lessof, C. and Jowell, R. (2000). Measuring Social Exclusion. Oxford: University of Oxford.

Levitas, R. (2005). The Inclusive Society?: Social Exclusion and New Labour (2nd ed.). Basingstoke: Palgrave Macmillan.

Lister, R. (2004). Poverty. London: Polity Press.

Lynch, J., Kaplan, G., and Shema, S. (1997). Cumulative impact of sustained economic hardship on physical, cognitive, psychological, and social functioning. The New England Journal of Medicine, 337(26), 1889-95.

Lynch, J. and Smith, G.D. (2005). A life course approach to chronic disease epidemiology. Annual Review of Public Health, 26, 1-35.

Macinko, J., de Fátima Marinho de Souza, M., Guanais, F., and da Silva Simoes, C. (2007). Going to scale with community-based primary care: an analysis of the family health program and infant mortality in Brazil, 1999-2004. Social Science&Medicine, 65(10), 2070-80.

Mack, E.(2009). Introduction. In: Mack, E., Schramm, M., Klasen, S., and Pogge, T.(eds.) Absolute Poverty and Global Justice. Burlington, VT: Ashgate, pp.1-18.

Mackenbach, J. P. (2012). The persistence of health inequalities in modern welfare states: the explanation of a paradox. Social Science&Medicine, 75(4), 761-9.

Marmot, M.(2010). Fair Society, Healthy Lives: The Marmot Review. London: The Marmot Review.

Masters, J. and Wickstrom, T.(2006). Defining and Measuring Poverty: Challenges and Opportunities. Berkeley, CA: Center for Community Futures.

Monteiro, C.A., Levy, R.B., Claro, R.M., de Castro, I.R.R., and Cannon, G.(2010). Increasing consumption of ultra-processed foods and likely impact on human health: evidence from Brazil. Public Health Nutrition, 14(1), 5.

Murray, C.(1984). Losing Ground: American Social Policy, 1950-1980. New York: Basic Books.

Najman, J.M.(1994). Class inequalities in health and lifestyle. In: Waddell, C. and Petersen, A.R.(eds.) Just Health: Inequalities in Illness, Care and Prevention. Melbourne: Churchill Livingston, pp.27-46.

Nolan, B. and Whelan, C.T.(1996). Resources, Deprivation, and Poverty. Oxford: Clarendon Press.

Nunes, C. (2008). Poverty Measurement: The Development of Different Approaches and Its Techniques. Report No.: ECINEQ WP 2008-93. Portugal: Society for the Study of Economic Inequality.

Nussbaum, M.C.(2000). Women and Human Development: The Capabilities Approach. Cambridge: Cambridge University Press.

Office of the High Commissioner for Human Rights(1986). Declaration on the Right to Development, 41/128. New York: Office of the High Commissioner for Human Rights.

Office of the High Commissioner for Human Rights(1999). Human Rights and Extreme Poverty. Report of the Independent Expert on Human Rights Submitted to Commission on Human Rights. 55th Session. Report No.: E/CN 4/1999/48. New York: UN Economic and Social Council.

OPHI and UNDP(2010). Multidimensional Poverty Index. Oxford Poverty and Human Development Initiative. University of California, Berkeley, Department of Economics. [Online] Available at: http://www.ophi.org.uk/wp-content/uploads/MPI_One_Page_final_updated.pdf? cda6c1

Oppenheim, C. and Harker, L.(1990). Poverty: The Facts. London: Child Poverty Action Group.

Organisation for Economic Co-operation and Development(2008). Growing Unequal? Income Distribution and Poverty in OECD Countries. Paris: OECD.

Organisation for Economic Co-operation and Development(2010). Poverty rates and gaps. In: OECD(ed.) OECD Factbook 2010: Economic, Environmental and Social Statistics, pp.236-37. Paris: OECD Publishing.

Paim, J., Travassos, C., Almeida, C., Bahia, L., and Macinko, J.(2011). The Brazilian health system: history, advances, and challenges. The Lancet, 377, 1778-97.

Paradies, Y.(2006). A systematic review of empirical research on self-reported racism and health. International Journal of Epidemiology, 35(4), 888-901.

People's Health Movement(2009). The People's Charter for Health. [Online] Available at: http://www.phmovement.org/en/resources/charters/peopleshealth

People's Health Movement, Medact, Health Action International, Medico International and Third World Network(2011). Primary health care: a review and critical appraisal of its 'revitalisation'. In: Global Health Watch 3: An Alternative World Health Report, pp.45-61. London: Zed Books.

Peterson, S. and Shellman, S.(2006). AIDS and Violent Conflict: The Indirect Effects of Disease on National Security. Working Paper. Williamsburg, VA: College of William and Mary.

Pogge, T.(2002). World Poverty and Human Rights. Cambridge: Polity.

Pogge, T.(2004). Relational conceptions of justice: responsibilities for health outcomes. In: Anand, S., Fabienne, P., and Sen, A.(eds.) Public Health, Ethics and Equity. Oxford: Clarendon Press, pp.135-61.

Pogge, T.(2005). World poverty and human rights. Ethics&International Affairs, 9(1), 1-7.

Policy Analysis Discussion Group(2012). Understanding Poverty and Well-Being: A Note with Implications for Research and Policy. London: Overseas Development Institute.

Popay, J., Escorel, S., Hernández, M., Johnston, H., Mathieson, J., and Rispel, L.(2008).Understanding and Tackling Social Exclusion. Final Report to the WHO Commission on Social Determinants of Health from the Social Exclusion Knowledge Network, SEKN.Geneva:SEKN.

Power, C., Matthews, S., and Manor, O.(1996).Inequalities in self rated health in the 1958 birth cohort: lifetime social circumstances or social mobility? British Medical Journal, 313, 449-53.

Power, C., Thomas, C., Li, L., and Hertzman, C.(2012).Childhood psychosocial adversity and adult cortisol patterns.British Journal of Psychiatry, 201(3), 199-206.

Ranis, G., Stewart, F., and Samman, E.(2007).Human development: beyond the human development index.Journal of Human Development, 7(3), 323-58.

Ravallion, M.(2011).What Does Adam Smith's Linen Shirt Have to do with Global Poverty? Let's Talk Development.A blog hosted by the World Bank's Chief Economist.[Online]Available at: http://blogs.worldbank.org/developmenttalk/node/616

Ravallion, M.and Chen, S.(2017).Welfare-Consistent Global Poverty Measures.Policy Research Working Paper 8170.Washington, DC: World Bank Group, Development Research Group, Poverty and Inequality Team.[Online]Available at: https://openknowledge.worldbank.org/handle/10986/27977

Rawal, N.(2008).Social inclusion and exclusion: a review.Dhaulagiri Journal of Sociology and Anthropology, 2, 161-80.

Room, G.(1995).Beyond the Threshold: The Measurement and Analysis of Social Exclusion.Bristol: The Policy Press.

Ruger, J.(2008).Normative foundations of global health law.Georgetown Law Journal, 96, 423-43.

Saad-Filho, A.(2016).Watch Out for Judicial Coup in Brazil.Monthly Review(Magazine).[Online]Available at: https://mronline.org/2016/03/23/sf230316-html/

Sanders, D.and Chopra, M.(2007).Poverty, social inequity, and child health.In: Kibel, M., Saloojee, H., and Westwood, T.(eds.)Child Health for All(4th ed.).Oxford University Press Southern Africa Ltd, pp.22-30.

Santarelli, E.and Figini, P.(2002).Does Globalization Reduce Poverty? Some Empirical Evidence for the Developing Countries.Working Paper.Bologna: Dipartimeto Scienze Economiche, Universitàdi Bologna.

Saunders, P., Naidoo, Y., and Griffiths, M.(2008).Towards new indica-tors of disadvantage: deprivation and social exclusion in Australia.Australian Journal of Social Issues, 43(2), 175.

Saunders, P.and Wong, M.(2009).Still Doing it Tough: An Update on Deprivation and Social Exclusion Among Welfare Service Clients. Sydney: Social Policy Research Centre, University of New South Wales.

Schaefer, D.L.(2007).Procedural versus substantive justice: Rawls and Nozick.Social Philosophy and Policy, 24(1), 164-86.

Schrecker, T., Chapman, A.R., Labonté, R., and De Vogli, R.(2010).Advancing health equity in the global marketplace: how human rights can help.Social Science&Medicine, 71(8), 1520-26.

Sen, A.(1985).Commodities and Capabilities.Amsterdam: North-Holland.

Sen, A.(1992).Inequality Re-examined.Boston, MA: Harvard University Press.

Sen, A.(1999).Development as Freedom.Oxford: Oxford University Press.

Sen, A.(2000).Social Exclusion: Concept, Application and Scrutiny.Manila: Office of Environment and Social Development, Asian Development Bank.

Singer, P.(1972).Famine, affluence, and morality.Philosophy&Public Affairs, 1(1), 229-43.

Singer, P.W.(2002).AIDS and international security.Survival, 44(1), 145-58.

Smith, A.(1776).An Inquiry into the Nature and Causes of the Wealth of Nations.London: A.and C.Black.

Smith, G.D., Hart, C., Blane, D., Gillis, C., and Hawthorne, V.(1997).Lifetime socioeconomic position and mortality: prospective observational study.British Medical Journal, 314, 547.

Smith, G.D., Hart, C., Blane, D., and Hole, D.(1998).Adverse socioeconomic conditions in childhood and cause specific adult mortality: prospective observational study.British Medical Journal, 316, 1635.

Springer, K.W., Hankivsky, O., and Bates, L.M.(2012).Introduction to special issue on gender and health: relational, intersectional, and biosocial approaches to gender and health.Social Science&Medicine, 74(11), 1661-6.

Stuckler, D.and Nestle, M.(2012).Big food, food systems, and global health.PLoS Medicine, 9(6), e1001242.

Sumner, A.(2010).Global poverty and the new bottom billion: what if three-quarters of the world's poor live in middle-income countries? IDS Working Papers, 2010(349), 1-43.

Sustainable Development Knowledge Platform(2017).Progress of Goal 3 in 2017.Sustainable Development Goal 3: Ensure healthy lives and promote well-being for all at all ages.Department of Economic and Social Affairs, United Nations.

Sustainable Development Knowledge Platform(2017).Progress of Goal 10 in 2017.Sustainable Development Goal 10: Reduce inequality within and among countries.Department of Economic and Social Affairs, United Nations.

Szreter, S.(2003).The population health approach in historical perspective.American Journal of Public Health, 93(3), 424.

Tesh, S.(1988).Hidden Arguments: Political Ideology and Disease Prevention Policy.New Brunswick, NJ: Rutgers University Press.

UNDP(2011).Human Development Report 2011: Sustainability and Equity: A Better Future for All.New York: Palgrave Macmillan.

UNICEF Innocenti Research Centre(2012).Measuring Child Poverty: New League Tables of Child Poverty in the World's Rich Countries.Innocenti Report Card 10.Innocenti, Florence: UNICEF Office of Research.

UNICEF Innocenti Research Centre(2017).Building the Future: Children and the Sustainable Development Goals in Rich Countries. Innocenti Report Card 14.Innocenti, Florence: UNICEF Office of Research.

United Nations Conference on Trade and Development(UNCTAD)(2018).World Investment Report 2018: Investment and New Industrial Policies.New York and Geneva: United Nations.

United Nations Division for Social Policy(2006).Social Justice in an Open World: The Role of the United Nations.New York: United Nations Publications.

United Nations General Assembly(2012).Global Health and Foreign Policy.Report No.: A/67/L.36.New York: United Nations.

Wagstaff, A., Flores, G., Smitz, M., Hsu, J., Chepynoga, K., and Eozenou, P.(2018).Progress on impoverishing health spending in 122 countries: a retrospective observational study.The Lancet: Global Health, 6(2), 180-92.

Waitzkin, H.(2005).Commentary: Salvador Allende and the birth of Latin American social medicine.International Journal of Epidemiology, 34(4), 739-41.

Waters, S.(2004).Mobilising against globalisation: Attac and the French intellectuals.European Politics, 27(5), 854-74.

Whitehead, M.(1992).The concepts and principles of equity in health.International Journal of Health Services, 22, 429-45.

Woodward, D.and Simms, A.(2006).Growth Isn't Working: The Unbalanced Distribution of Benefits and Costs from Economic Growth. London: New Economics Foundation.

World Bank(2002).Globalization, Growth, and Poverty: Building an Inclusive World Economy.New York: Oxford University Press.

World Bank(2016).Taking on Inequality: Poverty and Shared Prosperity.Washington, DC: World Bank Group, International Bank for Reconstruction and Development.[Online]Available at: http://www.worldbank.org/en/publication/poverty-and-shared-prosperity

World Bank(2006).World Development Report 2006: Equity and Development.New York: Oxford University Press for the World Bank.

World Bank(2011).World Development Report 2011: Conflict, Security, and Development.Washington, DC: World Bank.

World Health Organization(2005).Medical Costs Push Millions of People into Poverty Across the Globe.Geneva: WHO.[Online]Available at: http://www.who.int/mediacentre/news/releases/2005/pr65/en/index.html

Yamin, A.E.and Parra-Vera, O.(2009).How do courts set health policy? The case of the Colombian Constitutional Court.PLoS Medicine, 6(2), 147-50.

Yitzhaki, S.(1979).Relative deprivation and the Gini coefficient.The Quarterly Journal of Economics, 93, 321-4.

Young, I.M.(2006).Responsibility and global justice: a social connection model.Social Philosophy and Policy, 23(1), 102-30.

Ziersch, A.M., Gallaher, G., Baum, F., and Bentley, M.(2011).Responding to racism: insights on how racism can damage health from an urban study of Australian Aboriginal people.Social Science&Medicine, 73(7), 1045-53.

2.4 高收入国家健康领域的社会经济不平等:事实和选择

2.4.1 引言

在21世纪的前几十年中,健康领域的社会经济不平等现象仍然是全球公共卫生面临的最大挑战之一。本章旨在回顾有关这些健康不平等的规模和解释的现有证据(“事实”),并提出可用证据,以减少健康不平等(“选择”)。健康领域的社会经济不平等被定义为社会经济不同地位人群之间的发病率或死亡率的系统性差异,例如教育水平、职业类型或收入水平等。

本章只涉及高收入国家的情况。在可能的情况将借鉴国际概述(如比较研究),以避免产生与单个国家选择性经验相关的偏见。大部分案例将借鉴欧洲的经验,欧洲在过去三十年来已在这方面有大量记录。

对欧洲健康不平等的积极关注可以追溯到1980年英格兰发布的《布莱克报告》(*Black Report*)(卫生和社会服务部 Department of Health and Social Services,1980),随后许多其他国家也出现了大量描述性研究,证明了所有具有可用数据的国家都存在实质性的健康不平等。逐渐地,学术研究在这一领域的重点已经从描述转向解释,这不仅是为了满足科学好奇心,还为了找到减少健康不平等的政策和干预的切入点。因此,对健康领域中社会经济不平等原因的理解已经大大扩展,这使得相关决策者开始寻找减少这些不平等的策略。世界卫生组织(WHO)通过成立社会健康决定因素委员会积极推动解决健康不平等问题,并发表了一份重要报告,敦促采取政策行动,以“在一代人中缩小差距”(健康问题社会决定因素委员会 Commission on Social Determinants of Health,2008)。在一些国家,出现了政治机遇窗口,这导致了解决健康不平等的国家计划产生。对这些计划中最激进的“英国战略”的评估指出,需要加倍努力找到可以在足够大的规模上实施的有效干预和政策,以实现全民影响(Mackenbach,2011)。

2.4.2 事实:描述

社会经济地位(socioeconomic status,SES)最好通过个体指标来衡量,比如教育(如最高教育水平)、职业(如职业分类)或收入(如根据家庭规模调整的家庭收入)。通常,所有这些指标都指向同一个方向,即低社会经济群体的健康状况较差。但在指标之间的关联强度上经常存在显著差异,这表明潜在的病因机制也不同,没有“最佳单一衡量标准”。

健康领域中社会经济不平等的程度可以用不同的方式来衡量,从简单的比率比和比率差(表示两个对比群体之间的发病率或死亡率的相对和绝对差异)到更复杂的指标,如相对不平等指数和不平等斜率指数(表示最低和最高SES之间的率的相对和绝对差异,考虑到所有群体,并将每个群体的社会地位校准为其相对大小)(Mackenbach,Kunst,1997)。尽管指标的选择在一定程度上取决于技术考虑,但每种指标都强调健康不平等的不同方面,并且通常以牺牲其他方面为代价。因此,结合不同的指标进行评价非常重要。

健康领域中的社会经济不平等通常呈现为一个梯度，随着社会阶层的每一步下降，发病率和死亡率都会逐渐增加，这意味着社会不平等几乎影响每个人的健康，而不仅仅是最不利的群体。

2.4.2.1 死亡

总死亡

研究证据表明，较低社会经济群体的死亡率更高。根据一项跨国比较研究，在2005—2009年期间，欧洲多个国家男性的不平等相对指数大于2，表明最低学历群体的死亡率是最高群体的两倍（表2.4.1）。对于女性，相对不平等程度相对类似或略低（Mackenbach et al.，2016）。

这些不平等的幅度在欧洲国家之间存在显著差异。例如，在2005—2009年期间，苏格兰男性的相对不平等指数小于2，而立陶宛男性的相对不平等指数超过3。在所有南欧国家，教育相关的相对不平等死亡率都低于欧洲平均水平，而在东部和波罗的海地区的大多数国家则高于平均水平。中年男性的职业相关不平等死亡率也呈现类似的模式（Mackenbach et al.，2008）。

在欧洲，观察到的相对不平等死亡率的国际模式也适用于绝对不平等死亡率，如不平等斜率指数所示。这是因为相对不平等死亡率较大的国家，即东部和波罗的海地区的国家，通常也有较高的平均死亡率。因此，绝对不平等死亡率的变化范围甚至比相对不平等更大，表明在减少死亡率不平等方面仍有巨大的空间（Mackenbach et al.，2016）。尽管受教育程度较高人群的死亡率在不同国家之间相当类似，但低学历人群的死亡率更加多变，在死亡率不平等程度较大的国家更高。换句话说，受教育程度较低人群的死亡率影响了一个国家死亡率不平等的程度，这表明低学历人群对不利的国家条件更为脆弱（van Raalte et al.，2011）。

特定原因的死亡

在欧洲，缺血性心脏病（ischemic heart disease，IHD）的死亡率在较低社会经济群体中高于较高社会经济群体（Kulhanova et al.，2016）。包括东欧国家在内，最低教育群体的IHD死亡率最高。事实上，IHD死亡率不平等较大的东欧国家在所有教育群体中都表现出较高的死亡率。不利的物质条件、对生活环境缺乏控制以及（在文化中被许可的）危险饮酒似乎影响了整个人群的健康，特别是对最低教育群体（Mackenbach et al.，2008）。南欧国家从未经历过冠心病死亡率的“流行”，因此冠心病死亡率的不平等没有出现。

与较高的社会经济群体相比，较低人群的中风死亡率也一直较高。此外，东欧国家中风死亡率的绝对不平等程度高于平均水平（Mackenbach et al.，2016）。尽管女性的绝对死亡率明显较低，但东欧国家女性中风死亡率的绝对不平等也更高（Mackenbach et al.，2008）。

男性癌症死亡率的不平等程度通常很高，部分原因是较低社会经济群体中过高的肺癌死亡率（van der Heyden et al.，2009）。女性癌症死亡率的不平等通常较小，有时非常小，甚至呈现“反向”趋势，即高学历群体的死亡率更高，尤其是在南欧地区（Mackenbach et al.，2008）。这是因为肺癌死亡率与社会经济地位的负相关性在女性中不如在男性中那么明显，并且因为女性癌症死亡的最重要病因是乳腺癌，其通常与社会经济地位呈现“正向”相关。然而，一些证据表明相关性的方向可能发生变化，即正向相关性将不再显著（Gadeyne et al.，2017）。对于肺癌，在女性中也有类似的迹象表明未来梯度的变化（van der Heyden et al.，2009）。

外部伤害死亡是导致死亡率社会经济不平等的另一个重要因素，尤其是在东欧地区（但不仅限于此）。男性低社会经济群体的交通事故、自杀和谋杀死亡率较高，但在妇女中这种差异可能不太明显，或者根本没有（Lorant et al.，2005；Stickley et al.，2012）。东欧地区较大的伤害死亡率不平等可能与过度饮酒率较高有关（Mackenbach et al.，2008）。

表 2.4.1　1990—1994 年和 2005—2009 年按教育、国家和性别划分的不平等相对指数和全因死亡率不平等斜率指数

	绝对不平等							相对不平等						
	1990—1994			2005—2009			变化	1990—1994			2005—2009			变化
	SII	95%CI		SII	95%CI		*P*值	RII	95%CI		RII	95%CI	95%CI	*P*值
男性														
芬兰	**1 098**	1 059	1 136	**880**	856	905	**<0.001**	2.2	**2.1**	2.2	**2.5**	2.5	2.6	**0.000**
瑞典	**654**	627	680	**526**	507	544	**<0.001**	1.8	**1.8**	1.9	**2.0**	2.0	2.1	**0.000**
挪威	866	827	905	831	795	864	0.167	1.9	**1.8**	1.9	**2.6**	2.5	2.7	**0.000**
苏格兰	**1 634**	1 353	1 890	**591**	427	749	**<0.001**	3.3	**2.6**	4.2	**1.8**	1.5	2.1	**0.001**
英格兰&威尔斯	NA	NA	NA	NA	NA	NA	NA	NA	NA	NA	2.3	2.0	2.7	NA
法国	**932**	815	1 056	**718**	621	802	**0.005**	2.3	2.0	2.5	2.2	2.0	2.5	0.579
瑞士	**788**	760	817	**642**	615.0	667	**0.000**	**2.1**	2.0	2.1	**2.5**	2.4	2.6	**0.000**
西班牙(巴塞罗那)	**956**	893	1 023	**618**	565	669	**<0.001**	2.2	2.1	2.4	2.2	2.0	2.3	1.000
意大利(都灵)	**613**	526	699	**501**	436	567	**0.043**	**1.8**	1.6	1.9	**2.1**	1.9	2.3	**0.019**
斯洛文尼亚	**1 412**	1 690	1 876	**824**	1 597.5	1 731.3	**<0.001**	**2.6**	2.4	2.7	**2.3**	2.2	2.4	**0.001**
立陶宛	**1 112**	1 045	1 182	**2021**	1 966.9	2 072.0	**<0.001**	**1.9**	1.8	2.0	**3.3**	3.2	3.4	**0.000**
女性														
芬兰	**391**	364	418	**357**	340	374	**0.036**	**1.8**	1.7	1.9	**2.2**	2.1	2.3	**<0.001**
瑞典	**368**	349	389	**343**	329	358	**0.046**	**1.9**	1.8	1.9	**2.1**	2.0	2.2	**0.001**
挪威	**420**	391	449	**506**	479	535	**<0.001**	**1.8**	1.7	1.9	**2.6**	2.4	2.7	**0.000**
苏格兰	**601**	377	830	**317**	177	461	**0.037**	2.0	1.5	2.6	1.6	1.3	2.0	0.229
英格兰&威尔斯	NA	NA	NA	401	333	482	NA	NA	NA	NA	2.1	1.8	2.4	NA
法国	336	246	423	301	238	367	0.537	2.0	1.6	2.4	2.1	1.7	2.5	0.729
瑞士	**259**	241	279	**227**	207	247	**0.031**	**1.6**	1.6	1.7	**1.7**	1.7	1.8	**0.006**
西班牙(巴塞罗那)	**350**	301	399	**190**	157	225	**<0.001**	**2.0**	1.8	2.2	**1.7**	1.5	1.9	**0.038**
意大利(都灵)	257	188	322	178	129	223	0.069	1.6	1.4	1.8	1.6	1.4	1.9	1.000
斯洛文尼亚	**449**	529	679	**296**	645	751	**0.001**	1.9	1.7	2.0	1.9	1.8	1.9	1.000
立陶宛	**307**	264	350	**708**	679	735	**<0.000**	**1.5**	1.4	1.5	**3.6**	3.4	3.9	**0.000**

资料来源：Mackenbach J.P et al.‘Changes in mortality inequalities over two decades：register based study of European countries’BMJ 2016；353：i1732，with permission from the BMJ Publishing Group.

趋势

社会经济不平等在死亡率方面并非静态现象。除了已经提到的社会经济地位与乳腺癌死亡率相关性方向的变化外,还可以以冠心病为例进行说明。在许多国家,特别是在北欧地区,第二次世界大战后冠心病的死亡率大幅上升。20世纪50年代和60年代,北欧地区的冠心病死亡率在较高社会经济地位的群体中更高,导致产生了冠心病被称为“管理者疾病”的概念。直到20世纪70年代,也就是当整体人口冠心病死亡率开始下降时,才出现了当前的冠心病死亡率和社会经济地位的反向相关性(Gonzalez et al.,1998)。

在过去的二十年中,低社会经济群体的全因死亡率的绝对下降更为显著,导致了一些北欧国家男性和女性死亡率绝对不平等的减少(Mackenbach et al.,2016)。由于1990年前后政治变革后的经济和社会发展,东欧国家见证了死亡率差距的扩大(Leinsalu et al.,2009)。然而,最近的证据显示,在许多东欧国家,受教育程度较低男性的死亡率在2008年左右开始下降,这与之前的情况相反(Mackenbach et al.,2018)。

在整个欧洲,与美国不同的是受教育程度较低者的死亡率的下降。具体来说,美国白人非西班牙裔的45~54岁成年人中,受教育程度最低群体的死亡率的增加(Case,Deaton,2015)主要归因于外部原因(药物和酒精中毒以及自杀)。

较低社会经济地位群体的预期寿命更短

由于死亡风险的差异,较低社会经济地位群体的寿命比较高社会经济地位群体要短得多(Stringhini et al.,2017)。同样,这种差异在不同国家间也有所不同。意大利初等或中等教育与高等教育人群间的预期寿命差异相对较小(男性为2.3年,女性为0.6年),而在立陶宛这种差异就很大(男性为9.2年,女性为4.7年)(Mäki et al.,2014)。

最近,美国和欧洲的趋势似乎存在差异。在美国,1990—2008年间,最低教育水平人群的预期寿命下降导致了预期寿命绝对不平等地增加(Olshansky et al.,2012)。

2.4.2.2 发病

一般健康指标的不平等

对于自我评估健康指标(通过个体对自己健康状况的感知进行测量),数据的可获得性几乎与死亡情况的不平等一样丰富(图2.4.1)。

该指标的总体模式也再次明确:在较低社会经济群体中,自我评估健康状态低于“良好”的人患病率更高,这导致了绝对和相对不平等(Hu et al.,2016a;Hu et al.,2016b)。虽然自我评估健康是死亡率的良好预测指标,但死亡情况不平等和“低于良好”的自评健康的趋势并不完全一致。具体而言,尽管许多国家的死亡绝对不平等有所下降,但在低于“良好”的自评健康中,它们保持相对稳定(Hu et al.,2016a;Hu et al.,2016b)。

疾病和残疾的不平等

在许多具体指标中,也可以发现社会经济不平等,包括疾病和残疾发病率或患病率的客观测量。许多研究表明,在心血管疾病的发病率和患病率中存在社会经济不平等(Manrique-Garcia et al.,2011)。尽管绝对和相对不平等的大小似乎因诊断而异,但在冠心病、急性心肌梗死、中风和心力衰竭中发现了显著的不平等(Christensen et al.,2016)。除了发病率较高外,较低社会经济群体还具有更高的死亡率(Yang et al.,2012)。

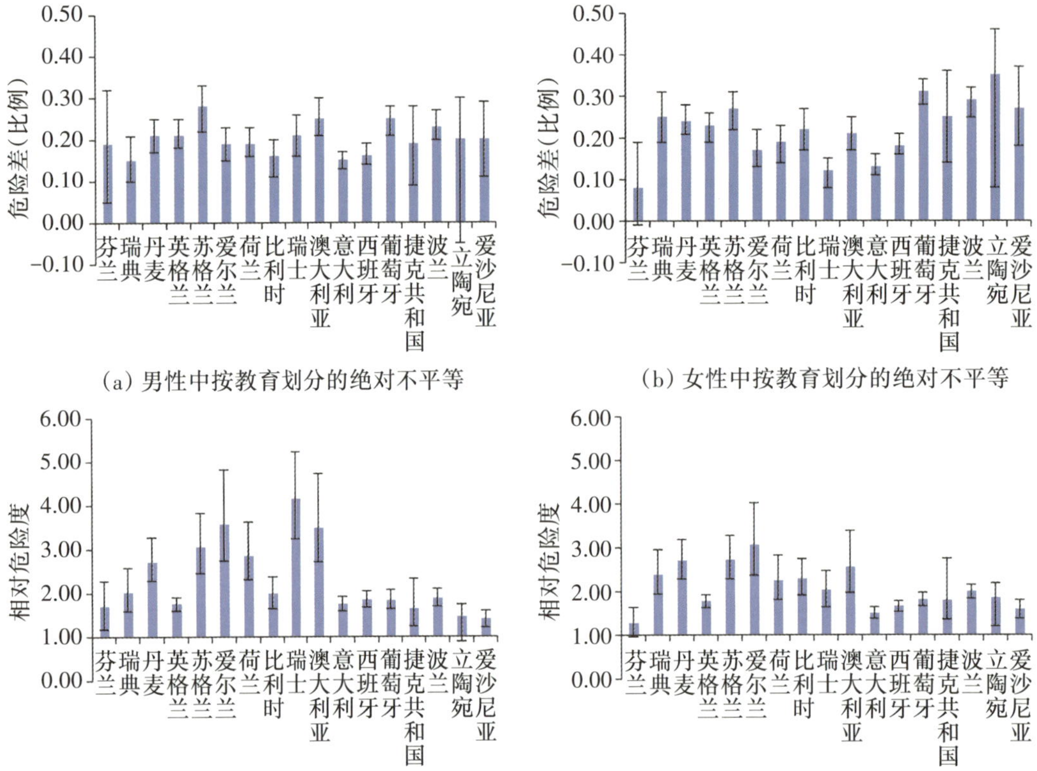

(a) 男性中按教育划分的绝对不平等

(b) 女性中按教育划分的绝对不平等

(c) 男性中按教育划分的相对不平等

(d) 女性中按教育划分的相对不平等

图 2.4.1 欧洲各地自我评估健康状况的绝对和相对不平等

资料来源:Hu, Y.et al.(2016)'Trends in socioeconomic inequalities in self-assessed health in 17 European countries between 1990 and 2010'. Journal Epidemiology Community Health 70: 644-52, with permission from the BMJ Publishing Group Ltd.

同样,癌症死亡率的不平等反映了发病和生存的不平等。许多癌症,特别是与吸烟、过度饮酒以及其他生活方式因素相关的癌症(如呼吸道和上消化道癌症),在低社会经济群体中的发病率较高,而前列腺、乳腺、卵巢和结肠癌以及恶性黑色素瘤的风险通常不太明确、缺失或为正(Aarts et al.,2010)。癌症患病率在不同社会经济群体之间通常没有差异(Dalstra et al.,2005),这可能是因为更高社会经济地位人群的较长生存期"补偿"了他们较低的发病率。尽管在较高社会经济群体的女性中,乳腺癌的发病率较高,但在较低社会经济群体中,死亡率较高(Lundqvist et al.,2016)。同样,前列腺癌的生存率在较低社会经济群体的患者中较低(Klein, Von dem Knesebeck,2015)。根据自杀死亡率的数据(见前文),心理健康问题在低社会经济群体中更为普遍(Lorant et al.,2007)。较低社会经济群体中心理疾病高发病率可能有复杂的解释。在精神流行病学中,长期以来的一种观点,即心理健康问题可能对社会流动性下降产生影响。这种"漂移假设"确实在一些情况下得到了支持,例如在精神分裂症的情况下,其发病通常发生在青少年和青年成年期,因此可能干扰学校和早期职业生涯。另一方面,发病率研究也发现,目前处于较低社会经济地位的人群中,许多心理健康问题的发病率更高。这似乎部分反映了一种因果效应,可能是通过更高的心理社会压力暴露和/或缺乏应对资源(Lorant et al.,2007)。

由于低社会经济群体中身体和心理健康问题的发生频率较高,功能受限和各种形式的残疾的患病率也往往更高。这适用于许多功能方面(如移动能力、感觉功能、握力、行走速度等),并在老年人中尤其明显(Stringhini et al.,2018)。

"健康预期寿命"在低社会经济地位群体中更短

在较低社会经济地位群体中,死亡率和发病率(在仍然存活的人群中)较高的事实,导致了"健康预期寿命”（人们可以期望以良好健康状态生活的年数）的不平等更加显著。在良好健康状态下生活的年数的不平等往往超过10年（Majer et al.,2011）。

2.4.3 事实:解释

过去几十年里，在揭示高收入国家中健康不平等的决定因素方面取得了巨大进展，将在以下三个方面总结证据:“选择”与“因果关系”，“特定的因果路径”和“总体理念”。

2.4.3.1 “选择”与“因果关系”

早期辩论

选择解释意味着健康决定社会经济地位。由于“社会流动”的发生（一个人一生中社会经济地位的变化），选择过程有充分的空间:健康问题可能导致社会地位下降，而那些健康状况高于平均水平的人群更可能向上流动。

健康相关选择的发生是毋庸置疑的:在社会流动过程中，确实存在一定程度的健康（疾病）选择，身体或心理健康状况不佳的人更可能向下流动（例如获得较低的职业地位或失去收入），而向上流动的可能性较低（例如完成高等教育或获得高薪工作），相比之下身体健康的人群更可能向上流动。健康相关选择对解释健康不平等的贡献较小，至少在以职业类别或教育程度作为社会经济地位指标时如此（Bartley，Plewis，1997）。这是因为大多数健康问题发生在中年或老年之后，人们已经完成了最终的教育水平和主要职业地位。

然而，收入对健康状况的敏感度远高于教育或职业类别。例如，自我感知健康不佳是导致残疾养老金、失业和提前退休的重要的决定因素（van Rijn et al.,2014），并因此可能导致收入减少。一项使用更客观健康指标的研究发现，与未发生住院的员工相比，那些有无法推迟的非计划住院的员工在2年后的收入出现下降。最贫困群体和最富裕群体间收入的绝对减少是相同的，这意味着住院对最贫困群体的相对影响更大（García-Gómez et al.,2013）。也有可能受到所谓的“间接选择”的影响——即对健康决定因素的选择。例如，一些证据表明，肥胖可能影响社会流动性，可能是由于在招聘或晋升过程中的歧视（Karnehed et al.,2008）。

基于个人属性的选择，如认知能力、应对风格、控制信念、个性以及身体和心理健康，也非常重要。这些属性可能影响教育和职业成就，同时直接或通过与健康相关的行为影响以后的健康。实证研究发现，许多这样的个人属性与社会流动性之间存在关联（Lounsbury et al.,2003），并且一些研究表明，像个性和认知能力这样的因素确实对解释健康不平等作出了贡献（Bijwaard et al.,2015）。

剖析因果效应

在剖析社会经济地位对健康的因果影响时，面临的主要问题是被测量和未被测量变量的混杂以及排除反向因果关系。由于无法对社会经济地位进行随机化，人们倾向于采用模拟实验的操作。例如，在抽奖中，大额奖金被随机分配。证据表明，赢得大额彩票奖金对死亡率、卫生服务利用和儿童成长结果的影响较小（Cesarini et al.,2016）。

历史上，义务教育年龄的变化已被用来研究教育对死亡率的因果效应。在美国，1915—1939年间，至少有30个州修改了义务教育法律。有研究比较了法律生效前后就读学校的儿童的晚年死亡率，结果显示，额外一年的学校教育显著降低了死亡率（Lleras-Muney，2002）。其他国家也报告了类似结果（Kippersluis et al.，2011；Lager，Torssander，2012）。一项利用州级学校法律和学校特征来预测教育年限的研究报告称，预测教育年限的变化与患痴呆症的风险呈负相关(Nguyen et al.,2016)。总的来看,这些研究似乎表明教育的因果效应比收入和财富对健康结果的因果效应更可能存在。

2.4.3.2 特定的因果路径

上述段落总结的研究结果表明,社会经济地位在健康不平等方面至少部分反映了社会经济地位对健康的因果影响。然而,关于这种因果机制的相对贡献的争论远未结束。这也适用于这些因果机制的确切性质,这些机制可能主要是通过提高低社会经济群体中特定发病或死亡因素的患病率而间接发挥作用。

许多与疾病发病和死亡相关的危险因素在较低社会经济群体中更为普遍。三类解释因素可能解释高收入国家健康不平等的大部分:物质、心理社会和行为危险因素(van Oort et al.,2005)。医疗保健也可能起到一定作用。图2.4.2提供了这些机制的示意图。

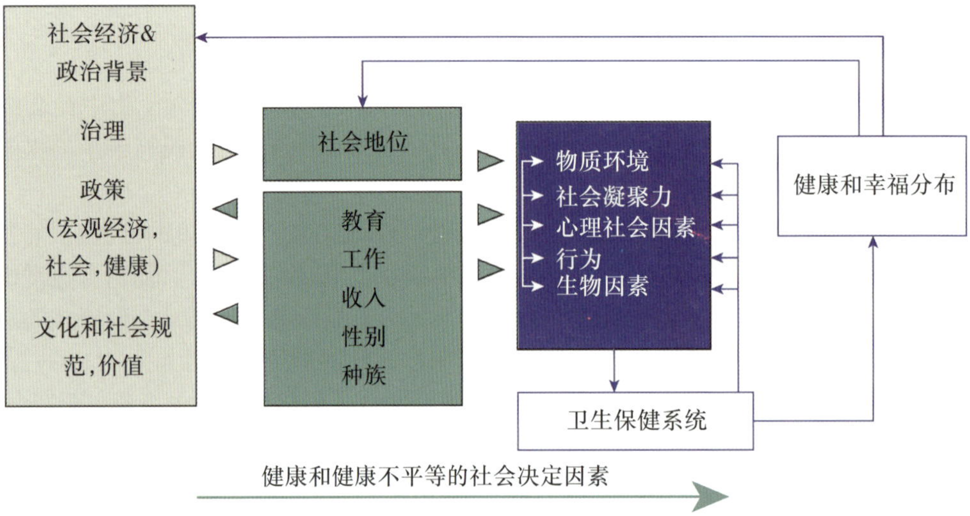

图2.4.2　可能解释健康不平等的模型

资料来源:Commission on Social Determinants of Health,Closing the gap in a generation:Health equity through the social determinants of health,World Health Organization;Geneva,Switzerland.©2008. http://whqlibdoc.who.int/publications/2008/9789241563703_eng.pdf.Solar,O.and Irwin,A.,A conceptual framework for action on the social determinants of health:Discussion paper for the Commission on Social Determinants of Health,World Health Organization;Geneva,Switzerland.©2007.

物质因素

毫无疑问,即使在具有强烈平等主义传统的高收入国家,财务资源和相关不利的物质生活条件在较低和较高社会经济地位的人群之间分布非常不均。例如,2014年,欧洲最富裕的10%的人群平均可支配收入大约是最贫困的10%的人群的9.5倍(经济合作与发展组织,2017)。

经济劣势可能通过多种机制影响健康。健康生活的最低可能成本(由营养、体育活动、住房、医疗保健、社会需求、卫生和交通等基于健康需求定义)往往超过最低福利水平(Morris et al.,2007)。然而,对于某些健康行为而言,最便宜的选择也是最健康的,这在吸烟的情况下是显而易见的。吸烟在最低收入群体中更为普遍,部分归因于生活在贫困物质条件下所产生的压力(Beenackers et al.,2018)。

其他在低社会经济群体中更为普遍的"物质"危险因素包括职业健康风险(接触化学品、事故风险、体力劳动等)(Costa,D'Errico,2006)、与住房相关的健康风险(拥挤、潮湿、事故风险等)(Dunn,Hayes,1999),以及环境健康风险(空气污染、交通噪声等)(Kruize et al.,2007)。这些因素中的一些已被证明对解释健康不平等作出了重要贡献(Marmot,Wilkinson,2006)。

社会心理因素

解释健康不平等的第二组具体决定因素是社会心理因素。平均而言，低社会经济地位的人群平均受到更多心理社会压力因素的影响，表现为负面生活事件、日常困扰、“努力-回报失衡”(高度努力而没有适当的物质和非物质回报)，以及在工作场所和其他方面都面临高要求低控制的组合形式出现(Siegrist, Marmot, 2004)。

同时，他们也往往伴有社会支持的缺乏(Stansfeld, 2006)，以及较弱的应对方式(Kristenson, 2006)和对生活和生活条件的较弱控制感(Bosma et al., 1999)。这种更高程度的心理社会压力因素暴露和较低能力去消除或缓解这些暴露较低的组合可能解释了较低社会经济群体中健康问题更高频率的部分原因。这在与工作组织相关的社会心理因素中得到了最好的记录，如工作压力，其已被证明在解释心血管健康的社会经济不平等中发挥了作用(Marmot et al., 2006)。

这可能涉及两种途径。第一种是认知途径，根据日益流行的“稀缺理论”(Mullainathan et al., 2013)，从接触贫困物质环境(如财务压力)中产生的压力限制了个体的“认知带宽”，可能导致自我控制能力降低，最终导致不健康的行为(Beenackers et al., 2018)。第二种是生物途径。压力的经历影响身体的神经、内分泌和免疫系统，慢性压力可能导致不适应性反应，例如高血压、持续高水平的皮质醇、更高的血液黏度或免疫反应的抑制，这可能进一步增加对一系列疾病的易感性(Brunner, 2017)。在这种情况下，研究还提到“适应负荷”这一概念，例如暴露于压力环境的累积生理负担(身体的“磨损”)。社会经济不平等在衡量适应负荷所用的心血管、代谢和炎症标志物中得到了解释，这是压力环境造成的(Robertson et al., 2015)。因此，这提供了一种解释，说明不利物质和社会心理因素如何“影响人体”。

健康相关行为

第三组影响因素是与健康相关的行为，例如吸烟、饮食不当、过度饮酒以及缺乏体育锻炼(Oude Groeniger et al., 2016, 2017)。在许多发达国家，这些“生活方式”因素中的一个或多个在较低社会经济群体中更为普遍。正如能够看到，许多特定疾病的健康不平等模式也表明了健康相关行为对死亡率不平等的重要贡献。

到目前为止，有关健康不平等的特定决定因素，数据最多的是吸烟到目前为止，有关健康不平等的特定决定因素，数据最多的是吸烟到目前为止，有关健康不平等的特定决定因素，数据最多的是吸烟到目前为止，有关健康不平等的特定决定因素，数据最多的是吸烟到目前为止，有关健康不平等的特定决定因素，可用数据最广泛的是吸烟。在许多欧洲国家，吸烟导致的发病率在不同社会经济群体之间存在明显差异(尽管有报道指出了这些不平等在国家之间的差异程度)，因此可以肯定地认为吸烟在产生健康不平等中扮演着重要角色(Huisman et al., 2005)。在过去的几十年中，在许多国家，至少在男性中，吸烟的比例有所下降。在21世纪的头十年中，曾经吸烟者中戒烟者的比例在较高社会经济群体中高于较低社会经济群体，这导致了吸烟的相对不平等加剧(Bosdriesz et al., 2015)。

社会经济不平等在酒精相关死亡上的表现表明，过量饮酒对死亡不平等有重要贡献(Probst et al., 2014)，特别是在东欧国家(Mackenbach et al., 2015a)。事实上，过量饮酒在低社会经济地位人群中更为频繁，并增加了死亡风险(Woods et al., 2018)。然而，酒精是一个复杂的因素：与观察性流行病学研究中轻度饮酒相比，戒酒在低社会经济群体中更为频繁，这通常与较高的死亡风险相关(Woods et al., 2018)。适度饮酒在较高社会经济群体中更为频繁，并且通常与较低的心血管疾病死亡风险相关(Ronksley et al., 2011)。然而，方法论上更有力的证据挑战了与不饮酒相比，轻度到适度饮酒的保护效应，并表明较低的死亡风险可能是由残余的混杂因素导致的，例如与社会经济地位直接相关的因素(Holmes et al., 2014)。

社会经济不平等在饮食方面，特别是在水果和蔬菜消费以及脂肪摄入方面得到了广泛认可(Giskes et al., 2010)。目前只进行了少数几项比较研究，这些研究表明，欧洲北部的男性和女性较少食用新鲜蔬菜。文献综述表明，在许多欧洲国家，饮食的许多其他方面，如肉类、乳制品以及各种脂肪和油的摄入，也可能有社会模式，并且这些社会模式在不同国家间存在差异(Lopez-Azpiazu et al., 2003)。

社会经济模式中的体育活动取决于活动类型。休闲时间体育活动的缺乏在较低社会经济群体中更为普遍,而职业体育活动在较高社会经济群体中较少见(Beenackers et al.,2012)。然而,高强度的职业体育活动与早期死亡有关(Coenen et al.,2018),这可能导致死亡率的社会经济不平等。

肥胖的主要决定因素是缺乏体育活动和不健康的饮食。过去几十年来,肥胖发病率的增加无疑是公共卫生领域的主要挑战之一。有趣的是,这是少数几个对女性比对男性更明确的健康影响的社会变化模式之一。在欧洲一些有数据的国家中,女性中超重和肥胖在较低社会经济群体中更为普遍,南欧地区的超重和肥胖不平等明显较大(Roskam et al.,2010)。最近的证据表明,在许多欧洲国家,肥胖的绝对不平等在男性和女性中都在扩大,但相对不平等没有扩大(Hoffmann et al.,2017)。

这些与健康相关行为的系统性差异清楚地表明,这些并非个人的自由选择。尽管有证据表明,行为变化的内部决定因素(例如对健康行为的态度)中存在社会经济不平等(Kamphuis et al.,2009),但这些发现仍未能回答为什么这些决定因素呈现社会经济模式。因此,人们的注意力转向了物理和社会文化环境条件的作用,这些条件至少在某种程度上超出了个体的控制范围(van Lenthe et al.,2005)。

在物理("建成")环境方面,关于"剥夺加剧"假设的实证证据表明,在许多欧洲国家,较低社会经济群体在健康促进设施和健康产品的可获得性和可及性方面面临着环境不利因素,在许多欧洲国家产生了不一致的发现(Macintyre,2007)。有迹象表明,在美国,物理环境特征发挥了更为重要的作用,再次表明导致这些特征的社会经济模式的宏观层面过程参与了不平等的产生(Cummins,Macintyre,2006)。然而,总体而言,关于物理环境如何以及为是否促成健康行为不平等仍存在重要的知识空白。

在社会文化环境方面,相关证据表明,社会资本和社会资源(如支持性网络的成员资格和感知到的社会支持)与健康行为相关(Conklin et al.,2014)。它们对健康行为的社会经济不平等的贡献并不明确。学者们还探讨了"文化资本"的作用,例如基于文化的资源塑造和影响人们的习惯、价值观、规范、知识和偏好,这些资源主要通过社会学习获得,不同社会经济群体和环境的学习条件各异(Bourdieu,1984)。Bourdieu认为,食物和运动偏好可能成为身份的一部分,并且可以作为社会群体之间的区别机制。新兴的证据表明文化资本是解释健康行为中的社会经济不平等的一个有潜力的解释(Oude Groeniger et al.,2017)。

医疗保健

理论上,对有效医疗保健的不平等获取也可能在解释健康不平等方面发挥作用。然而,大多数高收入国家的医疗保健融资体系已经将获得医疗保健的不平等降至相当低的水平。这从医疗保健利用的研究中可以看出,较低社会经济群体通常会根据他们更高的需求水平使用更多的医疗保健服务,而且较低社会经济群体中专科医疗的相对低使用量与初级医疗的相对高使用量相一致(van Doorslaer et al.,2006)。

医疗保健结果的变化研究表明,在全球医疗保健利用的研究中可能捕捉到的医疗质量不平等的存在。正如前面提到的,心血管事件或癌症诊断后的存活时间通常对较低社会经济群体的患者来说较短。一些研究发现,具有较高社会经济地位的住院患者对外科和非外科干预的利用率更高(Stirbu et al.,2012)。这与心肌梗死后的生存期不平等一样,癌症患者的生存不平等很可能部分取决于与接受医疗保健无关的共病或其他死亡危险因素的不平等,但有一些新的证据表明,在治疗中的不平等也可能起作用,例如乳腺癌(Aarts et al.,2012)。

在人口层面上,因医疗干预而导致的可治性死亡率在较低社会经济群体中也更高。这些情况下的死亡率不平等通常是重大的,并且在30~64岁之间的部分寿命预期的不平等中贡献了11%~24%(Stirbu et al.,2010)。然而,这些不平等在多大程度上真正反映了医疗保健获得或质量的不平等,目前尚不确定。并未发现医疗保健利用不平等较大的国家也具有较大的可治性死亡率不平等(Plug et al.,2012)。

基因的作用?

一个有趣的问题是基因是否对健康不平等有所贡献。基因因子不容易适应"因果"类型的解释,因为在时间上一个人的基因型先于他/她的社会经济地位,因此后者对前者的因果影响在逻辑上是不可能的(Mackenbach,2005)。实际上,较低社会经济群体比较高社会经济群体更常见易于引发健康问题的基因,这会混淆社会经济地位与健康结果之间的关联。这种情况并非不可能发生:当基因使人易患疾病,随后导致社会流动时,这些基因在较低社会经济群体中可能更为常见。例如,基因可能倾向于个人属性,如认知能力或个性特征,这可能导致社会地位下降,进而影响健康。基因对健康不平等的“贡献”可能来自“基因-环境”相互作用,即在不同基因人群之间,较高和较低社会经济群体的健康(不)优势可能有所不同。SES可能在不改变DNA序列的情况下改变基因功能(例如DNA甲基化过程),因此对健康不平等产生影响(Fiorito et al.,2017)。

2.4.3.3 总体理念

最近的研究揭示了一个相当复杂的画面,即处于较低社会经济阶层的个体如何在他们的一生中暴露于多种不利且相互作用的物质、文化和心理条件,以及这些暴露如何直接或通过不健康行为或心理社会压力导致疾病。人们已经尝试将这些因素和途径结合成总体理念。在接下来的章节中将讨论其中的一些尝试。

生命历程视角

在生命历程视角中,较低社会经济群体晚年的健康或疾病风险是由于在胎儿期、儿童期、青少年期、青年期和成年后期的社会模式化暴露。已经开发了不同的生命历程模型,其中“关键时期”模型和“积累”模型最为突出。

在关键时期模型中,社会经济地位在生命中的某个短暂而特定的时期对晚年健康产生独特的影响,但在其他时期则不产生影响(Mishra et al.,2013)。关键时期模型的一个例子涉及“健康与疾病的发展起源”假说。根据这一假说,低出生体重不仅与婴儿健康有关,还与成年后的健康有关,例如冠心病、中风、高血压和糖尿病,可能是由于生长模式、相关代谢和内分泌过程的“胎儿编程”(Barker,Robinson,1992)。强有力的证据表明,在不利的出生结果中存在社会经济地位的不平等,包括低出生体重、早产、婴儿出生体重过低(Blumenshine et al.,2010)。在胎儿编程导致持久和结构性变化的程度上,妊娠期间的低社会经济地位可以被视为一个关键时期。根据积累模型,不同形式的物质和非物质劣势往往倾向于聚集在同一人身上,要么无关联,要么一个劣势增加了随后另一个劣势出现的可能性。从经验上看,积累经常通过调查生命中不同时期的社会经济地位与晚年健康结果之间的剂量-反应关系来进行测试(Pollitt et al.,2005)。的确,疾病和死亡的风险随着一生中对低社会经济地位的暴露增加而增加(Mishra et al.,2013)。

积累模型可以得到改进,以考虑相互加强的事件链。有趣的是,这也解决了“选择”与“因果关系”的辩论,因为生命历程中某个阶段的低社会经济地位可能会转化为下一个阶段的健康劣势,这可能导致几年后更低的社会经济地位,以此类推。因健康引发的社会向下流动则成为劣势另一种形式的积累。

显然,在生命历程模型中,积累模型隐含的假设,即生命的不同时期社会经济地位的同等强度影响可能是无效的。在“敏感时期”模型中,生命中不同时期暴露于低社会经济地位对晚年健康产生不同的影响。尽管在经验上区分生命历程模型是复杂的,但证据表明,敏感时期模型最能描述社会经济地位对整个生命历程中死亡率的影响,即晚年的低社会经济地位与死亡率的关联可能比早年的低社会经济地位更为密切(Mishra et al.,2013)。

根本原因

“根本原因”理论规定,造成健康不平等的是社会阶层分化背后的社会力量,而不是社会流行病学家通常研究的近因危险因素(如吸烟、心理社会压力、工作条件等)。根据这一理论,健康不平等在不同时期和不同国家间持续存在,这是因为一个人的社会经济地位为他(她)提供了“灵活资源”。这些资源包括“知识、金钱、权力、声望和有利的社会关系”,这可以被用来“避免疾病风险或在疾病发生后最大限度地减少其后果”,而不受当前情况的影响。社会经济地位与健康之间的关联“通过介入机制的替换而随时间重现”,随着避免疾病的机会不断扩大,健康不平等也将继续存在(Phelan et al.,2010)。

这一理论提供了对所有更具体解释的简洁总结,这些总结未能解释为什么在所有具有可用数据的国家中都存在健康不平等,并且不论健康的近因危险因素如何变化,这种不平等都持续存在。现有的实证测试倾向于与该理论保持一致(Mackenbach et al.,2015b),然而,如何保护更高社会经济群体的额外资源免受当前健康风险的影响需要进一步探讨(Mackenbach et al.,2017)。这一理论揭示,最终健康不平等的存在取决于社会经济不平等的存在。

健康不平等和福利国家

健康领域的社会经济不平等的持续存在是公共卫生领域的一大遗憾。所有国家,包括在经济繁荣和人类发展指数上排名较高的国家,都存在着在教育、职业、收入或财富等方面具有较高社会经济地位和较低社会经济地位的公民之间的系统性死亡率和发病率的不平等。这同样适用于西欧发达的"福利国家"。所有西欧国家都建立了广泛的安排,旨在减少社会经济不平等及其各种后果。尽管各国的具体情况有所不同,但所有这些"福利制度"包括收入再分配措施(如渐进税收和社会保障),以及一系列集体资助的安排(如公共住房、教育、医疗保健、文化和休闲设施的使用权)(Esping-Andersen,1990)。

有充足证据表明,福利政策已经有助于减少收入、住房质量、医疗保健获取等方面的不平等(Kautto et al.,2001),但它们显然不足以消除健康不平等。这一悖论的解释令观察者感到困惑(Bambra,2011),并出现了几种假设。尽管福利国家减少了物质条件不平等,但健康不平等的持续存在可能有三种情况:① 福利国家未能消除对物质和非物质资源获取的不平等,且仍然相当严重;② 由于更大的代际流动性,较低社会经济群体的组成在与健康不良相关的个人特征方面变得更加同质化;③ 由于流行病学制度的变化,消费行为成为健康不良的最重要决定因素,因此较高社会地位所能获取的非物质资源的边际效益已经增加(Mackenbach,2012)。

2.4.4 选择:如何构建策略来减少健康不平等?

随着对健康不平等的进一步理解,如今已经比1980年《布莱克报告》(卫生和社会服务部,1980)出现时更能制定理性的战略来解决这些问题。WHO汇集了来自世界各地的证据,呼吁所有国家在一代人的时间内"缩小差距"(健康问题社会决定因素委员会,2008)。

2.4.4.1 健康不平等的规范评估

通过提高较低社会经济地位人群的健康状况来减少健康不平等,已成为许多高收入国家的重要政策目标。其中一个原因是技术性的:低社会经济地位群体的潜在的健康收益更大,因此提高他们的健康状况可能是改善平均人口健康的一种非常有效的方式。另一个是规范性的:健康不平等普遍被认为是"不公正的"。这种看法特别明显的例子可以在WHO健康问题社会决定因素委员会的报告中找到,该报告指出,"纠正这些不公平是社会正义的问题。减少健康不平等是一个迫切的伦理问题;社会不公平在大规模杀害人们"(健康问题社会决定因素委员会,2008)。

然而,概述从"不平等"(一个具有伦理中立内涵的术语,比如"差异"或"变化")到"不公正"(一个意味着这些变化是"不公正的"术语)的转变背后的推理很重要。这首先是由Whitehead在一个简单但有效的方案中完成的,该方案由两个标准组成:"可避免性"(健康不平等是否由可改变的社会条件引起,因此是不必要的?)和"不公平"(健康不平等是否是由人们无法直接控制的条件,而非自由选择?)(Whitehead,1992)。

根据这些标准,由环境中的健康危害或限制对医疗保健的获取引起的健康不平等将被认为是不公正的;同样,由社会经济因素限制的有损健康行为引起的健康不平等也是如此。另一方面,由自然生物学变异(例如遗传因素)或自由选择的有害健康行为引起的健康不平等则不会被归类于不公正(Whitehead,1992)。因此,这一方案的应用需要有关健康不平等决定因素的实证证据,以及有关自由选择与"人们无法直接控制的条件"所起作用的证据——尽管很难获得这些证据,也很难想象社会经济群体之间的行为的系统性差异是基于真正的自由选择。

为了进一步形式化健康不平等的规范评估,人们尝试使用Rawls有影响力的"正义理论"(Daniels et al.,1999)或Sen提出的能力理论(Venkatapuram,2011)。后者的理论在社会流行病学家中特别受欢迎,因为与其他正义理论相比,它将健康置于核心位置。该理论认为,所有人都有一定的"能力",比如能够拥有正常寿命、良好的健康、与他人有情感联系以及有效参与政治决策的能力。从这个角度来看,解决健康不平等应该是追求正义的政府的核心目标(Venkatapuram,2011)。

2.4.4.2 政策发展与健康不平等

实际上,不同国家在意识到社会经济健康不平等并愿意采取行动方面处于截然不同的阶段。政策发展的共同里程碑包括:备受关注的独立报告提出了对健康不平等进行研究或政策的建议;针对健康不平等的国家研究计划;政府咨询委员会建议减少健康不平等的政策;以及协调政府行动以减少健康不平等(Mackenbach,Bakker,2003)。

Whitehead提出了一个概要性的"行动谱",用来描述关于健康社会经济不平等观念的传播阶段(图2.4.3)。从原始阶段开始,在这个阶段,健康的社会经济不平等甚至没有被测量,这个行动谱涵盖了"测量""认识""意识""否认/漠视""关注""愿意采取行动""孤立的举措""更有结构的发展"和"全面协调的政策"等阶段(Whitehead,1998)。

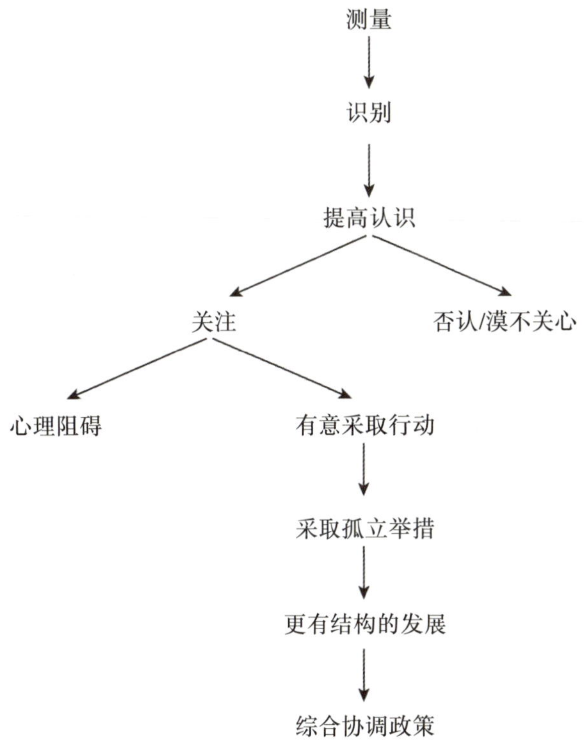

图 2.4.3　Whitehead's行动谱

资料来源:Whitehead,M.,Diffusion of ideas on social inequalities in health:a European perspective,Milbank Quarterly,Volume 76,Issue 3,pp.469-92. ©1998 Milbank Memorial Fund,with permission from John Wiley&Sons,Inc.

一些国家进入了“更有结构的发展”阶段,拥有国家研究计划并发布了如何减少社会经济健康不平等的全面政策建议的高层咨询委员会,而小部分国家已经开始了“全面协调政策”(Whitehead,1998;Mackenbach,Bakker,2003)。解决健康不平等的理性方法应该基于逻辑推理:根据问题的原因,以及已知的可能解决这些原因的方法,开发和测试有效的干预措施和政策,然后系统地实施,以产生全民影响(Whitehead,2007)。解决健康不平等的可能行动类型包括:① 增强个人能力(例如,改善个人健康生活方式选择的能力);② 增强社区服务能力(例如,社区发展计划旨在创造更健康的邻里条件);③ 改善生活和工作条件(例如,改善获得适当住房的条件和消除与工作相关的健康风险);④ 促进健康的宏观政策(例如,减少收入不平等)(Whitehead,2007)。

在高收入国家,利用科学证据支持减少健康不平等政策的方式存在相当大的多样性。通常,使用的大部分证据与特定因素对健康不平等的解释有关,而不是与解决这些问题的政策和干预措施的有效性有关(Macintyre et al.,2001)。仅有极少数情况下,策略主要是基于对各种干预选择的评估研究而制定的(Mackenbach,Stronks,2004)。正如将在下一节中看到的那样,证据基础仍然非常有限,对于支撑这一领域的政策和干预措施所需的证据类型,意见各异。

有人认为,鉴于开始解决健康不平等问题的紧迫性(“无所作为不是一个选项”)(Petticrew et al.,2004),应该根据合理性开始准备干预。政治上的“机遇窗口”通常很短(例如最多4年),而且在进行仔细的评估研究之前它们可能就已经结束(Whitehead et al.,2004)。人们将19世纪的公共卫生干预与之进行了类比,这些干预从未进行过控制干预研究,但这些措施是基于合理性实施,并且被证明非常成功(Davey Smith et al.,2001)。在政客迫切希望看到快速结果的压力下,就科学评估而言看,最好能够实现的可能是伴随着大规模实施的“实时”干预评估研究,与实施同时进行,采用某些准实验设计(前后研究、中断时间序列研究等)(Macintyre,2003)。

另一方面,有人认为这种策略存在严重风险。与社会和卫生政策的其他领域一样,减少健康不平等的政策和干预的实际效果可能很容易出人意料。有许多历史上的“合理”干预和政策并没有奏效,甚至产生了负面影响(Macintyre et al.,2001)。除此之外,人们还可以认为,任何为了减少健康不平等的投资都应该以其成本效益与其他可能的健康和福祉投资进行比较来论证,因此产生可信的证据是至关重要的(Oliver,2010)。

另一个需要讨论的问题是,哪种类型的证据最适合支撑这一领域的政策决策。显然,进行随机对照试验并非总是可行的,特别是对于应用于整个人群范围的政策和干预的评估。有时,社区干预试验(其中人群,如学校班级、社区等,而非个人被分配到干预和对照条件中)将是一个很好的替代方案。但在许多情况下,需要依赖准实验甚至观察性设计来向决策者提供新方法的有效性信息。其次,可以控制前后研究或中断时间序列设计,或者观察性的“自然实验”研究(例如通过国家间的比较)(Thomson et al.,2004)。已经开发出有用的指南来支持这一领域的进一步研究(Craig et al.,2011),包括应用经济学和计量经济学中的技术(Hu et al.,2017)。此外,已经成立了Cochrane和Campbell Equity Methods小组,以确保有关健康干预差异效果的研究在全球范围内可获得(http://equity.cochrane.org/)。

另一个评估政策和干预措施有效性的复杂因素是,这种有效性应该根据有力地改变人群健康问题的分布来衡量,而不是减少特定群体的健康问题的发生率。因此,“完整”的研究设计需要在一个或多个实验人群和一个或多个对照人群中,测量健康不平等随时间变化的幅度。任何其他设计,比如只对低社会经济群体在一段时间内健康问题率的实验性研究,都需要作出相当强的假设,即高社会经济群体没有健康影响(Mackenbach,Gunning-Schepers,1997)。

2.4.4.3 减少健康不平等的方法

研究者已经制定了许多减少健康不平等的方法,至少有一些经验证据表明它们可以帮助减少健康不平等问题。

总的来说，存在一个“逆证据法则”，即人们对于潜在影响较小的小规模干预措施了解得更多，而对于可能产生较大影响的干预措施和政策了解得较少（Nutbeam，2003）。以下讨论了一些使用不同切入点的有前景的方法。

国家和地方政府的（社会）政策会影响教育、收入和相关的物质生活条件。如果这些政策有效地改善了低社会经济群体的条件，并因此导致健康的改善，健康不平等将会减少。例如，1999年英国设立了国家最低工资标准，实现了最低收入的增加。将这一增长的受影响者与引入前后仅赚取超过最低工资的群体或没有经历增长的群体进行比较，发现“干预”组在心理健康方面有显著改善，但在健康行为方面则没有（Reeves et al.，2017）。尽管通过涵盖住房、工作、交通、失业、食品和教育等社会干预措施，有可能解决健康不平等问题，但这些干预措施对社会经济群体差异的影响评估较为零散。在已经进行的研究中，工作干预措施显示出一些减少不平等的证据（Bambra et al.，2010）。

健康行为对健康不平等的重要贡献使得在低社会经济群体中进行健康促进成为一种潜在有效的方法。为实现这一目的，对干预措施进行分类的一种方法是评估个体的选择程度，从而提出“结构性”干预措施（在这些干预措施中，移除个体的选择）、“代理结构性”干预措施和“代理性”干预措施（在这些干预措施中，个体需要作出独立选择）（Backholer et al.，2014）。在这些干预措施中，结构性干预措施似乎最能够减少健康行为的不平等。财政政策是具有潜在较大影响的结构性干预措施的一个很好的例子，尤其是对低社会经济群体的影响。事实上，提高烟草税对减少较低社会经济群体的吸烟行为特别有效（Main et al.，2008）。最近的证据表明，对含糖饮料征税在各社会经济群体中同样有效，或者在低社会经济群体中更有效（Backholer et al.，2016）。然而，这些政策有时因其累进性而受到批评，意味着相同的税收在较低收入中占比更大。克服这一批评的潜在方法是将这些税收用于对最低社会经济群体的公共卫生投资。除了对不健康产品征税外，还有迹象表明，降低健康产品的成本有助于减少健康行为的不平等。挪威的一个实验表明，在学校提供免费水果后，水果摄入量大幅增加，不健康零食的消费量大幅下降（Øverby et al.，2012）。

代理结构性干预措施旨在改善环境和个人条件。它们可以在社区、学校或工作场所实施。尽管减少健康行为不平等的证据尚不充分，但这种类型的项目比单一干预措施具有更大潜力。事实上，对肥胖相关的生活方式干预进行的公平性重新分析显示，密集且持久地基于社区的项目有可能减少健康行为中的不平等（Magnée et al.，2013）。

代理性干预措施完全依赖于个人选择，存在增加而不是缩小社会经济群体差距的风险。这可能是因为充分从这些干预措施中获益所需的认知资源在受过更高教育的人群中更为普遍（Magnée et al.，2013）。

2.4.4.4 综合策略：来自英国战略的证据

《布莱克报告》是由工党政府委托进行，旨在调查英国社会阶层不平等在死亡率中的原因和可能的解决办法。该报告提出了对社会和医疗保健政策进行根本性变革，但在1979年保守党大选获胜后便不了了之（卫生和社会服务部，1980）。然而，研究工作仍在进行，当工党在近20年后再次掌权时，它再次委托专家起草了一个报告，汇集了所有的证据——《关于健康不平等的独立调查》（卫生部Department of Health，1998），并制定了一项全面的计划来解决健康不平等问题。

这一计划包括一系列新的政府政策，包括引入国家最低工资、提高福利和养老金，并大幅增加对教育、住房、城市再生和医疗保健的支出。它还宣布了一些具体的举措，包括“Sure Start”计划（为低收入家庭提供免费儿童保育、早期教育和家长支持），“健康行动区”（改善贫困地区健康的地方战略），以及一系列反烟草政策（包括为低收入吸烟者提供免费尼古丁替代疗法）（卫生部，1999）。在该计划的进一步发展中，还增加了两个定量目标（即在2010年将人均预期寿命的社会经济差距和婴儿死亡率的差距缩小10%），并优先考虑了预期能够有助于缩小预期寿命差距的关键干预措施，例如减少体力劳动社会群体的吸烟率、管理冠心病和癌症的风险（不良饮食和肥胖、缺乏运动、高血压），以及减少家庭和道路事故（卫生部，2003）。该计划的总预算超过200亿英镑（表2.4.2）。

表 2.4.2 英国解决健康不平等计划:承诺及其成果

部门承诺	案　　例	预　　算(2004—2007)[a]	预期寿命直接相关性目标	婴儿死亡率直接相关目标	承诺基本实现(2007)[b]
妇幼保健	"Sure Start","chikcare","Welfare Food"计划	>20亿英镑	否	是	是
为儿童提供更多生活机会	心理健康,体育设施,教育	>20亿英镑	否	否	是
减少青少年妊娠	性教育,获得护理	未计算	否	是	是
让社区参与进来	邻里间互助,减少无家可归人员	>15亿英镑	否	否	是
预防措施	戒烟,5 A Day,伤害预防	未计算	是	否	是
初级保健	设施,乳腺癌筛查,流感计划免疫	>10亿英镑	是	否	是
有效治疗	癌症服务的获取,冠心病服务的获取	>5亿英镑	否	否	是
基本决定因素	儿童贫困、燃料贫困、工作途径	>155亿英镑	否	否	是

注:[a]">"号表示排除了没有指定预算的承诺。[b]来源:Tackling Health Inequalities:2007 States Report of the Program for Action。

这些发现得到了最近一项分析的证实,该分析显示,战略实施前后的卫生不平等趋势并无差异。对于大多数健康指标,2000年后英格兰的健康不平等趋势变化与芬兰、荷兰和意大利所见的变化也没有显著差异(Hu et al.,2016a)。

资料来源:Tackling Health Inequalities:A Program for Action.Journal of Epidemiology Community Health,Mackenbach,J.P.,Volume 65,Issue 7,pp.568-75.

该战略随着2010年的议会选举和保守党/自由民主党联合政府的组建而结束。对该计划成果的广泛审查表明,它取得了喜忧参半的成功:尽管在某些领域取得了积极效果(例如减少儿童贫困、改善住房条件、流感疫苗接种率提高),但大多数指标显示健康不平等是扩大而非缩小,并且该计划未达到其目标(卫生部,2010)。进一步的分析表明,未能实现目标的原因是该战略未能充分关注最相关的切入点,当时没有有效的政策可供采用,且实施规模不足以实现全民范围的影响(Mackenbach,2011)。

2.4.5 结论

事实上,能否大幅减少健康社会经济不平等仍然是一个悬而未决的问题。然而,值得庆幸的是,在解释性研究方面已经取得了巨大进展,并且已经确定了许多政策和干预措施的目标。此外,研究者已经开始进行有效干预和政策的研究和开发,以解决健康不平等问题。尽管这只是一个开始,但它确实有利于在未来几十年减少健康领域的社会经济不平等问题。已经开发的一些创新措施,至少有一些证据表明它们是有效的。多个国家已经制定了全面的方案,这些方案具有坚实的理论基础和明确的启发价值。

开发有效的策略来减少健康不平等是一项艰巨的任务。没有一个国家有能力贡献超过所需知识的其他部分。这不仅仅是因为研究的人力资源或财政资源有限,而且还因为实施和评估政策和干预措施的机会有限。一些政策可以在一些国家实施和评估,而在其他国家却不行,原因可能是它们已经实施或在政治上行不通。因此,国际交流对于提高学习速度是必要的。

(翻译:孙强)

参考文献

Aarts, M.J., et al.(2012).Small but significant socioeconomic inequalities in axillary staging and treatment of breast cancer in the Netherlands.British Journal of Cancer, 107, 12-17.

Aarts, M.J., van der Aa, M.A., Coebergh, J.W., and Louwman, W.J.(2010).Reduction of socioeconomic inequality in cancer incidence in the South of the Netherlands during 1996-2008.European Journalof Cancer, 46, 2633-46.

Backholer, K., et al.(2014).A framework for evaluating the impact of obesity prevention strategies on socioeconomic inequalities in weight.American Journal of Public Health, 104, e43-e50.

Backholer, K., et al.(2016).The impact of a tax on sugar-sweetened beverages according to socio-economic position: a systematic review of the evidence.Public Health Nutrition, 19, 3070-84.

Bambra, C.(2011).Health inequalities and welfare state regimes: theoretical insights on a public health 'puzzle'.Journal of Epidemiologyand Community Health, 65, 740-5.

Bambra, C., Gibson, M., Sowden, A., Wright, K., Whitehead, M., andPetticrew, M.(2010).Tackling the wider social determinants ofhealth and health inequalities: evidence from systematic reviews.Journal of Epidemiology and Community Health, 64, 284-91.

Barker, D.J.P.and Robinson, R.J.(eds.)(1992).Fetal and Infant Originsof Adult Disease.London: British Medical Journal.

Bartley, M.and Plewis, I.(1997).Does health-selective mobility account for socioeconomic differences in health? Evidence fromEngland and Wales, 1971 to 1991.Journal of Health and Social Behaviour, 38, 376-86.

Beenackers, M.A., et al.(2012).Socioeconomic inequalities in occupational, leisure-time, and transport related physical activity among European adults: a systematic review.International Journal of Behavioural Nutrition and Physical Activity, 19(9), 116.

Beenackers, M., Oude Groeniger, J., van Lenthe, F.J., and Kamphuis, C.B.M.(2018).The role of financial strain and self-control in explaining socioeconomic inequalities in health behaviours: the GLOBE study.European Journal of Public Health, 28(4), 597-603.

Bijwaard, G., van Kippersluis, H., and Veenman, J.(2015).Education and health: the role of cognitive ability.Journal Health Economics, 42, 29-43.

Blumenshine, P., Egerter, S., Barclay, C.J., Cubbin, C., and Braveman, P.A.(2010).Socioeconomic disparities in adverse birth outcomes: a systematic review.American Journal of Preventive Medicine, 39, 263-72.

Bosdriesz, J.R., Willemsen, M.C., Stronks, K., and Kunst, A.E.(2015).Socioeconomic inequalities in smoking cessation in 11European countries from 1987 to 2012.Journal of Epidemiology and Community Health, 69, 886-92.

Bosma, H., Schrijvers, C., and Mackenbach, J.P.(1999).Socioeconomic inequalities in mortality and importance of perceived control: cohort study.BMJ, 319, 1469-70.

Bourdieu, P.(1984).Distinction: A Social Critique of the Judgement of Taste.Cambridge, MA: Harvard University Press.

Brunner EJ.(2017).Social factors and cardiovascular morbidity.Neurosciences&Biobehavioural Review, 74, 260-8.

Case, A.and Deaton, A.(2015).Rising morbidity and mortality in midlife among white non-Hispanic Americans in the 21st century.Proceedings of the National Academy of Science USA, 112, 15078-83.

Cesarini, D., Lindqvist, E., Ostling, R., and Wallace, B.(2016).Wealth, health, and child development: evidence from administrative data on Swedish lottery players.The Quarterly Journal of Economics, 131, 687-738.

Christensen, A.V., et al.(2016).Educational inequality in cardiovascular disease depends on diagnosis: a nation-wide register based study from Denmark.European Journal of Preventive Cardiology, 23, 820-33.

Coenen, P., et al.(2018).Do highly physically active workers die early? A systematic review with meta-analysis of data from 193 696 participants.British Journal of Sports Medicine, 52, 1320-6.

Commission on Social Determinants of Health(2008).Closing the Gap in a Generation.Health Equity Through the Social Determinants of Health.Geneva: World Health Organization.

Conklin, A.I., et al.(2014).Social relationships and healthful dietary behaviour: evidence from over-50s in the EPIC cohort, UK.Social Science&Medicine, 100, 167-75.

Costa, G.and D'Errico, A.(2006).Inequalities in health: do occupational risks matter? European Journal of Public Health, 16, 340-1.

Craig, P., et al.(2011).Using Natural Experiments to Evaluate Population Health Interventions: Guidance for Producers and Users of Evidence.Glasgow: Medical Research Council.

Cummins, S.and Macintyre, S.(2006).Food environments and obesity—neighbourhood or nation? International Journal of Epidemiology, 35, 100-4.

Dalstra, J.A., et al.(2005).Socioeconomic differences in the prevalence of common chronic diseases: an overview of eight European countries.International Journal of Epidemiology, 34, 316-26.

Daniels, N., Kennedy, B.P., and Kawachi, I.(1999).Why justice is good for our health: the social determinants of health inequalities. Daedalus, 128, 215-51.

Davey Smith, G., Ebrahim, S., and Frankel, S.(2001).How policy informs the evidence.BMJ, 322, 184-5.

Department of Health(1998).Independent Inquiry into Inequalities in Health(Acheson Report).London: Department of Health.

Department of Health(1999).Reducing Health Inequalities: An Action Report.London: Department of Health.

Department of Health(2003).Tackling Health Inequalities: A Program for Action.London: Department of Health.

Department of Health(2010).Fair Society, Healthy Lives(Marmot Review).London: Department of Health.

Department of Health and Social Services(1980).Inequalities in Health: Report of a Research Working Group(Black Report).London: Department of Health and Social Services.

Dunn, J.R.and Hayes, M.V.(1999).Identifying social pathways for health inequalities.The role of housing.Annals of the New York Academy of Sciences, 896, 399-402.

Esping-Andersen, G.(1990).The Three Worlds of Welfare Capitalism.Cambridge: Polity.

Fiorito, G., et al.(2017).Social adversity and epigenetic aging: a multicohort study on socioeconomic differences in peripheral blood DNA methylation.Science Reports, 7(1), 16266.

Gadeyne, S., Menvielle, G., and Kulhanova, I.(2017).The turn of the gradient? Educational differences in breast cancer mortality in 18 European populations during the 2000s.International Journal of Cancer, 141, 33-44.

García-Gómez, P., et al.(2013).Long term spill over effects of health shocks on employment and income.Journal of Human Resources, 48, 873-909.

Giskes, K., Avendano, M., Brug, J., and Kunst, A.E.(2010).A systematic review of studies on socioeconomic inequalities in dietary intakes associated with weight gain and overweight/obesity conductedamong European adults.Obesity Reviews, 11, 413-29.

Gonzalez, M.A., Rodriguez Artalejo, F., and Calero, J.R.(1998).Relationship between socioeconomic status and ischaemic heart disease in cohort and case-control studies: 1960-1993.International Journal of Epidemiology, 27, 350-8.

Hoffmann, K., et al., (2017).Trends in educational inequalities in obesity in 15 European countries between 1990 and 2010.International Journal of Behavioural Nutrition and Physical Activity, 14, 63.

Holmes, M.V., et al.(2014).Association between alcohol and cardiovascular disease: Mendelian randomisation analysis based on individual participant data.British Medical Journal, 3(49), g4164.

Hu, Y., et al.(2016a).Trends in socioeconomic inequalities in selfassessed health in 17 European countries between 1990 and 2010. Journal Epidemiology Community Health, 70: 644-52.

Hu, Y., et al(2016b).Did the English strategy reduce inequalities in self-reported health, obesity and smoking? A 'quadruple-difference' analysis comparing England with three other European countries.BMC Public Health, 16, 865.

Hu, Y., van Lenthe, F.J., Hoffmann, R., van Hedel, K., and Mackenbach, J.P.(2017).Assessing the impact of natural policy experiments on socioeconomic inequalities in health: how to apply commonly used quantitative analytical methods.BMC Medical Research Methodology, 17, 68.

Huisman, M., Kunst, A.E., and Mackenbach, J.P.(2005).Educational inequalities in smoking among men and women aged 16 years and older in 11 European countries.Tobacco Control, 14, 106-13.

Kamphuis, C.B., van Lenthe, F.J., Giskes, K., Huisman, M., Brug, J., and Mackenbach, J.P.(2009).Socioeconomic differences in lack of recreational walking among older adults: the role of neighbourhood and individual factors.International Journal of Behavioral Nutrition and Physical Activity, 6, 1.

Karnehed, N.E., Rasmussen, F., Hemmingsson, T., and Tynelius, P.(2008).Obesity in young adulthood is related to social mobility among Swedish men.Obesity(Silver Spring), 16, 654-8.

Kautto, M., Fritzell, J., Hvinden, B., Kvist, J., and Uusitalo, H.(eds.)(2001).Nordic Welfare States in the European Context.New York: Routledge.

Kippersluis, H.V., O'Donnell, O., and Doorslaer, E.V.(2011).Long run returns to education: does schooling lead to an extended old age? Journal of Human Resources, 46, 695-721.

Klein, J.and Von dem Knesebeck, O.(2015).Socioeconomic inequalities in prostate cancer survival: a review of evidence and explanatory variables.Social Science and Medicine, 142, 9-18.

Kristenson, M.(2006).Socio-economic position and health: the role of coping.In: Siegrist, J.and Marmot, M.(eds.)Social Inequalities in Health.New Evidence and Policy Implications, pp.127-52.Oxford: Oxford University Press.

Kruize, H., Driessen, P.P., Glasbergen, P., and van Egmond, K.N.(2007).Environmental equity and the role of public policy: experiences in the Rijnmond region.Environmental Management, 40, 578-95.

Kulhanova, I., et al.(2016).The role of three lifestyle risk factors in reducing educational differences in ischaemic heart disease mortality in Europe.European Journal of Public Health, 27, 203-10.

Lager, A.C.and Torssander, J.(2012).Causal effect of education on mortality in a quasi-experiment on 1.2 million Swedes.Proceedings of the National Academy of Sciences of the United States of America, 109, 8461-6.

Leinsalu, M., et al.(2009).Educational inequalities in mortality in four Eastern European countries: divergence in trends during the postcommunist transition from 1990 to 2000.International Journal of Epidemiology, 38, 512-25.

Lleras-Muney, A.(2002).The Relationship Between Education and Adult Mortality in the United States.NBER Working Paper Series. Cambridge: National Bureau of Economic Research.

Lopez-Azpiazu, I., et al.(2003).Disparities in food habits in Europe: systematic review of educational and occupational differences in the intake of fat.Journal of Human Nutrition and Dietetics, 16, 349-64.

Lorant, V., Croux, C., Weich, S., Deliege, D., Mackenbach, J., and Ansseau, M.(2007).Depression and socio-economic risk factors: 7-year longitudinal population study.British Journal of Psychiatry, 190, 293-98.

Lorant, V., Kunst, A.E., Huisman, M., Costa, G., and Mackenbach, J.(2005).Socio-economic inequalities in suicide: a European comparative study.British Journal of Psychiatry, 187, 49-54.

Lounsbury, J.W., Sundstrom, E., Loveland, J.M., and Gibson, L.W.(2003).Intelligence, 'big five' personality traits, and work drive as predictors of course grade.Personality and Individual Differences, 35, 1231-9.

Lundqvist, A., Andersson, E., Ahlberg, I., Nilbert, M., and Gerdtham, U.(2016).Socioeconomic inequalities in breast cancer incidence and mortality in Europe-a systematic review and meta-analysis.European Journal of Public Health, 26, 804-13.

Macintyre, S.(2007).Deprivation amplification revisited; or, is it always true that poorer places have poorer access to resources for healthy diets and physical activity? International Journal of Behavioural Nutrition and Physical Activity, 4, 32.

Macintyre, S.(2003).Evidence based policy making.British Medical Journal, 326, 5-6.

Macintyre, S., Chalmers, I., Horton, R., and Smith, R.(2001).Using evidence to inform health policy: case study.British Medical Journal, 322, 222-5.

Mackenbach, J.P.(2005).Genetics and health inequalities: hypotheses and controversies.Journal of Epidemiology and Community Health, 59, 268-73.

Mackenbach, J.P.(2011).Can we reduce health inequalities? An analysis of the English strategy(1997-2010).Journal of Epidemiology and Community Health, 65, 568-75.

Mackenbach, J.P.(2012).The persistence of health inequalities in modern welfare states: the explanation of a paradox.Social Science&Medicine, 75, 761-9.

Mackenbach, J.P., et al.(2018).Trends in health inequalities in 27 European countries.Proceedings National Academy Sciences U S A, 115(25), 6440-5.

Mackenbach, J.P.and Bakker, M.J.(2003).Tackling socioeconomic inequalities in health: analysis of European experiences.Lancet, 362, 1409-14.

Mackenbach, J.P.and Gunning-Schepers, L.J.(1997).How should interventions to reduce inequalities in health be evaluated? Journal of Epidemiology and Community Health, 51, 359-64.

Mackenbach, J.P.and Kunst, A.E.(1997).Measuring the magnitude of socio-economic inequalities in health: an overview of available measures illustrated with two examples from Europe.Social Science&Medicine, 44, 757-71.

Mackenbach, J.P., et al.(2008).Socioeconomic inequalities in health in 22 European countries.New England Journal of Medicine, 358, 2468-81.

Mackenbach, J.P.and Stronks, K.(2004).The development of a strategy for tackling health inequalities in the Netherlands.International Journal for Equity in Health, 3, 11.

Mackenbach, J.P., et al.(2016).Changes in mortality inequalities over two decades: register based study of European countries.British Medical Journal, 11(353), i1732.

Mackenbach, J.P., et al.(2015a).Inequalities in alcohol-related mortality in 17 European countries: a retrospective analysis of mortality registers.PLoS Medicine, 1, 12.

Mackenbach, J.P., et al.(2015b).'Fundamental causes' of inequalities in mortality: an empirical test of the theory in 20 European populations.Social Science and Medicine, 127, 51-62.

Mackenbach, J.P., et al.(2017).Variations in the relation between education and cause-specific mortality in 19 European populations: a test of the 'fundamental causes' theory of social inequalities in health.Sociology of Health and Illness, 39, 1117-33.

Main, C., et al.(2008).Population tobacco control interventions and their effects on social inequalities in smoking: placing an equity lens on existing systematic reviews.BMC Public Health, 8, 178.

Majer, I.M., Nusselder, W.J., Mackenbach, J.P., and Kunst, A.E.(2011).Socioeconomic inequalities in life and health expectancies around official retirement age in 10 Western-European countries.Journal of Epidemiology and Community Health, 65, 972-9.

Mäki, N.E., et al.(2014).The potential for reducing differences in life expectancy between educational groups in five European countries: the effects of obesity, physical inactivity and smoking.Journal of Epidemiology, 68, 635-40.

Magnée, T., Burdorf, A., Brug.J., et al.(2013).Synthesis of equity-specific subgroup analyses of 26 Dutch intervention studies for obesity prevention.American Journal Preventive Medicine, 2013, 44, e57-e66.

Manrique-Garcia, E., Sidorchuk, A, .Hallqvist, J., and Moradi T.(2011).Socioeconomic position and incidence of acute myocardial infarction: a meta-analysis.Journal of Epidemiology and Community Health, 65, 301-9.

Marmot, M., Siegrist, J., and Theorell, T.(2006).Health and the psychosocial environment at work.In: Marmot, M.and Wilkinson, R.G.(eds.)Social Determinants of Health(2nd ed.).Oxford: Oxford University Press, pp.97-130.

Marmot, M.and Wilkinson, R.G.(eds.)(2006).Social Determinants of Health.Oxford: Oxford University Press.

Mishra, G.D., Chiesa, F., Goodman, A., de Stavola, B., and Koupil, I.(2013).Socio-economic position over the life course and all-cause, and circulatory diseases mortality at age 50-87 years: results from a Swedish birth cohort.European Journal of Epidemiology, 28, 139-47.

Morris, J.N., Wilkinson, P., Dangour, A.D., Deeming, C., and Fletcher, A.(2007).Defining a minimum income for healthy living(MIHL): older age, England.International Journal of Epidemiology, 36, 1300-7.

Mullainathan, M.A., et al.(2013).Poverty impedes cognitive function.Science, 341, 976-80.

Nguyen, T.T., et al.(2016).Instrumental variable approaches to identifying the causal effect of educational attainment on dementia risk. Annals of Epidemiology, 26, 71-6.

Nutbeam, D.(2003).How does evidence influence public health policy? Tackling health inequalities in England. Health Promotion Journal Australia, 14, 154-8.

OECD(2017).Understanding the Socioeconomic Divide in Europe.[Online] Available at: https://www.oecd.org/els/soc/understandingthe-socio-economic-divide-in-europe-26-january.htm

Olshansky, S.J., et al.(2012).Differences in life expectancy due to race and educational differences are widening, and many may not catch up.Health Affairs(Millwood), 31, 1803-13.

Oliver, A.(2010).Reflections on the development of health inequalities policy in England.Health Care Analysis, 18, 402-20.

Oude Groeniger, J., et al.(2017).Changing contributions of material and behavioural factors to socioeconomic inequalities in mortality: population based cohort study.Journal of Clinical Epidemiology, 91, 137-45.

Oude Groeniger, J.and van Lenthe, F.J.(2016).The contribution of time-varying measures of health behaviors to socioeconomic inequalities in mortality: how to understand the underlying mechanisms? Journal Epidemiology Community Health, 70, 1045-8.

Øverby, N.C., Klepp, K.I., and Bere, E.(2012).Introduction of a school fruit program is associated with reduced frequency of consumption of unhealthy snacks.American Journal of Clinical Nutrition, 96, 1100-3.

Petticrew, M., Whitehead, M., Macintyre, S.J., Graham, H., and Egan, M.(2004).Evidence for public health policy on inequalities: 1: the reality according to policymakers.Journal of Epidemiology and Community Health, 58, 811-16.

Phelan, J.C., Link, B.G., and Tehranifar, P.(2010).Social conditions as fundamental causes of health inequalities: theory, evidence, and policy implications.Journal of Health and Social Behaviour, 51(Suppl.), S28-40.

Plug, I., et al.(2012).Socioeconomic inequalities in mortality from conditions amenable to medical interventions: do they reflect inequalities in access or quality of health care? BMC Public Health, 12, 346.

Pollitt, R.A., Rose, K.M., and Kaufman, J.S.(2005).Evaluating the evidence for models of life course socioeconomic factors and cardiovascular outcomes: a systematic review.BMC Public Health, 20; 5: 7.

Probst, C., Roerecke, M., Behrendt, S., and Rehm J.(2014).Socioeconomic differences in alcohol-attributable mortality compared with all-cause mortality: a systematic review and metaanalysis.International Journal of Epidemiology, 43, 1314-27.

Reeves, A., McKee, M., Mackenbach, J.P, Whitehead, M., and Stuckler, D.(2017).Introduction of a national minimum wage reduced depressive symptoms in low-wage workers:a quasi-natural experiment in the UK.Health Economics,26,639-55.

Robertson,T.,Benzeval,M.,Whitley,E.,and Popham F.(2015).The role of material,psychosocial and behavioral factors in mediating the association between socioeconomic position and allostatic load(measured by cardiovascular,metabolic and inflammatory markers).Brain,Behaviour and Immunity,45,41-9.

Roskam,A.J.,et al.(2010).Comparative appraisal of educational inequalities in overweight and obesity among adults in 19 European countries.International Journal of Epidemiology,39,392-404.

Ronksley,P.E.,Brien,S.E.,Turner,B.J.,Mukamal,K.J.,and Ghali,W.A.(2011).Association of alcohol consumption with selected cardiovascular disease outcomes:a systematic review and meta-analysis.British Medical Journal,342,d671.

Siegrist, J. and Marmot, M. (2004). Health inequalities and the psychosocial environment—two scientific challenges. Social Science&Medicine,58,1463-73.

Stansfeld,S.A.(2006).Social support and social cohesion.In:Marmot,M.and Wilkinson,R.G.(eds.)Social Determinants of Health(2nd-ed.),pp.148-71.Oxford:Oxford University Press.

Stickley, A., et al. (2012). Socioeconomic inequalities in homicide mortality: a population-based comparative study of 12 European countries.European Journal of Epidemiology,27,877-84.

Stirbu, I., et al.(2010). Educational inequalities in avoidable mortality in Europe. Journal of Epidemiology and Community Health, 64, 913-20.

Stirbu,I.,Looman,C.,Nijhof,G.J.,Reulings,P.G.,and Mackenbach,J.P.(2012).Income inequalities in case death of ischaemic heart disease in the Netherlands:a national record-linked study.Journal of Epidemiology and Community Health,66,1159-66.

Stringhini,S.,et al.(2017).Socioeconomic status and the 25×25 risk factors as determinants of premature mortality:a multicohort study and meta-analysis of 1.7 million men and women.Lancet,389,1229-37.

Stringhini,S.,et al.(2018).Socioeconomic status,non-communicable disease risk factors,and walking speed in older adults:multi-cohort population based study.British Medical Journal,360,k1046.

Thomson,H.,et al.(2004).Evaluating the health effects of social interventions.British Medical Journal,328,282-5.

van der Heyden,J.H.,et al.(2009).Socioeconomic inequalities in lung cancer mortality in 16 European populations.Lung Cancer,63, 322-30.

van Doorslaer,E.,Masseria,C.,and Koolman,X.(2006).Inequalities in access to medical care by income in developed countries.Canadian Medical Association Journal,174,177-83.

van Oort,F.V.A.,van Lenthe,F.J.Mackenbach,J.P.(2005).Material,psychosocial and behavioural factors in the explanation of socioeconomic inequalities in mortality in the Netherlands:which aremore important.Journal of Epidemiology and Community Health,59, 214-20.

van Rijn,R.M.,Robroek,S.J.,Brouwer,S.,and Burdorf A.(2014).Influence of poor health on exit from paid employment:a systematic review.Occupational Environmental Medicine,71,295-301.

van Raalte,A.A.,et al.(2011).More variation in lifespan in lower educated groups:evidence from 10 European countries.International Journal of Epidemiology,40,1703-14.

van Lenthe,F.J.,Brug,J.,and Mackenbach,J.P.(2005).Neighbourhood inequalities in physical activity:the role of neighbourhood attractiveness,proximity to local facilities and safety.Social Science and Medicine,60,763-75.

Venkatapuram,S.(2011).Health Justice.An Argument from the Capabilities Approach.Cambridge:Polity Press.

Whitehead,M.(1992).The concepts and principles of equity and health.International Journal of Health Services,22,429-45.

Whitehead,M.(1998).Diffusion of ideas on social inequalities in health:a European perspective.Milbank Quarterly,76,469-92,306.

Whitehead,M.(2007).A typology of actions to tackle social inequalities in health.Journal of Epidemiology and Community Health,61, 473-8.

Whitehead,M.,Petticrew,M.,Graham,H.,MacIntyre,S.J.,Bambra,C.,and Egan,M.(2004).Evidence for public health policy on inequalities:2:assembling the evidence jigsaw.Journal of Epidemiology and Community Health,58,817-21.

Woods,A.M.,et al.(2018).Risk thresholds for alcohol consumption:combined analysis of individual-participant data for 599 912 current drinkers in 83 prospective studies.Lancet,391,1513-23.

Yang,D.,Dzayee,D.A.,Beiki,O.,de Faire,U.,Alfredsson,L.,and Moradi T.(2012).Incidence and case fatality after day 28 of first time myocardial infarction in Sweden 1987-2008.European Journal of Preventive Cardiology,19,1304-15.

2.5 减少发展中国家的健康不平等

2.5.1 引言

人类社会被划分为若干特征。其中许多划分是适应性进程、生物学进程或地理进程所致，其他则产生于历史、社会、经济或文化过程中。这些划分有的可能仅仅是出于差异（例如，男性和女性），有的则纯粹是由于社会或历史的因素，如同社会阶级一样。重要的是，不平等往往会升级为不公平，因其所界定的关系本质上是基于权力并获取及占有商品、服务和财富。因此，世代积累的社会努力成果是不平等分配的（联合国大会，2000；联合国经济和社会事务部，2018）。不平等更明显的表现是人们获得财富的程度不同，这一点在四类不同收入水平——高收入、中等偏上收入、中等偏下收入和低收入的国家中均能观察到。

然而，一个重要的区别是，低收入和中等偏下收入国家的社会不平等往往与高度贫困有关。这两个概念及其后果有所差异，但也存在一些重叠之处，在研究健康的社会决定因素时，不平等和贫困均受到高度重视。与高收入国家相比，中等偏下收入国家的社会不平等和贫困程度普遍较高，但西方富裕国家的健康相关文献强调对不平等和健康的研究，而中等偏下收入国家则非常重视对贫困和健康的研究。因此，尽管有越来越多的证据表明不平等和贫困对健康有独立影响，但在中等偏下收入国家，人们对于不平等对健康的影响了解较少，对不平等和贫困的联合影响了解更少（联合国大会，2000；联合国大会，2015）。

贫困是一个绝对术语，其被定义为个体缺乏拥有体面生活所必需的资源。当然，实现体面生活所需的资源因时而异，在不同的社会背景下也会有所差别。此外，尽管人们努力寻求通用的贫困定义和衡量标准以便于更容易地在各国之间进行比较，但实际上，这在很大程度上取决于具体国情。在寻求通用衡量标准的努力中，世界银行使用按购买力平价（purchasing power parity，PPP）修正的截断值，将极端贫困定义为人均每天生活费低于1.90美元，中度贫困定义为人均每天生活费低于3.10美元。此外，不平等是一个关系概念，关系到社会财富在其社会成员之间的分配。基尼指数（GINI Index，GI）是衡量不平等程度的常用指标，其取值范围从0到1，其中0代表财富在所有成员之间平均分配的情况（可能存在于非常原始的社会中），而1是财富集中度最高的情况，即一个成员积累了所有财富。目前，社会较为公平的高收入国家（high-income countries，HICs）的基尼指数低于或接近0.3，而中低收入国家（LMICs）通常高于0.4或0.5，但也有少数国家达到0.6或以上。相对贫困的国家，其不平等程度反而可能不高，例如，印度比巴西更贫困，但其不平等程度却相对较低。2011年，世界银行预测巴西的基尼指数为0.549，印度为0.341，而巴西和印度的极端贫困发生率（每天生活支出低于1.9美元的人口百分比）分别为11.1%和21.1%（联合国大会，2012）。

可以看出，一个国家内部的不平等与积累财富的分配有关（世界银行，2018）。然而，不平等是否会不断深化，进而升级为不公平，取决于社会的政治组织方式，以及各阶层之间建立的权力和社会关系。而这又取决于每个社会在历史上形成的政治组织，以及国家如何通过财政和转移支付制度重新分配国家财富，从而在现有社会群体之间产生或大或小的分配差距。文化因素对于扩大和深化某些现有的不平等现象也很重要。当研究的内容为健康时，社会领域的不平等往往显而易见，有时还会加剧，这意味着健康状况或对卫生服务和资源的获取反映了财富在特定社会或国家中的分配方式。健康不平等会导致人们暴露于健康和疾病的决定因素的概率不同，患病和死亡的概率不同，以及在利用科技进步促进健康的能力方面存在不平等的可能性。正如社会不平等存在于所有国家一样，无论国家发展水平如何，健康不平等也以同样的方式持续存在(Deaton，2013；Marmot，2015)。鉴于他们的发展阶段不平等与高度贫困、极端贫困以及其他历史和文化偏见有关，这造成了其他方面的不平等，如与种族或性别有关的不平等。

在各国之间，贫困和不平等程度虽然相关，但并不相同。在中等偏下收入国家中，拉丁美洲国家观察到较高水平的不平等，而在其他大陆，特别是在非洲，观察到较高水平的贫困。这说明中等偏下收入国家的贫困和不平等分布情况十分复杂。例如，为了解拉丁国家存在严重不平等现象的原因，探讨三个方面内容：其在全球经济体系中的地位、维护种族分类的内部殖民主义，以及不发达的国家结构(Hoffman，Centeno，2003)。

在当前经济全球化的国际背景下，相关的讨论不仅强调了同一国家内部的不平等，也强调了国家之间的不平等。国家间的不平等与不同国家的经济和社会发展水平的差异有关，这种差异是由这些国家在不同历史阶段中所处的全球生产体系地位造成的。后者反映了历史方面，以及与每个国家所占全球资源和发展机会份额相关的国际经济和政治环境。

最近，全球不平等的概念兴起，它涉及这两种不平等的综合影响(Milanovic，2016)。全球不平等是国家间和国家内部不平等的结果，由造成不平等的各种因素相互作用引起。可使用的国际数据使得对全球不平等问题进行实证研究成为可能。例如，基尼指数是衡量一个国家内部社会不平等现象最常用的方法之一，而在计算全球的基尼指数时，其结果甚至高于社会不平等程度最高的国家。近年来，不平等程度最高的国家的基尼指数为0.60(1=最大不平等，0=完全平等)，而全球的基尼指数接近0.70。全球基尼指数捕捉了最贫困国家(低收入国家)中最贫困阶层和最富有国家(高收入国家)中最富裕阶层的极端情况，这导致的不平等水平高于单独在每个国家内部测量时的水平。

2.5.2　健康不平等

在中低收入国家中，与财富分配不公平相关的贫困对健康的影响是惊人的。据估计，有8亿人长期处于饥饿状态，每6个儿童中就有1个体重不足，以及五岁以下儿童中超过三分之一的死亡归因于营养不良(Stiglitz，2012；FAO，2015；Johnston，2015)。尽管全球粮食产量足以满足全球120%的饮食需求，但安全和营养的食品的供应仍然不足。在这些中低收入国家中，各地区之间、地区内部、城市内部等，或者考虑到社会或个人特征(社会阶级、种族群体、性别等)时，都存在社会不平等。

从总体上看，不平等程度(以基尼指数衡量)与各种健康指标密切相关，如出生时预期寿命、婴儿死亡率、不同传染病发病率、慢性非传染性疾病(NCD)报告数或暴力犯罪。例如，1990年全球出生人口的平均预期寿命为64岁，而2013年这一数字增加了7岁，达到71岁。然而，这些平均值掩盖了一系列的不平等现象。例如，就国家层面而言，2013年，各国出生时平均预期寿命最低的是塞拉利昂(低收入国家)，为46岁(1990年为38岁)，最高的是日本(高收入国家)，为84岁(1990年为79岁)。到2013年，这两个国家的预期寿命都有所增加，虽然差距略有缩小(从41岁缩小至38岁)，但仍处于不能接受的水平(WHO，2015)。

儿童对社会和环境的不利因素尤为敏感。尽管近几十年来有所改善，但据估计，2013年仍有630万名五岁以下儿童死亡，而这些死亡主要是由贫困或发展中国家可预防的原因引起的。在撒哈拉以南非洲低收入国家，儿童在五岁以下死亡的可能性是高收入国家的15倍。2015年，婴儿死亡率最高的国家是阿富汗(每千例活产死亡115例)，最低的国家是摩纳哥(每千例活产死亡1.8例)(Requejo et al.，2015)。从1990年制定千年发展目标到2015年，全球婴儿死亡率从每千例活产死亡62例降至32例。尽管下降幅度很大(约50%)，但仍未达到既定目标，即把1990年的婴儿死亡率降低三分之二。

如今，传染病仍然是儿童和成人死亡的主要原因。在全球范围内，十大死因中有三个为传染病。这些疾病所致死亡人数占每年死亡人数的16%。这些死亡大部分发生在贫困和发展中国家,归因于可预防或可治疗的疾病,如腹泻、呼吸道感染、艾滋病毒/艾滋病、结核病和疟疾。尽管在预防和治疗这些疾病方面取得了显著进展,但并非所有需要这些干预措施的人群都能够获得。以结核病为例,该疾病与患病所处环境密切相关,当生活环境发生变化时,其发病率也会迅速改变。据估计,2013年全球有900万人罹患结核病,其中大部分病例(56%)发生在东南亚和西太平洋地区。然而,非洲结核病发病率最高,每10万居民中有280例结核病患者。在这些病例中,约50万是由耐多药结核菌(multidrug resistant tuberculosis,MDR-TB)引起的,这不仅导致疾病程度的加重,还常常伴有治疗费用的增加,使许多生活贫困的患者无法承担。同年,据估计因结核病死亡总人数为150万,其中95%以上发生在发展中国家,尽管1990—2013年期间死亡率下降了45%(WHO,2014)。慢性传染性疾病作为一个整体,其全球疾病负担严重,死亡人数几乎占全球死亡人数的三分之二(2008年,5 700万死亡人数中有3 600万死于慢性非传染性疾病)。这一群体的主要健康问题是心血管疾病、癌症、糖尿病以及慢性呼吸系统疾病,如慢性阻塞性肺疾病(COPD)和哮喘。尽管精神和神经系统疾病(包括各种形式的痴呆症)等其他疾病也有较高的发病率(死亡率较低),但这些疾病并未在全球计划中被优先考虑。慢性非传染性疾病在发展中国家迅速增加,给人类、社会和经济造成了巨大损失,其中许多本可以通过已知的、具有成本效益且可行的干预措施来避免。尽管慢性非传染性疾病最初与财富有关,但证据表明大约80%的慢性非传染性疾病死亡发生在中等偏下收入国家。即使在撒哈拉以南非洲国家,当综合考虑传染病、母婴健康问题和营养不良问题仍然更为重要,但这些疾病正在减少,而慢性非传染性疾病却在迅速增加。据此预测,到2030年,慢性非传染性疾病将成为非洲大陆最常见的死亡原因(Rasella et al.,2013;WHO,2013;Worku,Woldesenbet,2015)。

据估计,全球有500多万人(9%)的死亡与各种形式的暴力犯罪有关。其中约四分之一的死亡由自杀和他杀造成,另有四分之一则归因于交通事故。世界各地的暴力类型各不相同,但总体而言,在贫困和发展中国家,暴力发生率始终较高。

在各个国家内部,这种差异体现在以不同结果来衡量的健康状况梯度上,或亦体现在不同地区、不同社会或种族群体的卫生服务的获取和利用情况。

2.5.3　健康的发展和不平等:《2030年议程》的作用

《2030年议程》恢复了关于健康公正的基本讨论。目标3“确保健康的生活方式,促进各年龄段人群的福祉”蕴含了一条全球公认的健康标准。具体目标3.8“实现全民健康覆盖,包括提供金融风险保护,人人享有优质的基本保健服务,人人获得安全、有效、优质和负担得起的基本药品和疫苗”没有明确指出公共部门作为医疗产品和服务主要提供者的作用。不过,该目标指出医疗保健是地方和全球社会关注的问题,表明医疗保健与社会公正相关。社会公正的概念在本书(Labonté et al.,2015)第2.3章“贫困、公正与健康”中进行了探讨。大部分道德哲学家认为,医疗保健是人类福祉的重要组成部分,且社会在道义上有义务让所有人都能获得并负担得起(Ruger,2004)。这将讨论引向另一个层面:需要建立一个全球健康公正框架,将全球机构和规范引导至全球健康义务和权利的全球共享原则(Ruger,2016)。

健康和发展是深度相互关联的问题:没有健康的人口,一个社会几乎不可能实现发展,如果一个社会不把其人口的健康纳入其发展的主要目标,那将是一个令人费解的悖论。

自1945年联合国成立以来,这两个问题一直是其全球议程的一部分。20世纪60年代,几个非洲国家和其他地区通过反殖民主义的解放斗争赢得了独立,为这两个问题注入了新的动力。然而,20世纪七八十年代接连发生的经济危机和制定的策略并未满足大多数欠发达国家对“发展权”期望。在卫生领域,自1975年以来制定了初级卫生保健策略,并在1978年的阿拉木图会议和宣言中达到高潮。发展政策的相对失败促使联合国在几乎所有机构中努力审查其政策和实践,并在20世纪90年代举办多次国际会议,以“为21世纪做好准备”(联合国经济和社会事务部,2018)。

2000年，联合国在纽约总部举行了千年首脑会议（联合国大会，2000），发表了《千年宣言》（联合国大会，2000），提出了八项千年发展目标（Millennium Development Goal，MDG）和21项到2015年要实现的发展目标，并用60项指标来衡量。尽管许多作者和联合国本身取得了一些公认的进展，但主要发展目标并未实现。尽管如此，在面对"千年发展目标未完成的议程"上，联合国及其会员国仍坚持这一进程，在2015年以《2030年可持续发展议程》（联合国大会，2015）替代了《千年发展议程》，其中包括到2030年要实现的17个目标和169个具体目标，其执行情况将通过232个指标来衡量。

2012年在里约热内卢举行的里约+20会议（联合国大会，2012）为2030年议程及其可持续发展目标（SDG）奠定了政治基础，其核心口号"不让任何人掉队"，通过减少国家间和国内不平等，明确表明了联合国及其成员国的激进政治言论。可管理的可持续发展概念表明，可持续发展将通过经济、社会和环境三个维度的衔接，在全球、国家和地方计划中实现。每个国家都有合理的自由度，可以在《2030年可持续发展议程》及其可持续发展目标的"选单"中寻求制定自己的发展议程。

可以说，《2030年可持续发展议程》及其可持续发展目标可能是目前实施的与克服包括卫生领域在内的社会不平等最为相关的全球公共政策。《亚的斯亚贝巴行动议程》（*Addis Ababa Agenda for Action*，AAAA）（联合国大会，2015）建议为全球发展提供资金支持。该文件最终文本于第三次国际融资发展会议（埃塞俄比亚，亚的斯亚贝巴，2015年7月13日—16日）通过，并于同年7月27日由联合国大会在其第69/313号决议中批准。这是与千年议程相关变化之一。虽然它的筹资策略是建立一个全球发展联盟，其中官方发展援助（official development assistance，ODA）变得重要，但AAAA规定，每个国家必须追求发展，以实现其市场对国际资本投资的开放（尽管是不对称的），这必将带来发展。许多专家怀疑，单纯的贸易自由化能否带来《2030年可持续发展议程》所倡导的可持续和平等发展；事实上，民主国家的诱导和参与，在制定和实施公平和包容性发展政策中至关重要。

可持续发展目标3："确保健康的生活方式，促进各年龄段人群的福祉"明确指出要克服健康方面的不平等，但这一概念并未转化为一系列的提案目标以及能够实现该目标的实施手段。

健康目标的意图与实现这一目标手段之间的差距也许是该议程在这一领域的主要弱点。这对于由WHO、其区域和各国卫生部组成的联合国部门机构来说，这是一项艰巨任务——在公民社会和用户的支持下，找到适当的方法将政治上强大和影响深远的目标转化为可实现的目标和指标，这些目标和指标可以衡量克服健康不平等的有效成果，特别是在发展中国家。

在提出的策略中包括"将健康纳入所有政策"（WHO，2013），这一策略基于人类健康的多面性，即各国政府需要评估经济、社会和环境政策对健康的积极和消极影响，包括在减少不平等方面的影响。这一策略得到了全球实施可持续发展目标最高政策机构——高级别政治论坛（high-level political forum，HLPF）的支持，该论坛以"从孤立到综合决策制定"为导向，明确建议根据公平和包容的原则，采用综合的、多部门协调一致的政策，以实现可持续发展。

《2030年可持续发展议程》及其可持续发展目标（包括可持续发展目标3）关于健康的政治言论，为减少发展中国家健康不平等建立高级别全球协议。然而，其具体实施将取决于整个社会和政府（行政部门、立法机构、司法机构和公民社会）的有效政治意愿，以转化为几乎所有国家可持续发展战略设计的国家发展计划。

2.5.4 城市转型与健康不平等

人口和流行病学转变正在形成并被城市化所塑造。人口学方面的因素与城市建筑环境相结合共同影响了居民的生活状况，从而导致居民生病或死亡。

生育率和死亡率趋势影响人口的年龄结构，从而影响发病死亡模式。在流行病学转变理论中，发病死亡模式与人口动态之间的联系通常被研究。例如，在新兴国家，人口动态的三个组成部分（生育率、流动性和死亡率)似乎与城市化密切相关。城市化对健康的影响存在争议。一方面,城市居民更容易受到健康、卫生政策和食品供应的影响,另一方面,他们也面临着与工业源、过度饮食、暴力和社会心理因素有关的风险。这意味着在城市中,特别是在发展中国家,往往会出现矛盾的情况(Eckert,Kohler,2014)。

自20世纪中叶以来,新兴城市人口面临着发病死亡模式的巨大变化。与农村地区相比,新兴城市由于传染病和营养不良导致的发病和死亡率较低,而由于慢性病导致的发病和死亡率较高(Eckert,Kohler,2014)。在过去的50年中,城市的生育率也大幅下降。这表明,城市人口在卫生和医疗保健方面的条件更好,也更容易接触到关于生育控制的普遍观念(Bongaarts,2017)。

然而,由于传染病(包括被忽视的疾病)和营养不良引起的死亡率在城市内部不同,这表明城市化的收益并没有平均分配给所有居民。在分析具体数据时,城市内部的差异暴露了整个城市地区的健康不平等模式(Hotez,2017)。在新兴城市中,社会经济差异和不均衡的发病和死亡模式一直是常见情景。

2.5.5 移民和人类活动的限制

自古以来,人群的部分或整体会因各种原因迁移到新的目的地。据估计,2013年有2.32亿人(占世界人口的3.2%)生活在出生国之外,另有7亿人口在自己的出生国内部迁移(联合国经济和社会事务部,2013)。这些迁移运动的模式和动机随着时间的推移发生了很大变化;但显而易见的是,大多数跨越国界的移民都是为了寻求更好的经济和社会机会。近几十年来,国家间加剧的差异、全球经济扩张、地缘政治变革、战争、生态灾难等诸多事件已经并将继续对人们迁居他国的决策产生深远影响。近期一些阿拉伯国家向欧洲大规模移民的现象可能是移民问题产生的爆炸性和不可控性的一个例子(Social Europe,2018)。

移民问题在不平等的讨论中引入了一个重要观点。据估计,国家间的社会不平等在全球不平等中占比大于国内不平等。虽然国家内部的不平等更多地与阶级问题和其他社会分层过程有关,国家间的不平等提出了出生地的问题,即所谓的“公民身份奖”,这与历史和国家发展的整体过程有关。以预期寿命为例,1990年出生在塞拉利昂的儿童的平均预期寿命只有38岁,低于同年出生在日本的儿童(相比日本的84岁,相差了46岁)。因此,一个人出生地变得非常重要,移民运动正试图改变某种程度上由出生地和出生时刻所决定的情况。然而,在一个资本和商品流通、人口迁徙的全球化世界中,人口移动存在严重限制,特别是当他们希望在国家间迁移时。

2.5.6 确定健康不平等的背景

健康不平等的本质是由于个体的社会特征而导致的健康指标的不均衡变化。这种变异性可以根据可用的社会特征数据对个体进行分层来获取。埃文斯和布朗(Evans,Brown,2003)描述了健康不平等研究中最常用的社会特征。这些特征取其英文首字母,可概括为“PROGRESS”,即(P)居住地(农村、城市等);(R)种族或民族;(O)职业;(G)性别;(R)宗教;(E)教育;(S)社会经济地位;以及(S)社会资本或资源。这份用于研究健康风险和发病死亡情况的公平性分层因素的综合清单中,没有考虑到一些在文献中存在的特征。例如,如果年龄与获得卫生服务的机会不公平有关,那么年龄也是评估公平性的一个分层因素,正如许多国家青少年无法获得避孕方法的情况(WHO,2013)。每个分层因素的相关性因时间和空间而异。近年来,大规模非自愿移民成为许多国家议程中最重要的政治议题之一,对欧洲的国家政治和国际援助优先事项产生了重大转变。因此,健康研究人员选择与种族和族裔相关的健康不平等作为相关的研究主题。一些研究发现并揭示了反移民政治对卫生系统的影响。2012年在巴塞罗那,法律框架的变化限制了移民获得卫生服务(Castano,2016)。在拉丁美洲和加勒比国家,种族和族裔是观察国家群体间卫生产品和服务分配不公的重要因素。

然而，迁移并不经常被视为人口健康研究中的一个普遍或相关性较高的主题。数据可用性和科学传统也影响了对某些分层指标的偏好。在巴西，收入是常用的分层指标，而在南非，多变量指标，如家庭社会经济地位，最为流行。关于使用公平性分层方法的一个常见批评是，它对单一社会维度与某一健康指标相关的社会脆弱性的表征过于狭窄（WHO，2013）。事实上，脆弱环境（如贫困国家的贫困问题）包含大量相互影响的因素，形成了这种脆弱性的复杂局面。

2.5.7　健康不平等的增长：可能的解决办法

构建一个更公平的世界一直是不同政治运动的愿景，这些运动认识到，在人类生活的各个领域减少不平等是至关重要的，也是保障人类社会存在和可持续性的关键。健康不平等暴露了人类普遍存在的不平等的一个方面，即对个人存在的残酷和有害影响，这体现在预期寿命或疾病和痛苦负担的巨大差异上。

在解释健康不平等时，体现社会决定因素重要性的证据是令人信服的。然而，尽管存在明确的学术和政治争论支持采取行动纠正健康不平等的决定因素，但缓解这些不平等的政策却很少作为国家政府公共政策的一部分来实施，更不用说缓解国家间的不平等了。造成这种政治动力不足的原因是多方面的；然而，在有关健康不平等的文献中，有些方面已经反复出现。

需要首先考虑的一个方面是巩固以生物医学知识和由此产生的技术为基础的卫生系统，以及强大的工业和服务部门。这些力量倾向于产生和巩固在概念和结构上只受到轻微影响的卫生系统，或者倾向于支持针对社会决定健康因素的行动。

值得注意的是，不平等的存在及其程度，并不会立即导致道德律令或在社会内产生政治行动。在一些社会中，相对较小的健康不平等水平已经促成了强有力的政策行动来减少这些不平等（例如一些斯堪的纳维亚国家），而其他具有广泛健康不平等的国家却没有动力去减轻这些不平等，正如在大部分中低收入国家中所发生的那样。

在贫困和发展中国家，健康不平等的程度最高，很少有将后者列为公共政策优先事项的例子。例如，继WHO成立了健康问题社会决定因素委员会之后，巴西作为一个社会和健康不平等程度巨大的国家也成立了自己的国家委员会。然而，经过两年的工作，该委员会编写了一份报告，该报告基本上没有被纳入政府行动（健康的社会决定因素全国委员会，2008）。尽管如此，在过去二十年中，许多发展中国家实施了诸如收入转移和小额贷款等再分配政策（von Gliszczynzki，2015），这些非卫生政策对健康不平等产生了积极影响（Rasella et al.，2013）。至于国家间的不平等问题，相关的建议和行动则更为谨慎。例如，WHO健康问题社会决定因素委员会（健康问题社会决定因素委员会，2008；Landmann-Szwarcwald，Macinko，2016）非常强调特定社会内部的不平等，而较少强调国家之间的不平等。该报告有一个章节专门讨论了全球意义上的健康不平等问题，重点在于加强所谓的全球治理，并说明需要在各政府间、机构间进行协调。其中一些理念随后被部署在政策中，如千年发展目标以及后来的可持续发展目标，前者侧重于在2000—2015年期间消除极端贫困，而后者在2016—2030年期间包括了经济、社会和环境三个方面可持续发展的额外愿景。

最近，另一个小组（The Lancet，the University of Oslo Commission on Global Governance for Health）（Ottersen et al.，2014）在理解和提出全球不平等行动方面取得了进展。该小组编写的最新文件《健康不平等的政治根源：变革前景》旨在"向国际社会和所有影响全球治理过程的行动者传达一个强烈的信息：我们不应再将健康仅视为生物医学、技术问题；我们认识到需要多部门和全球行动及公正来解决健康不平等问题"（Ottersen et al.，2014，p.631）。

总之，尽管从学术角度对健康不平等问题的兴趣有所增加，但这种兴趣仅对旨在改善人口健康的公共政策产生了有限影响。健康的社会不平等是一个全球性问题，不同程度地影响着整个人类社会。这些不平等主要是由每个社会中不同社会群体之间存在的不平等造成的。尽管社会之间和国家之间存在的不平等是相关的,且往往程度更大,但它们并不总是被认为是不公正的,因此它们受到政治行动的影响。为解决后一类不平等问题而提出的最合理的理论是改善全球治理机制,因为这包括了对国家历史形成和每个国家在全球生产体系中地位影响的理解(Robinson,Acemoglu,2012)。

2.5.8 如何减少发展中国家的健康不平等?

应对健康不平等需要协调与其决定因素相关的不同行动。一个综合的方法应考虑:① 成为国家卫生政策的一个重要目标;② 干预健康不平等的社会决定因素;③ 改善生活条件,并克服阻碍进入卫生系统相关的排斥机制。

要评估将公共目标转化为有效政策的国家承诺是困难的。在拉丁美洲,使用“社会制度化”来评估政府承诺的实现程度。根据Repetto(2004)的观点,社会制度化指的是一套正式和非正式的规范,包括处理和优先考虑社会问题所需的常规和组织行为,界定社会政策的内容以及政治和行政动态。Cruces和Machinea(2010)在定义应对健康不平等的策略时强调了一些可以扩大到国家层面的制度属性:清晰的规范和目标,以及可持续的政策。健康不平等问题应成为卫生政策的固有组成部分,在明确的政治协议和法律框架基础上,制定清晰、稳定的规范和目标,并通过充足的资金政策确保其可持续性。

Martínez(2017)对拉丁美洲有关社会制度化的文献进行了广泛的综述。以下清单重点介绍了从该作者的综述中选出的与减少健康不平等问题相关的部分:

(1) 一贯且可持续的长期战略。这表明政策具有弹性,它有能力超越选举周期,并随时准备应对经济和政治冲击。

(2) 社会公正的方法,如前所述。

(3) 协调平台。健康不平等政策需要大量来自不同领域和层面的行动。要协调来自不同地区和利益的不同行动者,就需要有特定的横向和纵向协调空间,以缓解分歧并确定最佳的成本效益解决方案。

(4) 技术能力建设。实施任何行动的一个重大限制因素是缺乏合格的专业人员来实施适当的程序。在发展中国家,这种情况更加严重,因为受到不稳定的劳动合同和低收入影响,接受过培训的人员有限,且流失率高。

(5) 社会参与。这一点与政策和计划的长期可持续性密切相关,将在下一部分进一步探讨。

针对健康不平等的社会决定因素的干预与减少脆弱人群的发病和死亡密切相关。当前,减少贫困、极端贫困和社会不平等的最有效方法是采取有针对性的干预措施来应对与人口脆弱性相关的不同因素。对教育、劳动政策、社会保护、性别政策和住房的投资构成了一套公共政策,这些政策往往与促进健康平等主义相关。理想情况下,综合方法应力求:

(6) 促进社会发展。恢复发展概念的更广泛维度,以便将被排斥的人群融入国家和地方的经济和社会动态中。

(7) 促进公平。利用公共政策减少不合理的差异,反对歧视。缩小少数群体面临的贫困差距,如:黑人、原住民和传统人口。

(8) 创造机会。考虑性别、居住地(城市或农村)和文化背景的人力资本发展。

(9) 提高公共产品和服务的提供质量。弱势群体面临的主要问题是无法获得优质公共服务。

(10) 制定可持续政策。在制定模型时,应考虑可能影响项目和政策可持续性的内生和外生因素。

文本框2.5.1介绍了毛里求斯消除贫困和极端贫困战略的最新变化,即马歇尔计划(the Marshall flan)。对其组成部分的观察可能会对具有一定能力但存在严重社会不平等的国家有帮助。

文本框2.5.1　毛里求斯消除贫困的马歇尔计划

毛里求斯正在实施马歇尔计划，旨在通过社会保障、就业、社会住房、教育、卫生、环境和服务提供的公平性等39项干预措施来消除贫困和不平等，该计划的成功之处在于：① 动员包括私营部门在内的所有部门减少贫困和实现平等；② 制定公共部门的制度安排，避免冗余、职责重叠和资源浪费；③ 赋权于公共机构，负责推广社区化方式；④ 设定官方贫困线，统一各公共机构的概念；⑤ 提高获取需求和服务绩效的技术能力；⑥ 创新扶贫行动的资金筹措机制。

第一项干预措施是利用有条件的现金转移来填补全国的贫困差距。针对贫困地区的许多具体干预措施预期将对减少健康不平等产生积极影响，例如：在5年内拆除石棉房屋；实施基于社区的儿童照护和教育服务；实施社区学校以促进情感、体格和创造性学习。

基于群体的干预措施旨在减少群体获得基本卫生服务的障碍。实施面向青少年友好且无污名的移动诊所，为青少年、性工作者、艾滋病毒感染者/艾滋病患者、注射毒品者和男男性行为者提供性健康和生殖保健服务。

其他基于社区的环境干预措施旨在提高贫困地区的可持续性。这些措施包括：增加废物回收利用；在纺织业和制造业中创造绿色创收就业机会；在沿海和海洋地区发展替代生计，管理公共森林和可持续地采集本地植物物种；以及促进生态旅游。

三层政策干预旨在改善生活条件，克服阻碍进入卫生系统相关的排斥机制。生活条件包括诸如健康行为和工作场所存在的危害等一系列因素。众所周知，在健康行为方面，无论是在发达国家还是发展中国家，烟草消费和不良饮食都与社会经济地位有关。因此，价格干预可以减少健康不平等，例如增加对不健康习惯（酒精和烟草消费）的税收，或提供补贴以刺激健康行为（Hill et al.，2014；McGill et al.，2015）。控制与贫困相关疾病的干预措施也是减少健康不平等战略的一部分。更具挑战性的是促进减少获得卫生服务的障碍。Kidd（2017）使用社会排斥的概念来识别获得社会政策服务的主要障碍，即“个人或某类人群被全部或部分排除在外，无法充分参与他们所生活的社会的过程”。他确定了限制或阻碍脆弱人群获得各种社会项目的三个方面。这三个方面需要特定的策略来处理相关的问题。下文介绍了Kidd的社会排斥维度，并将重点调整为卫生部门当前存在的主要问题和实际对策：

（1）排斥力量。这与那些在社会中占有主要权力地位的部门对边缘化群体的看法有关。公务员和机构内部存在歧视性操作、体制盲目性且不承认某些群体的诉求。许多人口群体都可能受到歧视性做法的影响，例如：拉丁美洲的原住民、亚洲的宗教少数群体、阿拉伯国家的妇女、非洲的白化病患者以及许多大洲的残疾人口。毛里求斯（文本框2.5.1）和孟加拉国（文本框2.5.2）最近采取的干预措施旨在消除卫生服务和社会保护计划的障碍。

文本框2.5.2　孟加拉国减少贫困相关疾病

孟加拉国是世界上人口最多、密度最高、最易遭受灾害的国家之一。其领土面积几乎相当于英格兰和威尔士的总和，2016年人口达1.63亿。在过去的20年里，尽管其在卫生方面的公共支出不多（2015年占GDP的2.6%），但根据世界银行的统计，同年国内一般政府卫生支出微乎其微（同年占GDP的0.39%），但在改善儿童和妇女健康方面取得了显著成果，这使得孟加拉国成为该地区发展中国家的榜样（WHO，2015）。

多方力量（公共、私营和非政府组织）为迅速改善健康指标作出了贡献，如婴儿死亡率、5岁以下儿童死亡率和孕产妇死亡率、传染病的发病率（如疟疾、肺结核、腹泻、内脏利什曼病、艾滋病毒/艾滋病）、营养缺乏、免疫接种覆盖率和药品获取率（WHO，2015）。1990—2015年间，5岁以下儿童死亡率和孕产妇死亡率分别降了73.8%和69.1%（Ahmed，2016）。死亡率的下降对出生时预期寿命和生育率都产生了显著影响。

1990—2016年间,总出生预期寿命从58.4岁跃升至72.49岁。当按性别分层时,女性的获益更大。在此期间,男性的这一指标从58.05岁上升至70.89岁,而女性则从58.78岁上升至74.29岁。1990—2016年间,总生育率从4.49降至2.1(世界银行,2018)。人口指标表明,妇女的健康状况得到了显著改善。对于一个传统上存在性别差异的父权社会来说,这是一项了不起的成就。

这些成果与各个领域采取的措施有关,包括卫生、教育、社会保护、基础设施和经济发展。一些卫生项目获得了国际认可,如:扩大免疫规划、口服补液、预防和治疗目标传染病和营养不良。一系列相互依赖的决定因素与这些健康收益相关,例如女性受教育水平提高,这反过来又受到旨在提高女性中等教育水平并延迟婚育的女性助学金计划的强烈刺激(Hahn,2018)。

(2) 结构性不利因素。这些因素包括基础设施缺陷(如道路、交通、卫生设施)、通信系统的缺乏、自然灾害频发(如水患危机)以及经济活动水平低,干扰了所有服务市场的供给。这些问题与地理因素和发展中国家乡村地区的低经济活力密切相关。博茨瓦纳(文本框2.5.3)推动了医疗卫生项目的广泛转变,以改善贫困农村地区的卫生服务基础设施。巴西(文本框2.5.4)也提供了相关经验,说明初级保健和社会转移项目的互动效应如何降低与贫困相关疾病的发病和死亡率。

文本框2.5.3　消除贫困是卢旺达发展战略的一部分

卢旺达在20世纪90年代中期的暴力冲突(包括1994年的种族灭绝)之后,实现了快速持续增长、大幅减贫,并减少了不平等现象。根据Verpoorten(2014)的研究,最重要的驱动因素包括:大规模援助;对健康、教育和农业的公共投资增加;生育率转变;以及国际商品价格上涨。

世界银行公开数据能够比较冲突后时期和当前的差异,数据显示,卢旺达接收的官方发展援助净额从2000年的3.21亿美元增加到2016年的11.48亿美元。中学入学率从2000年的11%增加到2016年的37%。健康指标显著改善:同一参考年下,出生时总预期寿命从2000年的48岁增长到2016年的67岁,总生育率从每名妇女生育5.6胎降至3.9胎。2001—2015年间,实际GDP年增长率平均约为8%。

卢旺达根据《2020年愿景(Vision 2020)》(长期)和第二个《经济发展和减贫战略2》(*Economic Development and Poverty Reduction Strategy*:*EDPRS 2*)(中期)制定了发展政策。政策强调将生态目标与社会目标相结合,如:经济转型与减贫,例如,将国家从农业型经济转向知识型和服务型经济,同时到2020年将贫困人口比例从30%降至9%以下(World Bank,2017)。

卢旺达还推动了卫生部门改革,这对母婴健康产生了重要影响。根据Bucagu(2012)的研究,在2006—2010年期间,因扩大了基于设施的生育政策,农村地区卫生部门的改善尤其显著,主要得益于卫生工作者技能、基于工作表现的资金供给、基于社区的医疗保险和更好的治理。

根据世界银行开放数据的统计,卢旺达每千例活产儿中5岁以下儿童的死亡率从2000年的195例降至2016年的39例。这一显著变化与受过专业培训的卫生人员的分娩服务覆盖率的增加密切相关,覆盖率从31%(2000年)上升到91%(2016年)。此外,通过人口健康调查数据(DHS 210)比较了财富水平最高与最低的两个五分位群体之间的健康指标差异。显示两组之间在孕前护理(至少一次访问)、第3剂白喉-百日咳-破伤风疫苗(DPT3)和麻疹免疫接种、完整的免疫覆盖率(1岁)、早期开始母乳喂养、维生素A补充等方面差异很小(WHO,2013)。这两组之间的百分点差异从−1.6(早期开始母乳喂养)到8.6(完整的免疫覆盖率)。当时,最大的差异来源于是否由熟练的卫生工作人员接生。最贫困的五分之一人群由此类人员接生的比例为61.2%,而最富有的五分之一人群的此类接生率为85.9%。但随着时间的推移,这种差距正在逐渐缩小。

文本框2.5.4 初级保健和社会转移项目对减少巴西保健不平等现象的相互作用

1981—2014年,巴西是世界上贫困下降最为显著的国家之一。根据世界银行数据(2018年),在此期间,按每天支出1.90美元(2011年购买力平价)计算的贫困人口比率从21.4%降至2.8%。该指标指的是被归类为"极端贫困"的人口。1980—2014年,根据巴西人口普查局(Brazilian Census Bureau,IBGE)的数据,婴儿死亡率(每千例活产婴儿)从69.12降至14.4,这表明正如科学文献中对不同国家的描述一样,减贫成果影响了公共卫生指标的改善。令人惊讶的是基尼指数的下降,该指数从1981年到2003年长期稳定在58%左右,2015年达到51.3%。有三个决定因素似乎与贫困和不平等的减少有关:正式就业人数增加、最低工资增高,以及社会转移项目覆盖面的迅速扩大,其中"家庭津贴计划"(bolsa familia programme)是巴西主要的项目。前者对于保护极端贫困人口免受社会经济逆境的影响尤为重要,在降低贫困严重程度方面占66%(Tesouro Nacional,2016)。

巴西的初级卫生保健计划(家庭健康计划 family health strategy,FHS)是世界上同类计划中规模最大的。2018年,该计划覆盖了2.06亿人(占巴西人口的98.5%)。超过26.3万名社区卫生人员组成4.2万多个团队,为当地居民提供全面的预防性医疗保健服务。有强有力的证据表明,家庭健康计划有助于降低婴儿死亡率,特别是因腹泻和呼吸道感染导致的新生儿后期死亡率,还能改善口腔健康,增加被忽视疾病的检测和关键数据的报告(Macinko,Harris,2015)。尽管这是一个普遍适用的项目,但它对只使用公共卫生系统的贫困人群更为重要,有助于减少健康不平等。家庭健康计划在减少黑人/混血和白人在门诊治疗敏感疾病导致的死亡差异方面作出了贡献(Hone et al.,2017)。

家庭津贴计划的减贫效果(包括改善营养)以及促进获得家庭健康策略的激励措施,与降低5岁以下儿童的死亡率有关(Rasella et al.,2013),以及在较贫困的市镇中降低结核病发病率(Nery et al.,2017)和麻风病发病率(de Andrade et al.,2018)有关。

社会转移和高覆盖率初级卫生保健的互动效应不仅有效,而且非常高效。2017年,对家庭津贴计划的投资仅占巴西国内生产总值的0.43%,家庭健康策略的投资仅占0.31%(Senado Federal do Brasil,2018)。

(3) 能力限制。某些个体状态或特性可能降低其与公共机构和公务员接触的能力。这些情况很多,例如:残疾,精神障碍,低教育水平(识字和算术),语言不流利,受家庭暴力和虐待影响,缺乏自信,缺乏可用时间,具有照顾儿童、老人和病人的责任。

2.5.9 社会参与

社会参与通常被认为是健康不平等干预措施在资金、内容和管理方面可持续性的一个条件。如果社会参与积极,就能防止对卫生系统的政治干预,特别是在政府更迭的情况下。社会参与被视为制度化进程的基本组成部分,在《2030年议程》的许多目标中都有提及。然而,社会参与是指代表在政策论坛上的一系列广泛参与,包括参与决策过程的不平等。

Arnstein(1969)将参与过程描述为具有八个步骤的阶梯,社会参与程度从仅提供信息到公民控制不等,即对权力的不同程度的获得,从仅召集以通报在他处作出的决定,到有效参与。

Gaventa(2006)提出了一个更为复杂的模型(立方体形),参与形式可以在三个不同的层面(地方、国家和全球)中变化。参与的空间可以是封闭、受邀的,也可以是主张/创造的。而权力本身的形式可以是:

(1) 可见型,决策过程透明可察。

(2) 隐藏型,政治议程的制定由掌权者和权力机构控制。

(3) 无形型,管理者通过心理或意识形态机制运作,阻止人们了解不恰当的话题。

2.5.10 结论

近几十年来,所有地区的贫困率都急剧下降。然而,在非洲、亚洲和美洲,贫困仍然是大部分人口面临的脆弱问题。经济危机加剧了这种风险,导致失业增加、财政空间缩小,从而损害了各国的社会保护水平和安全网。贫困和极端贫困的面貌正在发生变化,变得更加城市化,影响到老年人口,同时仍然高度集中在农村地区和儿童中。如果说贫困在减少,那么社会经济不平等的规模和复杂性却在增加。全球和国家财富的集中考验着国家是否有能力实现公平、融合以及让人们感受到社会的公平。

贫困和不平等不再是孤立的国家问题。全球经济和文化一体化的程度表明,一些社会群体的繁荣如何通过复杂的经济不公平优势网络,与更大人口群体的不利状况相关联。特别是在非洲和亚洲,其次是欧洲所面临的移民危机显示,自然灾害、政治冲突、经济危机、宗教或种族对立,可能驱使大量贫困人群向更安全的地区迁移,从而扩大了将近期危机与历史贫困相结合的背景对其他地区的影响。

贫困和不平等会影响健康的各个方面:健康的决定因素、促进和预防行动的获取,以及健康干预。因此,疾病、死亡和残疾的不平等健康模式在不同人群中流动。健康不平等在全球范围内普遍存在,贫困地区和贫困居民的健康不平等现象更为严重。

制定消除贫困和不平等的政策需要通过地方、国家和全球层面的方法。《2030年议程》是一项值得称赞的倡议,提出了同时应对健康问题及其社会决定因素的多领域方法。各国也针对消除贫困、饥饿、健康问题以及与环境和经济干预措施相关的不平等现象作出了承诺。然而,缺乏明确的筹资策略限制了其可行性。

国家和地方干预措施对减少健康不平等作出了决定性贡献。利用社会参与有助于促进减少健康不平等的公共政策。孟加拉国、卢旺达、巴西和毛里求斯等国的不同卫生和其他社会政策举措,提供了在减少健康不平等的同时改善人口健康状况的替代途径。

(翻译:沈蕊、冯录召)

参考文献

Ahmed, S.M., et al.(2016).Cross-country analysis of strategies for achieving progress towards global goals for women's and children's health.Bulletin of the World Health Organization, 94(5), 351.

Arnstein, S.R.(1969).A ladder of citizen participation.Journal of the American Institute of Planners, 35(4), 216-24.

Bongaarts, J.(2017).Africa's unique fertility transition.Population and Development Review, 43, 39-58.

Bucagu, M., Kagubare, J.M., Basinga, P., Ngabo, F., Timmons, B.K., and Lee, A.C., (2012).Impact of health systems strengthening on coverage of maternal health services in Rwanda, 2000-2010: a systematic review.Reproductive Health Matters, 20(39), 50-61.

Castano, J., Ospina, J.E., Caylà, J.A., and Greer, S.L.(2016).Restricting access to health care to immigrants in Barcelona: a mixed-methods study with immigrants who have experienced an infectious disease.International Journal of Health Services, 46(2), 241-61.

Comissão Nacional Sobre Determinantes Sociais da Saúde(CNDSS)(2008).As Causas Sociais das Iniqüidades em Saúde no Brasil.Editora Fiocruz.[Online]Available at: http://bvsms.saude.gov.br/bvs/publicacoes/causas_sociais_iniquidades.pdf

Commission on Social Determinants of Health(CSDH)(2008).Closing the Gap in a Generation: Health Equity Through Action on the Social Determinants of Health: Final Report of the Commission on Social Determinants of Health.[Online]Available at: http://apps.who.int/iris/bitstream/handle/10665/43943/9789248563706_por_contents.f? sequence=8

Cruces, G.A.and Machinea, J.L.(2010).Instituciones de la política social: objetivos, principios y atributos.In: Martínez, R.(ed.)Institucionalidad Social en América Latina.Santiago: CEPAL, pp.31-54.

de Andrade, K.V.F., Nery, J.S., Penna, M.L.F., Penna, G.O., Barreto, M.L.&Pereira, S.M.(2018).Effect of Brazil's conditional cash transfer programme on the new case detection rate of leprosy in children under 15 years old.Leprosy Review, 89, 13-24.

Deaton, A.(2013).The Great Escape: Health, Wealth, and the Origins of Inequality.Princeton, NJ: Princeton University Press.

Eckert, S.and Kohler, S.(2014).Urbanization and health in devel-oping countries: a systematic review.World Health&Population, 15(1), 7-20.

Evans, T.and Brown, H.(2003).Road traffic crashes: operationalizing equity in the context of health sector reform.Injury Control and Safety Promotion, 10(1-2), 11-12.

Food and Agriculture Organization(FAO)(2015).El Estado de la Inseguridad Alimentaria en El Mundo 2014.Fortalecimiento de un Entorno Favorable Para la Seguridad Alimentaria y la Nutrición.Rome: Food and Agriculture Organization Publications.

Franco, R.and Székely Pardo, M., 2010.Institucionalidad social en América Latina.Chile: Documentos de Proyectos, Comisión Económica para América Latina y el Caribe, CEPAL.

Galobardes, B., Shaw, M., Lawlor, D.A., Lynch, J.W.and Smith, G.D.(2006).Indicators of socioeconomic position(part 1).Journal of Epidemiology&Community Health, 60(1), 7-12.

Gaventa, J.(2006).Finding the spaces for change: a power analysis.IDS Bulletin, 37(6), 23-33.

Guanais, F.C.2015.The combined effects of the expansion of pri-mary health care and conditional cash transfers on infant mortality in Brazil, 1998-2010.American Journal of Public Health, 105(S4), S593-9.

Hahn, Y., Islam, A., Nuzhat, K., Smyth, R., and Yang, H.S.(2018).Education, marriage, and fertility: long-term evidence from a fe-male stipend program in Bangladesh.Economic Development and Cultural Change, 66(2), 383-415.

Hill, S., Amos, A., Clifford, D.and Platt, S.(2014).Impact of tobacco control interventions on socioeconomic inequalities in smoking: re-view of the evidence.Tobacco Control, 23(e2), e89-97.

Hoffman, K.and Centeno, M.A.(2003).The lopsided continent: in-equality in Latin America.Annual Review of Sociology, 29(1), 363-90.

Hone, T., Rasella, D., Barreto, M.L., Majeed, A.and Millett, C.(2017).Association between expansion of primary healthcare and racial in-equalities in mortality amenable to primary care in Brazil: a national longitudinal analysis.PLoS Medicine, 14(5), p.e1002306.

Hotez, P.J.(2017).Global urbanization and the neglected tropical dis-eases.PLoS Neglected Tropical Diseases, 11(2), p.e0005308.

Johnston, D.C.(ed.)(2015).Divided: The Perils of Our Growing Inequality(Vol.10).New York: The New Press.

Kidd, S.(2017).Social exclusion and access to social protection schemes.Journal of Development Effectiveness, 9(2), 212-44.

Labonté, R., Baum, F.and Sanders, D.(2015).Poverty, justice, and health.In: Detels, R., et al.(eds.)Oxford Textbook of Global Public Health.Oxford: Oxford University Press, p.89.

Landmann-Szwarcwald, C.and Macinko, J.(2016).A panorama of health inequalities in Brazil.International Journal for Equity in Health, 15(1), 174.

Macinko, J.and Harris, M.J.(2015).Brazil's family health strategy—delivering community-based primary care in a universal health system.New England Journal of Medicine, 372(23), 2177-81.

Marmot, M.(2015).The health gap: the challenge of an unequal world.The Lancet, 386(10011), 2442-4.

Martínez, R.(2017).Institucionalidad y desarrollo social.In: Martínez, R.(ed.)Institucionalidad Social en América Latina y el Caribe. Santiago: CEPAL, pp.23-51.

McGill, R., et al.(2015).Are interventions to promote healthy eating equally effective for all? Systematic review of socioeconomic in-equalities in impact.BMC Public Health, 15(1), 457.

Milanovic, B.(2016).Global Inequality: A New Approach for the Age of Globalization.Cambridge, MA: Harvard University Press.

Ministério da Saúde(2018).Histórico de Cobertura da Saúde da Família.Departamento de Atenção Básica.Brasília: Ministério da Saúde. [Online]Available at: http://dab.saude.gov.br/portaldab/historico_cobertura_sf.php

Nery, J.S., et al.(2017).Effect of Brazil's conditional cash transfer pro-gramme on tuberculosis incidence.The International Journal of Tuberculosis and Lung Disease, 21(7), 790-6.

Ottersen, O.P., et al.(2014).The political origins of health inequity: pro-spects for change.The Lancet, 383(9917), 630-67.

Rasella, D., Aquino, R., and Barreto, M.L.(2013).Impact of in-come inequality on life expectancy in a highly unequal developing country: the case of Brazil.J Epidemiol Community Health, 67, 661-6.

Rasella, D., Aquino, R., Santos, C.A., Paes-Sousa, R., and Barreto, M.L.(2013).Effect of a conditional cash transfer programme on child-hood mortality: a nationwide analysis of Brazilian municipalities.The Lancet, 382(9886), 57-64.

Repetto, F.(2004).Capacidad Estatal: Requisito Para el Mejoramiento de la Política Social en América Latina.Washington, DC: Inter-American Development Bank.

Requejo, J.H., et al.(2015).Countdown to 2015 and beyond: fulfilling the health agenda for women and children.The Lancet, 385

(9966),466-76.

Robinson, J.A.and Acemoglu, D.(2012).Why Nations Fail:The Origins of Power, Prosperity and Poverty.New York:Crown Business.

Ruger, J.P.(2004).Health and social justice.The Lancet, 364(9439), 1075-80.

Ruger, J.P.(2016).Global Health Inequalities and Justice.Understanding Health Inequalities and Justice:New Conversations across the Disciplines.Oxford:Oxford University Press, p.64.

Senado Federal do Brasil(2018).Orçamento Federal.SIGA Brasil.[Online]Available at:http://www9.senado.gov.br/QvAJAXZfc/opendoc.htm? do cument=senado%2Fsigabrasilpainelcidadao.qvw&host=QVS%40ww w9&anonymous=true&Sheet=shOrcamentoVisaoGeral

Social Europe(2018).Europe's refugee crisis.Available at:https://www.socialeurope.eu/focus/europes-refugee-crisis

Stiglitz, J.E.(2012).The Price of Inequality:How Today's Divided Society Endangers Our Future.London:WW Norton&Company.

Tesouro Nacional(2016).Gasto social do Governo Central 2002 a 2015.[Online]Available at:http://www.tesouro.fazenda.gov.br/documents/10180/318974/Gasto+Social+Governo+Central/c4c3d5b6-8791-46fb-b5e9-57a016 db24ec

UNDESA(2013).World Population Ageing 2013.United Nations, Population Division, Department of Economic and Social Affairs.ST/ESA/SER.A/348.

UNDESA(2014).HLPF Issue Briefs 5:From Silos to Integrated Policy Making.United Nations, Division for Sustainable Development.[Online]Available at:http://sustainabledevelopment.un.org/index.php? page=view&type=400&nr=1322&menu=35

UNDESA(2018).UN Major Conferences and Summits.[Online]Available at:http://www.un.org/en/development/desa/what-we-do/conferences.html

UN General Assembly (2000a). The Millennium Summit. [Online] Available at: http://www. un. org/en/events/pastevents/millennium_summit.shtml

UN General Assembly(2000b).The Millennium Declaration.[Online]Available at:http://www.un.org/millennium/declaration/ares552e.htm

UN General Assembly(2012).Resolution A/RES/66/288—The Future We Want.[Online]Available at:http://www.un.org/ga/search/view_doc.asp? symbol=A/RES/66/288&Lang=E

UN General Assembly(2015a).Third International Conference on Financing for Development.Addis Ababa Action Agenda(AAAA).[Online]Available at:https://www.un.org/esa/ffd/ffd3/index.html

UN General Assembly(2015b).Resolution A/RES/70/1.Transforming our world:the 2030 Agenda for Sustainable Development.[Online]Available at:http://www.un.org/ga/search/view_doc.asp? symbol=A/RES/70/1&Lang=E

Verpoorten, M.(2014).Growth, Poverty and Inequality in Rwanda:A Broad Perspective.WIDER Working Paper 2014/138.

von Gliszczynzki, M.(2015).Cash Transfers and Basic Social Protection—Towards a Development Revolution? Basingstoke:Palgrave Macmillan.

World Health Organization(WHO)(2013).Handbook on Health Inequality Monitoring:With a Special Focus on Low-and Middle-income Countries.Geneva:World Health Organization.

World Health Organization (WHO) (2013). Global Action Plan for the Prevention and Control of Noncommunicable Diseases 2013-2020.Geneva:Public Health England.Interactive map—NHS health check.[Online]Available at:https://www.healthcheck.nhs.uk/interactive-map/

World Health Organization(WHO)(2014).Global Tuberculosis Report 2014.Geneva:WHO.

World Health Organization(WHO)(2015).World Health Statistics 2015.Geneva:WHO.

World Health Organization(WHO)2015.Bangladesh Health System Review.Manila:WHO Regional Office for the Western Pacific.

World Bank(2018).World Bank Database.[Online]Available at:https://data.worldbank.org

World Bank(2018).Poverty Headcount Ratio at$1.90 a Day(2011 PPP)(%of Population).[Online]Available at:https://data.worldbank.org/indicator/SI.POV.DDAY? locations=BR

World Bank(2018).GINI Index(World Bank Estimate).[Online]Available at:https://data.worldbank.org/indicator/SI.POV.GINI? locations=BR

World Bank(2013).World Bank Database:Poverty.[Online]Available at:https://data.worldbank.org/topic/poverty

World Bank(2013).World Bank Database:Poverty.[Online]Available at:https://data.worldbank.org/topic/poverty

Worku, E.B.and Woldesenbet, S.A.(2015).Poverty and inequality—but of what-as social determinants of health in Africa? .African Health Sciences, 15(4), 1330-8.

2.6 基因组学与公共卫生

2.6.1 引言

在过去二十年里，基因组学领域已经取得若干重大进展，如人类基因组计划在2003年完成，基因组学工具用于医疗场所的疾病诊断，以及基因编辑技术用于治疗多种疾病等。为了"准确有效地转化基因组学的知识和技术，促进全人类健康"，"公共卫生基因组学"这一学科逐渐形成（Bellagio，2005；Bellagio，2019）。与此同时，越来越多的人认为，传统制式化的治疗方式很快就会过时，在不久的将来，个性化的药物、疗法和干预将成为首选（Molster et al.，2018）。

基因组学奠定了"精准医疗"的平台。精准医疗利用基因组学技术的进步提供大量个体信息，通过确定个体的基因、环境和生活方式之间的相互作用，为个体提供有针对性的干预措施（Khoury et al.，2017）。基因组学技术的快速发展带来了大量个体信息和群体信息。而"精准公共卫生"这种新方法，则是将个体水平上生成的关于基因、环境、行为及社会经济因素的信息相结合，利用大数据指导研究者在适当的时间对适当的人采取适当的干预措施（Khoury et al.，2017）。

尽管公共卫生基因组学、精准医疗和精准公共卫生在改善人类健康方面发挥了至关重要的作用，但仍需不断改进以更好地促进人类健康，尤其是发展中国家的人类健康。本章将讨论这些领域取得的进展，并重点介绍面临的挑战及发展的方向。

遗传变异与许多临床结局相关，这些变异可以是单核苷酸多态性（single nucleotide polymorphisms，SNPs）、单个基因或多个基因中的SNPs组合和染色体畸变（Molster et al.，2018）。因此，既可以通过基因检测对疾病进行诊断或预测，筛查特定疾病的患者或高危人群，也可以通过药物基因组学研究确定合适的治疗方式。当基因检测作为预测工具时，可用于新生儿代谢性疾病（如苯丙酮尿症）的筛查，可用于确定个体是否为某种隐性遗传疾病的等位基因携带者，而该隐性等位基因可能会遗传给后代，也可用于对胎儿进行遗传性疾病或染色体异常的无创检测，还可用于体外受精以检测胚胎是否存在特定的基因或染色体异常。基因检测技术的选择因所关注问题而异。对于单基因疾病或孟德尔疾病，通常选择SNP基因分型和目标基因捕获测序等简单技术。对于染色体结构或数量异常的染色体疾病，通常选择染色体核型分析，但该技术只能提供少量遗传密码本身的信息。多基因疾病是由一系列突变引起的，这些突变可能发生在多个不同的基因上，从而导致特定的表型（Khoury et al.，2017）。例如，某几种突变的组合可导致高血压、冠状动脉疾病和神经精神疾病。对于多基因疾病的检测则更为复杂，特别是当致病基因未知时。当致病基因已知时，可对具体已知的基因进行针对性测序。然而，当致病基因未知时，通常更倾向于选择全外显子组测序（whole exome sequencing，WES）或全基因组测序（whole genome sequencing，WGS）。

随着全基因组关联研究（genome-wide association studies，GWAS）的蓬勃发展，现在能够在基因组范围内确定导致特定疾病表型的遗传变异，许多达到全基因组显著关联水平的遗传变异位于非编码区。而全基因组测序（WGS）具有两个显著优势，优势之一在于该技术涵盖了基因组编码区和非编码区的变异，而许多在全基因组范围内具有重要意义的变异恰恰都位于非编码区。另一个优势在于个体的全基因组测序数据不会随时间推移而改变，且包含了大量个体可能经历的、与健康结局息息相关的宝贵信息（Molster et al.，2018）。

2.6.2 目前使用的公共卫生基因组检测技术

基因检测的迅速普及使得在常规临床医疗环境中或直接面向消费者的商业环境中检测个体一系列健康问题成为可能。根据基因检测注册处（Genetic Testing Registry，GTR）（https://www.ncbi.nlm.nih.gov/gtr/）数据显示，由美国国立卫生研究院（National Institute of Health，NIH）设立的基因检测信息提交中心共有来自全球543家实验室的9 701种疾病、18 631个基因的相关数据（最后访问日期：2019年8月16日）（美国国家生物技术信息中心，2019）。并且，目前美国在GTR注册的实验室数量最多，约有50%的数据来自该国的实验室。GTR中的疾病包括一些罕见病和各类常见病，检测报告内容涉及疾病的风险评估、预测、诊断和预后。值得注意的是由于GTR信息基于自愿原则提交，其准确性尚未被核实（美国国家生物技术信息中心，2019）。目前基因组检测技术主要应用于疾病的诊断、预测以及生殖基因检测，以解决特定的临床问题或作为筛查工具。

2.6.2.1 诊断性基因组检测

诊断性基因组检测通常用于确定临床诊断。个体进行检测所获得的基因信息对亲属和自身的治疗监测都极具价值。若通过检测发现个体携带某种遗传性疾病的基因标志物，则应鼓励该个体的其他家庭成员也进行诊断性基因组检测（Molster et al.，2018）。

2.6.2.2 预测性基因组检测

与个体患遗传性疾病风险相关的遗传变异被用作预测性工具或生物标志物，一些预测性基因组检测可在体征或症状出现前对遗传变异进行筛查，包括癌症筛查、新生儿疾病筛查和病原体检测。

2.6.2.3 遗传性乳腺癌和卵巢癌

目前已获报道的遗传性肿瘤综合征超过50种，其中大多数肿瘤都可进行预测性基因检测（国家癌症研究所，2019）。研究发现遗传性乳腺癌和卵巢癌（hereditary breast and ovarian cancer，HBOC）与*BRCA1*和*BRCA2*基因突变有关，这些基因编码肿瘤抑制蛋白，该蛋白可以帮助人体修复损伤DNA。因此，当*BRCA1*和*BRCA2*基因发生突变时，肿瘤抑制蛋白不能正常合成，DNA损伤修复受阻，进而可能导致癌症发生。5%的乳腺癌患者存在*BRCA1*和*BRCA2*基因突变，而在卵巢癌患者中这一比例达10%～15%（Armstrong et al.，2019）。此外，*BRCA1*和*BRCA2*基因突变的女性一生中罹患乳腺癌（50%～85%）和卵巢癌（15%～40%）的概率明显更高。在*BRCA1*和*BRCA2*基因（BRCA，2019）中已发现数千个突变，其中许多突变并不会导致癌症，但某些突变会导致蛋白质翻译中止。BRCA交流计划（BRCA，2019）等合作项目旨在了解世界各地不同种族背景人群*HBOC*基因突变的遗传学基础，这些项目能够为特定国家和种族的患者提供具有临床意义的遗传变异信息，相较于一般信息来说对患者而言更具价值。

*BRCA1*和*BRCA2*基因与罹患乳腺癌终生风险关联最强，除此之外，还存在其他与乳腺癌易感性相关的基因。已确定的与乳腺癌终生风险相关的基因有：*TP53*（50%～80%）、*PTEN*（50%～85%）、*CDH1*（39%～

52%)、*STK11/LKB1*(35%～50%)、*PALB*(20%～30%)、*CHEK2*(15%～25%)、*NF1*(15%～25%)和*p16*(15%～25%)(国家癌症研究所,2019)。已确定的与卵巢癌风险相关的基因有:*BRIP1*、*RAD51C*和*RAD51D*(国家癌症研究所,2019)。目前,基因组检测服务可以在商业环境下由相关机构直接向消费者提供,也可以在临床医疗环境下由医疗保健提供者和遗传咨询师向患者提供。

2.6.2.4 新生儿筛查

新生儿筛查(newborn screening,NBS)是指对出生几天的婴儿进行预测性检测。越来越多的新生儿筛查试验提供了预测性证据,用以评估婴儿罹患特定的代谢性疾病、激素紊乱和遗传疾病的风险(Therrell et al.,2015;Urv,Parisi,2017)。NBS代谢性疾病包括苯丙酮尿症、甲基丙二酸血症、枫糖尿症(maple syrup urine disease,MSUD)、酪氨酸血症、瓜氨酸血症和中链酰基辅酶A脱氢酶(medium chain acyl CoA dehydrogenase,MCAD)缺乏症;激素紊乱包括先天性甲状腺功能减退症和先天性肾上腺皮质增生症;其他遗传疾病包括镰状细胞病、血红蛋白SC病、β地中海贫血症、半乳糖血症、生物素酶缺乏症、囊性纤维化、重症联合免疫缺陷(severe combined immunodeficiency,SCID)、庞贝病(glycogen storage disease type Ⅱ)、黏多糖贮积症Ⅰ型、X连锁肾上腺白质营养不良症和脊髓性肌萎缩症(spinal muscle atrophy,SMA)(Therrell et al.,2015;Urv,Parisi,2017)。大多数NBS基因检测基于质谱法,可同时筛查多种疾病,检测结果可为诊断、治疗、随访和评估提供参考。由于第二代测序技术等传统基因检测获取结果需要耗费一定时间,通常不建议将其作为NBS的首选技术(Berg et al.,2017;Ceyhan-Birsoy et al.,2017)。目前,研究人员正在积极探索其他基于DNA的基因检测技术,以补充现有的NBS方法(Friedman,2015)。

2.6.2.5 胚胎植入前和产前基因检测

胚胎植入前基因检测是指在体外受精前确定胚胎是否存在遗传异常的检测技术。只有通过检测的胚胎才会被植入子宫,以降低遗传异常患儿的出生概率。通常会选择全基因组测序和外显子组测序进行胚胎筛选。

另一种检测是产前基因检测,用于检测胎儿基因和染色体的遗传变异。该检测可用于发现唐氏综合征和神经管缺陷等疾病。检测结果可为父母亲选择是否终止妊娠提供参考,若决定继续妊娠,其结果也利于为孩子出生后的护理做好准备。包括全基因组测序和外显子组测序在内的新型检测技术不断发展,以检测遗传异常(Vora,Wapner,2018)。无创产前检查(noninvasive prenatal testing,NIPT)是检测胎儿在母亲血液中循环的细胞游离DNA(cell-free DNA,cfDNA)的一种技术(Vora,Wapner,2018)。目前已有NIPT全基因组测序或外显子组测序的相关报道(Fan et al.,2012;Kitzman et al.,2012),但这些技术仍存在一些局限性,包括测序成本较高、细胞游离胎盘DNA有限、确定胎儿基因组需要父亲DNA等。

2.6.2.6 病原体基因组学

基因组学在病原体检测(特别是传染病)中的应用是公共卫生基因组学领域的巨大进展。随着分子技术和生物信息学不断发展,研究人员能够更快地检测病原体基因组,进而改变医疗和公共卫生实践(Gwinn et al.,2019)。美国疾病预防控制中心(CDC)指出,病原体基因组学在公共卫生领域的应用包括诊断是否感染、调查疾病暴发情况、描述传播模式、监测抗微生物耐药性以及制定包括疫苗在内的干预方案等(CDC,2019)。CDC有一项高级分子检测(advanced molecular detection,AMD)计划,该计划利用最新技术检测病原体基因组的关键区域,获得的基因组数据将免费共享。值得注意的是,获取病原体基因组数据正是了解可能威胁公共健康的病原体变异、识别新病原体、开发诊断性检测技术以及确定和监测疾病暴发的关键(CDC,

2019)。与此同时,越来越多的国家参与数据共享,这将显著促进病原体基因组学的发展。

目前,第二代测序技术正被用于病原体基因组学研究,与传统临床诊断技术相比,它能更为快速可靠地提供结果。而纳米孔测序作为一种更新颖的测序方法,有可能成为公共卫生基因组领域的最大变革,该测序的第一台商用仪器具有出色的便携性(不受场所限制,甚至可在疾病暴发现场进行测序)。在巴西农村地区开展的研究极佳地体现了该技术的便携性,研究者们在移动基因组学实验室中使用纳米孔测序技术监测寨卡病毒(Faria et al.,2017)和黄热病病毒(Faria et al.,2018)的遗传多样性,通过对研究产生的序列进行实时分析,生成了关于病原体多样性、分布和传播的数据。除了仪器的便携性,纳米孔测序技术还具有诸多其他优势,如样品制备快、灵活性强、序列读数长、成本相对较低等。基于这些优势,在临床医疗环境和公共卫生环境中,纳米孔测序技术成为病原体检测的首选(Besser et al.,2017;Quainoo et al.,2017;Gwinn et al.,2019)。

值得注意的是,在临床医疗环境中实施的技术必须符合一定标准,才能获得充分利用并为公众健康带来益处。部分标准包括:使用简易、成本效益高、获取结果迅速、风险最小化、试剂保质期长,以及能够在资源受限的环境(如电力中断和极端温度)中发挥作用。例如,尽管GeneXpert MTB/RIF检测技术能够以极高的灵敏度和特异度检测普通结核病和耐多药结核病,然而该技术在资源受限的环境中并不能有效发挥作用,而恰恰大多数结核病患者正是置身于这类环境中(Evans,2011;van Rie et al.,2011)。因此,对于在资源受限环境中流行疾病的新检测技术需要谨慎考虑上述标准,以实现对公众健康的效益最大化。

2.6.3 基因检测评估

基因检测是一个飞速发展且有很多临床应用的领域。目前世界各地都在使用一些基因检测方法,例如前文中所提到的GTR(https://www.ncbi.nlm.nih.gov/gtr/)。虽然新引入的基因检测方法对改善患者健康具有巨大潜力,但仍需要对这些检测方法进行全面评估,以确保它们在临床使用时准确无误,并能改善患者的治疗效果。目前已经开发了一些方法来指导利益相关方(患者、临床医生、医疗保健系统决策者、保险公司和公共卫生从业者)在多样的临床环境中对包括基因检测在内的各种检测进行评估。诊断性基因检测的实施过程十分复杂,涉及多个层面的评估和验证。ACCE(analytical validity,clinical validity,clinical utility,ethical,social and legal implications)框架指出基因检测评估包含四大关键内容:分析有效性、临床有效性、临床效用以及相关的伦理、法律和社会影响(Pitini et al.,2018)。其中,分析有效性和临床有效性是衡量基因检测准确性的两个主要指标,临床效用是衡量基因检测质量的一个指标(Holtzman,Watson,1999)。

(1)分析有效性是指对特定基因或遗传变异是否存在的预测程度(Teutsch et al.,2009),即能否准确检测出特定遗 传变异是否存在。

(2) 临床有效性是指所分析的遗传变异与特定疾病是否发生或发生风险的相关程度(Teutsch et al.,2009;Wylie Burke,2014)。

(3) 临床效用是指检测是否能提供对患者有利的与疾病诊断、治疗、管理或预防相关的信息(Teutsch et al.,2009;Wylie Burke,2014)。

美国医疗保健研究与质量局(Agency for Healthcare Research and Quality,AHRQ)的报告评估了四种常用方法,这些方法涵盖了基因检测评估的主要领域。这四种方法分别是USPSTF(US Preventative Services Task force,美国预防服务工作组)(Harris et al.,2001;Trinite et al.,2009)、Fryback-Thornbury层次结构(Fordyce,Douglas,2017)、ACCE以及EGAPP(Evaluation of Genomic Applications in Practice and Prevention,基因组学在实践和预防中的应用评价)(Teutsch et al.,2009)。其中,Fryback-Thornbury层次结构提供了一般概念指导,USPSFT和EGAPP则主要分析目标人群的重要问题。另一个值得关注的方法是麦克马斯特大学(McMaster University)评估方法,它在基因检测决策方面更为全面和详细(Giacomini et al.,2003)。此外,GETT(Genetic Testing Evidence Tracking Tool,基因测试证据追踪工具)也被用于基因检测评估(Rousseau et al.,2010)。

USPSTF的主要目标是为预防服务提供准确可靠的循证证据。它提供了一个正式的分析框架和对关键问题的证据评估细则，有利于建立证据链，但该方法更注重预防性服务，缺乏对临床应用的关注（Sawaya et al.，2007）。与此相反，Fryback-Thornbury层次结构则考虑了诊断功效和诊断思维的临床价值。它对医学检验的效用等级提供了分层表述，使得评估者针对特定检验目的或预期结果能够确定自己需要评估哪些证据类型（Morrison，Boudreau，2012）。然而，该方法缺乏正式的循证评估程序。而EGAPP则是一个对基因检测进行循证评估的系统方法（Teutsch et al.，2009）。ACCE是评估基因检测证据的分析方法。该方法包括44个条目，涵盖了四个证据类型（分析有效性、临床有效性、临床效用及伦理、法律和社会影响（ethical，legal，and social implications，ELSI））（Sanderson et al.，2005），提供了一种精细化的方法来评估不同的证据类型。然而，ACCE并未提供评估证据强度的细节，且该方法针对单基因检测开发，难以扩展到多基因面板或基因组规模的测序检测。麦克马斯特大学评估方法则是一个用于指导加拿大安大略省预测性基因检测的公共覆盖的评估模型（Giacomini et al.，2003）。该方法从保险公司的角度出发，将基因检测技术评估与保险覆盖决策相结合，为保险公司确定保险覆盖范围提供了标准，并提出了实施保险覆盖方案的前提条件。由于该方法是为加拿大医疗系统开发的，因此缺乏正式的循证评估程序。此外，GETT为系统识别和组织已发表的基因检测证据提供了框架。它包括72个定义明确的项目/问题，分为10个类别和26个次主题，包括疾病流行病学和遗传学概述、现有诊断工具及其分析和临床表现、质控方法、实验室和临床最佳实践指南、临床效用、对医疗保健的影响以及社会心理、伦理和法律影响。该方法不仅能帮助研究人员总结当前证据并进一步确定研究的知识缺口；还能帮助利益相关方收集特定分子检测数据并改进其决策（Rousseau et al.，2010）。其缺点是缺乏评估证据强度的细节，且该方法针对单基因检测开发，难以推广到多基因面板或基因组规模的序列检测。

基于与USPSTF类似的分析框架对ACCE阐述的证据类型进行评估的混合方法可能是一种更优的方案。该方案具备灵活性，可以对基因检测的不同主题进行评估，如普遍关注的结局和优质循证证据的总结（Sanderson et al.，2005）。但它侧重于单基因检测，难以扩展到更广泛的基因组技术。

为充分发挥基因检测的潜力并避免不当使用，需要广泛了解基因组检测技术，并促进临床医生、研究人员和制药公司之间的沟通。前面介绍的各种方法旨在促进生产商、检测研究人员、系统审查员、监管者和其他决策者之间的交流合作，而这些交流合作首先需要促进临床医生和患者对基因检测的理解。未来的基因检测评估方法也应广泛适用于各种检测技术，基因组学（第二代测序）和相关领域（蛋白质组学、代谢组学）的复杂性和快速发展也需要随时间推移进行重新评估和框架调整。

未来需要对患者的疗效进行评估以确定患者是否从基因检测中获益，同时，也需要确认接受检测的患者是否比未接受检测的患者结局更佳。最后，需要从社会层面进行观察，确认基因检测是否会对整个人群的健康产生有利影响，从而采取有效的健康干预措施（Hall，Olopade，2005；Phillips et al.，2014）。此外，对基因组医学的伦理、法律和社会影响（ELSI）以及大规模应用基因技术的影响进行研究也很重要（Clayton，2003）。除了准确检测遗传变异的技术功效、分析功效、灵敏度和特异度外，还要考虑治疗和管理功效以及诊断思维功效。这些证据维度是对迄今为止现有评估方法的综合整理，可在统一相关术语和概念定义的基础上，为未来合作提供坚实的平台。

2.6.4　药物基因组学检测

药理学与基因组学的结合产生了药物基因组学这一新领域，其主要研究人类基因对药物疗效的影响。根据个体的基因组成定制安全有效的药物并确定合适的剂量是精准医疗的主要目标之一。目前大多数正在生产和使用的药物都是“制式化”的。然而，越来越多的证据表明，药物对不同个体的作用并不相同。

药物基因组学涉及DNA和RNA对药物疗效的影响，而药物遗传学只涉及DNA，并且通常观察的是单一基因变异而非多基因变异对药物疗效的影响。药物基因组学是一个相对新兴的研究领域，由于不同个体的药物疗效不同，该研究领域前景广阔。药物基因组学也有望根据个体的基因组成，以剂量依赖的方式设计出安全有效的治疗方法（Roden et al.，2019）。目前市场上生产的大多数药物都是“制式化”的，并未考虑药物基因组学。此外，多数已通过临床试验的药物主要在欧美白种人、部分亚洲人和少数非洲人身上进行测试，因此将这些治疗方法推广至发展中国家人群并不总能获得成功。使用制式化药物的主要问题之一是药物不良反应（adverse drug reactions，ADRs），其发生频率很高，即使在发达国家也有大量记录。当前大多数临床医生在开药时采用试错法，即当一个人出现不良反应或疗效不佳时，医生通常采取改变药物剂量或更换药物类型的方法。这一试错过程耗时长、成本高，还有可能导致患者早逝。据估计，仅在美国，每年就有超过10万人死于严重不良反应（Tan et al.，2016）。而在发展中国家，死于药物不良反应的人数更是远超发达国家。其主要原因是药物研发过程中忽略了遗传变异的影响。另外，非洲人群的遗传多样性比其他种族高出数倍（Masimirembwa et al.，2014），意味着其对整合药物基因组学开展药物研发的需求更加迫切。

明确一种药物对个体是否有效，应从药代动力学和药效学两方面进行考虑。药代动力学是指药物的吸收、向靶点转运、代谢和排泄的过程（Roden et al.，2019）。药效学是指药物作用的可变性，这种可变性不能归因于药物浓度，而是代表活性药物与其效应分子或其他机制（如疾病机制的可变性）相互作用的变化（Roden et al.，2019）。迄今为止，所确定的大部分药代遗传学性状与药代动力学控制机制有关。

2.6.5 药代动力学机制

通过两个具体例子阐明单基因变异如何影响药代动力学，从而产生巨大效应。第一个例子是关于需要利用生物活化途径来达到预期治疗效果的药物。这种生物活化途径通常涉及单一的药物代谢酶，导致这些酶功能丧失的遗传变异可以降低或阻断药物作用。例如，可待因通过*CYP2D6*基因进行生物活化，成为活性代谢物吗啡（Roden et al.，2019）。目前大多数已发现的遗传变异会导致药物代谢酶功能的部分或完全丧失从而影响药效。在生物活化途径中导致功能增强的遗传变异较少，这种情况则会造成药物过量反应。例如，CYP2C19*17遗传变异与氯吡格雷治疗期间出血有关（Sibbing et al.，2010）。

第二个例子是在服用治疗活性范围较窄（即治疗剂量和毒性剂量之间的余量很小）和主要通过单一药物代谢系统进行消除的药物时，药代动力学的变化会产生较大影响，导致错失最佳活性甚至达到中毒剂量。例如，抗白血病药物6-巯基嘌呤在正常情况下会被硫嘌呤甲基转移酶（thiopurine methyltransferase，TPMT）和黄嘌呤氧化酶生物灭活。但TPMT变异的纯合个体，其灭活能力下降，会出现危及生命的骨髓毒性（Relling et al.，2019）。

转运体是负责药物进出细胞的分子。当转运体受到基因突变影响时，其作用靶点的药物浓度也会发生改变。SLCO1B1编码的OATP1B1蛋白就是一个受基因突变影响的外排转运体的例子，在非洲人群中，这种变异具有个体差异（Naidoo et al.，2018；Naidoo et al.，2019）。

2.6.6 药效学机制

某些综合征的治疗受药效学影响。第一个例子与抗凝药物华法林有关，它通过抑制维生素K依赖性凝血因子的产生来治疗血栓性疾病。其药物剂量受负责药物代谢的细胞色素P450家族（CYP2C9、CYP4F2、CYP2C）酶编码基因以及体内循环维生素K的VKORC1编码基因的影响（Belley-Cote et al.，2015；Nagai et al.，2015）。通过检测这些基因变异，可协助临床医生在使用华法林时作出正确决定。若不进行检测而仅按标准剂量给药，可能会导致血液中药物过多，从而造成出血和死亡；或导致血液中药物不足，从而造成血栓形成。

另一个例子是在艾滋病治疗过程中，联合使用抗逆转录药物。如使用阿巴卡韦药物会出现严重不良反应，包括发热、恶心、呕吐和死亡。研究表明，对携带HLA-B*57等位基因的个体使用阿巴卡韦会增强其不良反应，因此建议在使用该药物前进行HLA-B*57等位基因的检测（Sousa-Pinto et al.，2015；Illing et al.，2017）。白种人中HLA-B*57的等位基因频率约为6%，非裔美国人中的等位基因频率在2%～3%范围，而在非洲本地人中，其等位基因频率更低。此外，史蒂文斯-约翰逊综合征（Stevens-Johnson syndrome，SJS）和中毒性表皮坏死松解症（toxic epidermal necrolysis，TEN）这两种严重不良反应也与HLA相关基因的遗传变异有关。研究还强调了种族在药物不良反应中的重要性。例如，在HLA-B*15:02等位基因相对常见的东南亚地区存在与卡马西平相关的SJS/TEN风险（Chung et al.，2004）。然而，在欧洲人群中，这种等位基因很少见，而有一种不同的HLA等位基因（HLA-A*31:01）与SJS/TEN相关（McCormack et al.，2011）。因此，有必要对用药人群的基因图谱进行检测。目前，关于普遍开展HLA-B*15:02检测是否具有成本效益还存在诸多争议（Rattanavipapong et al.，2013；Chong et al.，2017）。有研究人员曾在中国香港开展了一项检测研究，对10万多名患者进行调查，结果显示随着卡马西平处方量的减少，相关的SJS/TEN发生率也有所降低（Chen et al.，2014）。但在这项研究中，其他抗癫痫药物的处方量有所增加，且对这一人群的整体研究显示，SJS/TEN总体发生率并没有变化（Chen et al.，2014）。研究者指出：临床医生更倾向于采用不需要进行基因筛查的抗癫痫药物（antiepileptic drug，AED）疗法，这说明有必要对临床医生进行教育宣传，以促进基因检测计划的实施。

同时，人体内病菌种类也会对用药类型产生影响。马拉韦罗是一种治疗艾滋病的药物，它能够与艾滋病病毒进入人体的受体CCR5结合，从而阻止病毒进入细胞进行复制。然而，因为艾滋病毒还可以利用CXCR4受体进入细胞，所以马拉韦罗仅对只能利用CCR5受体的毒株有效，而对可利用CXCR4受体的毒株则不起作用。因此，医生在开具处方前需要确定病毒的受体情况（Ryst，2005）。

2.6.7 药物基因组学与药物开发

为研发治疗各种疾病和综合征的药物，已投入了大量的精力和资源，但目前可进入临床试验的药物数量却很少。越来越多的证据表明，具有经人类基因研究验证的靶点的药物比缺乏此类证据的药物成功上市的可能性要高得多（Sanseau et al.，2012；Nelson et al.，2015；Zhang et al.，2015）。即使是成功通过临床试验的药物，在给目标人群使用时仍有较大可能失败。因为这些试验大多在发达国家进行，并未考虑到发展中国家个体的遗传效应，若不了解这些人群的基因组成则会阻碍药物发挥预期作用。

理想情况下，在为个体或群体制造药物时，必须考虑遗传多样性。自第一个人类基因组数据组装完成以来，基因组数据的数量就开始激增。许多项目都提供了大量经过整理和注释的全长全基因组序列。基于这些数据，目前发现非洲人的单倍型频率和整体遗传多样性远高于白种人和亚洲人（Rotimi et al.，2017），且在非洲人中，遗传多样性的空间分布更为广泛。这表明针对不同人群，需要研发不同的药物。例如，为治疗北非的非洲人而研发的药物，由于基因差异，在治疗南非的非洲人时应重新研发。在遗传多样性极少的地区，基因筛检可以用来检测药物是否适合该人群。

目前，有许多平台可以测试药物的适用性。其中，最便宜、规模最小的筛检方法是基因分型法，它利用聚合酶链式反应（polymerase chain reaction，PCR）技术来确定是否存在单个变异。当单个SNP对药物疗效存在影响时，就可以使用这种方法进行检测。另一种方法是利用全基因组关联研究（GWAS）来确定个体携带的变异。与确定单个变异的基因分型法相比，GWAS能提供更全面的信息。此外，也可根据特定的人群或性状定制芯片。全基因组测序（WGS）可提供个体最全的基因组信息。对患者进行全基因组筛查后，不仅可以评估影响药物疗效的基因变异，还可以评估患者对传染病的易感性以及患遗传性疾病的可能性等。

药物基因组学是向精准医疗迈出的一大步，它可以通过改善药物疗效来减轻疾病负担。表观基因组已被证明对基因调控有重大影响，基因组与表观基因组之间的相互作用可能会给药物基因组学领域带来额外的复杂性。将全基因组测序和全基因组甲基化与药理学结合使用对疾病的治疗会有更深刻的理解。

2.6.8 表观遗传疗法

在过去的几十年里,表观遗传学领域迅速发展,本章将讨论该领域出现的新型疗法。表观遗传的改变会导致癌症、自身免疫性疾病、神经退行性疾病和心理疾病等人类疾病的发生和发展(Hahn,Weinberg,2002;Jones,Baylin,2002;Zoghbi,Beaudet,2016)。表观遗传学是指在不改变原始核苷酸序列的前提下,基因表达和染色质结构因化学修饰而发生的所有可遗传的改变(Strahl,Allis,2000;Jenuwein,Allis,2001;Nightingale et al.,2006;Bernstein et al.,2007)。表观遗传机制能够适当调节细胞生长(Portela,Esteller,2010;Moosavi,Motevalizadeh Ardekani,2016),但是,表观遗传模式失调也会导致疾病的发生和发展(Hahn,Weinberg,2002;Jones,Baylin,2002;Feinberg et al.,2006)。

导致表观遗传改变的因素有很多,其中最重要的是DNA甲基化、组蛋白修饰和非编码RNA。这些都是保证基因活性从一代细胞稳定传递到下一代细胞的关键机制(Jenuwein,Allis,2001;Feinberg et al.,2006)。这三种截然不同但又相辅相成的表观遗传机制中的任何一种被破坏,都会导致不恰当的基因表达,从而引发癌症和其他“表观遗传疾病”(Jones,Baylin,2002;Egger et al.,2004;Feinberg et al.,2006)。在某些情况下,病原体还能利用表观遗传的改变进行繁殖。

近年来,科学界对表观遗传学的兴趣与日俱增。这一领域成为帮助理解发病机制和制定治疗策略的新途径,人们希望通过认识表观遗传学机制,快速找到治疗疾病的有效方法。表观遗传疗法就是一种相对较新颖的治疗方法,通过使用药物或其他改变表观基因组的工具,在不改变DNA的情况下治疗疾病。NIH临床试验数据库资料显示,目前全球约有191项涉及表观遗传疗法的临床试验,彰显了这一领域的发展速度和无穷潜力(美国国立卫生研究院,2019)。这些临床试验大多针对各种癌症,但也涉及糖尿病、抑郁症、类风湿性关节炎、精神分裂症等其他疾病。探索这些非肿瘤疾病表观遗传疗法的药物重定位(即老药新用)工作已经启动(Best,Carey,2010)。

2.6.9 采用表观遗传疗法治疗的临床病症

DNA甲基转移酶(DNA methyltransferase,DNMT)调控DNA甲基化,其活性可被氮杂胞苷(5-azacytidine)和地西他滨(5-aza-20-deoxycytidine)抑制。这两种药物能重新激活被癌症抑制的细胞抗肿瘤系统(Foulks et al.,2012;Vendetti,Rudin 2013;Li et al.,2014;Wells et al.,2014),目前已被美国食品药品监督管理局(FDA)批准用于治疗各种癌症。泽布拉林是一种去甲基化酶激活剂,在临床应用上也获得了一些成功(Kowluru et al.,2013)。尽管这些药物对全基因组的影响可能导致严重副作用,但仍能显著提高患者生存率。

表观遗传疗法中应用最广泛的一类是组蛋白修饰酶抑制剂,包括抑制组蛋白甲基转移酶(histone methyltransferases,HMTs)和组蛋白去乙酰化酶(histone deacetylases,HDACs)的药物。此外,几种激活组蛋白去乙酰化酶或抑制组蛋白去甲基化酶的药物也正在开发中。组蛋白修饰酶抑制剂包括用于治疗MLL(混合谱系白血病)基因重排白血病的H3K79甲基转移酶DOT1L的抑制剂(Barski et al.,2007);也包括用于治疗非霍奇金淋巴瘤的H3K27甲基转移酶EZH2(一种PRC2复合物的催化成分)的抑制剂(Bradley et al.,2014)。使用组蛋白去乙酰化酶抑制剂(尤其是HDAC6)治疗多发性骨髓瘤和多种血液恶性肿瘤(Li et al.,2018)等疾病也正在探索中。表观遗传疗法还包括使用BET(含溴结构域和额外终端域家族蛋白)溴结构域抑制剂。溴结构域是进化保守的可优先识别乙酰化染色质的蛋白质-蛋白质相互作用模块(Fujisawa,Filippakopoulos,2017)。具有结合特异性的BET溴结构域抑制剂的使用已通过临床试验,该药可用于治疗包括晚期血液系统在内的多种恶性肿瘤(Sanchez,Zhou,2009)。

目前正在探索糖尿病视网膜病变的表观遗传疗法。一种治疗方法为抑制锰超氧化物歧化酶(manganese superoxide dismutase,SOD2)和基质金属蛋白酶(matrix metalloproteinase,MMP-9)的甲基化。据报道,DNMT抑制剂氮杂胞苷和地西他滨可抑制这两种酶的甲基化模式,减轻糖尿病视网膜病变症状(Kowluru et al.,2013)。此外,使用组蛋白乙酰转移酶(histone acetyltransferase,HAT)抑制剂表没食子儿茶素-3-没食子酸酯、伏立诺他和罗米地辛治疗该病也获得了一些成功(Kowluru et al.,2013)。

人们对红斑狼疮的表观遗传机制进行了详细研究,助力于该类疗法进入临床试验。据报道,阿糖胞苷(一种胞苷类似物)可增加DNA甲基化,在一项人体临床试验中被用于治疗难治性皮肤狼疮(Mishra et al.,2003)。另一项难治性皮肤狼疮研究结果显示,在周期性的阿糖胞苷治疗中,有三分之二的患者会在第四周复发,但再次使用阿糖胞苷后,病情均可迅速好转(Yung,Richardson,1995)。

众多实验药物与类风湿性关节炎(rheumatoid arthritis,RA)表观遗传机制相关。使用氮杂胞苷等DNA甲基转移酶抑制剂处理正常滑膜成纤维细胞,可再现类风湿性关节炎滑膜成纤维细胞的表型(Kooistra,Helin,2012)。曲古抑素A和烟酰胺(均为组蛋白去乙酰化酶抑制剂)可独立用于减少RA患者的肿瘤坏死因子TNF-α水平,进而减少从外周血单个核细胞分离的巨噬细胞中IL-6的表达(Gillespie et al.,2012)。使用丙戊酸等组蛋白去乙酰化酶抑制剂可减轻小鼠慢性炎症性关节炎的严重程度,部分原因是该类药物改善了调节性T细胞功能(Chung et al.,2003;Saouaf et al.,2009)。这些药物具有潜在治疗价值,因为它们能够减少或阻断炎症信号的产生,进而助力于控制RA的疾病活动度。此外,一项极富前景的研究通过沉默SIRT1促进了来自RA患者滑膜组织的关节炎滑膜成纤维细胞的凋亡(Niederer et al.,2011)。

多发性硬化症是研究人员考虑应用表观遗传疗法的另一种临床疾病。使用组蛋白去乙酰化酶抑制剂(如曲古抑素S)可减少实验性自身免疫性脑脊髓炎(experimental autoimmune encephalomyelitis,EAE)模型中的脊髓炎症、脱髓鞘,以及神经元和轴突丢失,因此是多发性硬化症的一种潜在疗法(Camelo et al.,2005)。然而,由于组蛋白去乙酰化酶对髓鞘发育至关重要,因此在全身使用HDAC抑制剂会对新髓鞘的生成产生负面影响(Marin-Husstege et al.,2002;Shen et al.,2005)。Chirivi等人提出将瓜氨酸化作为多发性硬化症和其他炎症性疾病表观遗传学干预的靶点(Chirivi et al.,2013)。作者还推测,因为瓜氨酸化组蛋白表位在中性粒细胞胞外诱捕网(NET)的形成过程中发挥着重要作用,所以屏蔽瓜氨酸化组蛋白表位有助于阻止多发性硬化症和其他炎症性疾病的炎症反应加剧(Chirivi et al.,2013)。

2.6.10 表观遗传疗法的优缺点

与基因缺陷不同,表观遗传缺陷具有潜在可逆性,因此更容易被矫正治疗所逆转。这一认识推动了表观遗传药物研发的迅速兴起和蓬勃发展,以表观遗传酶为靶点的药物已进入临床应用、治疗疾病,特别是血液系统恶性肿瘤和神经系统疾病。然而,使用表观遗传药物进行治疗仍需克服脱靶效应的挑战。同样需要考虑的是,染色质复合物中含有多种表观遗传酶,抑制一种酶可能会导致同一复合物的其他成员发生变化。例如,使用HDAC抑制剂丁酸钠会改变组蛋白的乙酰化水平,但也会影响其甲基化状态。此外,与其他靶向药物类似,基于表观遗传学的药物开发难度大、成本高。

2.6.10.1 表观基因组技术

与GWAS类似,全表观基因组关联研究(epigenome-wide association studies,EWAS)也可以作为诊断性工具来筛查表观遗传疾病。EWAS通过检查不同个体全基因组可量化的表观遗传标记(如DNA甲基化),得出表观遗传变异与特定可识别的表型或性状之间的关联(Flanagan,2015)。比如,亚硫酸氢盐转换常用于检测

DNA甲基化水平,甲基化的胞嘧啶转换成尿嘧啶后被保存下来,进而使用全基因组测序进行测量。此外,全基因组测序和RNA测序是筛选非编码RNA的重要工具。持续研究基因组序列有助于确定新的遗传变异是否会影响健康状况。

2.6.10.2 未来的表观遗传疗法

未来的研究可能会结合基因组测序和基因表达谱来理解表观遗传机制。此外,DNA还可能发生组蛋白修饰、磷酸化、泛素化、SUMO化(sumoylation)和乙酰化,这些机制都能为未来的表观遗传疗法提供新机遇。值得注意的是,非编码RNA(non-coding RNA,ncRNA)的使用也是目前正在探索的途径之一。比如,微RNA(microRNA,miRNA)是一类长19~24个核苷酸的非编码RNA,可阻止信使RNA翻译和蛋白质合成(Nam et al.,2009)。由于miRNA在调节细胞功能方面发挥关键作用,因此破坏其结构和降解周期均可导致疾病。NIH临床试验数据库资料显示,全球约有651项miRNA临床试验,体现了人们对这一治疗途径与日俱增的兴趣(美国国立卫生研究院,2019)。使用特定的miRNA模拟物和抑制剂来调节miRNA水平进而调控基因表达可能是未来研究的兴趣所在。miRNA模拟物已在肺癌小鼠模型中体现出治疗效果(Trang et al.,2011;Kasinski et al.,2015)。肿瘤抑制因子miR-34a和let-7在肺癌中经常被下调,使用这两种抑制因子的模拟物进行治疗递送已被证明可行。具体而言,与使用miRNA的对照组小鼠相比,使用miR-34a治疗的小鼠肿瘤面积减少了60%(Trang et al.,2011)。let-7模拟物也获得了相似结果。单个miRNA可能作用于多个基因,因此将几个具有不同靶点的miRNA相结合,可以调节疾病不同阶段的各种蛋白质。这种组合式多靶点的方法,可以对联合药物治疗起到补充作用。

长链非编码RNA(long non-coding RNA,lncRNA)可作为表观遗传学疗法的未来发展方向加以考虑,因为lncRNA也可能受到表观遗传机制的调控,包括CpG甲基化和组蛋白标记(Kung et al.,2013)。lncRNA通过各种基于染色质的机制以及与其他类型RNA的交互作用,参与染色质重塑以及转录和转录后调控(Zampetaki et al.,2018)。NIH临床试验数据库资料显示,目前有32项关于lncRNA的临床试验(美国国立卫生研究院,2019)。迄今为止收集到的有关lncRNA参与表观遗传调控的数据仅是这一新兴领域的冰山一角,进一步扩展这些数据可能会发现尚未开发的适合表观遗传疗法的靶点和途径。此外,如前所述,在使用表观遗传疗法之前对不同人群进行表观遗传多样性筛查将有助于治疗成功。

2.6.11 基因编辑与公共卫生

基因组或基因编辑提供了编辑生物体遗传物质以得到所需性状的能力。利用基因组编辑技术,研究人员可以精确地修改基因组特定位点,实现基因序列的增添、删除或替换。目前有多种用于基因编辑的工具,其中CRISPR(clustered regularly interspaced short palindromic repeats,规律成簇间隔短回文重复序列)自出现以来,便引起人们的广泛关注。因为它与现存其他基因组编辑技术相比,具有速度更快、成本更低、准确性和效率更高的优势。而在CRISPR出现之前,一些常用的基因编辑技术包括大范围核酸酶(meganucleases)、锌指核酸酶(zinc fingers nucleases,ZFNs)和转录激活因子样效应核酸酶(transcription activator-like effector nucleases,TALENs)等。

2.6.11.1 Meganucleases

大范围核酸酶是一种核酸内切酶分子,也被称为归巢内切酶,包括五个家族(Pingoud,Silva,2007)。大范围核酸酶拥有大型识别位点，这一类识别位点在整个基因组中很少被发现，能发挥高度特异性的基因组编辑功能。大范围核酸酶携带的部分基因会在归巢过程中影响重组(Orlowski et al.，2007)。大范围核酸酶已在工业规模的相关研究、生物制造和生物生产中得到应用，并有望在人类医疗保健中发挥作用。该技术的局限性是可能无法识别影响疾病结果的微小序列。

2.6.11.2 ZFNs

ZFNs是通过改造含有锌指的转录因子而形成的融合蛋白，由具有结合位点特异性的DNA结合结构域和非特异性的内切酶结构域相连而成。DNA结合结构域由多个锌指结构域构成，单个锌指结构域具有识别并结合3～4个碱基对DNA片段的能力，将多个锌指结构域进行组合能够识别较大的目标DNA序列。内切酶结构域则由细菌的FokI限制酶构成。一旦ZFNs的DNA结合结构域与基因组中特定位点的两端侧翼序列结合，两个FokI结构域就会形成二聚体并双向切割DNA，从而使双链断裂。该技术的主要局限性是脱靶效应。若要更精确地对基因进行编辑，则需要使用更多锌指结构域，相应的成本也将大幅增加。

2.6.11.3 TALENs

TALENs具有与ZFNs相似的结构和作用机制。它由两部分组成，一端是多个特异识别目标DNA序列的TALE(转录激活因子样效应物)，一端是FokI限制酶。然而，和ZFNs中每三个核苷酸(密码子)与一个锌指结合域结合不同，在TALENs中每个核苷酸都有特异的TALE与之结合。TALE是一重复氨基酸单元，含有33～35个呈串联排列的氨基酸。它的氨基酸序列高度重复，仅12、13号位点的氨基酸残基高度可变，是特异性识别核苷酸的关键部件。与ZFNs相比，TALENs要大得多(Gupta，Musunuru，2014；Miller et al.，2010)。除了长度优势外，TALENs也比ZFNs更容易设计，并且在位点选择上限制更少。该技术的局限性是体积大和高度重复性(Gupta，Musunuru，2014)。

2.6.11.4 CRISPR-Cas9

CRISPR是一种基于细菌适应性免疫系统的基因编辑技术。细菌从入侵的噬菌体中获取原间隔序列，并将它们整合至自身基因组中。这些原间隔序列随后被CRISPR-Cas系统用作短引导RNAs，并识别任何能与其匹配的外源DNA，随后该DNA被Cas9酶(可以切割双链DNA)切割。实验室目前使用的CRISPR-Cas9技术模仿了这一细菌免疫系统(Hsu et al.，2014)。经过修饰的Cas9蛋白有多个变体，使得CRISPR基因编辑系统成为市场上最通用和最精确的工具。

2.6.11.5 基于CRISPR的临床试验

CRISPR有治疗遗传疾病的潜力。最近，科学家制造出了经CRISPR改造的，对促炎细胞因子具有抵抗力的小鼠多功能干细胞。这些细胞不仅能预防炎症，还能缓解关节炎等慢性炎症性疾病的炎症(Brunger et al.，2017)。2018年，Duan等人利用CRISPR-Cas9编辑了导致杜氏肌营养不良症的DMD突变基因，并通过腺相关病毒递送到狗身上。通过CRISPR-Cas9介导的编辑，在杜氏肌营养不良症的犬模型中，肌营养不良蛋白的表达被修复(Duan，2018)。

继CRISPR在动物模型中治疗疾病取得成功后，针对多种疾病的大量人体临床试验也陆续启动。NIH临床试验数据库(www.clinicaltrials.gov)数据显示，目前共有28项正在进行的、基于CRISPR的临床试验。这些试验由多个团队开展，针对的目标疾病包括HIV-1在内的病毒感染、镰状细胞病、地中海贫血、歌舞伎综合征、Leber先天性黑朦(失明)、恶性高热、各种白血病和淋巴瘤以及各种癌症(美国国立卫生研究院,2019)。

2016年,人们开始对CRISPR产生兴趣,中国首次将CRISPR基因编辑技术应用于癌症研究的Ⅰ期临床前试验,随后瑞士公司在美国开展了第二项CRISPR试验,以治疗两种使人衰弱的遗传性血液疾病(β地中海贫血病和镰状细胞病)(Baylis,McLeod,2017;Nasdaq:CRSP 2019)。这两项试验是正在进行的多项CRISPR人体试验中的最初两项,目前已被批准用于编辑针对肿瘤的免疫细胞和激活失活的基因。提示这些治疗手段可能成为针对各种疾病的新颖而强大的治疗手段。

一项名为CTX001-121的试验旨在治疗各种血红蛋白病,如重症镰状细胞病和地中海贫血。第一位接受CTX001药物治疗的受试者罹患地中海贫血,据报道该患者在接受治疗后的四个月内不需要任何输血(地中海贫血的常规治疗方法)。2019年,CXT001首次应用于重症镰状细胞病的治疗(NIH Clinical Trials,2019)。开展这项试验的公司还计划对杜氏肌营养不良症(DMD)和营养不良型肌强直1型(MD1)患者进行基因治疗试验(Wang et al.,2018)。

除了CRISPR,FDA还批准了一系列其他基因疗法,包括:① Luxturna,获准用于治疗不同形式的Leber先天性黑朦(失明-视网膜营养不良症)(Maeder et al.,2019);② Zolgensma,获准用于治疗脊髓性肌萎缩症(SMA),该病是婴儿死亡的主要原因之一(Pena,2020);③ Kymriah,获准用于治疗某些血癌如急性淋巴细胞白血病(ALL)(Montano et al.,2018)。

CRISPR作为一种处方治疗,不仅可用于治疗遗传病,还可用于治疗传染病,其进入药物市场的潜力巨大。艾滋病就是CRISPR技术瞄准的一种传染病。人们试图利用Cas9/sgRNA对HIV基因组的部分内容进行切割以减少病毒复制,然而,HIV能通过突变位于Cas9切割位点内的自身部分基因来逃避CRISPR编辑(Wang et al.,2016a,b)。总体而言,CRISPR的治疗潜力仍需进一步探索,预计在未来几十年内,该技术将在精准医疗和公共卫生领域发挥重要作用。

2.6.11.6 CRISPR的优势和局限

与其他基因编辑技术相比,CRISPR-Cas9的巨大优势是简单、性价比高和高效。而且,该技术可以在胚胎上直接修改目标基因,与其他需要使用胚胎干细胞的基因编辑技术相比,能更为迅速地产生预期效果。此外,CRISPR系统改进了生物信息学工具,能自由设计引导RNAs。这让实验条件的优化变得简单且稳健,几乎可以保证成功引入所需的编辑内容。并且,CRISPR几乎可以编辑任何基因组,这使它具有治疗疾病、消灭病原体、复苏物种和不使用抗生素就能创造出更健康食物的能力(Omodamilola,Ibrahim,2018)。另外,CRISPR被认为远远优于其他基因编辑工具,因为它能在一次实验中修改多个基因,已有多达25个靶点在同一次实验中被修改的报道(Campa et al.,2019)。CRISPR还能通过失活的Cas9蛋白改变表观遗传环境。该蛋白不切割或编辑DNA序列,而是通过其上的附属分子来改变周围的表观遗传环境(Bae et al.,2019)。

CRISPR技术的主要局限性是脱靶效应,即与特定目标结合的引导RNA也可能结合在其他非预期的位点上,导致基因发生计划外改变或失活,从而产生副作用。CRISPR工具的简单性也可能是它的局限性,使用该工具构造生物武器或设计婴儿的潜在可能性引起了重大的伦理顾虑。

2.6.11.7 CRISPR的伦理问题

2018年11月,中国科学家贺建奎博士向全世界透露,他通过编辑胚胎创造出首个基因编辑婴儿,CRISPR技术因此遭受大量负面关注,也使得科学界陷入关于生殖系编辑的伦理、法律和社会影响的争论(Kleiderman,Ogbogu,2019)。由于中国关于基因编辑的法规似乎与国际标准一致,该研究已经违反了中国法规和国际生物伦理标准(Isasi et al.,2016;Kleiderman,Ogbogu,2019)。除了"CRISPR婴儿"研究的伦理问题,科研人员还对研究合理性质疑。首先,该婴儿即使进行了这项试验,未来仍有可能感染HIV。该研究编辑的靶向基因CCR5仅对CCR5病毒株进入细胞是必要的,即使改变CCR5基因,CXCR4病毒株仍可被传播。

其次，目前临床已经广泛使用针对CCR5病毒株的HIV治疗药物（马拉韦罗）。最后，进行基因编辑后，携带CCR5突变型的个体感染西尼罗病毒且出现症状的风险增加（Glass et al.，2006）。该研究无疑更加引发了人们对人类基因编辑的关注，尽管它并不是第一项在胚胎中进行基因编辑的研究。早在2015年，就有研究者报告了CRISPR-Cas9介导的人类胚胎内源性β-球蛋白基因编辑（Liang et al.，2015）。该研究者还报告了由全外显子组测序确定的计划外脱靶效应，并提示迫切需要进一步提高CRISPR-Cas9技术的精确性和特异性。

未来任何在人类胚胎上进行的临床试验都应受到充分探讨，特别是关于此类实验的必要性方面。由于该技术的简单性、跃上公共平台的潜力以及令人信服的潜在应用，也许用不了多久，就会有另一个异端个体宣布他们的人类胚胎编辑实验结果。

针对现状，美国国家科学院和美国国家医学院组成了一个多学科的国际委员会开展审查，并根据收集到的伦理问题给出建议（Coller，2019）。该报告提出的建议包括试验性生殖系基因组编辑应受到限制：仅限于以预防严重疾病或病症传递为重点的，有充分证据证明编辑的DNA与疾病相关，以及在一套严格的伦理和监管准则下进行的研究（Coller，2019）。然而，由于基因工具简单易得，邮购一套自助CRISPR组件目前仅需几百美元，专家们担心业余科学家可能对这个强大的工具行使不端（Sneed，2017）。世界是否已经准备好接受这项技术，抑或在未来的实验室环境中，开发稳定的基因编辑技术？人们也越来越担心CRISPR会被用作生物技术威胁（Vogel，Ouagrham-Gormley，2018）。该技术可以通过改变病原体上的药物靶点，使原本可治疗的病原体变得致命。

另一个主要问题是，如果CRISPR生殖系编辑最终获得监管和允许，谁能因这项技术获益呢？它会仅为富人和名人服务吗？所以，试验基因编辑的国家面临的主要挑战仍是提出一个可行、合理且道德的指导方针。CRISPR依旧是一项发展中的技术，它也为基因编辑领域中新兴先进工具的开发提供了坚实基础。

2.6.12 公共卫生基因组学的伦理影响

基因组学和公共卫生领域的快速发展带来了一系列亟待解决的伦理问题。Burke等人提出的框架强调了改善人类健康的几大重要方面（Burke et al.，2006）。其中一个方面是与公共卫生领域及科学界内外一系列利益相关方进行合作，从而为各种核心活动提供支持。这些活动包括：公共政策建议；预防和临床卫生服务的设计、实施和评估；沟通和利益相关者参与；通过教育和培训传播知识（Burke et al.，2006）。Roberts及其同事则详细回顾了公共卫生基因组学中出现的新伦理问题（Roberts et al.，2014）。本章将对这些问题进行总结。

2.6.12.1 知情同意书

尽管基因组检测可以提供明确的诊断，但在某些情况下，基因组检测也可能会引发更多问题。有些检测结果当下无法提供有意义的信息，然而，随着对结果的持续解读，研究者可能会在未来发现更多信息，因此知情同意程序需要足以应对后续可能发生的各种结局（Horton，Lucassen，2019）。部分研究人员认为，一份有效的知情同意需要受试者满足“具备相应的理解能力；了解适当的信息；自愿签署”的条件，而目前的基因检测难以提供适当的信息，因此人们并未获得有效的知情同意（Horton，Lucassen，2019）。向受试者提供适当的信息意味着研究者要清楚地了解所获得的基因结果，然而，即便是领域内专家也难以做到。如第一批接受测序的对象之一James Watson博士，他向在线公共数据库公布了自己的基因组测序结果。由于载脂蛋白E（ApoE）与阿尔茨海默病存在联系，所以James Watson博士不希望知道相关信息，因此该部分信息被模糊化处理（Nyholt et al.，2009）。然而，根据后来在基因组其他部分发现的关联，仍然可以推测得阿尔茨海默病的相关信息（Nyholt et al.，2009；Horton，Lucassen，2019）。这是否意味着违反了知情同意？如果是，怎样做才能更好地保护James Watson博士？这些都是今后在基因组环境下获取知情同意时面临的问题，James Watson

博士的例子只是公共卫生基因组学给受试者带来不良后果的众多案例之一。对于参与基因组研究的受试者，研究者应主动告知检测的风险和益处（Department of Health et al.，2014；Miller et al.，2008）。

2.6.12.2 产前筛查

在美国，每年出生的400万婴儿几乎都要接受产前罕见遗传病筛查（Roberts et al.，2014）。产前筛查能帮助父母对孩子健康作出明智的抉择。因为高龄易增加减数分裂过程中卵子不分离的风险，进而导致唐氏综合征患儿的出生，所以通常会在50岁以上孕妇中进行唐氏综合征检测（Reynolds，2003；Dukhovny，Norton，2018）。唐氏综合征的典型症状包括学习障碍、发育迟缓或延迟生长及特殊面容，但与该疾病相关的许多更严重的健康问题是可以治疗的。随着对唐氏综合征成见的减少和优质医疗保健服务可及性的增强，该疾病患儿的预期寿命已显著延长。然而，尽管基因检测为唐氏综合征患儿提供了早期治疗的可能，仍有父母会选择提前终止妊娠（Dukhovny，Norton，2018）。随着产前基因检测的可及性增强，现在仍需要在自主权和分配正义之间取得平衡（Dukhovny，Norton，2018）。

2.6.12.3 数据储存和共享

随着基因组数据库的出现，基因组数据共享已成为现实，现在可以通过访问数据库获取成千上万的全基因组序列信息进行科学研究，进一步促进科学发展（Mathaiyan et al.，2013；Dijkers，2019）。值得注意的是，在进行基因组数据采集时，参与者是否了解自己的信息？这些信息是保留在研究所内部，还是与其他研究所或公司共享？随着全基因组测序成本的降低，研究所与工作机构、健康保险机构或医疗辅助机构共享数据具有潜在风险。如果一个从事体力劳动者的共享信息提示其可能会患帕金森病，那么这些信息可能会导致老板因此而解雇他/她，也可能导致其保险费飙升或医疗援助被拒绝或延迟。此类敏感信息的可及性可能导致其被滥用，使政府、雇主和公司不公平地对待个人（Dijkers，2019）。

在进行基因组研究时，保密是必要的。来自全基因组测序的基因数据可提供现患疾病或潜在疾病及疾病风险的重要信息，若患者患有罕见疾病，则容易因疾病本身的罕见性导致身份信息泄露（Dijkers，2019），而敏感信息的泄露则可能会使患者在工作场所和社交场合遭受歧视。因此，同临床试验类似，可以对患者数据进行盲法处理，并且还需要采取额外的措施来确保数据不被泄露。

2.6.12.4 样本储存

生物样本可以冷冻保存多年，研究人员能够利用这些样本来解决诸多问题，并可能将其储存起来用于未来的研究。然而，样本的无限期储存也意味着对这些样本的研究将永远不会结束（Vaz，Srinivasan，2014）。虽然受试者可能会对当下的某项或某类研究表示同意，但无法知晓其样本未来的用途（McGuire，Beskow，2010）。通常情况下，当签署知情同意书后，受试者并不能确定研究人员基于其样本所进行的研究。DNA具有稳定性，因此遗传信息及其他个人信息的隐私泄露风险并不随时间推移而降低。鉴于生物样本能够长期储存并进行传递，研究人员需要考量是否应该不断更新知情同意书，告知受试者新的或正在进行的研究并给予补偿（Haga，Beskow，2008）。

2.6.13 结论

公共卫生基因组学在过去几年里迅猛发展，在未来也将继续稳步推进。随着新技术的显著改善，基因组学在公共卫生领域逐渐普及，从几种罕见疾病到各种常见疾病的基因检测已开始进入市场。每当一种新型基因检测技术进入市场时，都需要谨慎考虑。每种检测都需要满足目标人群的某些诊断标准后，才能在公共卫生部门实施。此外，在不同种族人群使用新药之前，应鼓励其进行药物基因组学检测。

表观遗传学的发展为许多疾病带来了新的治疗方式，尽管目前表观遗传学疗法尚处于早期阶段，但未来的应用潜力巨大。同样地，尽管目前基因疗法遭遇到一些困难，但仍然是未来可以选择的疗法。若考虑在未来将基因疗法用作治疗工具，还需要对相关重要政策和伦理准则进行审查和实施。总而言之，公共卫生基因组学是一个蓬勃发展的领域，该领域可指导研究者在适当的时间为适当的人提供适当的干预措施，从而使更多人获益。

（翻译：姜佚）

参考文献

Armstrong, N., et al.(2019).A systematic review of the international prevalence of BRCA mutation in breast cancer.Clinical Epidemiology, 11, 543-61.

Bae, T., et al.(2019).Recent trends in CRISPR-Cas system: genome, epigenome, and transcriptome editing and CRISPR delivery systems.Genes Genomics, 41(8), 871-7.

Barski, A., et al.(2007).High-resolution profiling of histone methylations in the human genome.Cell, 129(4), 823-37.

Baylis, F.and McLeod, M.(2017).First-in-human phase 1 CRISPR gene editing cancer trials: are we ready?.Current Gene Therapy, 17(4), 309-19.

Bellagio(2019).Report of an expert workshop held at the Rockefeller Foundation Study and Conference Center.[Online]Available at: http://www.phgfoundation.org/documents/74_1138619841.pdf

Berg, J.S., et al.(2017).Newborn sequencing in genomic medicine and public health.Pediatrics, 139(2), e20162252.

Bernstein, B.E., Meissner, A., and Lander, E.S.(2007).The mammalian epigenome.Cell, 128(4), 669-81.

Besser, J., et al.(2017).Next-generation sequencing technologies and their application to the study and control of bacterial infections. Clinical Microbiology and Infection, 24(4), 335-41.

Best, J.D.and Carey, N.(2010).Epigenetic therapies for non-oncology indications.Drug Discovery Today, 15(23-24), 1008-14.

Bonora, M., et al.(2015).Molecular mechanisms of cell death: central implication of ATP synthase in mitochondrial permeability transition.Oncogene, 34(12), 1608.

Bradley, W.D., et al.(2014).EZH2 inhibitor efficacy in non-Hodgkin's lymphoma does not require suppression of H3K27 monomethylation.Chemistry&Biology, 21(11), 1463-75.

BRCA Exchange(2019).BRCA Exchange.[Online]Available at: https://brcaexchange.org/

Brunger, J.M., et al.(2017).Genome engineering of stem cells for autonomously regulated, closed-loop delivery of biologic drugs.Stem Cell Reports, 8(5), 1202-13.

Burke, W., et al.(2006).The path from genome-based research to population health: development of an international public health genomics network.Genetic Medicine, 8(7), 451-8.

Burke, W.(2014).Genetic tests: clinical validity and clinical utility.Current Protocols in Human Genetics, 81, 9.15.1-9.15.8.

Camelo, S., et al.(2005).Transcriptional therapy with the histone deacetylase inhibitor trichostatin A ameliorates experimental autoimmune encephalomyelitis.Journal of Neuroimmunology, 164(1-2), 10-21.

Campa, C.C., et al.(2019).Multiplexed genome engineering by Cas12a and CRISPR arrays encoded on single transcripts.Nature Methods, 16(9), 887-93.

Centers for Disease Control and Prevention(CDC)(2019).Public Health Genomics.[Online]Available at: https://www.cdc.gov/genomics/pathogen/index.htm

Ceyhan-Birsoy, O., et al.(2017).A curated gene list for reporting results of newborn genomic sequencing.Genetic Medicine, 19(7), 809-18.

Chen, Z., Liew, D., and Kwan, P.(2014).Effects of a HLA-B*15:02 screening policy on antiepileptic drug use and severe skin reactions.Neurology,83(22),2077-84.

Chirivi, R., et al.(2013).Citrullination: a target for disease intervention in multiple sclerosis and other inflammatory diseases? Journal of Clinical Cell Immunology,4,3.

Chong, H.Y., et al.(2017).Is universal HLA-B*15:02 screening a cost-effective option in an ethnically diverse population? A case study of Malaysia.British Journal of Dermatology,177(4),1102-12.

Chung, W.H., et al.(2004).Medical genetics: a marker for Stevens-Johnson syndrome.Nature,428(6982),486.

Chung, Y.L., et al.(2003).A therapeutic strategy uses histone deacetylase inhibitors to modulate the expression of genes involved in the pathogenesis of rheumatoid arthritis.Molecular Therapy,8(5),707-17.

Clayton, E.W.(2003).Ethical, legal, and social implications of genomic medicine.The New England Journal of Medicine, 349(6), 562-9.

Coller, B.S.(2019).Ethics of human genome editing.Annual Review of Medicine,70,289-305.

Department of Health, et al.(2014).The Belmont Report.Ethical principles and guidelines for the protection of human subjects of research.Journal of the American College of Dentists,81(3),4-13.

Dijkers, M.P.(2019).A beginner's guide to data stewardship and data sharing.Spinal Cord,57(3),169-82.

Duan, D.(2018).CRISPR alleviates muscular dystrophy in dogs.Nature Biomedical Engineering,2(11),795-6.

Dukhovny, S.and Norton, M.E.(2018).What are the goals of prenatal genetic testing? .Seminal Perinatology,42(5),270-4.

Egger, G., et al.(2004).Epigenetics in human disease and prospects for epigenetic therapy.Nature,429(6990),457-63.

Evans, C.A.(2011).GeneXpert—a game-changer for tuberculosis control? .PLoS Medicine,8(7),e1001064.

Fan, H.C., et al.(2012).Non-invasive prenatal measurement of the fetal genome.Nature,487(7407),320-4.

Faria, N.R., et al.(2017).Establishment and cryptic transmission of Zika virus in Brazil and the Americas.Nature,546(7658),406-10.

Faria, N.R., et al.(2018).Genomic and epidemiological monitoring of yellow fever virus transmission potential.Science, 361(6405), 894-9.

Feinberg, A.P., Ohlsson, R., and Henikoff, S.(2006).The epigenetic progenitor origin of human cancer.Nature Review and Genetics,7(1),21-33.

Flanagan, J.M.(2015).Epigenome-wide association studies(EWAS): past, present, and future.Methods in Molecular Biology, 1238, 51-63.

Fordyce, C.B.and Douglas, P.S.(2017).Outcomes-based CV imaging research endpoints and trial design: from pixels to patient satisfaction.JACC: Cardiovascular Imaging,10(3),253-63.

Foulks, J.M., et al.(2012).Epigenetic drug discovery: targeting DNA methyltransferases.Journal of Biomolecular Screening, 17(1), 2-17.

Friedman, E.(2015).Next generation sequencing for newborn screening: are we there yet? Genetic Research(Cambridge),97,e17.

Fujisawa, T.and Filippakopoulos, P.(2017).Functions of bromodomain-containing proteins and their roles in homeostasis and cancer. Nature Reviews Molecular Cell Biology,18(4),246-62.

Giacomini, M., Miller, F., and Browman, G.(2003).Confronting the 'gray zones' of technology assessment: evaluating genetic testing services for public insurance coverage in Canada.International Journal of Technology Assessment in Health Care,19(2),301-16.

Gillespie, J., et al.(2012).Histone deacetylases are dysregulated in rheumatoid arthritis and a novel histone deacetylase 3-selective inhibitor reduces interleukin-6 production by peripheral blood mononuclear cells from rheumatoid arthritis patients.Arthritis Rheumatism,64(2),418-22.

Glass, W.G., et al.(2006).CCR5 deficiency increases risk of symptomatic West Nile virus infection.Journal of Experimental Medicine, 203(1),35-40.

Gupta, R.M.and Musunuru, K.(2014).Expanding the genetic editing tool kit: ZFNs, TALENs, and CRISPR-Cas9.Journal of Clinical Investment,124(10),4154-61.

Gwinn, M., MacCannell, D., and Armstrong, G.L.(2019).Next-generation sequencing of infectious pathogens.The Journal of the American Medical Association,321(9),893-4.

Haga, S.B.and Beskow, L.M.(2008).Ethical, legal, and social implications of biobanks for genetics research.Advanced Genetics,60, 505-44.

Hahn, W.C. and Weinberg, R.A.(2002).Rules for making human tumor cells.The New England Journal of Medicine, 347(20), 1593-603.

Hall, M.and Olopade, O.I.(2005).Confronting genetic testing disparities: knowledge is power.The Journal of the American Medical Association, 293(14), 1783-5.

Harris, R.P., et al.(2001).Current methods of the US Preventive Services Task Force: a review of the process.American Journal of Preventive Medicine, 20(3 Suppl), 21-35.

Holtzman, N.A.and Watson, M.S.(1999).Promoting safe and effective genetic testing in the United States.Final report of the Task Force on Genetic Testing.Journal of Child and Family Nursing, 2(5), 388-90.

Horton, R.and Lucassen, A.(2019).Consent and autonomy in the genomics era.Current Genetic Medicine Reports, 7(2), 85-91.

Hsu, P.D., Lander, E.S., and Zhang, F.(2014).Development and applications of CRISPR-Cas9 for genome engineering.Cell, 157(6), 1262-78.

Illing, P.T., Purcell, A.W., and McCluskey, J.(2017).The role of HLA genes in pharmacogenomics: unravelling HLA associated adverse drug reactions.Immunogenetics, 69(8-9), 617-30.

Isasi, R., Kleiderman, E., and Knoppers, B.M.(2016).Genetic technology regulation.Editing policy to fit the genome? Science, 351(6271), 337-9.

Jenuwein, T.and Allis, C.D.(2001).Translating the histone code.Science, 293(5532), 1074-80.

Jones, P.A.and Baylin, S.B.(2002).The fundamental role of epigenetic events in cancer.Nature Reviews Genetics, 3(6), 415-28.

Kasinski, A.L., et al.(2015).A combinatorial microRNA therapeutics approach to suppressing non-small cell lung cancer.Oncogene, 34(27), 3547-55.

Khoury, M.J., et al.(2017).From public health genomics to precision public health: a 20-year journey.Genetic Medicine, 20(6), 574-82.

Kitzman, J.O., et al.(2012).Noninvasive whole-genome sequencing of a human fetus.Science Translational Medicine, 4(137), 137ra76.

Kleiderman, E.and Ogbogu, U.(2019).Realigning gene editing with clinical research ethics: what the 'CRISPR Twins' debacle means for Chinese and international research ethics governance.Account Research, 26(4), 257-64.

Kooistra, S.M.and Helin, K.(2012).Molecular mechanisms and potential functions of histone demethylases.Nature Reviews Molecular Cell Biology, 13(5), 297-311.

Kowluru, R.A., Santos, J.M., and Mishra, M.(2013).Epigenetic modifications and diabetic retinopathy.Biomedical Research International, 2013, 635284.

Kung, J.T.Y., Colognori, D., and Lee, J.T.(2013).Long noncoding RNAs: past, present, and future.Genetics, 193(3), 651-69.

Li, H., et al.(2014).Immune regulation by low doses of the DNA methyltransferase inhibitor 5-azacitidine in common human epithelial cancers.Oncotarget, 5(3), 587-98.

Li, T., et al.(2018).Histone deacetylase 6 in cancer.Journal of Hematology&Oncology, 11(1), 111-11.

Liang, P., et al.(2015).CRISPR/Cas9-mediated gene editing in human tripronuclear zygotes.Protein Cell, 6(5), 363-72.

Maeder, M.L., et al.(2019).Development of a gene-editing approach to restore vision loss in Leber congenital amaurosis type 10.Natural Medicine, 25(2), 229-33.

Marin-Husstege, M., et al.(2002).Histone deacetylase activity is necessary for oligodendrocyte lineage progression.Journal of Neuroscience, 22(23), 10333-45.

Masimirembwa, C., Dandara, C., and Hasler, J.(2014).Population diversity and pharmacogenomics in Africa.In: Padmanabhan, S.(ed.) Handbook of Pharmacogenomics and Stratified Medicine(1st ed.)London: Academic, pp.971-98.

Mathaiyan, J., Chandrasekaran, A., and Davis, S.(2013).Ethics of genomic research.Perspectives in Clinical Research, 4(1), 100-4.

McCormack, M., et al.(2011).HLA-A*3101 and carbamazepine induced hypersensitivity reactions in Europeans.The New England Journal of Medicine, 364(12), 1134-43.

McGuire, A.L.and Beskow, L.M.(2010).Informed consent in genomics and genetic research.Annual Review of Genomics and Human Genetics, 11, 361-81.

Miller, F.G., Mello, M.M., and Joffe, S.(2008).Incidental findings in human subjects research: what do investigators owe research participants? The Journal of Law, Medicine&Ethics, 36(2), 271-11.

Miller, J.C., et al.(2010).A TALE nuclease architecture for efficient genome editing.Nature Biotechnology, 29(2), 143-8.

Mishra, N., et al.(2003).Histone deacetylase inhibitors modulate renal disease in the MRL-lpr/lpr mouse.Journal of Clinical Investigation, 111(4), 539-52.

Molster, C.M., et al.(2018).The evolution of public health genomics: exploring its past, present, and future.Frontiers of Public Health,

6,247.

Montano, A., et al.(2018).Targeted genome editing in acute lymphoblastic leukemia: a review.BMC Biotechnology, 18(1), 45.

Moosavi, A.and Motevalizadeh Ardekani, A.(2016).Role of epigenetics in biology and human diseases.Iranian Biomedical Journal, 20(5), 246-58.

Morrison, A.and Boudreau, R.(2012).Evaluation frameworks for genetic tests.Ottowa: Canadian Agency for Drugs and Technologies in Health Environmental Scan, 37, 1-9.

Naidoo, A., et al.(2018).Effect of genetic variation in UGT1A and ABCB1 on moxifloxacin pharmacokinetics in South African patients with tuberculosis.Pharmacogenomics, 19(1), 17-29.

Naidoo, A., et al.(2019).Effects of genetic variability on rifampicin and isoniazid pharmacokinetics in South African patients with recurrent tuberculosis.Pharmacogenomics, 20(4), 225-40.

Nam, S., et al.(2009).MicroRNA and mRNA integrated analysis(MMIA): a web tool for examining biological functions of microRNA expression.Nucleic Acids Research, 37, W356-62.

Nasdaq: CRSP(2019).CRISPR therapeutics and vertex announce progress in clinical development programs for the investigational CRISPR/Cas9 Gene-Editing Therapy CTX001 Nasdaq: CRSP.[Online]Available at: https://globenewswire.com/news-release/2019/02/25/1741524/0/en/CRISPR-Therapeutics-and-Vertex-Announce-Progress-inClinical-Development-Programs-for-the-Investigation -al-CRISPRCas9-Gene-Editing-Therapy-CTX001.html

NCBI(2019).GTR: Genetic Testing Registry.[Online]Available at: https://www.ncbi.nlm.nih.gov/gtr/

NCI(2019).NIH National Cancer Institute.[Online]Available at: https://www.cancer.gov

Nelson, M.R., et al.(2015).The support of human genetic evidence for approved drug indications.Nature Genetics, 47(8), 856-60.

Niederer, F., et al.(2011).SIRT1 overexpression in the rheumatoid arthritis synovium contributes to proinflammatory cytokine production and apoptosis resistance.Annals of Rheumatic Diseases, 70(10), 1866-73.

Nightingale, K.P., O'Neill, L.P., and Turner, B.M.(2006).Histone modifications: signalling receptors and potential elements of a heritable epigenetic code.Current Opinion in Genetics&Development, 16(2), 125-36.

NIH(2019).ClinicalTrials.gov.[Online]Available at: https://clinicaltrials.gov/

NIH Clinical Trials(2019).A safety and efficacy study evaluating CTX001 in subjects with severe sickle cell disease.[Online]Available at: https://clinicaltrials.gov/ct2/show/NCT03745287

Nyholt, D.R., Yu, C.E., and Visscher, P.M.(2009).On Jim Watson's APOE status: genetic information is hard to hide.European Journal of Human Genetics, 17(2), 147-9.

Omodamilola, O.I.and Ibrahim, A.U.(2018).CRISPR technology: advantages, limitations and future direction.Journal of Biomedical and Pharmaceutical Sciences, 1(2), 115.

Orlowski, J., Boniecki, M., and Bujnicki, J.M.(2007).I-Ssp6803I: the first homing endonuclease from the PD-(D/E)XK superfamily exhibits an unusual mode of DNA recognition.Bioinformatics, 23(5), 527-30.

Pena, S.A., et al.(2020).Gene therapy for neurological disorders: challenges and recent advancements.Journal of Drug Targeting, 28(2), 111-28.

Phillips, K.A., et al.(2014).The economic value of personalized medicine tests: what we know and what we need to know.Genetic Medicine, 16(3), 251-7.

Pingoud, A.and Silva, G.H.(2007).Precision genome surgery.Nature Biotechnology, 25(7), 743-4.

Pitini, E., et al.(2018).How is genetic testing evaluated? A systematic review of the literature.European Journal of Human Genetics, 26(5), 605-15.

Portela, A.and Esteller, M.(2010).Epigenetic modifications and human disease.Nature Biotechnology, 28, 1057.

Quainoo, S., et al.(2017).Whole-genome sequencing of bacterial pathogens: the future of nosocomial outbreak analysis.Clinical Microbiology Review, 30(4), 1015-63.

Rattanavipapong, W., et al.(2013).Economic evaluation of HLAB*15:02 screening for carbamazepine-induced severe adverse drug reactions in Thailand.Epilepsia, 54(9), 1628-38.

Relling, M.V., et al.(2019).Clinical Pharmacogenetics Implementation Consortium Guideline for Thiopurine Dosing Based on TPMT and NUDT15 Genotypes: 2018 Update.Clinical Pharmacology Therapy, 105(5), 1095-105.

Reynolds, T.M.(2003).Down's syndrome screening is unethical: views of today's research ethics committees.Journal of Clinical Pathology, 56(4), 268.

Roberts, J.S., Dolinoy, D., and Tarini, B.(2014).Emerging issues in public health genomics.Annual Review of Genomics and Human Genetics, 15, 461-80.

Roden, D.M., et al.(2019).Pharmacogenomics.Lancet, 394(10197), 521-32.

Rotimi, C.N., et al.(2017).The genomic landscape of African populations in health and disease.Human Molecular Genetics, 26(R2), R225-36.

Rousseau, F., et al.(2010).Development and description of GETT: a genetic testing evidence tracking tool.Clinical Chemistry and Laboratory Medicine, 48(10), 1397-407.

Ryst, E.van der(2005).TNA endorses statement on medical marijuana use.Texas Nursing, 79(3), 12.

Sanchez, R.and Zhou, M.-M.(2009).The role of human bromodomains in chromatin biology and gene transcription.Current Opinion in Drug Discovery&Development, 12(5), 659-65.

Sanderson, S., et al.(2005).How can the evaluation of genetic tests be enhanced? Lessons learned from the ACCE framework and evaluating genetic tests in the United Kingdom.Genetic Medicine, 7(7), 495-500.

Sanseau, P., et al.(2012).Use of genome-wide association studies for drug repositioning.Nature Biotechnology, 30(4), 317-20.

Saouaf, S.J., et al.(2009).Deacetylase inhibition increases regulatory T cell function and decreases incidence and severity of collagen-induced arthritis.Experimental Molecular Pathology, 87(2), 99-104.

Sawaya, G.F., et al.(2007).Update on the methods of the U.S.Preventive Services Task Force: estimating certainty and magnitude of net benefit.Annals of Internal Medicine, 147(12), 871-5.

Shen, S., Li, J., and Casaccia-Bonnefil, P.(2005).Histone modifications affect timing of oligodendrocyte progenitor differentiation in the developing rat brain.Journal of Cellular Biology, 169(4), 577-89.

Sibbing, D., et al.(2010).Cytochrome 2C19*17 allelic variant, platelet aggregation, bleeding events, and stent thrombosis in clopidogrel treated patients with coronary stent placement.Circulation, 121(4), 512-18.

Sneed, A.(2017).Mail-order CRISPR kits allow absolutely anyone to hack DNA.[Online]Available at: https://www.scientificamerican.com/article/mail-order-crispr-kits-allow-absolutely-anyone-to-hack-dna/

Sousa-Pinto, B., et al.(2015).Pharmacogenetics of abacavir hypersensitivity: a systematic review and meta-analysis of the association with HLA-B*57:01.Journal of Allergy and Clinical Immunology, 136(4), 1092-4.e3.

Strahl, B.D.and Allis, C.D.(2000).The language of covalent histone modifications.Nature, 403(6765), 41-5.

Tan, Y., et al.(2016).Improving drug safety: from adverse drug reaction knowledge discovery to clinical implementation.Methods, 110, 14-25.

Teutsch, S.M., et al.(2009).The evaluation of genomic applications in practice and prevention(EGAPP) Initiative: methods of the EGAPP Working Group.Genetic Medicine, 11(1), 3-14.

Therrell, B.L., et al.(2015).Current status of newborn screening worldwide: 2015.Seminars in Perinatology, 39(3), 171-87.

Trang, P., et al.(2011).Systemic delivery of tumor suppressor microRNA mimics using a neutral lipid emulsion inhibits lung tumors in mice.Molecular Therapy, 19(6), 1116-22.

Trinite, T., Loveland-Cherry, C., and Marion, L.(2009).The U.S.Preventive Services Task Force: an evidence-based prevention resource for nurse practitioners.Journal American Academy of Nurse Practitioners, 21(6), 301-6.

Urnov, F.D., et al.(2010).Genome editing with engineered zinc finger nucleases.Nature Reviews Genetics, 11(9), 636-46.

Urv, T.K.and Parisi, M.A.(2017).Newborn screening: beyond the spot.Advances in Experimental Medicine and Biology, 1031, 323-46.

van Rie, A., et al.(2011).Xpert((R))MTB/RIF for point-of-care diagnosis of TB in high-HIV burden, resource-limited countries: hype or hope? .Expert Review of Molecular Diagnostics, 10(7), 937-46.

Vaz, M.and Srinivasan, K.(2014).Ethical challenges in biobanking: moving the agenda forward in India.Indian Journal of Medical Ethics, 11(2), 79-88.

Vendetti, F.P.and Rudin, C.M.(2013).Epigenetic therapy in non-small-cell lung cancer: targeting DNA methyltransferases and histone deacetylases.Expert Opinion on Biological Therapy, 13(9), 1273-85.

Vogel, K.M.and Ouagrham-Gormley, S.B.(2018).Anticipating emerging biotechnology threats: a case study of CRISPR.Politics Life Science, 37(2), 203-19.

Vora, N.L.and Wapner, R.J.(2018).Introducing new and emerging genetic tests into prenatal care.Seminars in Perinatology, 42(5), 283-6.

Wang, G., et al.(2016a).CRISPR-Cas9 can inhibit HIV-1 replication but NHEJ repair facilitates virus escape.Molecular Therapy, 24

(3),522-6.

Wang, Y., et al.(2018).Therapeutic genome editing for myotonic dystrophy type 1 using CRISPR/Cas9.Molecular Therapy, 26(11), 2617-30.

Wang, Z., et al.(2016b).CRISPR/Cas9-derived mutations both inhibit HIV-1 replication and accelerate viral escape.Cell Reports, 15(3), 481-9.

Wells, R.A., et al.(2014).Optimizing outcomes with azacitidine: recommendations from Canadian centres of excellence.Current Oncology(Toronto, Ont.), 21(1), 44-50.

Yung, R.L.and Richardson, B.C.(1995).Cytarabine therapy for refractory cutaneous lupus.Arthritis Rheumatism, 38(9), 1341-3.

Zampetaki, A., Albrecht, A., and Steinhofel, K.(2018).Long noncoding RNA structure and function: is there a link? .Frontiers in Physiology, 9, 1201.

Zhang, J., et al.(2015).Use of genome-wide association studies for cancer research and drug repositioning.PLoS One, 10(3), e0116477.

Zoghbi, H.Y.and Beaudet, A.L.(2016).Epigenetics and human disease.Cold Spring Harbour Perspectives in Biology, 8(2), a019497.

2.7 水和卫生设施

2.7.1 引言

2.7.1.1 背景

安全饮用水与卫生废物处理是最基本的公共卫生干预措施之一。在2006年的《英国医学杂志》读者调查中，清洁饮用水和废物处理被评选为自1840年以来“最伟大的医学进步”，超越了抗生素、麻醉、疫苗和细菌理论（Ferriman，2007）。在欧洲和北美，城镇通过对水进行过滤和氯化处理，并对人类和动物的排泄物进行安全处理，成功降低了腹泻病和伤寒的死亡率（Cutler，Miller，2005）。流行病学起源于John Snow于19世纪绘制的霍乱病例图，以及对伦敦Broad街水泵的最终干预，证明了霍乱是通过水传播的这一经典流行病学案例。

虽然目前在高收入国家中，与水和卫生设施安全相关的疾病相对较少，但仍然对其他地区造成沉重负担，特别是对幼儿、体弱者、穷人、免疫功能低下者和流离失所者。据估计，每年仅腹泻病就导致约130万人死亡，其中5岁以下儿童约占50万（Troeger et al.，2017）。在低收入国家，腹泻是5岁以下儿童死亡的第三大原因，占该人群总疾病负担的11%。水、环境卫生和个人卫生的改善有可能减轻约58%的腹泻疾病负担（Prüss-Ustün et al.，2014）。恶劣的水和卫生状况还与营养不良、寄生虫和蠕虫感染、沙眼和环境性肠病等造成的重大疾病负担相关。水和卫生设施不仅是公共卫生问题，还涉及贫困、公平和正义（联合国开发计划署，2007）。贫困人群由于难以获得安全用水和卫生设施，承担了大部分水相关疾病负担，生产力下降和治疗支出增加使他们进一步陷入贫困（Blakely et al.，2005）。从遥远的水源取水所花费的时间以及无法获得充足的水来灌溉农作物、喂养动物和进行其他生产活动，都会加剧贫困。虽然世界卫生组织（WHO）和联合国儿童基金会（UN Children’s Fund，UNICEF）（WHO和联合国儿童基金会，2017）已证实水和卫生设施覆盖率存在城乡差异，但最近对撒哈拉以南非洲地区的分析也表明，水和卫生设施的使用方面存在地理不平等（Pullan et al.，2014）。这些结果证实需要有针对性的政策和指标来惠及这些边缘人群（Pickering，Davis，2012）。水和卫生设施不足还与不良认知发展和学校出勤率不佳有关（Sclar et al.，2017）。因此，水和卫生设施已被公认为一项基本人权（联合国，2010）。

然而，世界上许多低收入国家的人口仍然无法获得基本的水安全和卫生设施。据估计，仍有5.82亿人缺乏改善的饮用水源，还有数亿人在饮用未被安全管理的水（WHO和联合国儿童基金会，2017）。约23亿人（占世界总人口的30%）缺乏改善的卫生设施，8.92亿人仍在露天排便。发展中地区的安全饮用水和卫生设施覆盖率最低，这些地区的人们也最易受到感染和疾病的威胁。在撒哈拉以南非洲地区，安全管理的（或基本的）水和卫生设施覆盖率仅分别为42%和28%。农村地区也落后于城市地区。2015年，85%的城市人口能够获得安全管理的饮用水，而只有55%的农村人口能够获得该服务。如果当前的趋势继续下去，可获得安全用水的人口中农村人口将仅占三分之一（WHO和联合国儿童基金会，2017）。

水和卫生设施覆盖率不足并非由于国际最高层面未能认识到这一需求或宣布目标。联合国于1977年发表的《马德普拉塔宣言》提出了到1990年为所有人提供安全饮水和卫生设施的目标,并启动了《国际饮用水和卫生十年(1981—1990)》计划(Cairncross,1992)。1990年,联合国再次呼吁并将期限延长至20世纪末。联合国千年发展目标(MDG)要求到2015年将无法持续获得安全饮用水或基本卫生设施的人口比例减半(联合国,2000)。虽然联合国声称已经实现了水目标,但有学者表明其所使用的指标未能体现该目标的关键方面,包括可持续性、可及性和安全性(Clasen,2012);截至2015年底,据估计仍有超过13亿人缺乏安全用水(Bain et al.,2013)。在所有MDG中,卫生设施目标的进展最为缓慢。人口的增长在很大程度上抵消了厕所建设的收益,导致在MDG时期结束时,估计有23亿人的卫生条件无法得到改善(WHO和联合国儿童基金会,2017)。

2015年,联合国继MDG之后制定了可持续发展目标(SDG)(联合国,2015)。SDG第6号目标旨在到2030年为所有人提供水和卫生设施并进行可持续管理。实现这一目标不仅可以促进环境安全,还将有助于减少贫困(目标1)、确保良好的健康与福祉(目标3)、确保高质量的教育(目标4)和促进性别平等(目标5)。联合国表示,实现SDG将有助于推进消除贫困、保护地球和确保所有人繁荣的总体目标(联合国,2015)。

传统上,水和卫生方面的大部分工作是由工程师承担的,其中包括基础设施的改善。一些低成本的社区和家庭干预措施,例如用于改善供水的受保护的水井、钻井和公共水龙头,以及用于改善卫生设施的各种类型的厕所、化粪池和堆肥系统等,主要由工程师构思并协助建设。许多书籍、手册和其他资源详细描述了这些系统,包括Cairncross和Feachem(1993)、英国国际发展部(1998)、Davis和Lambert(2002)、季刊《Waterlines》以及世界银行水和卫生方案(World Bank Water and Sanitation Program,WSP)的"实地笔记"。本章鼓励读者参考这些来源,深入了解这些系统的设计、安装和运行、技术创新以及在推广使用的过程中可能遇到的方案性挑战。

本章仅关注与水和卫生设施有关的公共卫生问题。在介绍一些基本术语之后,首先描述了与水和卫生设施不足相关的疾病及其对总体疾病负担的贡献。然后,提供了水和卫生干预措施预防此类疾病的有效性、这些措施的经济影响(特别是成本效益和成本收益)以及与之相关的其他非健康收益的证据。随后讨论了水、环境卫生和健康方面的最新进展,以及与水和卫生干预措施相关的一些问题。本章最后讨论了水和卫生设施方面持续存在的一些挑战。

2.7.1.2 术语

首先,有必要了解一些与水和卫生领域相关的用于描述疾病、传播途径和干预措施的术语。水相关疾病根据其传播途径进行分类,包括水媒途径(通过饮用水摄入)、水洗途径(与个人卫生用水供应不足有关)、水基途径(通过水生无脊椎动物宿主传播)或与水相关的媒介(涉及在水中或水附近繁殖的昆虫媒介)(White et al.,1972)。大多数属于人类病原体的水生生物定植于人类和某些其他哺乳动物的肠道,并通过粪-口途径传播。因此,通过改善环境卫生(排泄物处理)、个人卫生(尤其是用肥皂洗手)和微生物水质,可以阻断常见水媒疾病的传播,而水洗疾病的传播则受到供水(数量和可及性)改善的影响。改善供水还可以通过减少进入受感染水体的需要来帮助预防水基疾病(例如血吸虫病和麦地那龙线虫病)。

"卫生设施"这一术语存在多种含义。在公共卫生领域,有两种定义。在广义的定义中,卫生设施是指人们为自己要求、影响和维持卫生和健康环境的过程。这个定义可能包括安全食品生产、固体废物管理、工业废物、动物废物、化学品控制、环境污染、雨水排放、废水处理、人类定居、个人和家庭卫生、病媒和害虫控制、职业健康和安全、采矿和采石、港口卫生以及死者处置。第二个狭义的定义更为具体,仅适用于将人类与其排泄物分离的过程。本章使用第二个更具体的定义,并将卫生设施视为一个系统,其中排泄物应:① 以安全和有尊严的方式被收集;② 被运输到合适的地点;③ 经过处理或包装以消除致病性;④ 被再利用和/或排放到环境中。

虽然MDG中关于水和卫生设施的具体目标是可持续获得安全饮用水和基本卫生设施,但SDG的重点是“安全管理”的水和卫生设施。WHO和联合国儿童基金会的供水、环境卫生和个人卫生联合监测规划（Joint Monitoring Program for Water，Sanitation and Hygiene，JMP）负责监测国际目标的进展情况，包括SDG（WHO和联合国儿童基金会，2017）。它定义安全管理的饮用水服务是满足三个标准的服务：场所内应可获取，需要时应可获得，以及供应的水应不受污染。

JMP使用服务阶梯来衡量和比较各国的进展（WHO和联合国儿童基金会，2017）（图2.7.1）。供水服务阶梯的最底层是“地表水”——直接来自河流、水坝、湖泊、池塘、溪流、运河或灌溉渠的饮用水。接下来的两个梯级是“未改善水源”（地表水和未受保护的井/泉水）和“改善水源”（管道输送的自来水、钻井/管井、受保护的井/泉水和包装/输送水）。根据SDG，供水服务阶梯包括三种类型的改善供水服务：安全管理的、基本的和有限的。“安全管理的饮用水服务”是指满足三个标准的服务：场所内可获取，需要时可获得以及供应的水不受污染。如果改善后的水源不符合任何一项标准，但取水往返时间不超过30分钟，则将被归类为“基本服务”。如果从改善水源取水超过30分钟，则被归类为“有限服务”。

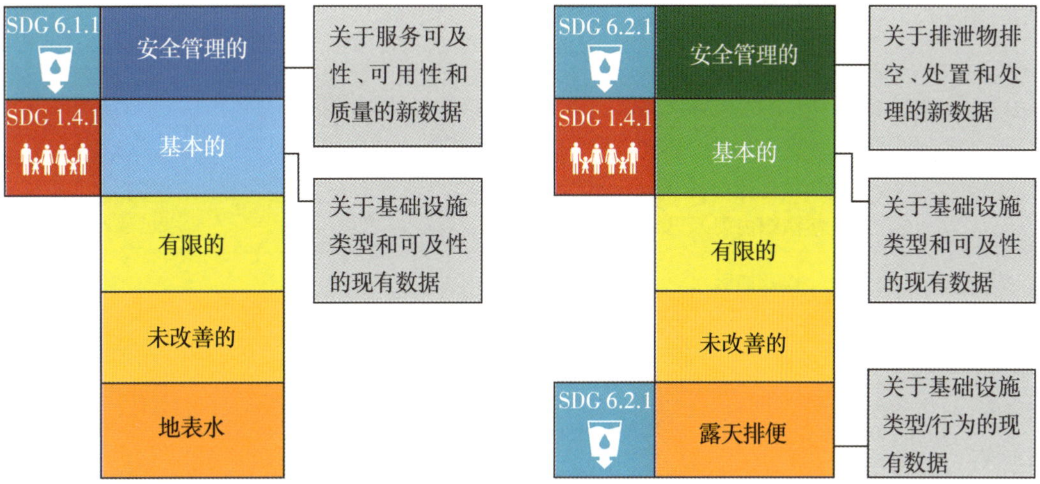

图2.7.1　更新的JMP服务阶梯

资料来源：Progress on Drinking Water，Sanitation and Hygiene：2017 Update and SDG Baselines'.Geneva：World Health Organization（WHO）and the United Nations Children's Fund（UNICEF），2017.Licence：CC BY-NC-SA 3.0 IGO.

JMP的卫生设施阶梯也包含多个级别。最底层是“露天排便”——将人类粪便排放在田野、森林、灌木丛、开阔水域、海滩或其他开放空间，或与固体废物一起处理。向上的级别是“未改善的卫生设施”（没有板或平台的坑式厕所、悬挂式厕所或桶式厕所）和“改善的卫生设施”（冲/倒冲入下水道系统、化粪池、坑式厕所、通风改善的坑式厕所（ventilated improved pit，VIP）、堆肥厕所，或带板的坑式厕所）。同样，在SDG期间，改善的卫生设施现在被细分为三组（安全管理的、基本的和有限的）。为了达到“安全管理”的服务水平，必须改善卫生设施，不得与其他住户共享，粪便污泥必须：① 就地处理和处置；② 暂时储存，然后清空、运输和异地处理；③ 与废水一起通过下水道运输，然后异地处理。如果粪便污泥没有得到如此管理，但卫生设施经过其他改进，且与其他家庭共享，则被定义为“有限的”（WHO和联合国儿童基金会，2017）。

2.7.2　疾病负担

2.7.2.1　概述

不良的水和卫生设施与多种传染病相关。这些传染病通过蠕虫、原生动物、细菌和病毒等各种途径传播。表2.7.1总结了这些疾病中最重要的疾病及其传播途径、病原体和流行病学意义。其中一些疾病还可导致营养不良,这是造成大量发病和死亡的一个独立原因,尽管在本章引用的直接疾病负担数据中并未体现(Black et al.,2003)。

表2.7.1 与不良水和卫生设施相关的主要传染病、病原体、传播途径以及年发病率和死亡率

疾 病	病 原 体	传 播 途 径	感染人数(百万)[1]	死亡人数(百万)[1]
腹泻(痢疾、霍乱)	病毒 轮状病毒	粪-口	2 390 (年发病率)	1 233～1 391
	细菌 大肠杆菌(ETEC) 志贺氏菌,沙门氏菌 弧菌 弯曲杆菌	粪-口		
	原生动物 蓝氏贾第鞭毛虫 小隐孢子虫 溶组织内阿米巴	粪-口		
血吸虫病	埃及血吸虫 曼氏血吸虫 日本血吸虫	通过接触受污染淡水的皮肤渗透	207	4.4
蛔虫病	蛔虫	粪-口	807～1 200	2.7
鞭虫病	鞭虫	粪-口	440	3～10
钩虫感染	美洲钩虫 十二指肠钩虫	通过接触受粪便污染土壤的皮肤渗透 粪-口	460	3～65
伤寒和副伤寒	沙门氏菌	粪-口	21	177.2
沙眼	沙眼衣原体	手指 衣物 眼蝇(市蝇) 咳嗽/打喷嚏	沙眼致盲:1.2 活动性沙眼:21 鞭虫病:7.3	

注:[1]估计值因方法而异。

资料来源:Disease Control and Prevention (2018). Parasites—Ascariasis: https://www.cdc.gov/parasites/ascariasis/Diarrhoeal; Troeger, C., Forouzanfar, M., Rao, P.C., Khalil, I., Brown, A., Reiner Jr, R.C.et al(2017).Estimates of global, regional, and national morbidity, mortality, and aetiologies of diarrhoeal diseases: a systematic analysis for the Global Burden of Disease Study 2015. The Lancet Infectious Diseases 17(9): 909-48. doi: 10.1016/S1473-3099(17)30276-1; World Health Organization(2017).preventive chemotherapy to control soil-transmitted helminth infections in at-risk population groups.Geneva: Lustigman, S., Prichard, R.K., Gazzinelli, A., et al(2012).A research agenda for helminth diseases of humans: the problem of helminthiases. PLoS Neglected Tropical Diseases, 6(4), e1582; World Health Organization (2017).Global Health Observatory.[Online]Available at: http://www.who.int/gho/neglected_diseases/trachoma/en/.

本章未讨论与水有关的某些疾病。首先,除了微生物制剂外,水也是化学病原体的传播介质,包括砷和其他金属、氟化物、硝酸盐和挥发性有机化合物(包括农药和除草剂)。因此,WHO指南和许多国家的水标准规定了此类化学物质的最大允许限量(WHO,2012)。然而,除了砷中毒和氟中毒(在亚洲和非洲的某

些地区尤为严重)外,大多数污染物仅在长期暴露后导致健康危害。其次,改善供水(防止与水接触)和使用点水处理(使用过滤器)是预防麦地那龙线虫病的重要干预措施(Cairncross et al.,2002),而控制麦地那龙线虫感染的努力已经取得了很大成功,该疾病目前仅在有限的地区受到公共卫生关注。最后,本章未涉及与水传播病原体相关的各种疾病,例如脊髓灰质炎、甲型肝炎和戊型肝炎,这些疾病主要通过疫苗和其他非环境措施来控制(Leclerc et al.,2002)。

2.7.2.2 腹泻病

腹泻病是与不安全的饮用水和恶劣的卫生条件相关的死亡和发病的主要原因。对于感染人类免疫缺陷病毒(HIV)或患有获得性免疫缺陷综合征(AIDS)的人来说,腹泻可能是持续的、严重的,甚至危及生命(Hayes et al.,2003)。腹泻的特征是粪便稠度降低且数量增加。该病的临床症状和病程随年龄、营养和免疫状态以及病原体的不同而有很大差异(Black,Lanata,1995)。大多数病例在一周内痊愈,但也有一小部分病例会持续两周或更长时间,并被称为"持续性"腹泻。痢疾是一种腹泻病,其特征是稀便中带血。尽管霍乱和志贺氏菌病(细菌性痢疾)等流行性腹泻是众所周知的风险,特别是在紧急情况下,但与地方性腹泻相比,它们的全球卫生意义很小(Hunter,1997)。腹泻的直接威胁是脱水,即体液和电解质的流失。因此,口服补液疗法(oral rehydration therapy,ORT)的广泛推广显著降低了与该疾病相关的病死率。然而,病例管理方面的改进并没有降低其发病率,据估计每年有24亿腹泻病病例(Troeger et al.,2017)。由于腹泻病可抑制食物的正常摄入和营养物质的吸收,因此持续的高发病率是营养不良的重要原因,导致身体发育和认知功能受损、对感染的抵抗力降低,并可能导致长期胃肠道疾病。

与腹泻病相关的传染源主要通过粪-口途径传播(Leclerc et al.,2002)。因此,安全的排泄物处理是一个主要屏障,有助于防止通过食物、水、手、污染物和机械媒介(苍蝇)间接传播(图2.7.2)。已知从人类和动物粪便中排出的各种细菌、病毒和原生动物病原体都能引起腹泻。虽然各个病原体的重要性因环境、季节和条件的不同而不同,但最近的一项多国研究揭示了造成非洲和南亚大部分疾病负担的主要病原体(Kotloff et al.,2013)。研究人员发现,大多数中度至重度腹泻病例是由四种病原体引起的:轮状病毒、隐孢子虫、耐热肠毒素-肠产毒性大肠杆菌(enterotoxigenic *Escherichia coli* producing hcat-stablc toxin,ST-ETEC)和志贺氏菌。气单胞菌、霍乱弧菌O1和空肠弯曲杆菌在选定的地点也很重要。他们报告称,中度至重度腹泻患者在随访期间死亡的概率是对照组的8.5倍(比值比(odds ratio,OR)=8.5;95%置信区间(confidence interval,CI):

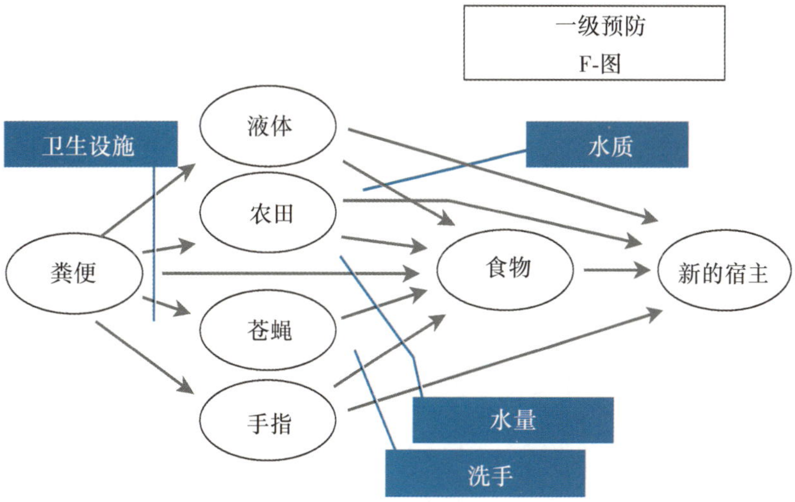

图2.7.2 F-图

资料来源:Wagner,EG and Lanois,JN,Excreta disposal for rural areas and small communities.WHO monograph series No.39,World Health Organization,Geneva,Switzerland.©1958.8.

5.8～12.5，P<0.0001），88%的死亡发生在生命的头两年内。对0～11月龄的婴儿来说，与病例死亡风险增加相关的病原体是ST-ETEC（风险比（hazard ratio，HR）=1.9；95%CI：0.99～3.5）和典型的肠致病性大肠杆菌（HR=2.6；95%CI：1.6～4.1），对12～23月龄的幼儿来说则是隐孢子虫（HR=2.3；95%CI：1.3～4.3）。尽管腹泻也与金属、硝酸盐、有机物和其他化学物质的摄入有关，但与感染性腹泻相比，由此产生的疾病负担相对较小（Hunter，1997）。

2.7.2.3 血吸虫病

血吸虫病影响全球2亿人，其中埃及血吸虫和曼氏血吸虫最为常见。血吸虫病的生命周期涉及携带排泄物和尿液的虫卵以及中间宿主淡水蜗牛对淡水的污染。释放到水中的幼虫通过穿透皮肤感染人体。寄生虫在人体内发育并迁移到肠道和膀胱，产生成千上万的卵。与其他肠道蠕虫一样，血吸虫与身体和精神发育受损以及贫血有关。此外，由于寄生虫卵被困在组织内，血吸虫病可能对膀胱和肠壁造成严重损害。埃及血吸虫病的慢性感染与成年期膀胱癌风险增加相关（Gryssels et al.，2006）。

2.7.2.4 土源性蠕虫感染

全球近20亿人感染了土源性蠕虫。在世界上边缘化、低收入和资源匮乏的地区（主要是撒哈拉以南非洲、亚洲和美洲的发展中地区），蠕虫病负担尤为严重（WHO，2017）。大约有3亿人患有严重的蠕虫感染和相关的严重疾病（deSilva et al.，2003）。蛔虫、鞭虫和钩虫（十二指肠钩虫和美洲钩虫）是最常见的肠道蠕虫。传播途径为摄入被排泄物污染的土壤中的虫卵，或者幼虫通过皮肤渗透。儿童特别容易受到慢性和严重感染，从而导致营养不良、生长发育迟缓、体能下降和认知发育受损（Stephenson et al.，2000）。钩虫感染不仅是儿童贫血的重要原因，还是育龄妇女和孕妇贫血的重要原因，导致早产和低出生体重（Hotez et al.，2004）。

2.7.2.5 伤寒和副伤寒

虽然伤寒和副伤寒等肠热病是过去几个世纪水传播疾病的主要原因，但随着供水消毒和卫生设施的改善，其发病率和死亡率急剧下降（Cutler，Miller，2005）。伤寒和副伤寒的病原体是伤寒沙门氏菌和副伤寒沙门氏菌A型和B型。据估计，每年有2 100万伤寒病例，导致14.88万人死亡。较轻的副伤寒每年新增500万病例（Crump et al.，2004；Troeger et al.，2017）。

2.7.2.6 沙眼

沙眼占全球失明的1.4%，有190万人受到影响，1.902亿人生活在沙眼流行地区，面临沙眼失明的风险（WHO，2017）。沙眼是由沙眼衣原体反复感染眼睛引起的。儿童是主要的感染宿主，活动性沙眼患病率很高（Mabey et al.，2003）。反复感染导致上眼睑变形、角膜磨损，并在晚年逐渐丧失视力。沙眼衣原体是通过受感染眼睛的分泌物经受污染的手指、衣服和寻眼蝇（市蝇）传播的（Hu et al.，2010）。尽管苍蝇在感染传播中的作用尚不清楚，但研究表明，市蝇主要在环境中存在的固体人类粪便中繁殖，而不是在厕所中（Emerson et al.，2000）。因此，安全的排泄物处理可能在减少沙眼传播方面发挥重要作用。改善供水和卫生设施是WHO支持的沙眼控制和预防策略中的一部分，该策略被称为SAFE（surgery，antibiotics，facial hygiene，environmental improvement，手术、抗生素、面部卫生、环境改善）。

2.7.2.7 营养不良

水和卫生设施也与营养不良有关，营养不良是造成重大疾病和死亡的一个独立原因。据估计，有1.65亿5岁以下儿童发育迟缓（即年龄别身高Z评分低于-2）；5 500万儿童消瘦（即身高别体重Z评分低于-2），其中1 900万儿童严重消瘦（身高别体重Z评分低于-3）或严重急性营养不良（身高别体重Z评分小于等于-3或伴有水肿）（Bhutta et al.，2013）。体重不足或发育迟缓约占5岁以下儿童死亡率的20%；它还会导致长期认知障碍、学业成绩较差、完成学业的年限较短和成年期经济生产力较低。

2.7.3 水和卫生设施在疾病预防方面的有效性

2.7.3.1 粪-口疾病传播的屏障

如“F-图”（图2.7.2）所示，安全处理人类粪便是预防粪-口疾病传播的主要屏障。如果不清除与人类、动物和昆虫潜在接触的排泄物，病原体可能会通过未洗的手、受污染的水和食物或昆虫（如苍蝇）传播到更多的人类宿主。无论卫生条件是否足够，手都可能被粪便污染，尤其是在排便后进行肛门清洁或在排便后清洁儿童时，都可能导致直接或间接通过食物、水、其他饮料或污染物进一步传播。因此，洗手是粪-口疾病传播的重要二级屏障（Curtis，Cairncross，2003）。其他次要屏障包括：① 水质干预措施（例如安全分配和储存，使用沸腾水，或其他的使用点水处理）；② 供水干预措施，以增加个人和家庭卫生用水的数量和可及性；③ 正确的烹饪和食物处理；④ 对苍蝇等机械传播媒介的控制。

2.7.3.2 有效性证据

关于水、环境卫生和个人卫生干预措施在预防感染和疾病方面的有效性，已经开展并发表了大量研究。系统综述（第5.15章）是一种识别、总结、综合、解释和评估卫生干预措施有效性证据的方法学质量的方法，涉及与特定卫生干预措施有关的各种研究。在某些情况下，此类综述还采用荟萃分析或其他统计方法来估计评价纳入的研究中干预措施的综合效果。许多此类综述审查了水、环境卫生和个人卫生干预措施对于预防疾病和感染的有效性的证据。

2.7.3.3 腹泻病

表2.7.2总结了过去25年来发表的关于预防腹泻病的水和卫生干预措施的八项不同的系统综述的结果。尽管关于供水（数量和可及性）的影响存在相互矛盾的证据，但一致的证据表明，改善水和卫生设施可以为预防腹泻病作出重大贡献。

2.7.3.4 土源性蠕虫感染

一项综述不仅评估了卫生干预措施对土源性蠕虫感染的影响，还评估了水和卫生条件（Strunz et al.，2014）。该综述涵盖94项研究，但只有5项是随机对照试验。使用经过处理的水可以降低任何土源性蠕虫感染的概率（OR=0.46；95%CI：0.36～0.60）。使用自来水与较低的蛔虫（OR=0.40；95%CI：0.39～0.41）和鞭虫

(OR=0.57;95%CI:0.45~0.72)感染概率相关,但与任何土源性蠕虫(soil-transmitted helminth,STH)感染无关(OR=0.93;95%CI:0.28~3.11)。

表 2.7.2 对预防腹泻病的水和卫生干预措施的系统综述的效应估计[1,2](方括号中为研究数量)

干预(改善)	Esrey 等(1985)	Esrey 等(1991)	Fewtrell 等(2005)	Clasen 等(2006)	Waddington 等(2009)	Wolf 等(2014)[2]	Clasen 等(2015)	Freeman 等(2017)
水量	25%(0~100%)[17]	27%[7]						
水质			0.69(0.53~0.89)[15]	0.57(0.46~0.70)[38]	0.58(0.50~0.67)[31]		0.59(0.51~0.69)	
水源	16%(0~90%)[9]	17%[7]	0.89(0.42~1.90)[3]	0.73(0.53~1.01)[6]	0.79(0.62~1.02)[3]	0.89(0.78~1.01)	0.76(0.48~1.19)[6]	
家庭(使用点)			0.65(0.48~0.88)[12]	0.53(0.39~0.73)[32]	0.56(0.45~0.65)[28]		0.58(0.48~0.69)[58]	
氯化				0.63(0.52~0.75)[16]		0.63(0.55~0.72)	0.72(0.61~0.84)[19]	
过滤				0.37(0.28~0.49)[6]		0.41(0.33~0.50)	0.48(0.38~0.59)[23]	
太阳能消毒				0.69(0.63~0.74)[2]		0.63(0.55~0.72)	0.62(0.42~0.94)[4]	
絮凝-消毒				0.69(0.58~0.82)[6]			0.48(0.20~1.16)[7]	
供水(分发点)	37%(0~82%)[8]	16%[22]	0.75(0.62~0.91)[6]	0.73(0.53~1.01)[6]	0.98(0.89~1.06)[8]	0.89(0.78~1.01)		
供水和卫生设施/个人卫生		20%[7]			0.43(0.33~0.55)[3]			
卫生设施	22%(0~48%)[10]	22%[11]	0.68(0.53~0.87)[2]		0.63(0.43~0.93)[6]	0.84(0.77~0.91)		0.88(0.83~0.92)[27]

注:[1] Esrey 及其同事的研究报告的效应估计是腹泻病减少的中位数;其他研究使用随机效应模型进行荟萃分析,效应估计是汇总风险比。为了比较结果,减少的百分比为1-RR(例如,RR为0.69,表示风险减少了31%)。[2]在未改善供水和未进行非盲法调整的情况下,对效应进行汇总估计。对于家庭干预措施,估计值是针对将治疗与安全储存相结合的研究。

2.7.3.5 伤寒和副伤寒

目前尚未有随机对照试验报告水或卫生干预措施对伤寒或副伤寒的预防效果。一项对这些肠热病全球趋势研究的综述发现,几乎没有直接证据表明水或卫生干预措施的潜在贡献(Crump,Mintz,2010)。尽管如此,有证据表明水质干预措施的有效性。Cutler和Miller(2005)提供的历史证据表明,美国引进清洁水和卫生设施与死亡率降低相关。病例对照研究也表明,这些疾病仍然与不安全的水和卫生设施有关。一项在伤寒仍然流行的乌兹别克斯坦开展的研究中,伤寒病例更有可能在户外饮用未经煮沸的地表水(OR=3.0;95%CI:1.1~8.20)(Srikantiah et al.,2007)。在孟加拉国进行的一项类似的病例对照研究中,在家饮用未经煮沸的水被确认为是显著的危险因素(OR=12.1;95%CI:2.2~65.6)(Ram et al.,2007)。印度尼西亚城市环境中伤寒和副伤寒的危险因素包括：家庭中没有厕所（OR=2.20；95%CI：1.06～4.55）和使用冰块（OR=2.27；95%CI：1.31～3.93）。前往流行地区的旅行者也面临肠道热的风险，但通常建议接种有效疫苗以预防水源性或食源性传播的风险。

2.7.3.6 沙眼

目前对通过环境干预措施（包括水和卫生设施）来预防活动性沙眼的有效性尚不清楚（Rabiu et al.，2012）。对WHO支持的SAFE沙眼控制战略的综述得出的结论是，“F”（面部清洁）和“E”（环境改善）组成部分（包括改善对水和更好的卫生设施的获取）的有效性证据相对较弱（Emerson et al.，2000a；Kuper et al.，2003）。在冈比亚21个村庄进行的为期6个月的簇随机对照试验中，Emerson及其同事（Emerson et al.，2004）报告称，在设有厕所的研究集群中，苍蝇捕获量有所减少。然而，与7个对照组相比，与干预相关的活动性沙眼患病率在统计上并未降低（RR=0.81；95%CI：0.54～1.22）。这项研究结果尚未被重复。在另一篇综述中，总体卫生状况与较低的沙眼发病率相关，这是通过沙眼滤泡性炎症或沙眼炎症强度（trachomatous inflammation-follicular/trachomatous inflammation-intense，TF/TI）（OR=0.70；95%CI：0.62～0.79）和沙眼衣原体感染（OR=0.62；95%CI：0.44～0.87）来衡量的（Freeman et al.，2017）。总的来说，这项研究的结果为观察性研究和干预性研究中卫生设施与活动性沙眼之间的关联提供了强有力的证据。然而，由于缺乏干预研究，对沙眼衣原体的影响尚不明确。

2.7.3.7 营养不良

营养不良与水和卫生设施有关，既通过粮食生产（灌溉和安全利用废物作肥料），也通过预防干扰营养物质正常吸收的腹泻和肠道感染来实现（Fewtrell et al.，2007）。营养不良与腹泻之间的关联已明确，但对于干预措施的影响尚不清楚。对包括1 393名儿童在内的9项腹泻和生长数据研究进行的综合分析发现，对于24个月大的儿童，每发生一次腹泻，发育迟缓的可能性增加2.5%，25%的发育迟缓可归因于在生命的头2年发生5次及以上腹泻（Checkley et al.，2008）。《柳叶刀》的孕产妇和儿童营养不良系列报告估计，如果环境卫生和个人卫生干预措施的覆盖率达到99%，将使腹泻发病率降低30%，而这只会使发育迟缓的患病率降低2.4%（Bhutta et al.，2013）。世界银行的一份报告表明，露天排便解释了54%的国际儿童身高差异，而仅能解释29%的国内生产总值（Spears，2013）。然而，最近一项关于卫生设施对传染病和营养状况影响的系统综述和荟萃分析发现，没有证据表明卫生设施对年龄别体重Z值和身高别体重Z值有影响，对5岁以下儿童年龄别身高Z值仅产生边缘影响（Freeman et al.，2017）。

2.7.4　水和卫生干预措施的其他益处

2.7.4.1 改善供水（数量和可及性）

如“有效性证据”一节所示，改善水资源的可及性——即使水质没有相应改善——也与经水媒、水洗和水基途径传播疾病的减少有关。这在一定程度上是由于人们的用水量和收集水所需的时间之间存在明确的关系（Cairncross，Feachem，1993）。基于服务水平的用水模式特征呈“L”形曲线。如果水直接送至家中，用水量较大；当收集时间为5～30分钟时，用水量相对恒定；而收集时间较长时，用水量会进一步减少。在低收入地区，通过家庭供水系统供水的人均日用水量约为150升，通过庭院水龙头供水的用水量约为50升，通过公共水源(如立柱、水井和泉水)供水的用水量则仅为15升。因此，对水资源可及性的评估以距离(通常为1千米)或往返收集时间(通常为30分钟)表示(WHO和联合国儿童基金会，2013)，但在灾害响应中为0.5千米(Sphere项目，2004)。

WHO的一份报告得出结论，基本健康保护的最低用水量是20升/(人·天)(Hutton，Bartram，2003)。其中7.5升用于消耗(补水和食物准备)，因此其质量必须能够将健康风险降至最低；其余部分用于基本的个人和家庭卫生。然而，报告承认，除了与改善供水相关的直接健康效益外，还存在间接的健康效益和其他效益。通过减少取水时间，可以更有效地在家照顾儿童或从事其他生产性活动，从而可以获得间接的健康效益(Cairncross，1987)。诊所、医疗站和其他医疗机构的服务也受益于供水的改善。为花园和农作物提供足够的灌溉水可以改善营养并创造收入(Thompson et al.，2001)。自动售水以及制造和销售饮料也可以影响贫困。最后，在人们为水付费的情况下，改善供水可能节省下来的钱可用于购买食品和其他可能影响健康结果的必需品。

2.7.4.2 提高出勤率

有证据表明水和卫生干预措施可以提高学校的出勤率(Sclar et al.，2017)。印度最近的一项研究表明，在学校安装厕所的国家政府计划使青春期男孩和女孩的入学率增加了8%，年龄较小的儿童的入学率增加了12%(Adukia，2014)。Hutton等(2007)估计，仅在非洲，实现水和卫生设施方面的MDG就将使学校每年的出勤增加9 900万天；如果所有人都能充分获得基本水和卫生设施，则将使学校每年的出勤增加1.4亿天。女孩的卫生需求和缺乏卫生设施的负面影响对她们的出勤率产生不利影响。在肯尼亚最近的一项试验中，旱季用水困难的学校接受了综合供水、卫生促进和水处理以及卫生设施改善的措施后，平均出勤率增加，相当于每所学校平均增加了26名学生；女孩入学比例也增加了4%(Garn et al.，2013)。在乌干达，94%的女孩报告月经期间在学校遇到问题，61%的女孩报告缺勤(IRC国际水和卫生中心，2006)。在许多环境中，文化和宗教的限制使月经成为禁忌。如果月经持续一周以上，女孩就有整个学年都逃学的倾向(Bharadwaj，Patkar，2004)。通过改善道路、厕所地板和安装扶手，卫生设施可以在改善残疾儿童的受教育机会方面发挥重要作用(Bannister et al.，2005)。

2.7.4.3 安全和性别平等

改善卫生设施和供水可促进妇女和女童的安全和性别平等(Caruso et al.，2017a)。家庭卫生设施可以使妇女避免在露天排便或使用离家很远的厕所时面临的性侵犯和骚扰危险，从而提高安全。安全、私密和就近的厕所现在被视为一项基本人权(联合国，2010)；对于处于紧急情况和冲突中的妇女来说，这是一个特殊的问题(Sphere，2004)。肯尼亚的研究表明，由于担心在使用男女共用的厕所时遭到强奸，女性会将粪便装在塑料袋中再将其扔到街上(被称为“飞行厕所”)(Maili Saba，2005)。她们还害怕被人看到过于频繁地使用厕所，因此更愿意在天黑后在自己家里洗澡，因为她们觉得这样更安全。Caruso及其同事制定了一个评估女性卫生设施不安全状况的量表(2017)。在印度农村的一项研究中，妇女报告称，由于卫生设施不足，她们的排尿、排便和月经问题没有得到解决，并与一系列不良适应(压抑、扣留食物和水)和后果(责骂、羞耻、恐惧)相关(Caruso et al.，2017b)。年幼的儿童通常更喜欢露天排便，因为他们害怕掉进设计不良或改造不当的厕所坑里。

2.7.4.4 HIV/AIDS

众所周知，获得安全饮用水和卫生设施可以降低包括腹泻病在内的机会性感染风险，从而延长HIV/AIDS患者（people living with HIV/AIDS，PLWHA）的寿命（Peletz et al.，2013）。家庭水处理已被证明是预防HIV感染者死亡和发病的有效干预措施（Colford et al.，2005；Lule et al.，2005；Peletz et al.，2012）。Yates及其同事（2015）最近的一项系统综述进一步证实了这些结果，发现家庭水处理、供水和卫生干预措施降低了PLWHA人群腹泻和水传播疾病的发病率。还有证据表明，家用滤水器和经过杀虫剂处理以预防疟疾的蚊帐可以减缓HIV的进展（Walson et al.，2013）。水和卫生设施现在被认为是PLWHA人群家庭护理的特别优先事项（WHO，2008）。使用点水处理产品现已列入HIV/AIDS患者的保健包（Colindres et al.，2007）。

2.7.5 水和卫生设施方面的最新进展

2.7.5.1 水和卫生设施方面的SDG

MDG中的水和卫生设施目标是到1990年将无法持续获得安全饮用水和基本卫生设施的人口比例减半，这是动员努力扩大水和卫生设施覆盖范围的一个主要目标。尽管JMP关于水目标的声明仍存在一些争议，并且卫生设施目标的进展总体上令人失望，但后续目标现已确定。SDG中的具体目标6.1和6.2涉及饮用水、环境卫生和个人卫生。它们在MDG的基础上进行了重大改进，主要体现在以下几个方面：① 呼吁普及服务（而不是将未获得服务的人数减半）并解决服务水平的不平等问题；② 解决MDG中未包括的卫生问题；③ 明确要求饮用水应安全且负担得起，卫生设施应充足；④ 明确提及杜绝露天排便，以及关注妇女、女童和其他弱势群体的需求。如前所述，JMP制定了增强的指标，可以更直接地监测新的水和卫生目标（WHO和联合国儿童基金会，2017）。

2.7.5.2 WHO环境卫生指南

虽然WHO早已制定了关于水（例如《饮用水质量指南》（*Guidelines for Drinking Water Quality*，GDWQ））和排泄物管理的指导意见，但直到2018年，WHO才首次发布了一套《环境卫生指南》（WHO，2018）。这些指南旨在为保护健康的卫生设施制定一个全面的框架，涵盖政策制定、卫生技术和行为干预的实施、基于风险的危害识别以及管理方法和监测。它们还旨在为制定国际、区域、国家或市政卫生政策和行动时有效考虑公共卫生问题提供权威依据。它们的目的是鼓励可行实践和制定适用于低收入、中等收入和工业化国家的健全法规。该指南提供了三项一般性建议，强调卫生设施的普遍覆盖和使用的必要性，重点关注整个排泄物管理链，并鼓励与其他部门建立联系。此外，该指南还提供了有关最佳实践的更具体的指导。与GDWQ一样，《环境卫生指南》被视为一份不断发展的文件，将反映环境卫生方面的新兴研究和经验。

2.7.5.3 了解肠道病原体传播的系统方法

前述有关水和卫生干预措施对健康影响的研究主要关注切断特定传播途径的影响。目前，越来越多的流行病学家认识到肠道病原体传播的相互作用和相互依赖性。这就需要一种系统方法,不仅要认识到腹泻和其他肠道疾病涉及的多种传播途径和各种病原体,还要认识到它们的动态性和干预措施对社区层面的影响(Eisenberg et al.,2012)。这种社区效应的例子是,居住在有厕所的住户附近或实施有效家庭水处理的非采纳者所获得的健康益处。切断一种或多种传播途径的干预措施也可能影响病原体通过其他途径的传播。重要的是,研究需要捕捉干预措施在社区层面的外部性和更广泛的影响,以理解和设计能够优化这些影响的干预措施,并正确评估其影响和成本效益。

2.7.5.4 在安全用水方面需要一致性/坚持性

使用量化微生物风险评估(quantitative microbial risk assessment,QMRA)的流行病学模型也被用于估计零星暴露于受污染饮用水的影响,这种暴露可能是由于供水中断(Hunter et al.,2009)或使用点水处理不一致(Brown,Clasen,2012;Enger et al.,2013)。模型显示,在供水中度污染的环境中,即使偶尔饮用未经处理的水,改善饮用水质量所带来的健康益处。这些结果引发了人们对不可靠的供水所能带来的健康益处的质疑。此外,由于使用点水处理往往无法达到高水平的依从性,这些模型引发了人们对家庭水处理的潜在健康效益的质疑。

2.7.5.5 家庭用水处理

数亿人的家庭供水系统无法全天候提供饮用水,对于他们来说,水通常被收集并储存在家中,直到需要时才使用。众所周知,即使在收集点是安全的水,在收集(或不安全地分配)、储存和家庭使用过程中也经常遭受广泛的再污染(Wright et al.,2004)。虽然向每个家庭提供安全的、经自来水管道输送的消毒水是一个重要目标,但即使是所谓的MDG水目标的实现,10亿人中仍有超过四分之三的人无法获得改善的水,还有数亿人无法获得安全饮用水(Clasen,2012)。因此,WHO和其他机构呼吁采取其他方法,在改善基础设施方面取得进展的同时,加速与安全用水相关的健康和经济收益。

家庭水处理和安全储存(household water treatment and safe storage,HWTS)是一种替代方案(Sobsey,2002)。在家中进行煮沸、过滤和化学消毒的水已经被广泛使用,据报道超过10亿人在饮用之前在家中进行水处理(Rosa,Clasen,2010)。最近的系统综述表明,在改善微生物水质和减少腹泻疾病方面,以家庭为基础的干预措施(家庭煮沸、氯化、过滤、日光消毒和絮凝/消毒)比传统的、非网状的水源干预措施(受保护的水井和泉水、钻井、公共水龙头)更为有效(Fewtrell et al.,2005;Clasen et al.,2015)。

2.7.5.6 共用和公共的卫生设施

据估计,全球有6亿人(包括撒哈拉以南非洲五分之一的人口)依赖于公共或其他共用卫生设施(WHO和联合国儿童基金会,2017年)。从历史上看,为了监测MDG卫生目标的进展,无论服务水平或共用设施的人数如何,此类共用设施都被排除在“改善的”卫生设施的定义之外,因为它们被认为是不可接受的、不卫生的和不可获取的。如前所述,JMP对这一政策进行了修订,如果共用厕所采用湿式或干式卫生技术,并且由两个或更多家庭共用,则允许将其视为“改善的”并归类为“有限的”卫生服务(WHO和联合国儿童基金会,2017)。然而,几乎没有证据支持这一变化的有效性。对报告腹泻的11项研究进行的系统综述和荟萃分析发现,依赖共用卫生设施与疾病发生的风险增加相关(OR=1.39;95%CI:1.14~1.70)(Heijnen et al.,2014)。虽然有一些证据表明,共用卫生设施的家庭数量越多,风险越高,但任何程度的共用都会导致患病风险升高。对JMP数据的分析也发现了与共用厕所相关的腹泻风险增加的证据,即使在调整了可能的混杂因素后(Fuller et al.,2014)。

2.7.5.7 安全处理儿童粪便

虽然相关研究较少，但有证据表明，在许多低收入环境中，尿布和便盆很少可用或被使用，这使得对幼儿粪便进行卫生收集变得困难；如果改为即使将这些粪便收集起来，通常也以无法有效防止进一步接触的方式进行处理（Gil et al.，2004）。实际上，与成人粪便相比，儿童粪便的不卫生处理可能带来更大的健康风险。首先，幼儿是肠道感染发病率最高的群体，他们的粪便中最有可能含有病原体。其次，幼儿往往会在易感儿童可能接触到的地方排便。最后，幼儿是肠道感染相关的死亡和严重后遗症风险最高的群体，由于他们在地面上的时间较长，更容易将手指和被污染的物体放入口中，以及可能有食土症等常见行为，因此最有可能接触到这些环境中的病原体。Gil 等（2004）对 1987—2001 年间发表的 10 项观察性研究进行了荟萃分析，结果显示，被认为有风险的儿童粪便处理行为（如露天排便、露天处理粪便、未清除土壤中的粪便、在家庭土壤中可见粪便，以及儿童吃粪便）与腹泻风险增加显著相关（RR=1.23；95%CI：1.15～1.32）；被认为安全的行为（如使用厕所、尿布、便盆、马桶和洗尿布）具有边缘的保护作用（RR=其他 0.93；95%CI：0.85～1.00）。

有证据表明，即使是拥有厕所的家庭也常常无法安全处理儿童粪便；更常见的是，这些粪便要么不被收集，要么与家庭的固体废物一起处理（Majorin，2012；Majorin et al.，2014）。根据定义，这使得这种做法称为“露天排便”，尽管这些家庭通常因为拥有厕所而被视为具有“改善的卫生设施”（WHO 和联合国儿童基金会，2013）。除非采取干预措施以确保儿童粪便的安全处理，否则终结露天排便将无法成功。

2.7.5.8 技术和方案创新

改善供水和卫生设施，尤其是在农村和偏远地区，一直是一个具有挑战性的任务。尽管在过去几十年里已经作出了协同努力，但非洲和南亚/东南亚地区仍有大量人口缺乏改善的水和卫生设施（WHO 和联合国儿童基金会，2017）。虽然为了改善水质、水量和便利性，已经推广了作为传统方法替代方案的各种社区和家庭层面的方案，但其中一些方案在技术适用性、成本和可持续性方面仍存在问题。新的挑战包括自然或人为的化学污染、盐水入侵、城市化进程加快、地下水位下降、气候变化带来的威胁以及农业和工业用水需求的增加。高昂的前期成本、融资不足、土地所有权不确定、缺乏熟练的建筑工匠、排空坑、长期废物处理和城市化是卫生方面的主要挑战。

为应对这些挑战，公共卫生专业人员、捐助者、项目实施者、社会企业家和私营部门开发和推广了各种技术和项目，以改善供水和卫生设施，且特别关注了低收入人群。在供水方面，这些创新包括雨水收集、水源定位、钻井、挖井、本地制造的泵和其他提水装置、自给策略、小型社区水处理和/或分配系统、加水站/售水亭以及各种使用点水处理技术。在卫生设施方面，低收入地区的大部分工作侧重于改进农村地区的现场解决方案和城市地区传统污水处理系统的替代方案。共享私人厕所在印度和其他地方得到了广泛推广。新技术包括更便宜更轻便的蹲便板、堆肥厕所、消化化学品、多室坑、排空坑以及改进液体和固体排泄物的分离。随着污泥收集和处理方面的创新，污泥越来越被视为有用的产品而非废物。其中许多创新都伴随着企业倡议和公共私营合作制；其他则通过小额信贷和金字塔底层营销来实现。尽管其中一些创新看起来很有前景，但过去的经验教训表明，了解和应对特定环境中存在的特定情况，尤其是目标人群自身的需求以及他们愿意支付的费用，对于实现可影响公共卫生的大规模可持续改进尤为重要。水和卫生设施方面的技术创新如果不能满足行为改变的需要，也不太可能实现最佳的应用和造成影响。

2.7.5.9 社区主导的全面卫生

社区主导的全面卫生(community-led total sanitation,CLTS)于1999年在孟加拉国首次实施,并在其他地方得到广泛推广。这是一种使当地社区能够在没有外部硬件补贴支持的情况下停止露天排便并建造和使用厕所的方法。通过使用参与技术,社区成员对自身的卫生状况进行分析,包括露天排便的程度和粪-口污染的可能性。这样的做法旨在激发个人的厌恶感和羞耻感,从而转化为集体行动,减少露天排便的影响(Kar,2003)。通过引发集体行为改变,CLTS将社区而不是家庭置于决策过程的中心。同侪压力和公民自豪感是重要的激励因素。强调相对于100%覆盖率,厕所的特殊设计是次要的。结果令人印象深刻,整个社区在几个月内从露天排便转变为使用厕所(Kar,2003)。这种方法已经在非洲和亚洲得到推广,并有一些证据表明其可持续性(Kar,Bongartz,2006)。

尽管如此,最近对200项CLTS干预研究进行的系统综述得出的结论是,CLTS有效性的证据基础薄弱(Venkataramanan,2018)。他们发现,有14项定量评估报告了露天排便现象的减少,但并未证实案例研究中发现的无露天排便(open defecation-free,ODF)村庄;他们还发现,超过四分之一的文献夸大了结论,将结果和影响归因于缺乏适当研究设计的干预措施。作者强调需要对CLTS影响进行更严格的研究,并开展应用研究计划,将研究人员和实践者聚集在一起,解决实施方面的挑战,以改善农村卫生工作。

2.7.5.10 卫生营销

卫生营销采用商业方法来生产和交付卫生技术,并让私营部门以财务和制度上可持续的方式参与生产和交付(Jenkins,Sugden,2006)。相较于典型的公共部门卫生推广,这种营销方法备受推崇,因为它有助于确保人们选择接受他们想要并愿意支付的产品和服务,具备财务可持续性,成本效益高,并有望扩大规模(Cairncross,2004)。卫生营销采用消费者视角,首先了解目标人群想要、愿意支付、愿意维护并适合当地情况的产品和服务。该方法致力于发展一个可持续的卫生行业,该行业不依赖于外部捐助者提供的硬件补贴或对其长期发展的持续支持(水和卫生设施计划第n号)。该方法认识到家庭在排便习惯形成过程中的关键作用,并强调了有效的公共私营合作制的重要性。卫生营销能够在多大程度上到达经济金字塔的底部仍有待验证。

2.7.5.11 肠道病

除了腹泻对营养不良的影响之外,研究人员推测,反复接触粪便病原体可能是环境(热带)肠道病的一个重要原因,这是一种以吸收不良、绒毛萎缩、隐窝增生、T细胞浸润和空肠全身炎症为特征的亚临床病症(Humphrey,2009)。肠道病是由环境卫生和个人卫生条件差的幼儿大量摄入粪便细菌引起的。Humphrey提出,从恶劣的环境卫生和个人卫生到营养不良的主要致病途径是热带肠道病,而不是腹泻。如果这种推测成立,目前的估计可能大大低估了环境卫生和个人卫生对经济增长的贡献,因为目前的估计主要通过腹泻来模拟这种影响。孟加拉国最近的一项研究发现,肠道病标志物与不卫生的环境有关(Lin et al.,2013)。然而,最近的随机对照研究显示,水和卫生干预措施对预防发育迟缓的有效性和效果的结果不一(Pickering,Davis,2012;Luby et al.,2018;Null et al.,2018)。这引发了人们对肠道病和发育迟缓之间的关联以及环境干预措施对其预防潜力的疑问。

2.7.6　水和卫生设施方面的挑战

2.7.6.1 腹泻未被视为一种严重疾病

扩大供水和卫生设施覆盖面的一个限制因素是人们认为腹泻——与供水和卫生设施覆盖率低相关的主要健康威胁——不是一种疾病。Figueroa和Kincaid(2010)引用了来自不同国家的大量研究,其中参与者普遍认为腹泻是一种自然的,甚至是可接受的生理状况,特别是对于幼儿,不值得采取特殊的预防措施。尽管控制腹泻的健康效益往往不足以推动预防措施的实施,但许多最脆弱的群体甚至没有意识到腹泻是一种疾病,这一认知进一步限制了相关干预措施的实施。在那些负责各种危及生命的疾病的决策者和卫生官员,腹泻作为传染病发病率和死亡率的第三大原因,可能难以获得足够的资源支持。

2.7.6.2 缺乏公共部门协调

在大多数国家,涉及水和卫生设施的责任通常分散在各种机构和管理层中。这些机构通常包括水利部、卫生部、水资源部、环境部、地方政府、农村发展部和教育部。在许多情况下,还有联邦、地区、区和地方各级政府。这些部门通常只负责水或卫生设施的某些方面,很少有全面负责的情况。结果往往是各自为政,缺乏资金和协调。一些国家的公共部门通过协调努力取得了成功。在南非,国家制定了明确的目标和战略,提供了重要资源,并建立了有效的问责机制,在卫生设施方面取得了显著进展(Muller,2002)。埃塞俄比亚在提高水和卫生设施覆盖率方面也取得了相当大的成功,尤其是在南部国家和民族地区,高层的承诺转化为协调和持续的行动(Bibby,Knapp,2007)。

2.7.6.3 水和卫生干预措施的结果不一

前述研究一致表明,恶劣的水和卫生条件与不良的健康结果之间存在关联。尽管如此,最近对WASH干预效果的一系列研究对现有方法的健康效果潜力提出了质疑(Luby et al.,2018;Null et al.,2018,SHINE试验)。有必要继续开展研究,以便为优化低收入环境中可推广的水和卫生干预措施提供更多指导。

2.7.7　要点

(1) 尽管安全饮用水和卫生设施被广泛认为是基本的公共卫生干预措施,但全球仍有8%的人口未能享有改善的供水,30%的人口缺乏基本的卫生设施。

(2) 与不安全的饮用水和恶劣的卫生条件相关的传染病造成了沉重的负担,尤其是对穷人、幼儿和免疫功能低下的人;它们还加剧了贫困、教育和经济发展问题。

(3) 有强有力的证据表明,改善供水或卫生设施的干预措施可以有效预防腹泻、土源性蠕虫感染、血吸虫病和伤寒。

(4) 水和卫生干预措施已被证明具有成本效益和成本收益,通过降低医疗保健成本为公共部门节省了大量资金;还有证据表明,改善水和卫生设施的获取可以带来其他经济和发展效益。

(5) 一系列最新进展,包括评估和监测与水和卫生设施相关的疾病风险的新方法,以及替代技术、方案方法和实施策略,可能有助于改善目标定位、扩大覆盖范围、增加应用和可持续性。

(6)然而,为了在可持续的基础上成功推广其中一些干预措施,必须解决重大的政治、社会、经济和发展挑战,从而确保最弱势群体能够享受到安全饮用水和卫生设施带来的健康和其他好处。

2.7.8 结论

在解决与不良水和卫生条件相关的疾病负担问题时,与公共卫生领域的其他挑战不同,主要挑战在于资源的分配和优先事项的确定。过去几十年中,尽管除了贫困人口以外的大多数人都能够享受到与安全饮用水和基本卫生设施相关的多方面好处,但仍然有数亿人无法获得这些基本资源。这种情况的持续存在是几代人对优先事项的误解所致。随着贫富差距的扩大,富人对水资源的过度消耗和废物处理使其他人更难以获取本已有限的水和卫生资源。

国际层面已经认识到扩大供水和卫生设施覆盖范围的必要性,并已取得了一些进展,尽管目前尚不清楚这些努力是否能够比先前的国际宣言和目标更成功。然而,贫困人口仍在等待他们应得的管道供水和卫生处理。在这一背景下,公共卫生领域有责任制定、评估和推广有效、低成本和可持续的替代方案以及创造性的交付战略,以加速实现与安全饮用水和基本卫生设施相关的健康效益。这将有助于缩小资源不均衡差距,推动公共卫生事业朝着更加普惠和可持续的方向发展。

(翻译:阚海东)

参考文献

Adukia, A.(2014).Sanitation and Education(PhD thesis).Cambridge, MA: Harvard University.

Allan, S.C.(2003).The WaterAid Bangladesh/VERC 100%Sanitation Approach: Bangladesh.IDS Working Paper 194.Brighton: Institute of Development Studies, Brighton.

American Public Health Association, American Water Works Association, and the Water Environment Federation (2012).Standard Methods for the Examination of Water and Wastewater(22nd ed.).Washington, DC: American Public Health Association, the American Water Works Association, and the Water Environment Federation.

Bannister, M., et al(2005).Water and Sanitation for All: Practical Ways to Improve Accessibility for Disabled People.Kampala, Uganda: 31st WEDC Conference, Maximising the benefits from water and environmental sanitation.

Bharadwaj, S.and Patkar, A.(2004).Menstrual Hygiene and Management in Developing Countries: Taking Stock.Mumbai: Junction Social, Social Development Consultants.

Bhutta, Z.A., et al(2013).The Lancet Nutrition Interventions Review Group, and the Maternal and Child Nutrition Study Group.Evidencebased interventions for improvement of maternal and child nutrition: what can be done and at what cost? The Lancet, 382, 452-77.

Bibby, S.and Knapp, A.(2007).From Burden to Communal Responsibility: A Sanitation Success Story from Southern Region in Ethiopia.Field Note.Washington, DC: World Bank Water and Sanitation Programme.

Black, R.E.and Lanata, C.F.(1995).Epidemiology of diarrhoeal diseases in developing countries.In: Blaser, M.J., Smith, P.D., Ravdin, J.I., Greenberg, H.B., and Guerrant, R.L.(eds.)Infections of the Gastrointestinal Tract.New York: Raven Press, pp.11-29.

Black, R.E., Morris, S.S., and Bryce, J.(2003).Where and why are 10 million children dying every year? The Lancet, 361, 2226-34.

Blakely, T., Hales, S., Kieft, C., Wilson, N., and Woodward, A.(2005).The global distribution of risk factors by poverty level.Bulletin of the World Health Organization, 83(2), 118-26.

Boisson, S., et al.(2013).Effect of household-based drinking water chlorination on diarrhoea among children under five in Orissa, India: a double-blind randomised placebo-controlled trial.PLoS Medicine, 10(8), e1001497.

Brown, J. and Clasen, T. (2012). High adherence is necessary to realize health gains from water quality interventions. PLoS One, 7(5), e36735.

Burton, M.J. and Mabey, D.C. (2009). The global burden of trachoma: a review. PLoS Neglected Tropical Diseases, 3(10), e460.

Cairncross, S. (1987). The benefits of water supply. In: Pickford, J. (ed.) Developing World Water. London: Grosvenor Press, pp.30-4.

Cairncross, S. (1992). Sanitation and Water Supply: Practical Lessons from the Decade. Washington, DC: World Bank.

Cairncross, S. (2004). The Case for Marketing Sanitation. Field Note. Nairobi: Water and Sanitation Programme Africa.

Cairncross, S. and Feachem, R. (1993). Environmental Health Engineering in the Tropics: An Introductory Text (2nd ed.). Chichester: John Wiley and Sons Ltd.

Cairncross, S., Muller, R., and Zagaria, N. (2002). Dracunculiasis (Guinea worm disease) and the eradication initiative. Clinical Microbiology Reviews, 15, 223-46.

Caruso BA, et al (2017a). Assessing women's negative sanitation experiences and concerns: the development of a novel sanitation insecurity measure. International Journal of Environmental Research and Public Health, 14(7), pii: E755.

Caruso BA, et al (2017b). Women's gendered experiences of urination, defecation, and menstruation in Rural Odisha, India: understanding and defining sanitation insecurity. BMJ Global Health, 2(4), e000414.

Centers for Disease Control and Prevention (2018). Parasites—Ascariasis. Available at: https://www.cdc.gov/parasites/ascariasis/

Checkley, W., et al (2008). The Childhood Malnutrition and Infection Network. Multi-country analysis of the effects of diarrhoea on childhood stunting. International Journal of Epidemiology, 37, 816-30.

Chen, G., et al (2004). Observation on the effect of the comprehensive measures of replacing cattle with machine and reconstructing water supply and lavatory to control the transmission of schistosomiasis. Journal of Tropical Disease and Parasitology, 2, 219-22.

Clasen, T. (2009). Scaling Up Household Water Treatment in LowIncome Settings. Geneva: World Health Organization. [Online] Available at: http://whqlibdoc.who.int/hq/2009/WHO_HSE_WSH_09.02_eng.pdf

Clasen, T. (2012). MDG water target claim exaggerates achievement. Tropical Medicine&International Health, 17(10), 1178-80.

Clasen, T.F., et al (2015). Interventions to improve water quality for preventing diarrhoea. The Cochrane Database of Systematic Reviews, (10), 1-201.

Clasen.T., et al. (2007). Cost-effectiveness analysis of water quality interventions for preventing diarrhoeal disease in developing countries. Journal of Water and Health, 5(4), 599-608.

Colford, J.M.Jr, et al (2005). A pilot randomized, controlled trial of an in-home drinking water intervention among HIV+persons. Journal of Water and Health, 3(2), 173-84.

Colindres, R., et al (2007). Utilization of a basic care and prevention package by HIV-infected persons in Uganda. AIDS Care, 24, 1-7.

Crump, J.A., Luby, S.P., and Mintz, E.D. (2004). The global burden of typhoid fever. Bulletin of the World Health Organization, 82, 346-53.

Crump, J.A. and Mintz, E.D. (2010). Global trends in typhoid and paratyphoid fever. Clinical Infectious Diseases, 50, 241-6.

Curtis, V. and Cairncross, S. (2003). Effect of washing hands with soap on diarrhoea risk in the community: a systematic review. The Lancet Infectious Diseases, 3, 275-81.

Cutler, D. and Miller, G. (2005). The role of public health improvements in health advances: the twentieth-century United States. Demography, 42(1), 1-22.

Dangour, A.D., et al (2013). Interventions to improve water quality and supply, sanitation and hygiene practices, and their effects on the nutritional status of children. Cochrane Database of Systematic Reviews, 8, CD009382.

Davis, J. and Lambert, R. (2002). Engineering in Emergencies. London: Intermediate Technology Publications, Ltd.

Department of International Development (1998). Guidance Manual on Water Supply and Sanitation Programmes. London: Department of International Development.

Desilva, N.R., et al (2003). Soil-transmitted helminth infections: updating the global picture. Trends in Parasitology, 19, 547-51.

Eisenberg, J.N., Trostel J., Sorensen R.J., and Shields K.F. (2012). Toward a systems approach to enteric pathogen transmission: from individual independence to community interdependence. Annual Review of Public Health, 33, 239-57.

Emerson, P.M., Bailey, R.L., and Mahdi, O.S. (2000). Transmission ecology of the fly Musoca sorbens, a putative vector of trachoma. Transactions of the Royal Society of Tropical Medicine and Hygiene, 94, 1-5.

Emerson, P.M., et al. (2000a). Review of the evidence base for the 'F' and 'E' component of the SAFE strategy for trachoma control.

Tropical Medicine and International Health, 5(8), 515-27.

Emerson, P.M., et al(2004). Role of flies and provision of latrines in trachoma control: cluster-randomised controlled trial. The Lancet, 363, 1093-98.

Enger, K.S., Nelson, K.L., Rose, J.B., and Eisenberg, J.N.(2013). The joint effects of efficacy and compliance: a study of household water treatment effectiveness against childhood diarrhea. Water Research, 47(3), 1181-90.

Ensink, J.H. and van der Hoek, W.(2007). New international guidelines for wastewater use in agriculture. Tropical Medicine and International Health, 12(5), 575-7.

Esrey, S.A., Feachem, R.G., and Hughes, J.M.(1985). Interventions for the control of diarrhoeal diseases among young children: improving water supplies and excreta disposal facilities. Bulletin of the World Health Organization, 63, 757-72.

Esrey, S.A., et al.(1991). Effects of improved water supply and sanitation on ascariasis, diarrhoea, dracunculiasis, hookworm infection, schistosomiasis, and tracoma. Bulletin of the World Health Organization, 69, 609-21.

Evans, B., Hutton, G., and Haller, L.(2004). Closing the Sanitation Gap—The Case for Better Public Funding of Sanitation and Hygiene. Oslo: Commission on Sustainable Development.

Ferriman, A.(2007). BMJ readers choose the 'sanitary revolution' as greatest medical advance since 1840. British Medical Journal, 334, 111.

Fewtrell, L., et al(2005). Water, sanitation, and hygiene interventions to reduce diarrhoea in less developed countries: a systematic review and meta-analysis. The Lancet Infectious Diseases, 5, 42-52.

Fewtrell, L., et al(2007). Water, Sanitation and Hygiene—Quantifying the Health Impact at National and Local Levels in Countries with Incomplete Water Supply and Sanitation Coverage. Environmental Burden of Disease Series No.15. Geneva: World Health Organization.

Figueroa, M.E. and Kincaid, D.L.(2010). Social, Cultural and Behavioral Correlates of Household Water Treatment and Storage. Center Publication HCI 2010-1: Health Communication Insights. Baltimore, MD: Johns Hopkins Bloomberg School of Public Health, Center for Communication Programs.

Freeman, M.C., et al(2017). The impact of sanitation on infectious disease and nutritional status: a systematic review and meta-analysis. International Journal of Hygiene and Environmental Health, 220(6), 928-49.

Freeman, M.C., et al(2012). Assessing the impact of a school-based water treatment, hygiene and sanitation programme on pupil absence in Nyanza Province, Kenya: a cluster-randomized trial. Tropical Medicine&International Health, 17(3), 380-91.

Fuller, J.A., Clasen, T., Heijnen, M., and Eisenberg, J.N.(2014). Shared sanitation and the prevalence of diarrhea in young children: evidence from 51 countries, 2001-2011. American Journal of Tropical Medicine and Hygiene, 91(1), 173-80.

Garn, J.V., et al(2013). A cluster-randomized trial assessing the impact of school water, sanitation, and hygiene improvements on pupil enrollment and gender parity in enrollment. Journal of Water, Sanitation and Hygiene for Development, 3(4), 10.2166/washdev.2013.217.

Gil, A., Lanata, C., Kleinau, E., and Penny, M.(2004). Children's Feces Disposal Practices in Developing Countries and Interventions to Prevent Diarrheal Diseases. Environmental Health Project. New York: USAID.

Gleeson, C. and Gray, N.(1997). The Coliform Index and Waterborne Disease. London: E and FN Spon.

Gryssels, B., et al.(2006). Human schistosomiasis. The Lancet, 368, 1106-18.

Haas, C.N., Rose, J.B., and Gerba, C.P.(1999). Quantitative Microbial Risk Assessment. New York: John Wiley and Sons.

Hayes, C., et al.(2003). Food and water safety for persons infected with human immunodeficiency virus. Clinical Infectious Diseases, 36 (Suppl 2), S106-9.

Heijnen, M., et al(2014). Shared sanitation versus individual household latrines: a systematic review of healthoutcomes. PLoS One, 9 (4), e93300.

Hotez, P., et al(2004). Hookworm infection. The New England Journal of Medicine, 351, 799-807.

Hu, V.H., Harding-Esch, E.M., Burton, M.J., Bailey, R.L., Kadimpeul, J., and Mabey, D.C.(2010). Epidemiology and control of trachoma: systematic review. Tropical Medicine&International Health, 15(6), 673-91.

Humphrey, J.H.(2009). Child undernutrition, tropical enteropathy, toilets, and handwashing. The Lancet, 374, 1032-5.

Hunter, P.R.(1997). Waterborne Disease Epidemiology and Ecology. Chichester: John Wiley and Sons.

Hunter, P.R.(2009). Household water treatment in developing countries: comparing different intervention types using meta-regression.

Environmental Science&Technology, 43(23), 8991-7.

Hunter, P.R., Zmirou-Navier, D., and Hartemann, P.(2009). Estimating the impact on health of poor reliability of drinking water interventions in developing countries. Science of the Total Environment, 407(8), 2621-4.

Hutton, G.(2013). Global costs and benefits of reaching universal coverage of sanitation and drinking-water supply. Journal of Water and Health, 11(1), 1-12.

Hutton, G.and Bartram, J.(2003). Domestic Water Quantity, Service Level and Health. Geneva: World Health Organization.

Hutton, G., Haller, L., and Bartram, J.(2007). Global cost-benefit analysis of water supply and sanitation interventions. Journal of Water and Health, 5(4), 481-502.

Hutton, G.and Varughese, M.C.(2016). The costs of meeting the 2030 Sustainable Development Goal targets on drinking water sanitation, and hygiene. Water and Sanitation Programme. Washington, DC: World Bank Group.

IRC International Water and Sanitation Centre(2006). Girl Friendly Toilets for School Girls. [Online] Available at: http://www.washinschools.info/page/319

Jackson, B.(2005). A Review of EcoSan Experience in Eastern and Southern Africa. Field Note. Washington, DC: World Bank Water and Sanitation Programme.

Jenkins, M.W.and Curtis, V.(2005). Achieving the 'good life'; why some people want latrines in rural Benin. Social Science&Medicine, 61, 2446-59.

Jenkins, M.W.and Scott, B.(2007). Behavioral indicators of household decision-making and demand for sanitation and potential gains from social marketing in Ghana. Social Science&Medicine, 64(12), 2427-42.

Jenkins, M.W.and Sugden, S.(2006). Rethinking Sanitation—Lessons and Innovation for Sustainability and Success in the New Millennium. UNDP HDR, Sanitation Thematic Paper. London: London School of Hygiene and Tropical Medicine.

Kar, K.(2003). Subsidy or Self-Respect? Participatory Total Community Sanitation in Bangladesh. IDS Working Paper 194. Brighton: Institute of Development Studies, Brighton.

Kar, K.and Bongartz, J.(2006). Update on Some Recent Developments in Community-Led Total Sanitation. Brighton: Institute of Development Studies, Brighton.

Kosek, M., Bern, C., and Guerrant, R.L.(2003). The global burden of diarrhoeal disease, as estimated from studies published between 1992 and 2000. Bulletin of the World Health Organization, 81, 197-204.

Kotloff, K.L., et al(2013). Burden and aetiology of diarrhoeal disease in infants and young children in developing countries(the Global Enteric Multicenter Study, GEMS): a prospective, case-control study. The Lancet, 382, 209-22.

Kumaresan, J.and Mecaskey, J.(2003). The global elimination of blinding trachoma: progress and promise. The American Journal of Tropical Medicine and Hygiene, 69, 24-8.

Kuper, H., et al(2003). A critical review of the SAFE strategy for the prevention of blinding trachoma. The Lancet Infectious Diseases, 3(6), 372-81.

Leclerc, H., Schwartzbrod, L., and Dei-Cas, E.(2002). Microbial agents associated with waterborne diseases. Critical Reviews in Microbiology, 28(4), 371-409.

Lin, A., et al(2013). Household environmental conditions are associated with enteropathy and impaired growth in rural Bangladesh. The American Journal of Tropical Medicine and Hygiene, 89(1), 130-7.

Luby, S.P., et al(2018) Effects of water quality, sanitation, handwashing and nutritional interventions on diarrhoea and child growth in rural Bangladesh: a cluster randomized trial. Lancet Global Health, 6(3), e302-15.

Lule, J.R., et al.(2005). Effect of home-based chlorination and safe storage on diarrhea among persons with HIV in Uganda. Tropical Medicine and International Health, 73, 926-33.

Lustigman, S., et al(2012). A research agenda for helminth diseases of humans: the problem of helminthiases. PLoS Neglected Tropical Diseases, 6(4), e1582.

Mabey, D.C., Solomon, A.W., and Foster, A.(2003). Trachoma. The Lancet, 362, 223-9.

Maili Saba Research Report(2005). Livelihood and Gender in Sanitation and Hygiene Water Services Among Urban Poor. London: Overseas Development Institute.

Majorin, F.(2012). Child Faeces Disposal Practices in Rural Orissa: A Cross Sectional Study. MSc Thesis. London: London School of Hygiene and Tropical Medicine.

Majorin, F., et al(2014)Child feces disposal practices in rural Orissa: a cross sectional study.PLoS One, 9(2), e89551.

Methra, M.and Knapp, A.(2005).The Challenge of Financing Sanitation for Meeting the Millennium Development Goals.Commissioned by the Norwegian Ministry of the Environment for the Commission on Sustainable Development.Water and Sanitation Programme—Africa.Nairobi: World Bank.

Mukherjee, N.(2000).Myth vs.Reality in Sanitation and Hygiene Promotion.Field Note, Jakarta: World Bank Water and Sanitation Programme—East Asia and the Pacific.

Muller, M.(2002).The National Water and Sanitation Programme in South Africa.Field Note, Water and Sanitation Programme—Africa. Nairobi: World Bank.

Nauges, C.and Whittington, D.(2009).Estimation of water demand in developing countries: an overview.The World Bank Research Observer, 25, 263-94.

Null C, et al.(2018)Effects of water quality, sanitation, handwashing, and nutritional.Interventions on diarrhoea and child growth in rural Kenya: a cluster-randomised controlled trial.Lancet Global Health, 6(3), e316-29.

Obika, A., et al.(2002).Social Marketing for Urban Sanitation, Inception Report.DFID KAR Project R7982.Loughborough: WEDC.

Peletz, R.L., et al.(2013).Water, sanitation and hygiene interventions to improve health among people living with HIV/AIDS: a systematic review.AIDS, 27(16), 2593-601.

Peletz, R., et al.(2012).Assessing water filtration and safe storage in households with young children of HIV-positive mothers: a randomized, controlled trial in Zambia.PLoS One, 7(10), e46548.

Pickering, A.J.and Davis, J.(2012).Freshwater availability and water fetching distance affect child health in sub-Saharan Africa.Environmental Science&Technology, 46(4), 2391-7.

Prüss-Ustün, A., et al.(2014).Burden of disease from inadequate water, sanitation and hygiene in low-and middle-income settings: a retrospective analysis of data from 145 countries.Tropical Medicine&International Health, 19(8), 894-905.

Pullan, R.L., Freeman, M.C., Gething, P.W., and Brooker, S.J.(2014).Geographical inequalities in use of improved drinking water supply and sanitation across Sub-Saharan Africa: mapping and spatial analysis of cross-sectional survey data. PLoS Med, 11(4), e1001626.

Rabiu, M., Alhassan, M.B., Ejere, H.O., and Evans, J.R.(2012).Environmental sanitary interventions for preventing active trachoma. Cochrane Database of Systematic Reviews, 2, CD004003.

Ram, P.K., et al.(2007).Risk factors for typhoid fever in a slum in Dhaka, Bangladesh.Epidemiology and Infection, 135(3), 458-65.

Rosa, G.and Clasen, T.(2010).Estimating the scope of household water treatment in low-and medium-income countries.The American Journal of Tropical Medicine and Hygiene, 82(2), 289-300.

Sclar, G.D., et al(2017).Effects of sanitation on cognitive development and absence: a systematic review.International Journal of Hygiene and Environmental Health, 220(6), 917-27.

Sobsey, M.D.(2002).Managing Water in the Home: Accelerated Health Gains from Improved Water Supply.WHO/SDE/WSH/02.07.Geneva: World Health Organization.

Spears, D.(2013).How Much International Variation in Child Height can Sanitation Explain? World Bank policy research working paper, no.WPS 6351.[Online]Available at: http://go.worldbank.org/SZE5WUJBI0

Sphere Project(2004).Humanitarian Charter and Minimum Standards in Disaster Response.Geneva: The Sphere Project.

Srikantiah, P., et al(2007).Epidemiology and risk factors for endemic typhoid fever in Uzbekistan.Tropical Medicine and International Health, 12(7), 838-47.

Stephenson, L.S., Latham, M.S., and Ottensen, E.A.(2000).Malnutrition and parasitic helminth infections.Parasitology, 121, S23-38.

Stocks, M.E., Ogden, S., Haddad, D., Addiss, D.G., McGuire, C., and Freeman, M.C.(2014).Effect of water, sanitation, and hygiene on the prevention of trachoma: a systematic review and meta-analysis.PLoS Med, 11(2), e1001605.

Strunz, E.C., Addiss, D.G., Stocks, M.E., Ogden, S., Utzinger, J., and Freeman, M.C.(2014).Water, sanitation, hygiene, and soiltransmitted helminth infection: a systematic review and metaanalysis.PLoS Med, 11(3), e1001620.

Thompson, J., et al(2001).Drawers of Water II: 30 Years of Change in Domestic Water Use and Environmental Health in East Africa. London: IIED.

Troeger, C., et al(2017).Estimates of global, regional, and national morbidity, mortality, and aetiologies of diarrhoeal diseases: a systematic analysis for the Global Burden of Disease Study 2015.The Lancet Infectious Diseases 17(9): 909-48.

UN Millennium Project(2005).UN Millennium Project Task Force on Water and Sanitation—Health, Dignity and Development: What Will it Take? London: Earthscan.

United Nations(2000).United Nations Millennial Declaration.General Assembly Res.55/2, 18 September 2000.New York: United Nations.

United Nations(2010).The Human Right to Water and Sanitation.United Nations General Assembly Res.64/292, 3 August 2010.New York: United Nations.

United Nations(2015).Transforming our world: the 2030 Agenda for Sustainable Development.United Nations General Assembly Res 70/1, 25 September 2015.New York: United Nations

United Nations Development Programme(2007).Beyond Scarcity: Power, Poverty and the Global Water Crisis.Human Development Report 2006.New York United Nations Development Programme.

Waddington, H., Snilstveit, B., White, H., and Fewtrell, L.(2009).Water, Sanitation and Hygiene Interventions to Combat Childhood Diarrhoea in Developing Countries.New Delhi: 3ie.

Wagner, E.G.and Lanois, J.N.(1958).Excreta Disposal for Rural Areas and Small Communities.WHO monograph series no.39.Geneva: WHO.

Walson, J.L., et al.(2013).Evaluation of impact of long-lasting insecticide-treated bed nets and point-of-use water filters on HIV-1 disease progression in Kenya.AIDS, 27(9), 1493-501.

Wang, H., et al(2016).Global, regional, and national life expectancy, all-cause mortality, and cause-specific mortality for 249 causes of death, 1980-2015: a systematic analysis for the Global Burden of Disease Study 2015.The Lancet, 388(10053): 1459-544.

Water and Sanitation Programme(2002).Selling Sanitation in Vietnam: What Works? Jakarta: World Bank Water and Sanitation Programme—East Asia and the Pacific.

Water and Sanitation Program(n.d.).Sanitation Marketing Toolkit.World Bank.[Online]Available at: http://www.wsp.org/toolkit/toolkit-home

Water Resources Institute(2007).Water Resources Institute.EarthTrends Environmental Resource Portal.[Online]Available at: https://www.wri.org/our-work/project/earthtrends-environmental-information

White, G.F., Bradley, D.J., and White, A.U.(1972).Drawers of Water: Domestic Water Use in East Africa.Chicago, IL: University of Chicago Press.

Whittington, D., Jeuland, M., Barker, K., and Yuen Y(2012).Setting priorities, targeting subsidies among water, sanitation, and preventive health interventıons ın developing countries.World Development, 40(8), 1546-68.

Winblad, U.and Simpson-Hébert, M.(eds.)(2004).Ecological Sanitation.Stockholm: Stockholm Environmental Institute.

Wolf, J., et al.(2014).Assessing the impact of drinking water and sanitation on diarrhoeal disease in low-and middle-income settings: systematic review and metaregression.Tropical Medicine and International Health, 19(8), 928-42.

World Bank(n.d.).Water and Sanitation Program.[Online]Available at: http://www.wsp.org/

World Health Organization(WHO)(2006).Guidelines for the Safe Use of Wastewater, Excreta and Greywater, Vols.1-4.Geneva: WHO.

World Health Organization(WHO)(2008).Essential Prevention and Care Interventions for Adults and Adolescents Living with HIV in Resource-Limited Settings.Geneva: WHO.

World Health Organization(WHO)(2012).Guidelines for DrinkingWater Quality(Vol.1, 4th ed.).Geneva: WHO.

World Health Organization(WHO)(2013).Global Health Observatory.[Online]Available at: http://www.who.int/gho/en/

World Health Organization(WHO)(2015).Typhoid.[Online]Available at: http://www.who.int/immunization/diseases/typhoid/en/

World Health Organization(WHO)(2017).Global Health Observatory.[Online]Available at: http://www.who.int/gho/neglected_diseases/trachoma/en/

World Health Organization(WHO)(2017).Guideline: Preventive Chemotherapy to Control Soil-Transmitted Helminth Infections in AtRisk Population Groups.Geneva: WHO.

World Health Organization(WHO)(2018).Guidelines on Sanitation and Health.Geneva: WHO.[Online]Available at: https://www.who.int/water_sanitation_health/sanitation-waste/sanitation/sanitation-guidelines/en/

World Health Organization and the United Nations Children's Fund(WHO and UNICEF)(2002).Global Water Supply and Sanitation Assessment.Geneva: WHO and UNICEF.

World Health Organization and the United Nations Children's Fund(WHO and UNICEF)(2005).Water for Life: Decade for Action

2005-2015.Geneva:WHO and UNICEF.

World Health Organization and the United Nations Children's Fund(WHO and UNICEF)(2014).Progress on Sanitation and Drinking Water:2014 Update.New York:WHO and UNICEF Joint Monitoring Programme on Water and Sanitation.

World Health Organization and the United Nations Children's Fund(WHO and UNICEF)(2017).Progress on Drinking Water, Sanitation and Hygiene:2017 Update and SDG Baselines.Geneva:WHO and UNICEF.

Wright, J., Gundry, S., Conroy(2004).Household drinking water in developing countries:a systematic review of microbiological contamination between source and point-of-use.Tropical Medicine&International Health, 9(1), 106-17.

Yates, T., et al.(2015).The impact of water, sanitation, and hygiene interventions on the health and well-being of people living with HIV:a systematic review.Journal of Acquired Immune Deficiency Syndromes, 68, 318-30.

Zhang, S.-Q., et al.(2005).[Observation on comprehensive measures of safe treatment of night-soil and water supply, replacement of bovine with machine for schistosomiasis control].Zhongguo Xue Xi Chong Bing Fang Ji Za Zhi[Chinese Journal of Schistosomiasis Control], 17(6), 437-42.

Ziegelbauer, K., Speich, B., Mäusezahl, D., Bos, R., Keiser, J., and Utzinger, J.(2012).Effect of sanitation on soil-transmitted helminth infection:systematic review and meta-analysis.PLoS Medicine, 9(1), e1001162.

2.8 食物与营养

2.8.1 引言

营养科学的研究涉及食物中的营养素，人体对营养物质的利用，以及膳食与健康和疾病之间的关系。在过去的几个世纪中，营养学的研究主要集中于食物中营养素的鉴定，以及单一营养素缺乏对健康的影响，比如由维生素C缺乏引起坏血病，硫胺素缺乏引起脚气病，碘缺乏引起甲状腺肿等。直到第二次世界大战结束时，科学家们几乎鉴定出了所有营养素，并认为营养素的鉴定工作已经完成（Carpenter，2003）。在2000年之前，营养的工作重点放在了如何解决儿童营养不良问题上；但最近，营养科学开始了基于人群证据的研究，主要研究特定的膳食模式、营养素摄入与肥胖、癌症、糖尿病和动脉粥样硬化等慢性非传染性疾病的关系。

在近几十年，营养学的研究范式已经发生了巨大的变化，亟须建立与之相匹配的营养相关政策和公共卫生实践指导，其中充分理解"营养不良"（malnutrition）对人类健康的影响是制定有效营养政策的核心。此外，建立适宜的食品环境和全球粮食系统相关的经济政策也是营养改善健康的关键因素。本章旨在阐明公共卫生层面的食品与营养问题，并为人群营养相关疾病的预防提供膳食干预指导。

2.8.2 "营养不良"的双重负担

"营养不良"不仅包括宏量营养素、微量营养素摄入不能满足机体需要所引起的营养不足，也包括了营养物质摄入过量或失衡所引起的营养过剩（WHO，1995年）。营养不足（undernutrition）是由于营养物质摄入不足、吸收不良和/或生物利用度低造成的，会导致机体功能和生长发育受损，出现体重降低或增长速度缓慢。同样，营养物质摄入过量或失衡也会导致机体功能受损，比如能量摄入过多引起超重和/或肥胖。1992年，在由联合国粮食及农业组织（Food and Agriculture Organization，FAO）和世界卫生组织（WHO）共同主办的国际营养大会（International Conference on Nutrition，ICN）上，就提出营养不良的双重负担（double burden of malnutrition，DBM）已成为"新范式"。DBM常发生在相似人群、同一家庭，甚至同一个体中（Shrimpton，Rokx，2012）。在人群层面上，女性受DBM的影响最大，大多数中低收入国家的女性群体既存在超重，也存在体重不足的问题（Jaacks et al.，2015）。在家庭层面上，同一家庭会出现儿童发育迟缓，但妇女超重/肥胖现象（Garrett，Ruel，2005）。在个体层面上，缺铁和超重常常出现在同一个体中（Zhao et al.，2015）。此外，一些新的证据表明，生命早期（母亲孕期和胎儿期）会增加子代成年后因营养过剩引起的超重、肥胖以及与营养相关的慢性非传染性疾病的发病风险。因此，对营养与超重和肥胖因果关系的理解，还要从整个生命历程所经历的营养不良双重负担来分析（Darnton-Hill et al.，2004），将营养不足和营养过剩的治疗和/或预防分开是不明智的。

目前,全球营养过剩的增长速度远大于营养不足的减少速度,大多数国家都在积极应对多重营养不良问题。据估计,至少88%的国家同时面临两种或三种形式的营养不良,即儿童发育迟缓、育龄妇女贫血和/或成年妇女超重(Development Initiatives,2017)。2017年,虽然全球有20亿成年人存在超重或肥胖(其中肥胖占比1/3),但是仍有8.15亿人存在食物短缺,20亿人缺乏铁、维生素A等关键微量元素。此外,还有1.55亿儿童发育迟缓,5 200万儿童消瘦,4 100万儿童超重。1975—2014年间,男性肥胖患病率翻了三倍,从3.2%增至10.8%,女性肥胖患病率也翻了两倍,从6.4%增加到14.9%。相比之下,男性体重过轻的患病率从13.8%下降至8.8%,女性体重过轻的患病率从14.6%下降至9.7%(NCD Risk Factor Collaboration,2016)。1975—2016年间,女孩中度和重度体重不足的患病率从9.2%降至8.4%,男孩也从14.8%降至12.4%(NCD Risk Factor Collaboration,2017)。值得注意的是,全球有2 000多万婴儿是低出生体重儿,其数量占2000年出生总人数的15.5%,其中有95.6%来自中低收入国家(联合国儿童基金会/WHO,2004)。然而精准检测婴儿出生体重是具有挑战性的,因为世界上近一半的婴儿在出生时没有称重,并且这种情况并未随着年代变化出现明显改善。此外,无论在高收入还是低收入国家,缺铁都是最常见、最广泛的营养问题。

2.8.2.1 营养状况测量

在过去几十年里,关于营养状况的定义和评价方法有了很大的研究进展。在2000年之前,营养改善项目的工作重心是儿童营养不良问题,尤其是5岁以下儿童年龄别体重是否符合发育标准。当时这些工作基本上聚焦于探索各种类型的营养不良、夸希奥科(Kwashiorkor)和消瘦(marasmus)等疾病的病因,以及对这些疾病是由蛋白质和能量摄入不足所引起的病因学假说进行验证(Scrimshaw,Viteri,2010)。此时,人们尚未考虑到非严重形式的营养不良问题,常常忽视了其可能出现的严重健康后果。在这一时期,人们在营养不良定义方面取得了很多进展,例如,中度营养不良定义为身高别体重比哈佛生长标准的中位数低2~3个标准差,严重营养不良定义为身高别体重比哈佛生长标准的中位数低3个或3个以上标准差(Jelliffe,1966)。然而,Waterlow(1973)提出,这种年龄别体重评估方式存在局限性,其难以分辨年龄别身高的营养不良/“发育迟缓”(stunting),以及身高别体重的营养不良/“消瘦”(wasting)之间的差异。由于它们反映的是不同方面的问题:发育迟缓往往反映慢性营养不良,而消瘦则反映急性营养不良,因此要对这些情况加以区分和单独评估。

鉴于儿童生长和营养状况需要更具代表性的参考值,WHO通过测量来自多个国家营养状况良好的儿童生长队列数据,构建了《WHO儿童生长标准》(*WHO International Growth Reference*)(de Onis et al.,2006)。这证明了在良好情况下(即健康的环境中),儿童的成长不受其种族差异或地理位置的影响。事实上,这是现在所有国家的儿童都应该达到的成长标准。

自从针对儿童营养不足所开展的开创性工作以来,几年来营养不良的负担正在发生的变化已经显而易见,而超重和慢性非传染性疾病的膳食危险因素问题也越来越严峻。随之而来,更多的努力致力于更好地定义和评价营养过剩,例如,用身体质量指数(BMI)来衡量成人超重和肥胖(BMI是体重除以身高的平方,BMI>25 kg/m^{2}被认为是超重,BMI>30 kg/m^{2}被认为是肥胖)。儿童超重被定义为身高体重比高于WHO儿童生长参考标准(WHO,2017a)的2个或2个以上标准差。考虑到种族差异,WHO建议亚洲超重和肥胖人群的BMI临界值分别为23 kg/m^{2}和27 kg/m^2,要低于白人使用的临界值(WHO,2004)。针对个体评估,还可以进一步通过腰围和皮肤褶皱厚度等来评价肥胖水平。

2.8.3 营养与健康

营养相关疾病源于营养不足和营养过剩,营养的健康效应贯穿全生命历程。营养不足包括孕期胎儿生长受限、母乳喂养不足、发育迟缓、消瘦及维生素A和锌缺乏，可造成45%的儿童死亡，仅在2011年就造成了310万人死亡(Black et al.，2013)。就喂养方式而言，母乳喂养是生命早期最重要的营养供给方式(Victora et al.，2016)，适当的母乳喂养可防止儿童腹泻、呼吸道感染和中耳炎等疾病的发生。传染病是儿童常见的死因，而母乳喂养可以起到有效的预防作用。虽然母乳喂养有益，但占比却不高。据统计，2013年中低收入国家只有2/5的婴儿在出生后的前6个月保持纯母乳喂养，3/4的婴儿在12～15个月时仍能母乳喂养(Rollins et al.，2016)。虽然高收入国家的母乳喂养比例尚不明确，但其在各年龄段婴儿中的比例都较低。

世界上至少有1/3的人口(约20亿人)患有贫血，其主要原因是缺铁，在资源贫乏的地区，传染病还会进一步加剧这种情况。产妇贫血，特别是在怀孕的前三个月，被认为是包括低出生体重在内的许多不良妊娠结局的危险因素(Rahmati et al.，2017)。此外，2015年高BMI导致全球400万人死亡，其中近40%发生在不肥胖仅仅超重的人群(The GBD 2015 Obesity Collaboration，2017)。超过2/3与高BMI相关的死亡归因于心血管疾病。在相同肥胖水平下，亚洲人比白种人更容易患心血管代谢紊乱(Haldar et al.，2015)。

与膳食相关的代谢紊乱和慢性非传染性疾病正逐渐成为重要的全球疾病负担。2016年数据显示，慢性非传染性疾病占死亡归因危险因素的64%(GBD 2016 Risk Factor Collaborators，2017)。在1990年，高血压是导致男性和女性死亡的第四大危险因素，到2016年已经上升到男性的第二大危险因素和女性的首要危险因素。此外，高空腹血糖(fasting plasma glucose，FPG)是导致死亡的第三大危险因素，也是导致伤残调整寿命年(DALY)的第四大危险因素，而糖尿病是高FPG导致DALY的最重要原因。自1980年以来，全球糖尿病患病率几乎翻了一番，在成年人中上升至8.5%，共有4.22亿人患病，患病人数已高达1980年的三倍以上(WHO，2016)。并且，糖尿病和高FPG通过增加心血管疾病和其他慢性病的风险，共导致370万人死亡，其中43%发生在70岁之前。在中低收入国家，70岁之前发生的高FPG或糖尿病导致的死亡百分比要高于高收入国家。

系统综述分析发现，红肉、加工肉类、含糖饮料、高血糖负荷食物、反式脂肪和钠等食物或营养素，是增加心血管疾病和糖尿病风险的主要危险因素(Micha et al.，2017)。

2.8.4 膳食模式变化情况

截至2000年，在全球范围内，以膳食能量摄入量为参考的人均食物消费量在30年间增长了15%(Kearney，2010)。在同一时期，中低收入国家的每年肉类消费量从每人10千克增加到26千克(WHO/联合国粮食及农业组织，2003)。全球牛奶和乳制品消费量也翻了一番，已达到每年45千克，全球平均每人每日脂肪供应量增加了20克。膳食中碳水化合物的种类也发生了变化，淀粉类食物(如全谷物和豆类)等复合碳水化合物的摄入量减少，精制糖的摄入量增加。全球平均鱼类消费量从1990年的人均13.4千克增加到1999年的人均16.3千克(联合国粮食及农业组织，2003)。上述的“消费”(consumption)概念更多的是与食物购买有关，而没有考虑到食物浪费，不能反映出具体的食物摄入量。从农田到餐桌的过程中损耗和浪费的粮食可能高达1/3，预计每年约为13亿吨(联合国粮食及农业组织，2011)。

WHO建议成人和儿童在整个生命历程中控制游离糖的摄入，应低于总能量摄入的10%(WHO，2015)。据统计，在幼儿群体中，全球糖摄入量占总能量摄入的20.0%～38.4%，在成人中为13.5%～24.6%(Newens，Walton，2016)。多项系统综述和meta分析表明，含糖饮料(sugar-sweetened beverages，SSBs)(Malik et al.，2006)或游离糖(Te Morenga et al.，2012)摄入会促进儿童和成人的体重增加。一项包含165个国家的数据分析显示，人均糖消费量与糖尿病患病率密切相关，其中亚洲地区的相关性最强(Weeratunga et al.，2014)。此外，许多加工食品的血糖生成指数(glycemic index)都很高(Fardet et al.，2017)，食用后机体血糖会在很长一段时间内保持在较高水平。并且，食用血糖生成指数较高的食物与2型糖尿病(Bhupathiraju et al.，2014)和冠心病的风险增加有关(Fan et al.，2012)。

尽管WHO建议膳食脂肪提供的能量占总能量摄入的比例不应超过30%，但在高收入国家中，膳食脂肪提供的能量比例均高于30%,并且在其他地区这一比例仍持续增加(WHO/联合国粮食及农业组织,2003)。然而,这方面的观念现在已经发生了变化,脂肪摄入总量在肥胖和心血管疾病的成因中似乎并不那么重要了,因此有学者呼吁修订现有膳食指南中脂肪推荐摄入量(Willett,2011;Harcombe et al.,2016)。比如,近期的一项对美国和全球人口的随访数据表明,碳水化合物摄入量与体重增加呈正相关,但脂肪摄入量增加却与体重下降有关(Riera-Crichton,Tefft,2014)。同样,一项在五大洲18个国家开展的队列研究也发现,高碳水化合物摄入与较高的总死亡风险相关,而总脂肪摄入和特定类别脂肪摄入与较低的总死亡风险相关(Dehghan et al.,2017)。随着对脂肪和碳水化合物(特别是糖)摄入对健康影响认识的不断深入,越来越多的证据表明,超加工食品(ultra-processed foods)也是营养相关慢性非传染性疾病的重要危险因素(Fardet,2016;Fiolet et al.,2018)。

人们逐渐认识到,吃什么和吃多少,二者对肥胖和心血管疾病的发生发展同样重要。传统观点认为"吃得太多"和"动得太少"是导致全球肥胖问题日益严重的原因,正在受到越来越密切的关注(Shrimpton et al.,2017)。随着食物加工技术的发展,食物种类供给也日益丰富,加工食品的消费也成为了促进全球肥胖的重要因素。从20世纪80年代初开始,美国成年人的平均体重以每年1.5千克的速度增长,其主要驱动因素就是加工食品的消费,尤其是薯片和含糖饮料(SSBs)(Mozaffarian et al.,2011)。这提示,饮食摄入中相对较小的改变长期会产生重大作用,例如可支配的食物摄入量增多而导致的能量摄入的少量增加,长期而言可能对体重和健康产生重大影响。

2.8.5 食品环境

上述饮食变化与全球食品环境系统性变化密切相关。食品环境在更广泛的食物体系与人们的食物获取和消费之间起着重要的接口作用,并且外部食品环境还与个人食品环境之间存在持续而复杂的相互作用。外部食品环境涉及特定背景下存在的机会和制约因素,包括食品供应、价格、供应商和产品属性以及营销和监管方式等外部因素。个人食品环境主要涉及一系列食品可及性、可负担性、便利性和必要性等内部因素(Turner et al.,2017)。

现阶段,通过零售店销售的加工食品占国家食品销售额的80%(Mazzocchi et al.,2012)。超加工食品在全球食品体系中占据了主导地位,中低收入国家中超加工食品已经无处不在,尤其在城市地区(Igumbor et al.,2012;Monteiro et al.,2013)。这些食品除了由盐、糖、油和脂肪组成外,还包括在家庭烹饪中不常使用的食品添加剂,如香精、色素、甜味剂、乳化剂和其他添加剂等。美国人群60%的能量摄入和90%的添加糖摄入来自于超加工食品(Martínez Steele et al.,2016)。此外,由于化学食品添加剂能够提高加工食品的外观、气味、味道,延长其保质期,导致各种各样的着色剂、防腐剂、抗氧化剂、乳化剂、稳定剂、抗结块剂和风味增强剂等消费也日益增加。仅在2000年,食品加工产业就在这类添加剂购买上花费了200亿美元,其中工业化国家的人均年消费量达到7千克(Millstone,Lang,2003)。

2.8.6 食物体系的变化

食品环境的变化反映了食物体系更广泛的变化,这些变化已经彻底改变了食品的生产、加工和销售方式等过程。在过去40年中,全球粮食生产量已超过了与人口增长率匹配的基本需求(联合国粮食及农业组织,2002)。全球现有农场数量约为5.7亿个,其中83%是不到2公顷的小农场(Lowder et al.,2016),约占世界土地的12%。从20世纪60年代初到90年代末,尽管全球人口翻了一倍,但人均食品能源供应仅增长了20%左右,其中,小麦、植物油、糖和肉类产量增长最快。

全球粮食产量的增加主要归功于绿色革命(Pingali,2012)。在过去的50年里,虽然耕地面积只增加了30%,但是谷类作物的产量增加了两倍。农户通过使用石油基化肥和化学杀虫剂、提高灌溉能力以及选用转基因抗病品种等方式提高产量,这使得亚洲的谷物产量(小麦、水稻、玉米)在1970—1990年间翻了一番。这类粮食产量增加的地区主要集中在拥有完善灌溉用水设施、其他基础性设施以及市场经济发达,信贷系统完善的地区。在没有这些条件的地区,如非洲大部分地区,绿色革命的影响就不那么显著了。

在4.46亿个小农场中,大多数(87%)在亚洲,只有8%在非洲,1%在美洲。虽然这些小农场仅占20%~30%的耕地,却贡献了全球粮食消费总量的70%(ETC Group,2015),然而大约一半的小农场尚未商业化,因此未能从提高生产力技术、融资和市场贸易中受益。相比之下,具有工业化农业粮食系统的大型农场虽然占用了全球70%~80%的耕地,提供了全球粮食消费总量的30%,但却是绿色革命的受益者。这是由于开展绿色革命需要较高的经济支出,因此绿色革命只能成功应用在富裕的大地主身上,只有他们能进一步推动农业综合企业发展(Engdahl,2007),增加粮食作物从生产到消费的流通性。

能实现利用工业化农业系统增加粮食产量的商户数量是非常有限的(ETC Group,2013),其主要集中在一些大型跨国集团手中,包括孟山都、杜邦、先正达、拜耳、陶氏和巴斯夫,他们控制了75%的私营植物育种研究、60%的商业种子市场和76%的全球农用化学品销售。全球约有1/3的谷物产量和超过90%的大豆产量被用于饲养农场动物,主要是在工业化农业食品体系下的工厂化农场中(联合国粮食及农业组织,2002)。

据估计,每年约有560亿只陆生动物被饲养和屠宰以供人类食用(Koneswaran,Nierenberg,2008)(由于调查过程中一些定义和术语的使用,估计值可能存在一定差异)。人们一致认为,工厂化农场是一种快速发展的农场动物生产体系(联合国粮食及农业组织,2009),提供了全球72%的家禽、43%的鸡蛋和55%的猪肉。此外,在过去30年中,捕捞渔业产量从6 900万吨增加到9 300万吨,而世界水产养殖产量却从500万吨增加到了6 300万吨(世界银行,2013)。鉴于野生捕捞渔业的捕获量趋于平稳,而全球新兴中产阶级(尤其是中国)的需求大幅增加,预计到2030年,水产养殖将提供全球食用鱼类消费的近2/3。

粮食也是国际贸易的一个主要组成部分,占全球贸易总额的10%(联合国粮食及农业组织,2011a)。2011年,通过国际粮食系统的农产品出口总估值达到了创纪录的1.29万亿美元。通过国际市场交易的食物能量消费约占总消费的20%,其在1986年至2009年期间增加了一倍多(D'Odorico et al.,2014)。全球食品贸易的大部分增长都发生在高度加工的产品上。自20世纪70年代初,世界银行就结构调整计划(structural adjustment programmes,SAPs)的条件达成了华盛顿共识,国际货币基金组织(IMF)也开出了"标准处方",鼓励中低收入国家开展自由化贸易和投资,推动国有工业私有化,以及减少国家对当地农业生产的支持(Weis,2007)。"华盛顿共识"还推动了关税及贸易总协定(General Agreement on Tariffs and Trade,GATT)下的全球自由贸易谈判,最终促成了1994年世界贸易组织(WTO)的成立。与此同时,在过去30年里,双边、区域和多边贸易协定等也迅速发展,例如北美自由贸易协定(North American Free Trade Agreement,NAFTA)的制定。

因此,世贸组织、世界银行和国际货币基金组织成为管理现代全球粮食系统贸易的关键机构。虽然上述规定在某种程度上都涉及了粮食安全,但这些规定都是以经济贸易为中心的,关注的是国家层面的消费属性,很少关注粮食生产和分配的不平等性和社会文化差异性(Rosset,2006;Margulis,2013)。此外,食品法典委员会也参与了全球食品治理工作,该委员会制定了一系列的食品标准,包括批准使用食品添加剂。《食品法典》已被世贸组织作为解决食品安全问题和处理消费者权益的重要国际参考,从而赋予它更大的权力(Halabi,2015)。然而,尽管食品法典委员会是WHO和联合国粮农组织下属的正式成员国组织,但它也是一个具有开放性质成员加入资格的标准制定机构。这意味着行业参与者可以作为正式的观察员,导致标准的制定往往将贸易利益置于公众健康之上(Downes,2014)。

食品行业的贸易属性导致少数公司控制着全球粮食系统的大部分份额(联合国粮食及农业组织,2002)。2003年仅四家公司就控制了全球73%的粮食贸易(Murphy et al.,2012)。这些跨国公司无论在纵向还是在横向上都表现出了高度多元化和一体化;例如,Cargill、ADM和Bunge不仅占巴西大豆生产融资总额的60%以上,而且还向种植者提供种子、肥料和农用化学品,随后还垄断大豆市场(Murphy et al.,2012)。在美国,嘉吉公司在谷物加工处理、谷物和大豆出口方面排名第一,同时也是第二大复合饲料生产商和第三大火鸡生产商。贸易自由化政策提高了中低收入国家的廉价肉类、乳制品和加工食品的供应和消费(Thow,Hawkes,2009)。因为高收入国家持续支持工业化农业系统,进口食品往往更便宜,这使得这些廉价的食品在世界市场倾销。

尽管全球粮食产量不断增加,但自2006年以来,粮食价格急剧上涨,对穷人的负面影响最大。粮食价格上涨的主要驱动因素是越来越多的土地用于生物燃料生产,土地投机收购大幅增加,以及对粮食期货的金融投机(McMichael,2012)导致能源成本不断上涨。投机性的土地收购,有时被称为"土地掠夺",是指将农村人口从祖传土地上大规模迁移,以建立"没有农民的农业",即实现农业产业化。这种牺牲土地和居民的方式能换取更多的经济利益(包括粮食产量、绿色燃料和碳补偿)。例如,2001—2005年,哥伦比亚有263 000个农民家庭被主要从事棕榈油开发的农业企业和(或)准军事组织征用了260万公顷土地(McMichael,2012)。

食品价格上涨的另一个主要因素是食品领域的金融投机。2000年,作为金融自由化的一部分,对大宗商品市场的放松管控,使得大型机构投资者进入市场。2003—2008年,大宗商品指数持有量从130亿美元增加到3 170亿美元(McMichael,2012)。早在2006年,美林财富管理和金融服务公司就估计,这种金融投机行为可导致商品价格比基本供求价格高出50%(De Schutter,2010)。据统计,2003年3月至2008年3月,随着农产品期货价格上涨,其他商品价格也在同期上涨,如咖啡价格上涨了167%,豆油价格上涨了199%,小麦价格上涨了314%(Kerckhoffs et al.,2010)。

全球食品零售额每年约为4万亿美元,其中超市销售额占比最大(Meade,2017)。预计未来10年,中低收入国家城市的粮食需求将增加一倍以上,这几乎是全球粮食需求增长的全部原因。到2050年,全球粮食需求的增长将从40%左右飙升至60%左右。超市在中低收入国家的出现导致了全球粮食营销和分销系统出现根本性变化(Reardon et al.,2015)。美国花了50年时间才实现粮食分配体系的结构性变革,但在拉丁美洲只用了10年多一点的时间就实现了。而中国实现这种结构性变革的速度更快,虽然中国在1989年还未建立超市市场,但2008年中国超市市场的年销售额就达到了1 000亿美元(Reardon,Gulati,2008)。不同国家超市市场主要售卖的食物也存在差异,高收入国家超市通常售卖水果和蔬菜(Larson et al.,2009),而中低收入国家的超市通常分销廉价加工食品,包括不健康的零食和"垃圾"食品,同时也是快餐连锁店的场所。

鉴于粮食贸易系统的不断变化,如何应对迅速发展的私营食品销售是改善营养相关疾病的最大挑战。现阶段,食品工业已成为一个庞大的行业,十家大型食品和饮料公司每天的收入超过11亿美元(OXFAM,2013)。食品工业的总价值高达7万亿美元,比能源行业还要多,约占全球经济的10%。尽管中低收入国家加工食品消费支出仍然较低(中等收入国家为每年人均143美元,低收入国家为每年人均63美元),但这些国家的加工食品消费支出分别以每年28%和13%的速度增长。

2.8.7 食物和营养的政治经济学

营养不良造成的双重负担在整个生命历程引起经济后果是巨大的。据估计,在中低收入国家,超过2亿的5岁以下儿童发育迟缓,他们在生命最初的1 000天内出现发育迟缓但是存活下来了,由于发育迟缓难以完全恢复,导致他们成年后收入减少至少20%(Grantham-McGregor et al.,2007)。虽然很难用具体数字说明这个问题,但发育迟缓带来的经济代价与营养过剩引起的经济代价相比还是较低的。根据目前的趋势,到2030年,美国将增加6 500万肥胖成年人,英国将增加1 100万肥胖成年人,进而推算美国和英国共增加600万~850万糖尿病病例,570万~730万心脏病和中风病例,49.2万~66.9万例癌症病例,两国加起来将减少2 600万~5 500万质量调整生命年(Wang et al.,2011)。据估计,到2030年,美国治疗这些疾病的综合医疗费用将每年增加480亿~660亿美元,而英国将每年增加19亿~20亿英镑。未来20年,全球治疗慢性非传染性疾病成本和累计支出损失可能至少达到30万亿美元和47万亿美元,分别占2010年全球GDP的48%和75%

(Bloom et al.,2011),而这些慢性非传染性疾病绝大多数与饮食有关。

自2000年以来,消除幼儿营养不良的前景仍然严峻。世界银行和联合国儿童基金会的一项评估(Gillespie et al.,2003)显示,虽然一些地区营养状况在缓慢改善,但另一些地区却停滞不前,尽管营养有改善健康、促进智力发展和提高生产力的潜力,但在解决贫困问题时往往处于次要地位。虽然营养专业人员已在关键干预措施和实施方案方面建立了共识,但相关改善行动的推进却十分缓慢。人们很少对大型实施方案开展严格的监测和评价,这使营养不良问题难以得到有效解决。

2008年,《柳叶刀》杂志发表的营养系列论文中,包括了一篇关于用低成本高效益干预措施解决孕产妇和儿童营养不足的文章(Bhutta et al.,2008),这增加了减少儿童营养不良的政治承诺。因此,大多数组织和机构也开始制定关于解决营养不良问题的相关战略,并将工作重点放在生命早期1 000天,即孕期和出生后2年内。其间,中低收入国家的政府承诺增加了,捐助资金也提高了,还吸引了民间组织和私营部门的积极参与。然而,尽管有了这种“觉醒”,5年后,发育迟缓改善效果仍然有限(Black et al.,2013)。2012年,世界卫生大会批准了一项关于改善孕产妇、婴儿和幼儿营养的全面实施计划,其中就提出了2025年的六项全球营养目标。第一个目标就是将5岁以下儿童发育迟缓率减少40%。在过去的20年间,全球5岁以下儿童发育迟缓率下降了36%,从1990年估计的40%降至2011年的26%(联合国儿童基金会,2013),因此,到2025年想要进一步降低40%的可能性似乎不大。

事实证明,将有效的营养措施真正转化为实地行动是具挑战性的,这往往是政治经济挑战的结果(Balajaran,Reich,2016)。其中一个挑战是,从全球到社区层面,营养健康管理体系都是分散存在的。在国家层面上,想要推动营养改善计划的实施,就要促进各种相关领域专家的积极合作,包括临床营养学家、科研型营养学家、发展经济学家、战略规划者、社会科学家、公共卫生营养学家和农业专家等。这些群体想要建立联盟不仅耗时长还存在挑战性,由于多种利益相关者对于营养的健康改善方案有不同的见解和观点,往往会引起激烈的讨论和分歧。并且单一领域能够发挥的作用十分有限,导致营养管理政策制定,或召集多个参与者/部门联合开展干预措施存在很大挑战。

私营部门无疑也要在控制营养不良问题方面发挥一定作用,但这需要权衡公共卫生需求与商业利益,并且需要透明的制度和机制(Hawkes,Buse,2011年)来管理这些利益冲突。各国正在通过扩大营养(scaling up nutrition,SUN)的倡议(Bezanson,Isenman,2010),越来越多的国家希望私营部门加入国家SUN多方利益攸关委员会,努力实现某种平衡。但对SUN的最新评估认为,目前未取得任何实质性作用(Mokoro,2015)。决策者想要将企业整合到国家营养战略仍然面临挑战,主要原因在于对私营部门的不信任和反对。迄今为止,SUN“行动”主要的关注点在母婴营养不良上,但它是否以及如何将计划实施到过度营养、代谢性疾病和慢性非传染性疾病改善上,还有待观察,因为这背后的利益冲突显而易见是巨大的。

食品营销需要紧密的垂直协调、集中采购和复杂的营销手段,为促进食品贸易,跨国零售商将之前在高收入国家建立的供应链类型引入到了中低收入国家中(Mazzocchi et al.,2012)。中低收入国家的企业也基于各地实际,纷纷效仿、调整优化这些策略,从而增加本地的就业机会和创收。然而,大部分利润最后回流到高收入国家的连锁店总部(Hawkes,2005)。并且,这种贸易行为还一定程度遏制了中低收入国家城市地区中传统水果销售途径,例如南非主要通过非正规市场获取水果,特别是菜市场或货摊和街头摊贩。面对这种情况,能够增加南非和其他中低收入国家水果和蔬菜供应能力的政策可能包括:支持城郊农民进入城市市场(例如增强交通运输);将粮食生产纳入城市绿化;鼓励街头摊贩或其他销售途径(Thow et al.,2017)。

全球食品行业每年至少花费400亿美元用在加工食品的广告上(Millstone,Lang,2003)。有证据表明,不健康食品和饮料的营销会增加人们对不健康食品和饮料的饮食偏好,如儿童在接触营销广告期间或不久后会增加相关食物摄入量(Sadeghirad et al.,2016)。儿童快餐广告的观看与学龄前儿童的快餐消费呈正相关(Dalton et al.,2017)。由于贸易自由化制度关注点在于经济效益,不限制贸易形式,因此贸易自由化被认为是推动亚洲慢性非传染性疾病流行的重要原因(Baker et al.,2014)。此外,跨国烟草、酒精和超加工食品公司的市场渗透也进一步推动了这些不健康商品在亚洲的消费。

2.8.8 实践挑战

营养已被选定为一个“确定的议题”,这意味着倡导者必须将其列入政策议程(Garrett et al.,2011)。政府层面需要提供有力且持续的支持、多部门要开展协作共同改善孕产妇和儿童营养不良(Levinson,Balarajan,2013)。对于营养过剩也是一样,需要通过国家和地方的领导作用,带动多部门协作从而加速营养健康改善。

另外,因为营养改善行动具有复杂性,其不属于任何政府独立机构的主要业务,通常情况下,国家的卫生或农业部门会被提名为“主管”机构,但这两个部门又无法领导跨部门、跨政府的行动。为了解决这一问题,许多国家在总理办公室或规划部等具有协调跨部门工作能力的机构中建立营养健康管理的“主管部门”。事实证明,总理和市长等相关领导人员在推动倡议方面发挥核心作用,能有效促进各部门联合,是实现慢性非传染性疾病防控目标的关键因素(Meiro-Lorenzo et al.,2011)。

在许多国家,特别是中低收入国家,营养改善能力往往很弱。这在很大程度上源于人们本身缺乏关于营养不良问题的共识(Heaver,2005)。较弱的公众理解能力加上公共卫生营养学(PHN)处于起步发展阶段,导致高质量营养专业人员更为短缺,所以许多国家难以基于群体角度制定出预防各类营养不良的措施。在大多数非洲国家,营养方案和干预措施是由护士主导的,他们的营养知识非常有限。其他行业人员通常只能向卫生部门寻求营养指导,但卫生部门工作人员的营养培训往往太过时和临床化。

越来越多的共识是,公共卫生营养(public health nutrition,PHN)的政策实施需要一支强大且知识丰富的专业人员队伍(Yngve et al.,2012)。但如何建设这种队伍,提高营养改善能力仍然是一个需要解决的问题,特别是在中低收入国家迫切需要一个混合的远程学习模式,用于开展PHN工作人员及管理者的在职培训(Shrimpton et al.,2016)。中低收入国家如不真正提高对SUN计划能力建设的重视和资金支持,母婴营养不良率将会居高不下,营养相关的慢性非传染性疾病发生率和患病率也会增加。

世界公共卫生营养学会(World Public Health Nutrition Association)自2008年成立以来,一直非常重视改进营养能力的定义以及如何建立营养能力。他们首先制定了一个能力框架(Hughes et al.,2012),描述了公共卫生营养实践的核心职能以及公共卫生系统不同层级应做的工作。随后提出了一个营养能力评估框架(Shrimpton et al.,2013),用以指导系统、组织、工作人员和社区工作等能力发展需求的系统化评估。尽管在地区层面上,个体是营养改善的第一责任人,但仍然需要有人管理。这就是公共卫生营养学家所担当的角色。

营养面临的另一项严峻挑战是证明政策和规划的有效性。在实践中改善营养不仅复杂还需要特定的环境背景,因为它需要详细的战略规划,基于各类情景开展具体分析,在有限的资源内充分考虑项目干预的优先顺序(Balajaran,Reich,2016)。虽然针对孕产妇和儿童营养不良问题已提出很多有效的营养干预理念,但将这些知识转化为实践并开展大规模的成果应用仍然难以实现(Leroy,Menon,2008)。对于营养学家来说,获得开展研究的资金比获得项目评估的资金更容易。

虽然在生命早期1 000天进行干预至关重要,但解决营养不良双重负担需要将营养干预的重点扩展到整个生命历程的其他阶段和食物体系(图2.8.1)。在过去的10年中,多部门政策和多种干预措施对营养改善的重要性已得到了广泛认可(世界银行,2006)。事实上,营养特异性和营养敏感性的干预措施,需要从学龄期延续至成年期,甚至到工作场所(Shrimpton,Rokx,2012)。此外,想要解决营养不良双重负担,还需要采取一系列政策干预措施来解决食品环境问题(Shrimpton et al.,2016),并需要卫生、教育、农业、工业、社会保障以及供水和环卫部门的共同努力,如图2.8.1所示。

卫生部门主要开展明确可防控疾病的营养干预措施,而针对潜在的、基础病因预防的营养敏感型干预措施往往要通过教育、农业、供水和环卫以及社会福利等其他部门提供。例如,虽然卫生部门开展了大范围的重点营养干预措施推广工作,覆盖了36个国家90%的人口,其中涉及了80%全球营养不良儿童,但实际

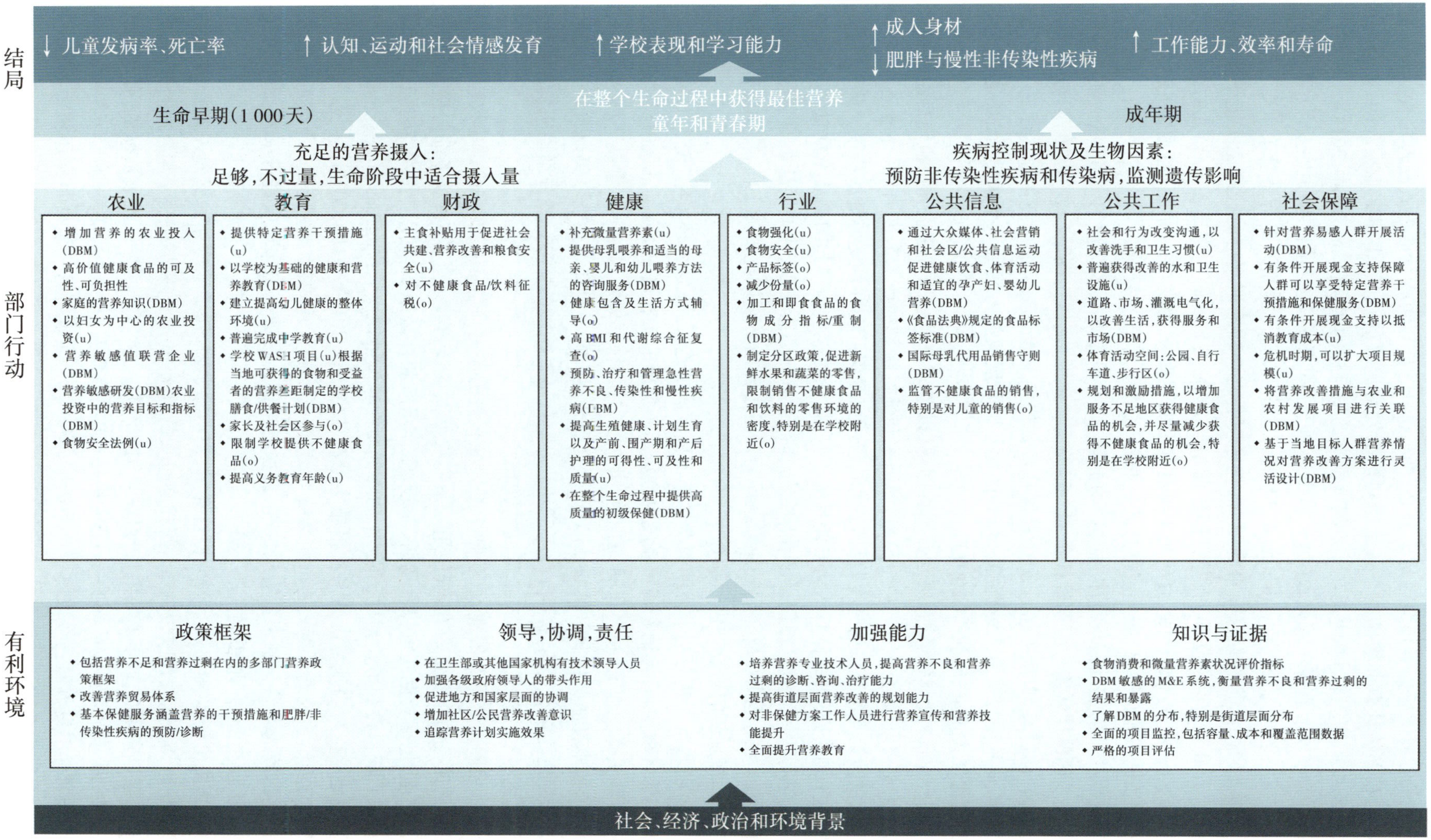

图2.8.1　部门行动和系统框架,多部门应对营养不良双重负担所需的工作

注:u:对营养不足的重要行动;o:对营养过剩的重要行动;DBM:对营养过剩和营养不足都重要的行动。

资料来源:Shrimpton R,Mbuya NK,Provo AM(2016)'The Double Burden of Malnutrition in East Asia and the Pacific:Evidence and Lessons for a Multisectoral Response'.Washington:World Bank under a CC BY 3.0 IGO license.

上仅能使儿童的发育迟缓减少20%(Bhutta et al.,2013),仍然未达到WHO 2025年的计划目标。因此,通过其他部门开展潜在的营养敏感型干预措施是十分必要的,这样才能以可持续的方式改善儿童营养不良。尽管现有证据尚不能精确估计营养敏感型干预措施对减少发育迟缓的贡献,但早期证据表明,社会保障、农业、水和环境以及公共卫生等部门都可能在一定程度上有助于目标的实现(Fanzo et al.,2013)。

各部门要将营养干预措施集中起来,作为一揽子计划一并实施。这一过程本质上是地方政府的责任,在实施过程中通过权利下放促进执行(Shrimpton,2002)。其中,以社区为基础的方案至关重要,特别是在有管控自主权、足够人口数、营养改善目标明确、具备充足物资支持和培训支持的社区上实施干预会更有效(Mason et al.,2006)。为了确保从受孕到两岁(即生命早期1 000天)期间内,保障胎儿/婴儿的最佳生长,社区常用的措施可以包括:治疗产妇贫血;治疗儿童肠道寄生虫等感染,避免/治疗疟疾;监测婴儿的生长;促进母乳喂养和适当的辅助喂养;使用口服补液治疗儿童腹泻,并为儿童接种疫苗。

在一个典型的以社区为基础的规划中,社区“动员者”要承担照顾社区住户的任务,从而使调查和干预覆盖整个社区。必须确保社区工作有明确任务和一定的工作强度,最佳比例是一名“指导者”对接不超过20名的“动员者”,一名“动员者”对接不超过20个社区住户。如果不能达到足够广泛的覆盖水平,就不会在人群中起到任何效果,而且还浪费了大量资源。以社区为基础开展实施方案的一个关键挑战,是将社区参与进行制度化和主流化(Lehmann,Sanders,2007)。

由于没有任何一个部门能够单独解决营养不良问题,以健康为中心的方法也无法扭转日益严重的营养过剩趋势。因此,有必要动员多个部门共同参与,如国家和地区级别的政策改变、社区环境建设、个人行为改善等。国家层面的政策支持可以通过税收、监管和/或补贴,确保社会环境支持健康决策。此外,需要超越“自我意愿”领域的干预措施:确保体育活动方便且易于获得,获得能负担得起的高质量饮食,防止媒体对不健康的产品和习惯进行营销。教育部门也要在学校培养儿童营养健康常识,使他们从小便掌握足够的生活技能和良好饮食习惯,帮助他们在成年后规避潜在风险。卫生部门必须做更多的工作,特别是针对成年人,传递有助于初级和二级预防的信息并进行筛查。

有明确证据表明,政策干预有利于帮助消费者作出更健康的选择,在这种环境中,使人们倾向于选择健康、易获得、可负担的食物,而且营销和销售系统也会排斥不健康的食物(Hawkes et al.,2015)。由于现有机制往往鼓励消费者购买高度加工(和高利润)的不健康食品和饮料,开展宏观的或以食品环境为重点的政策干预,可以纠正现有的不良激励机制。例如,针对健康食品开展降低税收和增加补贴等财政政策干预,将有助于促进消费者选择更健康的食品(Thow et al.,2018)。同样,通过清晰的营养标签详细说明食品的特性,也能促进消费者购买更健康的食品(Cecchini,Warin,2016)。

WHO关于儿童肥胖预防方案的建议,包括了全人群相关的关键点(WHO,2016a)。建议包括:采用“自上而下”和基于社区的行动相结合的方式,使用一系列政策工具,建立跨部门平台和多部门接洽通道;在各类场所推广干预措施,包括早期儿童保育场所、学校、工作场所和社区组织;利用立法和金融工具确保健康食品和体育活动的可获得性和可负担性。同样,为降低慢性非传染性疾病(noncommunicable disease,NCD)的风险,WHO发现建立符合当地情况的多种措施十分有效(WHO,2013a;WHO,2013b)。充分利用社区现有社会结构开展干预,如学校或老年人的每周会议等,以降低实施过程中的一些阻碍。有效的干预措施总是让参与者直接在活动地点参与到干预实施过程,例如将工作人员纳入工作场所进行干预,将各种民间社会组织的领导者吸纳入社区活动,带动其他人群参与。

2015年,联合国提出了2030年的系列期望目标,旨在消除贫困、保护地球和确保人人繁荣,将其作为新的可持续发展议程的一部分(联合国,2015)。虽然在过去的10年里,上述领域取得了相当大的进展,但近几年的进展速度看来难以实现2030年的期望目标(联合国,2017)。在17项可持续发展目标里,有一项就与粮食和营养直接相关,即可持续发展目标2——消除饥饿,实现粮食安全和营养改善,促进可持续农业发展。虽然在减少饥饿和营养不良方面已经取得了一些进展,但与真正实现可持续发展目标还相距甚远,并且粮食系统存在的负面影响也会阻碍其他可持续发展目标的实现(Shrimpton,2017)。“双重责任”行动为实现全球营养改善提供了重要的机会,同时也能进一步促进其他发展目标(WHO,2017b)的实现。行动包括了一系列的干预措施、规划和政策来降低营养不足(消瘦、发育迟缓和微量营养素缺乏或不足)以及超重、肥胖或与饮食相关的慢性非传染性疾病风险或负担。

2.8.9　实践经验

虽然很难找到可在世界范围内广泛推广的标准化成功方案,但巴西在应对营养不良方面的经验以及法国在应对营养过剩方面的经验能为全球营养改善计划提供重要参考。

在巴西,家庭补助计划(Bolsa Familia Programme,BFP)是国家粮食和营养安全系统(National Food and Nutrition Security System,SISAN)的一部分,该系统已在过去20年中发展成为一个由社会发展部、卫生部和教育部主导的多部门联合的非常有效的营养计划。在国家层面,SISAN受国家粮食和营养安全委员会(National Council on Food and Nutrition Security,CONSEA)监督。CONSEA是一个具有决策能力的机构,其中2/3的成员是民间社会代表,并与总统办公室也存在着密切联系。SISAN的协调和实施由社会发展部的粮食和营养安全部际委员会(Interministerial Food and Nutrition Security Chamber,CAISAN)负责(Chmielewska,Souza,2011)。

BFP的目标人群是巴西各地贫困家庭的母亲和儿童,2010年约有1 200万个家庭和4 800万人从中受益(Lindert et al.,2007)。BFP主要面向5～18岁学龄儿童,同时为母亲及其5岁以下儿童开展定期的健康检查。在市政层面,会有理事会和委员会严格监督BFP实施过程,想要成为BFP受益人就要在《贫困家庭登记册》(*Cadastro Unico*)上登记。市政级别的支付形式是家庭津贴,通过银行系统发放给已在《贫困家庭登记册》登记的家庭。BFP能通过卫生系统定期开展产前和产后护理、儿童生长监测、免疫接种,组织参加营养教育研讨会。上述服务主要是由卫生部的家庭健康计划(Programa de Saude da Famila,PSF)提供,由一名医生、一名护士、一名辅助护士和四至六名社区卫生工作者(community health workers,CHW)共同组成一个多学科的家庭卫生支助小组,要求小组在指定地理区域的卫生单位工作(不超过5 000名居民的)(Harris,Haines,2010)。据统计,该计划大约有25万名社区卫生工作者。这些社区卫生工作者必须居住在他们工作的地区,负责指定地区内最多120个家庭,并每月对每个家庭进行一次家访。

家庭健康计划(PSF)在全国5 564个城市中提供了95%的初级保健服务,覆盖55%的人口,大约8 500万人。PSF的覆盖范围并不普遍,因为它主要针对的是较贫困地区。自2008年以来,PSF在家庭保健支助小组中还增设了一名营养学家,以加强营养能力(Jaime et al.,2011)。此外,SISAN还包括通过教育部进行的国家学生餐饮计划(Programa Nacional de Alimentaçâo Escolar,PNAE),以及通过社会发展部进行的粮食采购计划(Food Acquisition Programme,FAP)。其中,PNAE是以政府为主导,要求学校使用至少30%的本地生产食品,农业部负责监督生产整个过程,并将资金转移给市政府。而FAP的重点是小农家庭,关注食品为本地水果,并高度重视小农家庭的多样化生产和消费。简言之,学校膳食方面,不仅要求食物健康,还建议使用当地农民生产的水果和蔬菜,尽量减少使用超加工食品。

通过SISAN的各种交付平台(包括BFP、PSF、FAP和PNAE)提供的干预措施主要针对贫困家庭的母亲及其子女。根据贫困等级(非常贫困和中等贫困),每个家庭每月的BFP会有7美元到45美元不等的补贴,而BFP的受益人很可能会成为PSF的客户。PSF的社区卫生工作者(CHW)主要关注孕妇和婴幼儿健康:他们会提供关于产妇和婴幼儿喂养咨询服务,提高微量营养素补充和免疫接种率,适当情况下提供口服补液治疗腹泻的指导。此外,CHW也越来越多地会参与到治疗、护理、分诊、转诊等改善慢性病的健康工作。

在过去10年里,SISAN各个组成部分的成效相当显著。家庭补助计划(BFP)有助于减少贫困,据统计,每天收入低于1.25美元的人口从1990年的25.6%下降到2008年的4.8%,而BFP对减少极端贫困差距的贡献约为35%。尽管没有充足的确凿证据表明BFP能够改善营养状况(Martins et al.,2013),但有相当多的生态学证据表明,其有助于降低全国贫困水平。

巴西全国儿童发育迟缓率从1974—1975年的37.1%下降到2006—2007年的7.1%,同时贫困和富裕的前后五分位数人群间的发育迟缓率差异也在缩小,其中最近10年的下降幅度是最大的(Monteiro et al.,2010)。在巴西东北部,儿童营养不良发生率在1986—1996年期间下降了1/3,在1996—2006年期间下降了3/4(de Lima et al.,2010)。第一个时期的健康改善主要与母亲受教育程度、饮用水以及卫生设施覆盖面的提高有关,而第二个时期的健康改善则与较贫困家庭购买力和母亲受教育程度的提高有关。值得注意的是,巴西母乳喂养的中位数持续时间从1970年的2.5个月增加到2006—2007年的14个月(Victora et al.,2011)。此外,在过去几十年里,PSF似乎也对巴西婴儿死亡率的快速下降产生了积极效应(Aquino et al.,2009)。

法国在2003年首次制定了"儿童健康综合计划"(Ensemble Prévenons l'ObésitéDes Enfants,EPODE),旨在降低12岁以下儿童的肥胖发生率。EPODE的实施需要多机构的密切合作,包括在巴黎卫生部设立一个中央协调机构,负责与相关城市的市长办公室进行联络,并有地方项目经理与地方指导委员会开展合作。EPODE是一项大规模的、多协调性的能力建设方案,拟通过社区途径来实施有效、可持续地预防儿童肥胖的策略(Borys et al.,2011)。EPODE的目的在于动员当地所有利益相关者,让他们各司其职,促进日常生活中健康生活方式的综合预防(van Koperen et al.,2013)。项目交付平台包括当地托儿所、医疗诊所、体育设施、文化协会、超市、餐厅、学校餐饮服务、学校的娱乐设施、当地的公园和体育馆。此外,还通过当地媒体进行广泛的宣传和社会动员,加强营养改善能力建设和指导,并开展监测和评价分析项目成效。

首批的十个EPODE城市实施成效的初步评估结果显示,其肥胖患病率降低了10%~20%,效果十分显著(Romon et al.,2009)。现阶段,EPODE已扩展到167个法国城市、20个西班牙城市和8个比利时城市,覆盖了近180万居民。为进一步促进EPODE的推广实施,2008年6月举办了第一个EPODE市长俱乐部欧洲大会。通过在试点城市开展大规模的实地动员,法国试点城市儿童体重指数显著下降(European Public Health Alliance,2008)。

法国所有学校也禁止使用自动售货机,禁止销售含糖软饮料。含糖软饮料税于2012年出台,这导致一些公司向欧盟索要相关税收的证据。研究结果发现,食品税确实可以减少征税产品的消费量,并在一定程度上促进了不健康食品的改良,能够降低产品的糖、盐和脂肪水平。同时,替代性产品也映入眼帘,其也增加了公众对更便宜的征税产品以及非税或低税产品的消费。然而,这种消费的变化能多大程度改善公共卫生现状仍没有定论(Ecorys,2014)。

2.8.10 结论

解决营养不良的双重负担问题要关注营养不良的共同驱动因素,特别是需要将科学研究和政策方案转化为能够支持和赋能人群消费高质量膳食的实际措施。营养不良的双重负担不是两个独立的问题,而是由于人们无法获得价格合理、质量较高的食物的结果。然而,想要提高全民的高营养价值食品的消费,需要通过政治、经济等多种途径,建立一个良好的,有助于粮食生产、加工、分配和零售的整套食物体系。此外,还需要修订改良营养干预措施,充分考虑营养不足、超重和慢性非传染性疾病的危险因素。例如,Bolsa Familia和墨西哥Oportunidades等项目通过多途径改善体重增加、糖和含糖饮料的高消费问题(de Bem Lignani et al.,2011)。为了充分应对这些全球挑战,一个关键的推动因素是在地方、国家和全球层面上增强对PHN能力的战略投资,其中的主要目标就包括了促进两岁以下儿童的纯母乳喂养和适当辅助喂养,以及促进水果和蔬菜的当地生产,增加它们在当地市场的供应,减少超加工食品的供应。

(翻译:魏巍、李颖)

参考文献

Aquino,R.,de Oliveira,N.F.,and Barreto,M.L.(2009).Impact of the family health program on infant mortality in Brazilian municipalities.American Journal of Public Health,99(1),87-93.

Baker,P.,Kay,A.,and Walls,H.(2014).Trade and investment liberalization and Asia's noncommunicable disease epidemic:a synthesis of data and existing literature.Globalization and Health,10,66.

Balajaran,Y.and Reich,M.R.(2016).Political economy challenges in nutrition.Globalization and Health,12,70.

Bezanson,K.and Isenman,P.(2010).Scaling up nutrition:a framework for action.Food Nutrition Bulletin,31(1),178-86.

Bhupathiraju,S.N.,et al.(2014).Glycaemic index,glycaemic load,and risk of type 2 diabetes:results from 3 large US cohorts and an updated meta-analysis.American Journal of Clinical Nutrition,100,218-32.

Bhutta,Z.A.,et al.for the Maternal and Child Undernutrition Group(2008).What works? Interventions for maternal and child undernutrition and survival.The Lancet,371,417-40.

Bhutta,Z.,et al.for the Lancet Nutrition Interventions Review Group,and the Maternal and Child Nutrition Study Group.(2013).Evidence-based interventions for improvement of maternal and child nutrition:what can be done and at what cost? The Lancet,382,452-77.

Black,R.E.et al.and the Maternal and Child Nutrition Study Group(2013).Maternal and child undernutrition and overweight in low-income and middle-income countries.The Lancet,382,427-51.

Bloom,D.E.,et al.(2011).The Global Economic Burden of Noncommunicable Diseases.Geneva:World Economic Forum.

Borys,J.M.,et al.;EEN Study Group(2011).EPODE approach for childhood obesity prevention:methods,progress and international development.Obesity Reviews,13,299-315.

Carpenter,K.J.(2003).A short history of nutritional science:part 4(1945-1985).Journal of Nutrition,133,3331-42.

Cecchini,M.and Warin,L.(2016).Impact of food labelling systems on food choices and eating behaviours:a systematic review and meta-analysis of randomized studies.Obesity Reviews,17(3),201-10.

Chmielewska,D.and Souza,D.(2011).The Food Security Policy Context in Brazil.IPCIP Country study No 22.Brasilia:UNDP.

Dalton,M.A.,et al.(2017).Child-targeted fast-food television advertising exposure is linked with fast-food intake among pre-school children.Public Health Nutrition,20(9),1548-56.

Darnton-Hill I.,Nishida,C.,and James,W.P.T.(2004).A life course approach to diet,nutrition and the prevention of chronic diseases. Public Health Nutrition,7(1A),101-21.

de Bem Lignani,J.,Sichieri,R.,Burlandy,L.,and Salles-Costa,R.(2011).Changes in food consumption among the Programa Bolsa Família participant families in Brazil.Public Health Nutrition,14(05),785-92.

de Lima,A.L.L.,et al.(2010).Causes of the accelerated decline in child undernutrition in North-eastern Brazil(1986-1996-2006)Rev Saúde Pública,44(1),1-10.

de Onis,M.,Garza,C.,Onyango,A.W.,and Martorell,R.(2006).WHO Child Growth Standards.Acta Paediatrica Supplementum,450,1-101.

de Onis,M.and Branca,F.(2016).Childhood stunting:a global perspective.Maternal&Child Nutrition,12(Suppl.1),12-26.

Dehghan,M.,et al.on behalf of the Prospective Urban Rural Epidemiology(PURE)study investigators.2017.Associations of fats and carbohydrate intake with cardiovascular disease and mortality in 18 countries from five continents:a prospective cohort study.The Lancet,390,2050-62.

de Schutter,O.(2010).'Food Commodities Speculation and Food Price Crisis',United Nations Special Rapporteur on The Right to Food,Briefing Note 2,September 2010.World Economy,Ecology and Development(WEED)(2008).

Development Initiatives(2017).Global Nutrition Report 2017:Nourishing the SDGs.Bristol,UK:Development Initiatives.

D'Odorico,P.,Carr,J.A.,Laio,F.,Ridolfi,F.L.,and Vandoni,S.(2014).Feeding humanity through global food trade.Earth's Future,2,458-69.

Downes,C.(2014).Is Codex Alimentarius all talk? The importance of standards in transnational food governance.In:Downes,C.(ed.) The Impact of WTO SPS Law on EU Food Regulations.Switzerland:Springer International Publishing,pp.205-43.

Ecorys(2014).Food taxes and their impact on competitiveness in the agri-food sector.Rotterdam: European Competitiveness and Sustainable Industrial Policy Consortium,ECSIP Consortium.

Engdahl, F.W.(2007).Seeds of Destruction: The Hidden Agenda of Genetic Manipulation.Montreal: Centre for Research on Globalization.

ETC Group(2013).Putting the Cartel Before the Horse...and Farm, Seeds, Soil and Peasants, etc: Who Will Control Agricultural Inputs? Communiqué111.The State of Corporate Concentration.Ottawa: Action Group on Erosion, Technology and Concentration.

ETC Group(2015).With Climate Chaos...Who Will Feed Us? The Industrial Food Chain or The Peasant Food Web.Ottawa: Action Group on Erosion, Technology and Concentration.

European Public Health Alliance(2008).EPODE—Together Let's Prevent Childhood Obesity.[Online] Available at: https://epha.org/epode-together-lets-prevent-childhood-obesity/

Fan, J., Song, Y., Wang, Y., Hui, R., and Zhang, W.(2012).Dietary glycaemic index, glycaemic load, and risk of coronary heart disease, stroke, and stroke mortality: a systematic review with meta-analysis.PLoS One, 7(12), e52182.

Fanzo, J., et al.(2013).The Integration of Nutrition into Extension and Advisory Services: A Synthesis of Experiences, Lessons, and Recommendations.Lindau, Switzerland: Global Forum for Rural Advisory Services.

Food and Agriculture Organization of the United Nations(FAO)(2002).World Agriculture: Towards 2015/2030.Rome: Food and Agriculture Organization of the United Nations.

Food and Agriculture Organization of the United Nations(FAO)(2003).World Agriculture: Towards 2015/2030: An FAO Perspective. London: Earthscan Publications Ltd.

Food and Agriculture Organization of the United Nations(FAO)(2009).The State of Food and Agriculture: Livestock in the Balance. Rome: Food and Agriculture Organization.

Food and Agriculture Organization of the United Nations(FAO)(2011).Global Food Losses and Food Waste—Extent, Causes and Prevention.Rome: Food and Agriculture Organization of the United Nations.

Food and Agriculture Organization of the United Nations(FAO)(2011a).Global Food Price Monitor.Rome: Food and Agriculture Organization.

Fardet, A.(2016).Minimally processed foods are more satiating and less hyperglycemic than ultra-processed foods: a preliminary study with 98 ready-to-eat foods.Food&Function, 7(5), 2338-46.

Fardet, A., Méjean, C., Labouré, H., Andreeva, V.A., and Feron G.(2017).The degree of processing of foods which are most widely consumed by the French elderly population is associated with satiety and glycemic potentials and nutrient profiles.Food Function, 8(2), 651-8.

Fiolet, T., et al.(2018).Consumption of ultra-processed foods and cancer risk: results from NutriNet-Santéprospective cohort.British Medical Journal, 360, k322.

Garrett, J.L.and Ruel, M.T.(2005).Stunted child-overweight mother pairs: prevalence and association with economic development and urbanization.Food Nutrition Bulletin, 26(2), 209-21.

Garrett, J., Bassett, L., and Levinson, F.J.(2011).Principles and a conceptual model for working multisectorally.In: Garret, J.L.and Natalicchio, M.(eds.).Working Multisectorally in Nutrition: Principles, Practices and Case Studies.Washington: IFPRI, Chapter 3.

GBD 2016 Risk Factor Collaborators(2017).Global, regional, and national comparative risk assessment of 84 behavioural, environmental and occupational, and metabolic risks or clusters of risks, 1990-2016: a systematic analysis for the Global Burden of Disease Study 2016.The Lancet, 390, 1345-422.

Gillespie, S., McLachlan, M., and Shrimpton, R.(eds.).(2003).Malnutrition: Time to Act.The World Bank-UNICEF Nutrition Assessment.Washington, DC: The World Bank.

Grantham-McGregor S, et al.and the International Child Development Steering Group(2007).Developmental potential in the first 5 years for children in developing countries.The Lancet, 369, 60-70.

Halabi, S.F.(2015).The Codex Alimentarius commission, corporate influence, and international trade: a perspective on FDA's global role.American Journal of Law&Medicine, 41(2-3), 406-21.

Haldar, S., Chia, S.C., and Henry, C.J.(2015).Body composition in Asians and Caucasians: comparative analyses and influences on cardiometabolic outcomes.Food Nutrition Research, 75, 97-154.

Harcombe, Z., Baker, J.S., DiNicolantonio, J.J., Grace, F., and Davies, B.(2016).Evidence from randomised controlled trials does not support current dietary fat guidelines: a systematic review and meta-analysis.Open Heart, 3(2), e000409.

Harris, M. and Haines, A. (2010). Brazil's family health program. British Medical Journal, 341, c4945.

Hawkes, C. (2005). The role of foreign direct investment in the nutrition transition. Public Health Nutrition, 8(4), 357-65.

Hawkes, C. and Buse, K. (2011). Public-private engagement for diet and health: addressing the governance gap. SCN News, 39, 6-10.

Hawkes, C., et al. (2015). Smart food policies for obesity prevention. The Lancet, 385(9985), 2410-21.

Heaver, R. (2005). Strengthening Country Commitment to Human Development: Lessons from Nutrition. Washington, DC: World Bank.

Igumbor, E., et al. (2012). 'Big Food,' the Consumer Food Environment, Health, and the Policy Response in South Africa. PLoS Medicine, 9(7), e1001253.

Jaacks, L.M., Slining, M.M., and Popkin, B.M. (2015). Recent underweight and overweight trends by rural-urban residence among women in low-and middle-income countries. Journal of Nutrition, 145(2), 352-57.

Jaime, P.C., Silva, A.C.F., Lima, A.M.C., and Bortolini, G.A. (2011). Ações de alimentação e nutrição na atenção búsica: a experiencia de organização no governo Brasileiro. Nutrition Reviews, 24(6), 809-24.

Jelliffe, D.B. (1966). The Assessment of the Nutritional Status of the Community. World Health Organization Monograph Series No 55. Geneva: World Health Organization.

Kearney J. (2010). Food consumption trends and drivers. Philosophical Transactions of the Royal Society of London, Series Biological Sciences, 365(1554), 2793-807.

Kerckhoffs, T., van O, R., and Vander Stichele, M. (2010). Financing Food. Financialization and Financial Actors in Agricultural Commodity Markets. Amsterdam: Stichting Onderzoek Multinationale Ondernemingen.

Koneswaran, G. and Nierenberg, D. (2008). Global farm animal production and global warming: Impacting and mitigating climate change. Environmental Health Perspectives, 116(5), 578-82.

Lehmann, U. and Sanders, D. (2007). Report on Community Health Workers: What Do We Know About Them? Evidence and Information for Policy, Department of Human Resources for Health. Geneva: World Health Organization.

Leroy, J.L. and Menon, P. (2008). From efficacy to public health impact: a call for research on program delivery and utilization in nutrition. Journal of Nutrition, 138(3), 628-9.

Levinson, F.J. and Balarajan, Y. (2013). Addressing Malnutrition Multi-Sectorally: What Have We Learned from Recent International Experience? New York: UNICEF.

Lindert, K., Linder, A., Hobbs, J., and de la Briere, B. (2007). The Nuts and Bolts of Brazil's Bolsa Familia Program: Implementing Conditional Cash Transfers in a Decentralized Context. Social Protection Discussion Paper No 0709. Washington, DC: The World Bank.

Lowder, S.K., Skoet, J., and Raney, T. (2016). The number, size, and distribution of farms, smallholder farms, and family farms worldwide. World Development, 87, 16-29.

Malik, V.S., Schulze, B., and Hu, F.B. (2006). Intake of sugar sweetened beverages and weight gain: a systematic review. American Journal of Clinical Nutrition, 84, 274-88.

Margulis, M.E. (2013). The regime complex for food security: implications for the global hunger challenge. Global Governance: A Review of Multilateralism and International Organizations, 19(1), 53-67.

Martínez Steele, E., et al. (2016). Ultra-processed foods and added sugars in the US diet: evidence from a nationally representative cross-sectional study. BMJ Open, 6, e009892.

Martins, A.P.B., Canella, D.S., Baraldi, L.G., and Monteiro, C.A. (2013). Cash transfers in Brazil and nutritional outcomes: a systematic review. Review Saude Publica, 47(6), 1159-71.

Mason, J.B., Sanders, D., Musgrove, P., Soekirman, and Galloway R. (2006). Community health and nutrition programmes. In: Jamison, D.T. et el. (eds.) Disease Control Priorities in Developing Countries (2nd ed.). Washington, DC: World Bank, Chapter 56.

Mazzocchi, M., Shankar, B., and Traill, B. (2012). The Development of Global Diets Since ICN 1992: Influences of Agri-Food Sector Trends and Policies. FAO Commodity and Trade Policy Research Working Paper No. 34. Rome: Food and Agriculture Organization of the United Nations.

McMichael, P. (2012). The land grab and corporate food regime restructuring. The Journal of Peasant Studies, 39(3-4), 681-701,

Meade, B. (2017). Global Food Industry. United States Department of Agriculture. [Online] Available at: https://www.ers.usda.gov/topics/international-markets-trade/global-foodmarkets/global-food-industry/

Meiro-Lorenzo, M., Villafana, T.L., and Harrit, M.N. (2011). Effective Responses to Non-Communicable Diseases: Embracing Action Beyond the Health Sector. HNP Discussion Paper. Washington, DC: The World Bank.

Micha, R., et al. (2017). Etiologic effects and optimal intakes of foods and nutrients for risk of cardiovascular diseases and diabetes: systematic reviews and meta-analyses from the Nutrition and Chronic Diseases Expert Group(NutriCoDE).PLoS One,12(4),e0175149.

Millstone E.and Lang,T.(2003).The Atlas of Food.Who Eats What Where and Why.London:Earthscan Publications.

Mokoro(2015).Independent Comprehensive Evaluation of the Scaling Up Nutrition Movement:Final Report—Main Report and Annexes.Oxford:Mokoro Ltd.

Monteiro,C.A,et al.(2010).Narrowing socioeconomic inequality in child stunting:the Brazilian experience,1974-2007.Bulletin of the World Health Organization,88(4),305-11.

Monteiro,C.A.,Moubarac,J.C.,Cannon,G.,Ng,S.W.,and Popkin,B.(2013).Ultra-processed products are becoming dominant in the global food system.Obesity Reviews,14(Suppl.2),21-8.

Mozaffarian,D.,Hao,T.,Rimm,E.B.,Willett,W.C.,and Hu,F.B.(2011).Changes in diet and lifestyle and long-term weight gain in women and men.The New England Journal of Medicine,364,2392-404.

Murphy,S.,Burch,D.,and Clapp,J.(2012).Cereal Secrets:The World's Largest Commodity Traders and Global Trends in Agriculture. Oxfam Research Reports.Oxford:Oxfam International.

NCD Risk Factor Collaboration(2016).Trends in adult body-mass index in 200 countries from 1975 to 2014:a pooled analysis of 1698 population-based measurement studies with 19.2 million participants.The Lancet,387,1377-96.

NCD Risk Factor Collaboration(2017).Worldwide trends in body-mass index,underweight,overweight,and obesity from 1975 to 2016: a pooled analysis of 2416 population-based measurement studies in 128.9 million children,adolescents,and adults.The Lancet,390, 2627-42.

Newens,K.J.and Walton,J.(2016).A review of sugar consumption from nationally representative dietary surveys across the world.Journal of Human Nutrition and Dietetics,29(2),225-40.

OXFAM(2013).Behind the Brands.OXFAM Briefing Paper 166.Oxford:OXFAM International.

Pingali,P.L.(2012).Green revolution:impacts,limits,and the path ahead.PNAS,109(31),12302-308.

Rahmati,S.,Delpishe,A.,Azami,M.,Ahmadi,M.R.H.,and Sayehmiri,K.(2017).Maternal anemia during pregnancy and infant low birth weight:a systematic review and meta-analysis.International Journal of Reproduction and Biomedicine,15(3),125-34.

Reardon,T.,et al.(2015).Urbanization,diet change,and transformation of the downstream and midstream of the agrifood system:effects on the poor in Africa and Asia.Faith and Economics,66,43-63.

Reardon,T.and Gulati,A.(2008).The Rise of Supermarkets and Their Development Implications:International Experience Relevant for India.IFPRI Discussion Paper 00752.Washington,CD:International Food Policy Research Institute.

Riera-Crichton,D.,and Tefft,N.(2014).Macronutrients and obesity:revisiting the calories in,calories out framework.Economics and Human Biology,14,33-49.

Rollins,N.C.,et al.(2016).Why invest,and what it will take to improve breastfeeding practices? The Lancet,387,491-504.

Romon,M.,et al.(2009).Downward trends in the prevalence of childhood overweight in the setting of 12-year school-and community-based programs.Public Health Nutrition,12(10),1735-42.

Rosset,P.M.(2006).Food is Different:Why We Must Get the WTO Out of Agriculture.London:Zed Books.

Sadeghirad,B.,Duhaney,T.,Motaghipisheh,S.,Campbell,N.R.,and Johnston,B.C.(2016).Influence of unhealthy food and beverage marketing on children's dietary intake and preference:a systematic review and meta-analysis of randomized trials.Obesity Review,17 (10),945-59.

Scrimshaw,N.S.and Viteri,F.E.(2010).INCAP studies of kwashiorkor and marasmus.Food Nutrition Bulletin,31(1),34-41.

Shrimpton,R.,Victora,C.G.,de Onis,M.,Lima,R.C.,Blössner,M.,and Clugston,G.(2001).Worldwide timing of growth faltering:implications for nutritional interventions.Pediatrics,107(5),E75.

Shrimpton,R.(2002).Nutrition and communities.In:UN ACC/SCN(ed.)Nutrition:A Foundation for Development.Geneva:UN ACC/SCN.

Shrimpton,R.and Rokx,C.(2012).The Double Burden of Malnutrition:A Review of Global Evidence.Washington,DC:The World Bank.

Shrimpton,R.,et al.(2013).Nutrition capacity development:a practice framework.Public Health Nutrition,17(3),682-8.

Shrimpton,R.,et al.on behalf of the WPHNA Capacity Building Task Force(2016).Public health nutrition capacity:assuring the quality of workforce preparation for scaling up nutrition programmes.Public Health Nutrition,19(11),2090-100.

Shrimpton,R.,Mbuya,N.K.,and Provo,A.M.(2016).The Double Burden of Malnutrition in East Asia and the Pacific:Evidence and Lessons for a Multisectoral Response.Washington,DC:World Bank.

Shrimpton, R., Bazzano, A., and Mason, J.(2017). Getting fat: 'what' is eaten is as important as 'how much' is eaten. Journal of Obesity and Weight Loss Therapy, 7(4), 344.

Shrimpton, R.(2017). Fixing our food system: an imperative for achieving sustainable development. World Nutrition, 8(2), 207-31.

Te Morenga, L., Mallard, S., and Mann, J.(2012). Dietary sugars and body weight: systematic review and meta-analyses of randomised controlled trials and cohort studies. British Medical Journal, 345, e7492.

Turner, C., et al.(2017). Concepts and Methods for Food Environment Research in Low and Middle Income Countries. Agriculture, Nutrition and Health Academy Food Environments Working Group(ANH-FEWG). London: Innovative Methods and Metrics for Agriculture and Nutrition Actions(IMMANA)Programme.

The GBD 2015 Obesity Collaboration 2017. Health effects of overweight and obesity in 195 countries over 25 years. The New England Journal of Medicine, 377(1), 13-27.

Thow, A.M. and Hawkes, C.(2009). The implications of trade liberalization for diet and health: a case study from Central America. Global Health, 28(5), 1-15.

Thow, A.M., Schönfeldt, H., Viljoen, A., Gericke, G., and Negin, J.(2017). Policy for the complex burden of malnutrition in Africa: a research agenda to bring consumers and supply chains together. Public Health Nutrition, 20(6), 1135-9.

Thow, A.M., Downs, S.M., Mayes, C., Trevena, H., Waqanivalu, T., and Cawley, J.(2018). Fiscal policy to improve diets and prevent noncommunicable diseases: from recommendations to action. Bulletin of the World Health Organization, 96, 201-10.

United Nations(UN)(2015). Transforming Our World: The 2030 Agenda for Sustainable Development. New York: The United Nations General Assembly.

United Nations(UN)(2017). The Sustainable Development Goals Report 2017. New York: The United Nations.

UNICEF(2013). Improving Child Nutrition: The Achievable Imperative for Global Progress. New York: United Nations Children's Fund.

UNICEF/WHO(2004). Low Birthweight: Country, Regional and Global Estimates. New York: United Nations Children's Fund.

van Koperen, T.M., et al.(2013). Obesity prevention: characterizing the EPODE logic model: unravelling the past and informing the future. Obesity Reviews, 14, 162-70.

Victora, C.G., Aquino, E.M.L., Leal, M.C., Monteiro, C.A., Barros, F.C., and Szwarcwald, C.L.(2011). Maternal and child health in Brazil: progress and challenges. The Lancet, 377, 1863-76.

Victora, C.G., et al. for The Lancet Breastfeeding Series Group(2016). Breastfeeding in the 21st century: epidemiology, mechanisms, and lifelong effect. The Lancet, 387, 475-90.

Wang, C.Y., McPherson, K., Marsh, T., Gortmaker, S.L., and Brown, M.(2011). Health and economic burden of the projected obesity trends in the USA and the UK. The Lancet, 378, 815-25.

Waterlow, J.C.(1973). Note on the assessment and classification of protein-energy malnutrition in children. The Lancet, 2(7820), 87-9.

Weeratunga, P., Jayasinghe, S., Perera, Y., Jayasena, G., and Jayasinghe, S.(2014). Per capita sugar consumption and prevalence of diabetes mellitus—global and regional associations. BMC Public Health, 14, 186.

Weis, T.(2007). The Global Food Economy: The Battle for the Future of Farming. London: Zed Books.

World Health Organization(WHO)(1995). Physical Status: Uses and Interpretation of Anthropometry. WHO Technical Report Series, Report No.854. Geneva: World Health Organization.

World Health Organization and the Food and Agriculture Organization of the United Nations(WHO/FAO)(2003). Diet, Nutrition and the Prevention of Chronic Diseases WHO Technical Report No 916. Report of a joint WHO/FAO expert consultation. Geneva: World Health Organization.

World Health Organization(WHO)(2004). Appropriate body-mass index for Asian populations and its implications for policy and intervention strategies. The Lancet, 363(9403), 157-63.

World Health Organization(WHO)(2013a). Global Nutrition Policy Review: What Does it Take to Scale Up Nutrition Action? Geneva: World Health Organization.

World Health Organization (WHO) (2013b). Global Action Plan for the Prevention and Control of Noncommunicable Diseases 2013-2020. Geneva: World Health Organization.

World Health Organization(WHO)(2015). Guideline: Sugars Intake for Adults and Children. Geneva: World Health Organization.

World Health Organization(WHO)(2016). Global Report on Diabetes. Geneva: World Health Organization.

World Health Organization(WHO)(2016a). Report of the Commission on Ending Childhood Obesity. Geneva: World Health Organization.

World Health Organization(WHO)(2017a).Guideline: Assessing and Managing Children at Primary Health-Care Facilities to Prevent Overweight and Obesity in the Context of the Double Burden of Malnutrition.Updates for the Integrated Management of Childhood Illness(IMCI).Geneva: World Health Organization.

World Health Organization(WHO)(2017b).Double-Duty Actions.Policy brief.Geneva: World Health Organization.

World Bank(2006).Repositioning Nutrition as Central to Development: A Strategy for Large Scale Action.Washington, DC: The World Bank.

World Bank(2013).Fish to 2030: Prospects for Fisheries and Aquaculture.World Bank Report No.83177-GLB.Washington, DC: The World Bank.

Willett, W.C.(2011).The great fat debate: total fat and health.Journal of American Dietetic Association, 111(5), 660-2.

Yngve, A., Tseng, M., Haapala, I., and Hodge, A.(2012).A robust and knowledgeable workforce is essential for public health nutrition policy implementation.Public Health Nutrition, 15, 1979-80.

Zhao, L., Zhang, X., Shen, Y., Fang, X., Wang, Y., and Wang, F.(2015).Obesity and iron deficiency: a quantitative meta-analysis.Obesity Review, 16(12), 1081-93.

2.9 气候变化与人群健康

2.9.1 引言

本章旨在介绍气候变化的基础科学，探讨气候变化与健康的关联，并研究其对公共卫生政策和实践的影响。

首先，请读者对照文本框2.9.1中的多项选择题自测对气候科学的理解（答案见本章末尾）。

文本框2.9.1 自测题（请从以下选项中选出最佳答案）

1. 如果地球的大气层由氧气和氮气组成，全球平均温度将改变（　　）。

A. −30 ℃　　B. −10 ℃　　C. +10 ℃　　D. +30 ℃　　E. 0 ℃

2. 在什么时间尺度内可称为“平均天气”？（　　）

A. 至少1周　　B. >2年　　C. >20年　　D. 至少1个世纪　　E. 千年

3. 今天排放的CO_2中有三分之一将在大气中存在（　　）。

A. 1年　　B. 10年　　C. 100年　　D. 1 000年　　E. 10 000年

4. 生物质燃烧释放黑碳、其他微粒和气溶胶，将导致（　　）。

A. 全球变暖　　B. 全球变冷　　C. 主要影响区域气候

D. 加速冰川融化　　E. 以上都是

5. 在过去50年中，导致全球变暖的温室气体有多少被海洋吸收？（　　）

A. 5%　　B. 80%　　C. 0%　　D. 20%　　E. 100%

6. 截至2018年，有记录以来最热的一年是（　　）。

A. 2010　　B. 1998　　C. 2016　　D. 2017　　E. 1260

7. 老挝CO_2人均年排放量约为多少次新加坡至罗马往返航班排放量？（　　）

A. 200　　B. 20　　C. 1　　D. 0.2　　E. 0.02

8. 如果某食物的能量密度与石油相当，那么骑行100千米需要多少升？（　　）

A. 200　　B. 20　　C. 1　　D. 0.2　　E. 0.02

9. 哪位美国总统承诺将《联合国气候变化框架公约》转化为“保护地球的具体行动”？（　　）

A. George H. W. Bush　　B. Bill Clinton　　C. George W. Bush

D. Jimmy Carter　　E. Richard Nixon

10. 自1960年以来，低大气层（对流层）温度的上升伴随着以下哪种情况？（　　）

A. 平流层变暖　　B. 北极地区的冷却　　C. 全球降水总量减少

D. 平流层冷却　　E. 海洋稀释使其酸性降低

地球的平均表面温度适宜生命生存,这是因为多种自然因素对辐射平衡的影响。这些因素包括太阳活动(太阳产生的能量)、地球的倾斜和轨道、火山活动(可将气体和火山灰注入高层大气)、阻碍太阳辐射的其他灰尘和气溶胶,以及云、冰和雪的反射量(反照率)。此外,温室气体的浓度也同样重要。温室气体对于可见光谱中以相对较高频率入射的太阳辐射是透明的。太阳短波辐射可以通过大气层到达地球表面,地球表面吸收短波辐射热量后向大气释放长波辐射热量,而这种长波辐射热量会被温室气体捕获并重新发射。这种作用和温室玻璃(或在阳光下的汽车窗户)有着异曲同工之妙。如果没有温室气体,地球的温度将比现在约低30 ℃。二氧化碳(carbon dioxide, CO_2)是温室气体的重要组成成分,其他导致温室效应的气体包括甲烷、一氧化二氮、黑碳和人造卤化碳(如氯氟烃)等。

由于从大气圈到生物圈和海洋的转移,大气中的CO_2水平在长时间尺度上会有所不同,而海洋中的碳最终会被封存在沉积岩中。长远来看,地壳中的碳会因火山爆发而喷射到大气中,然后再次循环。

在过去约200年间,主要是由于人类活动,如砍伐森林和燃烧化石燃料,导致CO_2和其他温室气体大规模排放。这一过程始于前工业化时代,当时仅向大气中排放相对较少的碳,但在过去50年中迅速增加。2017年,约有37千兆吨(gigaton, Gt)的CO_2被排放到大气中,约为19世纪中叶排放总量的150倍。CO_2是一种长期存在的温室气体,排放到大气中的碳约有一半可在30年内被自然吸收,但约有30%将在大气中持续存在数百年。一氧化二氮和甲烷的温室效应强,但其排放量较少。一氧化二氮在大气层中可存留大约一百年,而甲烷的寿命较短,大部分可在12年内被清除。

大气中的CO_2浓度从前工业化时代的280 ppm(parts per million)稳步上升到1960年首次进行直接测量时的315 ppm。此后,该浓度每年增长2%~3%,2017年全球平均浓度达到403 ppm。利用冰芯和其他历史条件指标进行的间接测量结果表明,目前的CO_2浓度高于过去500万年的任何时期(联合国政府间气候变化专门委员会,2013)。

大气化学变化的后果显而易见,如近年来近地或地表温度升高、海平面上升、冰川和冰盖减少以及海洋酸度增加。全球平均气温的年际变化主要受厄尔尼诺-南方涛动(El Niño Southern Oscillation, ENSO)等自然因素的影响。因此,在较长的时间尺度上可以清楚地观察到持续性外部强迫的影响,如温室气体浓度的稳步上升。事实上,过去30年每年的气温都比过去150年的气温高。在2018年初,美国国家海洋和大气管理局(National Oceanic and Atmospheric Administration, NOAA)报告称,过去10年经历了有记录以来最热的5年(气候中心,2018)。全球平均气温的上升覆盖了陆地和海洋的每个区域,且无法用太阳活动和其他自然力量的时间趋势来解释。另一方面,人为贡献(即CO_2和其他温室气体的增加)的气候模拟与过去40年的温度记录非常吻合(图2.9.1)。

全球变暖的其他证据包括最高温度在极端温度记录中占主导地位。在美国西部,每年记录的高温与低温数量比约为3∶1(Meehl et al., 2009),形成对流层(低层大气)变暖和高层大气冷却的独特组合(由于温室层中的热量被滞留,辐射到太空的热量较少)。夏季北极海冰正逐年减少,全球平均海平面正以每年约3.0毫米的速度上升,是1990年之前观测到的速度的两倍(澳大利亚科学院,2010)。

自20世纪60年代以来,温室气体的排放量持续上升,其间仅因20世纪90年代末的亚洲金融危机等重大经济动荡而短暂停止上升(Peters et al., 2011)。21世纪前15年的排放量已经达到或超过了2001年联合国政府间气候变化专门委员会(Intergovernmental Panel on Climate Change, IPCC)第三次评估报告中在最极端气候情景下的预测值。

未来将如何?IPCC的第五次评估报告预测,如果不限制化石燃料的燃烧或有害的土地利用改变(代表浓度路径8.5),大气中的CO_2将在2050—2100年间的某个时点达到工业化前浓度的两倍。到2100年,全球平均气温将比1850—1900年上升3.2~5.4 ℃(联合国政府间气候变化专门委员会,2013)。

平均气温的上升将伴随着极端高温的频率显著增加。据预测,在未来40年内,2010年在俄罗斯造成超过50 000超额死亡的"超级热浪"可能在欧洲增加5~10倍(Barriopedro et al., 2011)。随着平均气温的上升,在其他条件相同的情况下,极端寒冷事件的发生率可能会下降。但由于反馈循环和关键临界点,某些地区可能会出现意想不到的影响。例如,北极冰川的融化扰乱了欧洲和北美上空的高空急流,重新分配了极冷的空气团,并导致了极地暖季和更南部极端寒冷事件的矛盾现象(Liu et al., 2012)。

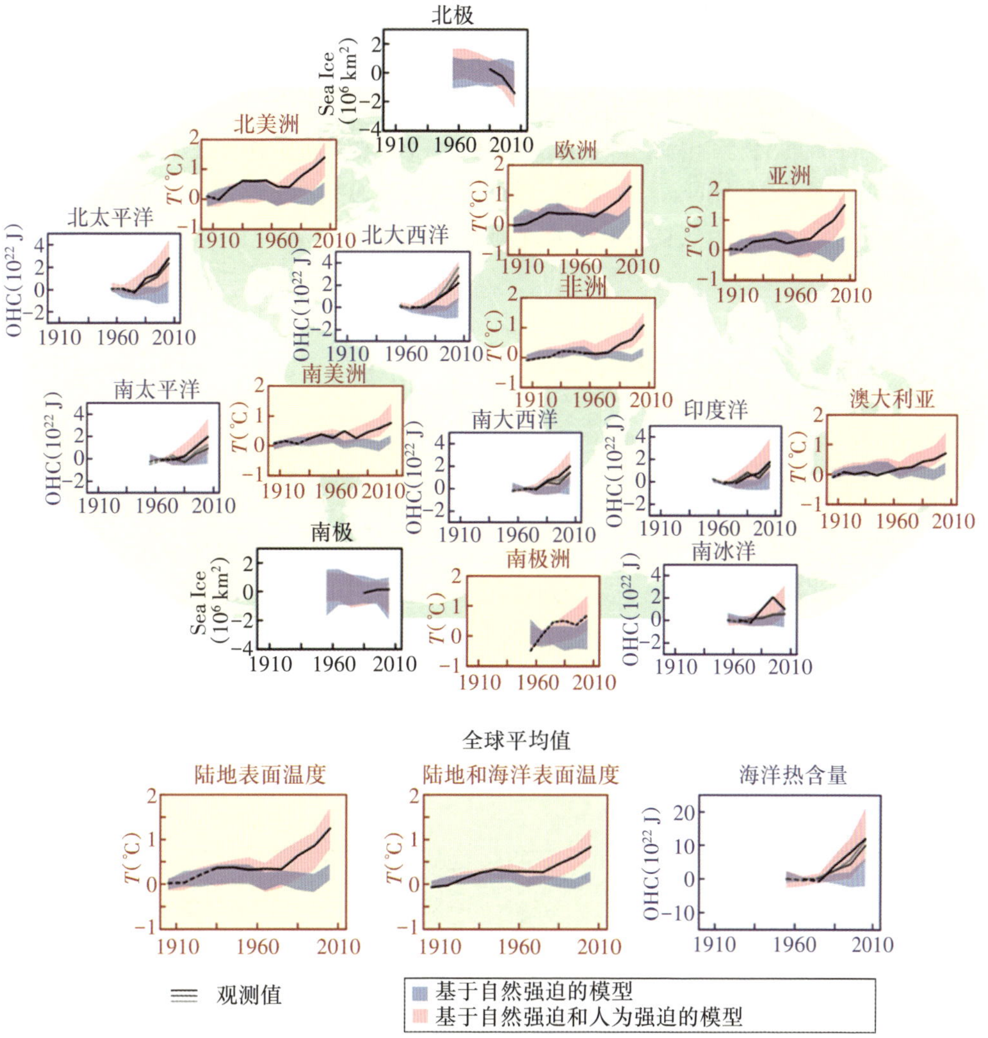

图 2.9.1　观测和模拟的气候变化

资料来源:《Climate Change 2013: The Physical Science Basis》. Working Group I Contribution to the Fifth Assessment Report of the Intergovernmental Panel on Climate Change, Figure SPM.6.Cambridge University Press.

气候变暖和降雨变化的影响存在区域差异。例如,全球平均变暖4 ℃可能与以下事件和变化相关:北极温度升高10 ℃或以上;北非降雨量下降40%~50%;到本世纪末,干旱将威胁到撒哈拉以南非洲许多雨养农业地区的生存能力;澳大利亚东南部的大部分地区每两个夏季就会经历一次极端火灾风险(4 ℃及2009年以后)。

简而言之,温室效应早已为人所知,并已被明确界定。大气中温室气体浓度的增加速度是前所未有的,目前的绝对浓度比更新世以来的任何时期都高。随着这些变化,世界正在变暖,且带有明显的人类"指纹"。例如,大气中碳同位素的组合随着化石燃料燃烧(其中较轻的同位素,尤其是12C占主导地位)产生的CO_2的增加而改变(联合国政府间气候变化专门委员会,2013)。

为什么这是一个公共卫生问题? 对人类健康而言,极端事件的变异性和频率通常比一般情况更为重要,且暴露于非最适温度的环境下健康风险最大。

虽然人类可能适应基线温度的适度上升,但对健康具有重要意义的物理和生态系统暴露于环境变化时,可能对温度上升极其敏感。农业作为一个开放运作的系统,直接暴露在天气中,对极端事件或环境条件的长期变化几乎没有缓冲。全球平均气温升高2~4 ℃将导致世界某些地区的生产力大幅下降。在撒哈拉以南和南部非洲的大部分地区,预计全球平均温度升高5 ℃将使一些主要作物的生长期缩短20%以上,从而威胁到数亿人的应对能力和复原力(Thornton et al.,2011)。如果海洋变暖幅度超过特定阈值,可能导致珊瑚死亡和雪卡毒素鱼类中毒发生率上升(Tester et al.,2010)。蚊子和其他病媒对气温和降雨的微小变化也会作出强烈反应,平均气温的升高将增加某些人群中的疾病传播潜力(Wandiga et al.,2010)。相反,在所处条件接近病媒生存上限的地区,疾病风险可能会降低(Gething et al.,2010)。同样重要的是,健康方面的历史性改善需要建立在稳定的治理、自由和免受极端暴力侵害的基础之上。

气候变化影响人类健康的另一个因素是冲突、动乱和人口流离失所。历史上有许多因气温快速波动和极端降水造成社会混乱的例子(McMichael,2017)。虽然过去气候的突然变化是由火山爆发和长期气候周期等自然原因造成的,但其后果与人为气候变化可能造成的后果相似。事实上,考虑到预计的变化规模和速度,现在的风险可能更高。

2.9.2 天气、气候和健康的相关观察性研究

既往已有大量文章关注了天气(日常条件)和气候(几十年来的平均天气)的变化及其与健康结局的关系。其中,最为关注的暴露因素为温度。温度可以以多种方式表示,通常是日平均温度或最高温度。图2.9.2提供了一种常见的温度和健康结局关联模式——"J"形曲线关系(在本例中,死亡率不包括意外死亡事件)。最适温度(死亡率最低的点)因环境而异。以位于中国最北部的城市哈尔滨为例,当平均气温接近0 ℃时,死亡人数最低(Yang et al.,2007)。在靠近赤道的城市,最佳温度往往较高(图2.9.2)。温度和死亡率相关曲线的总体形状仍然相似,但在高温更常见的城市中,曲线上的拐点向右移动(McMichael et al.,2008)。值得注意的是,人类确实在生理和社会方面适应了生态环境,但如果人口迁移或气候变化,这种适应的能力尚不清楚。此外,适应的极限以及耐受的热量也不清(文本框2.9.2)。

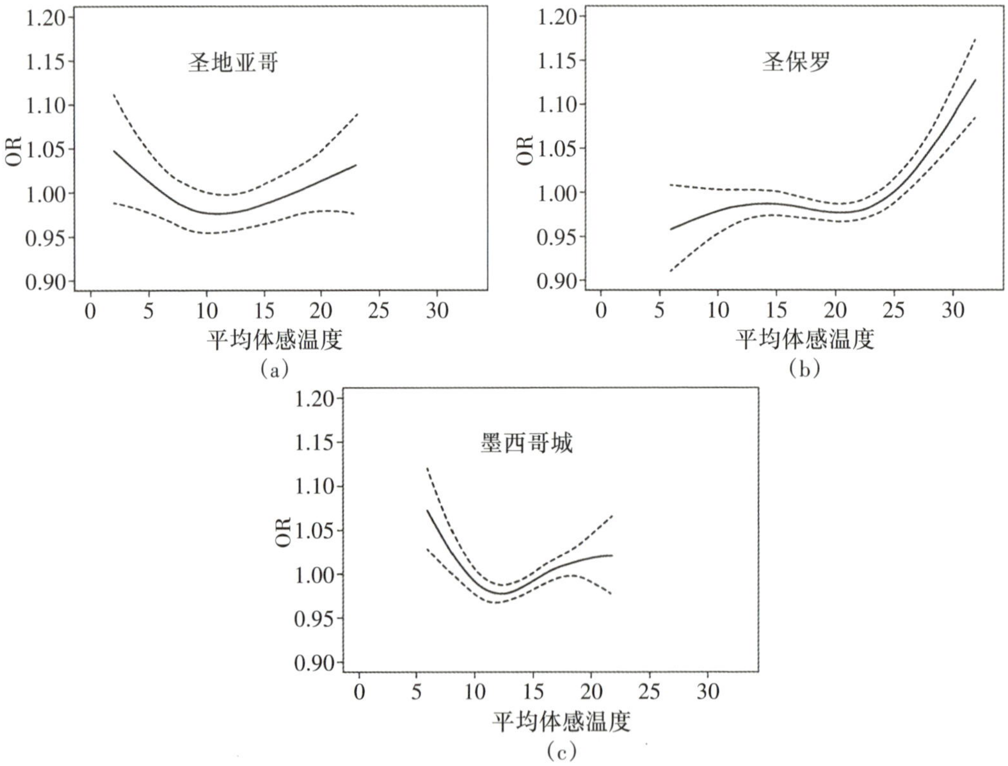

图2.9.2 日平均体感温度和总死亡率:圣地亚哥(南纬33°)、圣保罗(南纬24°)和墨西哥城(北纬19°)

注:实线表示平均估计值,虚线表示95%置信区间。模型调整了颗粒污染物和臭氧水平。

资料来源:Bell ML et al., Vulnerability to heat-related mortality in Latin America: a case-crossover study in São Paulo, Brazil, Santiago, Chile and Mexico City, Mexico, International Journal of Epidemiology, Volume 37, Issue 4, pp.796-804. ©The Author 2008, with permission from Oxford University Press.

文本框2.9.2 气候变化的影响不可忽视

气候变化与公共卫生所面临的大多数环境问题有着本质区别，这与其规模相关。气候变化是一个全球性问题，不仅是因为其影响分布广泛，如酸雨或流感流行，还因为其本质是地球稳态系统的崩溃。其他威胁全球"安全操作空间"的环境变化例子包括氟氯烃对高层大气臭氧的消耗和生物多样性丧失(Steffen et al.,2015)。气候变化在较长的时间尺度上发生。例如，温室气体排放激增对海洋变暖和海平面上升的全部影响可能需要5 000年或更长时间才能显现出来(Stouffer,2012)，这给公共卫生科学家提出了严峻的挑战。在过去的一百年里，随着暴露评估的进步和对细胞和分子机制的深入了解，研究重点已经转移到对疾病更精细的机制解释。然而，化学反应发生、微生物繁殖以及个体决策因素是理解风险和复原力的关键。例如，1995年芝加哥热浪的死亡率既受个体层面变量(如年龄和收入)的影响，也受社区质量的影响。如果低收入人群和老年人居住在商业破败、住房废弃和公共空间退化的地区，他们在热浪期间面临的风险要更大(Klinenberg,2002)。气候变化是一个问题突出的事实，其特点是时间尺度长、无处不在以及存在人类适应的混杂效应。因此，公共卫生必须向上游发展，超越对个体差异的研究，转向更大规模的原因调查(Pearce,2011)，并更加关注人类疾病和伤害的生态学视角(Krieger,2015)。这很可能需要改进公共卫生调查的现有方法(例如时间序列分析和群体研究设计)，了解气候科学和气象学，创造性地使用类比法，以及应用其他学科的相关建模方法(例如系统动力学建模)(Rutter et al.,2017)。

高温与一系列健康结局相关，包括死亡、因呼吸系统疾病和心血管疾病导致的住院。热浪可定义为长时间暴露于所在区域温度范围的前5%～10%，其影响似乎大于通过简单地推断温度-健康结局关联所预期的结果(Anderson，Bell，2011；Rocklöv et al.，2012)。高温的持续时间、热浪的频率和时间(季节的早期或后期)似乎都会改变高温的影响。严重的空气污染也会加剧高温的破坏性影响(Qin et al.，2017)

热脆弱性也存在人群差异。老年人(70岁及以上)和儿童通常面临更大的风险，但在性别方面没有明确的差异分界。在圣保罗和圣地亚哥，男性面临的风险更大(Bell et al.，2008)。而澳大利亚布里斯班的一项研究报告称，女性的死亡风险显著高于男性(Huang et al.，2012)。在大部分国家，低社会经济地位(socioeconomic status，SES)与极端温度相关的健康风险增加有关(Qin et al.，2017)，但这种关联并非绝对的。例如，相较英国，SES对热死亡率的影响在美国更为明显，这可能是因为美国空调使用的分布差异较大，而英国差异较少，其室内人工制冷较少(Armstrong et al.，2011)。热脆弱性也存在空间差异(Uejio et al.，2011)，反映了个人和家庭特征的地理分布(例如慢性疾病患病率、住房设计和贫困程度)以及区域水平的变量(城市形态和服务质量)。

影响健康的不仅仅是最高温度或平均温度，温度变异性也很重要。例如，在美国135个城市，在对包括平均温度在内的各种危险因素进行校正之后，夏季温度的标准差与患有慢性疾病老年人的死亡率相关(Zanobetti et al.，2012)。

与气候变化影响一致，高收入国家的人群对高温影响的认知高于发展中国家人群。然而，许多低纬度国家的大量人口面临高温，且有大量的户外工作者和低质量的住房和城市环境，存在多种健康问题，气候变化影响问题也更为突出。

考虑到可能受到影响的人数众多，以及生产力下降和生计损失的众多不利后果，高温对工人健康的影响已成为重要问题(Lucas et al.，2014)。特别是赤道国家，因为高温已经严重限制了户外工作的持续时间和强度(Kjellstrom et al.，2013)。

气候对传染病的影响早已为人所知(见文本框2.9.3)。第一本热带医学教科书由Patrick Manson于1900年出版，名为《温暖气候疾病手册》(Manson，1900)。Manson主要论述传染病，但他认识到热带地区特有的疾病很少。换言之，温度和降水等气候变量在疾病的分布和发生方面发挥着重要作用，但很少能完全解释疾病的分布和发生。

文本框2.9.3 鼠疫和气候

鼠疫是由人类感染鼠疫耶尔森氏菌引起的。这种菌种存在于亚洲、非洲和美洲部分地区的啮齿动物群中,并定期在当地种群中引起疾病暴发。耶尔森氏菌在动物宿主中的流行具有气候敏感性。例如,一项对哈萨克斯坦沙鼠的研究发现,春季高温和夏季高湿会增加患病风险(Stenseth et al.,2006)。春季气温每升高1℃,动物感染耶尔森氏菌的患病率就会增加50%以上。气候也影响啮齿动物宿主和跳蚤媒介的数量,以及人类接触病原体的机会。因此,许多历史研究表明气候与鼠疫流行之间存在联系不足为奇(McMichael,2017)。例如,一项对1850年至1960年期间中国鼠疫的研究发现,尽管潮湿地区的极端降水导致鼠疫强度低于预期,但每年的鼠疫病例数仍与降雨量呈正相关(Xu et al.,2011)。

蚊媒疾病就是很好的例子。在较温暖的条件下,埃及伊蚊(最常导致登革热传播)等病媒从未成熟阶段发育得更快(Tun-Lin et al.,2000)。在全年气温变化不大的热带国家,从低降雨量过渡到雨季可能成为登革热暴发的强大气候触发因素(Schreiber,2001)。但其他因素也很重要,例如,城市化和住房质量改变了气候对登革热风险的影响(Wu et al.,2009)。总体而言,预计气候变化将扩大登革热目前的地理范围,并威胁到目前本土尚无登革热疾病传播的人群(Ebi,Nealon,2016)。

天气或气候的变化可能会以多种方式影响身心健康。在澳大利亚西南部,抑郁症的患病率与长期干旱的严重程度有关(以旱地盐度衡量)(Speldewinde et al.,2009)。气候变化导致的环境物理退化与失落、悲伤、分离和自我质疑有关(Berry et al.,2010;Cunsolo,Ellis,2018)。非传染性疾病也可能受到影响。在孟加拉国,旱季的特点是地下水盐度增加和温度升高,这些变化与妊娠期高血压和子痫发病率的季节性变化有关(由钠负荷增加引起)(Xun et al.,2010)。霍乱是孟加拉国气温升高和盐度增加导致的另一种疾病。但实际上,所有的弧菌病原体(包括创伤弧菌和副溶血性弧菌以及霍乱弧菌)都对温度敏感,被称为"气候变化的微生物晴雨表"(Baker-Austin et al.,2017)。

综上所述,人类在气候相对稳定的时期(全新世)已经适应了当地条件,但容易因气温和降水的快速变化而导致不良健康结局。极端寒冷和高温对死亡率的影响已得到充分证实,许多传染病也受气候变化的影响。

2.9.3 归因:气候变化的当前影响

2013年,IPCC第五次评估报告指出,1951—2010年,全球平均地表温度上升极有可能一半以上是由人为增加的温室气体浓度和其他人为强迫造成的(联合国政府间气候变化专门委员会,2013)。在IPCC词典中,"极有可能"表示概率超过95%。

IPCC的评估报告描述了许多与全球变暖一致的物理和生物系统的变化。例如,在过去一百年中,北海鳕鱼的分布发生了巨大变化,鱼类向北迁徙并进入更深的水域,这主要是由于海洋变暖,另一个影响因素是商业捕捞的压力(Engelhard et al.,2014)。在法国阿尔萨斯地区,由于夏季气温较高,雷司令葡萄在收获时的潜在酒精含量每年增加近1%(Duchêne,Schneider,2005)。考虑到没有其他合理的解释,可将此类变化归因于气候变化。

蜱传播疾病(包括莱姆病和蜱传脑炎(tick-borne encephalitis,TBE))说明了疾病归因的复杂性。在20世纪的最后十年中,由于冬季和初春的明显变暖,TBE的传播媒介向北移动,横跨波罗的海和斯堪的纳维亚半岛(Lindgren,Gustafson,2001)。20世纪90年代初,波罗的海地区的TBE发病率激增,但这与气候并不密切相关。波罗的海地区的TBE发病率存在很大的差异,尽管2000年以后持续变暖,但TBE发病率却下降(Sumilo et al.,2007)。显然,除了更有利于TBE病毒传播的气候条件之外,还有其他重要因素。1989年苏联解体时,许多集体农场停止经营,原本用于牧场和农业的地区无人照管,为啮齿动物和鹿提供了新的栖息地。与此同时，在经济动荡和转型时期，人们比以往更加依赖野生食物来源，包括蘑菇和小型猎物，因此在农村生活时间更长。这些气候和非气候变化相结合，可能增加了蜱虫的丰度，并在短时间内增加了人类对蜱传疾病的暴露(Sumilo et al.,2007)。

莱姆病于20世纪70年代在美国出现，这可能是社会经济的变化和东北部农田向森林的转变所引起的(Ebi et al.,2017)。尽管当地的栖息地适宜，并且有自然宿主、媒介和病原体(伯氏疏螺旋体)从美国跨境迁移，但这种疾病在加拿大传播的速度很慢。温度很可能是限制因素。自2000年以来，随着加拿大南部地区变暖，当地的蜱虫媒介种群建立，莱姆病病例数量有所增加。环境变化、病媒转移和疾病发病之间的关联表明，莱姆病在该地区的传播部分可归因于气候变化(Ebi et al.,2017)。

在公共卫生领域，归因涉及概率，其依据是某一特定暴露后事件发生的风险，并与未暴露时同一事件的发生概率进行比较。例如，在日常使用烟草人群中，吸烟导致肺癌的风险较高，但无法将某种肺癌归因于吸烟。该方法也可应用于气候科学，以判断极端事件的原因。例如，一项对2015年北太平洋气旋的研究认为，观测到的极端能量水平很可能是人为引起的气候变化(Woodward,Samet,2018)。一项针对2003年欧洲热浪的研究得出结论，人类对气候的影响很可能(概率大于90%)使这种极端事件的风险增加了一倍以上(Stott et al.,2004)，而相对风险大于2.0意味着结果更有可能归因于暴露。

2.9.4 气候变化及影响的未来预估

将既往的及现有的发病率和死亡率归因于气候变化并不容易，且未来的归因存在更大的困难。目前尚不能确定未来气候将会发生多大程度的变化，或会产生何种后果，但需要面对这种风险。当今气候变化对健康的影响可能是未来影响的缩影，也可能不是。未来的挑战可能是气候变化超过阈值后随之而来的新危机。为此，人类已付出努力，试图通过建模研究来预测未来气候及其影响。一种方法是通过保持所有其他自变量不变来尝试预测气候变化对特定疾病的影响，可使用几种气候敏感性疾病来研究这种方法。由于气候变化会加剧不利因素，理想情况下，研究会更进一步地提出问题:“基线”风险在中短期内可能如何变化？这是一项艰巨的任务，但有可能更准确地描述气候变化对人类健康的未来影响。采用这种方法的建模研究较为少见，并且需要流行病学专家使用可以处理显著的复杂性、非线性相互作用和随时间动态反馈的方法。

一项关于气候变化对津巴布韦疟疾“潜在传播”未来影响的研究试图通过假设在2000—2050年间不会有其他变化干扰气候变化的影响(Ebi et al.,2005)。根据非洲疟疾风险地图(mapping malaria risk in Africa, MARA)项目的结果，恶性疟原虫疟疾稳定传播的气候适应性与平均温度、冬季最低温度和月降雨量有关。在此基础上，研究人员报告称，在50年内，疟疾可能会在津巴布韦人口密集且目前无疟疾流行的地区蔓延。该研究中使用的是基于风险的模型(适用性从0~1不等)，明确地预测了疾病传播的可能性，而不是预测疾病的发生，但未考虑到2050年时，除气候外其他可能影响疟疾的因素的变化。

以一个不太常见的非传染性疾病为例，美国的一项研究模拟了美国平均年气温与尿路结石住院率之间的关系，结果发现生活在温暖气候中的人群中肾结石概率更高。作者基于对未来年平均气温的预测，计算了住院人数和相关费用的潜在增幅(Brikowski et al.,2008)。由于该研究数据可进行温度和住院风险之间的线性关联和非线性关联拟合，因此基于IPCC的中度严重气候变化情景(SRES A1B)进行了两种建模预测。

更具有挑战性的是，对气候变化对健康上游决定因素的影响所导致的未来疾病负担进行建模预测。气候变化对全球粮食系统的影响可能对健康产生深远影响。为此，研究人员将不同气候情景下食物供应的模型与水果和蔬菜消费、红肉摄入量和体重变化的影响联系起来(Springmann et al.,2016)(图2.9.3)。该研究首次评估了饮食成分变化(例如水果和蔬菜的摄入量)的影响，并发现比简单的卡路里损失对健康结局的影响更大。据推测，全球大多数地区在粮食安全和营养相关健康成果方面取得的进展将持续下去，因此气候变化的主要影响将是阻碍进展。这项评估的局限性包括时间范围较短(仅到2050年),全球评估无法准确捕捉当地条件和部分人口(例如太平洋低洼岛屿上的人口)所面临的特殊困难,以及广泛的减缓政策本身可能影响到粮食生产和分配的可能性(Woodward,Porter,2016)。

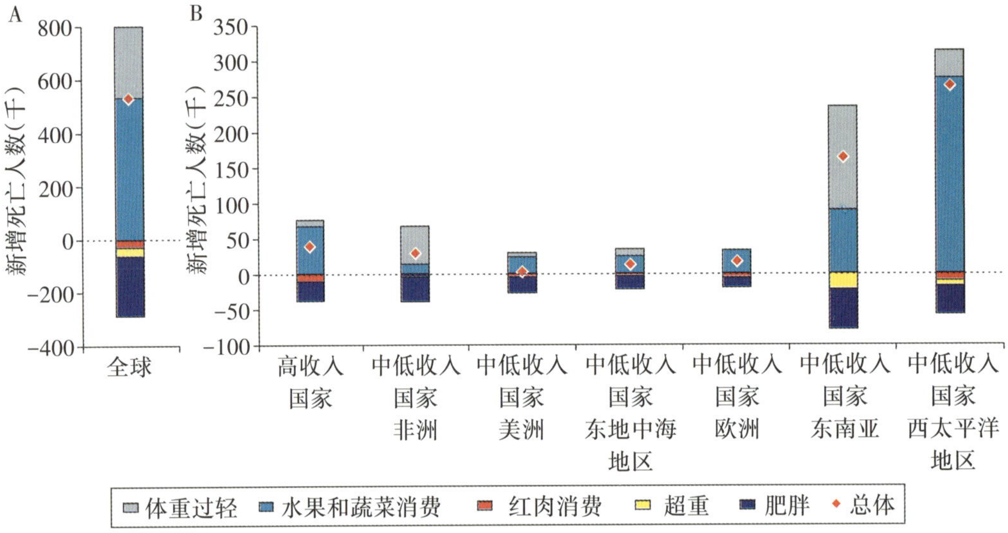

图 2.9.3 2050年与气候有关的死亡人数(千)

资料来源:Springmann et al.(2016) Global and regional health effects of future food production under climate change:a modelling study,Lancet,with permission from Elsevier.

气候变化的影响将取决于全球人口的规模、结构和健康状况。因此,人口预测也极为重要。据估计,到2050年,世界人口将从目前的约76亿增加到约97亿,其中大部分人口增长主要在发展中国家(联合国,2015b)。尽管平均期望寿命的变化较小,但几乎所有地区老龄人口的比例都可能会增加(Lutz et al.,2008)。预计到本世纪中叶,大多数国家的死亡率将下降,出生人口的预期寿命将增加5~6年(WHO,2011)。如果按目前的社会和经济趋势继续发展,患病率也将下降。据估计,到2030年,疾病的总体负担(以伤残调整寿命年衡量)将减少约30%(WHO,2008)。全球儿童死亡率正在下降,但改善率没有下降的迹象(You et al.,2015)。然而,各国之间仍然存在很大差异。一些国家,特别是撒哈拉以南非洲国家,即使有改善,也进展缓慢(WHO,2011)。

为什么世界各地的卫生统计数据都在改善,而气候变化和其他宏观问题(例如生物多样性丧失、水道和土壤氮磷超载)对全球环境造成的压力却越来越大?虽然没有明确的参照点,但如果气候变化没有影响,死亡率可能会下降得更快,儿童发育迟缓可能更快减少。更重要的一点是时机。有充分证据表明,人类大规模开发地球的全部代价尚未显现(McMichael,2017),人类一直在通过土地开垦、化石燃料燃烧和淡水资源消耗来"吞噬未来"。

社会和经济发展是否继续沿着当前的轨迹发展尚不清楚,但这对于预测气候变化及其影响的脆弱性至关重要。反过来,社会和经济发展速度的不确定性在某种程度上源于气候变化对社会和经济的影响,以及人们采取的应对途径所产生的可能影响。此外,健康对经济增长的方式非常敏感。如果发展不具有包容性,那么对气候变化影响的脆弱性可能不会改善。例如,印度在过去20年中在经济上取得了长足进步,但许多人仍然面临贫困带来的健康问题。1992—2005年间,儿童体重不足和发育迟缓的发生率略有下降(例如,体重不足的比例从49%下降到40%),但在州的维度上分析,这与收入增长没有关系(Subramanyam et al.,2011),即儿童健康发展速度在最富裕的州并没有比最贫困的州更快。

以上例子表明了气候变化与社会发展的相互作用,并可作为一个切入点,证明气候变化和气候应对是社会和环境正义、公平和人权问题。高收入的国家在预期寿命、健康和生活质量方面取得了显著改善,而这在很大程度上是由于以化石燃料为支持的经济发展。截至2010年,尽管最发达国家的人口仅占全球人口的17%,但其人为排放量占总排放量的一半以上(den Elzen et al.,2013)。另一方面,气候变化的影响正在并将持续由最低收入国家和国家内部已经经历社会经济不平等的人口承担。原住民更易受到气候变化对健康的影响，并且具有减缓和适应气候变化的复原能力和知识(Ford,2012)，第10.6章也对此进行了详细讨论。

气候变化是否会产生积极影响？如果是，那将如何平衡消极影响？气候变化在短期内可能会有一些积极的影响，但很难判断其程度。例如，适度的变暖可能会提高全球温带地区的农业收成，从而增加这些地区的粮食产量。此外，小麦、水稻、大麦和燕麦等粮食作物在CO_2浓度较高的情况下往往生长得更快。总之，这些影响可以减弱炎热、低纬度国家因产量下降所导致的粮食短缺和营养不良风险(Gornall et al.,2010)。得失的平衡将取决于面临粮食短缺风险的人口实际上是否能够获得气候红利，而这种缓解可能是暂时的。随着气候变暖的持续，温带地区作物产量的增加肯定会减少(Teixeira et al.,2011)。在粮食安全问题最突出的热带发展中国家中，这种影响将最为严重。在撒哈拉以南非洲地区，21世纪末60%的人口的热量摄入不足以维持积极的生活，预计全球平均气温升高5 ℃将使玉米产量减少19%，豆类产量减少68%(Thornton et al.,2011)。

在病媒和病原体已经接近繁殖和传播的温度上限时，进一步变暖可能会降低疾病风险。例如，在赤道非洲部分地区，预计温度将超过病媒和寄生虫的最佳环境，疟疾传播的可能性将迅速降低(Ebi et al.,2017)。

冷和热对死亡率的影响已经得到充分研究，并在一定程度上为平衡全球变暖带来的收益和损失提供了依据(Ebi,Mills,2013)。环境温度与死亡率之间的"J"形关系表明，变暖将导致与寒冷相关的死亡人数减少，而与热相关的死亡率增加。这条曲线很少是对称的。在较冷的地方，曲线的右臂(与热有关)往往上升得更快，而生活在相对温暖的条件下的人群则相反。这意味着，如果全球变暖需要权衡利弊，平衡将取决于初始条件，但实际情况更为复杂。目前尚不清楚随着气温的上升，凉爽地区的人口是否会保持相对较高的寒冷耐受性，或者温度-死亡率曲线的形状是否会发生变化。此外，尚不确定在一年中较冷时段发生的死亡实际上有多少是低温造成的，而不是其他随季节变化的现象造成的(如传染病流行)。寒冷地区的许多人口经济水平高且缓冲能力好，在很大程度上已经适应了寒冷。随着时间的推移，寒潮和环境低温的影响大大减少。因此，全球变暖对这些地区带来的额外好处可能是有限的，并且在低纬度地区更广泛和更脆弱的人口中，与热相关的不良健康影响带来的额外负担抵消了这些好处(Kinney et al.,2015)。

确定预测中的不确定性因素非常重要。一项腹泻研究试图区分温度变化和暴露-反应关系(每单位温度升高的疾病发病率变化)的不确定性影响(Kolstad,Johansson,2011)。考虑到必须纳入许多假设，未来的研究重点应该是气候建模。然而，在这种情况下，与风险系数相关的不确定性(风险系数在各项研究之间几乎相差四倍)造成的结果差异明显大于气候变化模型的选择。美国另一项研究探讨了在气候变化的情况下，模型选择对低水平臭氧归因死亡率的影响(Post et al.,2012)。结果各不相同，从每年因气候变化避免约600人死亡到因气候变化而造成2 500人死亡(尽管大多数模型预测死亡率会增加)。最有影响力的分析步骤是气候变化情景和空气质量模型的选择。还应指出的是，臭氧研究以及许多其他对气候影响的调查往往以中等气候情景假设为基础来预测影响，而实际上全球正在沿着一条更陡峭的排放轨迹前进，该轨迹更适合于高级别模型。这突出了阈值和临界点的重要性，随着远离熟悉的环境并接受更多的极端暴露，目前的暴露-反应关系在未来是否适用变得越来越不确定。

应对气候变化有两种方法：适应(类似于二级预防)和减缓(一级预防——采取一切必要措施避免进一步、日益危险的气候变化发生)。从公共卫生的角度来看，一级预防是必要的，但目前也迫切需要大力投资于适应行动。由于全球碳循环和热传递的长期过程，全球已因温室气体排放而变暖，这与未来的排放轨迹无关。适应和减缓都会对健康产生影响，下面将依次处理这两个问题。

2.9.5 适应预期的气候变化

适应的重要性与气候变化的范围和程度成正比。当气候系统存在很长的滞后期时，减少排放的干预措施将需要很长时间才能充分发挥作用。与此同时,必须采取措施应对现实不可避免的变化。IPCC的第五次评估报告估计,与19世纪末相比,地球平均温度已经升高0.85 ℃,导致寒冷的昼夜减少,热浪和强降雨事件增加(特别是在北美和欧洲),以及海平面上升约20厘米(IPCC,2013)。据估计,基于目前大气中存在的温室气体,未来30年气温至少升高0.7 ℃。大气中还存在空气污染物,其中许多污染物具有冷却作用,并且往往会减弱全球变暖的信号。然而,很难确定这种影响的大小,但即使当地空气污染得到更好地控制和化石燃料使用减少,潜在气温升高也可能会高达0.2 ℃(IPCC,2013)。

然后是未来排放的问题。2015年,联合国通过了《巴黎协定》,该协定由所有成员国签署,并得到197个成员国中的175个国家的批准,其中包括美国和中国,作为两个最大的排放国,占全球排放量的45%。《巴黎协定》缔约方承诺加大减排力度,使全球平均升温幅度控制在2 ℃(全球商定"危险"气候变化阈值)以下,同时将目标定为不超过1.5 ℃,以保护最脆弱的低洼岛国免受毁灭性的海平面上升。虽然《巴黎协定》不具有法律约束力,但其是第一份真正意义上的应对气候变化的全球文书,它既承认保护健康的必要性,也承认在精心设计的气候行动中实现健康协同效益的机会(联合国,2015a)。目前,全球每年排放量接近50千兆吨的CO_2当量,比将升温控制在2 ℃左右所需的水平高出约14%。经过几十年的快速增长,2014—2016年全球排放量连续3年处于平稳状态,但在2017年排放量再次上升,达到历史新高。这是能源需求增加和能源效率提高放缓所致(国际能源署,2018)。国际上的情况喜忧参半。一些国家(包括美国和欧盟成员国)的排放量正在稳步下降,而中国等快速发展中的大国的排放量继续上升。全球排放达到峰值的年份至关重要。全球温室气体排放量越早开始下降,实现气候目标的路径就越轻松。例如,如果全球排放量直到2025年才达到峰值,然后每年减少3%,那么到本世纪末,全球平均地表温度将上升4 ℃。需要更大幅度地减排,每年约8%,才能保持在2 ℃以内(Hausfather,Pearce,2017)。

一方面,有强大的力量推动排放量上升。其中包括人口压力(预计未来50年全球将增长50%)和经济发展"追赶"。21世纪90%的排放量增长将来自中低收入国家。另一方面,有证据表明,经济发展和排放开始"脱钩",特别是在南美洲(Hausfather,Pearce,2017)。此外,《巴黎协定》证明,许多高收入国家的全球政治领导力日益增强,这些国家对大部分排放负有责任。即使在国家层面领导力缺失的国家(例如美国总统威胁要退出《巴黎协定》),地方和州级别的治理也继续致力于按照义务减少排放,也有一些有用的反馈在起作用。例如,随着太阳能电池板和风力涡轮机等化石燃料发电的替代品越来越受欢迎,这些替代品的价格下降,使它们更具吸引力。陆上风能和光伏太阳能发电的生命周期成本都比现有发电厂燃煤发电的边际成本更低(国际可再生能源机构,2018)。

确切的气候变化和减缓失败的风险都是寻找应对气候变化影响的办法的重要原因,特别是适应不断上升的平均温度和极端温度,以及抵御风暴、洪水、海平面上升和农业生产和分配中断的能力。本章将探讨一些适应的机会,从个人行为到邻里干预,再到全行业的变革。一些适应气候变化的现有备选办法也有助于减缓气候变化,或对健康和公平产生其他协同效益,而其他备选办法可能妨碍这些领域的努力。本章也介绍了一些与高温和风暴事件有关的例子。

在个人层面上,改善身体有助于适应极端温度。增加身体活动、减少肥胖和改善糖尿病控制对健康有很多好处,包括增强热调节的能力(Kenny,Jay,2013)。临床试验表明,短期耐力训练可增加出汗率和外周血流量,并在运动过程中更有效地控制体温(Ichinose et al.,2009)。研究发现,美国超重的新兵在训练期间患中暑的可能性是其同事的七倍(Bedno et al.,2010)。此类研究表明,促进身体活动、避免不健康体重增加和减少肥胖患病率的公共卫生计划可能会降低对高温的脆弱性。

以社区为导向的干预措施大有希望,因为热致死的危险因素往往在空间上聚集。例如,纽约市的研究发现,贫困、种族、住房条件差、暴露绿地和高血压患病率都与热浪死亡率有关,并且可以通过综合社区的热脆弱性指数来识别脆弱的人口普查区域(Madrigano et al.,2015)。

尽管一些人提倡将空调作为应对高温的重要措施(Ostro et al.,2010),但它带来了脆弱性,消耗大量电力(通常是化石燃料),并进一步将热量转移到室外。人工冷却依赖于稳定的电力供应,而在热浪期间,由于空调需求过载,可能导致电力中断(Anderson,Bell,2011)。在这种情况下,习惯于使用空调生活的人群可能会因高温而面临更大的健康风险。那些专为使用空调而设计的建筑通常在热处理的其他方面设计不善，例如存在大面积裸露的玻璃表面和极少的自然遮荫。此外，生理适应需要一定程度的热应激，即体温升高（Maloney，Forbes，2011）。全天候使用空调的人群不太可能发展出应对极端温度的能力。由于热浪期间的大多数死亡发生在建筑物内，因此关注不依赖能源使用的被动式建筑和周围措施对于公平的热浪生存（“被动生存能力”）至关重要（Baniassadi，Sailor，2018）。这些措施包括窗户设计、冷热隔热、精心设计的通风和遮阳，以及保证全年的能源效率。

由于深色路面和密集的人为热量产生（例如来自车辆和建筑物），城市比周围的农村地区温暖得多（“城市热岛”效应）。因此，城市层面的干预措施将非常重要，以降低高温造成的健康风险（Phelan et al.，2015）。减少热岛效应的城市设计也可以使城市在高温时期更安全。亚利桑那州凤凰城的一项研究估计，通过城市重新设计方案可以减少与高温相关的紧急呼叫（Silva et al.，2010）。这包括改变建筑和道路材料以增加热流、更多的城市绿地、屋顶绿化和反光涂料的广泛应用。据估计，将这些措施综合起来，可以充分降低市中心的温度，足以将每年与高温有关的紧急呼叫的数量减半。

在发生高温时，城市层面的高温管理措施包括高温健康预警系统、改善高危环境（如老年人的住宿护理设施）的降温、识别脆弱人群以及改善卫生保健部门的准备工作。在法国，在2003年的严重热浪之后，对热浪的应对有所改进。当2006年7月另一场热浪袭来时，人们提出的问题是：该国这次的应对能力是否比2003年更好？根据温度和每日死亡人数之间的长期关联（1975—1999年），在2003年7月理论上日气温的升高足以使每日死亡率增加约230%（Fouillet et al.，2008），但实际死亡人数增加了290%，超过了15 000例。在2006年，热浪的温度没有三年前那么高，理论上预计死亡率会增加约60%，但事实上死亡率只增加了14%。一种可能的解释是，2003年的灾害造成许多相对脆弱的人群死亡，从而大大减少了2006年的易感人群。然而，死亡率趋势表明，2006年7月死亡人数比预期少4 600人，确实证明了更有效的适应措施。

在城市中更积极采用空调与提供更多绿色空间之间的对比也说明了“一切照旧”的方法可能会忽略重要的机会（Hess et al.，2012）。一方面，尽管增加空调会带来沉重的电力消耗成本，但它有助于保护一些最脆弱的个体免受高温的影响。另一方面，城市绿地和行道树的大幅扩张可能带来一系列好处（除降温之外），包括碳封存和由于减少空气污染而产生的健康益处、更好的心理健康和更多的体育活动机会（Salmond et al.，2016）。但这些“双赢”的干预措施很少直接起效，即绿色空间本身可能不足以实现健康收益。一项针对美国49个最大城市的研究（Richardson et al.，2012）将绿地面积与全因死亡率进行了比较，调整了重要的社会和人口学差异，但没有调整城市密度的衡量标准。结果发现，与预期相反，绿色城市的健康状况似乎更糟，这是由于美国绿色郊区相关因素的负面影响，主要是土地使用的扩张和汽车的高度依赖。

气候适应的另一个重要领域是防备和抵御严重风暴和洪水的能力。大多数气候变化模型预测热带风暴的强度会增加，但尚不清楚风暴的频率是否会发生变化。这些极端事件已经造成了重大的生命损失和经济损失。例如，2008年纳尔吉斯气旋在缅甸造成约138 000人死亡，损失达100亿美元（Fritz et al.，2009）。2005年美国的卡特里娜飓风造成约1 200人死亡（Blake，Gibney，2011），直接损失超1 300亿美元（Field et al.，2012）。然而，尽管脆弱的全球沿海地区的人口不断增加，但在大多数地区，发生类似或更严重风暴的事件死亡率却较低。因为频繁的飓风、沿海城市非常密集以及准备和预警系统各不相同，东南亚是一个重要的例外（Bouwer，Jonkman，2018）。有一些国家在管理风暴和气旋健康风险方面的记录有所改善。1998—2002年期间，古巴遭受了四次破坏性飓风（2级及以上）的袭击，虽然数以万计的房屋遭到破坏，数十万人被疏散，但死亡人数很少（总共12人）（Thompson，Gaviria，2004）。卡特里娜飓风在美国造成许多人死亡，且古巴有20 000所房屋被毁，但没有人因这场风暴而死亡。美国卡特里娜飓风造成的大量死亡是公共卫生系统严重缺陷以及该市最贫困和最边缘化的社会群体缺乏保护的结果（Brunkard et al.，2008）。

相比之下，古巴在传统民防活动方面投入巨资，包括设备、服装、燃料和食品的储备。该国拥有有效的风暴预警系统和向公众传达信息的良好通信手段,以及有助于抵御灾害的其他因素,包括高识字率、在所有农村地区提供基本设施以及全面和可及的初级保健系统。牛津饥荒救济委员会对古巴灾害准备工作进行的分析发现,社区的参与度很高,可以迅速动员民众,并将保护范围扩大到所有社会群体,而不仅仅是那些拥有个人资源的群体(Thompson,Gaviria,2004)。这些更直接的防灾活动与建筑环境的长期变化相辅相成,包括住房建设、土地利用和城市规划(Lizarralde et al.,2015)。古巴的经验对适应气候变化、促进公共卫生大有裨益。建立保护健康免受气候变化影响的抵御能力将需要中央和地方政府、卫生和其他部门以及社区采取协调行动。

从过去应对气候相关健康问题的经验中吸取教训也是一种思路。例如,沙门氏菌引起的肠道感染在较高温度下往往更常见,但在一定的升温范围内,疾病发病率增加的幅度存在地区差异。一项针对澳大利亚五大城市的研究发现,所有城市的沙门氏菌报告都随着月平均温度的增加而增加,但其中一个城市的发病率轨迹更为陡峭(D'souza et al.,2004)。也许在这个对温度特别敏感的城市中,食品安全计划的某些方面存在漏洞。

毫无疑问,气候变化是一个风险倍增器。最大的影响将发生在那些因其他原因已经有着最糟糕健康统计数据的人群中,而现在的经济发展模式也决定了未来气候变化的脆弱性。世界银行在其具有里程碑意义的2010年气候变化与发展报告中得出结论,"基线健康状况是未来损失和适应成本的最重要决定因素"(世界银行,2009)。因此,适应必须包括改善健康的社会决定因素,包括社会安全网以及基本的公共卫生服务。但这就是所需要的吗?换言之,"一切照旧"的发展,即无论如何都希望作出的改进措施,是否足以应对气候变化?

与经济学专家的想法一致(Fankhauser,Stern,2016),"一切照旧"的经济发展模式是不够的,气候变化在地理规模、长期滞后性和势头方面具有独特性。影响的累积和进展有很长的滞后时间(如海平面上升),在公共卫生时间尺度上,这一过程必须被视为不可逆转。这不是一次性事件,而是具有巨大势头的新环境势态。地球系统很可能会被推到熟悉的边缘甚至超越,从而可能导致发生突然而彻底的变化(Lenton,Ciscar,2013)。从流行病学的角度来看,即使暴露趋势(温度上升、降水模式变化)保持不变,由于不可预见的临界点、阈值和非线性趋势,可能很难预测未来适用的剂量-反应关系。比如,2009年澳大利亚维多利亚州前所未有的猛烈森林大火造成的破坏远大于预期(Teague et al.,2010)。

气候变化不仅是现有风险的倍增器,当生态系统受到的压力超过阈值时,它可能会带来新的风险。这可能发生在受气候敏感疾病影响的地区的边缘。比如,食用被副溶血性弧菌污染的海鲜后发生的急性疾病。这种微生物对温度敏感,直到2004年,在美国和加拿大边境的北美地区尚未报告过此类食物中毒事件。同年,阿拉斯加的一艘游轮上暴发了病例,与威廉王子湾当地牡蛎养殖场的贝类有关。经调查发现,十年来农场(和周围海洋)的水温一直在稳步上升,并且可能已经超越了当地贝类中该微生物能够存活的临界界限(McLaughlin et al.,2005)。

总之,气候变化的这些独特方面需要采取特别的应对策略,以实现健康发展目标。特别是,农业投资和城市基础设施的快速发展需要同时适应气候变化影响、低碳和协同健康,这就需要跨部门建立前所未有的合作关系,联合国可持续发展目标的第17条表明了这一点。

最后,必须注意适应的局限性(Dow et al.,2013),强调需要解决气候变化的根本原因(人为温室气体排放)。这些限制包括人类对极端高温的生理耐受性限制,对人类赖以生存的其他物种(如食用植物和传粉媒介)的地理和生理适应限制,以及防灾、响应和恢复的财政限制。在多重压力下,治理也受到社会政治限制,导致冲突和大规模移徙。

总之,鉴于全球变暖的严重程度,以及实现大幅减排的困难,未来半个世纪,全球肯定会面临巨大变化。改善基线健康状况是适应气候变化的基础,但还不够,必须考虑气候变化的独特特征。关于适应的讨论也有助于了解适应的局限性以及采取紧急行动减少未来气候变化程度的重要性(Evans et al.,2014)(文本框2.9.4)。

文本框2.9.4 卫生部门应对气候变化的行动

除了普遍加强公共卫生活动和改善医疗保健的可及性外，卫生部门本身需要采取适应和减缓行动来直接应对气候变化。此外，该部门还需要适应化石燃料（以及塑料等石油产品）供应的减少和价格上涨，以便大幅减少温室气体排放。

适应行动需要在地方或区域层面加以调整和制定，以应对气候相关疾病风险、可用资源和不确定性的背景变化（Confalonieri et al.，2015）。例如，美国韧性医院监测平台（2016年第四十七届会议）使用本地化的气候和医疗保健数据来支持适应和提升韧性的决策。

然而，世界银行2017年《气候智能医疗报告》描述了一些可供考虑的可推广领域。这些领域包括基础设施、物质资源和供应链、劳动力规划以及对特定服务的资源分配。

关于新医院和医疗设施的选址和设计决策必须纳入有关当地气候影响的信息，包括洪水风险、风和海平面上升。《气候智能医疗报告》包含了医疗保健设施气候适应性设计的详细考虑因素。需要评估现有的医疗保健建筑和基础设施（例如水和能源供应）对极端天气和海平面上升的脆弱性，并采取包括改建、适应性使用计划、规划撤退和重新安置的应对措施（Wardekker et al.，2012）。例如，作为泛美卫生组织/WHO智慧医院计划的一部分，圣文森特和格林纳丁斯的乔治敦医院进行了屋顶改造，安装太阳能电池板，升级管道、储水和能源系统，加强其对加勒比日益严重的飓风的抵御能力和复原力，同时减少能源消耗。2013年，当一场严重的风暴导致大多数其他医疗服务机构关闭时，新装修的医院（图2.9.4）仍然开放。乔治敦医院继续运作，同时也向当地社区成员提供清洁的雨水（泛美卫生组织和WHO美洲区域办事处，未注明日期）。

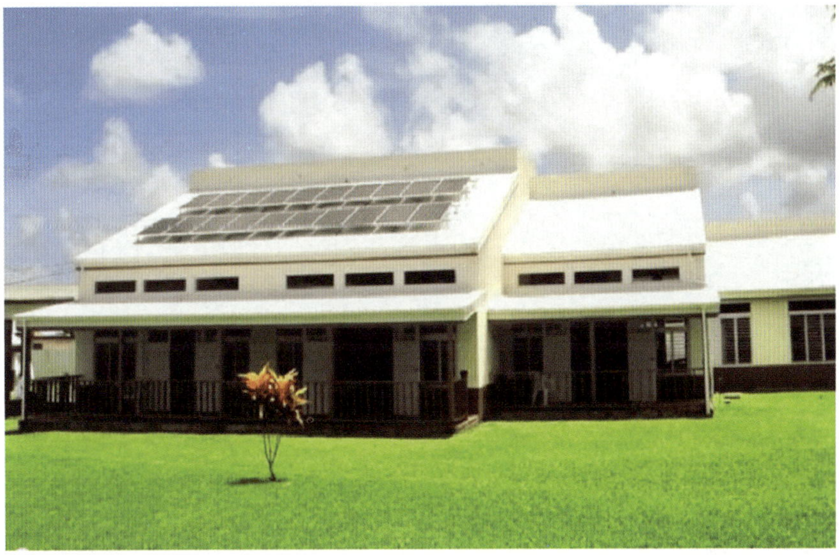

图2.9.4 圣文森特和格林纳丁斯的乔治敦医院（泛美卫生组织/WHO）

人类已经注意到需要增加对热浪和其他气候相关灾害的公共卫生预警系统的服务投资，同时，需要制定专门针对传染病的应对措施（Confalonieri et al.，2015）。这些措施包括加强疾病监测、流行病早期预警系统和更广泛的控制工作，例如蚊媒监测和水资源管理，这些工作以前可能是不需要的。不断变化的疾病模式可能还需要重新平衡医疗保健人员，以及对工作人员进行有关新疾病的重新培训。

人们更加重视减少卫生部门自身的大量温室气体排放。尽管大部分焦点集中在高收入国家，但《气候智慧医疗保健》报告指出，低碳变革有助于改善低收入、能源不安全环境中的医疗保健服务。英国、美国和澳大利亚都估计了其医疗保健部门的总排放足迹，调查结果显示，排放量占全国总排放量的3%～10%（Malik et al.，2018）。虽然评估的范围各不相同，但排放主要来自医院能源使用、物质资源（特别是药品）的采购以及与医疗保健相关的运输。医院和卫生委员会通常是一个地区最大的雇主和采购者,处于重要的区域领导地位,可以影响地方政府的政策、大量员工和更广泛的供应链。

在英格兰,国家医疗服务体系设有一个专门的可持续发展部门,其职责是减少医疗保健造成的整体环境污染,重点是气候污染。通过采取系统的方法来衡量排放,制定长期和中期目标,并在能源、出行、减少采购浪费和影响供应链方面采取行动,已经实现了减排,同时每年可节省约 3 000 万英镑的资金(英国国家医疗服务体系可持续发展部门,2016)。尽管在 2007—2015 年期间,住院人数增加了 18%,但英国国家医疗服务体系(National Health Service,NHS)的温室气体排放量减少了 11%。英格兰的"楔形"方法表明,卫生部门内部的措施将如何与卫生部门以外的伙伴关系相结合,以实现所需的减排(图 2.9.5)。英国 NHS 的例子也表明了国家监管环境的重要性。英国《2008 年气候变化法案》制定了一致的监管框架,要求所有部门到 2050 年之前将排放量减少 80%(2008 年气候变化法案(c.27),2008)。

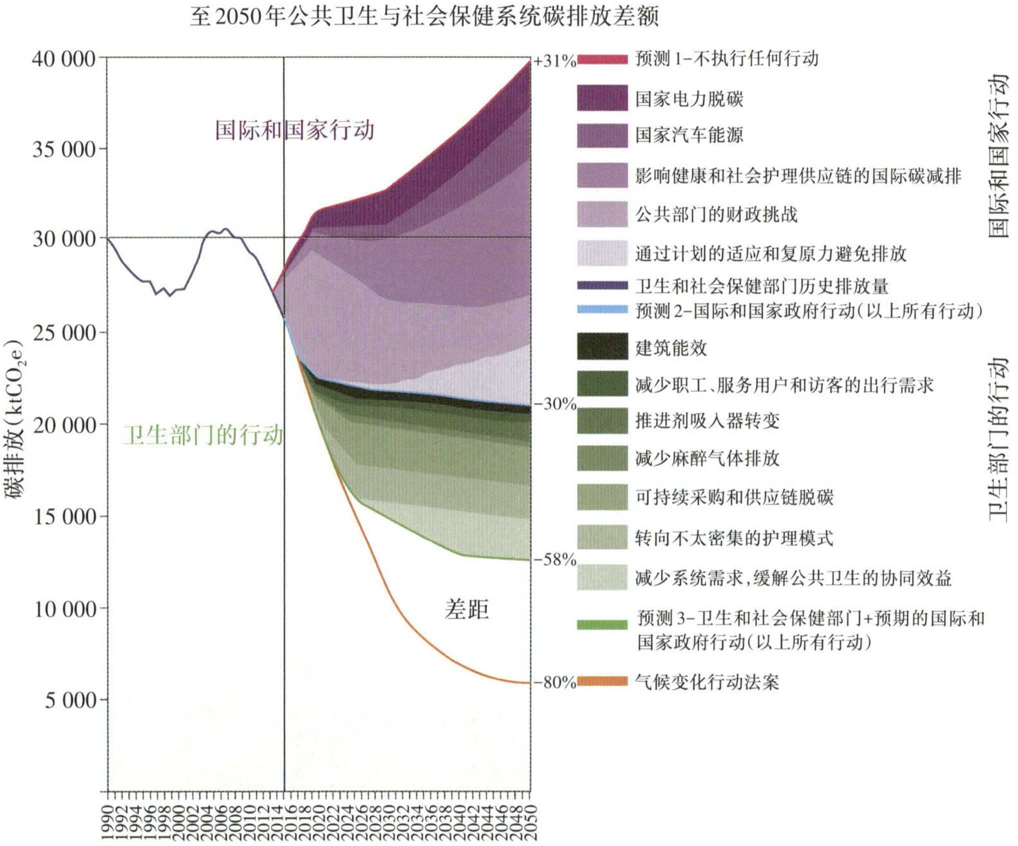

图 2.9.5 至 2050 年英国 NHS,公共卫生与社会保健系统"差额"

资料来源:NHS Sustainable Development Unit. (2016). Sustainable development in the health and care system. Health check 2016, under the Open Government License v3.0.

2.9.6 减缓:规模、可能的协同效益和意外伤害

为了避免危险的气候变化,温室气体排放量必须在未来几十年内降至净零,这需要一场工业和能源革命。在过去,能源革命一直是破坏性的,造成了严重的环境破坏,加剧了社会不平等,并缩短了预期寿命。是否有通往低碳未来的道路能够实现相反的结果,即同时改善环境质量、公共卫生和健康公平?本章将回顾共同解决方案的证据,并讨论"协同效益"可能影响气候变化政策制定的方式。

如果要在本世纪末将温度增幅控制在 2 ℃以下,那么到 2050 年,CO_2 的排放量必须减少到每年 14 千兆吨

左右，低于“一切照旧”预测的四分之一。这是一项艰巨的任务，为实现如此大规模的减排，就需要彻底改变人类在所有部门使用能源的方式，包括住房、交通、工业、粮食和农业。这将需要更深层次的社会变革，而不仅仅是识别和提出可再生技术。尽管替代能源迅速增长，但在过去50年中，风能、水电和其他可再生能源每增加一个单位，仅取代了化石燃料单位能源的四分之一，对发电的影响甚至更小（York，2012）。为了实现温室气体排放目标，必须严格限制化石燃料的使用，包括制定反映全部环境和社会成本的价格。

《2010年世界发展报告》谈到了足以构成“能源革命”的巨大变化。从长远看，革命可能会以有益的方式重新引导社会，但在短期内，革命往往具有破坏性和有害性。上一次能源革命始于19世纪的英国，在许多方面迎来了工业化和预期寿命提高的黄金时代。但英国和其他所有经历过这一过程的国家也经历了“四个D”——破坏、剥夺、疾病和死亡（Szreter，2004）。在19世纪40年代的英国大城市，拥挤、污染和社会动荡影响着每个人，尤其是那些处于社会最底层的人。许多城市的工人阶级出生时的预期寿命下降到中世纪水平，不到30岁（Szreter，Mooney，1998）。

减缓气候变化面临的挑战将是打破当前的能源使用模式，同时避免19世纪城市所承受的高昂和不公平的社会和健康成本。替代能源的早期经验并不完全令人放心。一个鲜明的例子是鼓励使用生物燃料，这说明了设计不当的低碳转型可能对健康、公平和环境造成潜在的共同危害。已经有大规模地将粮食和植物油料作物用于生产生物乙醇和生物柴油的做法，且通常有大量政府补贴。2009年，由于联邦政府的干预，美国约四分之一的玉米被转用于生物燃料生产。这种做法在减少温室气体排放方面的有效性存在质疑，而且加剧了对大豆、玉米和谷物等主食的竞争。21世纪初生物燃料需求的增加导致全球粮食的价格上涨四分之一至三分之一，并在2006—2008年粮食价格危机（Malins，2017）中发挥了重要作用。第二代生物燃料是从麻风树等生长在贫瘠土地上、不与粮食生产直接竞争的非食用植物中提取的，它是否既能带来同样的能源效益，又不带来健康风险，还有待观察。

有可能确定向零碳过渡的低风险方式，从而促进而不是恶化健康和公平。比如，短期气候污染物（short-lived climate pollutants，SLCP）与空气质量之间的联系。按重量比计算，黑碳（烟尘）颗粒、臭氧和甲烷比CO_2的吸热特性更强，但大气寿命更短（从数天到数十年）（Kerr，2013）。SLCP（特别是黑碳和臭氧）是全球700万因空气污染死亡的主要原因。

评估了通过广泛应用已被证明可减少黑碳和甲烷的措施，预期可实现的目标（联合国环境规划署，2011）。这些措施包括颗粒物过滤器、清洁燃烧的生物质炉灶和禁止露天焚烧农业废物。假设到2030年全面实施，与“一切照旧”排放相比，到2050年，可减少0.5 ℃的升温，而当地污染的减少将每年节省约5 000万吨作物产量损失，并在全球范围内避免约250万过早死亡。WHO在这项工作的基础上，通过减少SLCP，确定了对健康和减缓气候变化具有最佳协同效益的优先政策。他们确定了四个最有可能有效减少SLCP和实现巨大健康效益的减缓战略：支持低碳出行，包括公共交通工具；推广健康的植物性饮食；低排放炉灶和减少家庭固体燃料的使用；以及更严格的车辆排放和效率标准，包括货运车辆（WHO，2015）。

更广泛地说，不仅仅是SLCP和空气污染，所有主要排放部门精心设计的气候行动都可能带来健康和公平的协同效益。交通和住房是两个对健康协同效益已得到充分研究的部门，但如果干预措施设计不周，也有可能对健康和健康公平产生不利影响。比如家庭隔热和高效供暖对健康和能源效率的益处。新西兰虽然气候温和，但由于缺乏隔热、供暖效率低和建筑设计不良，许多房屋相对寒冷和潮湿。一项随机社区试验测试了家庭隔热材料对室内温度、能源消耗和呼吸系统健康的影响（Howden-Chapman et al.，2007）。研究发现，与对照组相比，隔热房屋更温暖、更干燥，用电量减少20%，其中的儿童患病率也较低（表2.9.1）。这些发现随后导致在全国范围内推出了隔热补贴和安装计划。

然而，提高住房能源效率的改造可能会增加一系列其他健康风险。例如，房屋的气密性和通风之间存在平衡，这有利于高效保暖，同时能提供足够的空气流通来减少室内空气污染，并防止湿度达到有利于霉菌生长的水平（Shrubsole et al.，2014）。住房、健康、健康公平和能源效率之间的复杂联系需要采取方法，能够对政策随时间推移的综合影响进行测试，正如最近对英国住房政策进行成功测试的方法一样（Macmillan et al.，2016）（表2.9.2）。

表 2.9.1 古巴建筑环境抗灾能力的五大支柱

支 柱	规 模	干 预 阶 段	干 预 类 型
建筑业的发展	国家/地区	预防,重建,长期发展	项目[a],方案[b],国家政策
住房开发	国家/地区	预防,恢复,重建,长期发展	项目,方案,国家政策
系统的城市和区域规划	社区,城市,区域	预防,重建,长期发展	规划[c],城镇政策
预警系统	国家/地区	预防,紧急情况	国家政策和运动
疏散计划	个人,社区	预防,紧急情况	国家政策和运动

注:[a]往往由一个机构承担,有具体的目标和时限;[b]往往由一个机构长期承担;[c]涉及一个以上机构,并定期修订或更新。

资料来源:Lizarralde,G.,Valladares,A.,Olivera,A.,Bornstein,L.,Gould,K.,&Barenstein,J.D.(2015).A systems approach to resilience in the built environment: the case of Cuba.Disasters,39(s1),s76-s95.doi:10.1111/disa.12109.

表 2.9.2 在1 350个新西兰家庭中进行的一项隔热随机试验结果
(所有家庭都包括一个或多个患哮喘的儿童)

指 标	结 果
冬季卧室平均温度	提高0.5度
卧室相对湿度	降低2.3%
能耗	对照组的81%
自我报告的哮鸣	OR 0.57(0.47~0.70)
离校天数	OR 0.49(0.31~0.80)
全科医生就诊	OR 0.73(0.52~0.87)

注:OR:odds ratio,比值比。

资料来源:Howden-Chapman P et al.,Effect of insulating existing houses on health inequality: cluster randomised study in the community,British Medical Journal,Volume 3,Issue 334,pp.460,Copyright©2007,DOI: 10.1136/bmj.39070.573032.80.

在许多国家,交通运输部门的排放量增长速度超过任何其他部门。然而,交通政策中有许多机会可以同时减少碳排放和改善健康状况,在目前高度依赖汽车的城市尤其如此。例如,在新西兰,约80%的出行是乘坐私家车,但在城市中,许多车辆出行的距离非常短。2003—2006年的新西兰家庭出行调查,城市地区约四分之三的汽车出行距离为7千米或以下,近三分之一(31%)为2千米或以下。一项系统动力学建模研究评估了新西兰最大城市自行车基础设施投资在40年内取得的一系列成果的潜在健康和气候变化协同效益(Macmillan et al.,2014)。据估计,即使是在城市自行车供应方面略有改善,也会在空气污染、车祸伤害、缺乏身体活动、家庭燃料成本和温室气体排放等方面产生数亿新西兰元的累积净效益,其中主要获益是通过减少因缺乏身体活动而导致的死亡率。但这些获益也会被因骑自行车受伤而导致的成本增加所抵消一部分。随着自行车基础设施的普及,通过从汽车使用到自行车使用的更实质性转变以及自行车安全性的改善,预计可获得约100亿新西兰元的收益。在这种情况下,死亡率降低获益是伤害死亡增加成本的15倍。

在印度德里进行了类似的建模工作,比较了不同减缓策略对健康的影响(Woodcock et al.,2009)。该市制定了温室气体减排目标,可以通过增加低碳车辆的数量、鼓励低碳出行(步行和骑自行车)或两者相结合来实现。低碳车辆的运营将避免过早死亡和相关疾病,这主要是由于城市空气污染的减少,但据估计,这些共同效益大约比"低碳出行"或"综合"策略所能实现的收益低十倍。

总之,到2050年,全球温室气体排放需要减少到零,才有可能在本世纪末将气温升高控制在2 ℃或更低的范围内。这种彻底的减缓措施可能会严重损害健康,但也有机会获得协同利益,即精心选择的干预措施可以产生早期的健康收益以及长期的气候安全。虽然本章分别讨论了减缓和适应,但很显然适应和减缓需要综合执行,这样不会互相制约,并最大限度地发挥多种解决办法的潜力。尽管人类对气候科学有着深入的了解,有大量证据表明气候变化对健康的影响以及在气候应对中获得健康和公平收益的潜力,但相关政府、机构和组织仍然存在惰性,亟须作出改变。在最后一节中,将从公共卫生视角思考气候变化行动的阻碍,以及为何将健康作为讨论的中心。

2.9.7　气候行动的阻碍

自从科学家首次指出低层大气中温室气体浓度上升的升温效应以来,已经过去了30多年。《联合国气候变化框架公约》于1992年签署。此后,气候变化的破坏和风险证据不断积累,IPCC每6年左右详细报告一次气候变化的影响,以及最有效的适应和减缓措施。然而,一些政府似乎比25年前的前任政府更坚决地反对采取行动,而且全球的排放量在持续上升。

气候变化的本质同等重要。气候变化源于两个方面:一是将文明进步与消费升级等同起来;二是忽视环境成本的经济模式。因此,气候科学的影响对政治和商业利益造成了严重威胁。30年来,随着人们对气候变化的因果了解不断增加,抵制加剧也不足为奇。在不会造成太多政治干扰的情况下,可以调整现有机制来限制环境破坏(例如,用电动汽车取代汽油汽车,或者安装高效照明)。但是,要将升温程度限制在国际上已经达成一致的范围内,必须进行深刻的变革。这在技术上、社会上和政治上都是一个更大的挑战。当然,还有其他因素使人们难以在可持续、低碳方向上更快地取得进展。其中包括发展"过剩",世界人口大量增长对能源和服务的急需;对远期风险的心理反应;强大的既得利益者通过媒体和政治煽动引起的怀疑;不适于长期应对的治理结构;以及优先考虑简化主义思维的科学研究模式。

但也有理由保持乐观。《巴黎协定》在国际上是一个里程碑。尽管该协议没有包括强制减排的法律标准,而且签署方承诺的独立国家自主贡献本身不足以将变暖控制在2 ℃以内,但2015年的协议是朝着正确方向迈出的必要一步。国际上首次就需要采取的行动达成了共识,并同意定期审查和更新报告。而且,也有迹象表明在地方层面采取了有效行动。例如,城市作为应对上一次能源革命——蒸汽动力和工业革命的公共卫生领导者,再次在创新、合作和气候政策的实施中发挥重要作用。

2.9.8　结论

气候变化是一种新的环境问题,这种现象的规模使公共卫生工作者以前遇到的问题相形见绌。它对健康的影响主要是造成疾病和伤害的加剧。要了解未来多个变量将如何相互作用,以减少或扩大气候变化对健康的影响,就需要使用公共卫生领域目前尚不熟悉的方法,需要包含非线性的相互作用、反馈以及随着时间推移的动态临界点的复杂模型。

气候变化无疑是一个涉及健康和社会公平的问题。那些风险最大的人已经背负着沉重的不利因素,并且对CO_2的贡献甚微。这意味着,通过为世界贫困人口提供基本的健康改善,可以避免或减少许多影响。

有针对性的适应努力,例如预警系统和良好的灾害管理也是必要的。有大量证据表明,高收入国家并不能免受气候变化对健康的影响。但是,世界在减贫或有针对性的适应方面都没有取得迅速进展,因此预计气候变化的公共卫生影响在今后几十年将更加突出。从中长期来看(2050年及以后),除非事先大幅度减排,否则全球平均温度可能会比工业化前的基线上升4 ℃以上。如果发生这种情况,气候变化的影响可能会抵消一切适应努力。因此,气候变化的应对方法必须是双管齐下的,既要应付全球变暖和降雨模式变化的不利影响,又要设法找到减少排放和降低大气中气候活性污染物水平的方法。从积极的方面来看,选择得当的适应和减缓措施可能会带来实质性的健康收益。加强公共卫生在气候变化多学科决策中的地位，可有助于确定能够增进而不是恶化健康和公平的低风险气候路径。

自测题答案

1. 如果没有温室气体，地球表面的温度将低于冰点（约15 ℃），全球平均温度约为+15 ℃。答案是A。

2. 气候是指跨越数十年时间尺度的长期天气。例如，英国气象局使用30年作为平均周期，但在最近的一些评估中，20年的天气被认为足以定义气候。答案是C。

3. 选项C最接近标准：今天排放水平的选择将产生长期后果（Stouffer，2012）。AR4表示："大约50%的CO_2增量将在30年内从大气中去除，另外30%将在几个世纪内被去除，剩下的20%可能在大气层中停留数千年。"（IPCC，2007）实际上，碳吸收的各种路径的速度不同，并且在很大程度上，CO_2的寿命取决于排放量和排放速度。因此粗略估计，大约40%可能在100年后仍然存在于大气中，而1 000年后略高于20%。答案是C。

4. 生物质的燃烧释放出复杂的污染混合物，大气中反应会产生次生物质，如臭氧和其他光化学氧化剂，这对气候的影响是复杂的。黑碳吸收热量，含硫气溶胶具有反射（冷却）效果，但由于这些物质的寿命较短（在大气中停留数天或数周），因此影响是局部/区域性的。烟尘沉积在冰上会导致太阳能吸收增加，并加速融化。答案是E。

5. 温室气体吸收的太阳能中80%～90%被海洋吸收了。额外的热量会导致冰川和海冰融化，并使陆地和部分大气变暖，只有小部分使地球表面的空气变暖。答案是B。

6. 截至2018年初，2016年是有记录以来最热的一年。有人认为答案是1260年（中世纪变暖时期），但事实并非如此。答案是C。

7. 老挝每年人均排放约0.2吨CO_2。一架747喷气式飞机每乘客千米排放约100克CO_2（Carbon Independent，2015）。新加坡至罗马的往返路程约为10 000千米，仅根据飞行期间消耗的燃油计算，每位乘客的CO_2排放量约为1吨。但这没有考虑大气中释放的CO_2所带来的升温效应，也没有考虑航空的化石燃料成本，包括建造喷气式飞机、运营机场和培训员工所产生的成本。但在此基础上解为0.2，最佳答案是D。

8. 骑车行驶570千米会消耗一升能量密度的食物，即0.2升/100千米（Wilson，2004）。但是，这种情况是以30千米/小时的速度行驶的赛车手衡量的。但风阻会随着速度的下降而迅速下降，即以平均20千米/小时的速度行驶所需的能量不到一半（这意味着每100千米的油当量不超过100毫升）。答案是B。

9. George H.W.Bush在1992年里约首脑会议上签署了《联合国气候框架公约》后作出了承诺。在随后的20年里，共和党领导人改变了立场，越来越多地否认气候变化是一个严重的威胁（Oreskes，Conway，2010）。答案是A。

10. 北极没有降温，且气温上升速度比任何地方都快。气候变化对降雨的影响是复杂的。在某些地方，气候条件会比以前更潮湿，而其他地方的降水量会减少。但总体而言，由于大气变暖，水分增多，世界将变得更加潮湿，降雨比以往更加强烈。海洋的酸性不会降低。预计到21世纪初，CO_2吸收的增加将使H^+的浓度增加一倍。由于温室覆盖层的增厚，平流层正在降温，而不是变暖。答案是D。

（翻译：黄存瑞）

参考文献

4 Degrees and Beyond（2009）.Implications of a Global Climate Change of 4+Degrees for People，Ecosystems and the Earth-System：abstract book.Paper presented at the 4 Degrees and Beyond International Climate Conference，Oxford，UK.

Anderson，G.B.and Bell，M.L.（2011）.Heat waves in the United States：mortality risk during heat waves and effect modification by heat wave characteristics in 43 U.S.communities.Environmental Health Perspectives，119（2），210-18.

Armstrong, B., et al.(2011).Association of mortality with high temperatures in a temperate climate: England and Wales.Journal of Epidemiology and Community Health, 65(4), 340-5.

Australian Academy of Sciences(2010).The Science of Climate Change: Questions and Answers.[Online] Available at: https://www.science.org.au/education/immunisation-climate-change-genetic-modification/science-climate-change

Baker-Austin, C., Trinanes, J., Gonzalez-Escalona, N., and Martinez-Urtaza, J.(2017).Non-cholera vibrios: the microbial barometer of climate change.Trends in Microbiology, 25(1), 76-84.

Baniassadi, A.and Sailor, D.J.(2018).Synergies and trade-offs be-tween energy efficiency and resiliency to extreme heat—a case study. Building and Environment, 132, 263-72.

Barriopedro, D., Fischer, E.M., Luterbacher, J., Trigo, R.M., and Garcia-Herrera, R.(2011).The hot summer of 2010: redrawing the temperature record map of Europe.Science, 332(6026), 220-4.

Bedno, S.A., et al.(2010).Exertional heat illness among overweight U.S.Army recruits in basic training.Aviation, Space, and Environmental Medicine, 81(2), 107-11.

Bell, M.L., et al.(2008).Vulnerability to heat-related mortality in Latin America: a case-crossover study in São Paulo, Brazil, Santiago, Chile and Mexico City, Mexico.International Journal of Epidemiology, 37(4), 796-804.

Berry, H., Bowen, K., and Kjellstrom, T.(2010).Climate change and mental health: a causal pathways framework.International Journal of Public Health, 55(2), 123-32.

Blake, E.S.and Gibney, E.J.(2011).The deadliest, costliest, and most intense United States tropical cyclones from 1851 to 2010(NOAA Technical Memorandum NWS NHC-6).[Online] Available at: https://www.nhc.noaa.gov/pdf/nws-nhc-6.pdf

Bouwer, L.M.and Jonkman, S.N.(2018).Global mortality from storm surges is decreasing.Environmental Research Letters, 13(1), 014008.

Brikowski, T.H., Lotan, Y., and Pearle, M.S.(2008).Climate-related increase in the prevalence of urolithiasis in the United States.Proceedings of the National Academy of Sciences of the United States, 105(28), 9841-46.

Brunkard, J., Namulanda, G., and Ratard, R.(2008).Hurricane Katrina deaths, Louisiana, 2005.Disaster Medicine and Public Health Preparedness, 2(4), 215-23.

Carbon Independent(2015).Aviation sources.[Online] Available at: http://www.carbonindependent.org/sources_aviation.htm

Climate Central(2018).The 10 hottest global years on record.[Online] Available at: http://www.climatecentral.org/gallery/graphics/the-10-hottest-global-years-on-record

Climate Change Act(2008).(c.27), §S 1(1)(HM Government 2008).

Confalonieri, U.E.C., Menezes, J.A., and Souza, C.M.D.(2015).Climate change and adaptation of the health sector: the case of infectious dis-eases.Virulence, 6(6), 554-7.

Cunsolo, A.and Ellis, N.(2018).Ecological grief as a mental health response to climate change-related loss.Nature Climate Change, 8, 275-81.

D'souza, M.R., Becker, G.N., Hall, B.A.G., and Moodie, B.A.K.(2004).Does ambient temperature affect foodborne disease? Epidemiology, 15(1), 86-92.

den Elzen, M.G.J., Olivier, J.G.J., Höhne, N., and Janssens-Maenhout, G.(2013).Countries' contributions to climate change: effect of ac-counting for all greenhouse gases, recent trends, basic needs and technological progress.Climatic Change, 121(2), 397-412.

Dow, K., Berkhout, F., Preston, B.L., Klein, R.J.T., Midgley, G., and Shaw, M.R.(2013).Limits to adaptation.Nature Climate Change, 3, 305-7.

Duchêne, E.and Schneider, C.(2005).Grapevine and climatic changes: a glance at the situation in Alsace.Agronomy for Sustainable Development, 25(1), 93-9.

Ebi, K., Hartman, J., Chan, N., McConnell, J., Schlesinger, M., and Weyant, J.(2005).Climate Suitability for Stable Malaria Transmission in Zimbabwe Under Different Climate Change Scenarios.Climatic Change, 73(3), 375-93.

Ebi, K.L.and Mills, D.(2013).Winter mortality in a warming climate: a reassessment.WIREs Climate Change, 4(3), 203-212.

Ebi, K.L.and Nealon, J.(2016).Dengue in a changing climate.Environmental Research, 151, 115-23.

Ebi, K.L., Ogden, N.H., Semenza, J.C., and Woodward, A.(2017).Detecting and attributing health burdens to climate change.Environmental Health Perspectives, 125(8), 85004.

Engelhard, G.H., Righton, D.A., and Pinnegar, J.K.(2014).Climate change and fishing: a century of shifting distribution in North Sea cod.Global Change Biology, 20(8), 2473-83.

Evans, L., Milfont, T.L., and Lawrence, J.(2014).Considering local adaptation increases willingness to mitigate.Global Environmental Change, 25(1), 69-75.

Fankhauser, S.and Stern, N.(2016).Climate Change, Development, Poverty and Economics(Centre for Climate Change Economics and Policy Working Paper No.284).[Online] Available at: http://www.lse.ac.uk/GranthamInstitute/wp-content/uploads/2016/10/Working-Paper-253-Fankhauser-and-Stern.pdf

Field, C.B., Barros, V., Stocker, T.F., and Dahe, Q.(2012).Managing the Risks of Extreme Events and Disasters to Advance Climate Change Adaptation: Special Report of the Intergovernmental Panel on Climate Change.Cambridge, UK: Cambridge University Press.

Ford, J.D.(2012).Indigenous health and climate change.American Journal of Public Health, 102(7), 1260-6.

Fouillet, A., et al.(2008).Has the impact of heat waves on mortality changed in France since the European heat wave of summer 2003? A study of the 2006 heat wave.International Journal of Epidemiology, 37(2), 309-17.

Four Twenty Seven(2016).(10 February 2016).Resilient hospitals: using climate data for better healthcare planning.[Online] Available at: http://427mt.com/2016/02/10/resilient-hospitals-dashboard/

Fritz, H.M., Blount, C.D., Thwin, S., Thu, M.K., and Chan, N.(2009).Cyclone Nargis storm surge in Myanmar.Nature Geoscience, 2(7), 448-9.

Gething, P.W., Smith, D.L., Tatem, A.J., Snow, R.W., and Hay, S.(2010).Climate change and the global malaria recession.Nature, 465(7296), 342-5.

Gornall, J., et al.(2010).Implications of climate change for agricultural productivity in the early twenty-first century.Philosophical Transactions of the Royal Society B, 365(1554), 2973-89.

Hausfather, Z.and Pearce, R.(2017).Analysis: WRI data suggests emis-sions have already 'peaked' in 49 countries.[Online] Available at: https://www.carbonbrief.org/analysis-wri-data-suggests-emissions-have-already-peaked-49-countries

Hess, J., McDowell, J., and Luber, G.(2012).Integrating climate change adaptation into public health practice: using adaptive management to increase adaptive capacity and build resilience.Environmental Health Perspectives, 120(2), 171-9.

Howden-Chapman, P., et al.(2007).Effect of insulating existing houses on health inequality: cluster randomised study in the community.British Medical Journal, 334(7591), 460-4.

Huang, C., Barnett, A.G., Wang, X., and Tong, S.(2012).The impact of temperature on years of life lost in Brisbane, Australia.Nature Climate Change, 2(4), 265-70.

Ichinose, T.K., Inoue, Y., Hirata, M., Shamsuddin, A.K.M., and Kondo, N.(2009).Enhanced heat loss responses induced by short-term endurance training in exercising women.Experimental Physiology, 94(1), 90-102.

International Energy Agency(2018).Global Energy&CO2 Status Report 2017.[Online] Available at: http://www.iea.org/publications/freepublications/publication/GECO2017.pdf

International Renewable Energy Agency(2018).Renewable Power Generation Costs in 2017.[Online] Available at: https://www.irena.org/-/media/Files/IRENA/Agency/Publication/2018/Jan/IRENA_2017_Power_Costs_2018_summary.pdf

IPCC(2007).Climate Change 2007: The Physical Science Basis.Contribution of Working Group I to the Fourth Assessment Report of the Intergovernmental Panel on Climate Change.[Online] Available at: https://www.ipcc.ch/report/ar4/wg1/

IPCC(2013).Climate Change 2013 The Physical Science Basis: Contribution of Working Group I to the Fifth Assessment Report of the Intergovernmental Panel on Climate Change.[Online] Available at: https://www.ipcc.ch/report/ar5/wg1/

Kenny, G.P.and Jay, O.(2013).Thermometry, calorimetry, and mean body temperature during heat stress.Comprehensive Physiology, 3(4), 1689-719.

Kerr, R.A.(2013).Global warming: soot is warming the world even more than thought.Science, 339(6118), 382.

Kinney, P., et al.(2015).Winter season mortality: will climate warming bring benefits? Environmental Research Letters, 10(6), 064016.

Kjellstrom, T., Lemke, B., and Otto, M.(2013).Mapping occupational heat exposure and effects in South-East Asia: ongoing time trends 1980&2011 and future estimates to 2050.Industrial Health, 51(1), 56-67.

Klinenberg, E.(2002).Heat Wave: A Social Autopsy of Disaster in Chicago.Chicago: University of Chicago Press.

Kolstad, E.W., and Johansson, K.A.(2011).Uncertainties associated with quantifying climate change impacts on human health: a case study for diarrhea.Environmental Health Perspectives, 119(3), 299-305.

Krieger, N.(2015).The real ecological fallacy: epidemiology and global climate change.Journal of Epidemiology&Community Health, 69, 803-804.

Lenton, T., and Ciscar, J.-C.(2013).Integrating tipping points into cli-mate impact assessments.Climatic Change, 117(3), 585-97.

Lindgren, E., and Gustafson, R.(2001).Tick-borne encephalitis in Sweden and climate change.The Lancet, 358(9275), 16-18.

Liu, J., Curry, J.A., Wang, H., Song, M., and Horton, R.M.(2012).Impact of declining Arctic sea ice on winter snowfall.Proceedings of the National Academy of Sciences of the United States of America, 109(11), 4074-79.

Lizarralde, G., et al.(2015).A systems approach to resilience in the built environment: the case of Cuba.Disasters, 39(s1), s76-s95.

Lucas, R.A.I., Epstein, Y., and Kjellstrom, T.(2014).Excessive occupational heat exposure: a significant ergonomic challenge and health risk for current and future workers.Extreme Physiology&Medicine, 3(14), 1-8.

Lutz, W., Sanderson, W., and Scherbov, S.(2008).The coming acceleration of global population ageing.Nature, 451(7179), 716-19.

Macmillan, A., Connor, J., Witten, K., Kearns, R., Rees, D., and Woodward, A.(2014).The societal costs and benefits of commuter bicycling: simulating the effects of specific policies using system dynamics modeling.Environmental Health Perspectives, 122(4), 335-44.

Macmillan, A., et al.(2016).Integrated decision-making about housing, energy and wellbeing: a qualitative system dynamics model.Environmental Health: A Global Access Science Source, 15(43), S37.

Madrigano, J., Ito, K., Johnson, S., Kinney, P.L., and Matte, T.(2015).A case-only study of vulnerability to heat wave-related mortality in New York City(2000-2011).Environmental Health Perspectives, 123(7), 672-8.

Malik, A., Lenzen, M., McAlister, S., and McGain, F.(2018).The carbon footprint of Australian health care.The Lancet Planetary Health, 2(1), e27-e35.

Malins, C.(2017).Thought for Food: A Review of the Interaction Between Biofuel Consumption and Food Markets.[Online] Available at: https://www.transportenvironment.org/sites/te/files/publications/Cerulogy_Thought-for-food_September2017.pdf

Maloney, S., and Forbes, C.(2011).What effect will a few degrees of cli-mate change have on human heat balance? Implications for human activity.International Journal of Biometeorology, 55(2), 147-60.

Manson, P.(1900).Tropical Diseases.A Manual of the Diseases of Warm Climates.London: Cassell.

McLaughlin, J.B., et al.(2005).Outbreak of Vibrio parahaemolyticus Gastroenteritis Associated with Alaskan Oysters.The New England Journal of Medicine, 353(14), 1463-70.

McMichael, A.J.(2017).Climate Change and the Health of Nations: Famines, Fevers, and the Fate of Populations.New York: Oxford University Press.

McMichael, A.J., et al.(2008).International study of temperature, heat and urban mortality: the 'ISOTHURM' project.International Journal of Epidemiology, 37(5), 1121-31.

Meehl, G.A., Tebaldi, C., Walton, G., Easterling, D., and McDaniel, L.(2009).Relative increase of record high maximum temperatures compared to record low minimum temperatures in the U.S.Geophysical Research Letters, 36(23), L23701.

Myers, T.A., Nisbet, M.C., Maibach, E.W., and Leiserowitz, A.A.(2012).A public health frame arouses hopeful emotions about cli-mate change.Climatic Change, 113(3-4), 1105-12.

NHS Sustainable Development Unit (2016). Sustainable Development in the Health and Care System. Health Check 2016. [Online] Available at: https://www.sduhealth.org.uk/search/resources.aspx? q=health+check+2016&zoom_query=health+check+2016

Oreskes, N., and Conway, E.M.(2010).Merchants of Doubt.New York: Bloomsbury Press.

Ostro, B., Rauch, S., Green, R., Malig, B., and Basu, R.(2010).The effects of temperature and use of air conditioning on hospitalizations.American Journal of Epidemiology, 172(9), 1053-61.

Pan American Health Organization, &Regional Office for the Americas of the World Health Organization(n.d.).Transforming health systems to tackle climate change.Climate change and health: Regional Office for the Americas of the World Health Organization.[Online] Available at: https://www.paho.org/salud-en-las-americas-2017/? p=53

Pearce, N.(2011).Epidemiology in a changing world: variation, causation and ubiquitous risk factors.International Journal of Epidemiology, 40(2), 503-12.

Peters, G.P., et al.(2011).Rapid growth in CO2 emissions after the 2008-2009 global financial crisis.Nature Climate Change, 2(1), 2-4.

Phelan, P.E., et al.(2015).Urban heat island: mechanisms, implications, and possible remedies.Annual Review of Environment and Resources, 40(1), 285-307.

Post, E.S., et al.(2012).Variation in estimated ozone-related health im-pacts of climate change due to modeling choices and assumptions.Environmental Health Perspectives, 120(11), 1559-64.

Qin, R.X., et al.(2017).The interactive effects between high temperature and air pollution on mortality: a time-series analysis in Hefei,

China.Science of the Total Environment, 575, 1530-7.

Richardson, E.A., et al.(2012)Green cities and health: a question of scale? JECH, 66, 160-5.

Rocklöv, J., Barnett, A.G., and Woodward, A.(2012).On the estimation of heat-intensity and heat-duration effects in time series models of temperature-related mortality in Stockholm, Sweden.Environmental Health: A Global Access Science Source, 11(1), 1-12.

Rutter, H., et al.(2017).The need for a complex systems model of evidence for public health.The Lancet, 390(10112), 2602-4.

Salmond, J.A., et al.(2016).Health and climate related ecosystem services provided by street trees in the urban environment.Environmental Health: A Global Access Science Source, 15(43), S36.

Schreiber, K.V.(2001).An investigation of relationships between cli-mate and dengue using a water budgeting technique.International Journal of Biometeorology, 45(2), 81-9.

Shrubsole, C., Macmillan, A., Davies, M., May, N., and Ucci, M.(2014).100 Unintended consequences of policies to improve the energy efficiency of the UK housing stock.Indoor and Built Environment, 23(3), 340-52.

Silva, H., Phelan, P., and Golden, J.(2010).Modeling effects of urban heat island mitigation strategies on heat-related morbidity: a case study for Phoenix, Arizona, USA.International Journal of Biometeorology, 54(1), 13-22.

Speldewinde, P.C., Cook, A., Davies, P., and Weinstein, P.(2009).A relationship between environmental degradation and mental health in rural Western Australia.Health and Place, 15(3), 880-7.

Springmann, M., et al.(2016).Global and regional health effects of future food production under climate change: a modelling study.The Lancet, 387(10031), 1937-46.

Steffen, W., et al.(2015).Sustainability.Planetary boundaries: guiding human development on a changing planet.Science, 347(6223), 1259855.

Stenseth, N.C., et al.(2006).Plague dynamics are driven by climate variation.Proceedings of the National Academy of Sciences of the United States, 103(35), 13110-15.

Stott, P.A., Stone, D.A., and Allen, M.R.(2004).Human contribution to the European heatwave of 2003.Nature, 432(7017), 610-14.

Stouffer, R.J.(2012).Oceanography: future impact of today's choices.Nature Climate Change, 2(6), 397-8.

Subramanyam, M.A., Kawachi, I., Berkman, L.F., and Subramanian, S.V.V.(2011).Is economic growth associated with reduction in child undernutrition in India? PloS Medicine, 8(3), e1000424.

Sumilo, D., Asokliene, L., Bormane, A., Vasilenko, V., Golovljova, I., and Randolph, S.E.(2007).Climate change cannot explain the up-surge of tick-borne encephalitis in the baltics(tick-borne disease upsurge).PLoS One, 2(6), e500.

Szreter, S.(2004).Industrialization and health.British Medical Bulletin, 69(1), 75-86.

Szreter, S.and Mooney, G.(1998).Urbanization, mortality, and the standard of living debate: new estimates of the expectation of life at birth in nineteenth-century British cities.Economic History Review, 51(1), 84-112.

Teague, B., McLeod, R., and Pascoe, S.(2010).Victorian Bushfires Royal Commission.Parliament of Victoria.[Online] Available at: http://royalcommission.vic.gov.au/Commission-Reports/Final-Report.Html

Teixeira, E.I., Fischer, G., van Velthuizen, H., Walter, C., and Ewert, F.(2011).Global hot-spots of heat stress on agricultural crops due to climate change.Agricultural and Forest Meteorology, 170, 206-15.

Tester, P.A., Feldman, R.L., Nau, A.W., Kibler, S.R., and Wayne Litaker, R.(2010).Ciguatera fish poisoning and sea surface temperatures in the Caribbean Sea and the West Indies.Toxicon, 56(5), 698-710.

Thompson, M.and Gaviria, I.(2004).Weathering the Storm: Lessons in Risk Reduction from Cuba.An Oxfam America Report.[Online] Available at: http://www.eird.org/isdr-biblio/PDF/Cuba%20 Weathering.pdf

Thornton, P.K., Jones, P.G., Ericksen, P.J., and Challinor, A.J.(2011).Agriculture and food systems in sub-Saharan Africa in a 4°C+ world.Philosophical Transactions of the Royal Society A, 369(1934), 117-36.

Tun-Lin, W., Burkot, T.R., and Kay, B.H.(2000).Effects of tempera-ture and larval diet on development rates and survival of the dengue vector Aedes aegypti in north Queensland, Australia.Medical and Veterinary Entomology, 14(1), 31-7.

Uejio, C.K., Wilhelmi, O.V., Golden, J.S., Mills, D.M., Gulino, S.P., and Samenow, J.P.(2011).Intra-urban societal vulnerability to ex-treme heat: the role of heat exposure and the built environment, socioeconomics, and neighborhood stability.Health and Place, 17(2), 498-507.

United Nations(2015a).Paris Agreement.[Online] Available at: https://unfccc.int/process-and-meetings/the-paris-agreement/the-paris-agreement

United Nations(2015b).World population projected to reach 9.7 bil-lion by 2050.[Online] Available at: http://www.un.org/en/develop-ment/desa/news/population/2015-report.html

United Nations Environment Programme(2011).Integrated Assessment of Black Carbon and Tropospheric Ozone.Summary for Decision Makers.[Online]Available at:https://wedocs.unep.org/rest/bitstreams/12809/retrieve

Wandiga, S., et al. (2010). Vulnerability to epidemic malaria in the highlands of Lake Victoria basin: the role of climate change/vari-ability, hydrology and socio-economic factors.Climatic Change, 99(3), 473-97.

Wardekker, J.A., de Jong, A., van Bree, L., Turkenburg, W.C., and van der Sluijs, J.P.(2012).Health risks of climate change: an as-sess-ment of uncertainties and its implications for adaptation policies.Environmental Health, 11(1), 67.

Wilson, D.G.(2004).Bicycling Science.Cambridge, MA: MIT Press.Woodcock, J., et al.(2009).Public health benefits of strategies to re-duce greenhouse-gas emissions: urban land transport.The Lancet, 374(9705), 1930-43.

Woodward, A., and Porter, J.R.(2016).Food, hunger, health, and cli-mate change.The Lancet, 387(10031), 1886-7.

Woodward, A.J., and Samet, J.M.(2018).Climate change, hurricanes, and health.American Journal of Public Health, 108(1), 33-5.

World Bank(2009).World Development Report 2010.Development and Climate Change.[Online]Available at: https://openknowledge.worldbank.org/handle/10986/4387? locale-attribute=fr

World Health Organization(2008).The Global Burden of Disease. [Online] Available at: https://www.who.int/healthinfo/global_burden_disease/en/

World Health Organization (2011). World Health Statistics 2011. [Online] Available at: https://www.who.int/gho/publications/world_health_statistics/WHS2011_IndicatorCompendium.pdf? ua=1

World Health Organization(2015).Reducing Global Health Risks Through Mitigation of Short-Lived Climate Pollutants: Scoping Re-port for Policy-makers.[Online]Available at: http://apps.who.int/iris/bitstream/handle/10665/189524/9789241565080_eng.pdf? se-quence=1

Wu, P.-C., Lay, J.-G., Guo, H.-R., Lin, C.-Y., Lung, S.-C., and Su, H.-J.(2009).Higher temperature and urbanization affect the spatial pat-terns of dengue fever transmission in subtropical Taiwan.Science of the Total Environment, 407(7), 2224-33.

Xu, L., et al.(2011).Nonlinear effect of climate on plague during the third pandemic in China.Proceedings of the National Academy of Sciences of the United States, 108(25), 10214-19.

Xun, W., Khan, A., Michael, E., and Vineis, P.(2010).Climate change epidemiology: methodological challenges.International Journal of Public Health, 55(2), 85-96.

Yang, C., Cai, T., and Zhou, H.(2007).Impact of low temperature on population death in a typical city of North China.Chinese Journal of Public Health Engineering, 2, 77-9.

York, R.(2012).Do alternative energy sources displace fossil fuels? Nature Climate Change, 2(6), 441-3.

You, D., et al.(2015).Global, regional, and national levels and trends in under-5 mortality between 1990 and 2015, with scenar-io-based projections to 2030: a systematic analysis by the UN Inter-agency Group for Child Mortality Estimation.The Lancet, 386(10010), 2275-86.

Zanobetti, A., Neill, M.S., Gronlund, C.J., and Schwartz, J.D.(2012).Summer temperature variability and long-term survival among el-derly people with chronic disease.Proceedings of the National Academy of Sciences of the United States of America, 109(17), 6608-13.

2.10 健康和疾病的行为决定因素

2.10.1 健康和疾病行为决定因素的范畴

行为，及其更有力的表达方式——“生活方式”、文化和社会“规范”与疾病的发病率和流行率有广泛的联系。行为与健康和疾病相关这一点从未受到质疑。事实上，将健康问题归咎于罪恶、疏忽、放纵、无知、鲁莽、懒惰或自私行为的倾向，往往过于强调个人责任和过失，而解决人口健康问题需要关注社会和物质环境。但是，无论怎样根据其原因对行为进行界定或道德化，它仍然是上游最终决定因素与下游大多数疾病和健康状况的发病或流行之间路径中不可避免的变量。在整个文明史上，公共卫生学方法一直在寻求：① 控制或引导个人与健康相关的行为；② 保护个人免受他人行为的影响；③ 动员群体的行为，以影响人群与健康相关的理解、信仰、态度、价值观、政策、组织以及社会或物质环境。

本章回顾了行为与健康和疾病的决定因素(从环境到遗传)在影响健康结果方面的具体关系。在前几章的基础上，本章探讨了社会经济和文化因素，尤其是贫困和歧视，在影响行为和健康方面的强大影响力。在过去的40年中，许多评论者试图纠正对个人健康行为决定因素的过度强调，忽视或贬低任何对疾病预防和健康促进中个人行为或个人责任的关注，这种情况通常被称为“受害者指责”(victim blaming)(如Steele et al.，2014)，从另一个角度来说，是将有健康问题的个人作为医疗成本上升原因的“替罪羊”(如Minkler，1983)。本章基于对行为与健康关系的生态和文化背景的不断深入了解，寻求中间立场。本章试图将这些知识整合到公共卫生的方法中，承认行为、环境和生物决定因素之间的相互决定性，而不是将行为在这些复杂交互中的重要性降至最低。这与Adler和Stewart(2009)提到的“行为公正”(behavioural justice)概念是一致的，即“个人有责任参与促进健康的行为，但只有当他们有足够的资源这样做时才应承担责任。这一观点既主张了个人对行为的控制和责任，也主张了社会提供促进健康环境的责任”。

2.10.2 行为作为健康和疾病决定因素的作用：从离散到复杂，从个人到社会

行为的定义是个人或群体的行动，它在整个人类社会中随处可见——从仅影响自身的个人行为，到医疗保健提供者的行为，再到社会、环境和政策层面的行为和决定，这些行为和决定通过塑造个人行为和政策，直接或间接地对健康产生广泛影响。社会经济地位对健康行为的影响很大，因此本章将首先从广义上讨论健康行为，然后在后面的小节中详细讨论社会经济地位与健康行为的关系。

有些健康行为是单一的、不连续的行动，可以对健康(如接种疫苗或使用蚊帐减少疟疾暴露)或伤害(如开车时发短信)产生持久的影响。然而，如今日益增长的慢性疾病负担更多地涉及复杂的重复行为，有时被称为“习惯”或“生活方式”。本章使用“复杂行为”一词来指代互相关联的行动及其环境条件的组

合，反映了受个人和社区的家庭和社会历史、环境和社会经济条件以及所接触的文化和社会环境影响的生活模式。

公共卫生从业者必须考虑健康和疾病的行为决定因素，同时应考虑如何通过公共卫生规划、政策或干预措施鼓励改善健康的行为及劝阻有碍健康的行为。针对个人和群体的健康教育更容易直接影响离散行为。然而，复杂行为的改变较为缓慢，且通常需要将教育性、组织性、经济性和环境性的干预措施相结合，以支持行为和生活条件的改变。这种策略组合确定了健康促进和公共卫生计划，通过对行为的倾向性、促成性和强化性的综合努力来应对复杂行为的改变(Swan et al.，2012；Green et al.，2019)。倾向性干预措施特别针对个人，而促成性和强化性的干预措施则针对支持倾向性个人的政策以及倾向性个人寻求实施和维持行为的环境。

艾滋病是一种依靠复杂行为来预防的疾病，同时人们也在寻找独立的解决方案(如疫苗)。几乎每一次公共卫生方面的突破都有一个改变行为的过程，在技术问世之前为公众服务。之后，还需要行为改变过程来传播、适应和应用新技术，以适应不同的文化和社会环境。在开发出艾滋病疫苗之前，社会必须依靠行为预防措施来遏制艾滋病的传播。这些措施当然包括支持行为改变的政策、环境变化和健康教育计划(Krishnaratne et al.，2016)。

通过改变城市男同性恋社区中男性的性行为习惯(尤其是使用安全套)来控制艾滋病毒感染的早期成功，似乎是健康教育计划的效果之一(Petrow，1990)。综述还显示，至少15年来，静脉注射吸毒者中使用清洁针头的人数有所增加(如Wodak，2006)，这需要政策和教育干预相结合，使吸毒者能够使用清洁针头，而且与共用针头的文化相比，清洁针头更容易被接受。印第安纳州农村地区因注射毒品使用者共用针头而暴发的艾滋病疫情的案例凸显了继续推行已知最佳实践的重要性(Conrad et al.，2015)。抗逆转录病毒疗法(antiretroviral therapy，ART)和暴露前预防疗法(pre-exposure prophylaxis，PrEP)等用于预防艾滋病的先进医疗手段依旧涉及复杂的行为，需要每天进行治疗才能达到最佳疗效(Wilton et al.，2015；Krishnaratne et al.，2016)。试图最大限度地减少或规避行为改变的必要性，比如在非洲进行的男性成人割礼，会带来额外的丛林手术并发症的挑战，以及可能会让人忽视关于安全性行为的告诫的错误假设(Green et al.，2010)。

2.10.2.1 特定行为与健康：因果链

在确定特定健康状况的行为风险和保护因素时，必须评估支持行为与健康结局之间因果链的科学证据。因果链越短、越直接(近端)，就越容易被识别。某些行为显然会增加患病风险，且可被视为疾病的近端原因，例如造成感染的不卫生行为。研究特定的行为和社会模式以及健康和疾病状况指标之间的相关性，为评估作为人口健康决定因素的行为因素奠定了基础(Evans et al.，1994)。研究这些关系与人群的其他特征及其环境情况的相关作用，有助于将行为置于其生态、社会和文化背景之中(医学研究所，2012)。

对于单一病原体的传染病来说，因果关系相对容易建立。来自流行病学观察研究、人体临床试验和动物模型的证据，加上明确的生物作用机制，使人们得出结论，许多行为实际上是特定疾病的诱因(因果危险因素)。同样，最容易明确因果联系的例子是针对一次性动作、离散行为建立的因果联系，如食用受污染的食物、接受可获得终身免疫的免疫接种，或服用可迅速改善症状的单剂量药物。举例来说，随着免疫接种所需的加强针剂或治疗所需的剂量的增加，行为变得更加复杂(比如需要重复或在特定的时间接种)，而生物医学因素、行为以及所有其他事件和环境之间的因果联系也更加难以解开，这些事件和环境可能已经介入并影响了个人的暴露、易感性和结局。

2.10.2.2 复杂行为与健康：协同因果路径

其他一些不那么离散的行为与更加健康、更长的寿命和更低的疾病风险相关，但它们的因果链更为脆弱、可变、有延迟性、累积性或间接性,因此需要将它们与更远端的决定因素放在一起。这方面的例子包括饮食和运动模式的发展。探索长期和间接的因果关系更加困难,如与多种原因引起的慢性疾病和病症有关的且不在医疗监督下的长期行为模式(Krieger,1984;Glass,McAtee,2006)。本章在下文中会举两个例子来证明复杂行为与冠心病之间的因果关系:吸烟和缺乏运动锻炼。这些例子说明,即使没有直接的人体试验证据,也可以结合其他类型的有力证据,证明从行为到生理效应再到疾病或健康的因果链中的各个环节。此外,两种或多种行为对健康结果的协同效应也已得到证实。

第一个例子是吸烟行为。吸烟行为与冠心病之间关系的合理的生物学模型早在几十年前已经问世(Dawber,1960)。观察性流行病学研究——包括人群内和人群间的设计、病例对照和前瞻性设计——在随后的几十年中产生了强有力的、一致关联的、具有假设的时间序列和剂量-反应关系的证据(Stamler,2005)。其他随机试验,包括戒烟计划,同样为吸烟作为冠心病病因提供了证据。尽管美国的多危险因素干预试验(multiple risk factor intervention trial,MRFIT)的总体结果不尽如人意,但在MRFIT(Ockene et al.,1990)和英国有关吸烟减少的效果试验(Rose,Colwell,1992)中,戒烟组20年后冠心病死亡率下降了13%,10.5年后下降了12%。此外,当将实验组和对照组的基线吸烟者合并时,与未戒烟者相比,戒烟者死于冠心病的风险显著降低(Ockene et al.,1990)。随着电子烟和加热不燃烧烟草产品(heat-not-burn,又称低温烟)的问世,吸烟的大环境发生了改变,研究人员和监管机构正在努力探索与新产品相关的个人和公共健康的风险(Levy et al.,2017)。

第二个例子是运动不足(作为冠心病的危险因素)。缺乏运动会导致冠心病的证据来自运动对心血管生理学的生物学效应研究、观察性流行病学研究,以及对运动和冠心病危险因素(如高血压、肥胖和糖尿病)的随机对照试验。早在20世纪80年代,人们便已证实运动锻炼可以增强心血管健康的生物学效应(McArdle et al.,1986)。流行病学证据同样表明,运动与冠心病之间存在一致且相对较强的相关性、假设的时间序列以及剂量-反应关系(Ahmed et al.,2012)。观察性流行病学研究和随机对照试验表明,运动对血压(Arroll,Beaglehole,1992)以及血脂和脂蛋白(Lokey,Tran,1989)均存在有益影响,而血脂和脂蛋白又与随后的冠心病有因果关系。这些证据来源的组合为因果链中的每一个步骤提供了一种可信的模型。

一些直接的因果危险因素本身并非行为,而是行为的决定因素。在这些情况下,行为决定因素可以被视为在因果路径中较早发挥作用的间接危险因素。例如,过量饮食和久坐不动的行为的结合会产生高热量摄入和低能量输出,这两者共同介导了肥胖的行为决定因素。反过来,肥胖是心血管疾病和2型糖尿病的生理危险因素(医学研究所,2012)。

行为也对疾病在各个阶段的预后有影响,包括筛查、诊断或遵守规定的治疗方案或自我护理。例如,乳腺癌的预后取决于患者获得筛查、诊断和医疗护理的疾病阶段。1型(胰岛素依赖型)糖尿病的预后取决于患者对其胰岛素处方的依从性。由于行为对疾病结果至关重要,因此有学者对大量患者教育及患者对医疗方案的依从性的文献进行了分类记载,并定期进行荟萃分析(例如,美国预防服务工作组1989年成立了网站并一直不断在更新。网址:https://www.uspreventiveservicestaskforce.org/BrowseRec/Index/browse-recommendations)。

2.10.3 人群健康中的行为危险因素

行为影响健康(或其负面表现)的因果路径可大致分为直接途径(如图2.10.1中箭头1所示)和间接途径,其中,间接途径(图2.10.1的箭头2和3)主要通过环境或医疗卫生机构和人员介导。健康的三种决定因素——行为、环境和医疗卫生机构——以及人类生物学,作为《Lalonde加拿大人健康报告》(加拿大,1974)的一部分,被称为"健康领域概念"(health field concept),许多人认为该报告的发表在公共卫生领域发起了或至少推动了健康促进、健康决定因素和人口健康运动(参见Green,Allegrante,2011)。第三条间接途径与遗传学有关,这是每个人可以部分独立于医疗卫生系统作出某些可重复决策的主要途径,但这种非医学介导的决策在很大程度上是由社会环境介导的，并且随着遗传咨询的增加，医疗卫生系统也逐渐参与其中。图2.10.1中的指导是有用的，但它很难完全代表这三种决定因素，更无法反映与遗传学的相互作用，因为它们之间存在许多相互决定论。环境对行为的这些影响将在下一节中进行探讨，行为对环境的影响会在之后部分中进行探讨。

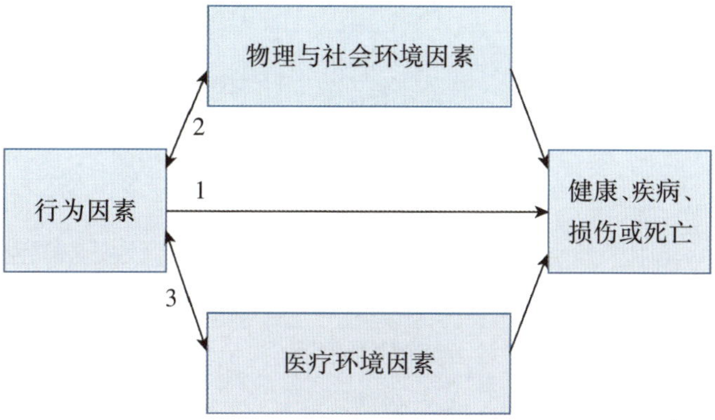

图2.10.1　行为影响健康、疾病、损伤或死亡的三种途径

2.10.3.1 行为本身是疾病的危险因素

图2.10.1中箭头1所示的直接途径包括人们有意识或无意识地采取的一系列行动，这些行动可能会对他们的健康状况产生直接或累积的影响。对健康的影响可能是有意的（健康导向的）或无意的（健康相关的），但行为对其自身的影响是直接的。举几个最具戏剧性的例子：有人在驾驶汽车时作出暴力伤害的行为，例如使用武器，或无意中使用工具或有毒物质，又或者是一边看手机屏幕一边在湿滑或杂乱的路面上心不在焉地行走。人们每次点燃一根香烟、吸食或注射上瘾或改变心智的物质、忽视体育锻炼或健康食品时所采取的积累性的小动作，虽然不那么引人注目，但也同样具有致命性。

表2.10.1列出了大多数较发达国家（以美国为例）的五种主要死因，每种死因都与第2栏中的每一条危险因素关联起来，McGinnis和Foege（1993，2004）以及Mokdad等（2004）称之为"实际死因"（actual causes of death）。Colditz（2014）指出，超过一半的癌症是行为造成的，其中大部分行为嵌入了文化之中。表2.10.1中的大多数危险因素本身就是行为。那些本身不是行为的因素，如高血清胆固醇、肥胖、高血压和糖尿病，在很大程度上也是行为的生理后果。第3栏中危险因素的行为决定因素是公共卫生干预的最具挑战性的一些目标，因为它们需要减少被认为是愉悦的行为（如食品类型、久坐娱乐、随意或自发的性行为），增加被视为无聊、痛苦或不便的行为（例如含糖或含盐较少的食物、更剧烈或频繁的运动锻炼、使用避孕套）。由于这些决定风险的行为大多是私下进行的，受到监督、强制执行或社会影响的机会有限，因此他们面临的挑战更加严峻。

表2.10.1　五种主要死亡原因（美国，2015）、普遍接受的危险因素及其行为决定因素

死亡原因（美国每10万人中经年龄调整的死亡率）	选定的危险因素	危险因素的行为决定因素
心脏疾病（168.5）	烟草烟雾	吸烟
	久坐不动	缺乏运动
	高血清胆固醇	高脂肪饮食、药物治疗
	肥胖、糖尿病	饮食、缺乏运动
	高血压	高盐饮食、药物治疗

续表

死亡原因(美国每10万人中经年龄调整的死亡率)	选定的危险因素	危险因素的行为决定因素
癌症(158.5)	吸烟	吸烟
	低纤维饮食	低纤维饮食
	缺乏运动	缺乏运动
	性传播感染	性行为、HPV疫苗接种的依从性
	肥胖	饮食、运动
	乙肝	疫苗接种的依从性
	丙肝	安全的性行为、避免共用针头
慢性下呼吸道疾病(41.6)	高血压	高盐饮食、药物治疗
	动脉粥样硬化	饮食
	吸烟	吸烟
意外伤害(如与机动车有关的死亡、跌倒或药物中毒)(43.2)	酗酒	在开车前或开车时饮酒
	开车时未系安全带	不使用安全带
	不安全的驾驶行为	驾驶时的行为干扰(如吸烟、发短信)、超速行驶
	药物滥用	在开车前或开车时使用药物
	跌倒	
	药物中毒	
中风(37.6)	动脉粥样硬化	饮食、阿司匹林
	胆固醇的管理	饮食、药物

资料来源:National Center for Health Statistics, Health, United States, 2016 with Chartbook on Long-term Trends in Health, p.2 and p.18, 2016. https://www.cdc.gov/nchs/data/hus/hus16.pdf Risk factor data from Johnson et al.2014.

在表2.10.1所示的五种主要死因中,有四种直接与烟草消费有关。吸烟、饮食习惯和饮酒这三大行为危险因素中至少有一个与表2.10.1中所示的每个主要死因都有因果关系。主动吸烟已被确定为肺癌和许多其他类型癌症、冠心病、糖尿病、中风和不良妊娠结局(如低出生体重、胎膜早破和胎盘早剥)的危险因素(美国卫生与公众服务部,2004)。一些人的行为可以影响其他人的健康,举例来说,被动吸烟(即暴露于环境烟草烟雾)与肺癌、乳腺癌和其他呼吸道疾病有关,是冠心病的独立危险因素,而暴露于家庭环境烟草烟雾与哮喘、其他呼吸道疾病以及婴幼儿耳部感染有关(美国卫生与公众服务部,2006;Johnson et al.,2014)。

正如前几章所指出的,发展中国家的死亡原因与表2.10.1所反映的模式不同,尽管人口状况正在趋同。WHO(2017)估计,低收入国家的五大死因是呼吸系统疾病、腹泻疾病、中风、心血管疾病和艾滋病毒/艾滋病。随着烟草使用的增加,以及糖、淀粉和脂肪的过度消费问题取代了这些国家的一些营养不良问题,除心血管疾病外,其他慢性疾病也有所增加。根据WHO(2005)的预测,2030年将有共计超过80亿人死于烟草问题(Mathers,Loncar,2006)。由于已知烟草可能是至少25种疾病的决定因素,而且是某些主要死因的最重要决定因素,因此烟草使用将导致全球10%的死亡。仅凭这一点就有理由对《烟草控制框架公约》(2003)提出的这种行为给予全球范围内一致的关注。

2.10.3.2 行为是其他危险因素的决定因素

除了行为对生理危险因素的累积影响(如热量摄入和运动之间的能量失衡导致体重增加、肥胖和高血压)之外,行为的许多健康后果都是继发于它们对环境直接的影响。个人不仅仅是他们所居住或所处环境的被动受害者。他们是这些环境变化的推动者,同时,他们改变或控制对自身和他人健康构成威胁的环境的能力随着机械、卫生设施和食品链等技术的革新而增强。个人和群体通过技术手段改变环境的能力日益增强,例如现在的交通和道路降低了人们受伤的风险,但如果人们在驾车时饮酒或发短信,或减少步行这一类体育活动,那么交通和道路还是可能会对他们的健康产生负面影响。因此,健康促进和健康保护强调动员个人和群体采取个人保护行为和集体行为,以支持政策变化和监管举措,支持更健康的环境和健康行为,从而应对环境状况。

高收入国家和低收入国家在健康方面最显著的差异之一是围产期至青少年时期的死亡率,其中,高收入国家的死亡率大幅下降,而低收入国家的下降速度相对较慢。长期以来,儿童死亡率与孕产妇的教育水平、贫困、技术变革和卫生设施有关,因此低收入国家的主要公共卫生目标包括提供免疫接种、获得充足的清洁水供应、安装适当的卫生设施、增加获得艾滋病治疗的机会以及降低儿童和孕产妇死亡率(WHO,2015)。联合国先通过千年发展目标(MDG),现在又通过旨在2030年时可消除饥饿和贫困的"改造我们的世界:2030年可持续发展议程",下定决心从更广阔、更全面的角度来改善儿童健康。然而,这些针对环境、特定年龄或特定疾病的保健措施,只有在知情民众接受并正确使用的情况下,才能实现其预期的保健目标。世界银行的一份报告(1993)指出,发展中国家最重要的一项公共卫生政策是改善年轻女孩的教育。受教育程度较高的妇女生育的子女较少,而这些孩子往往更健康,反过来,她们受教育程度较高,能够对这些环境措施带来的技术进步作出反馈。她们也会成为更知情的选民,要求并支持健康相关的政策。然而,在全球范围内,女童的教育水平仍然低于男童,围绕这一问题的宣传活动目前仍在进行中,Malala Yousafzai因此在2014年获得了诺贝尔和平奖。总之,行为仍然是环境措施与健康结果之间关系的关键中介,也是健康需求与创造环境变化的政治行动之间关系的关键中介。

随着慢性病在中低收入国家越来越普遍,因果链中的行为-政策联系变得更加重要。对最富裕的发展中国家近期趋势的审查结果显示,社会经济条件的改善伴随着死亡率向慢性疾病及其行为危险因素的转变,正如前文所提及的那样。例如,早在1991年,墨西哥的传染病和寄生虫病是仅次于心脏病、恶性肿瘤和意外伤害的第四大死亡原因。中低收入国家现在是跨国烟草和方便食品公司扩大市场的主要目标(WHO,2008;Monteiro et al.,2013)。无论是在个人抵制这些行业带来的诱惑方面,还是在集体行为限制它们的广告、促销、原料和地点方面,行为都将成为一个问题。

2.10.4 认知、环境和遗传导致的行为

尽管在发达国家,确定造成大多数死亡的几种行为看似简单,但其实这些行为以及其他行为往往都是高度复杂、主观且是由多因素决定的。大多数行为危险因素和医疗保健行为都是由各种行为、任务、技能或行动组成的。例如,大多数人的食品消费都面临着一连串的相关行为:采购和选择食物、计划菜单或从菜单上选择食物、预选或订购食物,以及与用餐相关的数百种选择,包括在哪里购物或用餐、购买或准备什么、如何给食品调味以及与谁一道用餐等(Simons-Morton et al.,1986)。如表2.10.1中所示,人们可以为每一种已确定的其他健康行为确定类似的组成行为选择链。

行为不仅复杂,而且每种行为都有许多影响因素或决定因素。如图2.10.2所示,影响行为的因素可分为三大类(Green,Kreuter,2005;Andersen,1969):倾向性、促成性和强化性因素。无论是积极行为还是消极行为,都是由文化和环境中的各种力量诱发(倾向)、促成和强化的。事实证明,这种广义的分类对公共卫生计划的规划非常有用(已发表的应用案例超过1 000篇,参考书目见http://lgreen.net/bibliog.htm),因为它根据公共卫生领域用来影响行为的主要策略对行为的决定因素进行了分类。通过大众传媒、学校、工作场所、其他组织以及保健诊所的病人咨询进行直接沟通,以影响倾向因素。通过家长、教师、神职人员、社区领袖、雇主、同龄人等进行间接沟通,以组织奖励或社会规范影响来加强强化因素。社区组织、政治活动和培训则通

过动员和调动资源、政策以及培养技能和能力来加强促成因素。

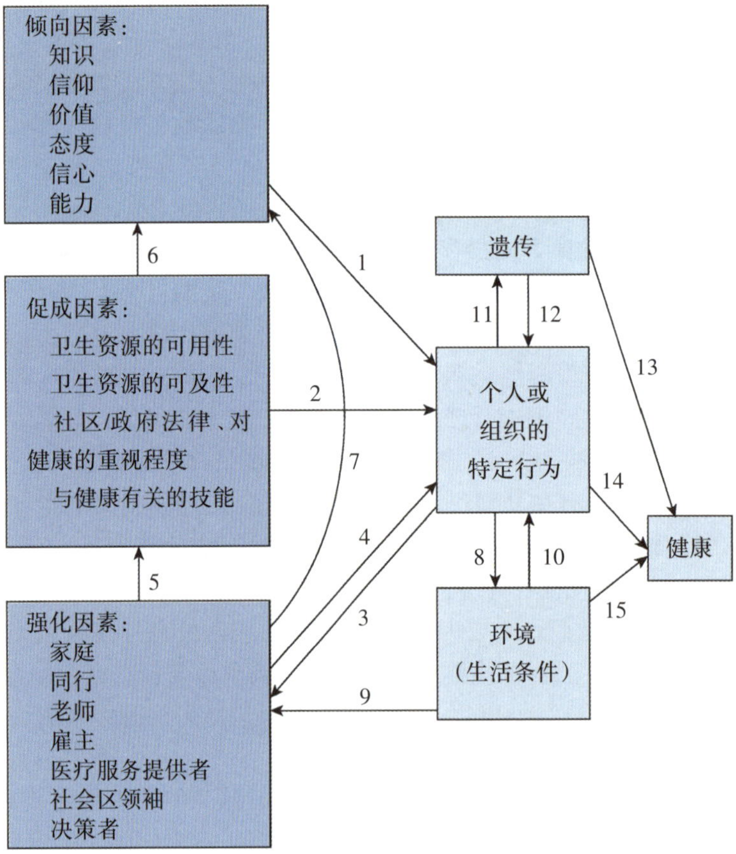

图2.10.2 **Precede-Proceed**模式的这一部分运用了额外的线条和箭头,以概述影响行为的三种因素的因果关系理论、因果关系顺序和反馈循环。除图中所示的线条外,从“促成因素”到“环境”的箭头将阐明通过环境变化间接影响行为的因素的生态方面问题

资料来源:Green, L.W., Kreuter, M., Peterson, D., Geilen A., Eds.(2019).Health Program Planning: An Educational and Ecological Approach.Baltimore: Johns Hopkins University Press.

2.10.4.1 倾向因素

倾向因素存在于个体中,包括态度、价值观、信仰和对需求的认识,但这些因素会随着时间的推移而受到文化和社会的影响,从而产生强化因素(见后文)。倾向因素是行为的先决条件,为个人或群体的行为提供理由、动机或动力。它们大多属于决定因素中的心理逻辑范畴,尽管遗传和环境对它们的影响贯穿人的一生。它们包括认知和效果层面,即了解、感受、相信、重视和拥有自信或自我效能感。

由于这些行为的决定因素驻留于个人自身,公共卫生部门必须设法通过评估关键倾向因素的流行和分布情况来影响行为,并根据对其知识、态度、价值观、信仰和感知的教育诊断或“社会营销”评估,寻找机会与不同阶层进行不同程度的沟通。针对行为的科学文献,特别是在健康心理学方面,有大量关于特定倾向因素的相对重要性以及它们如何相互作用的竞争性理论(例如,Glanz et al.,2008)。其中一些理论,如健康信念模型(Health Belief Model,Becker,1974)、社会认知理论(Social Cognitive Theory,Bandura,2004)和行为分阶段转变理论模型(Transtheoretical Model of Stages of Change,Prochaska et al.,2002),已成为健康教育和行为改变干预文献的支柱。这些对选定模型的频繁使用已经产生了足量的可比研究或计划评价,可以对其在不同健康行为中的应用进行荟萃分析(例如,Spencer et al.,2005;Tuah et al.,2011)。反过来,这些理论的应用使干预措施和规划的构建具有足够的一致性,从而使其能够进行系统评价,特别是由国家小组进行的系统评价，如社区预防服务工作小组(Task Force on Community Preventive Services，www.thecommunityguide.gov)和英国国家卫生与临床优化研究所(UK's National Institute for Health and Care Excellence)完成的系统评价(http://www.nice.org.UK)。

2.10.4.2 促成因素

影响行为的促成因素在大多数有关健康行为的心理学研究中都未得到充分重视，但对于公共卫生作为家长、学校和大众传媒在培养健康人口方面的补充作用却至关重要。这些因素通常是促进(或阻碍)个人或群体实施某种倾向或动机行动的环境条件。其中包括医疗保健和社区资源的可用性、可及性和可负担性。此外，还包括对行动起促进或阻碍作用的生活条件，如交通或托儿服务的可用性，使父母有足够长的时间摆脱责任，参加保健计划、诊所或服务。它还包括建筑环境的特征，如自行车道、人行道、住房与工作场所的距离，以及使体育活动更方便或更吸引人的其他物理环境条件(如Taylor et al.，2007)。促成因素还包括个人为实现健康目标所需的新技能，或团体、组织或社区为实现健康目标所需的新能力。

公共卫生通过国家、区域和地方的政策变化和资源分配，社区组织在政府方案和服务不充分或不符合当地需求观念的情况下进行这种政策和地方的资源分配，以达成行为改变的促成因素。开展某些复杂行动所需的技能培训是公共卫生部门用于处理促成因素的另一种行为干预措施。

在公共卫生资源有限的时代，许多社区诉诸更密集的社区组织，以建立包括政府和非政府组织在内的多个机构的联盟，以及卫生机构与社区的学校、工作场所、交通和其他此类部门之间的跨部门合作。例如，为学校的午餐提供更健康的食物，或减少儿童接触售卖香烟或"垃圾食品"的自动售货机的机会等问题上，公私合作已成为解决行为-环境相互作用问题的日益普遍的策略，这是大多数促成因素的核心(例如，医学研究所，2012)。

2.10.4.3 强化因素

在慢性病成为发达国家公共卫生的主要关注点之前，人们认为行为不那么重要。实施许多重要的公共卫生干预措施(如疫苗接种和供水的氟化处理)所涉及的行为类型并不复杂。例如，疫苗接种可以通过一次行动为个人提供长期免疫力。在许多社区，供水的氟化或氯化处理可以在没有公众参与的情况下实施，尽管当水的氟化处理确实成为一个需要地方投票的地方政治问题时，对大多数人来说，本章探讨的行为仍然是一种单一行动。随着慢性病越来越普遍，探讨的行为在很大程度上是必须经常重复的行为，有些行为会持续一生，例如饮食习惯、高血压的药物治疗方案、戒烟和体育运动。对于这些行为，倾向因素和促成因素依旧十分重要，但强化因素的重要性却逐渐增加，因为维持一种行为需要以奖励或激励的形式得到强烈或反复地外在强化，或者以价值观和个人承诺的形式得到高度内化的内在强化。

强化因素是那些决定行为人是否会得到积极(或消极)反馈，以及在行为发生后是否会得到社会或经济支持的行动后果。因此，强化因素包括社会支持、同伴影响、医疗卫生提供者的建议和反馈，以及一种行动的收益大于成本的感觉。考虑到收益(和成本)，它们还包括行为的物理后果，这些后果可能与社会背景无关。比如体育锻炼带来的幸福感(或疼痛)，以及使用哮喘药物后呼吸道症状的缓解(或造成副作用)，或戒烟时体重增加。

公共卫生使用强化因素，如在公共场所禁止吸烟、在个人咨询中用鼓励的话语进行社会强化、在小型团体健康教育会议上公开认可和提出某种行为，或在大众媒体上使用有吸引力的、人们希望通过自己的行为与之联系在一起的榜样形象。无论这些外在强化在短期内加强某种行为倾向有多么有效，它们必须随着时间的推移内化，成为内在动机。如果随着时间的推移，个人不相信这种行为是有内在价值的(因为它符合自己的个人价值观)，就会导致代币行为(token behaviour)的出现(Green et al.，1986)。

表2.10.2给出了对四种最重要的行为危险因素的常见影响的例子。这些行为彼此相互作用，这样一来，

其中一种影响倾向、促成和强化因素的变化就会取代对其他因素的影响。

表 2.10.2 对四种主要行为危险因素的一些已知和怀疑的倾向(a)、促成(b)和强化(c)影响

吸烟	饮食习惯	饮酒/酗酒	缺乏运动
了解吸烟对健康的不良影响(a)	个人饮食偏好(a)	对酒品影响的预期(a)	对体育运动益处的信念(a)
对吸烟的态度(a)	文化饮食偏好(a)	酗酒者的子女(a)	对体育运动的态度(a)
戒烟/预防吸烟的技能(b)	对饮食的社会接受度的感知(a和c)	酒精替代品(a和b)	自我效能感(a)
香烟成本(b和c)	饮食的社会背景(b和c)	心理压力(a,b,c)	运动的资源及设施(b)
香烟的可获得性(b)	健康食品的可获得性和便利性(b)	自卑(a)	运动设施的费用(b)
香烟广告(a)	制订食谱的技能(b)	过早的饮酒经历(c)	预防复发的技能(b)
吸烟的同伴影响(c)	准备食物的技能(b)	社交场合大量饮酒(c)	设定目标的技能(b)
对禁烟的社会支持(c)	选择食物的技能(b)	父母和同伴的影响(c)	体育运动的乐趣(c)
工作场所的无烟政策(b和c)	食品广告(a及c)	酒类广告(a,c)	家庭的支持(c)
戒烟服务的可及性(b)	自动售货机中的健康食品选择(b)	酒品成本(b)	建筑环境的设计(b和c)
对烟草行业惯例的态度(a)	相信个人对危险因素的易感性(a)	酒品的可获得性(b)	相信体育运动的益处

2.10.5 影响行为决定因素的公共卫生策略

本节讨论的重点是如何将前几节提及的影响健康相关行为的环境因素作为公共卫生策略干预的目标。在公共卫生领域,用于通过改变行为来实现促进健康和预防疾病的目标的策略主要有三类:

2.10.5.1 教育策略

向公众宣传和教授普遍关注的问题,例如药物滥用的危害、汽车约束装置的益处以及母亲饮酒与胎儿酒精综合征的关系。

2.10.5.2 自动保护策略

旨在控制环境变量,最大限度地减少个人在安排每种行为时作出决定的需要,如规定牛奶巴氏消毒、水氟化、婴儿免疫接种、焚烧或化学灭杀大麻作物等公共卫生措施。然而,由于这些政策限制了行为选择的自由度,因此通常会涉及个人和团体关于支持哪些政策的决策和行动。

2.10.5.3 强制性策略

采用法律和其他正式制裁措施来控制个人行为,如入学时进行疫苗接种;对医院员工进行强制性结核病检测;强制使用汽车约束装置;以及对持有或使用毒品或酒后驾车的人实施逮捕。

控制烟草消费的努力是成功的公共卫生措施的例证,它反映了这一系列旨在影响健康相关行为的策略。至少在美国(CDC,1999)和其他一些国家,对烟草相关知识和态度的影响已被宣布为20世纪公共卫生的伟大成就之一。这些成就(以烟草消费行为的减少来衡量)主要是在本世纪最后三分之一的时间里取得的,它们既代表了对本世纪前三分之二的时间里吸烟盛行势不可挡的形势的显著扭转,也是对目前呈现类似流行趋势的其他健康相关行为的公共卫生方法的启发。在新千年的最初几年里,将烟草控制的经验教训应用于通过对饮食和体育运动行为的类似影响来扭转肥胖的流行等方面,已成为公共卫生领域的重要热点

(Mercer et al.,2005;Green et al.,2006;Eriksen et al.,2007;医学研究所,2012)。

影响开始吸烟和戒烟的因素很多,其中许多还与饮食、酒精和体育运动交织在一起。诱发因素包括对吸烟的态度以及对吸烟对于健康影响的观念和认识。同时,获取烟草制品的机会和价格等促成因素也具有影响。据价格弹性记录统计,烟草价格每上涨10%,其消费量就会下降3%。而对于年轻人而言,烟草消费的相对下降幅度更大,因为他们的可支配收入较少(Ranson et al.,2002;Wilson et al.,2012)。因此,提高香烟税已成为重要的公共卫生策略,这项策略对消费的影响众所周知。与同一国家的其他司法管辖区相比,通过将部分税收用于资助全面烟草控制计划,一些司法管辖区的人均消费量下降速度达到了2倍甚至3倍(Mercer et al.,2005)。更有力的条件是,随着吸烟率的下降和法律对公共场所吸烟的限制,吸烟变得不再合乎社会文化规范,社会对无烟环境的支持和压力也在不断增加(Eriksen et al.,2007;Wilson et al.,2012)。

研究证明,烟草业的广告和促销对吸烟行为具有强大的负面倾向及强化影响,并且能很好地适应不断变化的旨在控制其内容和渠道的监管措施。例如,20世纪60年代中期,美国开始限制在广播媒体上发布香烟广告,烟草业也自愿退出广播和电视,却巧妙地利用大众媒体资源,在杂志、广告牌和面向青少年的平面媒体上大肆宣传。例如,这些烟草商通过赞助体育和艺术活动及俱乐部,更加针对性地接触到年轻人和其他易受影响的市场。一些辖区对这些赞助的限制减少了青少年对烟草制品的获取(Hagmann,2002;Perez et al.,2012)。在许多司法管辖区,面向年轻人的媒体和购买点(如学校附近的商店)投放广告的多样化,导致辖区对广告的限制增加。然而,由于烟草行业的灵活性及该行业一直在寻找法律漏洞以规避法律限制,这些限制措施的效果令人十分失望。

控制烟草消费决定因素的尝试还说明了一个重要的公共卫生教训,即必须实施综合计划,以影响与慢性疾病相关的复杂行为(CDC,1999;CDC,2007)。事实证明,综合方案至关重要,原因有以下几点:

没有任何一种单一的干预措施能够覆盖人群中的所有易感人群(Green,Glasgow,2006)。

没有任何一项单一的干预措施能以相同的效果覆盖不同的群体(Warner,2011;Green,2014)。

在变化的不同阶段,不同的干预措施具有不同的效果(Prochaska et al.,2002)。

不同的干预措施会对人群行为的倾向、促成和强化决定因素产生不同的影响(Green et al.,2019)。

这一全方位的经验已被推广到饮食、限酒和体育运动方面的公共卫生工作中,因为这些工作越来越多地使社区联盟中的多个组织以及多个部门和国家方案参与进来,以处理超出地方一级医疗和公共卫生部门职权范围的各种决定因素。这些组织和生态层的复杂性以及对体育运动和食品消费的相互影响,促使人们在寻找肥胖高发率这一情况的补救措施时,将生态模型和系统模型纳入其中(医学研究所,2012)。

对体育运动或积极生活的促进反映了公共卫生策略的全面性和多部门参与对复杂行为的影响。近年来,人们越来越多地关注建筑环境,包括住房密度、多功能社区,建设鼓励人们步行往返家庭与购物、工作和娱乐的人行道;提供公共交通且在适当的距离设置公交站点以鼓励步行活动,而不是开车前往工作地点和其他目的地(Frank,2000;Sallis et al.,2012)。

近年来,积极生活领域的发展包括对传统公共卫生方法的延伸和整合,涉及住房、公园和娱乐以及交通等部门的多项协作办法。人们对与慢性疾病相关的健康风险行为及其众多决定因素的复杂性的认识日益增加,而积极生活也反映了这一认识。每种行为的表现都与其他行为、组织和生态相互交织在一起,或将生态学嵌入其中(Ottoson et al.,2009)。

2.10.6 行为是环境和遗传倾向的决定因素

人口行为和教育诊断使公共卫生能够对人口行为进行策略性干预。但是,健康问题还有环境和基因方面的其他决定因素。行为也可以在影响这些决定因素方面发挥作用。

2.10.6.1 个人行为对环境的相互影响

人类生态学的一个基本原则是行为和环境的相互决定论(Green et al.,1996;Sallis et al.,2012)。20世纪80年代,关于促进健康的文献突然从行为转向关注健康的政策和环境决定因素。这在一定程度上是由于在一段时期内,人们认为公共卫生对健康的决定因素采用了过多的心理方法(Green,2006)。早在1968年,Edward S.Rogers就向社会学发出呼吁,希望社会科学能够帮助公共卫生解决生态问题(Rogers,1968)。然而,至少在美国,心理学家更容易进入公共卫生的社会科学空白领域,并担任新的公共卫生教授职位。他们把重点放在检验个人行为改变的理论上。随着多层次干预措施(个人、家庭、组织、社区、地区、国家和全球)的生态必要性在公共卫生领域日益受到重视(例如,Kickbusch,1989;Green et al.,1996),在跨入千禧年的十年间,学者们的研究方向逐渐转向对情景中的行为研究,使互惠决定论在公共卫生领域重新获得了关注(Stoto et al.,1997;医学研究所,2001;医学研究所,2003)。在这一时期,Albert Bandura的社会认知理论在公共卫生领域获得了极其重要的地位,该理论强调改变自身环境的自我效能和个人能动性,同时也突出了社会环境在塑造行为方面的作用(Bandura,2004)。

然而,超出个人行为控制范围的一些健康环境决定因素却可以通过社区干预的方式进行群体政治行为或集体行为。社区、邻里或特殊利益(自助)团体可以通过组织、投票、游说、抵制等方式支持或阻止某些环境变化。个人可以在不同程度上避免或限制某些环境暴露的风险,如太阳辐射、含铅涂料和环境烟雾。简而言之,个人行为可以被调动起来影响环境,因此个人不能仅被视为受环境影响的被动对象。

2.10.6.2 可预见但仍有限地影响遗传学的行为动员

人类遗传计划和人类遗传学研究的迅猛发展为“精准医疗”带来了希望,个人可以更准确地了解自己患某些疾病的遗传风险、死亡原因和最有效的治疗方法(美国国家研究委员会,2011)。通常的假设是,这些信息可以随时提供给个人,而且在激励行为方面,这些信息要比通常的群体统计风险更有说服力,因为后者没有与个人问题相关联。

第一种假设有待真实可靠的证据支持。例如,在约30%的乳腺癌女性患者中,一种名为HER2/neu的蛋白质的过度表达被发现与预后较差相关,而在这些女性中,曲妥珠单抗药物尤为有效。美国食品药品监督管理局于1998年批准将这种药物和HER2/neu检测试剂用于罹患转移性乳腺癌的女性,最近又批准了将该药用于罹患早期乳腺癌的女性(Hortobagyi,2005;Braga et al.,2006)。这种药物和检测方法的共同开发和批准被认为是遗传学应用于现代医疗实践的真正成功案例之一,也是“精准医疗”的最佳范例之一。人们可能认为事情到这一步已经结束了。然而,虽然商业支持者公布及宣传了有关检测和药物的疗效和可用性信息,但临床医生及其患者的行为却是更为复杂。人们对有多少妇女可以获得检测和治疗的信息知之甚少。检测和药物的成本都很高,成本效益问题仍然是一项挑战。此外,如何最好地进行HER2/neu检测(例如时间安排)的问题尚未得到解决,此外,有报道称该检测会导致心力衰竭风险增加,这对该检测接受度的影响尚未明确。

第二种假设是,掌握这些信息会促使人们更加努力地改变自己的行为,但这一假设只有部分依据:① 来自健康咨询和沟通领域的逻辑和证据表明,根据个人的家族史或生物风险信息提供的更具个人特色的健康信息,比根据通用信息提供的健康建议更具激励价值(Kreuter et al.,2005);② 这些遗传信息被用来指导个人行为选择的少数例子提供的直接证据有限。上一段中的例子以及产前检测和出生缺陷咨询的例子都说明了这一点。然而,对21项对照试验进行的荟萃分析结果表明,虽然遗传咨询提高了人们对癌症遗传学的认识,但并没有提高人们对风险的认知水平,而且很少有研究对癌症监测行为进行探究(Braithwaite et al.,2006)。

公共卫生在寻求通过遗传决定因素影响健康的行为途径时,主要面临两个限制因素:① 迄今为止,与特定死亡率或发病率相关的基因以及它们与环境的相互作用对行为的影响证据有限;② 向个人提供除了提醒他们注意与他们的生育决定或行为选择有关之外的信息时,可能涉及的伦理问题。随着人类遗传学研究的进一步突破,第一个限制可能会被部分克服。但是,除了一些针对胎儿基因缺陷的产前检测外,大多数与疾病倾向或过早死亡相关的其他遗传标记都与其他基因和环境高度相互作用(Kahan,Cheskin,2014)。因此,仍然无法确保向个人推荐的行动方案一定对健康有益。结合更容易识别的其他危险因素,增加个性化遗传信息可能会提高这种概率,从而帮助个人达到采取复杂健康相关行为的动机临界点。但是,除了从记录完整的家族史中同样可以了解到的信息外,遗传信息是否真的能增加激励价值,尚有待证实。

从公共卫生的角度出发,这种行为——遗传途径的另一个限制因素是技术和信息所带来的伦理问题的复杂性。与其他筛查技术一样,个体遗传信息的伦理考量中会重点关注遗传检测的假阳性结果。在将行为-遗传途径的"精准医疗"纳入公共卫生政策之前,必须考虑保护个人遗传信息隐私以及在雇佣、安置、保留和提升具有已知遗传倾向的个人时潜在的歧视问题。同时,私营医疗和行业(如23andMe)为个人提供了探索这一选择的机会,以构建他们对个人遗传信息的行为反应。对于这些行为影响的研究主要关注三个优先事项:"① 提高公众的基因素养,以增强消费者技能;② 衡量遗传信息是否比现有方法更能改善风险沟通及采取更健康的行为;③ 探索遗传信息的发现与新兴技术是否可以发掘新的行为干预靶点。"

2.10.7 社会经济地位、环境和行为的相互作用

在所有行为与健康之间的相互作用中,没有一种比社会经济地位(socio-economic status,SES)的相互作用更普遍、更一致、更有力。其他章节中的内容已经提到,社会经济地位与健康或死亡率指标之间的关系是一种梯度效应而非阈值效应,尽管有时会出现阈值效应(或收益递减点),超过阈值效应,收入或其他社会经济地位指标就不再有进一步的正面影响(例如,Finch,2003)。处于社会经济地位最高层的人通常比他们之下的人健康状况更好,死亡率更低,而那些人本身也比下层的人境遇更好,依此类推,一直类推至最底层的贫困人口。无论衡量社会经济地位的标准是教育、收入、职业状况还是居住地,这种梯度效应都是一样的。在全球范围内,梯度的最底端是最贫困的发展中国家。在最近对肥胖、体育运动和食品消费的追踪中,这些健康行为与社会经济地位之间的历史联系被混淆了。大多数白领久坐不动的工作和旅行方式模糊了教育、收入和职业与体育运动之间的相互关系(如,加拿大健康信息研究所,2006)。例如,加拿大的一项调查的人口统计变量中,收入、职业和就业状况与肥胖无关,而教育程度与肥胖的患病率呈负相关(Raine,2004)。

2013年,全球约有7.67亿人生活在极端贫困之中,每天的收入仅为1.90美元,其中一半生活在撒哈拉以南的非洲地区(世界银行,2018)。许多穷人无法获得包括卫生设施和清洁水在内的基本医疗服务,在这些国家,他们罹患许多主要死因疾病的风险极高。不同国家的性别、种族和种族歧视与收入、教育和职业(社会经济地位的通常衡量标准)在统计学上的相互作用各不相同,这使得梯度效应变得更加复杂。

尽管人们发现社会经济地位会通过物质福利和社会心理压力等机制直接影响健康,但本章的重点是社会经济地位对行为的作用(Lynch,Kaplan,1997;Wilkinson,Marmot,1998;Seeman et al.,2010)。本章关注的问题是,与社会经济地位有关的死亡率和发病率的梯度是如何通过与健康有关的行为、文化和环境而发挥作用的,是通过增加获得资源和物质财富的机会,还是通过降低社会心理压力。本章之前的内容提出了普遍存在的社会经济地位梯度影响健康的机制,以及使行为途径更具保护性或预防性的方法。

2.10.7.1 社会经济地位是行为的倾向决定因素

从生态学的角度看,社会经济地位是与健康有关的行为的决定因素,这首先表明,从幼儿期开始往后的

人生中,环境就在塑造行为。在第一种情况下对行为进行塑造(而不是在第二种情况下促成行为或在第三种情况下强化行为),这种环境影响被定性为一种倾向性因素。家庭、邻里、城镇、城市、地区和整个国家的物质、社会、经济和文化环境各不相同,因此与在个人、家庭、邻里和其他地理层面上衡量的社会经济地位的关系也不尽相同。一旦将社会经济地位与健康或死亡率的衡量标准汇总到个人层面以上,它们之间的关系就构成了生态相关性。有研究考察了从大都市地区(Lynch et al.,1998)到整个国家(Wilkinson,Marmot,1998)等不同规模的地理区域内死亡率与各种社会不平等指标之间的生态关系。这些研究结果表明,那些处于社会顶层和底层的人之间不平等现象最严重的地区,同时也是死亡率差异最大的地区(Wilkinson,1996)。社会资本差异等其他社会不平等指标也有类似发现(Kawachi et al.,1997)。根据加拿大的数据,社会经济群体之间的健康差异似乎会随着年龄的增长而出现增加趋势,这支持了健康和死亡率-社会经济地位梯度随着时间的推移将会产生累积效应的概念(例如,Prus,2007)。

社会经济地位-健康梯度的这种相对剥夺维度的含义之一是,对自己相对于他人的地位的感知会削弱或阻碍一个人努力更好地控制自己健康的行为和环境决定因素。不管是有意识地打压积极性,还是在无意识中由于反复面对不平等和不公平现象而产生的不利于个人努力的因素,假设差异会使那些处于相对贫困的人更不容易或更没有动力采取预防和保健行动。有两种具体机制被认为是导致这种动机减弱或缺乏行为倾向的原因。一种是父母社会经济地位较低的青少年子女容易出现长期悲观情绪,这种悲观情绪与压力有关(Finkelstein et al.,2007)。另一种可能相关的机制是"自我效能感"和压力减弱的理论构建,该理论与社会认知论在健康行为研究中的应用相关,且被广泛测量(Bandura,2004;Jang,Yoo,2012)。

2.10.7.2 社会经济地位作为行为的促成决定因素

社会经济地位赋予了人们能力和资源,使人们能够更好或更坏地实施倾向性行为。社会地位越高,资源就越多,相关的教育和培训也就越多,从而赋予个人、家庭、群体和社区有利的判断、资源和技能。无论人们的倾向因素如何激励他们,他们都可能没有收入或其他资源,包括住所或工作场所附近可获得的、负担得起的服务,从而无法在不付出巨大牺牲和不便的情况下实施行为。例如,当地社区的水果和蔬菜销售点等环境变量只能部分解释或调节社会经济地位与水果或蔬菜消费之间的关系(Ball et al.,2006)。贫困地区的"食物荒漠"问题(即难以在社区商店买到水果和蔬菜)会因为快餐店的"食物沼泽"状况(即提供的高热量菜单)而雪上加霜(Fielding,Simon,2011)。

2.10.7.3 社会经济地位对行为的教育促成影响

几十年来,在社会经济地位指标中,教育与大多数健康行为衡量指标的关系最为密切(Green,1970;Metcalf et al.,2007),而且这种关系在健康素养中占有重要地位(例如,Curtis et al.,2012)。在证实相对剥夺假说(Kunst,Mackenbach,1994)的不公平指标中,教育也是一个重点指标。在解释行为决定因素的原因时,教育可被视为各种倾向因素和促成因素的代表,它可以作为至少部分社会经济地位-健康梯度的中介因素。其中比较突出的是乐观(一种倾向因素)和教育(一种促成性或应对性资源)(Finkelstein et al.,2007),以及多年的学校教育所带来的知识、态度和技能。

在加拿大,与拥有大学学位的人相比,小学或以下教育程度的人吸烟的比例要高出一倍(Adams,1993;加拿大卫生与福利部等,1993)。最高和最低教育程度的人群中比例的差异,比在最高和最低收入或职业状况的人群中的差异更大(Pederson,1993)。美国主要社区心血管疾病预防试验的数据显示,在20世纪80年代,受过高等教育的人群与受教育程度较低的人群相比,吸烟人群比例的急剧下降更为明显(Winkleby et al.,1992;Luepker et al.,1993)。加拿大在1985—1991年也出现了同样的趋势(Millar,Stephens,1993)。

2.10.7.4 社会经济地位作为行为的强化决定因素

如果一种行为不能产生令人满意的结果，那么即使它在试行阶段之后具有倾向性及强化性，可能仍然无法坚持下去。满足感的来源多种多样，这些来源可以起到强化行为的作用。社会经济地位可以通过将人们与更有可能产生行为满意度的其他人和环境联系起来，从而促进强化行为。以下是两个例子。

"身份认同因素"和社会规范

社会地位这一概念背后的社会规范理论就像一个强化因素，它预测人们会根据自己的最高成就来确定自己在社会等级中的位置。与通常通过对教育、收入和职业进行标准化或加权平均来衡量社会经济地位的方法不同，来自社会强化理论的一个假设是，人们会向往并遵守与其在社会经济地位梯度上的最高衡量标准相关的特定行为规范。例如，一个受教育程度相对较高，但收入和职业地位中等的人，会倾向于遵守该人三项地位得分中最高而非平均值的行为规范。在对全加利福尼亚州5岁以下儿童的母亲进行的抽样调查结果表明，儿童的免疫接种情况和其他五项幼儿保育指标与社会经济地位呈梯度关系，但最能预测母亲在这五项指标上的行为的是其在收入、教育和职业方面的最高标准化社会经济地位，而不是平均值。母亲的这种被认为是"身份认同"的现象为将认同和榜样的心理现象与规范影响的社会学概念联系起来提供了依据(Green，1970)。

行为非规范化

回顾过去，美国和加拿大20世纪最后30年烟草管控成功的最重要因素之一是公共场所吸烟行为的"非规范化"(Eriksen et al.，2007；Rogers，2010；Livingood et al.，2011)。原本在工作场所、餐馆、会议室和其他公共场所吸烟是一种普遍接受的行为，但如今越来越不被社会所接受。这一转变首先是由于法律限制，然后是社会规范，越来越多的非吸烟者期望甚至要求无烟环境。新的无烟或"清洁空气"条例和法律，与大众媒体强调二手烟的致癌性及非吸烟者免于接触这种致癌物质的权利的宣传相结合，使得在公共场所吸烟的情况急剧减少。在这30年吸烟率下降的时期中，下降速度在这段时间里最为显著。烟草管控运动中这一要素如此重要的一个原因是，只要公众认为限制个人行为的政策是干涉个人权利，并且只对个人自身健康构成威胁，那么政策的通过和执行就会受到强烈反对。然而，当其他人的健康，特别是儿童的健康受到威胁时，法律法规的通过和执行的支持率就会增加。其他公共卫生运动正在尝试模仿这种经验，它创建在过去与传染病相关的社会责任观念之上。但对于大多数与慢性病有关的行为，如暴饮暴食和久坐不动，将个人的规范行为与他人的健康联系起来则变得更加复杂。

2.10.8 社会经济地位、性别和行为的交互作用

虽然就吸烟等具体行为危险因素而言，男性和女性患病或死亡的相对风险大致相似(例如，Oliveira et al.，2007)，但他们的健康经历却存在明显差异(Chapman Walsh et al.，1995)。这些差异不能仅仅归因于与性别相关的生物决定因素(Krieger et al.，1993)。性别的社会架构的概念，与生物学上的性别类别不同，指的是从文化和社会惯例、角色和行为上定义的男性或女性(Krieger，1996)。这些反过来又塑造了男性和女性所处的社会、政治、文化和经济环境。因此，性别试图"体现"男性与女性对其所处环境的不同体验，以及与这些差异相关的可能性和限制因素(Potvin，Frohlich，1998)。其中一些制约因素和可能性与社会经济地位相关的生活条件相互作用，影响着人们的健康状况(Wilkinson，Pickett，2008)。

值得注意的是，男性的社会经济地位与健康的关联似乎比女性更为显著；其社会经济地位与健康的关

联梯度更为陡峭(Mustard,Etches,2003)。性别与社会经济地位以及健康的相互作用被不同程度地归因于不同的职业经历(Ross,Bird,1994)、婚姻经历(Koskinen,Martelin,1994)以及妇女解放程度(Kawachi et al.,1999)。这些解释以及其他可能的解释通常需要引入行为作为中介因素。这里指的中介因素可能是“健康相关”行为(例如久坐不动的生活方式或特定的食品消费模式)或是“健康导向”行为(例如体育运动或高纤维膳食)。这种性别差异(Green,Kreuter,2005)凸显了行为在因果关系中的核心地位,即使(或特别是当)这种行为并非有意识的健康导向行为时。

2.10.9 健康相关行为之间的关系

本章的后半部分对习惯行为模式与社会经济和文化条件的交互作用进行了回顾。本章能够在更广的背景之下探讨前半部分介绍的与健康、疾病和死亡率有关的具体行为的简化理论。具体措施之间的动态关系形成了一个由社会、经济、文化和行为因素组成的复杂系统,并与疾病危险因素和健康状况交织在一起,同时受到医疗保健和物理环境的影响。几乎没有证据支持健康相关行为的“一维概念”(Calnan,1994)或统一的“健康生活方式”。相反,本章各个部分中阐述的相互关系和生态系统的相关内容表明,行为既是影响个体和人群健康的文化、社会经济和环境条件组合中的产物,同时又是有效成分。

2.10.10 结论

行为是连接大多数环境与遗传决定因素及其相关健康结果的必要桥梁。一些毒素和传染性环境因素可直接影响健康,且无需经由行为作为中介。然而,人们也可以通过采取避免接触这些毒素和环境因素的个人行为,或是借助团体与社区的集体行为进行自我保护,从而间接影响这些因素对健康的作用。

社会环境在行为与环境如何共同决定个体及人群健康的环节中起到了复杂的调节作用。多数与健康相关的行为都发生在一个特定的社会环境之中,因此,它涉及的不仅仅是个人行为,还涉及其他人(包括存在健康问题的人)的行为。个体行为之间相互影响和作用,同时他们的行为影响着他们的健康结局。这种行为与社会环境的相互决定关系同样适用于物理环境与健康的遗传决定因素。正是这些错综复杂的交互作用构建了所谓的“健康生态”,并对公共卫生采取生态学方法来管理人口健康起到了启示作用。

构建生态方法以规划涉及行为改变的公共卫生项目的一种方式是梳理影响行为的三种决定因素:倾向因素、促成因素和强化因素。这大致对应采取的三种策略:① 通过直接沟通来影响人们对行为与健康关系的知识、态度、信念和认知;② 利用法律、工程、财务、组织杠杆和资源开发等手段来促进、限制或禁止某种行为;③ 通过社会组织、父母、同伴、雇主和其他掌握奖励与认可的人来进行间接沟通,从而强化特定的行为。通过将针对这三类决定因素(倾向因素、促成因素和强化因素)的公共卫生策略结合起来,这些策略的覆盖面和影响将十分全面。

所有被理解为个人健康行为决定因素的因素,在一定程度上可用于卫生专业人员、其他从业者和决策者的行为参考,这些人能够以接触个人、群体和整个人群的渠道的身份影响他们的健康行为。所有这些类别的个人及其组织的行为都可以根据倾向、促成和强化其行为的因素进行分析,这些分析反过来又可以指导人们制定改变这些行为的策略。

(翻译:潘安)

参考文献

Adams, O.(1993).Health status.In: Stephens, T.and Fowler Graham, D.(eds.)Health and Welfare Canada.Canada's Health Promotion Survey 1990: Technical Report, p. 23.Ottawa: Ministry of Supply and Services.

Adler, N.E., and Stewart, J.(2009).Reducing obesity: motivating action while not blaming the victim.Milbank Memorial Fund Quarterly, 87(1), 49-70.

Ahmed, H.M., et al.(2012).Effects of physical activity on cardiovascular disease.American Journal of Cardiology, 109, 288-95.

Andersen, R.M.(1969).A Behavioral Model of Families' Use of Health Services.University of Chicago Center for Health Administration Studies, Research Series No.25.Chicago, IL: University of Chicago Press.

Arroll, B.and Beaglehole, R.(1992).Does physical activity lower blood pressure: a critical review of the clinical trials.Journal of Clinical Epidemiology, 45, 439-47.

Ball, K., Crawford, D., and Mishra, G.(2006).Socio-economic inequalities in women's fruit and vegetable intakes: a multilevel study of individual, social and environmental mediators.Public Health Nutrition, 9, 623-30.

Bandura, A.(2004).Health promotion by social cognitive means.Health Education and Behavior, 31, 143.

Becker, M.H.(1974).The Health Belief Model and personal health behaviour.Health Education Monographs, 2, 324.

Braga, S., et al.(2006).Use of trastuzumab for the treatment of early stage breast cancer.Expert Review of Anticancer Therapy, 6, 1153-64.

Braithwaite, D., et al.(2006).Psychological impact of genetic counseling for familial cancer: a systematic review and meta-analysis.Familial Cancer, 5, 66-75.

Calnan, M.(1994).Lifestyle and its social meaning.Advances in Medical Sociology, 4, 69.

Canada(1974).A New Perspective on the Health of Canadians(Lalonde Report).Ottawa: Department of National Health and Welfare.

Canadian Institute for Health Information(2006).Improving the Health of Canadians: Promoting Healthy Weights.Ottawa: Canadian Institute for Health Information.

Centers for Disease Control and Prevention(1999).Achievements in public health 1900-1999: tobacco use—United States, 1900-1999. MMWR Morbidity and Mortality Weekly Reports, 48, 986-93.

Centers for Disease Control and Prevention(2007).Best Practices for Comprehensive Tobacco Control Programs(2nd ed.).Atlanta, GA: Centers for Disease Control and Prevention, Office on Smoking and Health.

Chapman Walsh, D., Sorensen, G., and Leanord, L.(1995).Gender, health and cigarette smoking.In: Amick III, B.C., Levine, S., Tarlov, A.R., and Chapman Walsh, D.(eds.)Society and Health.New York: Oxford University Press, pp.131-71.

Colditz, G.A.(2014).Carpe diem: time to seize the opportunity for cancer prevention.American Society of Clinical Oncology—Educational Book, 34, 8-12.

Curtis, L.M., Wolf, M.S., Weiss, K.B., and Grammer, L.C.(2012).The impact of health literacy and socioeconomic status on asthma disparities.Journal of Asthma, 49(2), 178-83.

Dawber, T.R.(1960).Summary of recent literature regarding cigarette smoking and coronary heart disease.Circulation, 22, 164.

Eriksen, M.P., et al.(2007).Thank you for not smoking: the public response to tobacco-related mortality in the United States.In: Ward, J.W.and Warren, C.(eds.)Silent Victories: The History and Practice of Public Health in Twentieth-Century America.New York: Oxford University Press, pp. 423-36.

Evans, R.G., Barer, M.L., and Marmor, T.R.(eds.)(1994).Why Are Some People Healthy and Others Not? The Determinants of Health of Populations.New York: Aldine de Gruyter.

Fielding, J.E.and Simon, P.A.(2011).Food deserts or food swamps?: comment on 'Fast food restaurants and food stores'.Archives of Internal Medicine, 171(13), 1171-2.

Finch, B.K.(2003).Socioeconomic gradients and low birth-weight: empirical and policy considerations.Health Services Research, 38, 1819.

Finkelstein, D.M., et al.(2007).Socioeconomic differences in adolescent stress: the role of psychological resources.Journal of Adolescent Health, 40, 127-34.

Frank, L.D.(2000).Land use and transportation interaction: implications on the public health and quality of life.Journal of Planning Education and Research, 20, 6-22.

Glanz, K., Rimer, B.K., and Viswanath, K.(2008).Health Behavior and Health Education: Theory, Research, and Practice(4th ed.). San Francisco, CA: Jossey-Bass.

Glass, T.A.and McAtee, M.J.(2006).Behavioral science at the crossroads in public health: extending horizons, envisioning the future. Social Science&Medicine, 62, 1650.

Green, L.W.(1970).Manual for scoring socioeconomic status for research on health behavior.Public Health Reports, 85, 185.

Green, L.W.(2006).Public health asks of systems science: to advance our evidence-based practice, can you help us get more practice-based evidence? American Journal of Public Health, 96, 406.

Green, L.W.and Allegrante J.P.(2011).Healthy people 1980-2020: raising the ante decennially, or just the name from health education to health promotion to social determinants? Health Education and Behavior, 38(6), 558.

Green, L.W.and Glasgow, R.(2006).Evaluating the relevance, generalization, and applicability of research: issues in external validation and translation methodology.Evaluation and the Health Professions, 29, 126.

Green, L.W., Kreuter, M., Peterson, D., Geilen A.(eds.)(2019).Health Program Planning: An Educational and Ecological Approach. Baltimore, MD: Johns Hopkins University Press.

Green, L.W., et al.(2006).Inferring strategies for disseminating physical activity policies, programs, and practices from the successes of tobacco control.American Journal of Preventive Medicine, 31(Suppl. 4), S66.

Green, L.W., Richard, L., and Potvin, L.(1996).Ecological foundations of health promotion.American Journal of Health Promotion, 10, 270-81.

Green, L.W., et al.(2010).Male circumcision and HIV prevention: insufficient evidence and neglected external validity.American Journal of Preventive Medicine.39(5), 479-82.

Green, L.W., Wilson, A., and Lovato, C.Y.(1986).What changes can health promotion produce and how long will they last? Tradeoffs between expediency and durability.Preventive Medicine, 15, 508-21.

Green, L.W.(2014).Closing the chasm between research and practice—evidence of and for change.Health Promotion Journal Australia, 25(1), 25-9.

Hagmann, M.(2002).WHO attacks tobacco sponsorship of sports.Bulletin of the World Health Organization, 80, 80.

Health and Welfare Canada, Stephens, T., and Fowler Graham, D.(eds.)(1993).Canada's Health Promotion Survey 1990: Technical Report.Ottawa: Minister of Supply and Services.

Hortobagyi, G.N.(2005).Trastuzumab in the treatment of breast cancer.The New England Journal of Medicine, 353, 1734.

Institute of Medicine(2001).Health and behavior: the interplay of biological, behavioral, and societal influences.Washington, DC: National Academies Press.

Institute of Medicine(2003).The Future of Public Health in the 21st Century.Washington, DC: National Academies Press.

Institute of Medicine(2012).Accelerating Progress in Obesity Prevention: Solving the Weight of the Nation.Washington, DC: National Academies Press.

Jang, Y.and Yoo, H.(2012).Self-management programs based on the social cognitive theory for Koreans with chronic disease: a systematic review.Contemporary Nurse, 40(2), 147-59.

Johnson, N.B., et al.(2014).CDC National Health Report: leading causes of morbidity and mortality and associated behavioral risk and protective factors—United States, 2005-2013.MMWR Supplement, 63(4), 3-27.

Kawachi, I., et al.(1999).Women's status and the health of women and men: a view from the States.Social Science&Medicine, 48, 21-32.

Kawachi, I., et al.(1997).Social capital, income inequality, and mortality.American Journal of Public Health, 87, 1491-8.

Kickbusch, I.(1989).Approaches to an ecological base for public health.Health Promotion, 4, 265-8.

Koskinen, S.and Martelin, T.(1994).Why are socioeconomic mortality differences smaller among women than among men? Social Science&Medicine, 38, 1385-96.

Kreuter, M.W., et al.(2005).Cultural tailoring for mammography and fruit and vegetable intake among low-income African-American women in urban public health centers.Preventive Medicine, 41, 53-62.

Krieger, N.(1984).Epidemiology and the web of causation.Has anyone seen the spider? Social Science&Medicine, 39, 887-903.

Krieger, N.(1996).Inequality, diversity, and health: thoughts on 'race/ethnicity' and 'gender'.Journal of American Medical Women's

Association, 51, 133-6.

Krieger, N., et al.(1993).Racism, sexism, and social class: implications for study of health, disease, and well being.American Journal of Preventive Medicine, 9(Suppl.), 82-122.

Kunst, A.E.and Mackenbach, J.P.(1994).The size of mortality differences associated with educational level in nine industrialized countries.American Journal of Public Health, 84, 932-7.

Levy, D.T., et al.(2017).A Framework for evaluating the public health impact of e-cigarettes and other vaporized nicotine products.Addiction, 112(1), 8-17.

Livingood, W.C., et al.(2011).Applied social and behavioral science to address complex health problems.American Journal of Preventive Medicine, 41(5), 525-31.

Lokey, E.A.and Tran, Z.V.(1989).Effects of exercise training on serum lipid and lipoprotein concentrations in women: a meta-analysis. International Journal of Sports Medicine, 10, 424-9.

Luepker, R.V., et al.(1993).Socioeconomic status and coronary heart disease risk factor trends: the Minnesota Heart Health Survey. Circulation, 88, 2172-9.

Lynch, J.W.and Kaplan, G.A.(1997).Understanding how inequality in the distribution of income affects health.Journal of Health Psychology, 2(3), 297-314.

Lynch, J. W., et al. (1998). Income inequality and mortality in metropolitan areas of the United States. American Journal of Public Health, 88, 1074-80.

McArdle, W. D., Katch, F. L., and Katch, V. L. (1986). Exercise Physiology: Energy, Nutrition, and Human Performance (2nd ed.). Philadephia, PA: Lea and Febiger.

McBride, C.M., et al.(2010).Future health applications of genomics: priorities for communication, behavioral, and social sciences research.American Journal of Preventive Medicine, 38(5), 556-65.

McGinnis, J.M.and Foege, W.H.(1993).Actual causes of death in the United States.Journal of the American Medical Association, 270, 2207-12.

McGinnis, J.M.and Foege, W.(2004).The immediate vs the important.Journal of the American Medical Association, 291(10), 1263-4.

Mathers, C.D.and Loncar, D.(2006).Projections of global mortality and burden of disease from 2002 to 2030.PLoS Medicine, 3(11), e442.

Mercer, S.L., et al.(2005).Drawing possible lessons for obesity prevention and control from the tobacco control experience.In: Crawford, D.and Jeffrey, D.(eds.)Obesity Prevention and Public Health.New York: Oxford University Press, pp.231-64.

Metcalf, P., Scragg, R., and Davis, P.(2007).Relationship of different measures of socioeconomic status with cardiovascular disease risk factors and lifestyle in a New Zealand workforce survey.New Zealand Medical Journal, 120(1248), U2392.

Millar, W.T.and Stephens, T.(1993).Social status and health risk in Canadian adults: 1985-1991.Health Reports, 5, 143-56.

Minkler, M.(1983).Blaming the aged victim: the politics of scapegoating in times of fiscal conservatism.International Journal of Health Services, 13(1), 155-68.

Monteiro, C.A., Moubarac, J.C., Cannon, G., Ng, S.W., and Popkin, B.(2013).Ultra-processed products are becoming dominant in the global food system.Obesity Review, 14 Suppl 2, 21-8.

Mokdad, A.H., et al.(2004).Actual causes of death in the United States, 2000.Journal of the American Medical Association, 291, 1238-45.Erratum, Journal of the American Medical Association, 293, 293.

Mustard, C.and Etches, J.(2003).Gender differences in socioeconomic inequality in mortality.J Epidemiol Community Health, 57(12), 974-80.

National Center for Health Statistics(2006).Health, United States, 2006.Hiattsville, MD: US Department of Health and Human Services, Centers for Disease Control.

National Research Council(2011).Toward Precision Medicine: Building a Knowledge Network for Biomedical Research and a New Taxonomy of Disease.Washington, DC: The National Academies Press.

Ockene, J.K., Kuller, L.H., Svendsen, K.H., and Meilahn, E.(1990).The relationship of smoking cessation to coronary heart disease and lung cancer in the Multiple Risk Factor Intervention Trial(MRFIT).American Journal of Public Health, 80, 954-8.

Oliveira, A., et al.(2007).Tobacco smoking and acute myocardial infarction in young adults: a population-based case-control study.Preventive Medicine, 44, 311-16.

Ottoson, J.M., et al.(2009).Policy-contribution assessment and fieldbuilding analysis of the Robert Wood Johnson Foundation's Active

Living Research Program.American Journal of Preventive Medicine,36(2,Suppl. 1),S34-S43.

Pederson,L.(1993).Tobacco use.In: Health and Welfare Canada,Stephens,T.,and Fowler Graham,D.(eds.)Canada's Health Promotion Survey 1990: Technical Report.Ottawa: Minister of Supply and Services Canada,pp.97-108.

Perez,D.A.,et al.(2012).Tobacco promotion 'below-the-line': exposure among adolescents and young adults in NSW,Australia.BMC Public Health,12(12),429.

Petrow,S.(1990).Ending the HIV Epidemic.Santa Cruz,CA: Network Publications.

Potvin,L.and Frohlich,K.L.(1998).L'utilitéde la notion de genre pour comprendre les inégalités de santéentre les homes et les femmes. Ruptures,Revue Transdisciplinaire en Santé,5,142.

Prochaska,J.O.,Redding,C.A.,and Evers,K.E.(2002).The Transtheoretical model and stages of change.In: Glanz,K.,Rimer,B.K., and Lewis,F.M.(eds.)Health Behavior and Health Education:Theory,Research,and Practice(3rd ed.).San Francisco,CA: Jossey-Bass,pp.99-120.

Prus,S.G.(2007).Age,SES,and health: a population level analysis of health inequalities over the life course.Sociology,Health and Illness,29,275-96.

Raine,K.D.(2004).Overweight and Obesity in Canada: A Population Health Perspective.Ottawa: Canadian Institute for Health Information.

Ranson,M.K.,et al.(2002).Global and regional estimates of the effectiveness and cost-effectiveness of price increases and other tobacco control policies.Nicotine and Tobacco Research,4,311-19.

Rogers,E.S.(1968).Public health asks of sociology ... Can the health sciences resolve society's problems in the absence of a science of human values and goals.Science,159,506-8.

Rogers,T.(2010).The California Tobacco Control Program: introduction to the 20-year retrospective.Tobacco Control,19(2),i1-i2.

Rose,G.and Colwell,L.(1992).Randomized controlled trial of antismoking advice: final(20-year)results.Journal of Epidemiology and Community Health,46,75-7.

Ross,C.E.and Bird,C.E.(1994).Sex stratification and health lifestyle: consequences for men's and women's perceived health.Journal of Health and Social Behavior,35,161-78.

Sallis,J.F.,Floyd,M.F.,Rodríguez,D.A.,and Saelens,B.E.(2012).Role of built environments in physical activity,obesity,and cardiovascular disease.Circulation,125(5),729-37.

Seeman,T.,Epel,E.,Gruenewald,T.,Karlamangla,A.,and McEwen,B.S.(2010).Socio-economic differentials in peripheral biology: cumulative allostatic load.Annals of the New York Academy of Sciences,1186,223-39.

Simons-Morton,B.G.,O'Hara,N.M.,and Simons-Morton,D.G.(1986).Promoting healthful diet and exercise behaviors in communities, schools,and families.Family and Community Health,9,1-13.

Spencer,L.,Pagell,F.,and Adams,T.(2005).Applying the transtheoretical model to cancer screening behavior.American Journal of Health Behavior,29,36-56.

Stamler,J.(2005).Established major coronary risk factors: historical overview.In: Marmot,M.and Elliott,P.(eds.)Coronary Heart Disease Epidemiology(2nd ed.).Oxford: Oxford University Press,pp.18-31.

Steele,S.,Stuckler,D.,McKee,M.,and Pollock,A.M.(2014).The Immigration Bill: extending charging regimes and scapegoating the vulnerable will pose risks to public health.Journal of the Royal Society of Medicine,107(4),132-3.

Stoto,M.A.,Green,L.W.,and Bailey,L.A.(eds.)(1997).Linking Research and Public Health Practice: A Review of CDC's Program of Centers for Research and Demonstration of Health Promotion and Disease Prevention.Washington,DC: National Academy Press.

Swan E.,Bouwman L.,de Roos,N.,and Koelen,M.(2012).How science thinks and practice acts: bridging the gap in weight management interventions for adolescents.Family Practice,29(Suppl.),i117-25.

Taylor,W.C.,et al.(2007).Changing social and built environments to promote physical activity: recommendations from low income,urban women.Journal of Physical Activity and Health,4,54-65.

Tuah,N.A.,et al.(2011).Transtheoretical model for dietary and physical exercise modification in weight loss management for overweight and obese adults.Cochrane Database of Systematic Review,5(10),CD008066.

US Department of Health and Human Services(2004).The Health Consequences of Smoking: A Report of the Surgeon General.Washington,DC: U.S.Department of Health and Human Services,Centers for Disease Control and Prevention,Coordinating Center for Health Promotion,National Center for Chronic Disease Prevention and Health Promotion,Office on Smoking and Health,Atlanta.

US Department of Health and Human Services(2006).The Health Consequences of Involuntary Exposure to Tobacco Smoke: A Report of the Surgeon General—Executive Summary.Atlanta, GA: U.S.Department of Health and Human Services, Centers for Disease Control and Prevention, Coordinating Center for Health Promotion, National Center for Chronic Disease Prevention and Health Promotion, Office on Smoking and Health.

US Preventive Services Task Force(1989).Guide to Clinical Preventive Services: An Assessment of the Effectiveness of 169 Interventions.Baltimore, MD: Williams&Wilkins.

Warner, K.E.(2011).Disparities in smoking are complicated and consequential.What to do about them? American Journal of Health Promotion, 25, S5-S7.

Wilkinson, R.G.(1996).Unhealthy Society.The Afflictions of Inequality.London: Routledge.

Wilkinson, R.G.and Marmot, M.(1998).The Solid Facts.Geneva: World Health Organization.

Wilkinson, R.G.and Pickett, K.E.(2008).Income inequality and socioeconomic gradients in mortality.American Journal of Public Health, 98, 699-704.

Wilson, L.M., et al.(2012).Impact of tobacco control interventions on smoking initiation, cessation, and prevalence: a systematic review.Journal of Environmental and Public Health, 2012, 961724

Wilton J., et al.(2015).Pre-exposure prophylaxis for sexually-acquired HIV risk management: a review.HIV/AIDS, 28(7), 125-36.

Winkleby, M.A., Fortman, S.P., and Rockhill, B.(1992a).Trends in cardiovascular risk factors by educational level: the Stanford Five City Project.Preventive Medicine, 21, 592-601.

Wodak, A.(2006).Controlling HIV among injecting drug users: the current status of harm reduction.HIV AIDS Policy and Law Review, 11, 77-80.

World Bank(1993).World Development Report 1993.Investing in Health.New York: Oxford University Press.

World Bank(2018).Poverty.[Online]Available at: http://www.worldbank.org/en/topic/poverty/overview

World Health Organization(2000).Obesity: Preventing and Managing the Global Epidemic.WHO technical report series no. 894.Geneva: WHO.

World Health Organization(2005).WHO Framework Convention on Tobacco Control.[Online]Available at: http://apps.who.int/iris/bitstream/handle/10665/42811/9241591013.pdf?sequence=1

World Health Organization(2008).WHO Report on the Global Tobacco Epidemic, 2008: The MPOWER Package.Geneva: World Health Organization.

World Health Organization(2015).World Health Statistics reports on global health goals for 194 countries.[Online] Available at: http://www.who.int/mediacentre/news/releases/2015/world-healthstatistics-2015/en/

World Health Organization(2017).[Online]Available at: The top 10 causes of death.http://www.who.int/en/news-room/fact-sheets/detail/the-top-10-causes-of-death

2.11　医疗卫生可及性对人群健康的影响

2.11.1　引言

本章将深入研究医疗卫生的可及性，并探讨其对人群健康的影响。医疗卫生可及性指及时提供专业的医疗服务以预防、诊断和治疗疾病，从而保护或改善个体健康。在新冠疫情(corona virus disease 2019, COVID-19)大流行中，可以明显体会到医疗卫生获取与人口健康之间的相互联系。人群生命安全受到威胁，以及对公共卫生体系信心逐渐丧失，导致医疗保障体系承载巨大压力，达到了崩溃的边缘。

不同国家和地区之间的医疗卫生可及性存在差异。提供针对传染性和非传染性疾病的医疗卫生服务是个巨大的挑战(《经济学人》智库，2017)。

如何提供医疗卫生服务是一个复杂的问题。哪些群体或组织来负责卫生服务供给？如何获取资金支持？随着越来越多的人寿命延长，将会同时伴随长期共病。发展中国家的疾病负担正在发生转变，到2020年，非传染性疾病约占可预防的过早死亡人数的70%(WHO，2018)。应该提供多少医疗卫生服务？达到什么水平才合适？应该为人类提供最基本的医疗支持，还是提供更昂贵更创新的治疗方式？

各国政府在对待医疗卫生供给问题上的政治态度和社会态度各不相同。一些社会福利较好的国家会更加关注群众的教育和社会福利等，并将更多的预算投入到这些福利中，这些社会福利会影响群众的健康状况及医疗卫生的获得。也有国家认为医疗卫生是个人的责任，对此重视程度较低。在新冠疫情大流行中，这些态度的差异尤为明显。

尽管存在复杂性和国家间的差异性，但一般而言，医疗卫生可及性主要取决于良好的初级卫生保健、公共投资、政治意愿，以及指导资源配置决策的数据可用性。此外，还需要培养经过综合性训练的高素质医疗人员队伍，并为其提供适当的基础设施支持。

2.11.2　定义

2.11.2.1　初级卫生保健

初级卫生保健被定义为“个体与医疗卫生系统的第一次接触”，它可以由医生、社区护士或其他临床或非临床的卫生专业人员提供。

有效的初级卫生保健可以提供可获得的、全面的、符合文化接受度的、以社区为基础的服务，以满足个体在整个生命周期中(从家庭计划生育和婴儿免疫接种到老年人共病的管理和临终关怀)的健康需求。初级卫生保健也是管控流行性传染病(如新冠疫情)的护理入口点，可以提供包括疫苗接种在内的服务。

1978年在苏联阿拉木图举行的WHO初级卫生保健会议是一个历史性转折点,它将初级卫生定义为“与医疗卫生系统的第一次接触”。

初级卫生保健是依靠切实可行、学术上可靠又受社会欢迎的方法和技术,秉持自力更生与自我决定的原则,通过社区个人和家庭的积极参与普遍能享受,人民群众及国家在发展的各个时期都能够负担得起的一种基本卫生保健。初级卫生保健既是国家卫生体系的核心组成部分,也是社区总体社会和经济发展的不可分割内容。初级卫生保健是个体、家庭和社区与国家卫生系统的第一次接触,它使得医疗卫生尽可能接近人们生活工作地点,是卫生保健持续进程的起始一级(WHO,1978)。

这个定义所涵盖的服务和专业领域非常宽泛,导致在国家间甚至国家内部存在很大的差异,这种差异性给数据收集和评估、筹资、政策制定和决策造成了重大挑战。

2.11.2.2 初级卫生保健指导原则

由WHO时任总干事Dr Halfdan Mahler召集的阿拉木图会议对前一年第十三届世界卫生大会设定的社会目标进行了回应,该目标要求到2000年实现“全世界公民达到一个健康水平,使他们能够过上社会和经济层面富有成效的生活”(WHO,1988)。来自134个联合国会员国和67个联合国组织的代表参加了这一具有里程碑意义的会议。其目标是就初级卫生保健的一系列原则达成共识,并获得WHO和联合国儿童基金会的认可。阿拉木图会议达成的原则包括:

(1) 可及性和公平性。

(2) 服务与人口需求相关。

(3) 经济有效地利用技术。

(4) 初级、二级和三级卫生保健的整合。

(5) 鼓励自我照护。

(6) 社区参与卫生服务的规划和提供。

(7) 和其他领域合作,解决健康问题的根本原因。

(8) 将卫生资源重新分配给农村和经济困难地区的初级卫生保健机构。

这些愿望得到了广泛的认可(Bhutta et al.,2018),但是在阿拉木图会议之后的40年里,至少4亿人无法获得初级卫生保健。原因包括:

(1) 缺乏(或错误引导的)公共投资。

(2) 提供不适当的服务模式。

(3) 医务人员和医疗资源过度集中在城市地区。

2.11.2.3 二级卫生保健

二级卫生保健定义为由初级卫生保健提供者转诊给专科医生进行的卫生保健。根据专科实践领域的不同,这种卫生服务可能在医院、专门建造或改建的场所、专科诊室进行。获取二级卫生保健服务可能存在地理位置、交通和资金等方面的挑战(Araujo et al.,2018年)。

初级卫生保健供给和二级卫生保健供给之间的关系是双向的。一方面,患者可以被初级卫生保健方转诊给二级卫生保健方;另一方面,二级卫生保健方在患者出院后需要照护时,将患者转入(或期望患者转入)初级卫生保健机构,协调利用好初级和二级卫生保健服务。

一项关于挪威初级和二级卫生保健供给关系的研究表明,初级卫生保健工作者认为医院医务人员“不会说‘我们的’语言”(Araujo et al.,2018)。沟通失效是卫生系统中常见的问题,因为初级和二级医务人员对于患者需求的理解不同。为增加卫生系统协调性作出努力的过程中,也暴露了与信息技术、市政、医院、财政政策以及对文化变革的抵制相关的问题,所有这些问题都对卫生系统的协调性产生了不利影响。

2.11.2.4 公平

医疗卫生的公平性可以通过多种方式进行评估(表2.11.1)。Aristotle提出两个重要概念:横向公平和纵向公平(Gillon,2005)。横向公平意味着相同情况的人应该受到相同的对待,而纵向公平则强调应该根据不同人的不同情况来区别对待。

表2.11.1 健康和医疗卫生公平性

专业术语	含义
公平性	对待不同个人或群体的公平或正义(Last,2007)
横向公平	相同条件的人受到相同的对待
纵向公平	根据不同人的不同条件进行区别对待
财务贡献公平	个人或家庭支付的医疗服务或健康保险费用与其支付能力相符
医疗卫生的获取公平	根据需求公平分配医疗服务机会的程度
健康公平	人口中的个人和群体之间健康机会公平或公正分配的程度
有效覆盖	需要干预措施并已接受干预的人口比例(Shengelia et al.,2005)

在纵向公平中,最需要医疗帮助的人得到最多的关注。横向不平等,如收入或健康方面的不平等,通常使用基尼指数、集中指数来衡量(Mackenbach,Kunst,1997)。事实上,不同群体有不同的需求,需要提供差异化的服务。例如,澳大利亚原住民的出生时预期寿命比一般人口低约10.6年(澳大利亚健康及福利研究所,2018),其健康需要显然与一般人口不同。鉴于这种健康状况的巨大差异,Mooney(1996)提出如何才能公平分配医疗资源这一问题。

关于公平的横向维度目前尚未达成共识。边缘化群体,如原住民、新移民、尚未掌握东道国语言的移民、教育水平低的人、残障人士、无家可归者或囚犯,可能会被视为“难以接触”“未得到充分服务”的群体。在这种情况下,可能需要为其提供有针对性的服务。然而,人们担心这些针对性服务可能被视为“贫困人群的低劣服务”,带有附加的污名。一般来说,越来越强调设计符合当地需求的本地服务,会导致组织和提供方式的差异增大,这与横向公平所追求的医疗服务供给水平一致相违背。

在英国,可以通过引入国家级服务规范来缓解这两个公平性维度之间的矛盾,这些国家级服务规范在实施过程中考虑到了地方的自由裁量权。然而,由于经济紧缩导致资金削减、人员短缺、英国人口老龄化以及社会不平等加剧,英国国家医疗服务体系(National Health Service,NHS)面临着越来越大的压力(Iacobucci,2019)。

Ivan Illich是医学领域激进批评者,他声称:“大量的当代医疗是伴随疾病的治疗而产生的,但其对个体和人群健康的破坏却是显著的。”(Illich,1976)他承认,预防医学通过疫苗接种和抗微生物药物有助于预防和治疗传染病,但他认为在这些技术出现之前,高收入国家中传染病的死亡率已经大幅下降。在他看来,治疗非传染性疾病,如癌症和心血管疾病,几乎没有什么益处,甚至可能会造成很大的伤害。

Richard Smith是《英国医学杂志》(*The British Medical Journal*,BMJ)的前任编辑、反传统者,也是Illich的支持者,这样表达了他的观点:

> Illich认为,健康能力是应对死亡、痛苦和疾病等人类现实的能力。技术可以提供帮助,但现代医学已经走得太远——陷入了一个像神一样的斗争,试图根除死亡、痛苦和疾病。在这样做的过程中,它把人们变成了消费者或物品,从而摧毁了他们的健康能力。
>
> 资料来源:Limits to medicine. Medical nemesis: the expropriation of health. R Smith http://dx.doi.org/10.1136/jech.57.12.928.

Illich的观点得到了备受争议的英国医生、历史学家和流行病学家Thomas McKeown的支持，他在对英国死亡率历史趋势的研究中提出了这一观点(McKeown，1979)。这个研究认为医学在过去对健康的作用有限。例如，1881—1950年间，结核病的死亡率相对下降到原来的1/30，消化系统疾病下降到原来的1/20，呼吸系统疾病下降到原来的1/15(国家统计局，1998)，这些下降大多发生在1945年之后广泛使用疾病特定的抗菌治疗之前。

Archie Cochrane因支持在评估疗法有效性中使用随机对照试验(randomized controlled trial，RCT)而闻名，他在《效果与效率》(*Effectiveness and Efficiency*)中提出了一个类似的论点(Cochrane，1972)。Cochrane提倡的观点在现在被普遍接受，他认为，如果可能的话，所有的医疗卫生干预都应该在随机对照试验中进行测试，并且所有这些试验的结果应该被系统地收集、分析并应用于临床实践。直到最近基于基因的"精准医学"的出现，对于评估新疗法的有效性，取得了比随机对照试验更为重大的进展。精准医学与随机对照试验不同，它是针对个体进行的。

2.11.2.5 初级卫生保健可及性

一般而言，当个人或家庭能够实际获得治疗疾病或保持健康所需的服务时，就可以认为其"获得了医疗卫生服务"(Gulliford et al.，2002)。一个持续存在的争议是区分医疗服务可获得性与医疗服务使用之间的差异。评估服务可获得性可能简化为评估可使用服务(表2.11.2)。

表2.11.2 卫生保健服务可及性的维度

可及性维度	含义	潜在指标
可用性	某个地区是否有充足的卫生服务供应	• 每千人医生或护士的数量 • 每千人的床位数量 • 距最近的初级卫生保健机构的距离 • 距最近医院的距离
利用	医疗服务的利用情况	• 每千人的初级卫生保健咨询次数 • 每千人的入院人数
与需求的相关性	有需要的人是否得到适当的服务	• 由训练有素的医疗卫生专业人员接生的比例 • 已知高血压患者正在接受治疗的比例
结果	是否实现了可实现的健康成果	• 孕产妇死亡率改善情况 • 阑尾炎死亡率改善情况

使用医疗服务的障碍包括：费用、物理障碍(距离长或路程难行)、个人障碍(如服务在文化上或社会上难以接受，或与个人信念不一致)、组织障碍(如难以获得咨询，或因等待名单或服务能力有限而延迟(Aday，Anderson，1981；Pechansky，Thomas，1981)。只有当有效的医疗服务与需求相契合时，医疗服务利用才是有益的(表2.11.2)。

最近，"医疗卫生服务可及性"被重新进行评估。有学者建议从个人的"资格"(即他们是否有资格获得医疗卫生服务)的角度来理解就医可及性(Dixon-Woods et al.，2006)。"资格"既可以被定义为个人对自身需要的看法，也可以定义为卫生服务提供者对其服务是否适合满足这些需要的看法。简而言之，只有当个人感知到需要并且有可获得的卫生保健服务时，"医疗卫生服务可及性"才具有意义。

2.11.2.6 二级卫生保健可及性

无论初级卫生保健如何蓬勃发展，普及率多高，所提供的卫生服务范围仍然无法涵盖重大手术、复杂产科、重症医疗、复杂康复服务和基于住院型长期护理。在许多资源匮乏的环境中,社区初级卫生保健尚不完善,而且获得优质医疗服务的机会有限,因此医院的急诊科常常挤满本应在初级卫生保健中得到照料的患者。

在这些资源匮乏国家的医疗机构中,经常会看到带着病重(或非常病重)孩子的母亲,她们可能从偏远村庄花费数天时间前往城市的医院。在这种情况下,医院就成为初级卫生保健实际提供者。这种现象不仅仅局限于低收入国家。在资源丰富的国家中,会对有严重和持续疾病的患者的医疗服务进行审查,以确定其是否可以通过初级卫生保健获得足够的医疗服务,特别是当初级和二级卫生保健服务被协调管理为一个整体时,这一评估尤为重要。当这些患者接受昂贵的医院服务而非初级卫生保健服务时,是不合适的。然而,现实情况可能更复杂,如初级卫生保健服务的提供通常仅限于白天工作时间,在其他时间,急诊科可能会默认地提供初级卫生保健。

2.11.3　不断变化的全球和社区疾病负担

20世纪,发达国家在健康方面取得的收益被文献充分地记录下来了。从第二次世界大战到现在,随着教育水平的提高、卫生设施的改善以及地方对公共卫生监督的加强,发展中国家的卫生成果也得到了改善(Bollyky,2018)。这些进步与繁荣和城市发展密切相关。由于有钱可花,许多政府都投资于饮用水和污水处理。反过来,更健康的劳动力也促进了繁荣。

这些进步带来了一系列新问题。慢性疾病,曾经是发达国家的灾难,现在也在中低收入国家盛行。这反映了食品供应的变化(包括高度加工食品的比例增加)、烟草的日益普及和住房短缺。由于糖尿病和心血管疾病等慢性非传染性疾病,许多经济欠发达国家面临着中年生产劳动力的流失。据预测,到2040年,发展中国家80%的过早死亡和残疾将由心脏病、癌症和其他非传染性疾病造成(Bollyky,2018)。

在中低收入经济体,人均医疗卫生支出仍然相对较低,许多慢性病得不到治疗。许多欠发达国家的人均医疗卫生支出约为每年30美元,相比之下,美国为5 400美元,英国为3 800美元(Bollyky,2018)。因此,这些中低收入国家常常丧失通过初级卫生保健进行一级和二级预防的机会。

人们逐渐意识到这种疾病模式的转变。资金从预防和治疗传染病转向治疗和管理非传染性疾病(NCD)负担。全球防治慢性病联盟(Global Alliance Against Chronic Disease)等组织正在应对非传染性疾病带来的威胁,该组织"安排了四轮疾病支持资金中的三轮"(Fairall et al.,2018)。但是,正如在艾滋病防控工作中所看到的那样,卫生系统如果不能对个体服务进行整合,所带来的困难几乎与潜在疾病一样麻烦。就非传染性疾病而言,通常的模式是一个人患有多种疾病(例如糖尿病、心脏病和肺病),这些疾病需要关联治疗。理想情况下,医疗服务应针对多发病而不是个别疾病。

2.11.4　公民的"医疗卫生权"

是否任何个人(或社区)都有"医疗卫生权"或获得医疗卫生的权利?对这一问题的回答通常基于功利主义或基于人权的观点出发。另一种客观主义观点认为医疗卫生服务是一种商品,可以在公开市场上买卖。本节将从医疗卫生的获得角度来探讨这些不同的观点。

基于人权的医疗卫生权利方法依赖于两个核心文件:《世界人权宣言》(*Universal Declaration of Human Rights*,UDHR)和《经济、社会和文化权利国际公约》(*International Covenant on Economic*,*Social and Cultural Rights*,ICESCR)。《世界人权宣言》第25条承认了医疗卫生的权利:

人人有权享受为维持他本人和家属的健康和福利所需的生活水准,包括食物、衣着、住房、医疗和必要的社会服务；在遭到失业、疾病、残废、守寡、衰老或在其他不能控制的情况下丧失谋生能力时，有权享受保障。（联合国，2007）

在第二次世界大战期间的暴行之后，联合国大会于1948年通过了《世界人权宣言》。这不是一份具有法律约束力的文件，尽管人们普遍认为它具有习惯国际法的地位，但令人遗憾的是，它很难执行甚至不可能得到执行。执法通常仅限于与战争和武装冲突有关的侵权行为（Gunning，1991；Henckaerts，2005）。

《世界人权宣言》第25条将医疗健康与生活水平、社会服务、福利和安全直接联系在一起，但没有明确说明哪个管理实体应负责提供资金和服务。联合国大会于1966年通过的《经济、社会和文化权利国际公约》（1976年生效）对《世界人权宣言》进行了扩展，要求缔约国"承认人人有权享有能达到的最高的身体和心理健康标准"，并创造"保证在患病时能得到一切医疗服务和医疗照护的条件"（人权事务高级专员办事处Office of the High Commissioner for Human Rights，2007）。

与《世界人权宣言》不同，《经济、社会和文化权利国际公约》是一项"具有约束力的条约"，截至2018年12月，已被169个成员国批准（United Nations Human Rights，Office of the High Commissioner，n.d.）。其中包括美国在内的四个国家已签署（但尚未批准）该条约。缔约国同意每5年向《经济、社会和文化权利国际公约》提交一份合规报告。涉嫌违规行为可能会提交给《经济、社会和文化权利国际公约》委员会进行调查。然而，对于如何承认或量化违规行为尚缺乏一致意见，并且执法工作也几乎不存在（Kalantry et al.，2010）。

综合来看，《世界人权宣言》和《国际经济、社会、文化权利公约》并不保证每个人都能获得必要的服务，但作为政治和社会意图的声明，它们为边缘化、弱势群体和个人提供了重要保护。当然，不可能保证对任何个人提供无限的医疗服务，该决议也没有克服距离的限制，即农村居民无法在大城市获得医疗服务。但是《经济、社会和文化权利国际公约》要求各国政府有责任为其公民的医疗卫生提供便利。然而，包括"医疗卫生权"在内的人权在国际层面受到的保护终究是薄弱的。

基于人权的医疗卫生服务获取与公平概念息息相关，并借鉴了社会契约理论和伦理学理论。这些方法倾向于公正或公平地分配医疗卫生，而不是最大限度地提高少数人的潜在健康收益。

美国道德和政治哲学家John Rawls提出的正义与公平理论认为，一个公平的社会应该实现机会平等而不是结果平等（Rawls，2007）（例如，从特定治疗中获得平等的健康结果，这是永远无法保证的）。Rawls在健康方面的论述较少，但他将自己的正义理论视为对Locke、Rousseau、Kant所理解的社会契约的延伸（Rawls，2007）。

美国著名政治哲学家和科学哲学家Norman Daniels比Rawls更加明确地关注健康问题（Daniels，2008）。他认为，健康是个体机会的重要决定因素，因此，如果希望建立一个公平的社会，那么就需要认真考虑健康问题。从Rawls和Daniels的观点来看，公平是一个重要的"伦理价值"，是医疗卫生服务应努力促进的价值（Braveman et al.，2001）。

加拿大麦吉尔大学的骨科医生Cruess和内分泌学家Cruess分别在医学职业道德方面进行了广泛的研究，他们承认医学职业与社会契约之间的关系定义不清晰，强调"医学和社会之间的社会契约因国家而异，受到文化、经济和政治因素的影响"（Cruess，Cruess，2008）。

与基于权利和社会契约理论的医疗卫生方法形成鲜明对比的是客观主义立场。客观主义立场认为医疗卫生不是一种"权利"，而是由受过训练的专业人员提供的一种"服务"。这种方法不关注服务接受者的"权利"，而是考虑服务提供者的"权利"。在这种方法中，医疗卫生是由受过培训的人提供的商品，同时这些人期望得到相应的报酬和对其服务的尊重，并且在法律允许的情况下有权行使他们的专业知识。当然，他们也有权拒绝提供这些服务。他们应该享有与非医疗专业人员相同的权利。

医疗卫生客观主义方法在美国引起了共鸣，这一立场由美国外科医生和生物伦理学家Robert Sade在1971年的《新英格兰医学杂志》（*New England Journal of Medicine*）中清晰阐述（Sade，1971）。Sade认为，"将医疗照护视为病人的权利意味着（国家对医生）使用或威胁使用暴力"。在Sade看来，医生获得报酬和自由选择提供服务的权利超过了个体获得医疗服务的权利。Gaffney将这种对立描述为"权利–商品辩证法"，借鉴了Gøsta Esping-Andersen关于福利服务非市场化的论述，即在不依赖市场的情况下促进生存（Esping-Andersen,1990;Gaffney,2018)。Sade后来将这种对立描述为“中央计划”和“自由市场”之间的对立，其驱动力分别是“医疗卫生是必须由社会提供的权利，而获得医疗卫生则是个人的责任”(Sade,2012)。

Adam Gaffney是哈佛医学院的医学讲师、剑桥医疗联盟(Cambridge Health Alliance)的肺部和重症监护医生，也担任“全民健康计划医生”倡导组织(Physicians for a National Health Program)的主席。在撰写关于医疗卫生作为一种权利的历史时，他认为这两种对立的立场是相互排斥的(Gaffney,2018)。同样，Sade的最新著作认为，政府对医疗卫生和“其他一切有助于健康的事物”的监管“不符合自由社会的概念”，认为监管和通过税收为服务提供资金侵犯了个人自由(Sade,2012)。

正如Sade立场所明确概括的那样，在围绕医疗卫生的权利和提供与医疗服务提供者的权利的讨论中，主要集中于医生的角色和报酬(Sade,1971)。在这场辩论中，与医生相关的其他卫生专业人员很少被提及。Cruess和Cruess对此非常关心，他们认为医学职业被视为一个同质化的庞大群体，而不是一个复杂多样、相互关联的专业人士矩阵，他们的需求、愿望和期望可能无法统一(Cruess,Cruess,2008)。

Gaffney指出，在关于医疗服务接受者和提供者权利的讨论中还存在更深层次的复杂问题。Sade“设想由医生个体向病人个体出售医疗服务”(即自主的、独资的医疗服务提供者)，而现实情况是，今天的医疗服务更有可能由国家或企业实体提供，它们雇佣医疗服务提供者，而医疗服务提供者的工作可能会受到企业或政府政策的限制。

同样，医疗卫生提供者不仅需要对其患者负责，还需要对监管机构、政府和企业机构负责，包括保险公司(Cruess,Cruess,2008)。如果拒绝提供医疗卫生服务被视为一种非法的歧视性行为，那么Sade提出的拒绝提供医疗卫生的权利也可能与反歧视立法发生冲突。归根结底，Sade假设的例子并不容易与医疗系统相吻合，也不容易与发达国家的医疗服务相吻合。Sade在自己2012年的一篇文章中承认，在美国推出《平价医疗法案》(*Affordable Care Act*，俗称“奥巴马医改”)后，政府越来越多地控制医疗卫生、政策制定和卫生系统的监管，尽管他仍然认为放松监管将促进“在不干涉的道德原则指导下”的创新型自由市场解决方案(Sade,2012)。这种自由主义观点仍然很有吸引力，尤其是在美国，尽管许多诸如此类的论点没有认识到，许多公司现在在权力、影响力和对公民个人生活的干预方面可以与国家相媲美(Babic et al.,2017)。事实上，2012年《英国医学杂志》上的一篇文章将“健康的商业决定因素”一词引入词典，与社会决定因素并列，以承认“企业营销日益不健康的主导地位”(Hastings,2012)。权利与商品之间的分歧使得双方都认为对方的论点存在根本性缺陷，这种分歧在可预见的未来一段时期内很难调和，每个社区和国家都需要继续应对这场辩论。

从获得医疗服务功利主义的角度来看，健康服务应最大限度地提高所有个人的健康收益。这一观点可以概括为“为最大多数人谋求最大利益”，有时被认为是“公共卫生专业人员许多决策和行动的指导原则”(上一次提出是在2007年)。通过最大化可用资源的健康收益来实现目标与经济效率原则密切相关。当健康收益最大化时，医疗卫生资源的使用率将达到最佳效果。公平和效率通常被视为相互冲突的目标，例如，在人口稀少的农村地区提供公平的专科服务可能会影响效率。

功利主义的方法会导致一些问题，因为它只要求人群中的健康收益总和最大化，个体并不是功利主义的最终关注点，这可能导致低效医疗卫生资源被分配给患有重大疾病需求的人群，而许多较小需求的人群则可能会得到高效且充足的资源。

相比之下，基于人权和社会正义概念的观点将每个个体视为平等享有医疗卫生权利的主体，那些需求更大的个体将获得更多的医疗卫生资源。对于已故的卫生经济学家Gavin Mooney来说，医疗卫生的按需平等分配及平等照护的供给是他对公平的定义，本章作者也同意这个定义。但这并不是对平等结果的保证，因为这在生物学上是不可能实现的，但这是对平等获取的保证。

2.11.5 政府的责任和作用

根据《国际经济、社会、文化权利公约》的规定，参与国政府有责任向其公民提供一定程度的医疗卫生。

然而，该公约并未规定应该如何组织医疗卫生，也未规定政府应在多大程度上为医疗系统提供资金。联合国于2012年12月12日通过了关于全球卫生与外交政策（Global Health and Foreign Policy）的决议，鼓励会员国在制定外交政策时促进全民医保。该决议特别强调了高昂的医疗费用作为获取医疗服务的障碍所带来的影响。归根结底，每个主权国家政府都必须决定如何以及在多大程度上愿意或有能力组织和资助医疗卫生。其结果是，在全球范围内，私营、公共和共同支付系统混杂在一起，有些系统受到政府的严格控制，有些系统则很少受到监管或政府的指导。

2015年在纽约召开的联合国可持续发展峰会引入了一系列可持续发展目标（SDG）（联合国，2015）以应对到2030年要应对的一系列全球性挑战（千年发展目标（MDG）已经到期）。其中，第三个目标是：

实现全民健康覆盖，包括财务风险保护、获得高质量的基本医疗卫生服务以及获得安全、有效、高质量和负担得起的基本药物和疫苗（联合国，可持续发展目标）。

可持续发展目标呼吁各国在卫生领域加大国家投资，改善和维护卫生工作人员的情况。成功与否将取决于各国在多大程度上批准这些目标、对这些目标进行投资以及实施实现这些目标的战略。

John McDermott是非洲公共卫生、农业、营养、卫生方面的专家，他在2018年写道："普及医疗卫生在低收入国家中也是可行的和可期待的。"（McDermott，2018）Stigler等提出，如果没有充足的初级卫生保健，普及医疗卫生是不可能的，他们认为初级卫生保健是"有效医疗卫生系统的支柱"。

《经济学人》智库（Economist Intelligence Unit，EIU）在2017年的报告《全球医疗卫生的可及性：构建可持续的卫生系统》（*Global Access to Healthcare：Building Sustainable Health Systems*）中提到，初级卫生保健是一个国家医疗系统的理想基础——政府可以控制资金的来源（《经济学人》智库，2017）。Starfield等指出，重视初级卫生保健的医疗系统效率更高，能拓宽获取渠道，减少不平等现象，降低总体医疗成本，同时改善人口健康状况，降低死亡率——这些结论适用于国内和跨国分析（Starfield et al.，2005）。

Atun等描绘了拉丁美洲从20世纪80年代到21世纪初的全民医疗卫生之路（Atun et al.，2015）。拉丁美洲的医疗改革深受《阿拉木图宣言》的影响，因此，他们非常重视初级卫生保健的作用（WHO，1978；Atun et al.，2015）。这些全民医疗卫生系统（universal healthcare systems，UHCs）的设计和实施及其供资方式存在很大差异。

与委内瑞拉的医疗卫生服务不同（见下文），古巴的国家医疗卫生服务在医生数量严重过剩的情况下取得了巨大成功。1959年革命后，古巴法律规定了享有医疗卫生的权利，并在20世纪70年代开始发展全民医疗服务，通过税收筹集资金。虽然在古巴，私人医疗是非法的，但私人医疗卫生支出约占全部医疗卫生支出的10%。全面的初级医疗卫生是古巴医疗体系的关键，80%的健康问题在以综合诊所为中心的医疗网络得到管理（Atun et al.，2015）。

2.11.6 初级卫生的延伸价值

广义的初级医疗卫生包括"以改善或保持健康为主要目的的所有活动"（Murray，Frenk，2000），其中包括卫生设施、道路安全措施或女童教育。这些多部门干预措施虽然通常被认为有助于社区健康，但无助于对个人的照顾。

初级医疗卫生所带来的益处超出了个人受益范围。例如，治疗肺结核可减少疾病的传播。这种积极的"外部效应"（在一个领域进行干预但对其他领域产生影响的结果）对社区的益处可能大于对个人的益处。如果个人只看重自己的个人利益，那么国家可能会将这些利益作为"优点商品"来提供便利。

基于这一论点，组织医疗照护使所有人都受益是可取的。例如，根除传染病或控制抗菌药物的耐药性所带来的益处超越了国界（Smith et al.，2003）。

2.11.7 政策的重要性

本书第二部分探讨了与健康和疾病的决定因素相关的主题。第2.1章深入研究了健康的社会决定因素,第2.2章则探讨了政治与公共卫生之间的关系。在第2.4章和第2.5章中,研究了发达国家和发展中国家的健康不平等问题。在每个领域中,卫生政策都可以发挥作用。第3.5章和第3.6章则更详细地研究了卫生政策。本节将探讨卫生政策在获得医疗服务方面的作用。

政策应旨在克服医疗卫生获取的障碍,其中许多障碍与更广泛的社会健康决定因素相互交织。贫困、社会不平等、地理位置(尤其是农村地区)和环境都会影响医疗卫生可及性。

中低收入国家希望实现可持续发展目标3.8——提供全民医疗卫生(universal healthcare,UHC),需要有政策来引导它们实现这一目标。Reich等研究了11个国家实现全民医保的途径,这些研究为未来的转型提供了借鉴经验(Reich et al.,2016)。Reich等强调,决策者需要有"远见和决心",以确保成功、可持续地推行全民医疗卫生(Reich et al.,2016)。政策需要解决医疗和专职卫生工作者的培训、认证和监管;服务提供;税收;建立公众信任;公众承诺等问题。Starfield等在对11个国家进行比较后发现,"初级卫生保健服务的充分提供与政府的支持性政策有关"(Starfield et al.,2005)。

为了说明政策的重要性,先简要分析委内瑞拉的情况。在20世纪90年代,委内瑞拉开始改革其医疗系统。1999年,委内瑞拉宪法将医疗卫生视为一项基本人权(Atun et al.,2015)。资金筹集政策利用多种来源,为贫困人群、失业人群和农村人口提供医疗卫生资金。该系统混合了公共和私人资金,但个人自费支出占医疗卫生支出的50%以上(Atun et al.,2015)。从2003年开始,委内瑞拉引入了一种初级医疗卫生模式"Barrio Adentro",这种模式一度扩大了医疗卫生的覆盖面,并有效改善了委内瑞拉最贫困公民的健康状况(Atun et al.,2015),公民预期寿命提高,婴儿死亡率显著下降。

然而,到2013年,该体系开始摇摇欲坠,到2016年,它已经陷入危机,直到现在仍然如此(Editorial,2018)。自2008年起,世界石油价格下跌,经济随之崩溃。由于这一原因和其他原因,政府在公共卫生方面的支出从2010年的9.1%降至2014年的5.8%(Editorial,2018)。结果是自费支付的大幅增加,成为贫困公民获得医疗卫生的障碍,也导致了孕产妇和婴儿死亡率增加。由于药品严重短缺,即使是最富有的公民也无法获得药品(Fraser,Willer,2016;Editorial,2018)。政府非但不承认危机,反而停止收集数据,自2016年以来,政府便再也没有报告过有关该系统的状况了。国际援助的提议也被他们拒绝,政府故意拒绝承认或解决危机,体现了政府政策的失败。他们以生命为代价,提醒人们政策的实施对获得最基本的医疗卫生服务的重要性和影响。

2.11.8 初级卫生保健筹资

当政府承担起资助初级卫生保健的职责时,政策就变得极为重要。卫生保健的可持续性是一个反复出现的挑战。Reich等注意到,在纳入研究的11个国家中,每个国家都面临着持续覆盖的筹资和政策问题(Reich et al.,2016)。加纳国家医疗保险体系发展过程中作出的决定导致了一种收费-服务模式,而这种模式已被证明是不可持续的。在实行该系统10年后,政府不得不重新评估这个在财政上不可持续的系统,因为该系统并未覆盖64%的人口(Reich et al.,2016)。西班牙在20世纪80年代和90年代实施了以税收为基础的筹资系统,以扩大初级卫生保健并确保整个系统的可持续性(Starfield et al.,2005)。古巴和巴西同样通过税收为其全民医疗系统提供资金(Atun et al.,2015)。

古巴通过向巴西和委内瑞拉提供医疗卫生人员，以换取向古巴政府支付的合同费用，来补充医疗卫生方面的税收资金（Atun et al.，2015）。

2.11.9　医务人员的分布和组织，包括国家认证的和未受监管的医护人员

卫生保健改进研究所的三重目标（医疗保健改进研究所 Institute of Healthcare Improvement，2009）支持在资源不同的地区和人群中合理使用“受监管”（获得国家认证）和“未受监管”的卫生工作者。后者包括药剂师、社区卫生人员和志愿者。

在整个20世纪，医疗卫生服务主要由护士、助产士和医生等正规受管制的从业人员提供。但是，随着需求超过供应，这个劳动力现在已经不足、过度培训，并且教育和报酬成本高昂。因此，WHO制定了劳动力发展战略，将无执照的医护人员纳入其中，这些医护人员经过培训，可在受监管从业人员的指导和监督下执行既定任务。例如，受监管的尼日利亚医护人员利用教堂、清真寺和民间组织的场所作为诊所。传统助产士协助分娩。通过招募社区领袖和杰出公民作为宣传员，加强社区支持（Gyuse et al.，2018）。

在新西兰，护士、助产士和医生等正规执业医师在农村和偏远地区可能很少，因此，卫生部广泛使用了非医务人员。例如，“戒烟热线”顾问可通过电话、短信和网络提供戒烟建议；超过50 000名社区健康助理或非受监管的医务工作者和助理（主要是女性）为残疾人或慢性病患者提供支持（新西兰卫生人力，2018）。

同样，婴儿意外猝死（SUDI）一直是可预防性死亡的主要原因，婴儿意外猝死死亡人数从20世纪80年代的每年250例（每千名活产儿超过4.4例）减少到2015年的44例（每千名活产儿0.92例）。尽管婴儿意外猝死率大幅下降，但不同人群之间的降低程度并不均等。毛利族和太平洋岛屿族裔婴儿意外猝死风险始终高于非毛利族和非太平洋岛屿族裔婴儿。确定并推广更有效、文化上更适宜的方式，让婴儿意外猝死风险高的妇女在怀孕早期参与并与之保持联系，这一点至关重要。由于对这一点的重视，健康助理作为社区教育者已被纳入卫生部指导的政策和实践中（新西兰卫生质量安全委员会，2017）。同样，包括建造供婴儿睡在母亲或其他照顾者身边的编织篮（wahakura）在内的举措也加强了改善健康状况的社区网络（Abel，Tipene-Leach，2013）。理想情况下，非监管工作者属于其服务对象的社区，从而避免了文化隔阂。

有了适当的报酬、培训和监督、充足的资源、明确的任务以及社区和同事的支持，非监管工作者可以成功地控制疟疾等疾病的暴发，并提供预防措施，包括疫苗接种、围产期照护和健康宣传（Haines et al.，2007）。在巴基斯坦的一个贫困农村社区中，由于人们很少有机会获得心理保健服务，与接受强化“常规”照护的妇女相比，将基于认知行为疗法的干预措施纳入社区工作者的日常工作中，产前抑郁妇女的抑郁率降低了一半以上（Rahman et al.，2008）。这些类型的举措表明，社区工作者有可能在其他照护系统中发挥类似的作用，尤其是在资源匮乏的地区。

2010年，WHO呼吁更有效地利用非监管的卫生工作者。WHO强调了全球迫切需要加强初级卫生保健，将跨专业教育和合作实践纳入服务、教育和卫生政策中，这种需求并未减弱。

鉴于预算限制，初级卫生保健仍然是政府可以作出的最佳投资之一（《经济学人》智库，2017；Mossman et al.，2017）。例如，解决农村地区医疗从业人员匮乏问题的举措可侧重于非医疗提供者（Sanne et al.，2010；Fairall et al.，2012），如执业护士，以提供特定类型和级别的医疗服务。新西兰拥有近500万人口，包括15 000名医生，在全国各地聘用了300多名执业护士。护士除了要获得三年的学士学位外，还要获得临床硕士学位，才有资格成为执业护士。初级卫生人员可以诊断、治疗和开处方，与全科医生一样，他们可能是主要的医疗卫生提供者。每项工作的成本仅为教育和维持一名执业医师成本的一小部分。这些护士通常是

农村社区和小城镇的居民,在接受教育和注册后,他们会回到这些地方。

技术可以支持人们获得初级卫生保健。例如,德里的Mohalla诊所(Mohalla clinics)提供低成本的常用医疗检测包(Lahariya,2017),降低了糖尿病、登革热和肝炎的筛查和治疗成本。在卢旺达和许多其他国家,正在试点使用远程医疗为农村和偏远地区的患者提供医疗建议(《经济学人》智库,2017)。澳大利亚皇家飞行医生服务是最大、最全面的航空医疗组织之一,远程医疗是提高澳大利亚农村和偏远地区患者就医机会、团队医疗和医疗质量的重要机制(Bradford et al.,2016)。

北星联盟(North Star Alliance)等服务机构设在撒哈拉以南非洲,支持低水平的持续照护,通过与患者经历相一致的项目,以适应当地文化的方式提供当地支持,减少了通行时间,从而缩短了等待时间。北星联盟还通过巧妙的品牌推广和市场营销,向患者和他们所接触的社区进行宣传。他们的非营利性网络包括30多个路边医疗诊所,这些诊所位于流动工人、旅行者和频繁穿越边境的流离失所者使用的主要交通路线上的疾病热点地区,在这些地区疾病跨境传播的风险更高(北星联盟,2018)。这些服务提供了便利,使患者能够继续日常生活。

上海的"乐巢计划"为糖尿病和高血压患者提供了一种低价的初级卫生保健服务,这些患者可以在初级卫生保健机构得到管理(创新医疗保健服务国际伙伴关系International Partnership for Innovative Healthcare Delivery,2014)。无论是急性的轻微问题,还是长期疾病的复发,都可以随时获得此类服务。同样,《英国医学杂志》提供的"护理工具包的实用方法"(practical approach to care kit,PACK)计划为中低收入国家的非医师临床医生提供了一整套清单和方法,用于筛查、诊断和治疗一系列可在社区内管理的常见症状、急性和慢性疾病(Fairall et al.,2018)。

2.11.10 数据在规划、监控和评估服务中的作用

为了确保初级卫生保健的质量,国际上使用了卫生关键绩效指标(key performance indicator,KPI)数据。通过这些数据,可以比较不同地区的业绩效果,并在全系统范围内进行改进和改革。它们可以为医疗服务的获取设定目标,并明确规定医疗服务的范围、类型和成本(Hibbert et al.,2013)。关键绩效指标可与临床和财务方面的成就和结果衡量标准挂钩。随着新技术的引入以及服务使用方和付费方期望值的提高,关键绩效指标考核范围也在不断扩大。

关键绩效指标在评估医疗系统的管理机制、临床流程和财务绩效方面的地位根深蒂固。除了医疗系统在改善患者健康和生活质量方面所取得的成就的细节外,关键绩效指标往往与其他方面息息相关。这引起了临床医生的极大质疑,尤其是在要求繁忙的临床医生收集大量数据的情况下。人们倾向于衡量容易衡量的东西。重要的定性方面被狭隘的定量衡量标准挤到一边,这往往使人们只关注过程和活动,而不是获取信息或结果。

尽管存在这些局限性,但对关键绩效指标的需求是清晰的。综合利用绩效指标进行评估,同时反映医疗卫生的公平性、结果和可及性,对于提高初级卫生保健的有效性至关重要(McDonald,2016)。

对于越来越多地利用收集到的数据来衡量绩效的决策者来说,应该提出几个重要的问题:

(1) 绩效评估服务的目的是什么?评估谁的绩效?

(2) 关键绩效指标是否清楚明确地与该目的相关?

(3) 绩效衡量标准在现实中是如何实践的?

(4) 绩效不佳的后果是什么?教育?惩罚?开除?

(5) 花费时间和财力获取和分析绩效数据后,资金、系统和结果发生了哪些变化?

(6) 怎样才能更好地使用绩效衡量标准及其生成的数据?

尽管获取结果数据很困难,并且这些数据中没有神奇的答案,但适当地发布这些数据可以推动医疗卫生质量的提升(Fung et al.,2008)。

新西兰卫生质量与安全委员会最近推出了医疗系统质量指标仪表板(新西兰卫生质量与安全委员会，2018)。该仪表板为每个地方行政区提供了60项衡量指标数据。质量衡量标准包括就医的及时性、安全性、有效性、以患者为中心(包括满意度)和公平性。这些衡量和刻度将各地区与全国平均水平进行比较，为持续改进提供支持。

2.11.11　结论

不论一个国家的财富状况如何，政治承诺和公共投资都是决定医疗卫生服务获取可持续性或不可持续性的关键因素。虽然相对较贫困的国家更有可能在此类发展的可持续性方面陷入困境，但一些国家正在取得令人瞩目的进步。

如果要在医疗卫生方面取得进展，国家、政府和卫生组织的领导层对改善医疗卫生可及性的投入至关重要。

克服地理和财政障碍固然重要，关注劳动力举措也同样重要。其中许多措施旨在通过社区卫生工作者和医疗从业人员等中间人来改善初级卫生保健的可及性，因为他们有时间与社区和患者建立值得信赖的关系。

医疗卫生系统可以通过明确叙述一个解释和激励的故事，通过战略、政策和资金配比来确定期望，以确保社区参与医疗卫生获取改进的开发、实施和监测过程。通过分析和使用当地数据来规划和监控服务，医疗模式就能更好地贴近需求，满足更好的医疗服务需求。

医疗卫生服务的获取不仅涉及进入医疗卫生系统，还包括在系统内运行的整个过程。在此之中，尽职尽责、有求必应的工作人员至关重要。出于所有这些原因，有必要进一步研究和开发，优化初级、二级和三级医疗卫生的获取途径，以实现对传染病和非传染性疾病的最佳管理，并通过一线预防服务促进健康。

(翻译：殷晓旭)

参考文献

Abel, S. and Tipene-Leach, D. (2013). SUDI prevention: a review of Maori safe sleep innovations for future. The New Zealand Medical Journal, 126 (1379). [Online] Available at: https://www.nzma.org.nz/journal/read-the-journal/all-issues/2010-2019/2013/vol-126-no-1379/viewable

Aday, L.A. and Anderson, R.M. (1981). Equity of access to medical care: a conceptual and empirical overview. Medical Care, 19 (Suppl.), 4-27.

AIHW (2018). Deaths in Australia. [Online] Available at: https://www.aihw.gov.au/reports/life-expectancy-death/deaths-in-australia/contents/life-expectancy

Araujo, L., La Rocca, A., and Hoholm, T., (2018). Reconfiguring the relation between primary and secondary healthcare through policy instruments. In: Hoholm, T., La Rocca, A., and Aanestad, M. (eds.) Controversies in Healthcare Innovation. London: Palgrave Macmillan.

Atun, R., et al. (2015). Health-system reform and universal health coverage in Latin America. The Lancet, 385, 1230-47.

Babic, M., Fichtner, J., and Heemskerk, E.M. (2017). States versus corporations: rethinking the power of business in international politics. The International Spectator, 52 (4), 20-43.

Bhutta, Z.A., Ladher, N., and Abbasi, K. (2018). Alma-Ata and primary healthcare: back to the future. British Medical Journal, 363, k4433.

Bollyky, T.J. (2018). Health without wealth: the worrying paradox of modern medical miracles. Foreign Affairs. [Online] Available at:

https://www.foreignaffairs.com/articles/2018-09-26/health-without-wealth? cid=nlc-fa_twofa-20180928

Bradford, N.K., Caffery, L.J., and Smith, A.C.(2016).Telehealth services in rural and remote Australia: a systematic review of models of care and factors influencing success and sustainability.Rural Remote Health, 16(4), 3808.

Braveman, P., Starfield, B., Geiger, H.J., and Murray, C.J.L.(2001).World Health Report 2000: how it removes equity from the agenda for public health monitoring and policy.Commentary: comprehensive approaches are needed for full understanding.British Medical Journal, 323, 678-81.

Cochrane, A.L.(1972).Effectiveness and Efficiency.Random Reflections on Health Services.London: Nuffield Provincial Hospitals Trust.

Cruess, R.L.and Cruess, S.R.(2008).Expectations and obligations: professionalism and medicine's social contract with society.Perspectives in Biology and Medicine, 51(4), 579-98.

Daniels, N.(2008).Just Health.Cambridge: Cambridge University Press.

Dixon-Woods, M., et al.(2006).Conducting a critical interpretive synthesis of the literature on access to healthcare by vulnerable groups.BMC Medical Research Methodology, 6, 35.

Editorial(2018).The collapse of the Venezuelan health system.The Lancet, 391, 1331.

Esping-Andersen, G.(1990).The Three Worlds of Welfare Capitalism.Princeton NJ: Princeton University Press.

Fairall, L., Cornick, R., and Bateman, E.(2018).Empowering frontline providers to deliver universal primary healthcare using the Practical Approach to Care Kit.British Medical Journal, 363, k4451.

Fairall, L., et al.(2012).Task shifting of antiretroviral treatment from doctors to primary-care nurses in South Africa (STRETCH): a pragmatic, parallel, cluster-randomised trial.The Lancet, 380, 889-98.

Fraser, B.and Willer, H., (2016).Venezuela: aid needed to ease health crisis.The Lancet, 388, 947-9.

Fung, C.H., Lim, Y.W., Mattke, S., Damberg, C., and Shekelle PG.(2008).Systematic review: the evidence that publishing patient care performance data improves quality of care.Annals of Internal Medicine, 148(2), 111-23.

Gaffney, A.(2018).To Heal Humankind: The Right to Health in History.London: Routledge.

Gillon, R.(2005).Philosophical Medical Ethics.Chichester: John Wiley.

Gulliford, M., et al.(2002).What does 'access to health care' mean? Journal of Health Services Research&Policy, 7, 186-8.

Gunning, I.R.(1991).Modernizing customary international law: the challenge of human rights.Virginia Journal of International Law, 31 (2), 211-48.

Gyuse, A.N., Ayuk, A.E., and Okeke, M.C.(2018).Facilitators and barriers to effective primary health care in Nigeria.African Journal of Primary Health Care&Family Medicine, 10(1), 1-3.

Haines, A., et al.(2007).Achieving child survival goals: potential contribution of community health workers.The Lancet, 369, 2121-31.

Hastings, G.(2012).Why corporate power is a public health priority.British Medical Journal, 345, e5124.

Health Quality and Safety Commission New Zealand (2017).Sudden Unexpected Death in Infancy (SUDI) Special Report. [Online] Available at: https://www.hqsc.govt.nz/assets/CYMRC/Publications/CYMRCSUDIReport.pdf

Health Quality and Safety Commission New Zealand (2018).Dashboard of Health System Quality.[Online] Available at: https://www.hqsc.govt.nz/our-programmes/health-qualityevaluation/projects/quality-dashboards/

Health Workforce New Zealand (2018).Workforce in Action—Developing the Health and Disability Kaiāwhina Workforce.[Online] Available at: https://www.workforceinaction.org.nz/

Henckaerts, J-M.(2005).Study on customary international humanitarian law: a contribution to the understanding and respect for the rule of law in armed conflict, International Review of the Red Cross, 87(857), 175-212.

Hibbert, P., Hannaford, N., Long, J., Plumb, J., and Braithwaite, J.(2013).Final Report: Performance Indicators Used Internationally to Report Publicly on Healthcare Organisations and Local Health Systems.New South Wales: Australian Institute of Health Innovation, University of New South Wales.

Iacobucci, G.(2019).NHS 10 year plan pledges improvements in stroke, heart attacks, and mental health.British Medical Journal, 364, l80.

Illich, I.(1976).Limits to Medicine.Medical Nemesis: The Expropriation of Health.Harmondsworth: Penguin Books.

Institute of Healthcare Improvement(2009).The Triple Aim: Optimising Health, Care and Cost.[Online] Available at: http://www.ihi.org/Engage/Initiatives/TripleAim/Documents/BeasleyTripleAimACHEJan09.pdf

International Partnership for Innovative Healthcare Delivery (2014).Le-Nest.[Online] Available at: https://www.innovationsinhealthcare.org/Leo/o20Nest%20Profileo/o202014.pdf

Kalantry, S., Getgen, J.E., and Koh, S.A. (2010). Enhancing enforcement of economic, social, and cultural rights using indicators: a focus on the right to education in the ICESCR. Human Rights Quarterly, 32(2), 253-310, 466-7.

Lahariya, C. (2017). Mohall and clinics of Delhi, India: could these become platform to strengthen primary healthcare? Journal of Family Medicine and Primary Care, 6(1), 1-10.

Last, J.M. (2007). A Dictionary of Public Health. Oxford: Oxford University Press.

Mackenbach, J.P. and Kunst, A.E. (1997). Measuring the magnitude of socio-economic inequalities in health: an overview of available measures illustrated with two examples from Europe. Social Science&Medicine, 44, 757-71.

McDermott, J. (2018). An affordable necessity. The Economist, 427, S3-S5.

McDonald, A. (2016). Case Study: Harnessing Data for Local Quality Improvement in Diabetes. Te Awakairangi Health Network (TeAHN). New Zealand. [Online] Available at: https://www.hqsc.govt.nz/assets/Health-Quality-Evaluation/PR! Case-study-Te-AwakairangiHealth-Network-diabetes-Jan-2016.pdf

McKeown, T. (1979). The Role of Medicine. Oxford: Blackwell.

Mooney, G. (1996). And now for vertical equity? Some concerns arising from aboriginal health in Australia. Health Economics, 5, 99-103.

Mossman, K., Bhattacharya, O., McGahan, A., &Mitchell, W. (2017). Expanding the reach of primary care in developing countries. Harvard Business Review online. [Online] Available at: https://hbr.org/2017/06/expanding-the-reach-of-primary-care-in-developing-countries

Murray, C.J. and Frenk, J. (2000). A framework for assessing the performance of health systems. Bulletin of the World Health Organization, 78, 717-31.

North Star Alliance (2018). North Star Alliance Initiatives for mobile workers and the communities they interact with. [Online] Available at: http://www.northstar-alliance.org/initiatives/

Office for National Statistics (ONS) (1998). Mortality Statistics: Cause, England and Wales. Series DH2. Number 25. London: Office for National Statistics.

Office of the High Commissioner for Human Rights (2007). International Covenant on Economic, Social and Cultural Rights. Geneva: Office of the High Commissioner for Human Rights.

Pechansky, R. and Thomas, W. (1981). The concept of access. Medical Care, 19, 127-40.

Rahman, A., Malik, A., Sikander, S., Roberts, C., and Creed, F. (2008). Cognitive behaviour therapy-based intervention by community health workers for mothers with depression and their infants in rural Pakistan: a cluster randomised control trial. The Lancet, 372, 902-9.

Rawls, J. (2007). Theory of Justice. Cambridge, MA: Harvard University Press.

Reich, M.R. et al. (2016). Moving towards universal health coverage: lessons from 11 country studies, The Lancet, 387(10020), 811-16.

Sade, R.M. (1971). Medical care as a right: a refutation. New England Journal of Medicine, 285(23), 1288-92.

Sade, R.M. (2012). Health care reform: ethical foundations, policy, and law. Journal of the American College of Surgeons, 215(2), 286-96.

Sanne, I., et al.; CIPRA-SA Study Team (2010). Nurse versus doctor management of HIV-infected patients receiving antiretroviral therapy (CIPRA-SA): a randomised non-inferiority trial. The Lancet, 376, 33-40.

Shengelia, B., Tandon, A., Adams, O.B., and Murray, C.J.L. (2005). Access, utilization, quality, and effective coverage: an integrated conceptual framework and measurement strategy. Social Science&Medicine, 61, 97-109.

Smith, R., Beaglehole, R., Woodward, D., and Drager, N. (2003). Global Public Goodsfor Health. Health Economic and Public Health Perspectives. Oxford: Oxford University Press.

Starfield, B., Shi, L., and Mackinko, J. (2005). Contribution of primary care to health systems and health. The Milbank Quarterly, 83(3), 457-502.

Stigler, F., Macinko, J., Pettigrew, L.M., Kumar, R., and van Weel, C. (2016). No universal health coverage without primary health care. The Lancet, 387, 1811.

The Economist Intelligence Unit (2017). Global Access to Healthcare—Building Sustainable Health Systems. [Online] Available at: http://accesstohealthcare.eiu.com/wpcontent/uploads/sites/42/2017/06/Globalaccesstohealthcare-3.pdf

United Nations (UN) (n.d.). Millennium Development Goals. [Online] Available at: http://www.un.org/millenniumgoals/

United Nations(UN)(2007).Universal Declaration of Human Rights.New York:United Nations.

United Nations(UN)(2012).Resolution 67/81.Global Health and Foreign Policy(A/RES/67/81).[Online]Available at:http://www.un.org/en/ga/search/view_doc.asp? symbol=A/RES/67/81

United Nations(UN)(2015).Sustainable Development Goals—17 Goals to Transform our World.[Online]Available at:https://www.un.org/sustainabledevelopment/sustainable-development-goals/

United Nations(UN)(n.d.).Sustainable Development Goals.[Online]Available at:https://www.un.org/sustainabledevelopment/health/

United Nations Human Rights,Office of the High Commissioner(n.d.).[Online]Available at:http://indicators.ohchr.org/

World Health Organization(WHO)(1978).Declaration of Alma-Ata:International Conference on Primary Health Care,Alma-Ata,USSR,6-12 September 1978.[Online]Available at:http://www.who.int/social_determinants/tools/multimedia/alma_ata/en/

World Health Organization(WHO)(1988).From Alma-Ata to the year 2000—Reflections at the Midpoint.[Online]Available at:http://apps.who.int/iris/bitstream/handle/10665/39323/9241561246_eng.pdf? sequence=1&isAllowed=y

World Health Organization(WHO)(2018).Top 10 Causes of Death.[Online]Available at:http://www.who.int/news-room/fact-sheets/detail/the-top-10-causes-of-death

第三部分　公共卫生政策、法律和伦理

3.1 公共卫生领导力

3.1.1 什么是领导力

领导力从本质上讲是激励人们为实现共同目标而努力的艺术。公共卫生领导力指能够有策略地引领公共卫生工作者实现特定组织或社区需求的能力。领导者是行动的激励者和指挥者,他们通常具备一定的人格魅力和领导技能,能够促使他人跟随他们所指引的方向前进。美国学者将领导力定义为"一种社会影响的过程,个体可以在这个过程中完成组织共同目标的同时获得他人的帮助和支持"。目前已有多种领导力相关理论,主要包括特质理论、情境权变理论、功能理论、魅力型领导理论、行为方式理论、权力理论、愿景和价值观理论等。

如果公共卫生指的是社会共同努力、有组织地改善健康和解决不平等现象,那么公共卫生领导力则代表了实现这些变化所需的特征、激情、战略和能力。长期以来,公共卫生实践和学术研究关注的是确定人群健康需求的特征以及相关循证方法。近年来则着重于关注实施性科学和研究,以及如何制定、实施和评估改善人群健康结局的循证干预措施。然而,研究者较少关注如何理解公共卫生领导力的独特作用、需求、能力、重要性,以及公共卫生领导力如何与政策、政治或一系列竞争利益相互作用。

在当今日益复杂和相互依赖的世界中,健康、社会和经济的不平等日益加剧,社会、环境和商业利益竞争激烈,人们对政府的信任不断下降,社会隔绝与孤立日益加剧,这正是公共卫生领导力和领导人发挥能动性的绝佳时机。公共卫生一线工作给领导者提供了独特的领导机会:从只关注个体干预措施转向重视更广泛的健康决定因素(如社会、结构、经济);确定严重问题(从青年暴力、非传染性疾病控制到气候变化)的循证解决方案;利用大数据和常规数据更好地确定目标,明确战略和资源分配的优先级;以创新的、有意义的、更高效的方式与社区合作,赋权并参与到社区工作中。为了实现这一目标,21 世纪的公共卫生领导力必须具有大胆、自信、敏锐、创新、鼓舞人心的特质:领导者既能够在系统内部工作,又能够跨系统合作。当前充满激动人心的机遇,成为公共卫生领域的领导者,具备真正改变全球人民生活的能力,这是全球公共卫生工作者的荣耀。

3.1.1.1 领导力与管理不同

时至今日,领导力不再被视为一种与生俱来的品质。人们更愿意关注领导者所共有的主要特质,其中包括拥有积极的人生观和前瞻性思维——自信且相信自己具备影响他人的能力。

既往很多文献和研究将领导和管理混为一谈,但这两者并不完全相同:在英语中,"管理"(Management)一词源于拉丁语"manus"(意为手)和意大利语"maneggiare"(意为控制,通常是控制马)。然而,"领导"一词来自古德语单词"lidan"和古英语词源"lithan"(旅行,指示道路、引导)。尽管二者听起来相似,但实则领导力和管理是不同的:领导力超越并高于管理的概念。管理者可以在没有领导者(能够激励他人达到最佳状态的人)的情况下,有组织地、高效地完成任务。管理者管理流程,而领导者则引领组织及其成员的发展。在任何企业中,领导力都是最基本和最稀缺的资源,医疗卫生部门也不例外。

在公共卫生实践中,做一名高效开展工作的管理者十分重要。管理不是一项简单的任务,因此需要管理者拥有一系列长期积累的技能。优秀的公共卫生管理者能够有效率地开展实效性工作。他们能够带领所在组织通过变革来实现总体目标并落实具体工作任务。优秀的管理者倾向于关注当下,因为他们经常需要在短期内交付和实现工作目标。好的组织依赖于好的管理者;然而,出色的管理并不一定造就优秀的组织。

称职的管理对成功实施公共卫生方案至关重要。有效开展项目实施、监测和评价需要完成一系列重要任务并具备相应的能力,而高效的管理可以促进完善相关能力。优秀的管理者越来越积极地参与循证实践、实施科学和项目研究,而这是改善管理从而强化卫生体系功能的必由之路。负责实施并完成任务和决定方向并开展有远见的活动,这二者之间的区别,是区分管理和领导的有效方法。在实践中,经常在一个人身上看到这两种特点,或在特定职位的要求中兼而有之。事实上,绝大多数的高级公共卫生领导者都是在其职业生涯的不同阶段和时期逐渐掌握特定技术、拓展人际关系、逐渐具备管理和领导能力的,在这些综合基础上提升领导力。因此,将优秀领导者与优秀管理者的特征区分开来并不容易。然而,领导角色和管理角色之间的区别最主要是具有远见卓识和具有执行能力之间的差异。

领导力、出色的领导力特点是具有预见性,能够超越当下看到所属组织的巨大潜力。领导力的特征之一是人际影响力,而管理则重点在于获取和分配资源以实现工作、单位或组织目标。因此,领导力不限于在组织内部引领员工发展。各类社会和政治环境中领导力均可以发挥作用。卓越的领导者亦能有效地完成任务,但他们实现目标的方式与管理者不同。领导者通过制定令人信服的远期目标,并激发员工的潜力来实现目标。若没有领导者规划的远期蓝图,没有追随者的辛勤工作、精力和创新的贡献,难以实现公共卫生领域众多卓越的里程碑式事件。例如从全球消灭天花到消灭许多疫苗可预防疾病、了解和应对艾滋病大流行、应对埃博拉和非传染性疾病(NCD)等健康威胁,所取得的进展均离不开优秀的领导者。在公共卫生领域,不仅医院及各专业科室需要优秀的领导者,地方、地区和国家政府、教育领域等其他相关部门乃至其他大大小小的机构中均需要领导者。

领导者和管理者之间的这些区别在公共卫生部门尤为适用。例如,行政区卫生部门的公共卫生领导可以任命一个业务经理来负责管理财务、分派任务、落实日常工作,从而使他们自己能够有自由的空间来制定战略,争取卫生体系和其他不同机构的参与者共同合作,以实现该地区的远期公共卫生目标。再举个例子,公共卫生机构往往需要管理人员具备如下素养和能力:在资金有限的情况下,能够组织和实施国际、国家或地方的工作方案;能够制定、实施和评估公共卫生政策;能够有效地管理项目工作人员和资源。在这两个例子中,除了管理人员外,行政区卫生部门和公共卫生机构还需要公共卫生领导人激励工作人员在预算有限、社会政治和经济不确定性的背景下开展高质量的工作。上述技能和工作职责有时可能存在于同一个人身上,但管理的性质仍然不同于发挥领导力的工作范畴。

本章节重点在于领导力而非管理。在由既得利益集团政治主导的世界,各类政策可能有意或无意地产生影响人群健康和福祉的后果,因此公共卫生领域需要能够推动发展规划的人才,进而推动科学证据的获取并用以改变政策的发展方向。领导者需要能够始终如一地具备胜任力,具有明确的远期发展目标和价值观,以及在不同组织和体系内均具备领导能力。除了核心公共卫生能力、对公共卫生领域内部和外部工作者的影响力,公共卫生领导者还需要具有“大局观”。

3.1.2 领导力理论的变迁

与管理类的研究一样,领导力相关研究也已随着时间的推移而发展。一个多世纪以前,对领导力的思考主要集中在领导者的内在个性上:“这种‘伟人理论’将领导能力视为天生的、固定存在的、与所在环境无

关的,领导者是孤独的行动者。”(Turning Point,2001)

在20世纪上半叶,人们试图找出成功领导者的关键“特质”或“属性”,从而深化“伟大领导者”理论。领导力特质的研究仍然关注个人,而不是整体环境。这类研究一直持续到今天并总结了一系列领导者特质,其中一些特质特属于卫生部门,相关内容将在下一节中展示。在卫生部门中,确实会提及“特殊人物”。例如,世界卫生组织(WHO)前负责人哈夫丹·马勒和联合国儿童基金会前负责人詹姆斯·格兰特被公认为具有天生的领导才能,这在很大程度上解释了他们事业上的成功。他们与英国或国际高级公共卫生领袖交流时,一直抱有清晰的远期目标和坚定的个人价值观,坚决贯彻所属组织的使命,他们愿意承担风险并做一些违反惯例的事情,利用创新意识、伙伴关系或颠覆常规来实现不同的结果。其中很少有领导者是专制的或者是“英雄式领导者”,他们不会利用自己的职位权力单方面作出决定。相比之下,他们往往是推动工作进程的专家,以权威的姿态领导,并采用参与式决策风格,利用富有技巧的提问汲取他人智慧,以制定共同的解决方案。

在20世纪中叶,为了更细致入微地理解领导力,对领导力问题的研究和思考转向了“权变”理论(van Wart,2003),领导者及追随者的特质以及领导者所处的环境均纳入研究范畴。虽然承认“领导力的本质是影响力”,但这种方法认为“没有任何单独的一种领导者特质或风格能够解释所有情况下的领导力”,取而代之的是更加关注“动态领导力——在社会和/或组织背景下同时关注领导者和其追随者的表现”(Rumsey,2013a;Rumsey,2013b)。

3.1.3 领导者会怎么做?

时至今日,成为一名优秀领导者所需的技能已不再是秘密,也不再被认为是特殊的少数个体与生俱来的特质。虽然有些人似乎天生就是领导者,但任何人都能观察到领导者做了什么,以及在日常实践中如何应用这些技能。因此对于有兴趣发展领导力技能的人来说,投入时间并由经验丰富的领导者进行持续指导至关重要。文本框3.1.1概述了领导力的类型。

文本框3.1.1 实施领导力的方法

在许多(或者也许是大多数)组织中,领导力的定义可能不止一个。每一种都意味着特定的领导方式,领导者可以综合使用多种不同的方法开展领导工作。

纯粹行使权力。“顺我者昌,逆我者亡”。如果不按照领导的要求(无论多么不合理)去做就会被淘汰。领导者的决定不容置疑或讨论,其他人无权作出决定。

政治谋划。领导者挑拨人们之间的关系,在组织内拉帮结派,培养“盟友”并孤立“敌人”,利用施以恩惠或对不良表现视而不见以积累人情债,并在需要时要求予以偿还,以便如愿地操纵人和事。

利用人际关系。领导者与组织中的所有或大多数人建立起牢固的、积极的关系,并基于此引导他们朝着特定的方向行动。基于与领导的关系,员工仅按照要求做事,而不是从工作内容出发而采取行动。

以身作则。领导者有时可能要求下属采取特定的行为或行动,有时不会特别要求什么,但他们会率先示范,并期望或暗示其他人遵循和效仿。

游说。领导者通过论证、推理、推销技能或其他游说手段让员工相信领导者想要的实际上是最好的选择,或者是符合员工预期。

分享权力。一些领导者选择通过组织中的其他利益相关者行使至少部分领导权。领导者可能会放弃部分个人权力,以换取其他参与重要决策过程的人员对决策、目标和组织本身的所有权。

个人魅力。部分领导者具有足够的个人魅力,可以仅凭个人魅力来带动他人。领导者可能会倡导并出色地实现目标,但这需要追随者的忠诚和敬畏来实现。

追随者参与目标实现过程。领导者让其他人接受自身对组织的远期规划,并将其变成他们自己的愿景。领导者可以通过自身魅力吸引他人追随、通过领导者本人对远期目标正确性的信念与动力感召他人,或者通过愿景本身的吸引力来实现这一点。

3.1.3.1 激励行动

大多数员工都希望以自己的组织为傲,如果有可能他们会为自己所信仰的事业放弃一切。对于公共卫生领域工作者来说尤为如此。他们往往是被公共卫生事业吸引到这一领域来服务社会,致力于实现社会公平,并希望在社区、国家内部或全球发挥作用。这意味着公共卫生组织富有与生俱来的激情、创造力和能量。优秀的公共卫生领导者能够利用上述组织特性激励员工采取行动,实现伟大变革。消除发挥创造力的障碍和困难,给予员工积极的反馈,增强他们的自豪感,为员工创造一个令人信服的远期目标,从而帮助员工挖掘潜在的能量和主动性。

3.1.3.2 沟通

领导者应该与员工沟通并让其了解所在的公共卫生组织。伟大的领导者通过在整个组织内建立沟通来赢得员工的承诺,定期反馈绩效,传播积极的新闻和工作成果,在公开场合肯定员工个人和团队的成功,让内部和外部利益相关者充分了解团队的贡献,并及时进行双向沟通和交流反馈。英国公共卫生署(Public Health England,PHE)首席执行官Duncan Selbie通过发送周五信息(电子新闻),向全国和全球数以万计的员工和机构合作伙伴通报一周的活动和工作成果。该机构利用"健康事务"这一形式,与国内合作伙伴就公共卫生政策和举措进行广泛交流,并促使他们参与其中。

3.1.3.3 支持和促进

优秀的领导者能够为员工创造适宜的环境,让员工可以畅所欲言、勇于创新和承担风险。如若公共卫生领域的团队和工作人员未能做到这一点,就可能出现疏漏从而对个人和社区造成损害。此外,公共卫生组织往往需要在具有挑战性的政治环境下以及在财政和资源方面的限制和压力下制定复杂的人群卫生保健方案。因此勇于创新和承担风险的能力对公共卫生组织来说至关重要。优秀的领导者能够支持员工,在困难时期也绝不放弃,努力提升员工实现目标的能力和技能。伟大的领导者总是在幕后,需要随时准备帮助和支持员工。

3.1.4 领导者的特质

与卓越的或糟糕的领导者共事过后,往往很难发现或很难描述导致他们优秀或平庸的特征或行为。自我管理方式是成为一名高效领导者的核心部分。自我意识、自信、自控、自知、自我反省、适应力和决心等个人品质是行为的基础。意识到自己在这些领域的优势和局限性,将会对自己的行为和与他人的互动产生直接影响。

3.1.4.1 乐观

伟大的领导者常会设想一个更光明、更积极、充满希望和乐观的未来。尽管领导者在真正实现目标的道路上往往历经坎坷和艰辛，但是期许未来的能力与乐观主义相结合，让领导者散发独特个人魅力，并触动身边的人。归根结底，人们乐于对自身和未来充满希望，乐于与对员工和服务对象都产生积极影响的组织合作。在繁忙的公共卫生部门日常实践中，乐观并不是指天真地对待或者说忽视团队面临的挑战和问题，而是将这些挑战和问题与既往的成就、机遇和潜在的早期胜利联系起来。对于难以预见领导者将获得更大或更具战略性机遇的团队来说，这种乐观心态重构尤其具有激励作用。

3.1.4.2 自信和果断

自信的领导者造就自信的追随者。一个组织的员工行为往往映射其领导者的行为。当领导者对自己犹豫不决、缺乏信心时，员工们更会如此；当领导者表现出自信时，员工们也会信心倍增。公共卫生的实践性意味着需要不断作出决策：使用什么证据；解决哪些优先事项；委托哪些计划；如何恰当地开展评估；以及如何推动和改善对健康的影响。为组织或个人做决定时，需要足够果断以避免仅仅观望事件发展。通常说来，做决定总比不做决定好。卓越的领导者往往是果断的，他们通常花必要的时间收集信息，并在合理的时间范围内作出决定，明确完成任务所需的人员和资源。如若缺失一些数据，那么领导者会仔细权衡现有信息，并采取相应的行动与决策。

3.1.4.3 诚信

员工们最希望领导者具备的特质是诚信，在公共卫生领域也是如此。道德行为、价值观和公平竞争意识是高效领导者的关键特征。诚实的员工更愿意追随诚实的领导者。当一个组织的领导者具备诚信的特质时，该组织能够真正改变其员工、客户和身边人的生活。保持高标准的道德和科学诚信有助于维护公众对国家、地方政府以及研究企业工作的信任。

英国医学委员会在阐述所有注册执业医生的职责时明确指出，患者必须能够将自己的生命和健康托付给医生。医生必须尊重人的生命，并确保实践符合预期标准。维护信任是英国医生道德实践的四个领域之一。这对公共卫生实践和研究领域亦有影响，英国公共卫生局的《良好公共卫生实践框架》(2016年)为公共卫生领域的良好专业实践提供了指南。该框架适用于公共卫生核心队伍的所有成员，包括公共卫生从业人员和专家，以及接受从业人员和专家培训的人员。该框架要求所有相关人员，尤其是领导者，应该以适当的方式行事，并承诺作为一名研究人员和从业人员在思想上诚实，并对自己的行为负责。详见文本框3.1.2。

文本框3.1.2　英国公共卫生局良好公共卫生实践框架简易指南(2016年)

维护公众的信任：廉洁和保护公众。

1. 您必须始终确保实践标准符合公众对您的工作、广泛公共卫生专业工作的信任。廉洁是良好公共卫生实践的基石。廉洁的要素包括：

◇ 正直：将服务义务置于个人利益之上。

◇ 诚实：诚实而坦率。

◇ 客观：在对证据进行严格分析的基础上提出建议和作出决定。

◇ 公正：完全根据事件的是非曲直行事，不带偏见。

2. 您必须公开可能会影响到职业发展的专业事实。

3. 您必须对数据保密和数据保护问题保持警惕。
4. 您必须回应关切和投诉。
5. 您必须诚实客观地评估您所监督、培训或共事人员的表现。
6. 您必须诚实守信地撰写报告、填写或签署推荐信、表格、报告及其他文件。
7. 对于监督公共卫生的官方组织要求提供信息的合理要求,您必须予以配合。
8. 在紧急情况下,您必须在力所能及的时间和地点作出反应。
9. 您的服务广告必须真实、诚实、合法、得体。

3.1.4.4 高情商

情商(有时也称为EQ或EI)是一种理解、控制和发展自身情感的能力,同时也是一种理解和管理他人情感的能力(文本框3.1.3)。情商领导力强调个人情绪如何影响他人并创造积极的结果。最优秀的领导者不仅能意识到自己的情绪,还能意识到自己的优势和局限性。情商高的人能够很好地了解自己的情绪状态,从而更好地判断他人的情绪。在杰出领导者与普通领导者之间的差异中,情商(emotional intelligence,EI)占85%~90%。情商高的共性优势在于:领导者高情商会对员工产生积极的影响,有助于建立更好的团队,并防止员工流失。情商包括四个领域:自我意识、自我管理、社会意识和关系管理。前两个领域决定了对自我的理解和管理程度。后两个领域决定了如何认识和管理他人的情绪、建立关系以及如何在复杂的社会系统中工作。这四个领域包含18种领导能力,所有这些能力都有助于情绪共鸣。当这些能力得到发展时,将对个人(自我调节、减轻压力、增强同理心、协作沟通)和组织(团队管理、企业文化)产生益处。

文本框3.1.3 情商的领域和能力

◇ 个人能力:决定如何管理自己。

1. 自我意识

◇ 情绪自我意识:读懂自己的情绪,识别情绪的发生;用直觉指导决策。
◇ 准确地自我评估:了解自己的优势和局限。
◇ 自信心:对自己的价值和能力有正确的认识。

2. 自我管理

◇ 情绪自控:控制负面情绪和冲动。
◇ 透明度:诚实、正直和值得信赖。
◇ 适应性:灵活应对不断变化的情况和克服障碍。
◇ 成就感:通过自己的努力,去完成有一定难度的任务。
◇ 主动性:随时准备采取行动并抓住机遇。
◇ 乐观:看到事件的积极面。
◇ 社交能力:这些技能决定如何处理人际关系。

3. 社会意识

◇ 同理心:感知他人的情绪,理解他们的观点,并积极关注他们所关心的问题。
◇ 组织意识:解析所在组织的当前局势、决策网络和政治状况。
◇ 服务:认识并满足客户的需求。

4. 关系管理

◇ 鼓舞人心的领导力:通过吸引人的远期目标引导和激励他人。
◇ 影响力:使用各种说服策略。

◇ 培养他人:通过反馈和指导提高他人的能力。
◇ 冲突管理:解决分歧。
◇ 建立联系:培养和维护关系网。
◇ 团队合作与协作:促进合作和团队建设。

3.1.5 领导力的风格

目前公共卫生领导力的发展正面临前所未有之大变局,亟须采用新的方法来培养当今和未来的领导者。John Gardner在《论领导力》一书中指出:"领导力是领导者个人或领导团队为实现领导者及其追随者的共同目标,而通过说服或榜样作用激励某个群体的过程。"如若按照这一定义,那么领导风格就是实现这一过程的方式。

领导者的风格包括他们如何与组织内外的其他人相处,如何看待自身和自己的职位。如果需要完成一项任务,某位领导者会如何着手完成?如果出现紧急情况,领导者如何处理?如果组织需要社区的支持,领导者如何去动员?所有这些处理问题的方式都取决于领导力风格(文本框3.1.4)。领导力风格可以说是领导者自身的"秘密"。领导力风格应适应形势的需要、相关人员的要求以及组织面临的挑战。在《原始领导力》一书中,"情商"概念的倡导者Daniel Goleman描述了六种不同的领导力风格。最有能力的领导者可以在这些风格中游刃有余,并在不同场合信手拈来。这六种风格都可以成为领导者的"拿手好戏"。

文本框3.1.4 领导力风格概述

远见卓识型。这种风格最适合组织需要新方向的时候。其目标是推动人们实现一系列新的共同梦想。Goleman和他的合著者认为,"具有远见卓识的领导者会阐明组织的发展方向,但不会说明如何实现这一目标,从而让员工自由地进行创新和实验"。

教练型。这种一对一的方式侧重于培养个人,指导他们如何提高绩效,并帮助他们将自身发展目标与组织的目标相统一。Goleman写道,"对于那些表现出主动性并希望获得更多职业发展的员工,辅导的效果最好"。但如果这种辅导被视为对员工的"微观管理",会打击员工的自信心,从而适得其反。

亲和型。这种风格强调团队合作的重要性,通过将团队成员紧密地联系在一起,创造和谐的氛围。Goleman认为,这种方式特别适用于"加强团队和谐、提高士气、改善沟通或修复组织中的信任破裂"。但他也警示读者不要单独使用这种方法,因为这种方法强调对团队的褒奖,可能会导致部分员工的不良表现得不到纠正。他写道,"员工可能会认为,平庸是可以容忍的"。

民主型。这种风格能够充分利用人们的知识和技能,并使群体致力于实现最终目标。当组织的发展方向不明确,领导者需要群策群力时,这种风格最为有效。Goleman提醒读者,在危机时刻,当紧急事件需要快速决策时,这种需要建立共识的风格可能会带来灾难性的后果。

树立标杆型。在这种风格中,领导者会对业绩设定高标准,他们"执着于把事情做得更好、更快,并对每个人提出同样的要求"。但是Goleman提醒读者这种风格应该慎用,因为它会打击士气和积极性。他写道:"我们的数据显示,这样的风格往往会破坏组织氛围。"

指挥型。这是军事化管理的经典模式,也是最常用但效果最不显著的。由于很少表扬而频繁批评,这种风格会削弱士气,降低工作满意度。Goleman认为,只有在需要紧急扭转局面的危机时刻,这种领导方式才会有效。就连现代军队也认识到这种领导方式的作用有限。

一个机构的领导力风格既体现在该机构的性质上,也体现在该机构与社区的关系上。在许多方面,领导者的风格决定所属机构的发展方向。如果机构要忠实并贯彻其理念和使命,其领导者的风格就必须与之保持一致。因此,为了确保所属机构遵循正确的方向发展,作为领导者就必须认识到自身的工作风格、所聘任的其他领导者的风格。

3.1.5.1 合作式领导力

合作式领导力一直是公共卫生组织领导力的标志。为了实现公共卫生成果和产出最大化,领导者们需要避免"曲高和寡"(即只和个别高层一起共事),而应该广开言路,充分调动和发挥员工的作用。合作型领导者努力让组织中的每个人都参与到领导工作中。作为领导可以发起讨论,指出需要解决的问题或议题,把握整个组织而不是某项工作发展状况,直接拍板决策。但并不选择独裁,而是通过讨论或者协商后达成多数人的共识后制定决策。为此,合作型领导要努力培养全体员工之间的信任和团队精神。由于组织成员直接参与组织目标和决策的制定,因此合作式领导能够最大限度地确保组织成员认同组织的远期目标和决策。合作式领导的原则详见文本框3.1.5。它最接近服务型领导的目标,也最接近于许多基层和社区组织理念和目标中的平等和赋权的理念。因此,它在很大程度上消除了业务人员与行政人员之间经常存在的不信任感。

文本框3.1.5　奥菲斯进程(Orpheus Process)中采用的8项合作式领导原则

1. 将权力交到工作人员手中。
2. 鼓励员工对产品和质量负责。
3. 明确职责。
4. 培养横向团队精神。
5. 共同享有领导权或轮换领导权。
6. 探索如何倾听、如何交流。
7. 寻求共识,并建立有利于达成共识的创造性体系。
8. 满怀激情地完成工作。

资料来源:Seifter H(2001)'The conductorless orchestra' Leader to Leader Journal NO.21.

3.1.5.2 民主式领导力

民主式的领导力模式不仅邀请工作人员和相关人士参与决策,还欢迎他们参与制定组织远期目标。它允许每个人表达自己对事务处理方式和组织发展方向的看法。通过引入每个人的想法以丰富所属组织发展的可能性。但最终决定权仍然掌握在领导者手中。民主型领导者深知没有人就没有组织。尽管这类领导者认为组织本身即意味合作是本质,但他最终必须独自承担决策带来的后果。

一些民主式领导力的模式可能会把责任交给一个小团体,例如管理团队或执行委员会,而不是个人。民主式领导力不一定能做到建立员工对所属组织及其目标的主人翁意识。虽然每个人都可能被征求意见或建议,但并不是所有的意见或建议都会被采用或纳入组织的工作中。如果没有对各种想法进行真正的讨论,并最终达成普遍共识,员工就不可能产生主人翁意识。因此,民主型领导可能具有专制型领导的某些缺点——如员工缺乏认同感,且并不具备专制型领导杜绝反复讨论以快速、明确决策的优势。

3.1.5.3 管理式领导力

管理型领导者主要关注的是组织的运行。目的地并不重要,他们最关注的是如何引领团队以良好状态顺利抵达。根据所属组织的性质和稳定性，领导者主要关注可能是资金、加强组织的系统和基础设施（政策、职位、设备等），或者是确保日常运作顺利（包括确保每个人都在其位、谋其职）。高效的管理型领导通常会对所属组织中发生的事情了如指掌。根据组织的规模和管理级别，领导者对控制预算、政策和办事程序也烂熟于心，知道谁在高效地开展工作，并在问题出现时迅速而坚定地加以处理。但管理式领导者难以引领所属组织前进，相反，拥有良好的管理但缺乏清晰的远期目标，会导致组织失去目标方向。这种情况下组织可能只是简单地维持现状，做它一直在做的事情，以保持一切顺利运行。

3.1.5.4 变革式领导力

1978年，James McGregor Burns首次提出了变革型领导的概念，随后Bernard Bass等对其进行了延伸。Burns和Bass都不是以学校管理层为研究对象，而是以政治领袖、军官或企业高管为研究对象。变革型领导以不同的方式看待领导力。他们认为真正的领导者必须能够将追随者的价值观、希望和需求凝练为远期目标，鼓励并给追随者放权去实现目标。变革型领导者认为，领导力就是帮助员工制定共同的远期目标，持续努力直至实现它。变革型领导者从员工的需求和愿望中激发出远期目标，赋予其形式，并将其设定为奋斗目标，最终每个人都会将自己的远期目标和组织的愿景紧紧关联在一起。

因此，变革型领导背后的理念是明确远期目标并为之努力，但也包含放权、关心他人，甚至任务导向等要素。变革型领导的工作不是带来灵感后隐身，而是要日复一日地让人们相信远期是可以实现的，重申他们的承诺，激发人们的热情。变革型领导者比任何人都更加努力，用一位精神领袖的话来说，就是“盯住目标，心无旁骛”。

变革型领导者实现目标的方法多种多样，但几乎总是会展现他们的个人魅力，让追随者参与到目标中来。这种个人魅力可以来自变革型领导者的个人特质，也可以来自用语言表达共同愿景，以及推动群体实现目标的能力。变革型领导者还可以通过分享权力、树立榜样和/或说服他人等方式来帮助团队实现目标。

3.1.5.5 专制式领导力

专制型领导者坚持事必躬亲。他们拥有所有的权力，亲自决策每一件事，而且通常不会告诉其他人他们在做什么。如果为专制型领导工作，通常是听命行事。专制型领导经常通过武力、恐吓、威胁、奖惩或职位升迁来维护自己的权威。尽管专制型领导者不一定有清晰的远期目标，也不一定能把所属组织引向正确的方向，但他们并不关心其他人是否同意其做法。

专制型领导可以实现快速决策，杜绝在如何做事和为什么做事上的争论。但与此同时，这种领导方式导致领导者不太可能了解员工的不同想法，并且领导者可能会比较恶劣地对待员工，认为他们无关紧要。如果领导者关心的是自己的权力和地位，那么他就会瞻前顾后，压制任何反对决策的意见和声音。专制型领导者只会采纳和允许与自己目标一致的想法和行为。

独断专行的领导者往往会使所属组织产生恐惧和不信任。员工往往会效仿他们以保护自己的地位，不信任他人的想法和动机。在最好的情况下（正派的专制型领导），专制型领导能提供稳定、安全的工作环境，以及果断、有效的领导力。然而，专制型领导往往会牺牲员工的主动性、新想法以及个人和团体的发展，转而追求高度结构化、等级森严、墨守成规的工作环境。在这种环境中，每个人都清楚地知道自己应该做什么，且毫无疑问地服从命令。

3.1.5.6 系统式领导力

改造复杂的体系是一项艰巨的任务，例如革新交通、住房或食品制造及供应体系等广泛的健康决定因素。这类工作中，人们虽然抱有不同的观点，但必须协调行动。体系变革通常需要数百个组织的参与，包括政府、公司、民间社会组织、工会、研究机构和其他组织等将不同组织的能力结合起来，实现共同的目标。系统式领导力是指如何跨越部门、组织或行业的界限进行领导。不患无位，患所以立。系统式领导力意味着不在其位时，仍需影响他人，而不是拉动管理杠杆操控别人。

文本框3.1.6和3.1.7描述了领导者在面对大型、复杂、困难和棘手的问题时需要采取的工作方式。在这些问题中，革新体系的领导者需要处理多种不确定因素。没有任何一个人或组织能够独立制定解决方案，每个人都在努力寻找资源以满足需求。因此，前进的道路在于让尽可能多的人参与进来，发挥能量、想法、才能和专长。

文本框3.1.6　有效开展系统式领导力的关键步骤

体系变革过程中的五个关键要素被提炼为“CLEAR”框架。这五个要素并不一定按顺序排列——要素可能会重叠，也可能在整个项目过程中循环重复。

1. 合作及承诺（convene and commit）

主要利益相关方进行适当对话，以解决共同关心的复杂问题。确定共同的利益和目标，承诺以崭新的模式携手合作，创造系统性变革。例如，“我们就是企业联盟”（We Mean Business Coalition）吸引了近1 000家优秀企业参与，倡导以科学证据为基础制定具有远见卓识的气候政策，并作出了1 500多项行动承诺。

2. 观察及学习（look and learn）

通过进行精细分析，利益相关方围绕体系建立及其产出相关的组成部分、参与者、动态变化和影响因素形成共识，从而产生新的见解和想法。例如，全球改善营养联盟（The Global Alliance for Improved Nutrition）针对营养与食品体系中的具体问题，将最需要帮助的弱势群体作为工作重点，制定并推广以市场为依托的解决方案。

3. 参与及赋能（engage and energize）

通过持续沟通，建立信任、承诺、创新和合作，利益相关者才能强有力地参与到体系革新的工作中来。激励、奖励、里程碑式的节点、获得成功均有助于推动系统革新的进展并保持良好势头。例如，“农业新视角”（New Vision for Agriculture）倡议吸引了全球650多个组织和1 500名领袖参与，推动了21个国家的相关行动，包括90多个价值链（value-chain）项目。

4. 责任及行动（act with accountability）

体系创建后的发展方向由共同的目标和原则而决定，评估方案则有助于跟踪工作进展情况。随着体系逐渐完善，合作各方可以制定协调和治理方案。例如，“每个妇女每个儿童”运动（Every Woman Every Child movement）发起了数百项全球战略行动承诺，通过统一责任评估方案监测进展情况，由高级别指导小组进行监督，并由全球秘书处负责协调。

5. 评估及改进（review and revise）

利益相关方定期审查进展情况，并相应调整战略。采用敏捷、灵活、创新和以学习为中心的方法，促进组织发展并积极尝试革新。例如，“2030年水资源小组”（2030 Water Resources Group）通过多个阶段不断发展其组织结构，委托外部评估机构评价其发展情况、针对如何把握机遇扩大组织影响提出建议。

虽然“CLEAR”框架看起来相当有条理，但现实中的体系变革过程往往是混乱和模糊的。许多利益相关者将系统式领导力的体验描述为一段探索之旅，随着时间的推移而不断发展变化，继而达到有所发现或收获的瞬间（所谓的“顿悟时刻”），从而使旅程的每一步都更加具体和清晰起来。

资料来源：Dreier L. et al. (2019) ‘Systems leadership can change the world—but what exactly is it?’ World Economic Forum. https://www.weforum.org/agenda/2019/09/systems-leadership-can-change-the-world-but-what-does-it-mean/.

文本框 3.1.7 系统式领导力

系统式领导力：当今时代的工具。

系统式领导力是一门技能，任何个人或组织都可以利用它来促进、推动和支持系统层面的变革进程。系统领导力通过综合协作领导、联盟建设和体系洞察力发挥作用，目标是在庞大而分散的网络中开展创新性工作。下面两个截然不同的例子展现了系统式领导力的实践特色。2015年，195个国家在数千个组织的支持下签署了《巴黎协定》，该协定由国际外交官Christiana Figueres牵头，她强调务实、灵活和协作，将利益相关方团结在一起，达成了这项历史性协定。在加利福尼亚州的里士满，一位名叫Najari Smith的地方性社区组织者创立了一家名为“富裕城市骑行”(rich city rides)的新项目，促使社区成员、当地企业和市政府关注该市低收入的有色人种社区在就业、健康和环境可持续性发展等方面所面临的挑战。这两位领导者所处的领域截然不同，但他们采取了一些相似的策略：对需要解决的系统性问题具有深刻理解，围绕共同目标动员不同利益相关者的能力，强调通过广泛的组织网络开展行动和合作。

系统式领导者运用各种不同寻常的技能和特质来动员大规模的系统性变革行动。与许多领导者一样，系统式领导者往往睿智、雄心勃勃、具有远见卓识。他们有很强的管理和执行能力。与传统领导人不同的是，系统领导者往往为人谦逊，善于倾听，能够促使对优先权等观点大相径庭的利益相关者共同参与体系革新并取得成功。系统领导者认为他们的角色是催化和支持广泛的行动，增强相关工作的可行性，而不是让自己成为焦点。

这种领导模式中领导者发挥领导力并不仅仅因为具有头衔或职位，很可能需要分权或让渡领导权力，这一点往往是必要的。为了取得成功，合作伙伴必须基于共同的抱负走到一起，并在实现目标的过程中接受不完美甚至笨拙的解决方案。处理不确定性和歧义是必然的，因此人们会尝试不同的方法和解决流程。

3.1.5.7 共鸣式领导力

共鸣式领导力是应对影响物质和社会环境前所未有的变化而产生的现代领导力类型。政治、经济、技术和社会变革正在推动机构的组织模式发生深刻变革，可预测性和稳定性即便不是完全不可能做到，也变得难以实现。现有组织日益复杂，导致组织结构混乱。随着全球化的深入，这意味着即使是最简单的组织也需要外联并与遥远的地方建立联系。这些不确定性号召具有共鸣能力的领导者，他们有能力在意想不到的领域中开拓进取，激励组织、机构和社区中的人们，在面临挑战时创造机遇，并能够热情、有目的性、强有力地打动人心。

共鸣式领导者能与周围的人保持一致，从而使员工在工作中能与彼此的思想和情感保持同步。他们能够凭直觉理解和运用自己的情商（包括自我意识、自我管理、社会意识和关系管理），管理自己和他人的情绪，并与他人建立牢固的信任关系。共鸣式领导者会动员员工并取得成果。高情商是成为共鸣式领导者的必备条件，优秀的领导者善于与相关人士建立协作关系。共鸣式领导者善于思考，对自我、他人、自然和社会抱有清晰的认知，满怀希望地面对工作中的不确定性。共鸣式领导者善于通过清晰的愿景、乐观的态度、坚定的信念鼓舞人心，组织具有不同能力的员工共同努力而促使梦想成真；在面对牺牲、困难和挑战时，能够充分共情、理解自己领导的群体和服务的对象。见文本框3.1.8。

文本框 3.1.8 关于共鸣式领导力的问题

1. 领导者是否鼓舞人心？
2. 领导者是否在组织中营造了充满希望的积极情绪基调？
3. 领导者是否与他人保持联系？
4. 领导者了解他人的心声吗？

5. 领导者是否能共情并表现出同情心？
6. 领导者是否心系他人——真正地与自己、他人和环境保持一致？

3.1.6 发展领导力

发展领导力可以提高个人在组织中发挥领导作用的能力。领导力指能够通过赢得他人关注、提升员工能力以促进公司战略得到切实执行。具备领导力的角色可以是正式任命的，拥有相应的决策权来作出决定和承担责任，也可以是没什么官方权力的非正式角色（例如，影响团队管理、目标和方向的核心员工；通过倾听、利用影响力谈判的同行等）。发展领导力被视作商业成功的关键因素。来自创新领导力中心（center for creative leadership）的一项研究表明，在拥有成熟的领导力发展计划的公司中，有65%的公司经营业绩有所改善，而在没有此类计划的公司中这一改善比例仅有6%。同样，实施领导力发展计划的公司中有86%能够迅速应对不断变化的市场环境，而实施不成熟领导力发展计划的公司只有52%能够做到这一点。

对于许多公共卫生从业人员来说，领导力的培养既要靠实际工作的历练，又要靠正规的培训来系统提升。后者通常涉及对多部门团队进行应用型、团队型和协作型领导力发展模式的培训。注重领导力核心原则、开展跨部门工作、明确质量改进原则，利用数据进行规划、评估、监测和评价，以及拥有发展人口健康视角等能力被视为公共卫生领导者的基本素养。领导力发展非常重视自我和同行评价、指导和辅导，以确保领导者可以拥有更深刻的自我认识，尝试掌握和运用已知的领导技能和行为，以及那些尚不为人所知、但被他人所感知的技能和行为。如果领导者们缺乏深刻的自我认识，他们就很难按照成熟的理论和成功的经验行事。这反过来又会直接影响到同事、所在团队以及组织内部的整体文化和氛围，并最终影响到患者和服务使用者的用户体验。参见案例研究3.1.1。

案例

案例研究3.1.1　来自菲律宾的案例：培训地方团队成为贫困社区的卫生领导者

菲律宾提供了一种创新的领导方式，以满足最贫困和最弱势群体的卫生需求。卫生项目领导人方案（leaders for health program，LHP）于2002年开始实施，其基础是卫生专业人员必须与政府和社区工作者合作，以解决低收入社区基本的卫生问题。这种“三位一体”的方法将社区医生、市长和当地社区领袖聚集在一起，开展针对个人和团队的培训。

该方案的目标是确保医疗卫生领导者能够理解实际需求并运用证据制定政策，医生们接受研究生课程培训并获得了社区卫生管理硕士学位。该方案正是认识到当地的政府和社区领导人大多数没有受过高等教育，为他们量身定制了社区卫生管理课程并发放证书，相关课程培训与临床医生研究生学位课程培训并行开展。该方案还为三方领导人共同举办了联合讲习班和培训班。此外，三方领导人还得到了来自该国其他地区经验更为丰富的同类领导人的辅导和指导。一旦该小组开始确定其所在地区的优先事项，LHP计划就会协助确定具体干预措施的捐助者。例如，一些社区投资环境卫生和清洁水系统，某个社区建立当地药房，另一个社区投资购买了一艘用于紧急运送病人的船只。该方案的成功之处在于认识到医疗卫生、政府和当地社区共同领导的重要性，采取了创新型的领导方法以满足当地公共卫生需求，与其他只注重在低收入地区安置训练有素的医生的做法相比，LHP能够取得更大的成功。

LHP计划的成功归功于对卫生系统复杂性的深刻理解。例如，妥善解决经水传播疾病需要卫生系统的支持，而卫生系统的建设必须得到政治支持。社区的领导者能帮助医生拓宽视野，跳出生物医学领域，看到这些亟待解决的公共卫生问题背后更广泛的政治和社会学背景。正如某位市长所说，之前向村庄派遣医生的尝试从未成功解决问题，因为人们觉得医生只会对资源匮乏的社区傲慢地提出要求，而不是与社区合作达成共识以共同解决问题。

该计划的成本分析表明，在最初的4年中，参与LHP计划的36个城镇近100万名受益人的人均成本为每年60菲律宾比索（约1.50美元）。此外，每投入1比索作为补助金，地方政府和其他国家政府合作伙伴就能筹集到1.27比索的相应份额。因此，LHP计划极大促进了地方资源的调动和卫生系统的发展。此外，LHP计划在留住人才方面也取得了显著成绩。大部分毕业生都继续在自己的岗位上工作，部分加入了卫生部、美国国际开发署和无国界医疗组织的各个部门。LHP的成功使得计划开展者正考虑将其扩展到其他地方政府部门，以进一步加强地方卫生系统建设。

资料来源：Baquiran et al.，Leaders for Health Program 2005，Copyright 2006 and R.Baquiran，personal communication，2013.

3.1.6.1 公共卫生技能和知识框架

通过英国各地的公共卫生机构通力合作，《公共卫生技能与知识框架》（*Public Health Skills and Knowledge Framework*，PHSKF）于2008年首次发布，当时名为《公共卫生技能与职业框架》。该框架是在广泛征求公共卫生工作人员的意见并与英国各地主要卫生机构合作后修订的。修订后的框架旨在反映当前的公共卫生状况，确保公共卫生人员继续发展现在和未来所需的技能和能力。该框架附有用户指南，用以解释公共卫生工作者、公共卫生机构领导和教育机构如何使用该框架（案例研究3.1.2和图3.1.1）。

案例

案例研究3.1.2　公共卫生技能框架

公共卫生技能框架内容

◇ 个人、团队和组织运用公共卫生工作成果的职能领域。

◇ 说明个人在工作过程中可能执行的职能。各类职能的组合因人而异，因角色而异。

◇ 为英国员工及其雇主提供基准或单一点参考，用以帮助员工规划自己的个人发展，并帮助雇主规划和发展人力资源。

◇ 编制新岗位工作内容的工具；为描述常规岗位的工作要求提供模板；描述一般员工工作的参考模板。

◇ 为综合评价和制定实践标准、不同级别资质培训方案和课程提供参考。

◇ 通过易于访问和浏览的数字平台描述公共卫生职能和次级职能（又称“技能护照”）。

英国公共卫生协会良好实践框架

英国公共卫生机构包括公共卫生协会等专业机构发布了大量公共卫生实践指南，其中包括良好公共卫生实践——公共卫生专业通用专业展望及其应用（2008年）。该指南已根据专业实践进展和其他相关指南进行了必要的综述和更新（见表3.1.1和文本框3.1.9）。该指南为良好的公共卫生专业实践提供了基础。它适用于公共卫生核心队伍的所有成员，包括公共卫生从业人员和专业人士，以及接受从业人员和专家培训的人员。该指南旨在补充专业实践守则中的标准。受英国医学总会监管的医生必须达到《良好医疗规范》中规定的标准。所有其他专业人员的工作行为同样必须符合其相关的职业行为准则。

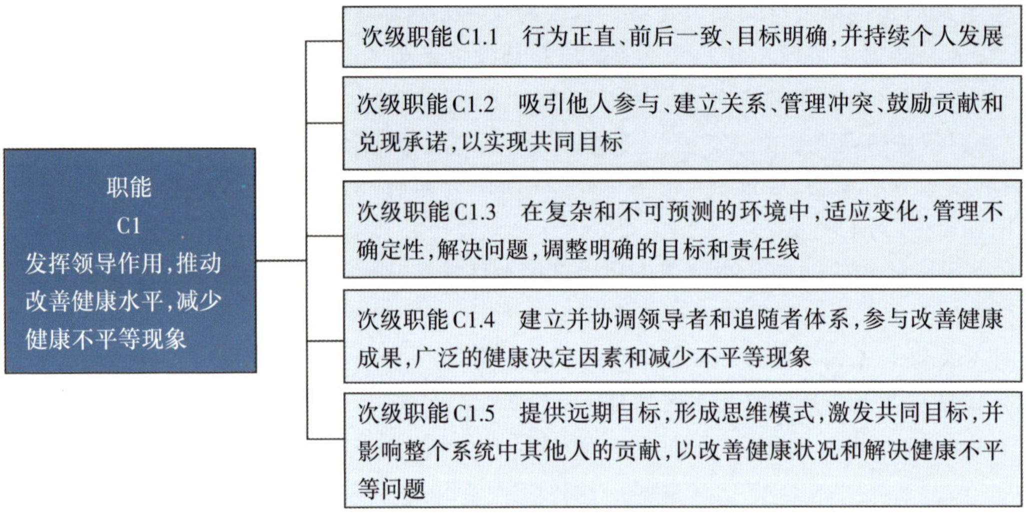

图 3.1.1　与领导力有关的C1级职能指标

资料来源:Public Health Skills and Knowledge Framework, PHE publications gateway number 2016440, under the Open Government License 3.0.

表 3.1.1　公共卫生领导者所需具备能力

创造变革	影响政治	跨组织工作	建设团队
具有远见卓识的领导能力 能够阐述以证据为基础的未来愿景,并将其纳入战略	**政治进程** 确定有关政策和政治问题的适当行动,为明确管理条例和立法组织主要行动者合作,并将政策转化为方案和服务	**了解组织动态** 在了解文化和组织行为的基础上评估和发展系统结构	**发展以团队为导向的结构和系统** 将组织基础转变为创新、学习型团队
使命感 促进组织使命的形成和制定,传播使命,并通过个人行为以身作则,起示范作用	**谈判** 调解潜在危机,谈判,并与主要利益相关者进行协调	**组织间合作机制** 让各种组织和团体的主要行动者和网络参与合作联盟	**促进团队发展** 授权、激励和奖励团队
有效推动变革 对系统和变革进行创造性思考和分析,并促进对话和授权他人采取行动	**伦理与权力** 根据道德原则来管理团队	**社会预测** 分析趋势并将预测结果传达给联盟伙伴	**发挥促进和调解作用** 谈判和干预,帮助团队发挥作用
	营销和教育 利用社会营销和健康教育影响主要受众		**发挥领导者作为团队成员的作用** 以身作则,为员工示范如何倾听、鼓励他人、形成工作动力,如何做到为人正直、信守承诺和诚实待人

资料来源:Wright, K.et al., Competency development in public health leadership. American Journal of Public Health, Volume 90, Issue 8, pp.1202-7. ©2000 American Public Health Association.

文本框 3.1.9　良好专业实践框架

1. 知识、技能和绩效:公共卫生实践中的专业精神

◇ 作为一名公共卫生专业人员,您必须胜任所有不同类别的工作,并在整个工作生涯中保持这种能力。

◇ 您必须在自己的能力范围内工作,必要时向同事寻求进一步的建议。

◇ 您必须在适用于公共卫生实践领域的道德、法律和法规范围内开展工作。

◇ 您有责任监测、保护和改善人群的健康状况。

◇ 您的干预措施需要在知情同意的情况下才能进一步展开。

◇ 您需要不断改进和拓展自己的实践能力。

◇ 您必须能够接受有关您的实践和绩效的任何反馈意见，包括正面和负面的反馈意见，并根据反馈意见采取行动。

◇ 您必须小心地将责任委托给他人。

◇ 您必须保留重要决定、行动和后果的记录。

2. 安全与质量

◇ 您有责任保障和保护人民的健康和福祉。

◇ 对于弱势群体，您的责任还延伸至他们的亲属、照顾者和合作伙伴。

◇ 您必须根据现有证据制订计划和采取行动，并高效率地有效利用资源。

◇ 在公共卫生实践中，您必须始终保持专业精神和职业道德。

◇ 您必须确保和其他专业人员在公共卫生实践中秉承专业精神和道德使命。

◇ 您必须在公共卫生实践的所有交易中保持财务公正。

◇ 您必须声明任何可能存在的相关商业或财务利益冲突。

◇ 您不得让自己的健康状态对您的专业实践产生不利影响。

◇ 您必须对因您或您团队的工作缺陷而遭受损失的人进行赔偿。

◇ 您必须公允地开展研究（包括设计、组织和实施研究）。

3. 沟通、伙伴关系和团队精神，组织团体和个人协同工作

◇ 您必须有效地建立、维护伙伴关系及团队，并充分考虑到他人。

◇ 您必须确保共享相关信息。

◇ 您必须确保共享的信息是有意义的。

◇ 您必须尊重人们拒绝参与干预、倡议、教学或研究的权利，即使这可能对他们有益。

◇ 您必须始终关注干预措施的有效性。

◇ 您必须公平对待同事、个人和社区，并尊重他们。

◇ 您有专业责任在工作中通过正式督导、正式和非正式指导、示范专业公共卫生实践，为学员和同事提供支持。包括对绩效进行诚实客观的评估，并通过适当的督导为受训者或您管理的员工提供支持。

4. 维护公众信任：正直和保护公众

◇ 您必须始终确保您的执业标准能够使公众信任您的工作、信任更广泛的公共卫生专业工作。

◇ 您必须专业地披露可能对您的专业表现有影响的事实。

◇ 您必须对数据保密和数据保护问题保持警惕。

◇ 您必须对关切和投诉作出回应。

◇ 您必须诚实客观评估您所监督、培训或合作过人员的工作表现。

◇ 您必须诚实守信地撰写报告、填写或签署推荐信、表格、报告及其他文件。

◇ 您必须配合监督公共卫生的官方组织对信息的合法要求。

◇ 您必须随时随地对紧急情况作出反应。

◇ 您的服务广告必须真实、诚实、合法、得体。

资料来源：Faculty of Public Health (2016) 'Good Public Health Practice' available from https://www.fph.org.uk/professional-development/good-public-health-practice/.

案例研究3.1.3概述了美国领导力课程。

案例

案例研究3.1.3 疾病预防控制中心国家公共卫生领导力学院、疾病预防控制中心实验室领导力服务处和ASTHO领导力研究所

疾病预防控制中心致力于增强公共卫生专业人员的能力,以改善其管辖范围内的公共卫生实践。为进一步履行这一使命,疾病预防控制中心在各州、部落、地方和属地支持的分支中心支持公共卫生研究所的卫生领导力和外部实践中心的工作并建立了合作关系,以启动和维护国家公共卫生领导力学院(National Leadership Academy for the Public's Health,NLAPH)的外部工作。

NLAPH创新了领导力的发展方式,将来自多个部门的领导者团队汇聚在一起,积极参与社区活动,以改善人口健康状况和实现健康公平。这项为期一年的计划采用混合学习模式和动态学习过程,包括系列网络研讨会、领导班子团建、训练支持、同伴网络、应用型公共卫生领导力项目和网络资源。该计划的课程中涵盖了各种能力的培养,以促进学员领导力知识、态度和实践能力的提升。

项目目标

NLAPH的目标包括:

◇ 使教育利益相关方了解备选的循证政策

◇ 在社区中推动循证实践的应用以更好地协调医学和公共卫生的关系

◇ 通过可持续的系统变革改善国家卫生状况

NLAPH的具体工作目标包括:

◇ 为跨部门工作解决社区卫生问题的领导者提供持续的领导力培训和支持

◇ 提高领导团队的能力,帮助他们应用持续质量改进的方法、评估项目进展和记录领导力发展的影响

◇ 利用在线技术和社交媒体工具,与多部门领导力学习者一起建设和支持社区发展,助力实现社区卫生改善目标并为政策变革提供信息

课程设置

每个以社区为基础的团队都会接受来自国内专家的领导力培训和辅导,并通过领导班子团建、网络研讨会、同伴网络、应用健康领导力项目和网络资源与其他团队合作。所提升的能力涉及引导系统改革工作的个人和团队的领导力知识、态度和实践能力的提升,具体包括以下内容:

◇ 提升个人领导能力

◇ 跨部门、与不同利益相关者高效合作的能力

◇ 社区组织和宣传

◇ 利用资源产生集体影响

◇ 分析和制定政策

◇ 致力于将健康融入所有政策、改善健康的社会决定因素以及促进公平。

NLAPH项目的四个年度工作阶段包括:

◇ 启动

◇ 构思

◇ 实施

◇ 发展、维持和转化

疾病预防控制中心实验室领导力服务处

疾病预防控制中心实验室领导力服务处(Laboratory Leadership Service,LLS)于2015年启动,旨在培养将安全和质量作为主要工作元素的实验室科学家,这对保护公众健康和安全至关重要。疾病预防控制中心

的LLS旨在将高水平博士科学家培养成公共卫生实验室的领导者。通过在疾病预防控制中心和其他公共卫生实验室的实习服务，研究员将掌握并应用实验室质量管理、生物安全科学和领导力方面的技能。

在这项为期两年、以能力为基础的体验式学习计划中，LLS将对学员进行实验室质量管理、生物安全科学、领导力以及其他关键技能方面的培训，为打造未来公共卫生实验室领导者奠定坚实基础。

LLS与疾病预防控制中心流行病情报处(Epidemic Intelligence Service，EIS)紧密合作，促进跨学科培训、应用学习以及实验室科学家与流行病学家之间的联系。LLS为学员提供为公共卫生机构服务的机会，并通过实地体验和参与国内或国际应急工作进行学习。

疾病预防控制中心实验室工作的指导原则是确保所有工作人员和社区的安全，并在开展高质量科学研究以保护本国和全世界人民的同时，尽可能提高工作的透明度。LLS是对整个机构的实验室安全实践和程序进行的多项改进措施之一，其目标是加强疾病预防控制中心的安全文化。因此，LLS计划的核心能力旨在通过实验室质量管理、生物安全科学和领导力方面的培训和教育，培养优秀人才。其核心学习活动以疾病预防控制中心和公共卫生实验室协会(Association of Public Health Laboratories，APHL)公布的能力为基础。

LLS学员通过在职体验、课堂教学、案例研究、训练和电子学习来完成培训。在整个计划期间，LLS学员将：

◇ 学习和应用公共卫生实验室能力方面的技能，特别是生物安全、质量管理系统以及管理和领导能力方面的技能，以便未来应对真实世界中的公共卫生场景。

◇ 从7月开始在佐治亚州亚特兰大市接受为期1个月的强化指导培训。

◇ 每年秋季参加为期一周的面授培训。

◇ 每月参加简短培训。

◇ 可根据自己的需要参加许多其他可选的培训机会。

◇ 了解并使用疾病预防控制中心特定的文献综述和数据分析工具(包括生物信息学和信息学工具)。

◇ 在主办方实验室主管的指导下，通过实践活动接受教育。

◇ 在定期研讨会和年度会议上介绍调查和研究结果。

◇ 参加培训、开展调查，并与EIS官员和其他CDC研究员建立联系。

LLS学员的学习以疾病预防控制中心和亚太卫生与健康组织公布的能力为基础，并通过该计划的核心学习活动来实现：

◇ 开展实验室应用研究，以解决公共健康或安全相关问题。

◇ 进行安全风险评估，以评估暴露于特定危险的风险和潜在后果。

◇ 评估质量管理系统。

◇ 将生物信息学原理融入公共卫生实验室应用科学。

◇ 向科研工作领域的听众进行10~20分钟的口头报告。

◇ 就研究员最初的LLS工作或研究领域主讲一次较为全面的公共卫生讲座。

◇ 以第一作者身份为同行评审期刊撰写并提交一篇科研论文。

◇ 参与实验室运作管理。

◇ 向外部非专业听众传达复杂的科学概念。

◇ 为公共卫生实验室提供服务。

ASTHO领导力学院（ASTHO leadership institute，ALI）

ASTHO领导力学院(ALI)是一项为期一年、基于团队的领导力发展方案，旨在促进新任州和地区卫生官员(S/THOs)的工作成功。ALI与行政领导力发展方面的专家、全国知名的公共卫生领导人以及经验丰富的州/地区卫生官员合作，提供量身定制的学习计划，其中包括自我评估、通过密集的研讨会发展知识和技能、访问学习管理系统并获取所需工具和信息、接受如何实施管理的辅导，以及经验丰富的州/地区卫生官员的正式指导。

文本框3.1.10中的领导力能力很好地说明了与不同群体、情景、环境和意图下与领导力相关的活动。所有领导力都源于个体推动自身行动和行为的能力,进一步采取领导和管理他人的行动、实施系统变革,最终制定战略性远景目标、树立集体认同感并确定掌控权。

文本框3.1.10　NHS领导力素质框架

1. 认知能力:通识智力、判断/决策技能、组织技能。
2. 社会能力:社会智力/敏感性、沟通技能。
3. 人格:外向性、自觉性、开放性、随和、神经质/情绪稳定性。
4. 动机:支配力、驱动力/目的、能量、坚韧/毅力。
5. 核心信念:自我评价、自信心、自我效能感。
6. 知识:业务/行业知识。

3.1.6.2　英国国家医疗服务体系领导力框架

英国医疗卫生领导力模型(healthcare leadership model)由国家医疗服务体系领导力学院与合益集团(Hay group)以及开放大学的同事合作开发,是一个以证据为基础的研究模型,体现了国家医疗服务体系的价值观、对有效领导力的认识、从领导力框架(2011年)中学到的经验,以及作为领导者所面临的病人和社区的要求(文本框3.1.10)。国家医疗服务系统领导力框架(leadership framework,LF)为医疗保健领域的工作人员提供了较为可靠的领导力发展方法,不论其学科、角色或职能如何,是领导行为基础的代表。它为所有医疗保健人员提供了统一的领导力模式。该领导力框架所基于的理念是,领导力并不局限于担任指定领导职务的人员,组织、服务或护理工作的成功与否需要大家共同承担责任。

医疗卫生领导力模型由九个"领导力维度"组成。研究表明,该模型的所有九个维度对个人的领导角色都很重要。但是,工作类型、工作对象的需求以及个人在组织中的角色背景将影响在使用该框架、培养领导力时,最重要的维度是什么。同样重要的是每个人要认识到,在该模型中确定的发展领域可能既与如何管理自己有关,也与如何管理自己的行为和与他人的关系有关。因此,该框架的目的并不是这个模式"一成不变",到2023年仍然适用于医护人员。相反,该模式将持续更新,以确保它在2年或5年后仍能像现在一样适用。这种更具灵活性和创新性的方法将使新版本在之后的几年内陆续推出。

3.1.7　贯穿生命历程的领导力

成为公共卫生领导者的路径有很多。许多领导者最初都是怀着强烈的服务愿望进入这一行业,职业生涯中所接触到的环境坚定了他们从事公共卫生工作的初心。他们经常寻找具有挑战性的环境以获得更多有效的经验,常常奔波于贫困的国家和社区开展工作。在这一过程中,他们或开展了科研工作并将成果发表,或管理一个医疗机构,进而学习更先进的公共卫生知识。有些人在接触国际工作之前已在自己的国家长期参与公共卫生工作,也有人则很早就通过在国外接受一些临床或公共卫生培训而开始接触国际工作。

公共卫生领导人成长途径多样。有在诊所工作多年或从事儿科、产科或外科等专业工作后进入这一领域的,有通过实地服务、公共卫生组织或非政府组织晋升到领导岗位的,也有从事学术、教学和研究、咨询或与发展机构合作的。公共卫生领导人也可能参与政治。他们可能曾经是以原因为导向的活动家,参与艾滋病预防和初级医疗保健等工作。

公共卫生领导者成长和发展的核心是培养自我意识、自我信念和自我管理等个人品质。对许多领导者来说,参与公共卫生工作是为了实现更高的目标、获得更强有力的工具,因此做好这项工作对他们来说至关重要。他们认为不断学习新知识能够获得极大的满足感。下面列出了一些可以选择和发展个人领导风格的方法和措施。

3.1.7.1 为领导力发展制订终身学习计划

要想成为真正的领导者，就必须不断培养和提升个人素质、能力和原则。若缺乏充分的准备，他往往无法通过政治庇护登上领导岗位并获得这些必要的品质和技能。学习、培训、反思、锻炼机会和经验都是获取上述能力的必备要素。当领导力特质日渐成熟时，一个人才能真正准备好担任领导角色。因此，任何强大的公共卫生组织都应鼓励各级领导力的发展。

3.1.7.2 展望未来的自己

公共卫生是一个令人着迷的职业选择，在整个职业生涯中存在各种各样成为领导的机会。无论是决定在学术界工作、服务公共卫生，还是在不同级别的（如全球、国家、区域或地方）卫生和保健系统开展工作，或在特定公共卫生学科（如全球卫生、流行病学、健康促进、健康保护、健康不平等）工作，均有成为领导者的机会。在制定5年或10年职业规划时，应考虑到自己的优势、激情、对持续学习的承诺，最大限度地利用发展机会以及确保拥有强大的专业支持网络。

与此同时，也应该花些时间来探索自己想成为什么样的领导者，在什么样的环境中，为了什么样的目的？你为什么想成为领导者？你怎样才能成为最成功的领导者？你钦佩的现任领导者是谁，为什么？什么样的领导风格对你的组织最有利，能让你成为最好的领导者？

坚持单一的领导风格并不是看待领导力的唯一方法。大多数真正的领导者都会根据需要、情况、背景和预期结果，综合运用多种风格。你可以在大多数情况下应用上述多种风格，但切记要与组织的真正需求保持一致。为了解决组织中的问题或获得赞同，你可能需要在最初采用一种不同的领导力风格，而这种风格可能与你长期想要采用的风格不同。最重要的做法是要不断回顾、学习、实践和完善技巧。

3.1.7.3 了解自己的价值观和指导原则

个人情况、文化和背景塑造了每位领导者的组织原则和工作方式，这与源自个人人生哲学的个人价值观相辅相成。这些价值观和原则将共同赋予公共卫生领域领导者工作的重点和意义。

例如，英国公共卫生署（Public Health England，PHE）将其核心使命定义为“7天24小时工作，保护和改善国民健康，减少健康不平等现象”。该机构又进一步以一系列具体目标为指导，包括保障人民安全、努力预防健康问题、努力缩小健康差距以及支持强大的经济体系。PHE实现这一目标的方式是“尽可能充分利用专业知识和承诺，为纳税人和合作伙伴带来最佳价值，充分在公共卫生系统中发挥五个关键作用，并承诺将减少健康不平等纳入工作领域”。同样，国家公共卫生研究所国际协会将与公共卫生相关的政府机构联系起来，并使之更为强大。其使命是“利用其成员机构的经验和专业知识，建立健全的公共卫生系统，从而改善世界卫生状况”。

领导者必须理解这些以及其他类似的组织价值观和原则，并牢牢将其扎根头脑中。最重要的是，领导者需要了解自己的个人价值观和原则，以及这些价值观和原则如何与组织产生积极或消极的交集。领导者需要独立思考和行动，除非确定自己的价值观和原则，否则在危机时刻恐慌和不确定性可能会占据上风。当需要立即作出决定时，就没有时间思考如何牢记自己的原则。因此，无论是通过领导力发展、培训还是指导，花时间了解真正能引导自己的价值观和原则，对于领导决策来说至关重要。

3.1.7.4 寻找导师

无论是关于领导力的文献还是当今公共卫生领导者的实践经验,都强调了导师制在培养完整的公共卫生领导者过程中的关键作用。向上级、同事、朋友和公众人物学习至关重要,导师关系并没有固定的说法。理想情况下导师关系应该教学相长,双方相互学习以丰富对工作和目标的理解。就其本质而言,指导是双方之间的一种个人安排。导师关系可以是正式的、有条理的,包括定期会面和记录日志;也可以是非正式的、零星的,包括偶尔喝咖啡聊天或电子邮件通信。指导者可以借此机会传授建议,被指导者可以借此机会汇报最近发生的事情,双方还可以就工作甚至更广泛的生活方面交流想法,尤其是与卫生和领导职业相关的方面。

3.1.7.5 追求领导力,而非谋取领导职位

通往领导之路的轨迹可以是陡峭的,也可以是平缓的。个人自我意识和对未来工作的了解程度(无论多么不全面),是否愿意挺身而出,可能标志着他是否做好了成为领导的准备。潜在的领导者几乎总是通过已经展现出的领导力和表现出的领导意愿而被选中。在决定一个人是否准备好承担公共卫生领导者的责任时,与导师、合作者和家庭成员讨论这个机会能够有所助益。

在许多公共卫生领导者的发展历程中,走上领导岗位的路途一帆风顺,而部分领导者则像是走了几座独木小桥、走到山重水复才迎来了柳暗花明。对许多人来说,成为一名高效的领导者,最实际、最可行、最易具备的选择是拥有坚定成为领导者的信念,同时对实现这一目标的途径和机会持开放态度,并定期与导师复盘。

3.1.7.6 不断学习和发展自己的技能

一旦担任领导职务,领导者就必须不断学习。无论是更新技术能力、领导和管理技巧,还是投资于个人和情感发展,领导者都必须持续学习。现实情况下工作环境、背景、挑战和机遇瞬息万变,因此领导者必须投资于自身专业和个人的持续发展,掌握新的技能并增强自身的应变能力以提高工作效率。在领导者的职业生涯中,难免会犯错、失望和面对冲突。在面临挑战时,领导者必须深入挖掘自己,寻找内在的力量来源。坚定自我信念和克服自我怀疑的能力是渡过难关的重要因素。相关策略包括:在复杂、逆境和不确定的情况下,停下来反思,向内倾听,反省思想、行动和生活经验。通过学会诚实地面对自己,向他人寻求客观、建设性和批判性的反馈,领导者可以找到问题的答案,并持续进行自我改进。此外,领导者还应向外寻求他人的力量,仔细倾听老板、顾问、导师、配偶、同事、朋友、选民甚至民意调查的意见。

3.1.7.7 应对领导力挑战

领导工作还会持续给领导者及其能力带来挑战。这些挑战是对自己的激励,在应对挑战的过程中可以检验、提高自己,并能证明自己能够完成一些看似困难甚至不可能完成的任务。担任领导者本身就是一种挑战。领导者所面临外部的挑战可以来自人和环境,内部的挑战则来自领导者自身,还有来自领导角色的本质。

几乎无法想象一个领导者不需要应对外部挑战的情况。众多的公共卫生组织都在努力解决资金和其他资源匮乏的问题,与政界同僚合作,与拥护者打交道,与公众进行有效的沟通和交流,同时还要处理组织内部的人际关系问题。更大范围的社会、经济和政治力量也会影响所属的组织。在某种程度上,衡量任何

一个领导者的标准，就是看能不能很好地处理不断接踵而至的危机和小麻烦，这些危机和麻烦都会威胁到其所在组织的使命。如果领导者能够沉着冷静地解决问题、把握机会、化解冲突，那么大多数外部问题就很难引起其他人的注意。如果领导者不能很好地处理外部挑战，那么所属组织也很可能无法很好地处理外部挑战。

领导力为每个人提供了展现自身优势的机会，但同时也暴露了个人的缺点。优秀的领导者必须克服这些缺点才能传递和遵循他们的愿景。恐惧、缺乏自信、冒名顶替综合征（自我能力否定倾向）、不安全感、不耐烦和不宽容都是高效领导的障碍。而承认并克服这些障碍，可以让平庸的领导者变成伟大的领导者。尤其是那些视自己为领导者的人，往往很难承认自己的个性特征或个人特点可能会影响他们实现目标的能力。优秀领导力的一部分就是学会接受这些特质存在的现实，并努力改变使它们不再阻碍自己。

真正的领导力对人的要求很高。作为领导者，要对所属组织的愿景和使命负责，要维护组织的标准，往往还要成为所属组织在世界其他地方的代表和保护者。这些责任可能是多人共同承担的，但在大多数组织中领导者个人承担的责任最大。行政领导面临的一个共同挑战是职业倦怠。持续且经常过度地奉献自己的过程会导致他们变得缺乏效率。随着时间的推移，如果不加以控制，领导者的身体和精神损失会限制其保持高绩效的能力。许多人通过养成防御性的日常习惯来应对压力，这些坏习惯使人对自己内心和周围发生的真实情况持否定态度。而另一些人则制定了应对策略，包括积极锻炼身体、学习、关注自己的情绪和精神健康，从而提高抗压能力。最后，各组织通过促进工作场所学习、工作场所健康、指导和同伴支持计划，以及在必要时尽早转介到支持服务机构，创造更积极的环境，从而促进和提升领导者和管理人员的健康和效率。

3.1.8　发展真正的领导力之旅

到目前为止，本章已经探讨了领导力的定义和概念，探索了不同的领导风格，介绍了领导力培训和能力建设的框架，并讨论了在个人职业生涯乃至整个人生过程中发展领导力技能的方法和策略。最后一节将讨论"真正的领导力"的概念，这也是领导者经常被问及的问题：您是如何发现自己的领导激情的？你是如何形成自己独特的领导风格和风采的？在不同的环境和组织中领导时，如何保持自我？

真正的领导力是一种领导方法，强调通过与追随者的真诚关系来建立领导者的合法性。这一关系重视追随者的意见，并建立在道德基础之上。它包括真正坚持所支持的信念，做真正相信的事，说真正相信的话。要做到真实，就必须真正做自己，并为自己的行为负责。一般来说，真正的领导者都是积极的人，有真实的自我概念，倡导开放。他们有自信心、有能力揭露自己的弱点和缺点，正视自己的长处和优点，对自己所做的事情有真正的热情，有真正的、不屈不挠的承诺和诚信，关心所属组织的使命及其意义，渴望为他人提供价值。

3.1.8.1　从自己做起

利用对自己个性以及对自己过去如何发挥领导作用的了解，对自己的真实情况保持诚实是至关重要的。首先，要清楚自己的天赋和才能。并不是每个人都有魅力，但几乎每个人都能学会提炼和传达反映群体希望和需求的愿景。了解自己是谁，是选择一种风格和了解采用这种风格需要做些什么的第一步。真正诚实地面对自己是很困难的，这往往需要诚实地自我评估，同时可能意味着要卸下防备并面对不安全感。此外，真正诚实地面对自己可能需要花一些时间与指导者、导师或值得信赖的朋友沟通，或者听取同事和合作者的反馈意见。

成为一名真正的领导者，并不一定要学习如何进行真实的领导。而是把内心真正的东西展现出来，让所有人都能看到和体验到。在办公室里,把自己变成另一个人是无用功,对于员工建立起信任和热情是完全没用的。

3.1.8.2 考虑所属组织的需求

领导者可以根据大多数情况调整风格,但不能忽视所属组织的实际需要。为了解决组织中的问题或者为了让人们接受你,你可能需要在一开始采用与未来长期采用的风格所不同的工作作风。

真正的领导者以使命为导向,将组织的使命和目标置于自身利益之上。他们做工作是为了追求结果,而不是为了自己的权力、金钱或自我。领导者还着眼于长远,他们认识到培养个人和组织发展都需要付出艰辛的努力和耐心,但这会随着时间的推移带来巨大的回报。

3.1.8.3 观察并向他人学习

真正的领导者是用心领导,而不仅仅是用脑。他们不惧怕流露自己的情感、脆弱的一面,也不惧怕与员工沟通,但这并不意味着真正的领导者是"软弱的"。事实上,用同理心以直接的方式进行沟通对取得成功至关重要。

通过观察他人的领导行为和做法可以学到很多东西,研究他们的风格是什么、是否有效。真正的领导者应寻找导师沟通。如果有一位你特别钦佩的领导者,而他又是你可以接触到的,那么就和他谈谈领导力问题。谈谈他们是如何看待自己正在做的事情的,他们是如何处理特定情况的,为什么要这样做,等等。他们是如何处理各种情况的?他们的做法给你和其他人带来了什么感受?尝试观察他人的行动,并与他们交谈,了解他们是如何看待自己的工作的。你喜欢他们工作方式的哪些方面?不喜欢什么?哪些可以融入自己的风格?大多数优秀的领导者,能够意识到自己在做什么以及为什么要这样做,他们会乐意帮助他人,让其他人也有机会发展自己的领导技能。

3.1.8.4 利用好领导力相关的研究

很多关于领导以及领导力理论和实践的资源会让你对领导力风格有更多地了解,并帮助你完善自己对什么是领导力,以及你想成为什么样的领导者的思考。最后,有关领导力的研究、评估和政策领域仍在快速发展,永远有更多东西需要学习。无论做得多好都不是绝对完美的领导者,现在不是,将来也不会是。优秀的领导者要做好准备,认真客观地考虑自己或从他人那里发现消极和积极的方面,并在必要时加以改正。长此以往,你不仅能成为一名优秀的领导者,还能一直保持作为一名优秀的领导者。

通过ASTHO领导力学院计划,学员不仅可以接触到全国性的思想领袖,而且有机会建立一个值得信赖的同行网络。所有课程活动都以成人学习的最佳实践和研究为基础,旨在培养首席卫生战略专家的成功核心能力。ASTHO领导力学院计划由Robert Wood Johnson基金会资助。文本框3.1.11列出了培养真正领导力的步骤。

文本框 3.1.11　培养真正领导力的步骤

真实领导力(authentic leadership)的工作原则是:领导者可以通过与下属建立真诚的关系并重视他们的意见来证明自己是合格的。

真实的领导力包括真正坚持你所支持的信念,做你真正相信的事,说你真正相信的话。要做到真实,就必须真正做自己,并为自己的行为负责。

真实的领导者通常是第一个拥抱他们所倡导的变革的人,为他人树立榜样。通常富有远见卓识,会逆流而上,做对所属组织最有利的事,因为这是他们内心的真实想法。

真正的领导者是正直的。有很多人可以做领导工作，但只有真正的领导者才能带着正确的价值观、道德观和正直的品格去完成领导工作，进而发挥领导作用。人们会了解并感受到这种坚强的品格，并被其所吸引，从而信任、尊重真正的领导者，倾听他们的意见。

真正的领导者会在工作中创建能够发挥作用的社区。他们在与同事之间以及同事与同事之间建立友谊从而将人与人联系在一起。在这一关系网络下，他们不仅为自己工作，还能为别人工作。

真正的领导者了解自己，促进自己和组织的卓越发展。人无完人，无论是个人、部门还是整个组织，将完美奉为圭臬，都是在为失败埋下伏笔。相反，真正的领导者追求卓越，会把失败和错误作为获得智慧和前进的途径。

资料来源：Kruse K.(2013)‘What is Authentic Leadership?’：Forbes.

3.1.9　培养世界需要的公共卫生领袖

在任何地方任何级别的公共卫生系统内，都需要公共卫生领袖。尤其在最贫困和最苦难的地方，更需要好的公共卫生领袖。原因很简单，因为那里缺少优秀的领导者。只有尽职尽责、卓有成效的领导者才能够提供远见卓识和动力，动员贫困地区的人民和资源。

国际卫生界如何帮助发展中国家培养所需的公共卫生领导人？首先，需要加强教育机构提供以团队为基础的相关培训，公共卫生学院在这方面具有重要作用。其次，需要帮助政府及其合作伙伴改善公共卫生工作条件，包括经济和非经济激励措施，这也将有助于吸引和留住优秀人才。最后，从国际角度来看，还需要努力增强各国自身能力和自身领导力框架，使其能够自给自足地开展这项工作。

卫生领域的领导者在提及这种努力时使用了“能力释放”一词。必须强调的是，培训项目只是综合方法的一个组成部分。培训项目应涵盖如何留住有前途的公共卫生工作人员，以及如何维护那些准备前往艰苦地区冒险的领导人的理想主义，必须鼓励和支持领导者留在最需要他们的地方。世界卫生组织的领导者和管理者培训框架的构建工作，以及加强各级卫生系统领导力的相关工作正在如火如荼进行中，但目前的挑战尤为严峻。

当前尚未建立起培养公共卫生领导者的系统方法，而现实情况却日益复杂。要解决健康社会决定因素、应对持续的传染病负担以及日益加重的非传染性疾病负担，并真正确保“将健康融入所有政策”，需要在社会各个层面和各个领域拥有奉献精神和坚定决心的公共卫生领袖。

3.1.10　结论

本章重点阐述了发展和提升公共卫生领导力的策略。在此为有抱负的领导者总结出一些要点：领导力体现在领导者、追随者和环境之间复杂而动态的互动中。关于不同类型领导力的故事说明了与成功领导力相关的环境和行为的多样性。领导风格是领导者实现其目标的方式，取决于领导者和所属组织对领导力的理解，以及领导者对领导方法的选择。领导力风格可以对组织及其员工产生深远影响，并决定组织是否高效。通常领导者可能会采用多种风格中的一种，每种风格都反映在组织的运作方式和员工之间的关系上，这取决于这些风格如何相互配合。

面对日益复杂的公共卫生挑战，需要公共卫生领导者以实现预防、治疗和消除疾病的目标，增进所有人的健康和福祉。公共卫生领导者可以由地方、国家和国际组织培养和输送。公共卫生领导者通常遵循基本原则行事，具备优秀的个人素质和技能，因此他们能够影响组织的行动和结果。在领导者的工作和职业生涯中,不断体现和实践这些特质和信念是一项持续的挑战。

总之,每个人的"领导之路"都是独特的、个性化的,而且永无止境。然而,领导者需要持续积极主动,包括积极寻找领导机会、投资于终身培训、辅导和指导,了解个人价值观、使命和人生目标等个人发展过程中必不可少的部分。领导者还需要做到挺身而出,积极响应所属组织设立引领者的需要,开展各种活动并充分发展自己的领导技能,尽管有时具有挑战性,但这是一种特权,需要思想、心灵和精神都参与其中。领导力意味着刺激、颇有回报和永无止境的探索,衷心祝愿读者一切顺利。

(翻译:吴涛)

参考文献

Alban-Metcalfe, R.J.and Alimo-Metcalfe, B.(2000).An analysis of the convergent and discriminant validity of the transformational leadership questionnaire.International Journal of Selection and Assessment, 8(3), 158-75.

Avolio, B.J.and Bass, B.M.(1999).Re-examining the components of transformational and transactional leadership using the multifactor leadership questionnaire.Journal of Occupational and Organizational Psychology, 72(4), 441-62.

Baquiran, R., Yap, M.E., and Bengzon, A.R.A.(2006).Terminal Grant Report: Leaders for Health Program 2002-2006.Manila: Pfizer Philippines Foundation Inc.

BBC News Asia (2012). Australia Smokers Given Plain Packs.1 December 2012.[Online] Available at: http://www.bbc.co.uk/news/world-asia-20559585.

Binney, G., Wilke, G., and Williams, C.(2005).Living Leadership: A Practical Guide for Ordinary Heroes.London: Pearson Education Limited.

Campbell, J.P.(2013).Leadership, the old, the new, and the timeless: a commentary.In: Rumsey, M.G.(ed.)The Oxford Handbook of Leadership, pp.401-19.New York: Oxford University Press.

Cardenas, V.M., Roces, M.C., Wattanasri, S., et al.(2002).Improving global public health leadership through training in epidemiology and public health: the experience of TEPHINET.Training Programs in Epidemiology and Public Health Interventions Network.American Journal of Public Health, 92(2), 196-7.

Chan, M.(2007).Address to WHO Staff.4 January 2007.Geneva: World Health Organization.

Colgrove, J., Fried, L.P., Northridge, M.E., et al.(2010).Schools of public health: essential infrastructure of a responsible society and a 21st-century health system.Public Health Reports, 125(1), 8.

Day, D.V.(2013).Training and developing leaders: theory and research.In: Rumsey, M.G.(ed.)The Oxford Handbook of Leadership. New York: Oxford University Press, pp.76-93.

de Meyer, A.(2011).Collaborative leadership: new perspectives in leadership development.In: Canals, J.(ed.)The Future of Leadership Development.Basingstoke: Palgrave Macmillan, pp.44-63.

Dennis, R.S.and Bocarnea, M.(2005).Development of the servant leadership assessment instrument.Leadership and Organization Development Journal, 26(8), 600-15.

Egger, D., Travis, P., Dovlo, D., et al.(2005).Strengthening Management in Low-income Countries.Making Health Systems Work: Working Paper Series Number 1.Geneva: World Health Organization.

Faculty of Public Health (2016).Good Public Health Practice.[Online] Available at: https://www.fph.org.uk/professional-development/good-public-health-practice/

Firth-Cozens, J.and Mowbray, D.(2001).Leadership and the quality of care.Quality in Health Care, 10(Suppl.2), ii3-7.

Flahault, D.and Roemer, M.I.(1986).Leadership for Primary Health Care.Geneva: World Health Organization.

Gawad Kalinga (2012). Skoll award to Gawad Kalinga: freedom to serve. [Online] Available at: http://gk1world.com/skoll-world-forum-2012

Grint, K.(2002).Management or leadership? Journal of Health Services Research and Policy, 7(4), 248-51.

Habaradas, R.B.(2010).The economic and artistic flows of Gawad Kalinga.Paper presented at the Arts Congress of De La Salle University, Manila, Philippines.[Online]Available at: http://www.academia.edu/735064/The_economic_and_artistic_flows_of_Gawad_Kalinga

Hollander, E.P.(2013). Inclusive leadership and idiosyncrasy credit in leader-follower relations. In: Rumsey, M.G.(ed.) The Oxford Handbook of Leadership. New York: Oxford University Press, pp.122-43.

Klimoski, R.(2013). Commentary: when it comes to leadership, context matters. In: Rumsey, M.G.(ed.) The Oxford Handbook of Leadership. New York: Oxford University Press, pp.267-87.

Koh, H.K and Jacobson, M.(2009). Fostering public health leadership. Journal of Public Health, 31(2), 199-201.

Kotter, J.P.(2008). Force for Change: How Leadership Differs from Management.[eBook] New York: Free Press.

Kumar, R. and Chhokar, J.S.(2013). Cross-cultural leadership. In: Rumsey, M.G.(ed.) The Oxford Handbook of Leadership. New York: Oxford University Press, pp.225-40.

Leaders for Health Program(2005). The LHP Experience: 5 Stories of Hope and Transformation in Municipal Health Practices (Program Document). Makati, Philippines: Ateneo Professional Schools.[Online] Available at: http://www.leadersforhealth.ph

Marion, R.(2013). Organizational leadership and complexity mechanisms. In: Rumsey, M.G.(ed.) The Oxford Handbook of Leadership, pp.184-202. New York: Oxford University Press.

NHS Leadership Centre(2006). NHS Leadership Qualities Framework. London: National Health Service Institute for Innovation and Improvement.

Plsek, P.E. and Wilson, T.(2001). Complexity, leadership, and management in healthcare organisations. British Medical Journal, 323 (7315), 746-9.

Rumsey, M.G.(2013a). Introduction: leadership in five parts. In: Rumsey, M.G.(ed.) The Oxford Handbook of Leadership. New York: Oxford University Press, pp.1-7.

Rumsey, M.G.(2013b). Commentary: a way ahead. In: Rumsey, M.G.(ed.) The Oxford Handbook of Leadership. New York: Oxford University Press, pp.94-100.

Saleh, S.S., Williams, D., and Balougan, M.(2004). Evaluating the effectiveness of public health leadership training: the NEPHLI experience. American Journal of Public Health, 94(7), 1245-9.

Sandique-Carlos, R.(2012). Philippines adopts contraception law. The Wall Street Journal (Europe edition), 29 December 2012.[Online] Available at: http://online.wsj.com/article/SB100014241278873246 69104578208891390006944.html

Sendjaya, S., Sarros, J.C., and Santora, J.C.(2008). Defining and measuring servant leadership behaviour in organizations. Journal of Management Studies, 45(2), 402-24.

Sternberg, R.J.(2013). The WICS model of leadership. In: Rumsey, M.G.(ed.) The Oxford Handbook of Leadership, pp.47-62. New York: Oxford University Press.

Stone, A.G. and Patterson, K.(2005). The History of Leadership Focus. Servant Leadership Research Roundtable—August 2005. School of Leadership Studies, Regent University.

TEPHINET(2012). 15th Anniversary Report 1997-2012. Decatur, GA: The Task Force for Global Health, Inc.

Turning Point Program(2001). Collaborative Leadership and Health: A Review of the Literature. Seattle, WA: Leadership Development National Excellence Collaborative, Turning Point Program.

Umble, K., Baker, E., Diehl, S., et al.(2011a). An evaluation of the National Public Health Leadership Institute-1991-2006: Part II. Strengthening public health leadership networks, systems, and infrastructure. Journal of Public Health Management and Practice, 17 (3), 214-24.

Umble, K., Baker, E., and Woltring, C.(2011b). An evaluation of the National Public Health Leadership Institute—1991-2006: Part I. Developing individual leaders. Journal of Public Health Management and Practice, 17(3), 202-13.

Umble, K., Steffen, D., Porter, J., et al.(2005). The National Public Health Leadership Institute: evaluation of a team-based approach to developing collaborative public health leaders. American Journal of Public Health, 95(4), 641-4.

van Wart, M.(2003). Public sector leadership theory: an assessment. Public Administration Review, 63(2), 214-28.

Walumbwa, F.O. and Wernsing, T.(2013). From transactional and transformational leadership to authentic leadership. In: Rumsey, M.G. (ed.) The Oxford Handbook of Leadership. New York: Oxford University Press, pp.392-400.

World Health Organization(1946). WHO Constitution, adopted by the International Health Conference held in New York from 19 June to 22 July 1946.[Online] Available at: http://apps.who.int/gb/bd/PDF/bd47/EN/constitution-en.pdf

World Health Organization(2003). WHO Framework Convention on Tobacco Control. Geneva: World Health Organization. [Online] Available at: http://www.who.int/fctc/text_download/en/index.html

World Health Organization(n.d.). Knowledge Network on Urban Settings. [Poster] Kobe, Japan: WHO Commission on Social Determinants of Health, WHO Centre for Health Development.

Wright, K., Rowitz, L., and Merkle, A.(2001). A conceptual model for leadership development. Journal of Public Health Management and Practice, 7(4), 60-6.

Wright, K., Rowitz, L., Merkle, A., et al.(2000). Competency development in public health leadership. American Journal of Public Health, 90(8), 1202-7.

Xirasagar, S., Samuels, M.E., and Curtin, T.F.(2006). Management training of physician executives, their leadership style, and care management performance: an empirical study. The American Journal of Managed Care, 12(2), 101-8.

Xirasagar, S., Samuels, M.E., and Stoskopf, C.H.(2005). Physician leadership styles and effectiveness: an empirical study. Medical Care Research and Review, 62(6), 720-40.

Zaccaro, S.J., LaPort, K., and Irwin, J.(2013). The attributes of successful leaders: a performance requirements approach. In: Rumsey, M.G.(ed.) The Oxford Handbook of Leadership. Oxford: Oxford University Press.

Yang J, Siri JG, Remais JV, et al. The Tsinghua-Lancet Commission on Healthy Cities in China: unlocking the power of cities for a healthy China. Lancet, 2018, 391(10135), 2140-84.

[You can read more about this work in the report The Revolution Will Be Improvised II, and in the independent evaluation, The Difference that Makes the Difference. There's also more information at http://www.systemsleadership.org]

3.2　公共卫生领域的伦理原则和伦理议题

3.2.1　医学伦理、生命伦理及新兴的公共卫生伦理

关于医学伦理的起源，有人将其追溯至首次对医生道德义务进行阐述的《希波克拉底誓言》，也有人认为John Gregory或者Thomas Percival才是医学伦理学之父。但可以确定的是，医生道德义务的守则与传承已经存在了几百年甚至数千年(Percival，1985；McCullough，1998)。医学伦理学的关注对象和学术研究重点是医生与患者之间的交流互动。美国医学会存在着历史悠久且长期沿用的医学道德准则，美国和加拿大的医学院也普遍设置了医师职业精神的教育(Kao et al.，2003)。美国医学院协会要求各医学院在医学核心课程中教授与医学伦理相关的原则(Allen，2007)；英国医学总会要求医学院教授医学伦理学；印度医学理事会也将“遵守医学伦理”列为医学生模范行为的一项要求(Ravindran，2008)。

相较而言，生命伦理学的出现时间则比较晚，但关注的范围却较为广泛。“生命伦理学”作为独立学科领域诞生于20世纪60至70年代(Walter，Klein，2003)，其产生原因包括当时日益凸显的资源分配问题、新兴生殖和基因技术引发的伦理问题、逐渐壮大的患者权利运动以及缺乏对人类研究监督的现实情况。富有影响力的重要学术研究和学术成果不断问世，并且在20世纪70年代，一个专门对涉及人的研究进行伦理审查的全国委员会得以成立。该国家委员会起草了《贝尔蒙特报告》(美国国家生物医学和行为研究人类受试者保护委员会，1979)，确定了人类研究的三大伦理原则——有利、对人的尊重和公正。作为一项早期生命伦理学工作成果，该报告不仅实现了对医患二元关系的超越，更为后续制定公共政策提供了依据。

生命伦理学的发展逐渐呈现星火燎原之势。伴随着中心的成立、期刊的创立、会议的召开，学科背景各异的专业人士开始以“生命伦理学家”自居，“贝尔蒙特三原则”也逐渐成为生命伦理学领域公认的核心基础文本(Beauchamp，Childress，1979)。虽然后续不断有其他学术观点提出，但“原则主义”仍是医疗保健和研究伦理中广泛使用的框架(Clouser，1995；Jonsen，1995；Pellegrino，1995)，并且国际医学科学组织理事会(Council for International Organizations of Medical Sciences，CIOMS)的国际伦理指南也采用了贝尔蒙特三原则(国际医学科学组织理事会，2002)。

这些原则的早期制定者认为，任何原则都不应该具有高于其他原则的道德优先性(Beauchamp，Childress，1979)。尽管如此，早期引发生命伦理关注的尊重自主权问题——告诉患者和研究参与者真相的必要性以及拒绝医疗护理或研究参与的权利，在此之前确实没有得到应有的道德关注，却由此被赋予了最高的道德地位(Callahan，1984；Pellegrino，Thomasma 1988；Steinbock，1996)。作为自主原则的应用，知情同意成为新生命伦理学的标志。以前侧重于不伤害患者的临床实践伦理准则，也增加了尊重患者决定自己照护的权利的要求(美国医学会，1990)。

尽管Marc Lappe在1986年出版的公共卫生领域著名学术著作《公共卫生与预防医学》中用“伦理与公共

卫生”为一个章节命名(Lappe,1986)[①],但直到20世纪90年代,学术文献都并未明确将公共卫生伦理作为分支领域的概念。Lappe在这一章概述了公共卫生伦理面临的核心挑战:资源的公平分配、与群体相对的个人权利及如何在认识到“在健康状况方面处于不利位置的人的特殊地位”的前提下兼顾效率(Lappe,1986)。此外,Lappe还明确指出:医学伦理学更关注个人自主权和个体卫生专业人员的职责,而公共卫生伦理学则更注重公平和效率。他认为,为了社区利益个人权利是可以妥协的,但前提是这一妥协必须符合比例——公共卫生干预措施的益处必须大于其弊端,而且侵权的绝对程度必须是最低的。与此相关的是,由于许多公共卫生方案并没有赋予个体拒绝的权利,因此必须有证据表明该方案确实能够提供其预期的益处。他认为功利主义和公正之间不可避免地存在张力,公共卫生伦理既要提高效率,也必须承认最需要帮助的人处于特殊地位。

公共卫生伦理早期发展进程中也有着不同的立场观点,例如Dan E.Beauchamp提出社会正义和传统社群主义应推动公共卫生的发展(Beauchamp,1976b)。在学科发展的一个多世纪以来,公共卫生从业人员已经充分认识社会条件与健康之间的关系(Fee,1977)[②],然而,Beauchamp提出了新的生命伦理学观点:即只关注个人利益,尤其基于市场公正的要求而推动的个体利益保护,会妨碍公众健康;他认为公共卫生应当“把残疾和过早死亡等问题作为整个社会的集体问题来思考和应对”(Beauchamp,1976b)。

此外,Beauchamp还对生命伦理学提出了挑战:要求从人类共同责任的角度出发,将公共卫生解读为对社区利益的促进——例如在健康和安全方面完善集体行动,以体现我们彼此对共同生活的承诺(Beauchamp,1985)。虽然Beauchamp本人没有直接使用“公共卫生伦理”一词,但其著作明确提出公共卫生领域具有自己的一套道德优先事项,这一点具有奠基性的意义。

21世纪初,学界逐渐意识到需要一种更有条理的方法来展开公共卫生伦理问题的研究,也有文献分析了公共卫生伦理问题与医学或其他生物伦理学领域的伦理问题的不同。2001年和2002年陆续发表的四篇文章,明确了公共卫生伦理的领域和边界,并提供了分析公共卫生伦理的工具和框架(Kass,2001;Callahan,Jennings,2002;Childress et al.,2002;Roberts,Reich,2002)。这些学术成果指出了公共卫生伦理需要确定计划目标和有效性,并最大限度地减少负担和相称性,此外,还应当确保程序公正,并对社会公正具有促进作用。成立于1832年的美国公共卫生协会于2002年出版了第一部伦理守则(美国公共卫生协会伦理守则;美国公共卫生协会,2002)。

3.2.2 伦理与健康促进

20世纪70年代,一些学者开始讨论政府应在多大程度上规范个人行为以促进公共卫生。John Stuart Mill认为,政府对个人自由的限制只有在用于防止对他人造成伤害时才是合理的(Mill,1869),这也对后续讨论产生了深远的影响。但更进一步,围绕改善目标人群健康状况的干预措施在伦理上是否可以接受,学者们展开了激烈讨论。Daniel Wikler认为,对某种生活方式的提倡传递了一套价值观,“并不能直接默认这种缺乏节制、压力和冒险的安全社会的理念愿景一定能够比其他构成要素对健康偶有不利影响的生活方式更受欢迎”(Wikler,1978)。

“生命伦理学奠基人”之一的Edmund Pellegrino,从伦理的视角这样解读公共卫生预防手段:健康教育等预防性干预措施,充分体现和尊重个体自愿性;但与此同时,诸如大众传媒舆论操纵、税收和保险激励/抑制措施等执行手段,则相对容易忽视个体自愿性;至于法律层面的限制性禁令,实则只以部分人所认知“美好

① 请注意,同一本教科书的第11版(1980)有一章题为“公共卫生中的法律和伦理问题”,作者是Sidney Shindell。然而,本章的大部分内容致力于公共卫生方面的法律问题,而不是伦理问题,因此不在这里讨论。

② 请注意,这篇文章描述了19世纪初英国Edward Chadwick的研究,该研究表明,社会条件的差异导致上层和下层阶层的预期寿命相差两倍以上。同样在19世纪,政府开始对住房条件和垃圾堆进行调查,并将其与疾病暴发联系起来,到19世纪末,设立州和地方卫生委员会以执行卫生法规。

生活”加诸整体，我们不得不为了共同利益而遵守这些禁令，限制自身的行为(Pellegrino，1981)。

Faden夫妇的观点与Pellegrino也有相似之处，二位学者讨论了疏导、劝说、操纵直到强制等系列干预措施，提出不同干预方法的可接受性取决于它们的合理性，以及在具体场景中是否可以被拒绝采纳(Faden，Faden，1978)。他们的论著中描述了后续公共卫生伦理讨论中经常被引用的相称性的概念——干预措施，认为尤其是非自愿性干预措施应当在造成低负担的同时带来高收益，因此激励措施优于抑制措施，教育优于操纵性信息，而政府干预则不应在没有大量证据证明其有效性的情况下进行。

公共卫生教育者协会的伦理守则更进一步，声称自愿性是公共卫生干预方法的唯一可接受标准，建议健康教育者“通过知情选择而非强制手段来促使个体有能力选择健康的生活方式(公共卫生教育协会)”。

然而事实是，基于绝对自愿的干预措施在实际效果方面并不总是令人满意(Glanz et al.，1997；Roter et al.，1998)，伦理学研究者面临的问题是：我们是否可以接受，或者在什么条件下可以接受具有一定控制性的干预措施。此外，如果政府要执行更严格的干预措施，要如何确保其自始至终都是一个公共卫生议程，而非政治权宜?(Faden，1987)。对于非自愿公共卫生干预措施合理性的辩护往往假定“政府是温和的、明智的、有求必应的，然而这样的政府自古以来都是罕见的”(Pellegrino，1981)。

Dan Beauchamp建议将重点从政府能被许可在多大程度上规范个人行为转移到公共卫生的法律权威上来，由此实现对有害健康产品营销分销的限制管控(Beauchamp，1976a)。Wikler同样认为：如果外界影响促使个体在不知情的情况下改变了自己的偏好，这种选择的自主性就在事实上被削弱(Wikler，1978b)，因此可能需要采取强制措施来防止违背公共卫生利益的信息操纵。

近年来，慢性疾病负担的增加将公共卫生伦理的重点重新转移到了不同类型的行为干预措施或旨在影响个人行为的公共政策的可接受性上。与烟草有关的疾病和伤害、肥胖症和糖尿病的高负担都促使着人们对环境、心理、行为和生活方式的决定因素采取干预措施，这些干预措施是公共卫生伦理的一大关注点。例如在预防肥胖方面，公共卫生伦理必须考虑政府在各种计划或机构中限制获取不健康产品(如含糖饮料)的行动是否合理，以及相关行动建议对自由、隐私和公平等道德相关价值观的影响。伦理辩论的核心主要集中在：是否所有消费者的选择都构成受保护的自由，以及在不直接威胁他人的前提下，什么情况下的限制性政策是合理的。

3.2.3　传染病和公共卫生伦理：HIV与艾滋病预防

很少有其他健康挑战能够像HIV和艾滋病那样在公共卫生伦理方面有力地推动了人们对伦理和公共卫生的审视。从社会权利与个人自由，到公正与医疗服务，公共卫生伦理面临着多重矛盾，且这些矛盾都事关公共卫生的核心职能：信息监控、疾病报告、遏制性干预和资源分配。HIV相关公共卫生政策的制定大都经历了漫长而艰难的过程，其中涌现的许多生命伦理学研究文献为日后的公共卫生伦理发展奠定了重要的基石。可以说，正是HIV将许多生命伦理学家引入了公共卫生领域。

1983年，美国公共卫生局(Public Health Service，PHS)建议不鼓励男同性恋者献血(CDC，1983)。很快，政策文件和部分学者也讨论了艾滋病防控政策中的伦理问题(Bayer，1983；美国医学研究所，1986；美国人类免疫缺陷病毒流行病总统委员会，1988)。那时，对HIV的恐惧和不确定性使得人们提出了从识别性纹身到全面隔离等对感染者限制性极强的建议。但几乎没有证据能够证明这些建议能够有效防控艾滋病。尽管生命伦理学界和法律界几乎一致表示反对(Gostin，Curran，1986；Koop，1986；Macklin，1986；Musto，1986；Porter，1986)，但政策提案仍然将HIV感染者排除在正常的就业、住房、保险和教育等之外。生命伦理学家们纷纷参与研讨和阐明公共卫生对策是否具有适当性，并对新的筛查计划提出了伦理要求(Bayer et al.，1986；Childress，1987；Gostin，Curran，1987；Gostin et al.，1987；Hunter，1987；Bayer，1989)，他们充分认识到了潜在的公共卫生利益与疾病高危人群遭受社会污名化却无法得到有效治疗的现状之间存在巨大矛盾。

HIV问题也再次引起了人们对其他公共卫生手段伦理问题的关注，并呼吁实施强制艾滋病毒报告、接触者追踪以及感染者伴侣通知。支持者认为,强制报告能够加深人们对这一疾病的了解,并有针对性地进行教育和潜在治疗;批评者则认为,HIV的相关教育和治疗并不绝对依赖于强制报告,故而尤其在没有强有力的反歧视法律提供保障的情况下,强制报告行为是对患者个人隐私的不合理侵犯。还有人指出:强制报告手段可能导致高危人群因害怕后果而逃避检测。在艾滋病的治疗方法问世后,对病例强制报告的支持比重有所上升。HIV相关问题几乎引发了所有公共卫生领域的伦理辩论,包括健康教育、治疗责任、资源分配、资源获取和经济资助等。虽然那时"公共卫生伦理"一词尚未被广泛使用,但却为这一领域奠定了基础。

3.2.4 防范重大流行病

21世纪初重大流行病的再次出现推动了公共卫生伦理的思考,修改了大流行病防控的政策框架。尽管流感大流行所体现的疾病传染性使得个人利益与群体健康之间的平衡再一次成为矛盾焦点,但医疗资源不足的紧迫性和可能的缺口则带来了额外的挑战——例如禽流感和SARS暴发时,卫生健康系统就面临着医疗保健工作力量不足和疫苗短缺的棘手困境,以及复杂的全球治理挑战。

当疾病大流行跨越国界时,医护人员的义务、资源分配的公平性以及限制自由利益的理由都成了亟须解决的问题(Gostin,2004;Kotalik,2005)。相关的伦理指南(多伦多大学,2005;Thompson et al.,2006;CDC,2007;CDC,2011)也应运而生,提出了跨国疾病大流行的应对原则,同时承认了程序价值的重要性:包括合理和基于证据的决策、包容、透明度和问责制。

随着如何以最佳方式分配稀缺疫苗、病床、呼吸机和日常用品等问题的出现,流感大流行也重新引起了公共卫生伦理对资源分配的关注。美国国家疫苗咨询委员会和免疫实践咨询委员会建议优先考虑具有最高医疗需求的人群(美国卫生与公众服务部,2005);有学者主张优先考虑已占用部分社会资源且较为年轻的群体——在这种标准下,青壮年将比婴儿占据更高的优先级(Emanuel,Wertheimer,2006);也有学者提议在分配资源时着重考虑弱势群体(Uscher-Pines et al.,2007;Rosoff,DeCamp,2011;DeBruin et al.,2012);还有学者着重关注在维持社会运转和基础设施运作方面发挥重要作用的人群,强调保证这部分群体资源获取的重要性(Kass,2001)。疾病大流行中资源分配问题的讨论中,广泛听取并采纳了公众意见,从而激发了公众参与健康决策过程的兴趣(Bailey et al.,2011;Vawter et al.,2011)。

3.2.5 近期全球流行病疫情引发的伦理议题

3.2.5.1 埃博拉大流行(2014)

在2014年大流行前,非洲中部曾报道过局部流行的埃博拉病毒引起的出血热疫情,但涉及的病案数量通常不过数百例。2014年2月,包括塞拉利昂、利比里亚和几内亚在内的西非三国突然暴发了一场大规模埃博拉出血热疫情,波及15 261名患者,造成11 325人死亡(Gostin,2018;Dalziel et al.,2018)。由于埃博拉病毒感染初期,患者会出现许多传染病的常见症状,因此在病情发展到晚期之前都很难准确诊断。病死率超过70%。由于埃博拉病毒的传染性很强,且病毒传播剂量很低,再加上受影响国家的基础卫生设施建设薄弱,疾病传播速度很快。埃博拉病毒极强的传染性使得一线医务人员必须穿戴厚重的防护装备,这些防护设备在起到保护效果的同时也在医护与患者之间形成了屏障。这一疫情带来了许多伦理挑战,虽然这些挑战在其他传染病暴发时可能也小范围存在,但在这次疫情中明显加剧。

考虑到一线医务人员在诊治埃博拉患者时面临的巨大感染风险,以及一旦医护人员受感染就无法再继续提供任何医疗服务的现实，医务人员为埃博拉感染者提供治疗的道德责任是否存在限度这一伦理问题也浮出水面(Dubov et al.,2016;Venkat et al.,2015)。此前，在艾滋病暴发之初以及流感和鼠疫肆虐的时候，人们都曾提出过关于医务工作者在重大传染病大流行中的道德责任限度问题。不过，尽管面临巨大的风险和本可以降低的道德责任，许多西非疫区的当地医护人员还是愿意坚守临床一线照护埃博拉感染患者，非洲其他地区和全球其他地区的医护人员也陆续挺身而出。然而，除了医务工作者自身愿意参与以外，疫区国家政府和卫生系统在道德上也有义务为这些医务工作者提供防护装备和治疗设施，但由于这三个疫区国家均位列全球最贫困国家前列，它们都很难履行这一义务——至少在疫情暴发的最初几周，临床硬件方面陷入了急缺困境。这就凸显了另一个问题，即富裕国家在道德上对疫区国家存在什么样的援助义务(Royo-Bordonada,Lopez,2016)。许多人都认为，面对重大传染病一旦失控在全球范围内迅速蔓延可能造成的惨重后果，非疫区国家对疫区国家施以援手的行为不仅是出于人道主义的同情，也是一种对自身利益的理性维护。

此外，2014年埃博拉疫情还引发了关于富裕国家不仅应当协助应对眼下的埃博拉疫情，还应当对疫区国家的公共卫生系统进行长期资助的讨论(Cancedda et al.,2016;Kieny,Dovlo,2017)。利比里亚、塞拉利昂和几内亚国内都缺乏足够的医疗监测、试验和卫生信息系统，这种硬件短板加剧了疫情带来的各种挑战。除了为疫情防控作出努力外，埃博拉疫情的暴发还提醒并呼吁全球重视和展开针对发展中国家医疗系统建设发展的经济支持甚至投资，这种经济援助不仅能推动疫情尽快结束，还能使得疫区国家更好地应对未来健康威胁(Gostin,2014)。

医疗用品的供给匮乏还意味着医疗承载量受限，导致并非所有患者都能得到所需的治疗，因而又出现了医疗照护优先权的问题(Satalkar et al.,2015;Thompson,2016)。与此同时另一个伦理问题是：当因职业暴露而受感染的外籍医护人员被空运到国外更先进的医疗机构，甚至在某些情况下获得试验性治疗，而来自疫区国家的本土受感染医护人员却无法获得类似的治疗机会，是一种不公正。显然，美国和欧洲的医疗机构雇主一般都与雇员签订了合同，保证他们在疫区受感染时能得到撤离和高质量的医疗服务，而疫区当地的医疗机构雇主则不能给出这样的保证，这凸显了高收入国家和低收入国家之间长期存在的差距。

由于埃博拉感染死亡率高且缺乏有效治疗方法，实验性疫苗和疗法的研发需求激增。激烈的争论集中在是否应向所有感染者提供试验性治疗，或者是否应通过安慰剂对照试验对试验性治疗进行临床测试。有观点认为对试验性药物进行标准传统测试能更快地衡量其安全性和有效性(Salerno et al.,2016;Thompson,2016;WHO顾问组,2014)。但另一些人认为在埃博拉疫情的现实情况下，适应性试验——根据中期研究结果改变随机分配方案，甚至可能在试验最初就对全体受试者实施试验性治疗——才最有意义。

埃博拉疫情期间，许多病例都出现在偏远地区，并在家庭内部和家庭之间互相传染，这意味着联络、教育和社区参与对于传播关键预防信息和了解新病例至关重要，也对疫情相关的谣言和恐惧传播有着重要影响(Salerno et al.,2016)。然而，这种联络活动的开展也可能带来负面效果——如果缺乏对于联络活动具体开展方式的充分考量和评估，那么对居民实地进行知识传播和教育的工作人员如果身着在居民看来奇形怪状的防护服直接进入社区，反而会在本身已经存在疾病焦虑的社区里散发更严重的恐慌。除此之外，社区防疫中实际存在的问题还包括如何判断居民是否需要从家中转移到各方面实际条件都可能非常糟糕的治疗中心、如何判断个体是否需要强制隔离或检疫——尤其是在如果社区实际无法保证转移后这部分居民的食物饮水和通信供应，且在进行转移前不能实际告知待转移居民关于糟糕转移后条件实情的情况下(Venkat et al.,2015;Thompson,2016)。

3.2.5.2 寨卡病毒大流行(2016)

2016年，寨卡病毒感染导致的新生儿先天性畸形流行带来了一系列新的伦理挑战。寨卡病毒是目前唯一已知可致胎儿先天畸形的蚊媒病毒，妊娠0~3月(55%)和4~6月(52%)感染寨卡病毒的胎儿发生神经系统畸形的风险最高，同时，妊娠4~6月(29%)感染寨卡病毒的胎儿发生无脑畸形的风险也同样值得关注

(Brasil et al.,2016;Honein,2017)。

虽然寨卡病毒感染导致妊娠不良后果的风险很高(42%~85%),但80%的寨卡病毒感染没有明显临床症状,因此很难对高危孕妇或备孕妇女进行监测,更难以识别感染,尤其是在孕妇本人可能都不知道自己已经怀孕的孕早期,存在最高的感染风险。此外,在全球范围内,大多数妊娠都属于计划外怀孕。虽然有关部门已经针对全体育龄女性发布了寨卡病毒感染防范的指导方针,包括穿长袖衣裤、使用驱蚊剂、尽量避免前往寨卡疫区,以及通过安全性行为暂时避孕等策略,虽然这些措施的确能够很好地起到防护作用,但全球多数高危女性都非常贫困且受教育程度很低,她们多数生活在寨卡流行疫区,很少有条件持续使用驱蚊制剂。且受限于文化和宗教因素,她们几乎无法控制安全性行为(社论,2016)。因此,大多数高危女性几乎没有自我保护的权利和实际能力,而一旦她们感染寨卡病毒,也几乎没有机会选择终止妊娠。

在缺乏有效疫苗的情况下,控制蚊子数量是针对社区的主要干预措施,故而一大固有的公共卫生伦理争议再次被推到风口浪尖:是否可以接受在全社区范围内普遍执行某一干预措施(例如喷洒药物)——这一问题存在争议的主要原因是,这种行为的确可能面对来自社区中某些个体的反对。那么由谁来决定是否忽略这种反对而继续执行干预措施、当社区面临多大公共卫生风险时才可以作出这样的执行决定,以及即便无法顾及所有个体的意见,又应当采取什么样的具体协商措施等,都成为关键的伦理问题。截至本文成文时,全球范围内尚未研发出针对寨卡病毒感染的疫苗,但不排除未来可能有寨卡病毒疫苗问世,届时又会面临哪些群体应当接种疫苗的问题。既往而言,出于对胎儿健康风险的考量,孕妇通常被排除在公共卫生疫苗接种活动之外,但近年来人们意识到,此前一直忽略了针对孕妇及其未来新生儿危险传染病感染的预防,继而越发关注起对于孕妇疫苗接种的讨论。一条不变的核心原则是,所有疫苗都需要综合考虑其风险和益处,在孕妇接种这个问题上也是同样如此。

3.2.5.3 麻疹疫情(2015)

2015年洛杉矶的麻疹流行揭示了又一系列的公共卫生伦理问题。在美国,由于绝大多数居民均接种过麻疹疫苗,从而构建了良好的群体免疫,麻疹疫情很少暴发,任何病例或接触都不太可能导致二次传播。从过往经验看,90%以上的疫苗覆盖率是确保群体免疫和预防麻疹流行的必要条件。然而,可能是互联网和社交媒体上广泛流传着关于疫苗安全性的错误信息,也可能是由于对麻疹带来的危险认识不足,许多家长拒绝让孩子接种疫苗。在南加州某地,人口统计结果显示在该地区,即便是父母受过高等教育的家庭中,麻疹疫苗接种率也远远低于90%。导致这种情况的原因是,当时的加利福尼亚州设置了全美最宽松的疫苗接种政策,允许以"哲学的原因"免除儿童疫苗接种,而这又是一个要求非常低、很容易实现的条件。2015年,一名感染麻疹的儿童前往迪斯尼乐园游玩,造成了麻疹的指数型传播:南加州暴发了麻疹疫情,随后疫情蔓延到欧洲,累计感染了数千人。加州立法机构随后通过了一项法律,规定入学儿童必须接受全面的麻疹免疫接种,只有免疫力低下的儿童或其他健康情况可能导致接种产生危险的儿童除外。然而法律出台后,许多母亲向医生施压,要求医生为她们的孩子出具可以豁免麻疹疫苗接种的证明,加州一些学校中高达58%的孩子被豁免接种,远低于形成群体免疫力所需的90%以上接种率,严重影响了正常的麻疹群体免疫的形成(《洛杉矶时报》2018年7月13日a、b版)。一个国家应采取何种疫苗接种政策是一个非常棘手的长期伦理议题。疫苗接种是最有效的公共卫生预防干预措施之一,它自身风险极低,却能防止数百万人罹患重病。然而,强制疫苗接种虽然能够实现对他人和全社会的保护,却违背了个体的自主权。许多疾病都具有传染性,故而强制要求所有健康状况许可的个体接种疫苗是保护社会整体和最脆弱个体的一种必要手段,但总有个体的健康状况不允许疫苗接种的情况。因而各国公共卫生部门一般都将疫苗接种作为儿童入学、参加夏令营或日托的条件,只允许因健康原因,或在某些情况下因宗教原因许可儿童不接种必要疫苗。

3.2.6 公共卫生与社会公正

迄今为止，有关公正与健康的理论文献几乎都集中在卫生保健服务获得和稀缺卫生保健资源分配的问题上——这些问题的确十分重要，也依旧存在争议，但流行病学证据表明卫生保健对于健康状况的决定作用相对有限(Wilkinson，Marmot，2003)。长期以来，公共卫生领域一直认为社会经济地位(socioeconomic status，SES)——即由收入、教育水平和职业共同界定的社会地位——是健康的主要决定因素；也正是社会经济地位的差异导致社会群体之间在健康方面存在显著的不平等。有些健康差异是由与贫困有关的物质条件造成的，如营养不良、居住条件拥挤和卫生环境差。但过去20年的研究表明，贫困本身并不能解释社会经济地位对健康的影响，在社会经济地位的各个层次内部，预期寿命、死亡率和发病率也依旧存在梯度(Marmot，1991；Marmot，Shipley，1996)。在物质并不匮乏的情况下，同一社会经济地位阶层内部存在的健康不平等似乎更体现出社会心理因素，如社会支持和融合水平、工作场所的控制力和敌意等带来的影响(Marmot，2004)。还有一些存在一定争议的研究指出，个人的健康受到整个社会收入不平等程度的影响，而不仅仅受其自身收入水平的影响(Kawachi et al.，1999)。人们越来越关注健康的社会决定因素，这也促使人们更加关注公共卫生中的社会公正问题。

当社会群体之间的健康不平等不公正时，公共卫生的问题就是核心的社会公正问题。文献中提出了几种解决这一问题的方法，而所有这些方法都发源于更普遍的分配公正理论。分配公正理论会明确一种具体的衡量标准，明确所追求的具体利益以及分配该利益的原则。主要的衡量标准包括福利、资源和能力，而各种分配原则则要求平等、优先和充足。

公正的衡量标准各不相同，一些人认为健康对于公正所追求的善来说纯粹是一种工具，而另一些人则认为健康是善的内在因素。工具主义者的观点包括Norman Daniels所提出的：健康的价值在于确保个体在追求人生目标方面拥有平等的机会(Daniels，1985，2008)；也包括福利平等论者和当代功利主义者的观点，即健康的价值在于它满足了个人的偏好。上述观点都会受到相同的反驳，即就算不能促进这些目的，健康本身也是有价值的——对已完成人生规划、接近生命终点的人来说，健康似乎也很重要(Brock，1989；Segall，2010)；如果一个人对健康有一定的偏好，尤其是长期处于非健康状态而产生对健康的渴望时，健康本身也可能具有价值(Sen，2009)。

与工具主义观点不同，另一种观点主张健康是公正目的本身的一部分。许多理论家都认为获得良好健康是一种基本能力，因为健康对人的个体生存和种族繁荣都至关重要(Sen，2002；Russbaum，2006；Ruger，2009；Venkatapuram，2011)。Madison Powers和Ruth Faden则提出了另一个相关但不同的概念，他们将健康视为福祉(well-being)的维度之一(还包括个人安全、尊重、依恋、自我决定和逻辑推理)，而福祉正是公正的保护对象。但他们更倾向于取得积极的健康成果，而非实现健康的能力，这既是因为一些个人(尤其是儿童)没有能力对其健康作出自由和知情的选择，也是因为现实中存在个人无法控制的健康威胁(如暴露于环境危害)(Powers，Faden，2006；Powers，Faden，2011)。

在评估某一特定健康差距是否存在不公正时，需要诉诸分配原则。从严格的平等主义角度看，每个人都应尽可能地享有平等的健康状况，但这种观点已被大多数人否定，因为它允许以“降低”某些人的健康状况来实现目标，而非绝对要求对个体健康状况作出改善(Parfit，1998)。另一种观点则从先验主义角度出发，允许让最贫困人群受益的不平等，John Rawls的“差别原则”就是这种观点的突出范例——该原则下，收入和财富(以及其他物品)的不平等能够得到许可，但前提是这些不平等必须有利于最贫困的人(Rawls，1971)。Daniels(2008)将这一观点应用于健康领域，认为根据差异原则分配社会产品能够大大降低健康风险。还有一种优先论的观点主张不同个体对健康的责任之间存在差异，认为分配时应优先考虑为促进自身健康付出更多努力的人(Segall，2010)。充足论者与优先论者关注的都是个人的绝对状况，但他们也都认为公正应确保每个人都拥有过上体面生活所必需的充足资源，不关注在此阈值之外的不平等(Frankfurt，1987)——例如

Powers 和 Faden 指出公正要求每个人都享有一定程度的健康,确保每个人都能过上体面的生活占据最高优先级,并且最大的健康不平等是那些系统性地伴随着在其他核心福祉维度中未得到充分满足需求的不平等(Powers,Faden,2006)。

考虑到当前全球尚有庞大数量的人口远未达到健康低限水平,且在富裕人群获得巨大社会和经济收益的同时,最贫困人群获得的收益微乎其微。因此,无论遵循优先公正观还是充分公正观,都有可能极大地改善全球人口健康状况。虽然公共卫生从业人员并不承担解决健康的所有社会决定因素的主要责任,但也有人认为,公共卫生应更明确地纳入社会公正导向。不可否认的是,这个目标非常具有挑战性——它要求针对与健康不平等有关的社会指标进行全面检测并充分组织参与社区组织和合作实践,以帮助促进必要的结构变革,来解决健康差异的物质和社会心理诱因(Plough,2005)。

3.2.7 公共卫生研究

伦理学与公共卫生研究方面的文献主要分为两类:一方面,既往文献探讨了如何从概念和操作上将公共卫生研究与公共卫生实践区分开来(CDC,1999;Casarett et al.,2000;Bellin,Dubler,2001;Amoroso,Middaugh,2003),这部分研究概述了质量保证、监测或评估活动与需要监管的研究活动之间的区别(美国卫生与公众服务部,2009)。越来越多的研究认识到在包括公共卫生在内的许多领域,研究与实践之间的界限模糊不清,并越发质疑区分研究与实践是否是确保完善伦理保护的最优方法(Faden et al.,2013)。随着信息数据电子化水平的提高,以及对学习型医疗保健系统和循证实践的重视(美国医学研究所,2007;Kass et al.,2013),研究与实践之间的模糊性只会越来越大。

另一方面,有文献对确切属于研究的活动进行了研究,也探讨了公共卫生研究是否有别于临床研究——因此是否应免除某些监管要求;还有文献探讨了以全人类群体为研究对象时,是否会面临不同的伦理挑战。

3.2.8 区分公共卫生研究与非研究性公共卫生活动

1999 年,美国疾病预防控制中心(CDC)发布了一份影响深远的文件,对公共卫生研究与非研究性公共卫生活动进行了区分(CDC,1999)。编撰该指南是为了解决当时所面临的普遍问题,即 CDC 或各州卫生部门为公共卫生实践而开展的各种数据收集活动是否应被归类为研究(Burris et al.,2003)。虽然编写该指南的目的是指导 CDC 员工完成工作,但后续该指南产生了更为广泛的影响。其明确:公共卫生实践与研究可以根据活动的主要目的进行区分——如果一项活动的主要目的是帮助公共卫生部门开展工作,促进特定社区的健康利益,那么即使它产生了更具有普遍意义的数据,该活动也应被定性为非研究性活动。该指南进一步指出,研究的目的是产生可推广的知识,其意义是超出受试人群本身的。因此,如果某项监测活动是基于或响应一项“合法的国家疾病报告或监测”而开展的,则应被视为非研究性活动。2001 年,美国国家生物伦理咨询委员会对 CDC 的指导意见表示赞同,并指出旨在产生可推广知识的项目必须接受共同规则的监督(美国国家生物伦理咨询委员会,2001)。

该指南提到的许多概念都在学术文献有所呼应,尤其是将产生可推广知识的意图作为应接受政府监督的研究的特征。对于相同问题的界定所存在的不同观点还包括 Casarett 等(2000)所主张的研究活动应受到监管的具体条件细则:① 预计大多数相关患者不会直接从研究结果中获益;② 对研究结果普适性追求导致研究存在额外风险和负担。美国 CDC 关于实践与研究的研讨会与会者 MacQueen 和 Buehler(2004)也认为研究所受监督应根据研究风险程度来确定,而不是根据其主要意图。Bellin 和 Dubler(2001)则建议如果研究者承诺根据单次研究中所收集到的数据修改方案，则可以将该活动视为非研究性活动。近期还有学者提出新的界定框架，主张研究与数据收集所需的伦理监督程度应取决于其增加风险或威胁重要利益或福祉的程度，而无论该活动具体被称为研究还是实践(Faden et al.，2013)。

Burris等(2003)提出了反对，他们认为政府机构收集数据是为了履行其法定职能，故而由公共卫生部门开展的研究活动不应当受到联邦研究法规的约束。他们建议建立一个替代性的内部监督系统，以确保“参与促进知识获取活动(无论是否被定义为研究)的人都能受到保护”，并保证数据收集活动尽可能以危害最小、限制最少、最受重视的形式开展。

但同时，Fairchild和Bayer(2004)则认为联邦政府或州政府的所有数据收集活动也都应接受伦理审查。虽然他们并不主张机构审查委员会(institutional review boards，IRB)必须实际审查每一项此类活动，但他们认为有必要对这些活动进行普遍审查。在人群非健康相关数据通过社交媒体和互联网被广泛使用和共享的今天，人们对健康隐私的看法是否会随着健康数据共享的普及而改变，也成了一个时代提出的新问题(Voyena et al.，2012)。

3.2.9　公共卫生研究引发的伦理议题

既往文献还探讨了公共卫生研究中的伦理问题是否有别于临床研究。20世纪70至80年代，有学者主张对于部分采用可辨方式进行数据记录的流行病学研究免除知情同意要求(Gordis et al.，1977；Kelsey，1981；Waters，1985)。Gordis等(1977)举出数十个例子，包括吸烟与肺癌之间的联系、早产儿高浓度吸氧与失明之间的联系，以及口服避孕药与中风之间的联系，以强调流行病学记录回顾分析对公共卫生发展的巨大贡献，并指出如果这些数据记录都需要提前征得同意，那么它们几乎不可能被如此完整地收集。近期文献则探讨了基于人群的研究或预防研究是否以及如何在伦理方面与临床研究有所区别(Taylor，Johnson，2007)。以人群为基础的研究或许不允许个体参加者有机会选择拒绝参与，例如一项针对整个社区的干预措施的研究，例如健康促进媒体活动对某些社区的影响，通常由伦理委员会审核该研究是否对个体的风险极小，及其对公共健康的益处是否远大于个人丧失拒绝权所带来的问题。一般情况下，这种数据都是在人群层面收集的，不包括可识别个人身份的信息。

如果研究对象是特定的地缘、宗教或种族群体，或由注射毒品或非多数性取向等有争议行为界定的群体，那么基于人口的研究就有可能造成特定群体的污名化。基因研究和1991年人类基因组多样性项目的启动就引发了对于群体污名化和后续社会危害的担忧，因为这一系列研究会以种族作为研究单元，并将许多原住民社群也纳入了研究。在近期发生的哈瓦苏派部落诉亚利桑那州管理委员会(2008)案中，研究带来的社会危害成为该案的焦点：为研究而储存的基因样本破坏了人们对该部落祖先起源的传统理解，数据表明该部落社区内近亲繁殖的程度很高，还基于此评估了这种基因亲缘性与精神分裂症的关联，而精神分裂症在该部落内是一种极受鄙视的疾病。虽然习惯而言，研究伦理一般都会许可无法识别个体身份的数据样本的采集和分析，但这一案例表明基于人群的研究也可能会导致他人因研究结果而对某个社会群体整体产生不同的看法。

因此，基于人群的研究成为动因推动了社区咨询委员会(Strauss et al.，2001；Morin et al.，2003；Quinn，2004)和基于社区的参与式方法(Israel et al.，1998；Macaulay et al.，1999)的诞生，也就不足为奇了。在研究过程中，“社区”和“参与”的含义仍然模糊(Hillery，1955；CDC，1997；MacQueen et al.，2001；Sharp，Foster，2007)，如何界定社区投入短缺、如何判断社区已得到充分代表，以及如何解决社区内的争议也都是该方面目前面临的困难(Sharp，Foster，2007)。

无论在单一国家内部还是放眼全球范围，在资源匮乏的环境中开展研究都只会带来更多的伦理挑战，这也说明为什么国际医学科学组织理事会(CIOMS)准则包含了其他研究伦理指南所没有的关于激励机制、研究结束后的责任和公正的相关条款。

1997年,由美国资助并在低收入国家进行的艾滋病毒试验对预防艾滋病毒垂直传播药物的疗效进行了临床测试,随后便暴发了一场重大争议——彼时,对于艾滋病的治疗已经存在有效的治疗方案(尽管这种治疗方案非常复杂且价格高昂),但研究中还是对对照组受试者采用了安慰剂对照控制。一些学者和人权活动家明确提出对受试患者使用安慰剂的行为是对伦理准则的公然违背,这种行为会导致数百万婴儿感染艾滋病毒(Lurie,Wolfe,1997);但也有学者和人权活动家认为参加该试验的妇女并没有因为参加这项试验而受到更多伤害,而且采用安慰剂的对照设计能更有效地测试实验干预措施是否有效,从而更快地在当地推广落实这种可能的新疗法,惠及当地患者(Varmus,Satcher,1997)。这场争论导致《赫尔辛基宣言》和国际医学科学组织理事会(CIOMS)中关于使用安慰剂部分的指南都进行了多次修订,但迄今仍未就这一问题达成共识。

最后,与临床试验类似,以人口为基础的试验,尤其是在资源匮乏的环境中进行的试验,必须更多地将试验结束后能够给实地提供的收益纳入考量。一些国家和国际机构建议,经实地试验证实有效的干预措施应直接提供给当地社区(国际医学科学组织理事会,2002;美国国家生命伦理学咨询委员会,2001),如果说因为一些原因无法实现这一点,那么也必须明确说明阻碍因素到底是什么(纳菲尔德生命伦理学委员会,2002)。但也有机构则认为在明确得出研究结果前,无法对个体参与者或作为捐赠方作出什么明确承诺。另一种建议是,研究应向社区提供“公平的利益”,而不必追求这种获利是否必须所测试的干预措施直接相关(发展中国家研究伦理问题会议,2004)。近期发布的艾滋病预防试验网络伦理指南指出:尽管在干预措施进行试验并得到结果之前,无法对研究后的使用协议作出最终定义,但仍有必要提前明确最终使用方案的拟定计划草案(艾滋病预防试验网络,2009)。

在2001年发生过一个引发巨大争议的法律案件。Ericka Grimes诉Kennedy Krieger研究所公司案源于20世纪90年代在巴尔的摩进行的一项铅减排试验,该案件对公共卫生研究伦理的发展具有重要意义。这项试验针对的是老旧社区中的低收入住房,这些住房通常年久失修,且其单元内有大量含铅涂料,这种恶劣的环境条件使得居住其中的儿童将面临很大的铅中毒风险(Farfel,Chisolm,1990;Farfel,Chisolm,1991;Farfel,Chisolm,1994;Pollak,2002)。尽管早在近半个世纪前就有证据证明含铅涂料对儿童存在危害,但当时并没有法律规定房屋在出租给家庭租客前必须采取相关安全措施,或经过任何安全审查。在这项试验中,受试住户被随机分配到采用不同的降铅方案进行处理后的老旧住房之中进行居住,以观察这些降铅方案对家庭铅尘和儿童体内血铅水平的影响。其中两个受试家庭在后来提起诉讼,指控研究人员没有及时告知在试验环境中,儿童仍有可能面临铅中毒的风险。这个案例正是公共卫生研究的典型代表,它针对的是一个特定的社区,涉及的是一个重大公共卫生问题的预防,更重要的是,它是为应对一系列对公共健康有害的基线条件而设计的。在这样的研究中,一些负面条件带来的恶性后果可能被忽视,或存在在试验条件下有一定改善,但未达到现有知识技术水平上限,在人类现有能力范围内都只是实现了“部分改善”的情况。关于在这样的情况下进行的研究是否构成一种剥削,目前仍未达成明确共识。有学者提出,许可“部分改善”方案类研究可能会助长这样一种观点,即这种“部分改善”方案对于弱势群体来说就已经足够了,并不需要苛求一定要在现有能力范围内为他们做到最好(Farmer,Campos,2004;Spriggs,2004;Buchanan,Miller,2006;Kass,2008)。Miller和Buchanan(2006)认为,若要直接反对巴尔的摩铅减排试验,便是出于“某种特定公正观必定最终成为共识的假设”而将这项实际能够提供“部分改善”解决方案的研究直接拒绝,这反而是牺牲了数以百万计的儿童的实际福祉——他们本可以在这项公共卫生预防研究试验中受益。他们还指出,一些社会改善干预措施有时候确实尚未或无法达成社会共识,但将其归咎于研究人员终归是不恰当的,这种做法不过是一种“错误的愤怒”。然而也有学者认为,这一案件引发的对受试者是否存在剥削的讨论会对科学研究事业造成伤害,他们主张有必要“在科学研究领域建立真正的合作伙伴关系,尤其是当拟议的研究涉及弱势社群时”(Mastroianni,Kahn,2002)。

3.2.10 遗传学研究引发的伦理议题

过去20年间，基因研究突飞猛进，也给公共卫生研究带来了新的挑战——包括同意储存基因材料、归还基因检测结果和转让基因材料所有权等问题，都引发了新的讨论。

基因研究中所使用的生物样本通常储存于生物样本库中备用，故而在取材时，很可能并无法确定日后这一标本具体会如何使用。如果在每次使用样本时，都要重新联系参加者确认知情同意意愿，那么无论是研究者还是参加者都将面临非常大的压力和负担，是不现实的；而“一揽子同意”，即参加者在捐赠时一次性同意未来任何形式的样本使用，也被批评为是对参加者自主权的不充分尊重(McGuire，Beskow，2010)。虽然实证研究表明大多数参加者支持能够广泛使用其样本的数据共享计划，但他们事实上也对数据共享计划是否有能力充分保护数据安全存在忧虑，这提示相关的数据共享计划应保持开放透明，以维护参加者的信任(Trinidad et al.，2010)。与此同时，也逐渐出现了各种能够让个体将自己的基因数据自主上传到私人非营利和商业数据库供广泛研究者使用的渠道和平台，例如通过“支持研究”(http://weconsent.us/)和“个人基因组计划”(www.personalgenomes.org)等。随着生物样本库的普及，数据信息电子化趋势逐渐发展，全球数据共享正迅速成为现实(Kaye，2011)。这种互联性为研究人员提供了更多可用资源，为研究开辟了新的机遇，但同时也增加了样本无节制使用的可能性，这意味着参加者所捐献的生物样本很可能最终被用于远超最初预期的全新用途。生物样本银行的知情同意程序和全球数据共享的伦理问题研究均尚处于起步阶段，伦理学家们正在应对控制和问责机制制定的挑战(Gottweiss，Lauss，2010；O'Doherty et al.，2011)。

是否应当公开研究期间进行的基因检测结果也引发了争议。一些人认为，即使检测结果不具有临床意义，也应将结果反馈给参加者，以此尊重他们的自主权，也有利于他们从相关结果中获取对自身有意义的信息，可以体现参与研究的互惠性(Ravitsky，Wilfond，2006)。反对的观点则认为，结果反馈存在风险，将通常非常复杂、临床价值又有限的基因结果提供给没有相关知识和能力的参加者，可能对他们产生误导，甚至造成危害(Beskow，2006)。同时，即便某项基因检测的结果非常清晰易懂，也具有临床意义，结果反馈也需要在取样-保存-实验的全过程保持与样本供体的联系。美国国家生命伦理学咨询委员会(1999)和美国国家癌症研究所(2011)的《生物样本资源最佳实践》仅要求知情同意文件中包含对检测结果是否(全部)公布以及会对哪些人公布的说明文件，而在2004年和2009年，美国国家心肺血液研究所两度召集了有关工作组起草了立场更为强硬的建议指南，概述了在哪些条件下从伦理角度而言应该反馈研究结果，以及在哪些情况下可以但不应该归还研究结果，还强调了在与可识别的社区合作时社区参与的重要性(Fabsitz et al.，2010)。

基因研究还引发了其独有的身份、所有权和财产问题。发生在20世纪末至21世纪初的几项诉讼对基因研究中使用的生物材料的所有权提出了质疑(Moore诉加利福尼亚大学执政官案，1990；Greenberg诉迈阿密儿童医院研究所案，2003；华盛顿大学诉Catalona案，2007)。在这几起案件中，原告都声称对从其基因样本中提取的材料拥有财产权，而被告则辩称样本是“捐赠”的，个体在同意接受生物样本采集时就放弃了对其的所有权。迄今为止，判例法均不承认参加者对为研究而采集的生物标本具有所有权，目前的裁决均站在研究企业一边。但从伦理角度看，将生物标本视为财产是否合适，还需要打一个问号。McGuire和Beskow(2010)概述了遗传研究中知情同意的多种方法，美国国家人类基因组研究所也为遗传研究中的知情同意提供了全面的网络信息资源。此外，还有学者建议通过样本供体参与来应对这一挑战(Kaye et al.，2012)，这种参与模式建议通过社交媒体在参加者与研究人员之间建立持续联系，使参加者能够对其样本的使用作出更为明智的选择。这种机制还有一大意义在于设置了研究结果解释更新的长期渠道，便于研究者和参加者针对研究结果进行沟通。

3.2.11 结论

公共卫生在生命伦理领域的文献中被充分重视不过20～30年的时间。公共卫生的使命是通过教育、监测、干预和监管来实现社区健康促进,但与此同时又需要尽可能少地影响个人自由和隐私,还必须履行推进社会公正的核心承诺。公共卫生被赋予保护公众健康的法定权力。随着卫生措施、餐厅检查、免疫接种和健康教育的落实,公众健康也确实得到了显著改善。不过,正是因为公共卫生学科手握这种权力,公共卫生伦理的重要性和意义才愈发凸显。清晰的伦理框架可以实现对数据需求、最小化危害、公平程序以及明确原则的建构,推动公共卫生透明度、互惠性和公平性的保障和发展,从而帮助公共卫生履行其代表所有人实现健康改善的职责,也让个体对于制度和限制建构必要的信任,相信干预体制和干预措施的适度和公平。公共卫生研究需要深入考量一些新的研究伦理问题,包括如何更清楚地认识研究对整体人群的影响、如何通过创造性的方法来征求整个社群的意见,以及如何确保社群和个体都能从研究中获益。

(翻译:左右、丛亚丽)

参考文献

Allen, R.(2007).Fostering Professionalism During Medical School and Residency Training.CME Report 3-A-01.Report of the Council on Medical Education.Chicago, IL: American Medical Association.

American Medical Association.Council on Ethical and Judicial Affairs(1990).Fundamental elements of the physician-patient relationship.Journal of the American Medical Association, 264, 3133.

American Public Health Association(2002).APHA Code of Ethics.Washington, DC: American Public Health Association.

Amoroso, P.J.and Middaugh, J.P.(2003).Research vs.public health practice: when does a study require IRB review? Preventive Medicine, 36, 250-53.

Bailey, T., et al.(2011).Public engagement on ethical principles in allocating scare resources during an influenza pandemic.Vaccine, 29, 3111-17.

Bayer, R.(1983).Gays and the stigma of bad blood.Hastings Center Report, 13, 5-7.

Bayer, R.(1989).Ethical and social policy issues raised by HIV screening: the epidemic evolves and so do the challenges.AIDS, 3, 119-24.

Bayer, R., Levine, C., and Wolf, S.M.(1986).HIV antibody screening: an ethical framework for evaluating proposed programs.Journal of the American Medical Association, 256, 1768-74.

Beauchamp, D.E.(1976a).Alcoholism as blaming the alcoholic.International Journal of Addiction, 11, 41-52.

Beauchamp, D.E.(1985).Community: the neglected tradition of public health.The Hastings Center Report, 15, 28-36.

Beauchamp, D.E.(1976b).Public health as social justice.Inquiry, 13, 1-14.

Beauchamp, T.L.and Childress, J.L.(1979).Principles of Biomedical Ethics.Oxford: Oxford University Press.

Bellin, E.and Dubler, N.N.(2001).The quality improvement-research divide and the need for external oversight.American Journal of Public Health, 91, 1512-17.

Beskow, L.(2006).Considering the nature of individual research results.American Journal of Bioethics, 6, 38-40.

Brasil, P., et al.(2016).Zika virus infection in pregnant women in Rio de Janeiro.New England Journal of Medicine, 375(24), 2321-34.

Brock, D.(1989).Justice, health care, and the elderly.Philosophy and Public Affairs, 18, 297-312.

Buchanan, D.R.and Miller, F.G.(2006).Justice and fairness in the Kennedy Krieger Institute lead paint study: the ethics of public health research on less expensive, less effective interventions.American Journal of Public Health, 96, 781-7.

Burris, S, Buehler, J., and Lazzarini, Z.(2003).Applying the Common Rule to public health agencies: questions and tentative answers about a separate regulatory regime.Journal of Law and Medical Ethics, 31, 638-53.

Callahan, D.(1984).Autonomy: a moral good, not a moral obsession.The Hastings Center Report, 14, 40-2.

Callahan, D.and Jennings, B.(2002).Ethics and public health: forging a strong relationship.American Journal of Public Health, 92, 169-76.

Cancedda, C., et al.(2016).Strengthening health systems while responding to a health crisis: lessons learned by a nongovernmental organization during the Ebola virus disease epidemic in Sierra Leone.Journal of Infectious Disease, 214(Suppl 3), S153-63.

Casarett, D., Karlawish, J.H.T., and Sugarman, J.(2000).Determining when quality improvement initiatives should be considered research: proposed criteria and potential implications.Journal of the American Medical Association, 283, 2275-80.

Centers for Disease Control(1983).Current trends prevention of acquired immune deficiency syndrome: report of inter-agency recommendations.Morbidity and Mortality Weekly Report, 32, 101-3.

Centers for Disease Control(1997).Community Engagement: Definitions and Organizing Concepts from the Literature, Part 1.Principles of Community Engagement: CDC/ATSDR Committee on Community Engagement.Atlanta, GA: CDC.

Centers for Disease Control(1999).Guidelines for Defining Public Health Research and Public Health Non-Research.Atlanta, GA: CDC.

Centers for Disease Control(2007).Ethical Guidelines in Pandemic Influenza.Atlanta, GA: CDC.

Centers for Disease Control(2011).Ethical Consideration for Decision Making Regarding Allocation of Mechanical Ventilators during a Severe Influenza Pandemic or Other Public Health Emergency.Atlanta, GA: CDC.

Childress, J.F.(1987).An ethical framework for assessing policies to screen for antibodies for HIV.AIDS Public Policy Journal, 2, 28-31.

Childress, J.F., et al.(2002).Public health ethics: mapping the terrain.Journal of Law and Medical Ethics, 30, 170-8.

Clouser, K.D.(1995).Common morality as an alternative to principlism.Kennedy Institute of Ethics Journal, 5, 219-36.

Conference on Ethical Aspects of Research in Developing Countries(2004).Moral standards for research in developing countries: from ‘reasonable availability’ to‘ fair benefits’.The Hastings Center Report, 34, 17-27.

Council for International Organizations of Medical Sciences(CIOMS)(2002).International Ethical Guidelines for Biomedical Research Involving Human Subjects.Geneva: World Health Organization.

Dalziel, B.D., et al.(2018).Unreported cases in the 2014-2016 Ebola epidemic: Spatiotemporal variation, and implications for estimating transmission.PLOS Neglected Tropical Diseases, 12(1), e0006161.

Daniels, N.(1985).Just Health Care.New York: Cambridge University Press.

Daniels, N.(2008).Just Health: Meeting Health Needs Fairly.New York: Cambridge University Press.

DeBruin, D., Laischenko, J., and Marshall, M.(2012).Social justice in pandemic preparedness.American Journal of Public Health, 102, 586-91.

Dubov, A., Appleton, J.H., and Campbell, S.(2016).Ebola virus preparedness: emerging viruses and ethics in laboratory medicine.Archives of Pathology&Laboratory Medicine, 140, 171-80.

Emanuel, E.and Wertheimer, A.(2006).Public health: who should get influenza vaccine when not all can? Science, 312, 854-55.

Ericka Grimes, v.Kennedy Krieger Institute, Inc.(2001).Wes's Atlantic Reporter, 782, 807-62.

Fabsitz, R.R., McGuire, A., Sharp, R.R., et al.(2010).Ethical and practical guidelines for reporting genetic research results to study participants: updated guidelines from an NHLBI working group.Circulation: Cardiovascular Genetics, 3, 574-80.

Faden, R.R.(1987).Ethical issues in government sponsored public health campaigns.Health Education Quarterly, 14, 27-37.

Faden, R.R.and Faden, A.I.(1978).The ethics of health education as public policy.Health Education Monographs, 6, 180-97.

Faden, R., et al.(2013).An ethics framework for learning healthcare systems.The Hastings Center Report, 43, S16-27.

Fairchild, A.L.and Bayer, R.(2004).Public health: ethics and the conduct of public health surveillance.Science, 303, 631-2.

Farfel, M.R.and Chisolm, J.J.(1990).Health and environmental outcomes of traditional and modified practices for abatement of residential lead-based paint.American Journal of Public Health, 80, 1240-5.

Farfel, M.R.and Chisolm, J.J.(1991).An evaluation of experimental practices for abatement of residential lead-based paint: report on a pilot project.Environmental Research, 55, 199-212.

Farfel, M.R.and Chisolm, J.J.(1994).The longer-term effectiveness of residential lead paint abatement.Environmental Research, 66, 217-21.

Farmer, P.and Campos, N.G.(2004).New malaise: bioethics and human rights in the global era.Journal of Law and Medical Ethics, 32, 243-51.

Fee, E.(1977).History and development of public health.In: Scutchfield, F.D.and Keck, C.W.(eds.)Principles of Public Health Practice.Boston, MA: Delmar Publishers, pp.10-30.

Frankfurt, H.(1987).Equality as a moral ideal.Ethics, 98, 21-43.

Glanz, K., Lewis, F.M., and Rimer, B.K.(1997).Health Behavior and Health Education: Theory, Research and Practice(2nd ed.).San Francisco, CA: Jossey-Bass.

Gordis, L., Gold, E., and Seltser, R.(1977).Privacy protection in epidemiologic and medical research: a challenge and a responsibility. American Journal of Epidemiology, 105, 163-68.

Gostin, L.O.(2018).New Ebola outbreak in Africa is a major test for the WHO.Journal of the American Medical Association, 320(2), 125-6.

Gostin, L.(2004).Pandemic influenza: public health preparedness for the next global emergency.Journal of Law, Medicine, and Ethics, 32, 565-73.

Gostin, L.(2014).Towards an international health systems fund.Lancet, 384(9951), e49-e51.

Gostin, L.and Curran, W.J.(1986).The limit of compulsion on controlling AIDS.Hastings Center Report, 16, 24-9.

Gostin, L.and Curran, W.J.(1987).Legal control measures for AIDS: reporting requirements, surveillance, quarantine, and regulation of public meeting places.American Journal of Public Health, 77, 214-18.

Gostin, L., Curran, W.J., and Clark, M.E.(1987).The case against compulsory case finding in controlling AIDS—testing, screening and reporting.American Journal of Law and Medicine, 12, 7-53.

Gottweiss, H.and Lauss, G.(2010).Biobank governance in the post-genomic age.Personalized Medicine, 7, 187-95.

Greenberg v.Miami Children's Hospital Research Institute(2003).264 F.Supp.2d 1064(S.D.Fla.2003).

Havasupai Tribe v.Arizona State University Board of Regents(2008).204 P.3d 1063(9th Cir.2008).

Hillery, G.(1955).Definitions of community: areas of agreement.Rural Sociology, 20, 111-24.

HIV Prevention Trials Network Ethics Working Group(HPTN)(2009).HIV Prevention Trials Network Ethics Guidance for Research. New York: HPTN.

Honein M.A., Dawson, A.L., Petersen, E.E., et al.; US Zika Pregnancy Registry Collaboration.(2017).Birth defects among fetuses and infants of US women with evidence of possible Zika virus infection during pregnancy.Journal of the American Medical Association, 317(1):59-68.

Hunter, N.D.(1987).AIDS prevention and civil liberties: the false security of mandatory testing.AIDS Public Policy Journal, 2, 1-10.

Institute of Medicine(1986).Confronting AIDS: Directions for Public Health, Health Care, and Research. Washington, DC: National Academies Press.

Institute of Medicine(2007).IOM Roundtable on Evidence-Based Medicine, The Learning Healthcare System: Workshop Summary.Olsen, L., Aisner, D., and McGinnis, J.M.(eds.).Washington, DC: National Academies Press.

Israel, B.A., et al.(1998).Review of community-based research: assessing partnership approaches to improve public health.Annual Review of Public Health, 19, 173-202.

Jonsen, A.R.(1995).Casuistry: an alternative or complement to principles? Kennedy Institute of Ethics Journal, 5, 237-51.

Kao, A., et al.(2003).Teaching and evaluating students' professionalism in US medical schools, 2002-2003.Journal of the American Medical Association, 290, 1151-2.

Kass, N.(2001).An ethics framework for public health.American Journal of Public Health, 91, 1776-82.

Kass, N.(2008).Just research in an unjust world: can harm reduction be an acceptable tool for public health prevention research? In: Green, R.M., Donovan, A., and Jauss, S.A.(eds.)Global Bioethics, pp.89-116.Oxford: Oxford University Press.

Kass, N., et al.(2013).The research-treatment distinction: a problematic approach for determining which activities should have ethical oversight.The Hastings Center Report, 43, S4-15.

Kawachi, I., Kennedy, B.P., and Wilkinson, R.G.(1999).The Society and Population Health Reader, Vol.I: Income Inequality and Health.New York: The New Press.

Kaye, J.(2011).From single biobanks to international networks: developing e-governance.Human Genetics, 130, 377-82.

Kaye, J., et al.(2012).From patients to partners: participant-centric initiatives in biomedical research.Nature Reviews Genetics, 13, 371-76.

Kelsey, J.L.(1981).Privacy and confidentiality in epidemiological research involving patients.IRB, 3, 1-4.

Kieny, M.and Dolvo, D.(2017)Beyond Ebola: A new agenda for resilient health systems.Lancet, 385(9963), 91-92.

Koop, C.E.(1986).Surgeon General's report on acquired immune deficiency syndrome.Journal of the American Medical Association, 256, 278-89.

Kotalik, J.(2005).Preparing for an influenza pandemic: ethical issues.Bioethics, 19, 422-31.

Lappe, M.(1986).Ethics and public health.In: Last, J.M.(ed.) Maxcy-Rosenau Public Health and Preventive Medicine(12th ed.).Norwalk, CT: Appleton-Century-Crofts, pp.1867-77.

Los Angeles Times(13 July 2018a).Parents turn to doctors to avoid vaccines.

Los Angeles Times(13 July 2018b).A workaround for vaccine law.

Lurie, P.and Wolfe, S.(1997).Unethical trials of interventions to reduce perinatal transmission of the human immunodeficiency virus in developing countries.New England Journal of Medicine, 337, 853-6.

Macaulay, A.C., et al.(1999).Participatory research maximizes community and lay involvement.British Medical Journal, 319, 774-8.

Macklin, R.(1986).Predicting dangerousness and public health response to AIDS.The Hastings Center Report, 16, 16-23.

MacQueen, K.M.and Buehler, J.W.(2004).Ethics, practice, and research in public health.American Journal of Public Health, 94, 928-31.

MacQueen, K.M., et al.(2001).What is community? An evidence-based definition for participatory public health.American Journal of Public Health, 91, 1929-38.

Marmot, M.(2004).Social causes of social inequalities in health.In: Sudhir, A.and Peter, F.(eds.) Public Health, Ethics, and Equity, pp.37-62.Oxford: Oxford University Press.

Marmot, M., et al.(1991).Health inequalities among British social servants: the Whitehall II Study.The Lancet, 337, 1387-93.

Marmot, M.and Shipley, M.(1996).Do socio-economic differences in mortality persist after retirement? 25 year follow up of civil servants from the first Whitehall Study.British Medical Journal, 33, 1177-80.

Mastroianni, A.C.and Kahn, J.P.(2002).Risk and responsibility: ethics, Grimes v Kennedy Krieger, and public health research involving children.American Journal of Public Health, 92, 1073-6.

Maynard A.D., Bowman, D.M., and Hodge, J.G.Jr.(2016).Mitigating risks to pregnant teens from Zika virus.Journal of Law, Medicine and Ethics, 44(4), 657-9.

McCullough, L.B.(ed.)(1998).John Gregory's Writings on Medical Ethics and Philosophy of Medicine.Dordrecht: Kluwer Academic Publishers.

McGuire, A.and Beskow, L.(2010).Informed consent in genomics and genetic research.Annual Review Genomics and Human Genetics, 11, 361-81.

Mill, J.S.(1869).On liberty.In: Gray, J.(ed.)(1998) On Liberty and Other Essays(2nd ed.), .New York: Oxford University Press, pp.1-129.

Moore v.Regents of the University of California(1990).793 P.2d 479(Cal.1990).

Morin, S.F., et al.(2003).Community consultation in HIV prevention research: a study of community advisory boards at 6 research sites. Journal of Acquired Immune Deficiency Syndromes, 33, 513-20.

Musto, D.F.(1986).Quarantine and the problem of AIDS.Milbank Memorial Fund Quarterly, 64, 113.

National Bioethics Advisory Commission(NBAC)(1999).Research Involving Human Biological Materials: Ethical Issues and Policy Guidance.Vol.1.Rockville, MD: NBAC.

National Bioethics Advisory Commission(NBAC)(2001).Ethical and Policy Issues in International Research Clinical Trials in Developing Countries.Vol.1.Rockville, MD: NBAC.

National Cancer Institute(2011).Best Practices for Biospecimen Resources).[Online] Available at: http://biospecimens.cancer.gov/bestpractices/2011-NCIBestPractices.pdf

National Commission for the Protection of Human Subjects of Biomedical and Behavioral Research(1979).The Belmont Report: Ethical Principles and Guidelines for the Protection of Human Subjects of Research.Washington, DC: Government Printing Office.

Nuffield Council of Bioethics(2002).The Ethics of Research Related to Healthcare in Developing Countries.[Online] Available at: http://www.nuffieldbioethics.org/research-developing-countries

Nussbaum, M.(2006).Frontiers of Justice: Disability, Nationality, Species Membership.Cambridge, MA: The Belknap Press of Harvard University Press.

O'Doherty, K., et al.(2011).From consent to institutions: designing adaptive governance for genomic biobanks.Social Science and Medicine, 73, 367-74.

Parfit, D.(1998).Equality and priority.In: Mason, A.(ed.)Ideals of Equality.Oxford: Blackwell Publishers, pp.21-36.

Pellegrino, E.D.(1981).Health promotion as public policy: the need for moral groundings.Preventive Medicine, 10, 371-8.

Pellegrino, E.D.(1995).Toward a virtue-based normative ethics for health professions.Kennedy Institute of Ethics Journal, 5, 253-77.

Pellegrino, E.and Thomasma, D.C.(1988).For the Patient's Good: The Restoration of Beneficence in Health Care.New York: Oxford University Press.

Percival, T.(1985).Medical Ethics; or a Code of Institutes and Precepts, adapted to the Professional Conduct of Physicians and Surgeons.With an Introduction by Edmund D.Pellegrino.Birmingham, AL: Classics of Medicine Library.

Plough, A.(2005).Promoting social justice through public health policies, programs, and services.In: Levy, B.S.and Sidel, V.W.(eds.) Social Justice and Public Health.Oxford: Oxford University Press, pp.418-31.

PlumX Metrics.(2016).Editorial.The right(s)approach to Zika.The Lancet Global Health, 4, e427.

Pollak, J.(2002).The lead-based paint abatement repair and maintenance study in Baltimore: historic framework and study design.Journal of Health Care Law and Policy, 6, 89-108.

Porter, R.(1986).History says no to the policeman's response to AIDS.British Medical Journal, 293, 1589-90.

Powers, M.and Faden, R.(2006).Social Justice: The Moral Foundations of Public Health and Health Policy.New York: Oxford University Press.

Powers, M.and Faden, R.(2011).Health capabilities, outcomes, and the political ends of justice.Journal of Human Development and Capabilities, 12, 565-70.

Presidential Commission on the Human Immunodeficiency Virus Epidemic(1988).Final Report.Washington, DC: Government Printing Office.

Quinn, S.C.(2004).Ethics in public health research: protecting human subjects: the role of Community Advisory Boards.American Journal of Public Health, 94, 918-22.

Ravindran, G.D.(2008).Medical ethics education in India.Indian Journal of Medical Ethics, 5, 18-19.

Ravitsky, V.and Wilfond, B.(2006).Disclosing individual genetic results to participants.American Journal of Bioethics, 6, 8-17.

Rawls, J.(1971).A Theory of Justice.Cambridge, MA: The Belknap Press of Harvard University Press.

Roberts, M.J.and Reich, M.R.(2002).Ethical analysis in public health.The Lancet, 359, 1055-9.

Rosoff, P.and DeCamp, M.(2011).Preparing for pandemic influenza: are some people more equal than others? Journal of Health Care for the Poor and Underserved, 3S, 19-35.

Roter, D.L., et al.(1998).Effectiveness of interventions to improve patient compliance: a meta-analysis.Medical Care, 36, 1138-61.

Royo-Bordonada, M.A.and Lopez, F.J.G.(2016).Ethical considerations surrounding the response to Ebola: the Spanish experience. BMC Medical Ethics, 17, 49.

Ruger, J.(2009).Health and Social Justice.Oxford: Clarendon Press of Oxford University Press.

Salerno, J., et al.(2016).Emergency response in a global health crisis: epidemiology, ethics, and Ebola application.Annals of Epidemiology, 26(4), 234-7.

Satalkar, P., Elger, B.E., and Shaw, D.M.(2015).Prioritising healthcare workers for Ebola treatment: treating those at greatest risk to confer greatest benefit.Developing World Bioethics, 15(2), 59-67.

Segall, S.(2010).Health, Luck, and Justice.Princeton, NJ: Princeton University Press.

Sen, A.(2002).Why health equity? Health Economics, 11, 659-66.

Sen, A.(2009).The Idea of Justice.Cambridge, MA: The Belknap Press of Harvard University Press.

Sharp, R.and Foster, M.(2007).Grappling with groups: protecting collective interests in biomedical research.Journal of Medicine and Philosophy, 32, 321-37.

Society for Public Health Education(n.d.).Code of Ethics for the Health Education Profession.Section 4.[Online] Available at: http://www.sophe.org/Ethics.cfm

Spriggs, M.(2004).Canaries in the mines: children, risk, non-therapeutic research, and justice.Journal of Medical Ethics, 30, 176-81.

Steinbock, B.(1996).Liberty, responsibility, and the common good.The Hastings Center Report, 26, 45-7.

Strauss, R.P., et al.(2001).The role of community advisory boards: involving communities in the informed consent process.American Journal of Public Health, 91, 1938-43.

Taylor, H.A.and Johnson, S.(2007).Ethics of population-based research.Journal of Law, Medicine and Ethics, 35, 295-9.

Thompson, A., et al.(2006).Pandemic influenza preparedness: an ethical framework to guide decision-making. BMC Medical Ethics,7,12.

Thompson,A.K.(2016).Bioethics meets Ebola:exploring the moral landscape.British Medical Bulletin,117(1),5-13.

Trinidad S., et al.(2010).Genomic research and wide data-sharing: views of prospective participants.Genetics and Medicine, 12, 486-95.

University of Toronto Joint Centre on Bioethics(2005).Stand on Guard for Thee: Ethical Consideration in Preparedness Planning for Pandemic Influenza.Toronto:University of Toronto Joint Centre on Bioethics.

Uscher-Pines,L.et al.(2007).Social justice and disadvantaged groups.The Hastings Center Report,37,32-9.

US Department of Health and Human Services(HHS)(2005).HHS Pandemic Influenza Plan.Appendix D.Washington,DC:HHS.[Online]Available at:http://www.flu.gov/planning-preparedness/federal/hhspandemicinfluenzaplan.pdf

US Department of Health and Human Services(HHS)(2009).Protection of Human Subjects,45 CFR 46.Washington,DC:HHS.

Varmus,H.,and Satcher,D.(1997).Ethical complexities of conducting research in developing countries.New England Journal of Medicine,337,1003-5.

Vawter,D.E.,et al.(2011).Attending to social vulnerability when rationing pandemic resources.Journal of Clinical Ethics,22,42-53.

Venkat,A.,et al.(2015).Ethical issues in the response to Ebola virus disease in United States emergency departments:a position paper of the American College of Emergency Physicians,the Emergency Nurses Association,and the Society for Academic Emergency Medicine.Academic Emergency Medicine,22(5),605-15.

Venkatapuram,S.(2011).Health Justice.Cambridge:Polity Press.

Voyena,E.,Mastroianni,A.,and Kahn,J.(2012).Ethical issues in health research with novel online sources.American Journal of Public Health,102,2225-30.

Walter,J.and Klein,E.(2003).The Story of Bioethics:from Seminal Works to Contemporary Explanations.Washington,DC:Georgetown University Press.

Washington University v.Catalona(2007).490 F.3d 667,675(8th Cir.2007).

Waters,W.E.(1985).Ethics and epidemiological research.International Journal of Epidemiology,14,48-51.

World Health Organization Statement from Advisory Panel.(2014).Ethical considerations for use of unregistered interventions for Ebola virus disease(EVD).[Online]Available at:http://www.who.int/mediacentre/news/statements/2014/ebola-ethical-review-summary/en/

World Health Organization(2016).WHO Director-General briefs Executive Board on Zika situation.[Online]Available at:http://www.who.int/dg/speeches/2016/zika-situation/en/

Wikler,D.I.(1978a).Coercive measures in health promotion:can they be justified? Health Education Monographs,6,223-41.

Wikler,D.I.(1978b).Persuasion and coercion for health.Milbank Memorial Fund Quarterly/Health and Society,56,303-33.

Wilkinson,R.G.and Marmot,M.(2003).Social Determinants of Health:The Solid Facts(2nd ed.).Geneva:WHO.

3.3 健康权对全球公共卫生的支持

3.3.1 人权促进和保护健康的实例

本章的起始部分选取了一些非常简短的实例，旨在展示人权在改善公共卫生方面的多元应用，希望这些实例能让读者认识到人权在公共卫生领域的实际使用是有用且有效的。随后，本章将深入阐述人权，特别是享有可达到的最高标准身心健康的权利，以及人权是如何在公共卫生事业中发挥作用的。

3.3.1.1 巴西家庭保健项目

1988年，巴西将健康权写入其《宪法》，随后制定了与健康权相关的家庭保健项目，体现了其价值观和特点。通过立法和政策改革，健康不公平的现象得到缓解，健康结局得到改善。具体来说，在此项目实施第8年，孕产妇死亡率下降了53.1%，婴幼儿死亡率下降了34%。虽然这种以人权为基础的方案并不全面，实施过程中遇到了一些挫折且仍在不断完善中，但它确实为较贫困的妇女和儿童提供了健康保障（Bhalotra et al.，2016）。这与以人权为基础的健康方针是一致的（Bustreo et al.，2013）。

3.3.1.2 南非医疗行动计划

南非宪法法院在“卫生部长诉医疗行动计划”一案中作出的裁决认为，《宪法》要求政府“制定和实施一套全面协调的方案，以逐步实现孕妇及其新生儿获得卫生服务的权利，防止艾滋病毒的母婴传播”（南非宪法法院，2002，第135段第(2)条(a)项）。该判决推动了非洲最大规模减少艾滋病毒母婴传播规划的制定与实施（Burton et al.，2015）。

3.3.1.3 给人们赋予健康权

“我的健康，我的声音”是在印度北方邦实施的一个基于人权的项目，该项目利用技术手段来监控和展示涉及孕产妇保健非法收费的在线数据。该项目设立了一条免费热线，妇女可以通过该热线举报医疗服务提供者向她们索要非法费用的行为。在15个月的时间里，该热线共记录了873起非正规收费要求的报告。该项目不仅提高了妇女对其应享有权利的认识，还增强了她们伸张自身权利的信心。坊间证据表明，由于该项目的实施，卫生服务提供者对非正规收费的要求有所减少（Dasgupta et al.，2015）。

3.3.1.4 苏格兰州立医院

2000年，苏格兰拉纳克郡卡斯泰尔斯(Carstairs)州立医院，在收到苏格兰精神福利委员会的批评报告后，决定将《人权法》作为变革的一项工具(联盟，2013)。据此，将每个人的人权，包括工作人员、病人、护理人员和家属，都置于医院服务的核心位置。为了实现这一目标，医院成立了一个由高级管理人员领导、临床和非临床工作人员参与的工作组。该工作组制定了协商方法，以便在医院实施基于人权的做法。2009年对该倡议的评估发现，基于人权的做法有助于推动“文化变革，使该组织具有更积极和建设性的氛围，实现员工和病人之间的相互尊重”(苏格兰人权委员会，2009)。这种做法使工作人员和病人的参与度增加，提高了工作人员对工作的满意度以及病人对其护理和治疗的满意度。工作人员的压力和焦虑也得到了缓解，同时病人也注意到“他们在医院得到的护理和治疗以及感受到的整体文化都取得了明显和持续的改善”(苏格兰人权委员会，2009)。

3.3.1.5 消除童婚

据最新估计，尽管童婚现象正在减少，但每年仍有1 200万名女孩在童年时期结婚(Cappa，2018)。消除童婚是可持续发展目标(SDG)中的一项具体目标，对实现其他可持续发展目标也至关重要。童婚严重侵犯了儿童的健康权、受教育权、受保护免受虐待和剥削权，以及其他人权。童婚会对儿童及其婴儿产生一系列严重的健康影响，包括妊娠和分娩并发症，身体、性和心理暴力，以及艾滋病。近年来，旨在消除童婚和支持已婚女孩的社会运动正在全球范围内兴起。来自95个国家的900多个民间社会组织，共同组成了“女孩不是新娘”的全球伙伴关系。这些组织大多在社区层面开展工作，并且其中许多组织是由青年人领导的。该伙伴关系的变革理论认为，必须在各级采取一系列社区和集体措施。这些措施包括提高女童对自身权利的认识；社区领导人采取行动以实现女童权利；以及制定反映国际和区域人权标准的国家法律(《女孩不是新娘》，2015；《女孩不是新娘》，2018)。

3.3.1.6 塑造意大利的卫生系统

意大利1948年的《宪法》已有健康权的相关记载：“共和国将健康作为个人的一项基本权利和一项集体利益予以保障。”法院已经对一些重要的健康权案件作出了判决，例如，关于改善避孕措施的可及性。至关重要的是，这项人权对塑造意大利的国家医疗服务、国家卫生规划和社区卫生计划均产生了直接的影响，例如关于提供妇女保健信息和服务的倡议。此外，这项权利还对包括癌症筛查方案在内的健康干预措施产生了直接影响。癌症筛查指南提醒卫生专业人员：“接受筛查是一项权利”。最近，WHO对意大利进行的一项研究得出结论，将人权应用于妇女和儿童的健康政策、方案和其他干预措施，不仅有助于意大利政府履行其具有约束力的国家和国际义务，而且有助于改善妇女和儿童的健康状况(Bustreo et al.，2013)。

3.3.2 人权概述

上述这些实例说明了人权在改善公共卫生方面的多种应用方式：它们指导政策改革，以确保人们的健康权得到充分实现；它们还可以通过司法行动纠正以生命为代价的权力不平衡和侵犯权利行为；它们还保护无权无势和被边缘化的人，使他们能够挑战这些权力的失衡；它们还支持社会运动。总而言之，人权是解决人类苦难的重要手段，能够保护人们免受未来因人权缺失和被侵犯而造成的伤害。

本章的主要任务是向全球公共卫生领域的专业人员阐述健康权和其他人权如何在其专业领域中发挥积极作用。本章借鉴了许多专家和学者的研究成果，包括本书前几版中相关章节的作者，以期深化人们对全球公共卫生、健康权和人权的理解，即它们具有共同的目标和使命，是天然的合作伙伴。

最近对健康和人权（包括健康权）相关文献进行的调查发现，“自本世纪以来，关于人权和健康（包括健康权）的学术书籍、文章、报告和其他出版物源源不断”（Hunt，2016）。然而，这同时也揭示了一个现象，即健康权的视角更多地关注医疗保健，而非公共卫生或全球公共卫生。本章致力于通过跨学科的原创研究，努力纠正这种不平衡。

在接下来的几个小节中，将对人权进行深入探讨，并阐述其现代历史和法律地位。本章将详细研究人权的不同使用方式，明确权利的享有者和义务承担者，以及基于人权的健康方法的具体含义。在“什么是健康权”一节中深入探讨健康权的内涵，对若干出版物中提出的健康权分析框架（Hunt，2015）进行了调整和完善。在“健康权的主要特征”一节明确健康权的主要特点。随后，探讨“实践中的健康权”，通过三个案例研究来讨论如何在全球公共卫生领域应用健康权：气候变化与儿童；大数据与健康；以及国际援助与合作。在结论部分，回到本章开头的简短实例，对基于人权的公共卫生方法进行深入分析。

3.3.2.1 人权是什么

人权的基础在于尊重每个人的尊严、福祉和平等，这是对共有的人性的承诺，并受到道德价值观的启发。所有人都天生有权享有这些权利，仅仅因为我们是人类。然而，人权远不止于道德要求，它们以国际法和具有约束力的协议为基础，全世界所有人在法律上都有权得到尊重、尊严和平等地对待。这是一项重要的人权原则，此外还包括参与和问责制。

人权保障人人享有可达到的最高标准身心健康的权利（以下简称“健康权”）。人权还要求各国政府和其他相关方采取集体和有组织的行动，以促进人人享有健康和公平。健康不公平现象是可以采取相关措施来避免的，因为它是不公正和歧视的结果。公共卫生可以通过社区和社会的集体和有组织的行动，实现降低死亡率和发病率以及促进健康的目标，而人权则是实现这些目标的关键（Winslow，1920；Acheson，1988）。全球公共卫生可以通过集体和有组织的行动解决跨国健康问题和决定因素，以实现人人享有健康和健康公平的目标，在这个过程中，人权同样至关重要。

1948年，联合国通过了《世界人权宣言》（UDHR），以回应第二次世界大战的独裁主义及其根源和相关暴行。宣言开篇即言：“人人生而自由，在尊严和权利上一律平等。”（联合国，1948）。《世界人权宣言》及其后续的条约（通常称为盟约或公约），如《经济、社会和文化权利国际公约》（ICESCR）（联合国，1966b）和《儿童权利公约》（*Convention on the Rights of the Child*，CRC）（联合国，1989），将这些价值观转化为国际法，赋予人们权利，并对政府、跨国公司、组织和能够影响他人的个人规定了义务。

尽管国际法在支持人权方面具有强大的力量，但正如前文中的实例所述，人权的应用并不局限于法院。在世界各地，人权发挥着至关重要的作用，使人们能够伸张自己的健康权和其他权利，挑战权力不平衡，并寻求社会正义。因此，人权可以为变革性公共卫生行动提供基础，解决不平等和歧视对健康造成的后果。此外，越来越多的证据表明，人权有助于促进个体和群体的健康（Hunt et al.，2015）。

3.3.2.2 公共卫生和人权是天然盟友

公共卫生学科与人权学科在某些方面可以相互补充、延伸，但也可能相互挑战。公共卫生方案对于实现健康权至关重要，而人权则有助于加强已有且有效的卫生方案和政策，并确定和制定新的、公平的卫生方案和政策。

公共卫生工作者和人权倡导者同样关注个体和群体福祉。他们还希望有效的、整合式的、反应迅速的卫生系统能够惠及所有人。其他相似之处包括认识到：

(1) 赋权、法律、政策、证据和分析、倡导和合作对实现变革的重要性。

(2) 不仅要确保医疗保健的可获得性,还需要关注社会、环境和其他健康相关决定因素,如水资源、卫生设施、营养、健康信息以及教育等方面的改善。

(3) 为了改善福祉,我们需要集体努力。卫生不仅涉及卫生部门和卫生系统,还需要广泛的公共和私营行为体的共同参与,需要政府、私营部门、民间社会和社区的共同努力。

(4) 社会问题的根本性和结构性原因。

(5) 反对歧视和弱势斗争的重要性。

(6) 文化尊重。

(7) 社会正义并挑战现有金钱、权力和资源的不公平分配。

基于人权的卫生方法使公共卫生的范畴超越了生物医学范式,将关注点从人群发病率和死亡率扩展到每个人的尊严和福祉,同时挑战了功利主义、家长式以及新自由主义的公共卫生方法。在人权视角下,公共卫生应优先关注最弱势和受歧视的人群,而非仅仅追求"最多数人的最大利益"(Rumbold et al.,2016)。作为一项基本人权,健康被视作一种不可剥夺的权利,而不是可以通过特权或利他主义进行购买、交易或赠与的物品。

从人权的角度来看,健康问题被视为权利问题,而非技术层面可以解决的问题。因此,公共卫生工作者需承担起促进和保护人权的重任,使人们能够充分伸张和享受自身权利。他们在实践中运用已经阐述过的人权框架和工具,以及公共卫生方法。此外,他们的职业道德准则以普遍认可的道德价值观及国际、区域和国家人权法为根本依据。公共卫生服务享有多种形式的政治和财政问责制度;同时,根据国际法和国内法,它们还需履行具有法律约束力的义务,从而为保护人权承担起法律责任。

公共卫生工作者,以及所有致力于改善健康的人们,可以利用健康权这一理念来制定更为公平的政策和规划。他们将重要的卫生问题置于国家和国际议程的优先位置,确保卫生相关部门之间以及卫生部门内各项服务之间的协调更为顺畅;他们还能够从国家财政中筹集更多的资金,与民间社会建立合作伙伴关系,对合作伙伴机构、企业以及国际金融机构的活动进行分析,并从高收入国家引导更多的资金流向低中收入国家;他们采用国际公认的规范和标准,如人群分类的定义,并改善卫生和其他部门工作人员的工作条件。健康权不仅仅是一种修辞手法,更是一种工具,可以拯救生命,减少痛苦,特别是对于那些处境最为不利的人群。这些目标与最新的全球发展议程——可持续发展目标——保持一致,旨在确保不让任何一个人掉队。

国际人权规范和法律为应对全球权力和金融不平等对公共卫生造成的日益严重的威胁提供了解决办法,这些不平等现象与跨国公司、贸易和投资条约以及环境退化有关。联合国民主和公平国际秩序问题人权专家呼吁评估贸易和投资条约对人权、健康和环境的影响(de Zayas,2015)。

人权的合法性

人权的正式表述和法律保障源自条约、国际习惯法、国内法和其他来源的法律,这些法律规定政府和其他相关方有保护、尊重和实现人权的法律义务。这些法律承认广泛的公民、政治、经济、社会和文化权利,包括生命权、参与决策权,足够标准的生活权、受教育权、健康环境权(联合国人权特别程序,2018)以及许多其他权利(本章将涉及其中一些权利)。人权法还承认妇女、儿童、残疾人、遭受种族主义的人、移民劳工、难民和寻求庇护者以及原著民等某些群体的特定权利,包括免受歧视的权利。

国际社会一致认为,所有人权都是普遍的、不可剥夺的、不可分割的、相互依存和相互关联的(联合国,1993)。普遍性意味着每个人都有权平等地享受其人权,不受任何理由的歧视,如"种族、肤色、性别、语言、宗教、政治或其他见解、民族、族裔或社会出身、财产、残疾、出生或其他身份"(《儿童权利公约》,1989)。消除不平等和歧视问题的行动是人权的核心,也是公共卫生的核心。认识到所有人都应该受到有尊严的对待,这是同情心的基础,而同情心在治疗工作中起着至关重要的作用,同时,团结精神也是社会正义工作不可或缺的一部分。

人权是不可剥夺的,这意味着除非在非常特殊的情况下,任何人都不能放弃或通过谈判放弃人权,也不能被人剥夺其人权。在某些情况下,可能需要为了其他人的利益而限制某些人的人权,例如为控制流行病而需要进行检疫管制。本章接下来会讨论在何种情况下可以合法地采取这样的行动。

不可分割、相互关联、相互依存意味着所有人权都必须得到尊重,而不能选择性地尊重某项人权。尊重所有人权意味着尊重每个人的尊严和价值。实际上,对一项权利的侵犯会影响到其他权利,例如,当儿童无法享有食物、水和住所的权利时,他们的健康、受教育和受保护权利可能也会受到严重损害。

值得注意的是,很少有人权是绝对不受限制的:有时必须在权利之间取得平衡,例如隐私权和信息自由。大多数人权都可能受到限制,例如那些"由法律决定的……并且仅仅是为了促进民主社会的普遍福利"的权利(联合国,1966)。例如,一个人可能要求她有权在家中饮用不含氟的饮用水,但她所居住的社区可能出于公共卫生原因希望使用含氟的饮用水。在这种情况下,必须在个人的人权(私人和家庭生活)和可能的限制(普遍福利)之间取得平衡。锡拉库萨原则旨在通过公正的程序实现公正的平衡(参见"锡拉库萨原则")。

国际人权条约,如《经济、社会和文化权利国际公约》和《儿童权利公约》,对批准这些条约的国家具有法律约束力。批准意味着各国同意受国际法约束,接受具体的法律义务并遵守条约要求和禁令。各国要对自己在执行条约原则和规定方面的作为和不作为负责。《世界人权宣言》《原住民权利宣言》和《发展权利宣言》等国际人权宣言不具有法律约束力,尽管其中许多宣言所包含的规范和原则反映了具有法律约束力的国际习惯法和条约法。此外,所有国家都制定了保护某些人权的国内法。

3.3.2.3 基于人权的健康方针

以人权为基础的健康方针"需要采用明确符合人权原则的方针"(Gruskin et al.,2010)。这也意味着卫生"政策和计划将有助于人权的实现"(Gruskin et al.,2010),而且确实不会损害人们对其权利的享受。国际法和国内法对人权的支持使基于人权的公共卫生方法拥有了真正的力量。此外,当人权原则在政策和规划中得到落实时,就会赋予人们权力,并为公共卫生提供促进公平和改善健康结果的机会。本章研究了实践中的三种不同的人权路径(政策、司法和赋权);但需要强调的是,在现实中,这三种路径是相互依存的,缺一不可。

政策路径

人权原则可以通过影响决策过程确保卫生政策和规划促进和保护人权,包括平等权和不受歧视的权利、参与权和享有良好运作的卫生系统的权利。本章把这称为落实健康权的"政策"路径。健康权观点应该成为所有地区、国家和国际在进行与人民健康有关的决策时的考量因素。

与众多公共卫生工作类似,成功地推动政策变革需要多学科之间的紧密协作,并与受影响的社区进行密切合作。由于公共卫生在促进公众健康方面的作用及其专业知识,它可以对"政策"路径作出不可或缺的贡献。

司法路径

当人权无法得到尊重、保护或实现时,"司法"路径就可以发挥其至关重要的作用了,它可能涉及法院、法庭以及其他司法和准司法程序。世界各地的许多法院已经证明它们可以作出重要贡献。在数千起案件中,法院的裁决使人们能够获得药品或实现其他健康权利(人权理事会,2007;高利和布林克斯,2008;Yamin,Gloppen,2011;Ferraz,2018)。

赋权途径

增强人们了解和伸张其人权权利的能力是实现健康权的第三种路径，也是政策和司法路径的关键。当人们知道自己有权不受歧视，有权平等获得卫生服务，有权受到有尊严的对待，并且知道提供基本服务是一项权利，而不是任意的施舍行为时，他们就可以单独或作为团体和运动的一部分采取相应的行动。这种行动可以改变社区和国家内部以及社区和国家之间的社会规范、实践和权力分配。

人权权利和义务

根据人权法的规定，人人享有权利，同时政府（国家）和其他被称为“责任承担者”的实体负有履行相关义务的责任。已批准国际和区域人权条约的国家有责任遵守条约原则和规定，并有义务定期向联合国监测机构报告。2013年，《经济、社会和文化权利国际公约任择议定书》生效。这使得已批准《经济、社会和文化权利国际公约》（ICESCR）和《任择议定书》的国家中的个人或团体，可以就国家在经济、社会和文化权利包括健康权方面违反《经济、社会和文化权利国际公约》的行为，向ICESCR委员会提出申诉。

自2008年以来，人权理事会建立了一种名为“普遍定期审议”的问责机制，要求所有联合国会员国报告其为改善本国人权所采取的行动，不论其批准了哪些相关条约。

人人享有可达到的最高水准的身心健康的权利问题特别报告员（简称健康权特别报告员）是人权理事会授权的另一个问责机制。特别报告员向人权理事会和联合国大会（UN General Assembly，UNGA）提交两类报告。第一类是一般性专题报告，例如，腐败与健康权（联合国大会，2017）或可持续发展目标与健康权（联合国大会，2016）；第二类是特别报告员对各国进行访问，然后就健康权或健康权具体内容撰写国别报告，以要求该国履行其健康权义务。当特别报告员遇到现有判例无法提供指导的具体问题时，他们可以提出自己对国际健康权的解释（Hunt，2016）。

鼓励民间社会参与所有相关报告的过程，并提交影子报告，这是保持过程透明和有意义的一种手段。

人权义务，包括与健康权有关的义务，从国家延伸到社会成员（联合国，1948；《联合国经济和社会权利公约》，2000），包括卫生工作者、家庭、社区、政府间组织和非政府组织、民间社会团体和企业，包括跨国公司，例如制药公司。国家的人权责任包括创造一种环境，确保所有个人和团体的行为都能符合其人权义务，使人们能够主张自身的人权权利。

当各国签订双边、多国或全球性协定，包括贸易协定时，它们有义务确保这些协定尊重和保护人权。2015年，所有联合国会员国通过的可持续发展目标在其序言中明确提到人权，指出“17个可持续发展目标……寻求实现所有人的人权，实现性别平等，为所有妇女和女童赋权”（联合国大会，2015）。此外，这一全球倡议的口号是“不让任何一个人掉队”。这呼应了平等和不歧视的人权要求，以及减少不公平现象的公共卫生承诺。

人权并非没有争议

健康权，如同其他经济、社会和文化权利一样，也面临着争议和意识形态上的反对。一些国家不愿将健康权视为与其他权利同等重要的权利，例如获得公平审判的权利。然而，根据国际法，健康权是国际人权法案的一个组成部分，是一项与其他权利相互依存并不可分割的权利，必须得到平等对待和重视（联合国，1993）。

尽管人权带来了希望，但它本身并不能解决与实现人权有关的许多复杂问题。例如，尽管有人权问责机制，但大多数国家几乎无法迫使其他国家履行其人权义务。此外，在这个全球相互关联的世界中，跨国公司控制并拥有人们的大部分健康和基本信息，作为主要人权义务承担者的国家受到严重限制。虽然人权没有为如何确定稀缺卫生资源的优先次序提供简单的解决办法，但平等、不歧视、参与和问责制等人权原则可以为应对这些挑战提供指导。

3.3.3 什么是健康权

健康权并不意味着获得身体健康的权利(《联合国经济和社会权利公约》,2000年),但正如国际法所承认的那样,健康权是享有有助于实现可达到的最高身心健康标准的设施、商品、服务和条件的权利。有些人认为健康权与个人保健服务有关。实际上,这种狭隘的定义与国际人权法不相符,因为《经济、社会和文化权利国际公约》第12条和《儿童权利公约》第24条认为,国际人权法包括临床护理、公共卫生和健康决定因素,如获得水、卫生设施、营养、住房和教育的权利。

根据健康权,人们享有众多自由,例如免受歧视和不进行未经同意的医疗行为和实验的自由,同时亦享有诸多权利,包括获取孕产妇、儿童及生殖健康服务的权利;享有健康的工作场所及环境的权利;预防、治疗及控制疾病(包括获取基本药物)的权利以及获得安全饮用水及卫生设施的权利。

健康权与国际法所承载的其他基本人权的实现密切相关,并依赖于这些人权的实现。例如,受教育权、适足生活水准权、生命权、隐私权和获取信息权以及其他权利和自由都与健康权有着密切的关系,是健康权不可分割的组成部分。

国际人权法

健康权在国际法中的起源可追溯到1946年WHO的《组织法》,其中规定:"享有可达到的最高健康标准是每个人的基本权利之一,不分种族、宗教、政治信仰、经济或社会条件。"(WHO,1946)两年后,《世界人权宣言》第25条第1款为健康权的国际法律框架奠定了基础。从那时起,健康权被编入具有法律约束力的国际和区域人权条约,并载入许多国家法律,以下段落将介绍其中一些法律。

《经济、社会和文化权利国际公约》第12条是保障健康权的国际法律基础。截至2018年,该条约已被164个国家批准并具有法律约束力(联合国人权事务高级专员办事处,2018)。

针对边缘化群体或因边缘化影响而面临健康风险群体的具体问题,国际条约还载入了额外的健康权保护条款①。所有国家都批准了至少一项载有健康权条款的条约;除美国外,所有国家都批准了《儿童权利公约》(联合国人权事务高级专员办事处,2018)。

其中几项关于健康权的条约所提供的权威性和解释性指导原则进一步明确了健康权的一般因素和内容,以及与特定群体适用健康权有关的内容。其中特别相关的是负责监测《经济、社会和文化权利国际公约》的联合国条约机构于2000年通过的,关于享有能达到的最高标准健康权的《第14号一般性意见》(联合国经济、社会、文化权利委员会,2000);负责监测《儿童权利公约》的联合国条约机构于2013年通过的关于儿童享有可达到的最高标准健康的权利的《第15号一般性意见》(《联合国儿童权利公约》,2013);《艾滋病与人权问题国际准则》(联合国人权事务高级专员办事处和联合国艾滋病规划署,2006);《关于采用基于人权的方法实施政策和计划以降低可预防的孕产妇死亡率和发病率的技术指南》(联合国人权事务高级专员办事处,2012年b);《关于采用基于人权的方法实施政策和方案以减少和消除可预防的5岁以下儿童死亡率和发病率的技术指南》(联合国人权理事会,2014);《在提供避孕信息和服务方面确保人权:指导和建议》(WHO,2014)。

联合国和WHO多次世界性会议的成果文件都对健康权作出了影响深远的承诺,例如《阿拉木图宣言》(WHO,1978)、国际人口与发展会议(联合国,1994)、第四次妇女问题世界会议(联合国,1995)、《关于全球化世界中健康促进的曼谷宪章》(WHO,2005)、《健康问题社会决定因素里约政治宣言》(WHO,2011)、可持续

① 《消除一切形式种族歧视国际公约》(CERD,第5(e)(iv)条);《消除对妇女一切形式歧视国际公约》(CEDAW,第11(1)款f、12和14(2)(b)条);《残疾人权利公约》(CRPD,第25和26条);《保护所有移徙工人及其家庭成员权利国际公约》。WHO第一项条约《烟草控制框架公约》的序言(2003)重申了关于健康权的国际法。

发展目标(联合国大会,2015)以及《第二届全球气候与健康大会行动议程》(WHO,2016)。这些会议和全球承诺有助于将国际问题纳入全球议程,包括孕产妇死亡率、精神卫生、非传染性疾病、卫生不公平和贫困等,其成果文件影响着国际和国家决策。其中有若干项涉及健康权和/或与健康相关的权利。

联合国《原住民人权宣言》(*Declaration on the Rights of Indigenous Peoples*,DRIP)尤为重要。对原住民来说,殖民化往往导致他们的土地和领土被剥夺;文化被征服;社会、经济、政治被边缘化;以及随之而来的对其健康的严重危害。《原住民人权宣言》认为,原住民的福祉具有共享性和整体性,包括人与环境之间的关系,并与当地的公共卫生模式相一致(联合国大会,2007)。

锡拉库萨原则

可悲的是,历史上确实出现过类似事件,例如美国公共卫生服务处的"针对未经治疗的男性黑人梅毒患者的塔斯基吉研究"。这项研究始于1932年,持续了40年(CDC,2013)。在这个过程中,公共卫生目标被滥用,成为侵犯人权的借口。研究手段包括拒绝提供信息和治疗,以便更深入地了解疾病。在某些情况下,为有效应对人群或个人健康受到的严重威胁而采取的必要公共卫生措施可能会限制其他人权。关于何时可以合法地实施这种限制,国际人权法规定了严格的标准,称为锡拉库萨原则(联合国人权委员会,1984)。只有在以下情况下才能采取此类限制措施:对于增进普遍福祉,这些限制措施是必要的;限制措施需由法律规定并依法执行;限制措施是合理的,并且没有其他侵入性较小或限制性较低的替代办法;限制措施需基于合理循证,不具有歧视性;限制措施的实施需经过审查;限制措施的实施期限需有限制(联合国经济及社会理事会,1985;《联合国经济、社会和文化权利公约》,2000)。

3.3.3.1 区域人权法

人权条约中的健康权被区域人权系统采纳和监测。这些条约只在其各自的区域有效,包括:《非洲人权和人民权利宪章》(第16条);《非洲儿童人权与福利宪章》(第14条);《美洲人权公约关于经济、社会和文化领域的附加议定书》,称为"圣萨尔瓦多议定书"(第10条);以及《欧洲社会宪章》(第11条)。其他区域文书,如《美洲人权公约》(美洲国家组织,1969)和《欧洲保护人权和基本自由公约》(欧洲委员会,1950),也通过了与健康有关的权利和其他规定以保障健康权。

在区域一级,亦存在司法和其他机制对涉及健康权的案件进行裁决。2002年,一个著名案例是,非洲人权和人民权利委员会(African Commission on Human and Peoples' Rights,ACHPR)发现尼日利亚联邦共和国因石油公司在尼日尔三角洲的活动而侵犯了奥戈尼人的健康权(非洲人权和人民权利委员会,2001)。2009年,根据同一法庭的裁定,苏丹的一些行为,包括破坏家园、牲畜、农场,以及在水井下毒,导致达尔富尔地区的原住民部落成员面临严重的健康风险,从而侵犯了他们的健康权。在作出这样的裁决时,委员会深刻认识到健康权不仅关乎个人的身体健康,还涉及健康的基本决定因素,其中包括获取安全饮用水、充足且安全的食物以及适宜的住房条件(非洲人权和人民权利委员会,苏丹人权组织等诉苏丹委员会,第279/03-296/05号(2009))。

另一个区域人权法的重要发展来自美洲人权委员会(Inter-American Commission on Human Rights,IACHR)。该委员会表示愿意在分析案件案情时"考虑"区域人权条约(《圣萨尔瓦多议定书》)中与健康权有关的条款,尽管它缺乏根据这些条款确定侵权行为的能力(美洲人权委员会,2000)。2015年,Gonzales Lluy等诉厄瓜多尔一案中,美洲人权法院(Inter-American Court of Human Rights,IACtHR)承认,国家不仅有义务监督和监测公立医院,也有义务监督医疗保健部门的私营实体。厄瓜多尔政府因未能对血库进行适当检测,导致一名儿童在输血后感染艾滋病毒,被认定在监督职责上存在疏忽。这一疏忽既侵犯了生命权,也违反了人道待遇权。最后,在最近的Poblete Vilches等诉智利一案中,美洲人权法院裁定,"健康权是受《美洲人权公约》第26条保护的一项自主权利",国家应对违反第26条范围内权利的行为负责(美洲人权委员会,2018)。

3.3.3.2 国家法律

一项研究表明,55%的国家宪法都有关于健康权的规定(Heymann et al.,2013)。此外,27个国家有关于性与生殖健康相关权利的规定,其中9个国家明确将性健康和生殖健康权利与教育、科学和/或就性和生殖问题自主决定的权利联系起来(Pizzarossa,Perehudoff,2017)。

在一些司法管辖区,这些宪法条款已经产生了重要的判例。例如,南非宪法法院裁定的一起案件,即卫生部长诉医疗行动计划一案,就是一个很好的例子。在许多宪法保障健康权的南美国家,诉讼呈“爆炸式”增长……(哥斯达黎加出现了几千个案例,巴西和哥伦比亚则出现了数以万计的案例),而与非拉丁美洲国家相比,拉丁美洲国家的法官更倾向于通过强有力的补救措施来落实健康权(Ferraz,2018)。

这些法律以及国际、区域和国家各级的许多其他法律和判决表明,法院在保护和实现享有最高标准健康的权利方面具有重要作用。

3.3.4 健康权的主要特征

近年来,经济、社会和文化权利委员会、WHO、健康权特别报告员、人权专家、民间社会组织、学者和许多其他人士,已经制定了“解读”或分析健康权的方法,使其更易于理解并在实践中适用于与健康有关的政策、计划和项目。

因此,下列各段列出了健康权的10个主要特征。有些特征是重叠的,例如,可获得性(关键特征九)与不歧视(关键特征二)重叠。此外,一些特征有独特的技术名称,如“立即生效的义务”,这反映了它们的法律来源。尽管如此,这些特点仍展现了一种新型话语,该话语描绘了健康权的关键特征。通过所列举的三个案例,可以发现“实践中的健康权”将这些特征以更实际和可操作的方式应用于现实。

3.3.4.1 法律、规范和标准

如前所述,必须确定与特定问题、方案或政策相关的国际、区域和国家法律、规范和标准。这些将涵盖与健康权有关的一般性标准,以及与特定群体和特定情况有关的专门性文书(联合国人权委员会,2003a)。

3.3.4.2 尊严、平等和不歧视

不歧视和平等是所有人权的基础,也是实现受到有尊严对待这一核心人权的基础。这些权利来自《世界人权宣言》的前两条:“人人生而自由,在尊严和权利上一律平等”和“人人有权享有本宣言所载的一切权利和自由,不得有任何区别……”(《世界人权宣言》,第1、2条)。

3.3.4.3 参与

参与以国际公认的人权为基础,例如参与制定和执行政府政策的权利(《消除对妇女一切形式歧视公约》,第7(b)条),参与公共事务的权利(《公民权利和政治权利国际公约》,第25(a)条;联合国,1966a),以及言论和结社自由(《公民权利和政治权利国际公约》,第19条和第22条)。所有个人和社区都有权在知情的情况下积极参与与其健康有关的议题,包括政策制定和问责制。卫生专业人员及其协会也有权参与影响其就业和工作决策的过程。

3.3.4.4 问责制

问责制是人权的核心，它有两个主要组成部分：解决过去的不满和纠正系统性失误，以防止未来的伤害（人权委员会技术指南14/39）。若无问责制，人权义务则可能沦为空洞的承诺。问责机制不仅为个人和团体（作为权利享有者）提供了了解国家和其他负有人权义务的实体（即义务承担者）如何履行其义务的途径，同时也为义务承担者提供了阐述其行动理由的机会。通过这种方式，问责机制具备透明度，有助于确定实现人权应享权利所需的政策或方案调整。问责制还鼓励最有效地利用有限的资源，并鼓励各方共同承担责任。有时，问责制和监督会被混为一谈，但监督只是迈向问责制的其中一步。问责制可以理解为与人权和其他标准相关的监督、审查（包括独立审查）以及补救行动（Williams，Hunt，2017）。透明、有效和可获得的问责机制是人权的核心特征之一，这些机制应贯穿于临床护理、公共卫生和健康决定因素等各个领域。

3.3.4.5 国际援助与合作

根据《联合国宪章》《经济、社会和文化权利国际公约》（第2条）和《儿童权利公约》（第4条）等国际人权条约的规定，需要国际支持以履行健康权义务的国家有责任寻求合作和国际援助，同时，有能力提供这种援助的国家也有责任提供援助（Hunt et al.，2010；《关于国家在经济、社会和文化权利领域的域外义务的马斯特里赫特原则》，2011）。正如《阿拉木图宣言》所明确阐述的，若无此类支持，全球不平等现象将无法减少，可持续发展目标亦对此给予了肯定（2030年议程）。在紧急情况下，人们有权获得救灾和人道主义援助，包括公共卫生服务。同时，各国应承担起合作的责任，向难民和国内流离失所者提供必要的支持和援助（《联合国经济、社会和文化权利公约》，2000）。

3.3.4.6 尊重、保护和实现所有人权

各国有义务尊重、保护并实现由经济、社会和文化权利委员会、消除对妇女歧视委员会以及《关于降低可预防的孕产妇发病率和死亡率的技术指南》等（联合国人权理事会，2012）所解释和使用的所有人权，包括健康权。这些人权也被庄严地载入《南非宪法》。

关于健康权，尊重的义务要求国家避免直接或间接干涉人们享受其权利。保护义务则要求国家必须防止第三方干涉人们享有健康权。履行义务需要各国采取必要措施，包括立法、行政和预算措施，以确保充分实现包括健康权在内的各项人权。

这一特征进一步凸显了人权的不可分割性，并强调有必要承认公民、政治、社会、经济和文化权利的广泛交叉，这些权利是更广泛的健康决定因素的基础。实现一项权利并不能成为不尊重或不保护其他权利的理由。

正如本章所阐述的，健康权涵盖了医疗保健、公共卫生以及健康决定因素（见前文的“什么是健康权”）。然而，存在一种倾向，即人们往往过于关注医疗保健，而忽视了健康决定因素。因此，在实际应用健康权这一特征时，需要特别关注这些决定因素，以确保它们得到足够的重视，不会被忽视或边缘化（见下文“实践中的健康权”）。

3.3.4.7 资源限制和逐步实现

国际人权法明确指出，健康权的实现取决于资源的可获得性。因此，资源较丰富的国家在健康权方面的要求相对较高，而资源较匮乏的国家则相对较低。然而，无论国家的资源限制和经济发展水平如何，都有

义务逐步实现享有可达到的最高标准健康的权利(联合国,1966b)。从本质上来说,这意味着一个国家必须在两年内取得比现在更好的成果。为了评估一段时间内的进展(或停滞),国家必须设定明确的指标和基准。公共卫生领域在制定此类工具方面具有丰富的经验。逐步实现目标往往需要作出艰难的决策,以确保优先考虑最弱势群体的利益。在人权领域,各国必须确保不会采取任何可能损害人权成就的措施。例如,必须维持现有的保健服务水平和质量,确保人们能够继续享有这些服务。如果发生所谓的“倒退”情况,各国必须向联合国监督机构解释其原因。除非该国确实没有其他可行的行动方案,否则这种倒退是不被允许的。

3.3.4.8 立即生效的义务

尽管存在资源限制和逐步实现的问题,健康权也产生了一些立即生效的义务,例如避免歧视的义务(联合国经济、社会和文化权利委员会,2000)。没有这些义务,权利就失去了存在的理由,因此,即使在资源有限的情况下,这些义务也不受逐步实现的限制(联合国经济、社会和文化权利委员会,1990)。联合国各监测委员会通过的准则对于澄清并强调这些义务具有重要意义,这些准则包括:商定一项与健康,包括性健康和生殖健康有关的国家行动计划;提供WHO确定的基本药物;提供生殖、孕产妇和儿童保健;主要传染病的免疫接种;流行病和地方病的预防、治疗和控制;以及卫生人员的培训。此外,明确最低限度的核心义务仍然是一项正在进行的重要辩论。

3.3.4.9 可用的、可及的、可接受的和高质量的

所有卫生服务、物品和设施都应符合这四项要求。例如,应在国内提供所有必要的免疫接种。此外,它们应该是可及的。可及性有四个方面:不受歧视即可获得、身体上可及、经济上可及(即负担得起)和与健康有关信息的可及。除了可用和可及外,国家还应以文化上可接受的方式提供免疫接种。例如,这可能需要与社区领导人进行规划和协调。此外,高质量会要求确保疫苗冷链的完整性等。

需要强调的是,这些规定与1978年《阿拉木图宣言》提出的公共卫生保健的四个“可及性”(accessibility)具有相似之处,具体包括:地理上的可及性、费用上的可及性、文化上的可及性以及功能上的可及性(WHO,1978b)。

3.3.4.10 加强卫生系统

享有可达到的最高标准健康的权利的核心在于一个有效且整合型的卫生系统。这个系统应包含医疗保健和健康的基本决定因素,应向所有人开放并能够响应国家和地方的优先事项(联合国人权委员会,2008)。缺乏运转良好的卫生系统,健康权就无法实现(Backman et al.,2008)。从本质上讲,这意味着WHO所确定的卫生系统的六个构件——服务提供、卫生人力、卫生信息、卫生筹资、领导力和治理医药技术——应面向所有人,且这些构件都应具备可用性、可及性、可接受性且高质量的特征,同时在此过程中所有人都不受任何歧视。然而,卫生系统的内涵远不止于此,它还包括了卫生系统所服务的人群,从人权的角度看,这些人应被置于卫生系统的核心地位。

正如艾丽西亚·伊利·亚明(Alicia Ely Yamin)所写,“如果将卫生系统视为核心社会机构,那么所做的选择不仅仅是技术选择,而是要反映和融入更广泛的社会价值观和规范,包括与平等、尊严和人权相关的价值观和规范”(Yamin,2016)。

3.3.5 实践中的健康权

健康权的主要特征强调其对公共卫生的贡献。国家应当重视尊严、平等和不歧视的原则，采取有效措施解决某些特定人群面临的健康不公平现象。同时，对积极和知情参与的重视，要求国家应在卫生相关部门尽可能采取“自下而上”的参与方式。此外，问责制的要求有助于确保卫生政策、规划和实践活动尊重人权，并在必要时提供相应的补救措施。

遵循健康权框架的关键特征至关重要。这些特征不仅符合健全的管理、道德、社会正义和人道主义原则，更重要的是，它们作为具有约束力的法律，各国必须履行这些关键特征，并承担因这些法定义务而产生的健康权责任。

在讨论了人权的合法性、健康权的含义并确定了其主要特征之后，现在将注意力转向人权在实践中的意义。本章将这一方法应用于至关重要的全球公共卫生问题——气候变化对儿童健康权的影响、通过大数据实现健康数字化以及国际发展援助。

案例

案例研究3.3.1 气候变化对儿童健康权的影响

气候变化对全球健康造成了巨大威胁（见第2.9章）。气候变化的最大负担由低资源国家，特别是贫困儿童承担（Smith，2014）。由于儿童的生长发育、独特的生理和新陈代谢、对成人和家庭的依赖，以及他们生活、学习、工作和娱乐的条件，儿童尤其容易受到气候变化的影响。因此，他们的健康更容易受到与气候相关事件、感染和污染物的影响，其中最年幼和最弱势的儿童是最易受伤害的群体（Ahdoot et al.，2015）。

气候变化对儿童的影响不仅限于健康权，实际上，它对儿童的各项人权都产生了深远的影响。这些权利包括但不限于生命权、生存权、发展权、食物权、水权、卫生设施权、健康环境权、家庭权、教育权、住房权、安全权、保护权、参与权以及文化、遗产等权利（Knox，2016；联合国大会，2017）。如果没有有效的减缓和适应战略，气候变化将对当前一代儿童产生深远的影响，并对未来几代儿童造成日益严重的伤害。然而，通过精心设计的气候变化相关行动，有机会改善儿童和子孙后代的健康和福祉（Hosking et al.，2011）。

1. 法律、规范和标准

人权法律、规范和标准旨在减少气候变化对儿童福祉的影响。根据联合国《儿童权利公约》，儿童有权获得特殊保护措施和援助，以保障他们的生存和发展，并确保他们在尊严和价值上与成年人平等。随着儿童的成长和发展，他们的能力也在不断变化，这就要求他们在整个童年的不同发展阶段采取不同的优先事项和方法，以确保他们的健康权得到保障。在考虑可能影响儿童健康和发展的所有决定时，应以儿童的最大利益为首要考虑因素（联合国儿童权利委员会，2013）。国际法明确规定了各国有义务采取积极措施，保护儿童的权利和最大利益，包括他们的健康权，确保他们免受气候变化的不利影响（联合国大会，2017）。

关于气候变化的《巴黎协定》在其序言中明确承认儿童和弱势群体的权利、代际公平和健康权（缔约方大会，2015）。联合国儿童权利委员会在其关于儿童健康权的一般性意见中，明确将儿童享有健康环境的权利纳入其中，并指出气候变化“是儿童健康面临的最大威胁之一，并加剧了健康差距”。因此，各国在制定和实施其气候变化适应和减缓战略时，必须将儿童健康问题置于核心位置（第50段）（联合国儿童权利委员会，2013）。联合国委员会定期对各国的气候行动进展进行评估，并据此提出相关建议。

2. 尊严、平等和不歧视

气候变化的影响在国家内部和各国之间的分配是不公平的。一些对气候变化影响较小的国家反而受到最严重的冲击,但这些国家往往拥有较少的经济和基础设施资源来应对气候变化。母亲和儿童,特别是女孩,所受到的气候变化的影响是最显著的(Metcalfe,2015)。气候变化加剧了现有的不公平现象,可能导致资源减少和被迫移民,从而引发暴力冲突(Watts et al.,2015),并进一步加剧了儿童所遭受的其他歧视和不公正待遇。

为了确保所有儿童平等享有健康权而不受任何歧视,与气候相关的行动必须将最弱势的儿童作为首要考虑对象,使他们最先受益。在实践中,可能需要调整当前的优先事项,并确保为这些儿童提供更多的资源,特别是那些遭受多重歧视和生活在弱势处境中的儿童。

3. 参与

直到最近,国际气候谈判才开始考虑儿童权利,为儿童提供表达意见的机会,尽管目前机会比较有限。根据儿童的年龄和成熟程度,他们(特别是受影响最严重的儿童)有权参与和促进有关影响他们及其健康的事项的决策。为确保儿童意见得到认真对待,相关方需要建立安全、对儿童友好的适合其年龄的程序。这可能包括让儿童参与制定有关健康和环境的法律和政策、设置优先级、制定和实施减缓和适应的政策和方案以及建立问责机制。通过让儿童参与项目制定、实施和评估,项目更有可能取得较好的效果(《气候变化中的儿童》,2015)。

公共卫生服务在规划、制定和评估过程中,应积极支持并鼓励儿童及其家庭的参与。例如,在应对极端天气事件和其他灾害时,儿童通常会承担家庭和社区的某些责任,但儿童仍然很少参与减少灾害风险的规划。然而,儿童往往具有独特的实际和创造性想法,并且对当地环境有着深入的了解,这些都可以为减少灾害风险作出重要的贡献(Mudavanhu et al.,2015)。

许多孩子都是积极的环境倡导者。在一些国家,儿童正在采取法律行动,认为国家有义务为所有人共同保护一些资源,包括为现在和将来的儿童保护地球大气层的义务。

例如,居住在卡拉奇的7岁女孩Rabab Ali就开发煤田的计划向巴基斯坦最高法院请愿,称大气污染危害并威胁到巴基斯坦儿童和子孙后代的权利,包括他们的身心健康权利(萨宾气候变化法律中心,2016)。

4. 问责制

通过《巴黎协定》和可持续发展目标所设立的机制,有机会在国际层面上要求各国对其气候相关行动对儿童产生的影响承担责任。但相对于任务的艰巨性而言,这些机制都相对显得薄弱。联合国人权理事会、人权条约监督机构和特别程序的人权机制虽然也较为薄弱,但可以作为其他机制的补充。随着各国发展和加强国家问责机制,将有越来越多的机会让人们、企业以及其他组织为其行动对儿童带来的影响负责。

国际、区域、国家和地方各级的问责机制应确保儿童能够参与且具备方便儿童参与的程序,并充分考虑到后代儿童的健康权。除非按年龄、性别和其他特征分列数据,否则就不可能要求国家就气候相关活动对所有儿童的健康权负责。

问责制要求考虑气候变化和补救行动中的责任分配问题。高收入国家通过其温室气体排放获得了经济利益,但这种行为对全球贫困儿童的健康造成了负面影响,这是不公平的。因此,那些人均排放量最高的国家必须立即采取行动,减少自己的排放量,以纠正过去、现在和未来对儿童的不公正待遇。此外,这些国家还负有紧急人权义务,需要为气候脆弱国家已经遭受的损失和损害提供补救行动(包括资金),并支持他们的适应工作(Hunt,Khosla,2009;联合国人权事务高级专员办事处,2015)。

5. 国际援助与合作

要实现《巴黎协定》关于将全球变暖限制在1.5 ℃以下并避免对全球健康造成灾难性损害的理想目标,全球需要开展前所未有的国际合作。各国的人权责任包括积极支持其他国家人民健康权的实现,而不是阻碍。为了实现这一目标,需要为所有人建立公平的国际秩序并创造健康的环境条件,包括采取措施阻止和扭转气候变化(Hunt,Khosla,2009)。

人权原则要求各国在“可用资源的最大范围内”采取行动。对于高收入国家,他们有义务与资源较少的国家分享资源,以确保这些国家拥有应对气候变化所需的资源。为了建立具有气候变化韧性的卫生服务和规划,迫切需要大幅增加国际援助。然而,令人遗憾的是,卫生领域的适应性在国际援助中一直被忽视。根据统计数据,2003—2017年,通过全球气候变化融资机制筹集到的可用于适应的发展资金中,仅有不到1%的资金用于卫生领域的适应工作(Watts et al.,2018)。在卫生领域的适应性方面,国际援助应特别关注低收入国家的贫困儿童,因为气候变化对这些儿童健康的影响是最大的。

6. 尊重、保护和实现所有人权

为了应对气候变化对儿童健康权的影响,有必要对决定因素采取行动来尊重、保护和实现所有儿童的人权。例如,对包括儿童在内的原住民来说,气候变化可能意味着流离失所,离开他们的传统土地和资源;他们的遗产、家庭生活、文化认同和知识以及与自然环境的精神关系受到破坏;贫困和边缘化加剧;以及他们的健康受到直接和间接伤害(Jones et al.,2014)。与气候相关的行动有可能支持或损害原住民的福祉:例如,为建造水电站大坝而强迫原住民迁离其传统土地的做法是严重侵犯人权的行为(Tauli-Corpuz,2017)。当一个国家尊重并确保原住民对其森林的监护权利得到保护,不受他人(如跨国伐木公司)的干涉,并采取必要的法律、行政和预算措施来实现这一权利时,这也体现了对传统卫生实践和其他与健康有关的权利的尊重。此外,这种做法还有利于减缓全球气候变化。

国家、区域和政府间组织制定的减缓和适应计划应处理气候变化对人权的影响,重点是尊重、保护和实现儿童和其他弱势群体的权利。这些计划应包括逐步改善儿童保健服务和方案以及健康的基本决定因素(Williams,2015)。与气候相关的行动必须确保不会对实现人权产生负面影响。例如,增加生物燃料作物的生产可能有助于减少化石燃料的使用,但如果这种做法导致贫困农民被迫离开他们的土地,就可能严重侵犯人权。这包括儿童的健康权、食物权、教育权、家庭环境权、适足生活水准权以及安全权等。

7. 可用的、可及的、可接受的和高质量的

气候相关行动与公共卫生领域存在相当大的潜在共同利益(Watts et al.,2015)。应该向儿童,特别是生活在气候脆弱国家和地区的儿童,提供与气候相关的公共卫生服务和规划,确保这些服务和规划能够被广泛获取和使用。这意味着优先考虑那些处境最不利的儿童,确保他们能够获得所需的服务,不受地理位置、距离等物理障碍或经济成本的影响并使儿童能够轻松获取有关健康和气候变化的信息(例如,在学校课程中),同时应以适合所服务儿童的年龄和文化,即可接受的方式提供这些信息。这些服务必须基于确凿的证据,并具备可靠的质量。在提供服务时,应以支持儿童最大利益的方式进行。在此过程中,服务应充分认识到儿童的各种需求。因此,相关条款应涵盖残疾儿童或其照护者的可得性、可及性、可接受性,以及质量标准(availability,accessibility,acceptability,quality,AAAQ),同时,服务还应以儿童为户主的家庭为对象。

8. 加强卫生系统

卫生服务可以通过采取措施减少自身的温室气体排放,从而为缓解气候变化作出贡献。例如,将诊所设在社区可以减少与路途有关的排放,提高实际可及性和可负担性。此外,医院停止使用煤炭作为电力来源,可以降低儿童受到空气污染伤害的程度,为儿童的健康提供更好的保障。

卫生系统在适应气候变化方面面临相当大的挑战,必须将气候适应能力纳入WHO卫生系统的六个构件(WHO,2015)。基本公共卫生行动是最有效及时的一般性适应措施,如疫苗接种、基本儿童卫生服务、清洁水和卫生、增强灾害风险管理能力和减少贫困(Smith,2014),都是改善儿童健康的关键。

案例

案例研究3.3.2 基于健康权的大数据影响评估

大数据已经开始以多种方式从根本上改变医疗保健,主要体现在电子病历、数据共享、诊断工具和治疗的应用中。这些新技术正在对健康和公共卫生领域产生深远影响。数字化在医疗保健中的具体应用包括个性化诊疗(根据患者的遗传、基因组、社会和环境特征专门定制治疗方案),DNA测序(产生的大量数据存储在生物库中),法医、遗传或医学数据库,以及公共卫生研究和临床试验的所有数据。所有这些数据都可以被重新用于各种技术发明。这些庞大的数据集正在推动医疗保健领域蓬勃发展的人工智能(artificial intelligence,AI)行业蓬勃发展。在可用和可及的情况下,这些技术将改善公共卫生、临床护理和患者管理;反之,则可能导致健康方面的不公平。

区块链技术在健康领域也发挥着重要的作用,尽管过去这项技术更多地与加密货币相关联,用于确保数据共享过程中大型健康数据集的安全性。虽然对数据安全的关注十分重要,但同样不能忽视大数据对健康权构成的其他潜在威胁,尤其是这些威胁可能涉及数据所有权以及如何公平地利用这些数据。

在审视大数据时,需从健康权的角度出发,关注在新的数据驱动型经济中,健康公平和健康权所面临的机遇与威胁。政府应像在通过和实施政策之前进行人权影响评估一样,在健康及其他领域运用大数据之前也采取同样的措施(MacNaughton,Hunt,2009;MacNaughton,Hunt,2011)。

1. 法律、规范和标准

尽管一些健康数据集是在国家范围内收集和管理的,特别是个人医疗记录,但输入全球数据库的大部分数据来自个人向其居住国以外的组织提供的数据。其中包括来自可穿戴设备的健身和生活方式数据,以及上传至脸书和其他社交媒体的个人信息,还有更多关于临床和医学详细数据的内容,例如DNA测序或临床试验信息。尽管存在一些区域性法规,例如欧盟的《通用数据保护条例》(https://www.eugdpr.org/),但关于如何使用数据以及如何保护提供数据的个人的规则、法规和法律并不普遍。大数据集的数据收集和使用可能会受到职业道德的监督,以确保数据的公平使用,但是这些道德准则并不具有法律约束力。

国家法律需要确保以尊重、保护和实现人权的方式收集、存储和使用个人数据,但如何在国界之外实现这一目标呢?国际人权法明确规定,对于大数据的使用,无论数据集是如何开发的,即使符合伦理或征得了个人同意,也必须确保后续使用不会侵犯人权包括健康权。例如,从法律角度来看,大数据在收集时或之后,都不得将其用在健康权(包括参与卫生系统)方面歧视人们,或加剧健康不公平。

2. 尊严、平等和不歧视

从个人(识字、拥有移动电话、接入互联网)到国家信息系统(国家统计局、电子信息系统、电子卫生信息系统、使用和开发电子应用程序的大数据驱动部门),在数据领域全球范围内存在着巨大的不平等。这些国家,通常属于低收入国家,由于缺乏先进且广泛的电子基础设施,无法从数据驱动的健康成果中获益,从而导致全球卫生不平等现象进一步加剧。除非高收入国家提供专门的国际援助和技术支持,以弥补信息系统的不足,否则这种情况将无法得到有效改善。目前存在着巨大的风险,例如高收入国家的富人可以获得针对其自身基因组量身定制的个性化医疗服务,而贫困国家的数百万人仍过早死于被忽视的热带病和其他贫困状况。这是公共卫生领域严重不公平的一个例子,也是国际层面人权缺失的一个例子,需要紧急采取补救措施。

大数据爱好者认为,除了临床用途外,大数据在许多健康领域都发挥着重要作用。这些用途包括社交媒体在监测和跟踪流行病以及监测可持续发展目标方面的作用(哈佛人道主义倡议,麻省理工学院媒体实验室和海外发展研究所,2016)。由于人权要求不应加剧不平等,在提供医疗保健服务方面不应存在歧视,因此,对收集的数据进行分类是至关重要的。需要通过查看数据来确定为数据集作出贡献的人的特征,并且还需要了解哪些人没有作出贡献。例如,在考虑使用大数据来追踪流行病时,必须认识到全球仍有许多社区没有接入互联网(Williams,Hunt,2017)。截至2017年底,全球接入互联网的人口比例为54.4%,从北美的95%到非洲的35.2%不等(2018年互联网世界统计)。即使是这些统计数据,也需要更大程度的细分:例如,一些非洲国家的互联网覆盖率甚至不到10%,其中厄立特里亚的覆盖率最低,仅为1.4%。如果转向通过社交媒体监测流行病,尽管社交媒体通常被认为比传统卫生监测更有效、更准确,但在卫生或人道主义危机期间,那些生活在互联网覆盖范围之外的社区或国家将面临被忽视的风险。

正如前面"健康权的主要特征"一节所阐述的,国家和国际层面有责任与义务解决这些不平等和歧视的问题,包括通过国际援助与合作等途径,以实现平等、尊重和保护所有人权(见"尊严、平等和不歧视"和"国际援助与合作")。

3. 参与

参与人权是指人们有权参与影响其生活和健康的决策过程，以及参与有关卫生政策的决策过程。

至少，在使用个人数据时，人们有权决定其数据是否可用于除了原先声明的收集理由之外的任何其他目的。数据的所有权和使用条款必须清晰明了，以确保数据贡献者不会在事后惊讶地发现其个人信息被用于歧视他们。例如，如果把从社交网络或运动应用程序中收集到的个人饮食或其他生活方式的详细信息与机构共享，这些机构可能会根据这些信息拒绝提供服务，或者根据这些未直接提供给服务提供商的信息对服务收取不同的费用。医疗保险费就是一个例子。

4. 问责制

在过去的几年中，大数据的使用一直丑闻不断。例如，2016年，在英国，超过100万份机密患者文件被无偿提供给一家谷歌旗下的公司，这些文件并未进行个人身份隐藏，用于开发在临床使用的私人应用程序。此外，2016—2018年，通过脸书网络进行数据挖掘以影响美国大选和英国脱欧选举结果的细节被公布，引起了公众的广泛关注和质疑。如前所述，现在已经出台了一些规则来管理数据收集的各个方面，以保护隐私。然而，这些规则更多地关注隐私权，而不是更长期的后果，例如，在未来，谁将拥有这些被改变用途和呈现形式的数据。目前难以预测所收集数据的未来用途，然而社会和经济交易以及医疗保健已完全依赖于数据。为了维护健康权等社会权益，大数据使用必须透明，并对随后使用这些数据所涉及的人权问题负责。数据处理者需要对其开发的产品的人权影响负责：例如，是否会以歧视性的方式收集数据（特别是对于那些可能来自较贫困社区和国家的使用公共卫生服务的个人），由此产生的产品是否只供有能力支付费用的个人或其保险公司使用？如前所述，人权要求通过包括监测、对人权和其他标准的审查以及补救行动在内的程序，对责任承担者问责（见“健康权的主要特征”）。

5. 尊重、保护和实现所有人权

大数据来源于多个数据集，涵盖社会、经济和政治领域。在数据的收集和使用过程中，必须尊重和保护每个人的权利，并且整合的数据不得用来歧视任何领域中的任何人。例如，可以将有关种族、贫困和犯罪的数据领域进行合并，以便快速找到最需要紧急卫生服务的地区，从而促进医疗保健服务的公平获取。然而，这些数据也可能导致有偏见的算法，导致少数民族人口居住地区的警务人员过多，从而导致该地区的被逮捕人数增加。这可能是歧视性的，并且侵犯了人们的隐私权和司法权。

6. 可用的、可及的、可接受的和高质量的

大数据的优势应体现在其可用性、可及性、可接受性，并建立在优质的信息和科学方法的基础上。当一个国家以参与性方式确定了其可用最大资源所能提供的卫生服务和设施时，它有责任确保这些服务和设施的质量优良、易于获取和使用（包括经济上的可负担性），并得到广大民众的认可和接受。这涵盖了诸多问题，例如，需要确保应用程序开发所依据的数据集具有高质量、可靠性并且同时保护个人隐私。数据的使用需要被收集数据的人同意并接受；使用大数据产生的卫生服务，例如协助疾病诊断的健康应用程序，或基于个人基因组的个性化医疗，必须符合“可用和可及”的标准，以避免不公平现象。此外，如果患者信息和通知从纸质系统切换到数字系统时，这是否对没有智能手机的人构成歧视，并导致他们无法获得相应的服务？

7. 加强卫生系统

卫生系统是实现健康权的核心机构。数据在卫生系统中发挥着重要作用，不仅可以改善患者管理，还能提供卫生信息，更重要的是可以用于监测卫生系统的绩效。随着数据集规模的日益扩大和多个数据集的整合，必须持续监测和审查大数据的使用情况，以确保其能够为卫生系统提供有力的支持。在引入或应用数据驱动的新技术之前，必须进行健康权影响评估，这项评估旨在确保这些技术能够保护并尊重人权。评估结果可以指导技术的使用，使其成为卫生系统的有力支持，而非削弱其作用，从而确保人们能够充分享有健康权。对于大数据驱动的技术及其对卫生系统的影响，可从技术基础设施的角度进行探讨，包括新系统的稳定性、对外部威胁（如黑客攻击或停电）的抵御能力，以及系统及其数据的所有权问题。

案例

案例研究3.3.3　国际援助与合作与健康权

健康权的一个重要组成部分涉及国家在国际层面上提供援助与合作的义务。对于那些有能力提供援助与合作的国家,他们有责任响应其他国家的援助与合作请求,以履行其人权义务。当国家因缺乏可用资源而无法履行健康权义务时,他们有义务寻求并接受这种国际援助与合作。一些全球性的援助协议产生于《阿拉木图宣言》、可持续发展目标以及经济合作与发展组织成员国在1970年所作出的将国民生产总值(GNP)的0.7%用于援助的承诺(经济合作与发展组织)。然而,尽管自2000年以来全球卫生支出大幅增加,大多数经济合作与发展组织国家尚未实现这一目标,尽管自2000年以来全球卫生支出大幅增加。根据WHO的估计,2015年用于卫生发展援助(development assistance for health,DAH)的支出为190亿美元。在经历了2000—2010年的十年快速增长后(年增长率为11.4%),卫生发展援助的年增长率在2010—2016年期间仅为1.8%。在低收入国家,2016年卫生发展援助占卫生总支出的比例为34.6%(健康指标与评估研究所,2016;WHO,2017)。这一比例在一定程度上是由于千年发展目标和可持续发展目标对全球卫生和其他不平等问题的关注所推动的。此外,全球抗击艾滋病、结核病和疟疾基金,全球疫苗和免疫联盟以及盖茨基金会等全球卫生倡议也提供了资金支持。在2016年,非政府组织(NGO)的资金在卫生发展援助支出总额中所占比例为30.1%,相比之下,1990年该比例仅为7.6%。非政府组织集体支付的资金比其他任何团体都要多(健康指标与评估研究所,2016)。这些组织的资金通常用于与其自身使命相关的卫生倡议。因此,非政府组织和非国家部门作为一个整体,对人民享有健康权的影响力不容忽视。

除了寻求和提供国际援助与合作的国际人权义务之外,在提供这种援助与合作时,其交付必须符合人权法的要求。本案例研究运用健康权框架探讨全球合作伙伴在制定援助干预措施时必须考虑的问题,以便它们履行尊重、保护和实现健康权的义务。

1. 法律、规范和标准

发展援助必须严格遵守国际人权法和国家法律法规的规定。在国际层面,需要考虑的因素包括不受歧视地提供援助等。在国家层面,需要确保卫生人员接受培训后提供的服务范围与其监管范围相符。例如,如果不允许护士进行小手术,那么就不应该提供相关培训。

基于人权的健康方针认为健康是一项基本权利,人们有权获得必要的卫生服务。因此,国际卫生服务援助的提供者致力于帮助实现这些权利,并增强人们维护自身权利的能力。这与慈善或公益活动中的援助概念存在显著差异。在慈善或公益活动中,受益人可能被视为仅仅是幸运地获得了服务,而并不被视为对这些服务拥有平等享有的权利。

2. 尊严、平等和不歧视

在提供援助时,必须确保不采取任何歧视性的方式,即使国内有些法律法规可能导致了这种歧视。例如,只有已婚妇女才能获得某些卫生保健服务,或需要丈夫的许可才能获得服务,或优先为在正规机构工作的人提供服务等情况,都是卫生保健方面歧视的例子。

因此,国际行为体必须对其所工作国家中的不平等和歧视问题进行深入审查,以确定在哪些方面最需要采取干预措施,以减少该国的卫生不公平现象。在援助方案中,有尊严地对待所有人是所有人权的一项基本价值,并可延伸到捐助国在筹款活动中介绍人们的方式。

3. 参与

在提供援助和合作时,国际机构需要确保在许多层面上都有参与:国家欢迎并邀请他们提供支持,当地合作伙伴是设计和实施支持项目的领导者,即将接受服务的人对倡议及其实施的各个方面都作出了有意义的贡献。

4. 问责制

人权要求对国际援助与合作所产生的人权义务制定有效的问责安排。援助倡议中的问责制往往局限于财务问责制，但人权问责制远不止于此。人们有权了解卫生系统和服务提供方面的决策过程，包括国际援助方面的透明度。具体来说，需要公开以下信息：国际援助支持的审批程序；所提供的服务、产品或资金的性质；服务地点；如何监测卫生服务的质量；以及是否以非歧视和公平的方式提供服务。人权问责制要求采用透明的程序对援助措施进行审查，以确保其尊重、保护和实现人权。同时，必须牢记，人权是不可分割的，因此，除非是国家计划商定的做法，否则以牺牲其他卫生服务为代价来促进一项卫生服务的举措是不可接受的。例如，一个国家作为一个整体可能决定放弃某些三级医疗服务，以确保初级卫生保健可以惠及所有人。这一点在“加强卫生系统”中有详细的解释。

5. 尊重、保护和实现所有人权

如果未充分考虑健康的广泛决定因素及其相关权利，卫生援助的可持续性将无法实现。例如，如果儿童生活在缺乏饮用水、卫生系统或学校的社区，为改善儿童健康而提供的卫生保健服务援助将受到限制。同样，如果助产士的工资不高或遭受家庭或工作中的暴力，那么教育助产士的卫生援助方案就不太可能长期取得成功。因此，作为国际援助与合作的一部分，评估决定因素和相关人权至关重要，并需要确定解决这些相关问题的方法。

6. 可用的、可及的、可接受的和高质量的

必须提供或指导国际卫生援助与合作，以使其对卫生服务的支持符合可用性、可及性、可接受性以及高质量的标准。

(1) 在可用性方面，应询问充分提供保健服务所需的条件。这不仅涉及服务地点的选择，还涵盖了所需药品和其他用品的确定，以及如何以可持续的方式提供这些用品。同时，如何培训和雇佣工作人员，以确保他们具备提供这些服务的能力，也是需要考虑的重要因素。

(2) 在可及性方面，援助举措可能会从性别、残疾、居住地或对此类服务的了解程度等方面考虑哪些人可以获得服务。必须使原住民等群体了解这些服务，并帮助他们获得这些服务。

(3) 可接受性要求提供文化上适当的照顾。例如，是否计划以少数民族或原住民社区妇女可接受的方式提供新的服务？卫生工作者是否会讲弱势群体使用的语言？

(4) 高质量的卫生保健至关重要，在提供援助时，不能仅仅因受援国经济资源有限就降低援助标准。为了确保援助的有效性和可持续性，必须确保卫生工作者得到充分的培训和支持，同时药品必须在规定期限内使用。此外，接受援助的国家不应被视为无法维护的陈旧二手设备的倾倒场，也不应被视为利用捐赠物品的“价值”申请退税的手段。

卫生援助捐助方在实施任何倡议之前，应进行健康权影响评估，以确保新的或扩大的服务不会对其他卫生服务的可用性、可及性、可接受性以及高质量产生不利影响。例如，某些资金充足的独立干预措施可能会吸引卫生专业人员和其他资源，从而削弱其他核心服务，导致可用性和质量下降(Williams，Brian，2013)。捐助者在任何时候都应认真考虑干预措施的可持续性，以确保所启动的服务能够长期持续，避免因服务中断而导致健康权实现方面出现倒退。

7. 加强卫生系统

考虑到卫生系统是实现健康权的核心机构，国际援助在提供支持时必须注重推动该系统的长期可持续性。所有行动应与国家的卫生规划保持协调一致。此外，这些行动还应增强卫生系统为所有人提供优质医疗卫生服务的能力，以解决不公平现象，并确保最弱势和最贫困的群体能够首先实现其健康权。在实施任何援助举措之前，应进行健康影响评估，以审查卫生系统是否因国际援助得到强化而非削弱。

3.3.6 要点

(1) 若干国际条约和许多国家宪法明文规定了享有能达到的最高标准健康的权利。

(2) 国际法承认所有人都享有人权,各国都有维护这些权利的约束性义务。

(3) 公共卫生和享有可达到的最高健康标准的权利是天然的盟友,两者都在寻求有效、综合、反应迅速且所有人都能获得的卫生系统。

(4) 健康权的主要特征有助于理解和有效应对公共卫生问题,减少全球和国家层面的不公平现象。

(5) 享有能达到的最高标准健康的权利可以理解为,人人有权享有充分的公共卫生和医疗服务,以及维护健康的基本条件。

3.3.7 结论

本章开始部分列举了世界各地高、中、低收入国家在健康权方面的成功举措。之后,通过对详细的案例进行分析研究,展现了健康权在实践中的应用。总之,这些都是人权支持全球公共卫生的范例。

健康权使所有人都有权获得一揽子卫生服务、设施和物品,延伸到卫生保健和公共卫生,包括健康的基本决定因素,如获得安全饮用水、适当的卫生设施以及与健康有关的信息。这一揽子服务必须是可用的、可及的和高质量的。此外,这一揽子服务必须具备跨文化敏感性,能够被不同文化背景的人群所接受。作为提供卫生保健和公共卫生服务的关键机构,卫生系统应该成为一个包容性场所,让人们可以参与政策制定和规划。通过这种方式,卫生系统将具备各国共有的许多普遍特征。然而,各国卫生系统之间也会存在差异,这些差异将反映在它们的疾病负担、健康决定因素、文化背景、可用资源和人们的优先事项等方面。

无论采用哪种方法或方法组合,其目标都是尊重、保护和实现人民的健康权。

(翻译:黄旸木)

参考文献

Acheson, D.(1988).Public Health in England: The Report of the Committee of Inquiry into the Future Development of the Public Health Function.London: HMSO.

ACHPR(African Commission on Human and Peoples' Rights)(2001).Communication No.155/96: The Social and Economic Rights Action Center for Economic and Social Rights v.Nigeria.Fifteenth Annual Activity Report of ACHPR, 2001-2002, Annex V.

ACHPR(African Commission on Human and Peoples' Rights)(2009)Sudan Human Rights Organisation, et al.v.Sudan, Comm.No.279/03-296/05.

African Charter on Human and Peoples' Rights(OAU Doc.CAB/LEG/67/3(1982).[Online]Available at http://www.achpr.org/files/instruments/achpr/banjul_charter.pdf

African Charter on the Rights and Welfare of the Child[Online].Available at: http://www.achpr.org/instruments/child/

Ahdoot, S., Pacheco, S.E., and Council on Environmental Health.(2015).Global climate change and children's health.Pediatrics, 136(5), e1468-84.

Alliance Scotland(2013).Being Human: A Human Rights-based Approach to Health and Social Care in Scotland, Alliance, p.10.[Online]Available at: http://lx.iriss.org.uk/sites/default/files/resources/human_rights_20pp.pdf

Backman, G., et al.(2008).Health systems and the right to health: an assessment of 194 countries.Lancet, 372(9655), 2047-85.

Bhalotra, S., Rocha, R., and Soares, R.(2016).Does Universalization of Health Work? Evidence from Health Systems Restructuring and Maternal and Child Health in Brazil.Institute for Social and Economic Research, Working paper No 2016-16, University of Essex.[Online]Available at: https://www.iser.essex.ac.uk/research/publications/working-papers/iser/2016-16.pdf

Burton, R., Giddy, J., and Stinson, K.(2015).Prevention of mother-to-child transmission in South Africa: an ever-changing landscape. Obstetric Medicine, 8(1), 5-12.

Bustreo, F., et al.(2013).Women's and Children's Health: Evidence of Impact of Human Rights.Geneva: WHO.

Cappa, C.(2018).New Global Estimates of Child Marriage, 15 March 2018 Webinar.[Online]Available at: https://www.girlsnotbrides.org/resource-centre/unicef-data-on-child-marriage-2018/

CCSA(Constitutional Court of South Africa)(2002).Minister of Health et al v.Treatment Action Campaign et al.Case CCT 8/02, decided on 5 July 2002.

Centers for Disease Control and Prevention(2013).US Public Health Service Syphilis Study at Tuskegee.Washington DC: CDC.[Online]Available at: https://www.cdc.gov/tuskegee/timeline.htm

Children in a Changing Climate(2015).Child-centred Adaptation: Realising Children's Rights in a Changing Climate.[Online]Available at: http://www.childreninachangingclimate.org/

Conference of the Parties(2015).Adoption of the Paris Agreement, 21st Conference of the Parties, 12 December 2015, UN Doc.FCCC/CP/2015/L. 9/Rev. 1. [Online] Available at: http://unfccc. int/documentation/documents/advanced_search/items/6911. php? priref=600008831

Constitutional Court of South Africa(2002).Minister of Health v Treatment Action Campaign(TAC)5 SA 721(CC).

Council of Europe(1950).Convention for the Protection of Human Rights and Fundamental Freedoms.ETS No.5.Strasbourg: Council of Europe.

Council of Europe(1997).European Court of Human Rights.D.v.United Kingdom, Doc.146/1996/767/964.

Dasgupta, J., Sandhya, Y.K., Lobis, S., Pravesh, V., and Schaaf, M.(2015).Using technology to claim rights to free maternal health care: lessons about impact from the My Health, My Voice pilot project in India.Health and Human Rights, 17(2), 135-47.

Data-Pop Alliance(2016).Opportunities and Requirements for Leveraging Big Data for Official Statistics and the Sustainable Development Goals in Latin America.Cambridge, MA: Harvard Humanitarian Initiative, MIT Media Lab, and Overseas Development Institute.

de Zayas, A.-M.(2015).Thematic report to the Human Rights Council on the adverse impacts of free trade and investment agreements on a democratic and equitable international order, Human Rights Council, 14 July 2015, UN Doc.A/HRC/30/44.[Online]Available at: http://www.ohchr.org/EN/HRBodies/HRC/RegularSessions/Session30/Documents/A_HRC_30_44_ENG.docx

Ferraz, O.(2018)Editorial: Health in the Courts of Latin America.Health and Human Rights, 20(1), 67-77.

Gauri, V.and Brinks, D.(2008).Courting Social Justice: Judicial Enforcement of Social and Economic Rights.Cambridge: Cambridge University Press.

Girls Not Brides(2015).Theory of Change.[Online]Available at: https://www.girlsnotbrides.org/child-marriage-theory-of-change/

Girls Not Brides(2018).About Girls Not Brides/Our Members.[Online] Available at: https://www. girlsnotbrides. org/about-girls-not-brides/our-members/—who

Gruskin, S., Bogecho, D., and Ferguson, L.(2010).'Rights based approaches' to health policies and programs: articulations, ambiguities, and assessment.Journal of Public Health Policy, 31(2), 129-45.

Heymann, J., Cassola, A., Raub, A., and Mishra, L.(2013).Constitutional rights to health, public health and medical care: the status of health protections in 191 countries.Global Public Health, 8(6), 639-53.

Hosking, J., Jones, R., Percival, T., Turner, N., and Ameratunga, S.(2011).Climate change: the implications for child health in Australasia.Journal of Paediatric Child Health, 47(8), 493-6.

Hunt, P.(2016).Interpreting the international right to health in a human rights-based approach to health.Health and Human Rights, 18(2), 109-30.

Hunt, P.and Khosla, R.(2009).Climate change and the right to the highest attainable standard of health.In: Humphreys, S.(ed.)Human Rights and Climate Change.Cambridge: Cambridge University Press, pp.238-56.

Hunt, P.and Leader, S.(2010).Developing and applying the right to the highest attainable standard of health: the role of the UN Special Rapporteur.In: Harrington, J.and Stuttaford, M.(eds.)Global Health and Human Rights: Philosophical and Legal Perspectives.New York: Routledge, pp.28-61.

Hunt, P.and MacNaughton, G.(2007).A human rights-based approach to health indicators.In: Baderin, M.and Mccorquodale, R.(eds.) Economic, Social and Cultural Rights in Action.Oxford: Oxford University Press, pp.303-30.

Hunt, P., Mesquita, J., and Khosla, R.(2010).The human rights responsibilities of international assistance and cooperation in health.In: Gibney, M.and Skogly, S.(eds.)Universal Rights and Extraterritorial Obligations.Pennsylvania Studies in Human Rights.Pennsylvania, PA: University of Pennsylvania Press, pp.104-29.

Hunt, P., et al.(2015).The right to the highest attainable standard of health.In: Detels, R., et al.(eds.)Oxford Textbook of Global Public Health(6th ed.), Chap.4.1.Oxford: Oxford University Press.

Hunt, P., Yamin, A.E., and Bustreo, F.(2015).Making the case; what is the evidence of impact of applying human rights-based approaches to health? Health and Human Rights, 17(2), 1-9.

IACHR(Inter-American Commission on Human Rights)(1997).Victor Rosario Congo v.Ecuador.Case 11.427, Report No.12/97, OEA/Ser.L/V/II.95 Doc.7 rev at 257.

IACHR(Inter-American Commission on Human Rights)(2000).Jorge Odir Miranda Cortez et al v.El Salvador.Case 12.249, Report No.29/01, OEA/Ser.L/V/II.111 Doc.20 rev.at 282.

IACHR(Inter-American Commission on Human Rights)(2015)Gonzales Lluy et al.v.Ecuador.

IACtHR(Inter-American Court of Human Rights)(2018).Poblete Viches et al vs Chile.[Online]Available at: http://www.corteidh.or.cr/docs/casos/articulos/seriec_349_esp.pdf)

Institute for Health Metrics and Evaluation(IHME)(2017).Financing Global Health 2016: Development Assistance, Public and Private Health Spending for the Pursuit of Universal Health Coverage.Seattle, WA: IHME.

Internet World Statistics(2018).[Online]Available at: https://www.internetworldstats.com/stats.htm

Jones, R., Bennett, H., Keating, G., and Blaiklock, A.(2014).Climate change and the right to health for Maori in Aotearoa/New Zealand. Health and Human Rights Journal, 16(1), 54-68.

Knox, J.H.(2016).Report of the Special Rapporteur on the issue of human rights obligations relating to the enjoyment of a safe, clean, healthy and sustainable environment.Human Rights Council, 1 February 2016, UN Doc.A/HRC/31/52.Geneva.[Online]Available at: https://undocs.org/A/HRC/31/52

Maastricht Principles on Extraterritorial Obligations of States in the Area of Economic, Social and Cultural Rights(2011).Maastricht: International Commission of Jurists, Maastricht University.

MacNaughton, G.and Hunt, P.(2009).Health impact assessment: the contribution of the right to the highest attainable standard of health.Public Health, 123(4), 302-5.

MacNaughton, G.and Hunt, P.(2011).A human-rights based approach to social impact assessment.In: Vanclay, F.and Esteves, A.M.(eds.) New Directions in Social Impact Assessment: Conceptual and Methodological Advances. Cheltenham: Edward Elgar, pp.355-68.

Metcalfe, S.(2015).Fast, fair climate action crucial for health and equity.New Zealand Medical Journal, 128(1425), 13-17.

Mudavanhu, C., et al.(2015).Taking children's voices in disaster risk reduction a step forward.International Journal of Disaster Risk Science, 6(3): 267-81.

OAS(Organization of American States)(1969).American Convention on Human Rights.OAS Treaty Series No.36, 1144 U.N.T.S.123. Adopted at the Inter-American Specialized Conference on Human Rights, San Jose, Costa Rica, 22 November 1969.Washington DC: OAS.

OECD, Development Assistance statistics.[Online]Available at: http://www.oecd.org/dac/stats/the07odagnitarget-ahistory.htm

Office of the United Nations High Commissioner for Human Rights(OHCHR)and UNAIDS(2006).International Guidelines on HIV/AIDS and Human Rights: 2006 Consolidated Version.Geneva: OHCHR and UNAIDS.

Office of the United Nations High Commissioner for Human Rights(2015).Key Messages on Human Rights and Climate Change.[Online]Available at: http://www.ohchr.org/Documents/Issues/ClimateChange/KeyMessages_on_HR_CC.pdf

Office of the High Commissioner for Human Rights(OHCHR).Status of Ratification Interactive Dashboard, as of May 2018.[Online] Available at: http://indicators.ohchr.org/

Office of the High Commissioner for Human Rights(2014).Technical Guidance on the Application of a Human Rights Based Approach to the Implementation of Policies and Programmes to Reduce and Eliminate Preventable Mortality and Morbidity of Children Under 5 Years of Age.UN Doc.A/HRC/27/31.

Parry, B.and Greenhough, B.(2018).Bioinformation.Cambridge, UK: Polity Press.

Pizzarossa, L.B.and Perehudoff, K.(2017)Global Survey of National Constitutions: mapping constitutional commitments to sexual and reproductive health and rights.Health and Human Rights, 19(2), 279-93

Rumbold, B., et al.(2017).Universal health coverage, priority setting, and the human right to health.The Lancet, 390(10095), 712-14.

Sabin Center for Climate Change Law (2016). Ali v. Federation of Pakistan. [Online] Available at: http://climatecasechart. com/non-us-case/ali-v-federation-of-pakistan-2/

Scottish Human Rights Commission (2009). Human Rights in a Health Care Setting: Making it Work: An Evaluation of a Human Rights-based Approach at The State Hospital, p.5.

Smith, K.R., et al. (2014). Human health, impacts, adaptation, and co-benefits. In: Field, C.B., et al. (eds.) Climate Change 2014: Impacts, Adaptation, and Vulnerability Part A: Global and Sectoral Aspects Contribution of Working Group II to the Fifth Assessment Report of the Intergovernmental Panel on Climate Change. Cambridge, UK: Cambridge University Press, pp.709-54.

Tauli-Corpuz, V. (2017). Report of the Special Rapporteur on the Rights of Indigenous Peoples—Impacts of Climate Change and Climate Finance on Indigenous Peoples' Rights. Human Rights Council, 1 November 2017. UN Doc. A/HRC/36/46. [Online] Available at: http://www.ohchr.org/EN/Issues/IPeoples/SRIndigenousPeoples/Pages/AnnualReports.aspx

UN (United Nations) (1948). Universal Declaration of Human Rights. GA Resolution 217A (III), UN GAOR, Resolution 71, UN Document A/810. New York: UN.

UN (United Nations) (1966a). International Covenant on Civil and Political Rights (ICCPR). UN GA Resolution 2200A (XXI), 16 December 1966. New York: UN.

UN ICCPR (2007). LMR v. Argentina (2007) UN Doc. CCPR/C/101/D/1608/2007.

UN (United Nations) (1966b). International Covenant on Economic, Social and Cultural Rights (ICESCR). UN GA Resolution 2200A (XXI), 16 December 1966. New York: UN.

UN (United Nations) (1979). Convention on the Elimination of All Forms of Discrimination Against Women (CEDAW). GA Resolution 34/180, UN GAOR, 34th Session, Supplement No.46 at 193, UN Document A/34/46. New York: UN.

UN (United Nations) (1989). Convention on the Rights of the Child (CRC). UN GA Resolution 44/25, 20 November 1989. New York: UN.

United Nations Committee on the Rights of the Child (2013). General Comment No.15 (2013) on the right of the child to the enjoyment of the highest attainable standard of health (art.24), 17 April 2013, UN Doc. CRC/C/GC/15. Geneva. [Online] Available at: http://tbinternet.ohchr.org/layouts/treatybodyexternal/TBSearch.aspx? TreatyI

United Nations General Assembly (2007). United Nations Declaration on the Rights of Indigenous Peoples. Resolution adopted by the General Assembly on 13 September 2007, UN Doc. A/RES/61/295. [Online] Available at: https://documents-dds-ny.un.org/doc/UNDOC/GEN/N06/512/07/PDF/N0651207.pdf? OpenElement

United Nations General Assembly (2016). Report of the Special Rapporteur on the Right of Everyone to the Enjoyment of the Highest Attainable Standard of Physical and Mental Health; Doc no A/71/304 [SDGs]. [Online] Available at: https://undocs.org/A/71/304

United Nations General Assembly (2017). Analytical study on the relationship between climate change and the full and effective enjoyment of the rights of the child. Report of the Office of the United Nations High Commissioner for Human Rights. 4 May 2017. UN Doc. A/HRC/35/13. Geneva: United Nations Office of the High Commissioner for Human Rights.

United Nations General Assembly (2017). Report of the Special Rapporteur on the Right of Everyone to the Enjoyment of the Highest Attainable Standard of Physical and Mental Health; Doc no A/72/137 [corruption]. [Online] Available at: https://undocs. org/A/72/137

UN (United Nations) (1993). United Nations General Assembly. Vienna Declaration and Programme of Action. World Conference on Human Rights, Vienna 14-25 June 1993, UN Document A/CONF.157/23. New York: UN.

United Nations General Assembly. (2007). United Nations Declaration on the Rights of Indigenous Peoples. Resolution adopted by the General Assembly on 13 September 2007, UN Doc. A/RES/61/295. New York. [Online] Available at: https://documents-dds-ny.un.org/doc/UNDOC/GEN/N06/512/07/PDF/N0651207.pdf? OpenElement

United Nations General Assembly. (2017). Analytical study on the relationship between climate change and the full and effective enjoyment of the rights of the child. Report of the Office of the United Nations High Commissioner for Human Rights. 4 May 2017. UN Doc. A/HRC/35/13. [Online] Available at: http://ap.ohchr.org/documents/dpage_e.aspx? si=A/HRC/35/13

UN (United Nations) (1994). International Conference on Population and Development. 5-13 September 1994. Cairo, Egypt.

UN (United Nations) (1995). Report of the Fourth World Conference on Women. Beijing, China 4-15 September 1995. UN Document A/CONF.177.20.

UNCESCR (United Nations Committee on Economic, Social and Cultural Rights) (1990). General Comment No.3 (Fifth Session). The Nature of States Parties Obligations (Art.2, par.1). UN Document E/1991/23. Geneva: UN.

UNCESCR (United Nations Committee on Economic, Social and Cultural Rights) (2000). General Comment No.14 (Twenty Second Session). The Right to the Highest Attainable Standard of Health. UN Document E/C.12/2000/4. Geneva: UN.

UNCHR(United Nations Commission on Human Rights)(2003).The Right of Everyone to the Enjoyment of the Highest Attainable Standard of Physical and Mental Health, Report of the Special Rapporteur, 13 February 2003, UN Document E/CN.4/2003/58).Geneva:UN.

UN ECOSOC(United Nations Economic and Social Council)(1985).Siracusa Principles on the Limitation and Derogation Provisions in the International Covenant on Civil and Political Rights.UN Document E/CN.4/1985/4, Annex.

UNGA(2015).Transforming Our World: The 2030 Agenda for Sustainable Development, resolution adopted by the GA on 25 September 2015, UN Doc.A/Res/70/1(2015).

UNHRC(United Nations Human Rights Council)(2007).Report of the Special Rapporteur on the Right of Everyone to the Enjoyment of the Highest Attainable Standard of Physical and Mental Health, Paul Hunt.17 January 2007, UN Document A/HRC/4/28.New York: UN.

UNHRC(United Nations Human Rights Council)(2008).Report of the Special Rapporteur on the Right of Everyone to the Enjoyment of the Highest Attainable Standard of Physical and Mental Health, Paul Hunt.8 January 2008, UN Document A/HRC/7/11.New York: UN.[Online]Available at: http://www.who.int/medicines/areas/human_rights/A_HRC_7_11.pdf

UNOHCHR(United Nations Office of the High Commissioner for Human Rights)(2012b).Technical Guidance on the Application of a Human Rights-Based Approach to the Implementation of Policies and Programmes to Reduce Preventable Maternal Morbidity and Mortality.UN Document A/HRC/21/22.Geneva: UN.

UN Human Rights Special Procedures(2018).Framework Principles on Human Rights and the Environment.[Online] Available at: https://www.ohchr.org/Documents/Issues/Environment/SREnvironment/FrameworkPrinciplesUserFriendlyVersion.pdf

Watts, N., et al.(2015).Health and climate change: policy responses to protect public health.Lancet, 386(10006), 1861-914.

Watts, N., et al.(2018).The Lancet Countdown on health and climate change: from 25 years of inaction to a global transformation for public health.Lancet, 391(10120), 581-630.

Williams, C.(2015).Climate change and the right to health.In: Luber, G.and Lemery, J.(eds.) Global Climate Change and Human Health: From Science to Practice.San Francisco, CA: Jossey-Bass, pp.601-15.

Williams, C and Brian G.(2013).Using a rights-based approach to avoid harming health systems: a case study from Papua New Guinea. Journal of Human Rights Practice, 5(1), 177-94.

Williams, C.and Hunt, P.(2017).Neglecting human rights: accountability, data and sustainable development goal 3.The International Journal of Human Rights, 21(8), 1114-43.

Winslow, C.E.(1920).The untilled fields of public health.Science, 51(1306), 23-33.

World Health Organization(1946).Constitution of the World Health Organization, adopted by the International Health Conference, New York, 19 June-22 July 1946, and signed on 22 July 1946.Geneva: WHO.

World Health Organization(1978a).Declaration of Alma-Ata: International Conference on Primary Health Care.6-12 September, USSR.

World Health Organization(1978b).A Joint Report by the Director-General of the WHO and the Executive Director of UNICEF Presented at the International Conference on Primary Health Care, 1978, Alma-Ata.Geneva: WHO.

World Health Organization(2017).New Perspectives on Global Health Spending for Universal Health Coverage.Geneva: WHO.

World Health Organization(WHO)(2011).The Rio Political Declaration on Social Determinants of Health.World Conference on Social Determinants of Health, Rio de Janeiro, 19-21 October 2011.[Online]Available at: http://www.who.int/sdhconference/declaration/en/

World Health Organization(WHO)(2016).The Second Global Conference on Health and Climate.Conference Conclusions and Action Agenda.Paris, 7-8 July 2016.[Online]Available at: http://www.who.int/globalchange/conferences/second-global/en/

World Health Organization(2014).Ensuring Human Rights in the Provision of Contraceptive Information and Services: Guidance and Recommendations.Geneva: WHO.

World Health Organization and the Thai Ministry of Health.Bangkok Charter for Health Promotion in a Globalized World.Sixth Global Conference on Health Promotion.Policy and partnership for action: addressing the determinants of health.Bangkok, Thailand, 7-11 August 2005.[Online]Available at: http://www.who.int/healthpromotion/conferences/6gchp/en/

World Health Organization, &United Nations Framework Convention on Climate Change Secretariat.(2015).Climate and Health Country Profiles 2015: A Global Overview.[Online].Available at: http://www.who.int/globalchange/resources/countries/en/

World Health Organization(2015).Operational framework for building climate resilient health systems.Geneva: World Health Organization.

Yamin, A.E.(2016).Power, Suffering and the Struggle for Dignity.Philadelphia: PENN Press, p.104

Yamin, A.E.and Gloppen, S.(eds.)(2011).Litigating Health Rights: Can Courts Bring More Justice to Health? Cambridge, MA: Human Rights Program, Harvard Law School.

3.4　法律与公共健康

3.4.1　法律和公共卫生概论

公共卫生法可以被定义为政府通过与医疗保健、企业、社区、媒体和学术界等多方协作，识别、预防和减轻影响人民健康的风险，从而确保人民健康和安全的一种法律权力和义务。一方面，健康权作为一项宪法权利，在许多国家的宪法条文中予以规定；另一方面，政府为保障公众健康和安全，享有公共卫生管理的权力。因此，公共卫生法既是规范国家公共卫生权力行使的规制法，也是保障公众健康权利和生命自由的权利法。公共卫生法的核心目标是在符合社会正义价值观的前提下，追求人民身心健康的最高水平（Gostin，Wiley，2016）。

虽然政府需要通过行使权力来保障公众的健康，但也不得在没有充分理由的情况下随意干涉公民权利和个人自由。如若政府在行使权力时严重影响个人的自主权、隐私权、自由权、所有权等受法律保护的利益，则必然要受到法律和道德的限制。因此，个人自由与公共利益的冲突也是公共卫生法中最具挑战性以及长期争论不休的问题。

公共卫生法有着深厚的社会历史根源，从古代的陆地和海上检疫，到工业革命后的清洁法律（sanitary laws），再到20世纪后期的伤害预防和非传染性疾病（NCD）控制。国内的公共卫生法通常在地方（如市法规）、州（省）和国家一级运作。例如，巴西、加拿大、印度和美国等联邦制国家在宪法制度中对地方、区域和国家的公共卫生法律有着复杂的规定。

一国内部的公共卫生法律、条例，通常会与国际卫生法（例如《国际卫生条例》和《烟草控制框架公约》）、“软”法律（例如世界卫生组织（WHO）的业务守则和全球战略）以及影响公共卫生的国际制度（例如贸易、移民、人权和环境）等内容相互交叉。在2019年世界卫生大会上，WHO通过了《促进难民移民健康全球行动计划》。这是一个相当重要的公共卫生问题，因为许多移民没有被纳入国家卫生系统（Gostin et al.，2019）。可见地方、国家和国际法律之间错综复杂的关系对于公共健康的保障是非常重要的。

首先，本章考察了政府保护公共健康和安全的权力和义务，以及政府在保护个人权利和自由中应当受到的权力限制。其次，探讨了公共卫生法的核心价值——社会正义，特别关注社会经济地位所导致的不合理歧视。再次，梳理了创建公共卫生机构的法律依据，界定了公共卫生机构的职责、权力、资金和范围。然后，本章将国家为促进人民的健康、安全和福祉而使用的法律“工具”划分为七类：税收和支出、信息环境、建筑环境、社会经济环境、直接监管、间接监管和去监管化。最后，本章落脚于如何利用法律干预措施来预防或减轻传染病、非传染性疾病和伤害（包括无意和有意伤害）这三大健康危害。

3.4.2　公共卫生：权力、责任和限制

政府基于社会需要，既享有处理和管理公共卫生事务的权力，也负有保障公众健康和安全的责任。健

康权作为一项国际基本人权,其实现要求各国政府对保障公共健康承担主要责任,这一点几乎得到了所有国家的承认。在非洲和拉丁美洲等许多新兴民主国家,国家宪法明确政府要保障公民健康权以及其他社会经济权利,如生命权和安全环境权(Friedman,Gostin,2012;Gostin et al.,2019)。在巴西、印度和南非等新兴经济大国,其司法体系中更是规定了强有力的“健康权”诉讼制度。无论是依据国际法还是各国宪法,国家的最高义务都是维护人民的社会和经济权益,而其中最重要的权益就是健康和安全。在大多数民主理论中,健康和安全也被视为个人与政府之间社会契约的本质(Walzer,1983)。

除了社会经济权利之外,世界上几乎所有国家(包括制定推行旧宪法的美国、颁布实施新宪法的南非,甚至英国等没有成文宪法的国家)都非常注重公民权利和政治权利的保障,例如身体完整、隐私、自由和不受歧视等等。与此同时,各国的宪法以及公共卫生法通常也明确赋予个人以公民权利和政治权利,以限制政府行政权力的滥用。只有行政机关的行为契合公共卫生的目的,并采用与之相称的手段,才可以要求公众遵守公开确立的行为标准。

政府只有对那些可能产生严重风险的私人活动加以限制,才能维护和保障公众的健康和安全。私主体为了获利可能从事损害社会及他人利益的行为,具体表现为:个人可能故意传播传染病;工业出于盈利目的,可能导致提供不安全的工作场所、不健康的食品或引发环境污染。更何况,烟草等行业本身就是有害健康的;而酒精饮料等行业也可能具有明显的健康危害。基于个人或组织行为的利己主义特点,其行为可能会对社会健康和安全产生不利影响。只有发挥政府的权威,利用强制手段限制个人自由意志,才能减少私主体活动对公共健康的威胁。

虽然以公共卫生的名义进行监管,旨在保障全体公民的健康和安全,但它大多时候会更有利于那些最有可能受伤或患病的个体。由于种族、性别或社会经济地位等歧视的存在,这些人的风险承受能力本身也更弱。即便每个人都能从食品和自来水安全等公共卫生法规中获益,但有些法规倾向于特别保护弱势群体。例如,要求对有毒废物场地进行消毒、制定建筑法解决公寓拥挤问题,以及关闭不卫生的餐馆等法规,显然对直面风险的群体来说更具有保护意义。

此外,个人和企业经常反对政府的监管(Reeve,Gostin,2019)。这些反对者时常高举着权利自主、选择自由或不受政府干预的哲学大旗以捍卫其权益。公民和代表他们的团体声称,类似使用安全带或佩戴摩托车头盔等强制行为,完全是出于个人利益保护,并不属于政府的职责范围。他们还对饮用水加氟或强制接种疫苗政策等行政行为的真实目的表示存疑。这使得公共卫生机构有时不得不针对所谓“家长式作风”或“保姆国家”的指控进行辩护。例如,纽约市长布隆伯格限制含糖饮料容量的决定(Gostin,Gostin,2009)。

通过限制个人和企业以保护社区健康利益和权利,是公共卫生领域最为典型的监管方式。在一定程度上,报告和监视制度会侵犯个人隐私;强制检测、疫苗接种和治疗会侵犯身体的完整性;制定环境标准会降低财产价值;工业监管会阻碍经济自由;隔离和检疫制度会限制人身自由。在这些情形下,为了公共利益,公共卫生依旧没有减少对个人和企业的监管。

公共卫生权力可以合法地限制人的自由和权利,但该权力的行使必须符合宪法和法律对国家行政权的限制。首先,政府不能过度干预,比如在没有充分证据证明符合实现公共利益的情况下限制自由。其次,行政机关采取的强制措施必须适当,在若干适合避免健康威胁的方式中,应当选择对个人和公共利益造成限制和损害最小的方式。再次,行政机关必须始终公平行事,不因种族、性别或残疾等理由而存在歧视。在国家促进公共健康的权力和义务与受宪法保护的私权利之间实现公正的平衡,是公共卫生法需要长期解决的课题。

3.4.3 社会公平正义

社会公平正义被视为公共卫生的使命,且被描述为该领域的核心价值:“公共卫生的历史性梦想就是社会公平正义。”(Beauchamp,1999)对公正最基本和最普遍的理解是根据个人和团体的贡献给予公平、正义和适当的待遇(Rawl,1971)。然而,尽管许多全球健康指标都有所提升,高收入和低收入群体之间的“公平差距”在国家内部和国家之间仍始终存在。例如,巴西有相当多的贫困人口,却依旧由最富有的人坐拥着巨额收入。

社会正义通过激活道德标准来维持公共卫生的活力:通过改善健康来增进人类福祉,特别是通过关注最弱势群体的需求来实现这一目标(Gostin,Powers,2006)。这种正义概念旨在为全人类健康带来福祉。该目标的实现,要求查明和改善系统性不利条件的运行模式。这些模式普遍且严重地破坏了受压迫和从属群体的未来福祉。而这些人原本能够获得良好健康的前景就非常有限,他们所能作出的生活选择与其他人的生活选择也相距甚远(Powers,Faden,2006)。在透过正义改善人民的健康以及公平对待弱势群体这两个方面,人们对公共卫生法和伦理有了更为丰富的理解。从社会正义的视角来看,公共卫生系统的核心使命是采取系统行动以改善影响所有人口健康状况的卫生条件,并纠正长期存在的系统性不利状况。

例如,政府制定了一项政策旨在减少烟草消费。如果政府将总体吸烟率从30%降低到15%,但囚犯和精神病患者等边缘人群仍旧保持高吸烟率,这是否可以接受呢?如果政府仅仅针对富裕区的人而非贫困社区宣传减少吸烟的健康信息,那会怎么样呢?从社会正义的角度来看,这是可以接受的吗?

政府的权力和义务、自治与管制以及社会公正等都是公共卫生法的核心价值。实现法治下的人口健康目标需要有良好的法律基础。而相关的法规和条例从职能、职责、权力到其组织和资金各方面都为公共卫生机构提供了基础。

3.4.4　公共卫生法:公共卫生机构的法律基础

公共卫生的发展通常被认为是科技进步的成果。毫无疑问,人们对病因学和对疾病反应的理解会严重受到技术调查的影响,而人们对法律在公共卫生中的作用了解甚少。法律规定了公共卫生行政人员的行政权,并具体规定了权力行使的方式。公共卫生法规定设立公共卫生机构,划定其使命和核心职能,划拨其资金,授予其权力,并限制其行动以保障一定的公众自由。法律授权公共卫生机构收集健康信息的权力,并使得监测和管制危险活动成为可能。最重要的是,使得公共卫生议题在立法、司法和行政机构间得到讨论,并广泛存在于法律的权利、义务和正义的话语体系当中(Grad,2004)。

世界各国公共卫生法的立法质量和现代化程度差异很大(医学研究所,2011;Gostin et al.,2019)。一些国家有相对全面和新颁布的公共卫生法;而另一些国家的法规则较为滞后,甚至还有一些国家几乎没有公共卫生法。总的来说,各国的公共卫生法规往往会存在一些缺陷。它们可能相当滞后,停留在以传染病和性传播感染为主要健康危害的时代;也可能高度分散,依靠时间的推移实现法律条文的累积,例如从结核病和性传播感染类疾病(如梅毒和淋病)到小儿麻痹症,到艾滋病,再到最近的交通安全、饮食和体育活动等。这些法律可能既没有赋予国家足够的权力来保护公众的健康和安全,也无法充分保护个人的权利和自由。例如,许多早期的法规甚至不能保证强制性权力的行使符合自然正义或程序正义。

鉴于健全现代公共卫生法律体系具有重大意义,许多国家(如果不是大多数国家)都应该审查其公共卫生法律法规体系,中低收入国家可能还需要提高法律改革的能力和知识水平。美国一家有影响力的医学研究所(现为美国国家医学院)在2011年发布了一份关于公共卫生法改革的重要报告,敦促各州采用“转折点”模型来实施公共卫生法(Hodge et al.,2006)。该示范法可以为其他国家提供借鉴。此外,WHO及其合作伙伴还编写了一份关于利用法律促进健康权的报告(WHO,2017)。该报告为各国(特别是中低收入国家)提供了关于法律改革的指导。

尽管几乎没有国家实际遵守该报告规则,但《世界卫生组织组织法》明确要求成员国向WHO通报其主要公共卫生法规和条例。此外,WHO也历来有着出版《卫生法文摘》的传统,但目前《卫生法文摘》的资源也已大幅削减。几年前,世界卫生组织总干事进行了改组,去掉了负责出版《卫生法文摘》的部门名称中的“法律”一词。如今,该《卫生法文摘》只有电子版资源,且已经无法起到系统介绍国家公共卫生法律的作用。

3.4.4.1 立法过程:建立选区和伙伴关系

公共卫生的方法和目标常常在政府和社会中被误解和低估。公共卫生需要引起人们的注意去关注其所需的资源和成就,以便于增加其方案的支持者数;而立法便提供了这样的机会。一项法案的出台就是走向联合的第一步。这是一个与利益集团和受影响社区接触的机会,一些人可能会采取行动来支持该法案。接触和协作也有助于建立长期联系,并为其他方案寻求支持。此外,谈判获得支持的过程也可以成为卫生机构采纳公共卫生服务接受者或受管制者具体意见的有效方式。

法律的改革也有可能加强卫生机构与立法机构的联系。不同于财政拨款,积极的立法提供了一种与立法者接触的方式。在争议不断的预算讨论之外,公共卫生法的改革提供了一个与更广泛的立法者接触的机会。起草、谈判和听证的过程为立法者及其工作人员了解公共卫生的需求和方法提供了平台,也为卫生规划者提供了更多、更好有关立法观点和优先事项的信息。

当然,法律改革也并不能保证一定可以实现更好的公共卫生。不过,通过制定统一和协调的方法、准确界定公共卫生机构的使命和职能、赋予一系列灵活的权力以及具体规定权力使用的标准和程序等举措,法律至少可以成为重振公共卫生系统的催化剂。

3.4.5 法律干预模式:法律作为保护公共健康的工具

法律也可以通过赋权为最难解决的健康问题提供新方案。20世纪的许多重大公共卫生成就都是通过法律改革或诉讼取得的,具体包括疫苗接种、更安全的工作场所、更安全和更健康的食品、机动车安全、传染病控制、烟草控制和饮用水氟化(CDC,2000)等。

因此,研究公共卫生法,必须详细了解预防伤害、疾病以及促进民众健康的各种法律工具。有许多法律规制模式可以作为实现公共健康和安全的工具,包括:税收和支出、信息环境、建筑环境、社会经济环境、直接监管、通过侵权制度进行间接监管以及放松监管。虽然在各种情况下,法律都可以成为变革的助推器,但是这些干预措施也会引发关键的社会、伦理或宪法问题(Gostin,Gostin,2009)。

3.4.5.1 模式一:征税和征税的权力

作为典型的政府职能,征税和支出的权力是政府重要的监管手段。大多数政府为了促进公共卫生,对监测、教育、研究等一系列公共卫生服务都投入了大量资金。尽管总体资金是有限的,许多国家的政府仍然将大量资金用在了建立和维持公共卫生基础设施上,包括训练有素的劳动力、电子信息和通信系统、快速疾病监测、实验室能力以及应急反应能力。在美国,一些州政府可以对旨在促进健康的公共支出附加"条件"。例如,在美国,联邦政府要求各州将最低饮酒年龄定为21岁,作为获得高速公路财政资金的条件。然而,2012年美国最高法院就平价医疗法案(affordable care act,ACA)作出裁定,联邦政府不得在宪法上要求以各州扩大医疗补助作为资助条件。最高法院认为,国会授权卫生和公共服务部在各州不扩大医疗补助的情况下扣留所有医疗补助资金的行为太具有"强制性"(National Federation of Independent Business v.Sebelius,2012)。

赋予政府征税权的主要目的是增加财政收入,但它也可以引导人们从事有益行为、抑制风险行为。一方面,税收减免可以促进健康活动,如医疗保健服务、儿童保育和慈善捐款;另一方面,对香烟、酒精饮料和枪支等危险产品征收消费税,会增加其纳税负担,使得人们减少消费以促进健康。例如,WHO《烟草控制框架公约》就支持对烟草产品征收高额税。此外,对含糖饮料征税也被证明可以减少人们对高热量饮料的消费(Gostin,2018;Roache et al.,2016)。当然,税收也可能会产生不正当的激励,例如对购买不安全和燃油效率低的机动车的消费行为实行税收减免。反之,碳税作为一种有利于公共健康和环境的经济手段,则会提供了正面激励。

3.4.5.2 模式二:改变信息环境的权力

公众在生活中不断接触的图像和信息,无疑会影响其健康和行为的选择。然而,信息的可靠性和有用性是可改变的。有些信息是有教育性的,如儿童营养运动;而有些信息可能是有偏见的,包括不准确或者具有误导性。例如,在利润的诱惑下,企业可能会打出对健康有危害的虚假广告,宣传含有过量糖和盐的食品。诸如“低脂”“低热量”或“清淡”的信息可能会具有迷惑性或欺骗性。

监管信息的流动是非常困难的。事实上,政府对于企业通过大量广告投入来推销不健康食品、酒精饮料或烟草的行为,并没有直接的规制工具。从宪法的角度来看,对广告的限制是否侵犯了公司的言论自由权,也是值得商榷的问题。

对此,政府有几种工具可以用来改变信息环境,从而鼓励人们在饮食、体育活动、烟草和酒精方面作出更健康的选择。首先,政府作为健康教育者,可以开展宣传活动,警告消费者注意高风险行为(如吸烟或醉酒驾车),或鼓励人们实施更为安全的活动(如系安全带或戴摩托车头盔)。其次,政府可以要求企业在产品上贴上标签,以保障消费者的知情权。例如,产品安全使用说明、内容或成分披露,以及危险警告。最后,政府可以监管香烟和枪支等潜在有害产品的广告和促销活动,还可以限制向儿童和青少年等弱势群体推销这些产品。

管制烟草包装和广告就是一个很好的例子。《世界卫生组织烟草控制框架公约》(WHO,2005a)要求各国采取减少供应和需求的战略,包括广告限制。不过,在澳大利亚、乌拉圭和美国等国家,烟草业对广告限制和包装标签的要求都提出了挑战。澳大利亚是第一个引入带有烟草危害图形图像的普通包装立法的国家。(在烟草业和政府的博弈中)该国的最高法院支持了这项立法,且政府在国际投资条约争端和世界贸易组织挑战中获得了胜利(British American Tobacco Australia Limited v.The Commonwealth,2012)。乌拉圭的烟草控制立法也在一个投资条约案(FTR Holding v.Oriental Republic of Uruguay,2010)中受到了烟草业的质疑。但法庭最后作出了有利于乌拉圭政府的裁决。该案中,“大烟草”声称国家不公平地“拿走”了他们的财产或减少了他们私人投资的价值。虽然这种说法有些令人愤慨,但也可以看出各州为了捍卫公共卫生法均付出了高昂的成本(Roach et al.,2016)。

在美国,食品和药物管理局的图形警告标签规范在一项法院裁决后被搁置。烟草公司声称,图形警告的要求侵犯了他们的言论自由权(R.J.Reynolds Tobacco Company v.Food,Drug Administration,2012)。而美国作为世界上少有的采取不同态度的国家之一,其最高法院坚定地捍卫了公司的言论自由权,挫败了政府对有害产品广告的公共卫生限制。

3.4.5.3 模式三:改变建筑环境的权力

“建筑”或“物理”环境的设计可以创造更健康和更安全的社区。在公共卫生领域,通过改变建筑环境以减少人身伤害(例如工作场所安全、交通稳静化、消费者保护和消防规范)、传染病危害(例如环卫、公共妨害和住房规范)和环境危害(例如含铅油漆和有毒排放)有着悠久的历史。追溯到数百年前,当时的卫生法旨在确保不断发展的城市拥有更卫生的环境条件;工业革命后,由于工人经常暴露在有毒物质和不安全的工作条件下,职业健康和安全受到重视;现阶段,法律则更加重视为患者和消费者提供健康保护,使其免受不安全产品的侵害。

流行病从传染病向慢性病的转变也对居住环境的设计提出了新的挑战。例如,通过城市设计可以倡导更积极的生活方式(例如建设步行道、自行车道、公园、绿地和游乐场)、改善营养(例如限制快餐的分区)、劝阻使用具有健康危害的产品(例如“无烟”室内空间);减少暴力(例如优化街道照明设施,安全存放枪支)以及增加社会互动(例如邻里互助和建立社会资本)等(Perdue et al.,2003)。

20世纪中后期,许多的区划法并不利于健康生活方式的形成。例如,给予机动车而非行人和自行车以交通便利,或者优先商业开发而非游乐场设施建设。此外,城市的发展也助长了不健康快餐的扩张,甚至在贫困社区形成了“食物沙漠”。这些都是一种政治选择。关于政府是否应该将健康而非经济发展作为设计生活空间的主要因素的争论仍旧激烈。不过可以肯定的是,政府有能力以更有利于健康饮食和体育活动的方式构建环境。

3.4.5.4 模式四:改变社会经济环境的权力

流行病学研究中一项重大且一致的发现是,社会经济地位(socioeconomic status,SES)与发病率、死亡率和社会运行相关(Marmot,2005)。社会经济地位是一个与收入、教育和职业相关联的复杂概念。社会经济地位和健康之间的关系通常是指基于社会分级而存在“阶层”上的健康差异,而中产阶层对该健康差异更为重视。这些经验性的发现在不同的时间和文化中一直存在,并且到今天仍然可行。

有研究人员进一步总结,社会中经济不平等的总体水平与人口健康相关,并会产生不利影响。也就是说,在控制人均收入后,贫富差距较大的社会往往比贫富差距较小的社会的民众的健康状况更差。这些研究人员提出假设,收入不平等程度较高的社会所能提供的社会支持和凝聚力较少,从而加剧了生活的紧张,导致了疾病的产生。根据这一观点,一些伦理学家也认为“社会正义有益于健康”(Daniels et al.,2000)。

WHO曾发表过一份关于健康的社会决定因素的报告,敦促各国更多地关注影响健康结果的根本因素(WHO,2008 b)。但是,WHO并未在社会决定因素方面投入太多资源,也没有遵循委员会报告中的国际法或其他软法。从政府的角度来看,确保公平和公正的健康人口需要一种超越卫生部门,实际上是“整个政府”或者说“整个社会”的努力。

虽然社会决定因素对健康有着极大的影响,但由于其往往涉及财富的重新分配,常常引发激烈的争议。再分配政策的反对者认为,这种政策是在打击个人成就,阻碍经济增长。然而,如果不认真研究影响健康更深层次的社会和经济决定因素,就不可能在缩小健康差距方面取得重大进展。

3.4.5.5 模式五:对个人、专家和企业的直接监管

政府有权直接监管个人、专家和企业。在一个管理良好的社会中,公共卫生部门通过制定明确的、可执行的规则,来保护工人、消费者和广大民众的健康和安全。

长期以来,监管一直是伤害控制的主要手段。例如,在大多数西方国家,法律的改革使得与机动车有关的伤亡率直线下降。各国政府要求个人采取更安全的交通行为,例如使用安全带和佩戴摩托车头盔;要求制造商设计和销售更安全的车辆,例如带有安全气囊和具有更好的抵御碰撞能力的汽车;要求对政府和商业发展设定标准,例如更安全的道路和更安静的交通环境。然而,随着机动车辆数量在新兴国家中的爆炸式增长,机动车辆造成的伤亡率也愈发惊人。在曼谷、德里和河内等其他许多城市街道上,随处可见不安全的车辆、无序的道路、没有戴头盔的摩托车司机和乘客。

最早在公共卫生领域开展直接监管主要是用于传染病控制。政府经常实施强制接种疫苗、筛查、通知伴侣、直接观察治疗以及隔离或检疫等措施。从古代的麻风病、疟疾和肺结核等传染病,到梅毒和疱疹,再到现代的艾滋病大流行,各国都颁布了民法和刑法以阻止或惩罚可感知的危险行为。例如,在艾滋病大流行的早期,许多国家颁布法律要求进行对囚犯等群体实施检测,对旅行和移民施加限制,甚至实施检疫(如古巴)。还有国家通过修改刑法,惩罚传播艾滋病毒的行为,关注注射毒品使用者和性工作者等风险人群。

直接监管在确保专业人员具备必要的技能和知识水平以及企业的安全运营等方面发挥着重要作用。执照和许可证制度使得政府能够监测和控制医疗保健专业人员、医院和疗养院的标准和行为。通过对卫生

专业人员进行许可和认证，公共卫生机构可以确保从业人员是合格、称职和安全的。另外，对企业的检查和监管有助于实现工作中的人道主义，减少有毒物质排放，提高消费品的安全性。

慢性病的控制正成为直接监管的新战场。一些辖区直接禁止了反式脂肪酸等有害成分的添加；另一些辖区则规定减少了有害添加剂的使用，如过量的糖或钠；还有一些辖区明确规定了含糖不含酒精的饮料等产品的容量。最近的研究表明，“糖是有毒性的”，这意味着公共卫生机构应当设定或推荐更安全的糖摄入量水平(Basu et al.,2013)。

在规范人们的饮食或体育活动方面，政府也经常面临着尖锐的批评。人们指控政府的行为是家长式的、“保姆式政府”的做法。对于公共卫生的倡导者来说，这些是使健康成为“更容易”或“默认”选择的必要措施。但对于社会上的大多数人来说，它限制了他们对个人健康和福祉作出决定的自由(Gostin，Gostin 2009)。

3.4.5.6　模式六：通过侵权制度进行间接监管

司法部和卫生部以及普通公民都可以拥有通过侵权制度进行间接监管的手段。民事诉讼可以纠正各类公共健康危害，包括环境损害(例如空气污染或地下水污染)、接触有毒物质(例如杀虫剂、辐射或化学品)、危险产品(例如烟草或枪支)和有缺陷的消费品(例如儿童玩具，娱乐设备或家用物品)。

利用司法制度捍卫公共卫生安全最典型的例子就是烟草诉讼。针对烟草业的侵权诉讼始于美国。这场诉讼具有颇多益处：促成了各州和烟草公司之间的“主协议”，使得大量烟草收入上交各州；揭露了烟草业诸多欺骗行为，例如提高香烟的尼古丁含量，隐藏有关吸烟危害的信息，以及针对年轻女孩、少数民族和未成年群体宣传香烟广告和推销。

在印度和拉丁美洲等地，公众根据宪法规定的健康权提起了更现代的诉讼。这些国家和其他国家的公共卫生倡导者起诉烟草公司故意误导公众；还起诉政府，迫使其采取更严格的烟草控制措施，如清洁空气法案(Cabrera，Gostin，2011)。

当然，大烟草公司也会把法律当作反对政府监管的利剑。烟草公司利用宪法规定的财产权或商业言论权、双边投资条约来保护其投资，利用世界贸易组织条约来拖延或阻止烟草控制措施(Mitchell，Studdert，2012)。

以烟草诉讼为范例，公共卫生倡导者也试图用侵权法律制度来打击一些强大行业的欺诈和有害行为，包括针对食品行业(如向未成年人销售不健康产品)、枪支行业(如贩运危险武器)和酒类行业(如迷惑未成年人或过度饮酒)的诉讼。不过，到目前为止，这些诉讼大多没有取得成功。这是由于其他行业和烟草业存在的主要区别在于，食品、枪支和酒精饮料在被合法使用时并不会有害，而烟草的使用则始终存在危害。

那么，行业的有害活动在多大程度上能够免于侵权诉讼？这主要基于一个理论，即自主消费者有权自行作出决定，而无论该活动有益健康还是有害健康。鉴于个人所处的社区和社会都会对个人选择产生深刻影响，法律应确保消费者能够在面临私营部门引发严重风险的时候，能够提起诉讼。

3.4.5.7　模式七：放松管制：法律对健康的阻碍

某些情况下，法律对公众的健康也会造成损害，成为有效行动的障碍。在这种情况下，最好的补救办法是放松管制。政客们可能会推崇那些看似受欢迎的健康政策，但却会产生意想不到的健康后果。透过禁止或惩罚针头交换计划和药房销售无菌注射器的法律可以发现，尽管无菌注射设备的使用大大降低了病菌感染的风险(如艾滋病毒和乙型或丙型肝炎)，且禁止使用非法药物，但许多国家的政府和公共卫生机构仍然不鼓励甚至禁止分销这些产品。

另一个例子是关闭公共浴室的决定，这一做法使得为男同性恋者提供避孕套以及开展安全性行为宣传变得更加困难。事实上，政府本可以利用这些活动和场所进行宣传教育，从而减少健康危害，而不是直接禁止这些活动。

更值得关注的情况是,部分国家政府会将高风险活动定为犯罪。这些罪名不仅针对性工作者、吸毒者,甚至包括进行同性性活动的人。然而,利用刑法惩罚可能传播艾滋病毒的活动似乎并没有减少不安全的行为发生,反而会使这一"流行病"转入地下。

通过刑法来实现公共卫生的目标通常是生硬、无效且不公平的。然而,放松管制也可能会引发较大的争议,因为它往往涉及公共卫生与其他社会价值观(如预防犯罪或道德)的直接冲突。禁毒法、关闭公共浴室和针对艾滋病毒的刑事处罚表明社会不赞成这些行为;而放松管制往往象征着一种软弱,在政治上也很难受到欢迎。因此,公共卫生倡导者可能积极支持减少危害的策略,而政治团体可能更想用法律来表明社会对非法药物使用、商业性行为或无保护措施的性行为等高风险行为的反对。

综上所述,政府有许多法律"杠杆"来预防伤害和疾病,促进公众的健康,包括征税和支出、信息环境、建筑环境、社会经济环境、直接监管、间接监管和放松监管。法律的干预可以非常有效,因此有必要成为公共卫生监管的有力武器。但也应当注意法律的干预可能会引起争议,甚至引发重大的伦理、社会、宪法和政治问题。

3.4.5.8 公共卫生法的执行

促进公共健康的成文法非常重要,但如果法律没有得到良好的实施和执行,就无法充分发挥作用。执法是所有国家面临的共性问题,特别是在许多中低收入国家,执法可能会受到许多因素的阻碍,例如缺乏政治意愿、腐败和缺乏法律执行能力等。执法是确保共同利益的必要条件,因此所有政府都应当将公共卫生法的实施作为高度优先级事项。而这需要解决腐败问题,并且为健康能力建设提供充足的资金。例如,南非宪法法院要求建立追究公职人员责任的反腐败机制。法律执行能力包括培养训练有素的立法者、法官、公共卫生官员、检查员和其他能够确保法律得到严格而公平执行的人。

3.4.6 健康危害的案例研究

前几节经常使用重大健康危害作为公共卫生法适用的例证。本章最后一节以传染病、非传染病、意外伤害和对自己或他人的暴力这几个简短的案例研究结束,展示公共卫生法如何在地方、国家和国际层面影响健康结果。

3.4.6.1 传染病防治法

如前所述,传染病防治法有着古老的起源(Markel,2005)。从历史上看,流行病不仅对动物和人类健康,而且对安全、贸易、旅游和社会关系也产生了深远的影响。传染病往往暴露出人和社会最坏的一面,引发对移民、族裔或宗教少数群体等弱势群体的污名和歧视。短时间暴发的疾病(如新型流感)往往会引发不合理的贸易或旅行限制。与此同时,政府可能会将过多的公共卫生资源用于高传染性疾病或新型感染性疾病。至少与同样具有破坏性的非传染性疾病、伤害和精神疾病等健康危害相比,传染性病原体明显引发了更多的关注。

这一情形在国内和国际的传染病防治法律制度中也有所体现。19世纪中期在欧洲举行的卫生会议上通过了最古老的国际卫生法——《国际卫生条例》,该条例几乎完全致力于保障卫生安全。《国际卫生条例》(WHO,2005b)在甲型H1N1流感的大流行中第一次得到应用。此后,WHO根据《国际卫生条例》宣布过多种紧急卫生情况,包括2009年的猪流感、2014年的脊髓灰质炎、2014年的埃博拉和2016年的寨卡。截至2019

年6月，WHO尚未宣布应对刚果民主共和国埃博拉疫情进入紧急状态。

国内法对流行病也非常重视，大多数国家的公共卫生法规都规定了传染病控制的权力范围，例如疾病测试、筛查、伴侣通知、直接观察治疗以及隔离或检疫。在SARS暴发期间，北美和亚洲等国家广泛行使公共卫生权力，包括实施旅行限制、贸易壁垒、边境安全和检疫（Fidler，2004）。2015年韩国经历中东呼吸综合征暴发期间，这一点也得到了体现。

在国际关系领域，传染病也一直是资本和政治关注的焦点。艾滋病大流行从根本上改变了全球卫生的政治和资金安排。美国发起了单一国家针对一种疾病制定的最大国际健康计划——总统艾滋病紧急救援计划（President's Emergency Plan for Aids Relief，PEPFAR）。联合国成立了一个新的机构——联合国艾滋病规划署来协调艾滋病工作。强大的新公私伙伴关系的出现，为艾滋病、结核病和疟疾的治理提供了前所未有的资金支持，例如全球基金和国际药品采购机制。全球疫苗和免疫联盟则支持另一项传染病倡议——免疫接种。最令人印象深刻的是，国际社会增加了对艾滋病的研究、资金投入和获得抗逆转录病毒治疗的机会。此外，国家层面的艾滋病防治法律发挥了重大作用。不论是在非洲、亚洲、欧洲，还是美洲，法律都起到了确保患者获得治疗并同时减少歧视的作用。

2013—2016年的西非埃博拉疫情之后，WHO更是从根本上改革了其卫生应急能力体系，提出了新的计划并建立了一个紧急应急基金（Gostin et al.，2016）。

3.4.6.2 非传染病防治法

心血管疾病、癌症、呼吸道疾病和糖尿病这四种非传染性疾病造成的死亡人数占每年全球死亡人数的63%。每年死于非传染性疾病的3 500万人中有80%生活在低收入国家。这一数据彻底颠覆了将非传染性疾病视为“第一世界”问题的传统观念。如果不对此采取应对措施，死亡人数预计将在未来十年内增加17%。除撒哈拉以南的非洲地区外，其他地区非传染性疾病的死亡率已经超过传染病、孕产妇疾病、围产期疾病和营养性疾病死亡率的总和（WHO，2011）。非传染性疾病造成的痛苦、过早死亡以及低收入国家不成比例的负担只会不断增加。这些与较贫困国家现有的健康挑战相互作用，将会造成饥饿和肥胖的“双重负担”。虽然平均寿命的延长在一定程度上解释了非传染性疾病负担增加的原因，但人类的行为本身仍然是最主要的原因：不健康的饮食、久坐不动的生活方式、吸烟和过度饮酒等不良生活习惯占所有新发非传染性疾病病例的三分之二以上。

事实上，这是一种道德上悲剧，因为这种痛苦和过早死亡大部分都是可以预防的，在国际和国内的法律中也可以找到许多的解决方案。国家和地方政府在防治非传染性疾病流行方面拥有多种公共卫生法律工具。它们可以对烟草、酒精饮料、含糖饮料和高钠加工食品等不健康产品进行征税。同样，富裕国家可以停止对不健康的食品的补贴，如高果糖玉米糖浆、蔗糖，甚至红肉和奶制品，转而补贴健康的水果和蔬菜。

政府还可以改变信息环境，抵制无休止的商业信息。例如，在香烟和酒上贴标签提出健康警告，在食品包装和餐馆菜单上提供易于理解的营养信息。英国食品标准局开发了一种自愿并且很容易遵守的“交通灯”（健康标识）系统。通过在含有过量饱和脂肪或反式脂肪、钠、糖和卡路里的食品包装上放置红灯标识，可以鼓励食品公司更加负责，同时可以明确告知消费者（食品的健康信息）。此外，国家还可以限制不健康产品的广告，尤其是针对未成年人的广告（Hawkes，2007）。

个人的选择不是孤立的，也能反映了人们生活的环境。政府可以利用行政权力合理规划超市和农贸市场等城市和区域，促进人们采用健康的生活方式。政府也可以建造自行车道和步行道，指定行人专用区，补贴公共交通费用，以及减少机动车的使用（比如英国伦敦市征收的“拥堵税”）。政府还可以将“健康影响评估”作为新政府或商业开发的条件。

虽然激励和自愿的监管方式往往在政治上更受欢迎，但直接监管也能够发挥作用。例如，针对反式脂肪酸这类对健康危害很大的产品，就应该像丹麦政府所做的那样直接从市场上撤下（表3.4.1）。

表 3.4.1　应对非传染性疾病危险因素的国内战略

范　围	目　标	干预方式	例　子
健康的生活方式	最佳营养	农业生产食品制造、加工和分销	对食品工业和零售商的监管
		对买卖不健康食品的抑制措施	脂肪税
		营销不健康食品	限制针对儿童的广告
		营养信息披露和教育	提供政府营养指南、改进包装标签、菜单提供营养标识
		直接管制	禁止不健康成分(如反式脂肪)
		公私伙伴关系	提供营养价值的自愿性目标
	身体活动	运动激励措施	提供体育锻炼和组织活动补贴
		灵活的支出账户	提供健身活动公司津贴
		监测社区体育活动	对非传染性疾病流行的公共卫生监测
健康的地点	购买和食用食物的地点	提供负担得起的健康食品	农贸市场、不健康快餐分区
		学校/工作等场所的健康食品	自动售货机、零食、正餐
		学校/幼儿照顾的保育课程和方案	体重指数监测、营养教育
	散步、娱乐和玩耍的地点	工作场所、教育环境和方案、城市土地利用和规划	有组织的活动;健身会员制;有吸引力的、可访问的、安全的公共场所和道路
		建筑设计税收优惠	鼓励促进身体活动的建筑设计
		交通运输	合理的公共交通和安全的路线
		健康影响评估	与受影响社区的协商、实施公共卫生评价
健康的社会	社会正义	反歧视法	禁止与医疗状况有关的歧视
	获得服务	支持病人生活功能的服务	提供上门帮助服务
		鼓励预防和治疗	代谢筛查、咨询
		社区疾病监测	利用BMI报告进行监测

当然,采取跨国合作的对策也十分重要。在全球化的影响下,食品和烟草市场的文化与行为不断同质化。这意味着,如果没有国际社会的支持与合作,任何国家都无法有效应对非传染性疾病。全球卫生治理需要采取多种方法(Gostin,2014)。国际社会可以制定有关健康活动的规范,如《烟草控制框架公约》(WHO,2005a)。另外,WHO还制定了"全球战略",包括非传染性疾病预防和控制(2000),饮食、身体活动和健康(2008)和有害使用酒精(2010)。2008年,大会通过了《2008—2013年非传染性疾病全球战略行动计划》,并于2010年通过了《关于向儿童推销食品和非酒精饮料的建议》(WHO,2008a;WHO,2010)。

治理非传染性疾病的十年来,WHO并未能将非传染性疾病提高到与艾滋病毒和艾滋病同样高的知名度和影响力。联合国大会于2011年9月主办了一场关于非传染性疾病的高级别会议,通过了《预防和控制非传染性疾病政治宣言》。该文件共有65个要点,列出了许多全球面临的挑战,并呼吁全政府和全社会作出反应。总的来说,《预防和控制非传染性疾病政治宣言》提倡采取预防措施、加强卫生系统、国际合作、研究与发展以及监测和评估进展情况。但令人遗憾的是,联合国未能提供更为明确的目标、实现这些目标的切实路线图以及应对全球非传染性疾病大流行所需的资源。

正如国内政府需要采取"全政府和全社会"的方法一样,全球机构也必须超越WHO,采取更广义的治理观念。简而言之,需要达成"全面的全球共识",包括贸易、投资、发展、知识产权和人权等各种国际法制度。当然,发挥私营部门的作用也是一个重要的解决办法,但大公司的业务遍布世界各地,要实现公司治理也必须在全球和国家层面运作。

3.4.6.3 伤害控制法

伤害通常被描述为不可预测的“事故”或“随机事件”，并且正因其具有无法预测性而常常不被认为是一种严重的公共卫生问题，而在历史上被忽视。但事实上，伤害是造成全球民众死亡和残疾的主要原因，每年会导致近600万人死亡，约占全球疾病负担的17%。预计到2020年，全球伤害的负担量预计将增加到20%（WHO，2011）。在中低收入国家，快速且无序的城市化、不断提高的机动化以及建筑环境的巨大变化更是加剧了伤害的流行（Lozano et al.，2012；Murray et al.，2012；Salomon et al.，2012）。

全球伤害分布存在明显的不平等，超过90%的“死亡和伤残调整寿命年”数据样本来自中低收入国家，且大多数数据样本来自年轻人。而这些国家的经济负担是非常惊人的：仅交通事故每年就造成650亿美元或1%～1.5%的国内生产总值（GDP）损失（Norton et al.，2006）。

WHO区分了非故意伤害（无事先的伤害意图，如道路交通事故、中毒、摔倒、火灾和溺水）和故意伤害（自我伤害，如自杀或自残；他人伤害，如家庭暴力或谋杀；集体暴力，如战争等相关伤害）。法律的改革在这两方面均能发挥一定的预防作用。

1989年联合国《儿童权利公约》中强调，要保障所有儿童享有安全环境以及免受伤害和暴力的权利。但事实上，伤害是导致低收入国家儿童死亡和残疾的最大原因。其中，溺水是5岁以下儿童发病和过早死亡的主要原因。而随着年龄的增长，道路交通事故造成的死亡率超过溺水死亡率，成为15～19岁儿童的总体上最主要的致死原因。

男性经常在从事劳务或职业活动中受伤，而女性则因其传统的家庭角色，可能在厨房里被火或开水烫伤，或是在用炉灶做饭时被烧伤。家庭使用的煤油或石蜡灯也很容易被打翻和点燃。最重要的是，无论年龄和性别，潜在的贫困也造成了许多严重的伤害。

国家公共卫生法也许是预防伤害最有力的干预措施。发达国家已经使用了大量的立法，包括驾驶执照、速度限制、车辆安全、摩托车头盔和道路设计等规定，极大程度地减少了交通事故带来的伤害和死亡。此前，越南通过并实施了一项要求骑摩托车应当佩戴头盔的法律，使得头部受伤的患者数量急剧下降（WHO et al.，2017）。然而，在许多中低收入国家，道路规划混乱导致驾驶机动车非常危险，根本不适合驾驶机动车。此外，在不安全的道路上，没有区分车道，行人、自行车和机动车在共同的车道行驶，具有致命的危险。并且这些道路的设计通常只考虑到司机的便利，而忽视了行人的安全，可能会进一步加剧交通安全问题。在内罗毕，基贝拉是世界上最大的城市贫民窟之一，那里的居民不得不穿过危险的道路去上班、上学或去商店买食物和衣服，引发了严重的道路交通伤亡。

在资源匮乏的国家，工伤是普遍存在的。工业的兴起和对安全的不重视意味着到2025年这些国家的职业伤害可能会增加一倍。而发达国家的情况却完全不同，近年来职业伤害率在稳步下降。在资源匮乏的国家，大多数工业化行业，如农业、制造业和采矿业，都与电气、机械和物理危害的高伤害率有着密切的联系。化学和生物技术工业的稳步发展也为其带来了新的伤害风险。

然而，在资源匮乏的国家，职业健康和安全法规只覆盖了近10%的人口。没有严格的法规规定，企业就不会为确保安全而投资于高质量的设备或工人培训以确保安全。相反，由于劳动力便宜且充足，企业更是常常将风险转嫁给工人们。如果这些发展中国家不尽快制定有效的安全标准，从事高风险工作的工人的健康成本终将超过工业发展的经济效益。

故意伤害也是一个日益严重的问题，尤其是在中低收入国家。在约翰内斯堡等大城市，抢劫、袭击、强奸和凶杀案的发生率可能是极高的。性别暴力曾经在印度和世界许多国家流行。在一些非洲国家，男同性恋者常遭到野蛮的袭击和谋杀。事实上，通过技术创新、安全监管和有效执法，可以预防大多数故意伤害。然而，在那些发达国家中已得到证明的能够保障家庭、工作场所和街道安全的措施和资源，并没有在资源匮乏的国家中得到应用，而WHO也只将不到1%的预算用于了伤害和暴力的预防。

当然，发达国家也不能完全避免暴力，但通过健全的枪支管制和执法，可以极大地减少暴力所导致的伤害。在美国,对枪支购买者或武器和子弹的杀伤力几乎没有查验,与枪支有关的死亡人数大致与道路交通死亡人数相等。

想要缩小公共卫生领域因贫富差异所导致的“伤害差距”,就必须基于证据来制定解决方案,证明措施的有效性。此外,可以让私营部门参与进来,获得与警察和法院的合作机会,投入资源,并倡导在发达国家所通行的强有力的职业健康和安全法律。

3.4.7 结论

本章试图展示法律在预防伤害和疾病方面的巨大潜力。法律可以建立公共卫生机构的基础设施,确保广泛的政府职责和足够的行政权力;可以保护个人免受过度或不合理的胁迫或歧视;可以缩小健康差距,促进社会正义。与此同时,政府可以运用多种法律的工具来改善公众的健康和安全:从征税和支出,到信息环境、建筑环境、社会经济环境,再到直接和间接的监管,以及必要的放松监管。

随着病原体、产品、服务和营销在全世界的迅速传播成为可能,必须不断强调全球治理的必要性。没有一个国家能够单独采取行动遏制住伤痛和疾病的浪潮。全球卫生领导者们应当建立促进健康的规范,设定标准,监测进展,并鼓励国家和非国家行为者遵守秩序。此外,全球领导者的行动应当超越卫生部门,广泛涉及贸易、知识产权、粮食、移民和环境等法律制度。

一旦在地方、国家和国际上都能够系统和协调地发挥法律的作用,就能够帮助有效预防传染病、非传染性疾病和伤害(包括意外伤害和与暴力有关的伤害)的发生。对于公共卫生从业人员来说,首先应当有效利用所掌握的一系列法律工具。当这些法律工具不充分时,公共卫生机构就要学会加强与民间社会和社区的合作,提高其政治意识水平。总之,在这个复杂和全球化的世界中,公共卫生从来都不是纯粹的科学和技术,而是一项深刻的法律的和政治追求。

(翻译:徐靖仪、王岳;审校:申卫星)

参考文献

Basu, S., Yoffe, P., Hills, N., and Lustig, R.H.(2013).The relationship of sugar to population-level diabetes prevalence: an econometric analysis of repeated cross-sectional data.PLoS One, 8(2), e57873.

Beauchamp, D.E.(1999).Public health as social justice.In: Beauchamp, D.E. and Steinbock, B.(eds.) New Ethics for the Public's Health.New York: Oxford University Press, pp.105-14.

British American Tobacco Australia Limited v.The Commonwealth(2012).HCA 43.

Cabrera, O.A.and Gostin, L.O.(2011).Human rights and the Framework Convention on Tobacco Control: mutually reinforcing systems. International Journal of Law in Context, 7(3), 285-303.

Centers for Disease Control and Prevention(CDC)(2000).Ten Great Public Health Achievements in the 20th Century.[Online] Available at: http://www.cdc.gov/about/history/tengpha.htm

Daniels, N., Kennedy, B., and Kawachi, I.(2000).Justice is good for our health.Boston Review, 25, 6-15.

Fidler, D.P.(2004).SARS, Governance, and the Globalization of Disease.Houndmills: Palgrave Macmillan.

FTR Holding v.Oriental Republic of Uruguay(2010).ICSID, Request for Arbitration, 3-5, 77.

Friedman, E.A.and Gostin, L.O.(2012).Pillars for progress on the right to health: harnessing the potential of human rights through a framework convention on global health.Health and Human Rights: An International Journal, 14(1), 1-16.

Gostin, L.O., et al.(2019).The Lancet Commission on global health and the law: the legal determinants of health: harnessing the power of law for global health and sustainable development.The Lancet, 393(10183), 1857-910.

Gostin, L.O., Abubakar, I., Guerra, R., Rashid, S.F., Friedman, E.A., and Jakab, Z.(2019).WHO takes action to promote the health of refugees and migrants.The Lancet,393(10183),2016-18.

Gostin,L.O.,et al.(2016).Toward a common secure future:four global commissions in the wake of Ebola.PLoS Medicine,13(5),1-15.

Gostin L.O.(2018).Tackling obesity and disease:the culprit is sugar;the response is legal regulation.Hastings Centre Report,48(1),5-7.

Gostin,L.O.and Wiley LF(2016).Public Health Law:Power,Duty,Restraint(3rd ed.).Berkeley,CA:University of California Press.

Gostin,L.O.(2014).Global Health Law.Cambridge,MA:Harvard University Press.

Gostin,L.O.and Gostin,G.G.(2009).A broader liberty:JS Mill,paternalism,and the public's health.Public Health,123,214-22.

Gostin,L.O.and Powers,M.(2006).What does justice require for the public's health? Public health ethics and policy imperatives of social justice.Health Affairs,25,1053-60.

Grad,F.P.(2004).The Public Health Law Manual(3rd ed.).Washington,DC:American Public Health Association.

Hawkes,C.(2007).Regulating food marketing to young people worldwide:trends and policy drivers.American Journal of Public Health,97,1962-73.

Hodge,Jr.J.G.,Gostin,L.O.,Gebbie,K.,and Erickson,D.L.(2006).Transforming public health law:the Turning Point Model State Public Health Act.Journal of Law,Medicine,and Ethics,33(4).

Institute of Medicine(2011).For the Public's Health:Revitalizing Law and Policy to Meet New Challenges.Washington,DC:National Academy Press.

Lozano,R.,et al.(2012).Global and regional mortality from 235 causes of death for 20 age groups in 1990 and 2010:a systematic analysis for the Global Burden of Disease Study 2010.Lancet,380,2095-128.

Markel,H.(2005).When Germs Travel:Six Major Epidemics that Have Invaded America and the Fears They Have Unleashed.New York:Vintage.

Marmot,M.(2005).Social determinants of health inequalities.Lancet,365,1099-104.

Mitchell,A.D.and Studdert,D.M.(2012).Plain packaging of tobacco products in Australia:a novel regulation faces legal challenge.JAMA,307,261-2.

Murray,C.,et al.(2012).Disability-adjusted life years(DALYs)for 291 diseases and injuries in 21 regions,1990-2010:a systematic analysis for the Global Burden of Disease Study 2010.Lancet,380,2197-223.

National Federation of Independent Business v.Sebelius,567 U.S.519(2012).

Norton,R.,Hyder,A.A.,Bishai,D.,and Peden,M.(2006).Unintentional injuries.In:Jamison,D.T.,et al.(eds.)Disease Control Priorities in Developing Countries.New York:Oxford University Press,pp.737-54.

Powers,M.and Faden,R.(2006).Social Justice:The Moral Foundations of Public Health and Health Policy.New York:Oxford University Press.

Perdue,W.C.,Stone,L.A.,and Gostin,L.O.(2003).The built environment and its relationship to the public's health:the legal framework.American Journal of Public Health,93,1390-4.

Rawls,J.(1971).A Theory of Justice.Cambridge,MA:Harvard University Press.

Reeve,B.and Gostin,L.O.(2019).'Big' food,tobacco,and alcohol:reducing industry influence on noncommunicable disease prevention laws and policies.International Journal of Health Policy Management,8(7),450-4.

R.J.Reynolds Tobacco Company v.Food and Drug Administration(2012).US Court of Appeals for the District of Columbia.Available at:http://www.cadc.uscourts.gov/internet/opinions.nsf/4C0311C78EB11C5785257A 64004EBFB5/$file/11-5332-1391191.pdf

Roach,S.A.,Gostin,L.O.,and Bianco Fonsalia,E.(2016).Trade,investment,and tobacco:Philip Morris v Uruguay.The Journal of the American Medical Association,316(20),2085-6.

Salomon,J.A.,et al.(2012).Healthy life expectancy for 187 countries,1990—2010:a systematic analysis for the Global Burden Disease Study 2010.Lancet,380,2144-62.

United Nations(UN)(1989).Convention on the Rights of the Child.UN GA resolution 44/25,UN Doc.A/RES/44/25,20 November 1989.New York:United Nations.

United Nations(UN)(2011).Political Declaration of the High-Level Meeting of the General Assembly on the Prevention and Control of Non-Communicable Diseases.New York:United Nations.

Walzer,M.(1983).Spheres of Justice:A Defense of Pluralism and Equality.New York:Basic Books.

World Health Organization(WHO)(2005a).Framework Convention on Tobacco Control.Geneva:World Health Organization.

World Health Organization(WHO)(2005b).International Health Regulations.Geneva:World Health Organization.

World Health Organization(WHO)(2008a).2008-2013 Action Plan for the Global Strategy for the Prevention and Control of Noncommunicable Diseases.Geneva:World Health Organization.

World Health Organization(WHO)(2008b).Commission on Social Determinants of Health.Closing the Gap in a Generation:Health Equity Through Action on the Social Determinants of Health.Geneva:World Health Organization.

World Health Organization(WHO)(2010).Set of Recommendations on the Marketing of Foods and Non-Alcoholic Beverages to Children Geneva:World Health Organization.

World Health Organization(WHO)(2011).Global Status Report on Noncommunicable Diseases 2010.Geneva:World Health Organization.

World Health Organization(WHO),International Development Law Organization,O'Neill Institute for National and Global health Law,University of Sydney(2017).Advancing the Right to Health:The Vital Role of Law.Geneva:World Health Organization.

3.5 发展中国家的卫生政策

3.5.1 引言

强有力的卫生政策是发展中国家形成综合卫生体系的基础。卫生政策有三个基本目标:① 确保提供充足和可及的卫生服务;② 提高鼓励国家人口的响应;③ 保护人群免受健康相关灾难(WHO,2000年)。卫生健康的制定同样需要依赖相应的治理体系和充足的财务资源。

国际卫生政策主要关注传染病(如艾滋病、结核病和疟疾)、慢性非传染性疾病(NCD)以及孕产妇和儿童健康问题。此外,卫生政策也关注营养不良、药物耐药问题以及心理疾病等。

发展中国家普遍存在的经济、社会不平等和文化差异是导致弱势群体健康状况不佳的重要原因。而且慢性非传染性疾病(包括心脏病、高血压、中风和糖尿病)以及日益流行的肥胖症的疾病负担也逐渐增多,这些健康问题不仅限于工业化国家。

越来越多的国家进行了卫生部门改革,包括卫生服务权力下放和建立社会医疗保险等领域的整合管理。因此,高水平的管理和治理对于有效的卫生政策至关重要。

卫生政策及其所产生的具体项目需要通过严格的监测和评估。中国在将责任和服务下放到地方政府方面取得了成功,然而地方政府在监测和评估方面普遍存在缺失。相比之下,墨西哥在实施卫生改革的同时,成功地整合了监测和评估机制。

3.5.1.1 健康转型的阶段

随着许多国家婴儿和儿童死亡率的下降以及疾病控制的改善,这些国家的老年人口占比有所增加(联合国人口基金,2017)。随着慢性非传染性疾病负担的增加,许多国家的死亡模式和原因也发生了变化(WHO,2017)。与此同时,工业化国家和发展中国家正在发生“营养转型”,印度、中国、巴西和俄罗斯等不同国家都面临营养不足和营养过剩问题(Kapoor,Anand,2002;de Neuezer et al.,2001)。因此,卫生政策和项目正在不断发展,以满足这些新出现的卫生需求(Martens,2002)。

健康转型包括人口转变和流行病学转变两个方面(Omran,1998)。(本文不包括通常伴随健康转型的生态和经济转型。)

人口转变描述了生育率和死亡率随时间的变化趋势(Notestein,1945;Demeny,1968;Borgerhoff,1998)。

流行病学转型描述了与社会人口和经济变化相对应的死亡率和发病模式的变化(如传染性疾病逐渐向慢性非传染性疾病转变)(Omran,1971)。流行病学转变理论包括三种模式:①“西方或经典模式”(例如西欧和北美);②“加速模式”(例如日本和东欧);③“延迟或当代模式”(例如大多数发展中国家)(Omran,

1998)。

总体而言,国际上的健康转型经历了以下三个阶段:

第一阶段:"瘟疫和饥荒时代"。其特点是死亡率高且不稳定,阻碍了人口增长。在此阶段,出生时的平均预期寿命较低且不稳定,从20岁到40岁不等(Omran,1971)。这一阶段的特点是传染病和营养不良率高发。育龄妇女容易患妊娠相关疾病,并且更容易罹患结核病。鼠疫、霍乱和天花等流行病通常通过隔离措施来防控,正如17世纪末欧洲几个城市所经历的那样(Goudsblom,1986),这些措施在应对密切接触传播的传染病方面也很常见,如18世纪美国港口城市采取贸易商品检疫隔离以及对患者进行医学隔离的措施。1701年,马萨诸塞州开始实施对天花患者进行医学隔离和船舶检疫隔离的法律(Hanlon,Pickett,1984)。对鼠疫和其他疾病造成的死亡的记录和报告是在17世纪末建立的(Goudsblom,1986)。

随着19世纪城市化程度的提高,天花和肺结核等传染病易于传播。五岁以下儿童死亡率特别高。在这一健康转型阶段,美国在18世纪制定了针对传染病的公共卫生措施,并建立了治疗躯体和心理疾病的医院(Turner,1977)。关于发展中国家在此阶段所面临健康问题的信息有限。

第二阶段:"流行病消退时代"。死亡率显著下降,传染病流行减少,有一些传染病甚至被消除。出生时预期寿命增加到30~50岁。结果,人口增长率显著增加。在这一阶段的早期,地方病、寄生虫病和营养缺乏相关疾病以及孕产妇和儿童健康问题是导致死亡的主要原因(Caldwell,2001)。19世纪,随着人们对传染病的病因及传播方式有了更好的认识,环境卫生和个人卫生显著改善(Winslow,1923)。尽管流行病仍然是一个公共卫生问题,但传染病控制措施已从检疫和隔离演变为其他预防措施,如个人卫生和环境卫生。英国1848年颁布的《公共卫生法》中包含了环境卫生措施,包括废物和污水处理等卫生促进措施(Chave,1984)。

与此同时,美国开展了一系列的活动,如马萨诸塞州卫生委员会发布的Shattuck报告(Winslow,1923;Rosenkrantz,1972),此后不久成立了卫生委员会和州卫生部(Hanlon,Pickett,1984;Fee,1987),这些活动逐渐演变为美国的综合公共卫生体系。

工业化的发展为传染病提供了新的传播方式(Wohl,1983)。以马萨诸塞州为例,尽管卫生条件有所改善,但城市化相关疾病(尤其是结核病)造成的死亡人数却有所增加(Hanlon,Pickett,1984)。然而,在19世纪末,细菌学、病菌理论和研究感染病因的实验室科学在美国得到极大发展(Winslow,1923)。通过改善水源和卫生设施以及了解媒介传播疾病的概念,黄热病和伤寒等传染病造成的死亡率显著降低(Winslow,1923;Blakes,1956)。

第三阶段:"退行性疾病和人为疾病时代"。其特点是死亡率下降和生育率降低,进而导致人口金字塔变化和老年人口占比增加。在第三阶段,平均出生预期寿命增加到70岁以上(Omran,1998)。在发展中国家,结核病受到越来越多的关注;而在发达国家,人们越来越关注慢性非传染性疾病和癌症。美国于1906年通过《食品和药品法案》,1930年成立国立卫生研究院(NIH),1937年成立国家癌症研究所,1935年通过《社会保障法》。

20世纪,大多数发达国家已进入健康转型的第三阶段。在发展中国家,各国的健康转型进展差异很大,一些国家的预期寿命仍然较低,医疗服务水平低下,水、个人卫生和环境卫生的基础设施不足。与此同时,许多发展中国家都面临着传染病和慢性非传染性疾病的双重负担,同时还存在营养不良和超重或肥胖的问题。

健康转型三个阶段的总结请参见表3.5.1和图3.5.1。

表 3.5.1　健康转型的阶段和相关的卫生政策

	第一阶段 瘟疫和饥荒时代	第二阶段 流行病消退时代	第三阶段 慢性病时代
健康状况	• 由于流行病、饥荒和战争，死亡率较高但波动较大 • 高生育率 • 儿童死亡率高——传染病是主要死因 • 在育龄妇女中，妊娠和分娩并发症导致孕产妇死亡的风险很高 • 预期寿命 20～40 岁	• 传染病和营养不良流行率下降，导致死亡率大幅降低 • 由于高生育率和死亡率下降，人口增长率提高，出生时预期寿命延长至 35～50 岁	• 低死亡率和低生育率导致人口增长放缓 • 传染病患病率降低导致死亡率降低 • 老龄化加剧，慢性退行性疾病增多 • 生活方式显著改变 • 出生预期寿命增加至 70 岁以上
卫生政策	• 缺乏有规划的医疗保健系统	• 卫生服务技术得到发展，例如免疫规划和抗生素的开发用于控制急性支气管炎、流感和梅毒等传染病	• 社会和国民医疗保险体系得到发展 • 增加卫生服务以满足老年人的需求

3.5.1.2　全球化与卫生政策

全球化对公共卫生有直接和间接的影响(Welander et al.,2014)。全球卫生政策的制定也受到全球化的重大影响。

全球化以及由此产生的贸易和移民激增都增加了公共卫生风险(包括传染病、长期疾病和环境压力等)。国际贸易和国际旅行的增加会导致流感大流行、耐药结核病和严重急性呼吸综合征(SARS)等疾病的传播。最知名的例子是 2003 年的 SARS 流行。这种流行病在国际旅行高峰期的三个月内传播得最快(Kovačić,2014)。而且，随着越来越多的中低收入国家采用工业化国家常见的生活方式，非传染性疾病的患病率一直在稳步上升。

从好的方面来说，全球化的生产流程有时也会对儿童健康产生积极的影响(Owen et al.,2007)，比如 19 世纪，为了减少工业化对健康影响而采取的一些措施。全球化还促进了信息和技术的流动，改善了发展中国家的健康素养和疾病监测。但这些科学技术的使用有时会受到知识产权的阻碍，而且大多数发展中国家的卫生服务分布不公平，严重忽略了最需要卫生服务的人群。

全球化也可能加速全球气候变暖的进程，成为重要的健康社会决定因素之一(Watts et al.,2015)。对严重依赖农产品的较贫困国家来说，气候变化造成的农业损失已经产生了间接的健康影响。农业的衰弱不可避免地会对经济产生负面影响，导致就业减少、移民增加和粮食不安全加剧(Kovačić,2014;Watts et al.,2015)。

在 20 世纪 80 年代和 90 年代，经济全球化对一些发展中国家(特别是哥斯达黎加和越南)的经济发展产生了积极影响，进而提高了卫生服务提供能力(Cornia Giovanni,2001;Díazbonilla,2002;Prabhat et al.,2002)。中国也是经济全球化的主要受益者。相比之下，在许多其他发展中国家，特别是在非洲，全球化导致收入差距扩大，健康水平增长缓慢且分布不均衡，精神疾病、酒精和毒品滥用、心血管疾病和自杀等问题增多(Cornia Giovanni,2001)。全球化的另一个常见后果是，由于安全监管不力，导致工作场所不安全事件增多。尽管全球关税削减对食品消费产生了积极影响，但也增加了一些国家的烟草消费。

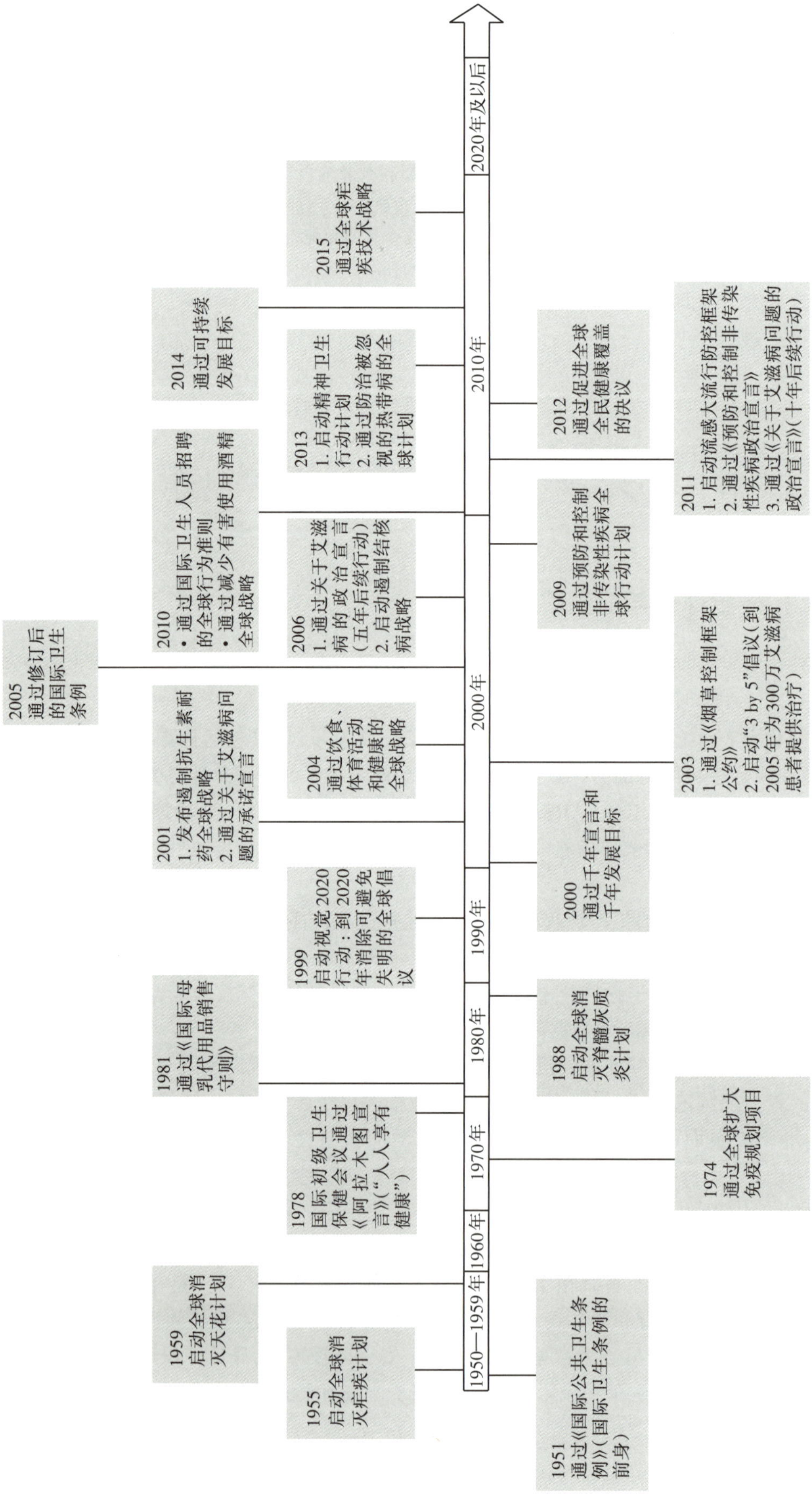

图 3.5.1 卫生政策的里程碑

3.5.1.3　发展中国家当前的健康挑战

发展中国家普遍存在巨大的经济分布差异，这也导致健康状况的分布差异。这些差异以及文化和政治因素使得穷人更容易罹患疾病（Orach，2009）。与高收入人群相比，低收入家庭和个人难以负担优质的医疗保健服务，并且更有可能死于传染病和营养不良。这些不良的健康结局反过来也会对生产力和国民经济增长产生有害影响（Worldwash Institute，2018）。

在这些国家，传染病的传播在一定程度上是卫生系统脆弱的结果，其特征包括监测不足、低免疫接种率和耐药问题。在一些国家，如中东呼吸综合征（MERS）和波旁病毒等新发传染病已普遍存在；而在其他一些国家，更常见的疾病已经传播到其他地理区域，或者出现了对现有治疗产生耐药性的新流行模式。如前所述，移民的增加和社会习俗的改变可能导致新发或再发传染病的流行。目前最严重的疾病包括艾滋病、非典、H1N1流感和基孔肯雅病（Chikungunya），对个人和国家经济造成重大损失（Heymann，2009；Dikid et al.，2013）。

WHO估计，超过95%的艾滋病毒感染发生在发展中国家，其中大约60%发生在撒哈拉以南非洲地区。亚太地区有超过700万人感染该病毒。WHO的数据表明，艾滋病的主要传播途径因地区而异（WHO，2017）。经同性恋传播在东南亚、中美洲和南美洲比在非洲更为常见。在撒哈拉以南非洲和南亚，静脉注射毒品和输入受污染血液引起的传播也很常见。在整个发展中国家，性工作、落后的公共卫生设施和贫困一直是艾滋病感染传播的关键因素（Morens，Fauci，2013）。

目前，艾滋病是育龄妇女死亡的主要原因。联合国艾滋病规划署估计，2016年，每周有超过6 500名15～24岁之间的女性感染艾滋病毒，其中大多数在撒哈拉以南非洲（联合国艾滋病规划署，2018）。在一些地区，遭受过暴力的妇女感染艾滋病的可能性比未遭受过暴力的妇女增加1.5倍。联合国艾滋病规划署在津巴布韦的一个项目中发现，性别不平等本身就是导致妇女感染艾滋病的主要原因。

各国政府和援助组织在解决发展中国家的艾滋病问题的过程中，越来越注重预防和控制战略，特别是进行安全套推广和抗病毒治疗等特定干预措施，以及以教育和就业为重点开展妇女赋权。总体经济增长和收入分配公平性改善将加强上述措施的效果（Ruger，2004）。

近几十年来的另一种流行病是重症急性呼吸窘迫综合征。这是一种由SARS冠状病毒（SARS-CoV）引起的呼吸道疾病。2002年3月，一场起源于中国广东省的疫情蔓延至全球，8个月内五大洲33个国家报告了8 000多例确诊病例（其中21%是医护人员）。亚洲开发银行估计，2003年SARS导致亚洲国家国内生产总值损失200亿美元（Heymann，2009）。2003年7月美国报告了最后一例确诊的SARS社区感染病例，但2004年又有一起与SARS相关的动物交叉感染病例。2020年，新冠病毒（SARS-CoV-2）大流行在全球迅速发展。截至本文撰写时，死亡人数已超过20万。

2009年再次出现与动物有关的H1N1流感大流行（第一次暴发出现在1918年）。这次大流行从2009年初持续到2010年底。这是一种新毒株，由欧亚猪流感病毒与之前的禽流感、猪流感和人流感病毒重组而成（Morens，Fauci，2013）。

另外一些之前关注程度不高的传染病（如登革热），现在发病率有所增加，或者在新的地区出现传播。这是由于一系列因素综合作用的结果，包括耐药性、病原体变异、公共卫生措施不足以及前述的全球化问题等。耐药性问题通常是由于抗生素的过度使用或使用不足造成的。一些细菌因基因突变获得耐药性，而另一些细菌则在没有突变的情况下获得了相关耐药基因，即同一类型的细菌通过细菌遗传交换机制获得耐药基因（美国国立卫生研究院，2007）。公共卫生措施不足通常与免疫接种率低或缺乏适当的国际卫生法规有关。人口流动、冲突和生活水平低下加剧了上述问题（Heymann，2009）。以登革热为例，印度的登革热传播主要归因于人口快速增长、卫生条件差和移民。马来西亚2015年报告了近6万例登革热病例和165例死亡病例（Singh et al.，2017）。

东南亚地区引发关注的疾病之一是耐氯喹的恶性疟原虫疟疾,该病于1973年开始传播。尽管目前正在开展两种抗疟药物的联合治疗,但仍需要持续监测疟原虫耐药性的演变。一级预防策略包括通过消灭病媒、免疫接种和提供未受污染的饮用水来消除危险因素;二级预防策略包括疾病监测和早期治疗干预。为有效实施两类预防策略,需要加强基础设施建设,确保所有居民获得相关服务(Singh et al.,2017)。

总体上,新发和再发传染病防控需要加强免疫接种(包括努力消除因文化和信任原因带来的免疫抵制),加强疾病监测系统,加强针对性的研究工作以及政策倡导等。控制新发和再发传染病还需要加强公共卫生官员、临床医生和科研人员之间的协调(Sarma,2017)。

如前所述,发展中国家目前正处于流行病学转型阶段,从常见传染病向慢性病转变。WHO估计,71%的死亡由慢性病造成,其中1 500万名30岁至60岁之间的人死于这些疾病。超过85%的慢性病“过早”死亡发生在中低收入国家。虽然城市化和工业化提高了这些国家民众的预期寿命,但同时也增加了慢性病危险因素的暴露。世界经济论坛估计,到2030年,慢性病的累计成本将达到47万亿美元,即全球GDP的5%(WHO,2018)。

为了应对慢性病负担,国家和全球卫生政策正在探索通过健康教育、税收和产品上的图片警告来减少酒精和烟草的使用。一些国家还对含糖饮料征税,以减少与心血管疾病和糖尿病相关的超重和肥胖问题(Yamada et al.,2013;Baldwin,2015)。

3.5.1.4 妇幼卫生

2015年2月,WHO发布了《消除可预防孕产妇死亡战略》(*Strategies towards ending preventable maternal mortality*,EPMM Strategies),这是一份确定战略方向的报告,提出了可持续发展目标(SDG)中降低孕产妇死亡率的全球目标和战略。通过与全球利益相关方广泛咨询,《消除可预防孕产妇死亡战略》的战略目标和战略以孕产妇和新生儿健康人权为基础,并重点消除国家内部和国家之间在医疗保健质量和结果方面的不平等(孕产妇健康工作组)。

在可持续发展目标议程中,构建妇女、青春期女孩、新生儿和儿童能茁壮成长并保证孕产期安全的健康社会,应该成为其核心目标。在一代人的时间内消除可预防的孕产妇死亡、新生儿死亡以及死产是可能的,需要重点关注高效的干预措施和战略,以改善服务的可及性和质量。分娩期间的有效服务对于生存和健康至关重要,但全面的策略和高效的干预措施应贯穿包括孕前在内的整个过程。2014年,第67届世界卫生大会上194个成员国通过了《每个新生儿:终止可预防死亡行动计划》(*Every Newborn:an action plan to end preventable deaths*,ENAP)。该计划确定了八个具体目标,明确到2020年应立即采取的行动,促进到2030年实现可持续发展目标和妇女、儿童和青少年健康全球战略目标。《每个新生儿:终止可预防死亡行动计划》是基于证据的战略行动路线图,旨在消除可预防的新生儿死亡和死产,降低孕产妇死亡率和发病率。

在多伦多举行的国际助产士联合会三年一次的大会上,WHO和联合国儿童基金会联合发布报告——《到2020年实现每个新生儿的国家策略:国家进展、计划和推进》。该报告详细介绍了国家领导力和为实现2016年目标所应采取的行动。参与国家使用“每个新生儿追踪工具”了解进展情况,该工具记录了国家参与和行动的过程。2015—2016年,该工具被33个新国家采用(增加了150%),因此,该报告提供了丰富的、国际化的信息,介绍了在解决孕产妇和新生儿健康问题方面所取得的进展。新生儿健康在可持续发展目标中发挥着越来越重要的作用;出生当天和生命前28天是儿童生存和健康最脆弱的时期。尽管四分之三的新生儿死亡是由可预防和可治疗的疾病引起的,但在五岁以下儿童死亡中,新生儿死亡在千年发展目标期间(1990—2015年)下降速度最慢,目前新生儿死亡占五岁以下儿童死亡人数的45%(1990年为40%)。《每个新生儿:终止可预防死亡行动计划》和《消除可预防孕产妇死亡战略》全球行动计划中的具体战略指导、具体目标、干预措施和里程碑为各国制定国家卫生规划和财政投入提供了指导(Chou et al.,2015)。

在世界各地，特别是发展中国家的许多研究中，对五岁以下儿童死亡率和模式进行了原因分析，发现了影响五岁以下儿童死亡率的重要因素。最重要的因素是女性的分娩次数：已分娩的孩子数量越多，孩子的生存率就越低。2013年人类发展指数（human development index，HDI）从0.337（尼日尔）到0.944（挪威）不等。东亚和太平洋地区的均值为0.707（联合国开发计划署，2014）。除非社会经济发展取得实质性和持续的进步，否则发展中国家的死亡率，特别是五岁以下儿童死亡率不可能显著降低。

五岁以下儿童死亡率是各国儿童健康和整体发展水平的优先指标。全球范围内，儿童死亡率正在下降，但下降速度缓慢。1990年至2015年间，全球五岁以下儿童死亡率从每1 000名活产儿91人死亡降至43人，下降略超过一半。然而，目前5岁以下儿童死亡率的下降速度远远低于千年发展目标，即到2015年减少三分之二。2015年完成千年发展目标之后，五岁以下儿童死亡率仍然是全球发展的重点议程，特别是在新通过的可持续发展目标中（Chou et al.，2015）。需要注意的是，人口普查和调查所获得的婴儿死亡率及五岁以下儿童死亡率估计值经常存在差异，因为调查通常使用完整的出生史，这往往会低估婴儿和五岁以下儿童的死亡率，而人口普查使用间接方法，往往会稍微高估婴儿和五岁以下儿童的死亡率。

千年发展目标已经取得实质性进展。1990—2015年，全球孕产妇死亡率下降了近44%，从每10万活产385例死亡降至216例（WHO，2015）。平均每年减少2.6%。尽管这一下降幅度很大，但参照实现千年发展目标5（2015年孕产妇死亡率降低四分之三）要求的年平均下降5.5%，实际下降幅度不到目标值的一半。总的来说，贫困的困扰并没有结束。2016年，联合国成员国通过2030年要实现的17项可持续发展目标。这套新目标旨在进一步完成千年发展目标议程，不让任何国家掉队。健康是可持续发展目标的第三个目标，其具体目标之一是到2030年将孕产妇死亡率降低至每10万活产儿70例以下（WHO，2016）。

3.5.2 营养

改善母婴健康的一个重要因素是改善母婴的营养状况。

对孕产妇和儿童营养不良（发育迟缓、体重不足、消瘦以及必需微量营养素缺乏）的关注越来越多地侧重从受孕到孩子两周岁的关键时期。在这1 000天内，母亲和儿童的营养状况会对孩子后期的生命历程产生持久影响。

2008年和2013年《柳叶刀》孕产妇和儿童营养系列文章（Bhutta et al.，2008；Black et al.，2008；Ruel，2013；Black et al.，2013；Bhutta，2013；Victora et al.，2013）强调了生命早期1 000天以及女孩青春期的营养状况对一生的影响，并汇总了解决营养不良问题相关干预措施的证据。

该系列还关注所谓的“营养不良的双重负担”——营养不良问题加上超重/肥胖问题。双重负担往往发生在同一地区，而肥胖超重问题有时是营养不良所引起的。

人们越来越认识到，营养不良问题不局限于公共卫生范畴，其影响因素涉及多个部门，因此需要多部门联合干预。在发展中国家的脆弱地区采取多部门联合干预措施，对营养状况会带来令人印象深刻的协同影响。图3.5.2通常被称为联合国儿童基金会概念框架，总结了这些多部门之间的相互联系（https://www.unicef.org/nutrition/training/2.5/4.html）。

如图所示，营养不良是饮食摄入不足和传染病共同作用的结果。这些问题背后，又是一系列至关重要的“根本原因”。根据这些因素在特定地理区域的相对重要性，需要进行有效的干预。因此，营养政策和战略通常包括解决粮食不安全和贫困、行为改变沟通、卫生服务提供和水、环境卫生和个人卫生（water，sanitation，and hygiene，WASH）干预措施，以及孕产妇和儿童喂养和微量营养素供应，这些措施都旨在解决“直接原因”。

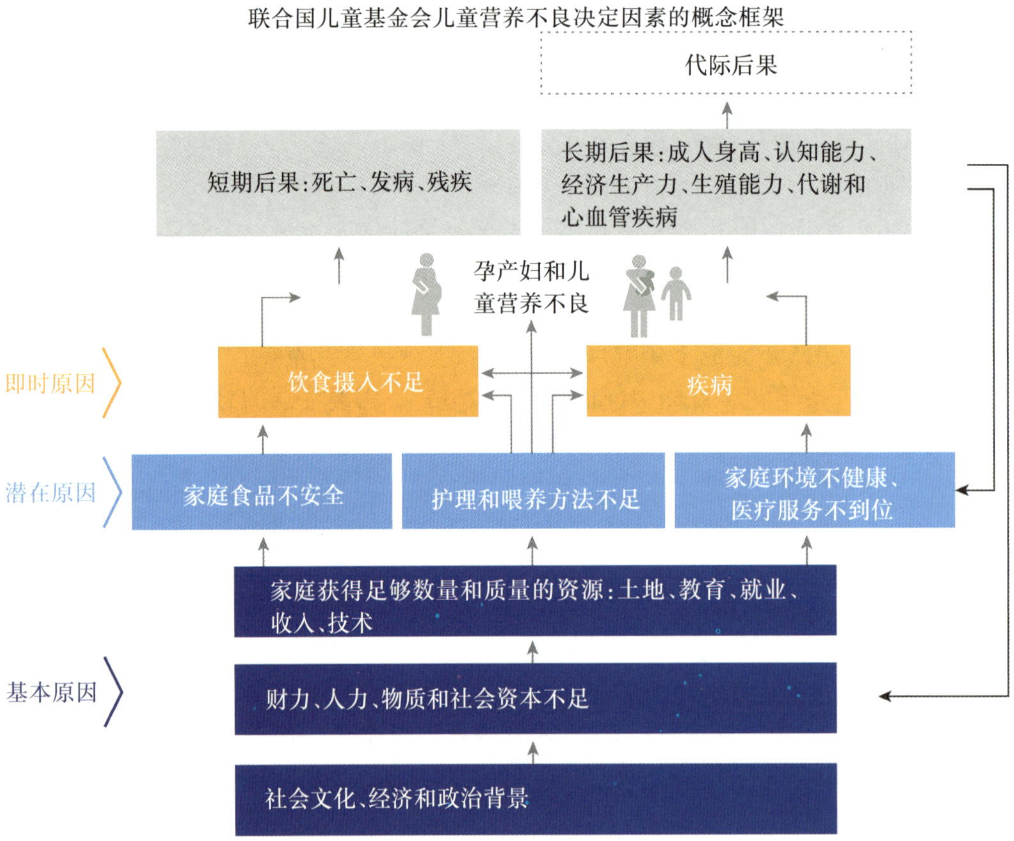

图 3.5.2 营养不良社会因素概念框架

注:黑色箭头表明,营养不良的后果可能会反馈到营养不良的潜在和根本原因,使营养不良、贫困和不平等之间产生持久循环。

资料来源:UNICEF, 1990.United Nations Children's Fund.UNICEF's approach to scaling up nutrition for mothers and their children. Discussion paper.Programme Division, UNICEF, New York, June 2015.

解决营养不良问题的卫生部门之外的干预措施通常被称为营养敏感型干预措施,主要解决营养不良的决定因素(Pinstrup-Anderson, 2013)。这些例子有:

农业领域——家庭花园种植、小型家畜饲养和小池塘养鱼。

教育领域——将基本营养信息纳入小学和中学课程,并在更广泛的范围内提高女性中小学入学率和出勤率。

社会保障领域——社会保障福利与咨询服务相结合,有助于将收入补助转化为营养和健康状况的改善。

WASH 部门——确保向高风险家庭提供这些服务,确保提供基础设施并附带充分的使用咨询。

在卫生部门,与营养相关的干预措施通常被描述为针对营养的具体干预措施,更直接地解决营养不良的影响,并特别注重预防。这些干预措施包括儿童喂养、行为改变沟通,特别关注最佳母乳喂养和辅助喂养方式、微量营养素补充和强化,以及严重急性营养不良的治疗。

鉴于现有问题,卫生部门的此类针对营养的干预措施尤其重要。尽管一些国家有所改善,但母乳喂养实践仍然存在严重问题,并导致儿童死亡率居高不下。维生素 A、铁、碘和锌的缺乏会对孕产妇和儿童健康产生不利影响,而通过补充和强化来解决这些问题已被证明是发展中国家最具成本效益的干预措施之一。

总体而言,这些国家有超过1.65亿儿童发育迟缓。发育迟缓发生率最高的地区是东非、西非以及南亚。南亚地区受发育迟缓影响的儿童数量最多,超过7 000万。近年来,非洲发育迟缓儿童的数量实际上一直在增加(Black, 2013)。当微量营养素缺乏问题叠加,营养不良会导致认知能力下降和学校教育减少,从而导致生产力损失，从而使发展中国家的经济增长减少至少8%(Horton，2013)。

各国政府、国际和双边援助机构以及非政府组织对这些问题作出了积极应对。然而，这些干预措施不太可能实现世界卫生大会提出的目标，即在2010—2025年间将5岁以下儿童发育迟缓率减少40%(Black，2013)。

3.5.2.1 卫生政策的参与者

发展中国家政府在卫生政策的制定及其实施方面发挥着主要作用，通常得到发展合作伙伴的支持。这些合作伙伴包括联合国机构、其他国际和双边援助者以及国际和国内非政府组织。国际和双边援助提供经济支持和专业技术知识，通常着眼于国际目标，例如2030年可持续发展目标(Koduah et al.，2015)。

国家治理体系和国家主要政治领导人的价值取向不可避免地会对卫生政策的方向及其实施产生相当大的影响(Shiffman，Smith，2007；Erasmus，Gilson，2008；Gilson et al.，2014；Koduah et al.，2015)。与此同时，地方各级官员和机构的作用、社区参与的程度以及一线工作人员的能力和参与度也至关重要(Erasmus et al.，2017)。

多项研究强调了发展中国家卫生政策实施方面的差距和挑战(Belaid，Ridde，2012；Lehmann，Gilson，2013；Gilson et al.，2014)。这些缺陷通常与财政短缺或政策执行者的权力或承诺不足有关(Belaid，Ridde，2012)。事实证明，地方各级的有限责任和自由裁量权是一种特殊的责任(Lehmann，Gilson，2013；Gilson et al.，2014)。成功的卫生政策实施往往与卫生部门改革相结合，包括一些结构性改革措施，例如权力下放以及卫生服务提供体系的改变(Atkinson et al.，2005)。

社交媒体在卫生政策中的作用也越来越受到关注。如果媒体自由、政府透明度或公民社会倡导组织的活动受到限制，通常会对卫生政策产生不良后果(Ha et al.，2010；Green et al.，2011)。相比之下，社交媒体在与酒精和烟草产品消费以及交通事故相关的行为改变中发挥了关键作用(Grilli et al.，2002；Elder et al.，2004；Bala et al.，2013)。行之有效的卫生政策通常包括社交媒体传播这些政策的关键要素以及向公众提供基本健康信息(Roland，2017)。

政策议程的制定通常由卫生部门数据(最好按地理区域分类)、资金可获得性以及决策者自身价值取向等因素来确定(Koduah et al.，2015)。如前所述，援助机构往往在政策制定和实施方面发挥着关键作用(Grépin et al.，2017)。巴基斯坦和柬埔寨已详细报道了援助者对不同决策层面的影响的性质和范围(Khan et al.，2018)。主要影响通常包括利用财政资源和机制来确保对政策和项目进行充分的监测评估(Hafner，Shiffman，2013；Khan et al.，2018)。

影响卫生政策制定的另外两个重要因素是国际议程(如可持续发展目标)以及科学证据的可获得性和证据质量(Wallace et al.，2012)。

一些非洲国家和缅甸的综述研究建议加强基于证据的政策制定，并强调提高对科学证据的接受度以及提高大学科研能力的重要性(Lavis et al.，2005；Orton et al.，2011；Young et al.，2016；Ellen et al.，2018)。为了填补知识转化方面的不足，需要对决策者和研究机构开展培训，并且鼓励改善两者之间的沟通交流(Whitehead et al.，2004)。

3.5.2.2 对卫生系统的政治和经济影响

政府卫生系统很大程度上受到国家经济及其政治结构和导向的影响。当政治不稳定、政治体系薄弱(例如过度集权、官僚化决策、薄弱的监管)、经济增长停滞或福利体系功能失调时，往往会给健康带来负面影响(Guha-Sapir，D'Aoust，2010)。

一些国家对减少饥饿、贫困或不平等作出坚定政治承诺，即使没有特别关注健康和营养，公民的健康状况也已显著改善，例如在中国和古巴的近期发展以及巴西卢拉总统任期的早期发展(Field，Levinson，1975)。在越南，直到20世纪80年代中期，卫生部门的管理还是国家社会主义或普世主义。卫生支出来自中央和地方各级政府以及其他地方资源。所有公民都可以免费获得预防和治疗服务,这是公民的基本权利。因此,儿童死亡率显著下降。遗憾的是,在该国一些资源缺乏的地区,健康状况的改善并不显著,而且往往表现为服务提供的不平等(London,2008)。

卫生服务行业的商业化始于20世纪80年代中期。这种商业化往往是宏观经济改革的结果,常常导致医疗服务质量下降。尤其是在公立医院,尽管表面上提供免费服务,但实际上由于这些医院新的趋利性,常常收取非正式费用,这些做法使得穷人的服务利用率降低。同样,社会部门的财政权力下放往往导致一些地方的卫生服务预算分配不足,大部分资金用于支付高额的医务人员工资,而最需要卫生服务的人群却很少能获得优质的设备和服务(Forsberg,2011)。管理不善和监管体系薄弱通常会导致免疫接种率下降和特定传染病患病率的增加。

在南非,种族歧视是非洲人口医疗服务质量差以及种族隔离时期大多数服务不平等的主要原因。为大部分非洲人口预留的班图斯坦地区拥有自己的医疗保健系统,但这些系统总是资源不足,导致高死亡率(Mailillacheruvu,McDuff,2014)。

1994年,随着纳尔逊·曼德拉的当选和种族隔离的结束,南非制定了一项新的国家卫生规划,其中包括综合初级卫生保健(Coovadia et al.,2009)。然而,卫生部门的许多挑战依然存在。由于卫生系统效率低下,卫生总费用占国内生产总值的百分比远高于大多数发达国家,但提供的服务质量却达不到预期。而且卫生基础设施的扩张导致工资往往过低的卫生人员工作负担过重。许多卫生人员因此离开公立医疗机构去其他地方寻找更好的工作。与此同时,大部分人口的持续贫困和健康素养过低导致免疫接种率低下以及烟草和酒精的大量使用。随着时间的推移,新的经济政策关注经济增长和再分配,健康结果也相应改善(Mayosi,Benatar,2014)。

南非的这些新政策提高了卫生人员的福利,减少了卫生人员向私立部门的流动(George,2013),加强社区动员显著提高了人们对传染病,特别是艾滋病和结核病(tuberculosis,TB)的认识。该国2007—2011年应对艾滋病的战略计划成为许多其他国家的典范(南非卫生部,2007)。与此同时,一个新的医疗保健专业人员委员会成为新药审批的监管机构(Coovadia et al.,2009)。

总之,即使是地理条件相似的国家,受到政治和经济体系的运作及其质量的影响,其健康结果也可能存在显著差异(Chongsuvivatwong et al.,2011)。一般而言,具有再分配政策的社会民主政治体系会改善卫生系统的覆盖面并改善健康结果(Borrell,2007)。

3.5.2.3 实施全球和国家卫生政策的挑战

治理:责任和问责

发展中国家的公共卫生政策需要与区域和全球政策相一致,以增强凝聚力、一体化和支持。如果做到这一点,国家政策将更好地确保当地卫生优先事项得到解决,并且国际援助可以支持卫生部门的优先事项。随着千年发展目标和可持续发展目标的制定,这些国家越来越关注以结果和成果为导向的政策和规划。然而,许多国家仍然以投入和活动目标的实现作为优先的策略(更容易实现并且对卫生系统管理的威胁较小,而不关注这些活动实际上将在多大程度上实现健康目标及其相应后果)。卫生系统还倾向于只解决疾病症状而不是其根本原因。

即使明确了健康目标并确定了潜在的健康决定因素,国家也往往受到财政能力的限制而无法充分解决这些问题。

打个比方,建立健全的卫生服务体系架构,国家卫生系统需要确保建立一个坚实的基础:① 清楚地了解其人口的社会文化规范及其健康问题——包括症状和原因(按地理区域分类),以及现有的人口差异和不平等;② 有效的治理和问责制度。

国家和地方治理体系都应该建立问责制,将其运用于财政支出以及卫生服务提供人员配备和基础设施建设。同样,这些也都需要一定管理能力。

在此基础之上,第一层结构应建立健全的战略制定、行动计划和项目加上有效的监测流程。如果这些政策是由有限的官员核心圈子制定,而没有充分考虑到地方治理和社区的需求,由于社会文化规范和价值观的多样性,这些政策可能会出现问题。即使努力让社区参与决策并明确其责任,代表社区的人往往也只是来自高收入群体,或者在一些情况下,来自处于优势地位的宗教群体、种族或种姓。

第二层结构是项目行政人员、管理者和服务提供者或一线卫生人员。这些人充分认识到他们在卫生体系和卫生战略中所处的位置,清楚自己的责任和问责机制,有能力执行任务,并能够利用必要的资源来完成任务。

将不同层级的结构紧密结合在一起的机制(类似于建筑中用水泥将不同构件结合在一起并牢固地固定在地基上),包括诚实、远见、明确结果和目标、公平、相互尊重、遵守承诺、动机、良好的判断力,向他人传输信心的能力,或许还有将所有这些特征结合在一起的能力,即对整个事业的主人翁意识。近年来,巴西卫生部门的部分卫生技术人员可能就是这种良好品质的例证,他们坚信自己国家的健康目标和追求,能有效抵制私立部门带来的工作诱惑(Levinson,Balarajan,2013)。

卫生筹资和现有资源的利用

协调利益相关者开展这些干预措施,最大限度地利用现有资源是卫生系统现代化的必要步骤。通过减少浪费性支出、降低服务成本以及鼓励创新和有效的服务提供方式,有助于实现这一目标。现代化的医疗保健体系还需要有效的信息技术(information technology,IT),它为建立管理机制、人员配备和财务管理提供了基础。同时,采用成本效益研究比较不同的治疗和预防方式,可以为卫生服务提供者提供有价值的选择证据。

卫生信息

卫生信息系统(health information systems,HIS)是卫生系统强化的一个组成部分,需要强有力的制度监管框架。它也是通过提供有关卫生服务数量和质量的信息和证据来进行卫生部门改革的切入点。拥有可靠、相关和实时的信息至关重要,以便作出正确的决策,通过正确有效地分配资源来提高服务质量。

由于国际援助资金有时投资特定领域并创造新的信息系统,未与已有卫生信息系统进行协调,因此进一步阻碍卫生信息系统的整合(Braa Jørn et al.,2007)。卫生信息系统在卫生系统中的作用不仅仅是例行收集卫生服务数据并向上级卫生行政机构报告,而且是供各级卫生人员使用,促进循证决策,特别是在数据收集的同时进行即时分析尤为重要,但在现实生活中通常情况并非如此。此外,卫生政策和规划应以此类信息为基础,还需要确保与具体操作层面的需求保持一致。许多发展中国家仍然面临数据隐私与数据共享的问题,因为两者在有效实现其功能方面同等重要且相互支持。对卫生服务信息的收集和使用进行适当的监管对于系统中的每个人都至关重要。

尽管存在潜在的变革阻力和成本问题,加强包括人力资源在内的健康信息对于实现长期的成本效益至关重要(Mpofu et al.,2014)。提高卫生工作者监测和评估规划的能力将改善数据质量、管理和报告,从而进一步增加健康数据用于疾病监测和规划的目的。卫生部门的高质量数据对于卫生项目绩效的监测和评估(monitoring and evaluation,M&E)以及制定适当的政策、规划和战略以确保高质量的卫生服务至关重要。它通常涵盖以下维度:数据准确性、可靠性、完整性、及时性、精确性和整体性(美国国际开发署,2007)。许多发展中国家在高质量健康数据方面都面临相关的挑战(Chaulagai et al.,2005)。影响因素包括:监测评估系统与数据原始来源之间的缺乏联系,数据收集和报告系统的协调不充分(联合国艾滋病规划署,2010)。其他挑战还包括协调不力的监测评估系统,其特点是重复数据收集和国家制定的工具利用不足等。中低收入国家的常见挑战之一是缺乏训练有素的人力资源(联合国艾滋病规划署,2010)。此外,数据质量的提高为各级的循证规划提供了更好的信息。解决卫生劳动力短缺问题的一种有效方法是任务下放(WHO,2008)。博茨瓦纳将项目监测评估作为核心计划和临床职责之外的次要活动,安排地方监测和评估专员承担了以前由护士和其他卫生工作者承担的监测和评估职责。这使得这些卫生工作者能够集中精力提供优质的临床服务和其他优先项目计划(Mpofu et al.,2014)。

其他几项研究也表明,通过解决人力资源能力问题,主要是通过对卫生人员进行有关公共卫生信息和定期反馈重要性的培训,可以提高数据质量(Mphatswe et al.,2012)。在马拉维和南非,通过提供支持性监督(Mate et al.,2009)和机制研究(Harries et al.,2011),数据质量得到了提高。其他举措,例如从纸质记录过渡到电子信息,也已被证明可以提高数据质量(Ekouevi et al.,2011)。

基础设施、技术、医疗用品和物流

医疗基础设施必须充足,以确保减轻疾病负担并改善人口的健康状况。坚实的卫生基础设施应该使所有服务对象公平可及;其他支持设施,包括实验室、医疗记录系统和交通;以及一支具有充足资源配置、有效监督和支持的高素质的卫生人力队伍。有效的卫生基础设施必须以人为本、以服务对象为中心。卫生基础设施的适当选址和管理对于卫生系统的有效性至关重要,以实现理想的"全民健康覆盖"并满足基本卫生需求。初级卫生保健中心应位于整个社区可及的范围内,并充分了解当地居民的疾病流行模式。同样,这些初级、二级和三级医疗卫生机构也需要必要的设施和设备、有能力和高效的工作人员,并以可承受的成本提供基本医疗卫生服务。这些服务机构还应该为患者和卫生人员提供一个温馨的环境。

在制定实际卫生规划之前,应进行适当的初步研究,通过必要的调查和研究收集的关于特定地区疾病流行情况等基线信息,以确定每种类型医疗卫生机构的最佳位置、预期的工作量以及必要的交通设施等。通常,在战略重点地区建立数量较少、效率较高的三级医疗机构,并提供交通便利以确保偏远地区的人口也能够到达,这比在基础设施和人力资源不足的情况下建立大量三级医疗机构能带来更大的效益。在医院和其他卫生设施的建设中,必须重视适当的设计,以保证提供成本效益高、质量有保证的服务,并应包括配备齐全、稳定的供水和卫生设施。

全球高端医疗技术的发展趋势给发展中国家带来了不同的挑战。一方面,发展中国家希望通过使用这些现代技术来提高治疗质量,挽救更多生命。但同时也认识到这些新技术高昂的成本。在资源有限的情况下(通常情况下也是如此),必须在二者之间作出选择,要么是购买此类先进设备(可能只能使一小部分人口受益),要么是利用现有资源来提高基本医疗和公共卫生服务以惠及大部分人口。高端医疗技术还需要一支高素质卫生人才队伍,以及装备精良的维护人员来保证设备正常运行和使用。

一些中等收入国家在这些选择中找到了可行的平衡点。一个典型的例子是土耳其,该国成功有效地扩大了高质量的诊断和治疗服务,但在这些服务上的支出并未占该国卫生预算的过高比例。这在一定程度上是通过成功争取到包括制药公司、生物医学工程学会和慈善组织在内的私立部门的参与来实现的。土耳其还建立了一个相当有效的转诊系统,包括及时的交通安排,使那些最需要这种先进技术的人也能够从中受益。请参阅案例研究3.5.1。

案例

案例研究3.5.1 土耳其的医疗改革

该案例展示了一个健康指标低于标准的不良卫生系统如何转变为一个让人民满意的改进系统。十年间取得的丰硕成果,得益于2002年卫生部长的智慧和远见卓识,采取了果断的政治行动和有效的改革。今天,土耳其的健康状况得到了极大改善,在2015年之前,提前实现了与卫生相关的千年发展目标。自1990年以来,孕产妇死亡人数减少了一半以上,到2013年,每10万名活产儿中有20名产妇死于妊娠相关原因。婴儿死亡率从1990年每1 000名活产死亡55.7人下降到2012年的16.5人。

强劲的经济增长和政治稳定也对卫生改革的战略方向及其实施作出了很大贡献。通过"先易后难"的改革策略,巧妙地建立信心并提供支持,都是该国值得借鉴的成熟经验。

主要成功的原因：国家主导的战略方向和现实目标，嵌入具有有效实施和监测评估体系的战略管理框架。

在2002年11月3日选举后，第58届政府通过了紧急行动计划，标题为“人人享有健康”，其中包含11个方面的改革。在紧急卫生行动计划的基础上于2003年初制定了健康转型计划(health transformation programme, HTP)的八个主题。从关注卫生服务提供者转变为卫生部门的管理者。土耳其的健康转型计划在2015年之前就实现了与卫生相关的千年发展目标。土耳其的经验主要体现在医疗改革的有序推进及其快速实施，以及重视初级卫生保健改革。土耳其医改强调“以患者为中心”，强调健康作为一项基本人权，这是改革成功的基石。

政策教训

◇ 有序推进医改步骤，确保良好开局、赢得民心

◇ 快速、及时的干预，以适合未来政策转变的步伐，例如医生多点执业

◇ 扩大公共卫生支出，为穷人提供免费参加的医疗保险计划

◇ 结束公共部门服务提供的割裂和重复，引入家庭医学计划

◇ 整合各种医疗保险计划，改革卫生筹资以及医疗服务提供方式

资料来源：http://www.worldbank.org/en/news/feature/2015/02/17/lessons-from-turkey-how-bahrain-is-looking-to-improve-its-healthcare. http://www.euro.who.int/__data/assets/pdf_file/0017/272321/Strategic-Planning-for-Health_Turkey.pdf.

一支有效的卫生人员队伍需要足够详细的工作描述，然后进行培训以确保能够在专业上满足这些职位的要求。岗前和在岗培训都需要以工作为基础，以结果为导向。与此同时，支持性的监督和监测评估体系始终是必要的。正如前面在医疗设备部分所讨论的，私立部门有时可能支持或增强卫生人力，但必须制定有效的法规和问责制度，以确保私立部门不是完全以利润为导向。

保留公立医疗机构的卫生人员往往与招聘和培训同样重要。许多国家都有这样的例子：卫生专业人员接受了公立的医学教育培训，然后利用此类培训在私立部门寻找报酬更高的工作。因此，认可和激励往往是维持一支高效卫生人才队伍的重要先决条件。这些应该系统地包含在协议、指南和标准操作程序(standard operating procedures, SOP)中。

一个国家卫生预算的分配在很大程度上揭示了政府的导向、优先事项以及对其全体人民的承诺程度。如果预算过分偏重高端城市医院和卫生服务，而农村和低收入人群难以获得优质服务，则国家的整体健康状况可能会受到影响。负责任的资源分配应主要基于国家的疾病负担以及预防和防治每种疾病的相对紧迫性。这需要适当的疾病监测和抗菌谱、有效的治疗指南以及尽可能使用仿制药。疾病预防在一个国家的卫生预算中应得到高度重视，它涉及健康教育、有效的食品和药品监管、对安全用水、个人卫生和环境卫生的关注，以及加强部门合作以确保采取适当的措施，例如为减少交通事故而作出的充分努力。

在许多国家，可负担的医疗保险制度可以确保为不同收入群体提供充足的医疗服务。

服务提供：克服地理因素和武力冲突带来的障碍

在大多数发展中国家，即使人口快速向城市迁移，大多数人口仍然生活在农村地区。与高度城市化的地区相比，农村地区因慢性阻塞性肺病、自杀和意外伤害而导致的死亡率更高(Eberhardt, 2001)。如前所述，需要通过医疗中心建设以及其他拓展性卫生服务及社区卫生工作者相结合的制度设计，确保农村人群能够获得可负担的优质服务。这些卫生服务应包括相关的行为改变咨询、预防性健康筛查以及获得低成本的医疗保险。民众积极参与以及一定程度的社会凝聚力也是卫生部门改革成功案例的重要组成部分，这也是《阿拉木图宣言》的关键要素。

武力冲突是发展失败以及健康状况不佳的主要原因之一。Paul Collier指出，“底层十亿”国家中近75%的人正在卷入内战或最近经历过内战。(Coller指出，导致一个国家容易发生内战的主要因素是低收入、经济增长缓慢以及对基本商品出口的依赖。)此类冲突导致的疾病流行率在战斗结束后很可能会持续下去(Coller,2007)。因此,这些地区的卫生规划需要包括应急响应能力以及持续提供卫生服务的能力。与此同时,没有任何卫生政策能够充分应对类似于利比亚这样的持续冲突环境(Nathan,2005)。总体而言,应对及预防武装暴力需要在刑事司法、公共卫生、人类学、新闻、人权和教育方面作出巨大努力(Lemard,2004;Kaldor,2007;Arya,2008)。

武装暴力的直接后果给卫生系统带来了多方面的挑战(Valenti et al.,2007)。由于冲突环境中可提供优质卫生服务的能力明显下降,经济和人力成本极大地加重了在资源有限的条件下提供服务的负担(Kopel,1995)。武装暴力的间接影响包括人口流离失所而破坏生计,导致普遍不安全和不利的健康后果。此外,心理创伤、基本服务不足以及疫苗可预防疾病的死灰复燃等因素对安全、健康和发展产生了不利影响(经济合作与发展组织,2009;Krause et al.,2011)。在全球范围内,控制武装暴力的发生越来越被认为是一项公共卫生措施,特别是在冲突后环境中(Gilligan,2000;Krug et al.,2002)。

3.5.2.4 卫生人力

一支完善的卫生人力队伍对于克服发展中国家迅速蔓延的传染病、新发和再发传染病以及慢性非传染性疾病日益增长的复杂威胁至关重要。这些慢性非传染性疾病的传播是全球化和国家相互依存、生活方式改变以及化学品/医药产品不当使用的后果。千年发展目标中有关传染病、营养不良和孕产妇并发症的目标并未完成,这些挑战在不同环境中持续存在。慢性血管性疾病、糖尿病、癌症和下呼吸道疾病的出现进一步增加了疾病负担,这些慢性疾病现在已成为最主要的死亡原因。值得注意的是,意外事故和伤害也急剧增加,人们对精神疾病及其后果的认识也不断提高(Adjuik et al.,2006;Tollman et al.,2008)。

在全球范围内,各国都面临着卫生人力资源危机。然而,受影响最大的可能是发展中国家农村地区服务不足的穷人和其他边缘化的群体。高质量卫生人力资源的发展需要长时间的投入,基于需求的规划、基于技能的知识获取以及有效的培训。

卫生人员通常可分为三个基本类别:① 社区卫生工作者(community health workers,CHW);② 中级卫生人员(mid-level workers,MLW);③ 在卫生服务方面具有特定专业知识的卫生工作者。社区卫生工作者参与提供预防性医疗服务、监测社区健康、识别处于特定风险的患者,有时还提供基本治疗服务。这些社区卫生工作者有多种名称:卫生辅助人员、卫生志愿者、健康促进者、家庭福利教育者、乡村卫生工作者和社区非专业卫生助手。这些志愿者通常接受过有限的培训,负责物品分配和信息传播、疾病预防以及相关行为改变咨询等工作(Tollman,2008)。

在许多资源匮乏的国家,中级卫生人员是其卫生服务的支柱。相关研究表明,中级卫生人员在改善服务不足人群获得医疗服务方面发挥着关键作用,这一作用甚至在一些高收入国家也可见到(Keni,2006;Staton et al.,2007)。事实上,大多数非洲国家获得艾滋病治疗的机会显著增加是通过使用中级卫生人员实现的——在某些情况下,是由未经正规培训的卫生人员实现的(Médicins Sans Frontières,2007)。

这些中级卫生人员是接受过培训后,经过认证的个体。他们可以在社区一级提供初级医疗保健服务、诊断和治疗常见健康问题、管理紧急情况、进行适当转诊以及转移重症或重伤者使其接受进一步服务。根据他们工作的国家/地区不同,这些中级卫生人员拥有不同的名称。在缅甸,卫生助理、女性健康访视员和助产士提供预防服务和常见病管理;巴基斯坦的女性保健人员提供妇幼保健服务;莫桑比克的外科保健员(técnicos de cirugía)可以提供外科护理;东非国家的临床官员在初级保健机构和医院提供诊断和治疗服务。在尼泊尔,卫生助理在卫生站工作,而辅助卫生工作者则负责更低一级的卫生站点。在美国,医师助理提供一系列特定服务(Lehmann,2008;McAuliffe et al.,2009)。

这些中级卫生人员的培训可能会有很大差异。那些已经接受过医学培训进入这项工作的人(通常是护士)可能只需要“补充”培训,而培训时间可能相对较短。那些没有医学教育背景的人接受培训的时间通常为2到4年,其中包括一些在监督下进行的现场培训(Lehmann et al.,2008)。

第三类是在卫生服务特定方面具有特殊专业知识的卫生人员,他们是管理特定疾病(例如结核病和疟疾)的重要组成部分,负责执行高度具体的任务,例如使用直接面视下短程督导化疗(DOTS)结核病患者管理和慢性病管理等。

除了医生和护士之外,卫生人力资源发展还需要以上这些类别的卫生工作者,以便在不断变化的健康状况下提供必要的卫生服务。因此,有必要制定政策来应对卫生劳动力市场的动态变化以及熟练卫生劳动力的开发和管理。

优化卫生人力资源面临的挑战有很多,包括如何将国家卫生人力发展策略与其主要卫生需求以及这些需求的地理差异同步发展(Dussault,Franceschini,2006)。

卫生人员接受培训后,通常能够承担更高级别的职责。在卢旺达,艾滋病管理的部分任务已从医生转移给接受过艾滋病管理培训的护士。随后的分析发现,有这些护士提供服务,与之前的医生相比,在CD4计数、正确处方、患者监测和总体生存率方面的改善相似(AIDS Map,2010)。在马拉维,临床官员在公立医院实施了近95%的产科手术,与医务官员实施的此类手术相比,术后结果、健康状况、死产或新生儿死亡率没有显著差异。对莫桑比克中级卫生人员的绩效评估显示,与专科医生相比,结果没有显著差异。

最后,在发展中国家,在医学院和护理学院接受过培训的专业人员、在公共卫生学校接受过培训的卫生管理人员和研究人员,以及中级卫生人员、非专业社区卫生工作者、助产士和其他医疗服务人员往往严重短缺。(部分卫生人员移民到高收入国家或寻求到报酬更高的私立部门工作,也对人员短缺造成重大影响。)解决这些短缺往往需要这些国家政治领导层的关注和明确参与(Speybroeck et al.,2006)。

3.5.2.5 改善发展中国家卫生政策和健康状况的前进方向和战略(建议)

本节提出了改善发展中国家卫生政策和总体健康状况的战略。这些建议列出如下,并将依次探讨。

(1) 风险共担以尽量减少灾难性的自费支付。

(2) 建立和加强公私伙伴关系。

(3) 循证决策、加强服务提供者的数据报告以及新技术的使用。

(4) 权力下放和工作量分流,实施适当的转诊制度,增强社区卫生服务和能力建设。

(5) 培训、能力建设和基础设施投资。

(6) 减少少数民族和其他弱势群体的差距和不平等。

(7) 实现全民健康覆盖和可持续发展目标。

风险共担,最大限度地减少灾难性的自费支付(OOPE)

风险共担旨在实现公平获得卫生服务并提供财务风险保护。它允许将预付费资源重新分配给具有最大健康需求的个人。这一理念的基本宗旨是,资金从较富有的人流向较贫困的人,从健康的人流向患病的人。当穷人或社会弱势群体生病或受伤时,整个家庭可能会陷入收入损失和高昂医疗费用的恶性循环之中。穷人更容易受到这种恶性循环的影响,因为他们更容易患病,并且获得医疗保健和社会保险的机会也更有限。灾难性的自费支付情况参见图3.5.3。

由于无力支付,家庭可能会放弃使用服务,这将对他们的健康产生不利影响,而患病也将对他们的收入能力产生不利影响。收入减少会对整个家庭产生连锁反应,不仅病人本身会受到影响,他们的家庭和后代也会受到影响。高医疗卫生支出会导致食品和衣服购买量减少,教育投资减少,并产生相应后遗症。

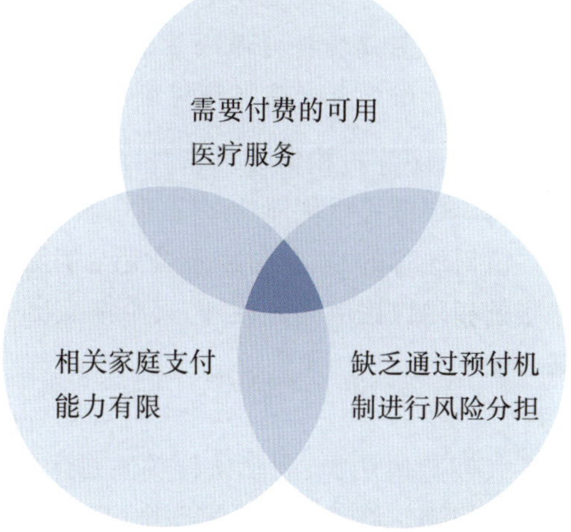

图3.5.3　风险分担

风险共担通过各种形式的预付机制形成资金池解决了这

一点。例如,政府提供基于税收的卫生筹资、强制性医疗保险缴费、外部资金来源和社会医疗保险等。这些机制在发达国家很常见,例如欧洲使用俾斯麦模式。俾斯麦模式采用保险制度,通常由雇主和雇员通过工资扣除共同资助。俾斯麦式医疗保险是非盈利性的计划,必须涵盖所有公民(Wallace,2015)。风险池越大、越多样化,其效果越好。为了创造多样性,需要强制参与医疗保险计划。如果参与是自愿的,那么健康的个体参保的可能性较小,这最终将限制从健康人到患者的交叉补贴,并会破坏保险系统的财务稳定性(经济合作与发展组织,2003)。

在分担风险时,需要注意避免碎片化,否则会导致系统效率低下。碎片化有多种形式,例如地方政府卫生机构、外部资助的垂直项目,以及卫生部和医疗保险基金等不同机构之间项目的重叠和不协调。

最终,自费支付较低的医疗保健系统可以更好地保护穷人免受灾难性支出的影响。预付费意味着可以预测用于特定服务包的费用支出。这使得人们有机会制定卫生服务预算,并与更高支付能力的人分担风险(参见案例研究3.5.2)。在这种情况下,突然获取资金的需求将有效减少,所需支付的费用也减少。

案例

案例研究3.5.2 菲律宾实施罪恶税

1995年,菲律宾政府设立了国民医疗保险计划“PhilHealth”。所有菲律宾人都会自动加入该计划并因此有权享受该计划带来的收益。人群分为有正式工作、无正式工作两类,有正式工作的人强制性支付保费,这本质上是交叉补贴其他成员。所有的老年人都被强制性地纳入了保险范围。

菲律宾医保的任务是改善优质卫生服务的可及性并减少灾难性自费支付。为了实现这一目标,政府于2012年引入了“罪恶税”。基本要求是烟酒税主要用于医疗卫生支出:

85%的收入分配给卫生事业,其中80%用于实现全民健康覆盖,20%用于医疗援助和改善卫生设施。

罪恶税在推出的第一年就筹集了超过12亿美元,使额外1 400万个家庭(总计4 500万菲律宾人)加入了医保。

可以从菲律宾医保中学到什么?

菲律宾医保是医疗保健可持续筹资机制的一个例子,提供了自费支付的替代方案。研究表明,即使公共支出水平较低,各国也可以在全民健康覆盖方面迈出重大步伐。增加的卫生筹资与资金统筹和购买服务相结合,正是这些改革措施的结合推动了卫生系统绩效的改善(Jowett et al.,2016)。

该计划的经验表明,在分析和评估实现全民健康覆盖的关键驱动因素和障碍时,需要了解历史和当地环境,并使用清晰的技术框架。如果社区没有基本的团结意识,就很难实现全民健康覆盖。

批评

虽然该国的全民健康覆盖议程因其有利于穷人的做法而值得称赞,但必须确保菲律宾医疗保险的其他成员感受到菲律宾医疗保险带来的益处,以确保政治支持和稳定。在这方面,菲律宾医保和医保定点医院需要进一步增加患者获得和利用优质医疗服务的机会,并建立透明和公平的供方支付流程。

此外,医疗机构需要具备技术和管理能力,并作为强有力的购买者提高与医保谈判的权力和能力。医疗机构应保证提供优质的医疗卫生服务。

值得注意的是,预付制不会完全消除灾难性的自费支付,还需要考虑到其他的影响因素,例如提供的医疗服务和自付比例等。此外,灾难性支出也不会随着收入的增加而自动消失。

加强公私伙伴关系

人们普遍认为,公私伙伴关系对于实现全民健康覆盖(universal health coverage,UHC)至关重要。各国政府认识到它们无法独自实现全民健康覆盖(经济合作与发展组织,2003)。

全民健康覆盖需要一个有韧性的卫生系统,一个强大且反应迅速的系统。公共和私立部门之间可以采取多种形式进行合作，以提高卫生体系的韧性，例如能力开发、创新、外包和咨询——所有这些都具有不同程度的承诺和财务风险分担。图3.5.4展示了理想情况下私立部门参与的战略领域。

最终，政府可以利用私立部门来增加卫生服务的提供能力。在建立这些伙伴关系时，政府需要确保有适当的监管框架、政策和协议，以促进跨部门的良好沟通。沟通不畅可能会阻碍参与，从而导致对政府政策和程序的理解不佳。除了沟通之外，促进持久的公私伙伴关系的核心是在部门之间建立信任。公私合作的潜力巨大，如果决策者未能确保建立这种信任而失去合作机会无疑将是遗憾的。开放和共享的组织文化可以促进信任的建立。

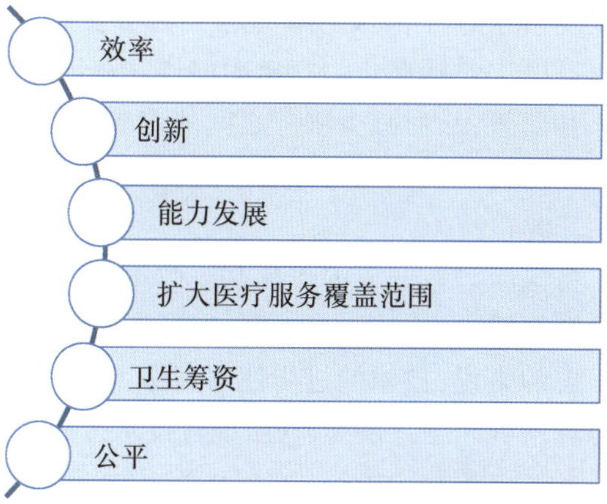

图3.5.4　私营部门参与的战略领域

资料来源：Ota，M.O.C.，et al.（2018）'Proceedings of the first African Health Forum：effective partnerships and intersectoral collaborations are critical for attainment of Universal Health Coverage in Africa'. BMC Proceedings，12（Suppl 7）：8，1-8.

私立部门与公共部门有不同的利益诉求，这需要监管框架和认证系统来帮助合作和促进伙伴关系。文献研究表明，开发跨部门沟通的协议可以使项目协调更加顺利和高效（Suchman et al.，2018）。为此，应为私立部门提供定期参与政策设计的机会，公共和私立实体在合作时应制定标准化流程。共同的目标、相互理解和结构化的持续沟通可以促进牢固的工作关系，通过协作促进成功（Baicker，Chandra，2017）。

在实现千年发展目标的过程中，一些特定的影响健康的干预措施，例如基础设施并不属于卫生部的职权范围或监督范围，这给实现千年发展目标带来挑战。在追求全民健康覆盖和可持续发展目标的过程中，应该从中学到伙伴关系和部门间合作的重要性（Garg，2018）。

当然，公私伙伴关系并非没有挑战。迄今为止的文献强调了许多需要改进的领域，特别是：

（1）缺乏信息共享。

（2）管理能力薄弱。

（3）资金不安全。

（4）组织风格不匹配、优先事项不同。

（5）腐败（Suchman et al.，2018）。

循证决策、加强服务提供者的报告及新技术的使用

循证决策对于改善国家健康状况具有根本性作用。证据有助于作出实现目标的决策。目标需要明确，但必须注意的是，丰富的证据并不能保证这些目标一定会实现。通常，基于证据的决策过程是不确定的（Baicker，Chandra，2017）。证据对于合理的政策选择是重要的，在确定政策目标时，价值观和优先顺序同样重要——相同的证据可以用来支持截然不同的政策立场。

技术在改善卫生服务方面的作用不应被低估。文献强调了多种技术应用：

（1）远程医疗。

（2）培训。

（3）健康教育传播。

（4）行为改变促进。

（5）疫苗接种。

（6）药品库存和储存（Garg，2018）。

发达国家的其他技术应用包括患者电子登记（electronic patient registries，EPR）和临床决策支持系统（clinical decision support systems，CDSS）。患者电子登记的好处包括更高的准确性、更高比例的正确信息、节

省查找信息的时间、更经济地使用财务资源、更快更方便地获取患者数据。研究发现，临床决策支持系统可以提高医生对标准化治疗指南的遵守程度，降低成本，更容易对二级和三级医疗服务和检查的要求进行标准化和监管，从而减少服务之间的差异。从管理的角度来看，可以更好地遵守公共政策。用于早期发现疾病的标准化计划往往具有更大的诊断价值，从而有助于促进公平，并减少复杂的并发症和治疗成本（Tomasi et al.，2004）。

各国应采取开放的数据共享政策，并制定支持性法律框架，按照商定的保密和数据共享标准促进数据共享和使用。

总的来说，技术的进步使得初级卫生保健机构的管理流程效率更高。当然，还存在使用系统的安全性问题和培训问题。最终，利用现代技术带来的机遇是改善各国健康状况的关键。

权力下放和工作量的分类，实施适当的转诊系统，增强社区卫生保健能力建设

通过赋予社区参与卫生服务的责任，可以从社区层面改善健康状况和政策。

据WHO称：

> 社区赋权是使社区增强对其生活掌控的过程……在这一过程中，社区增加价值和特质，并提高能力以改善可及性、增加合作伙伴和合作网络、发出自己的声音，最终提高掌控能力……它假设人是社区特有的资产，外部力量的作用是催化、促进或陪伴社区获取权力……社区赋权意味着社区通过所有权和相关行动，旨在推进社会和政治变革……重新谈判权力以获得更多控制权的过程……权力是社区赋权的核心概念，而健康促进总是在权力斗争的舞台上运作……寻求与其他部门建立伙伴关系以寻找解决方案。

WHO的结论是，赋权可以减少健康差异（WHO，2018）。

全球化为社区赋权的概念增添了另一个维度。本地和全球环境是密不可分的。社区赋权认识到这种相互联系并采取战略行动，并确保权力在地方和全球层面上共享。

实现社区赋权的关键是沟通。鼓励讨论和辩论的方法可以增加知识和认知，以及更高程度的批判性思维。批判性思维使社区能够理解影响生活的力量的相互作用，并帮助他们作出自己的决定（WHO，2018）。

技术可以帮助社区和个人开发有利于他们的机会、能力和工具，并可以确保社区能够提高对特定问题的认识，动员目标人群获得所需的卫生资源（WHO，2018）。

决策者必须认识到并促进各个层面的赋权。既需要让社区成员和服务不足的群体参与政策的制定和实施，同样也要依靠拥有更多传统权力的人来参与。决策者有责任实现共同决策，提高这些进步的可持续性，以改善健康状况并最终实现全民健康覆盖（Thompson et al.，2016）。

培训、能力建设和基础设施投资

改善健康状况和全民健康覆盖的核心是优质服务。质量变得尤其重要，是因为疾病负担正在向更复杂的情况转变，需要更多地利用卫生系统及卫生服务。这些情况对人口健康的影响越来越大，因此解决这些问题变得越来越重要。各国需要适当的基础设施来满足质量标准，并鼓励政府为医疗保健服务建立国家质量保证。文献表明，与可及性不足相比，目前低质量的服务是降低死亡率的更大障碍（Kruk et al.，2018）。

卫生系统要发挥作用并提供优质服务，就需要有充足的卫生人力。这需要增加卫生技术人员的培训名额、利用技术提供所需的培训以及确保尊重和激励员工。然而，一个令人担忧的问题是人才流失。卫生人力需要具有可获得性、可及性，并具有提供整合型服务的能力。对初级卫生保健的投资是最需要的，并且被认为是改善基本卫生服务公平性的最具成本效益的投资（Garg，2018）。

在更广泛的社会制度改革中，人力资源战略是卫生部门的重要一环。发展援助机构可以通过以下方式关注人力资源战略方面发挥重要作用：

（1）分析人员和技能的组合。

（2）调整培训方向。

（3）解决薪酬和非薪酬激励问题。

（4）改善就业机会和条件。

（5）改进和扩大信息和通信技术在培训和教育项目中的使用（经济合作与发展组织，2003）。

发展援助机构也有兴趣进行能力建设，以提高其伙伴关系的有效性并帮助实现健康扶贫目标。

对于卫生体系的多个参与者来说，能力建设是必要的。以研究为例，调整投资重点和战略至关重要，确保项目协调一致，避免因重复投资而浪费资源。人们希望能够通过研究和创新促进进步。卫生系统需要培养测量和使用数据学习的能力。此外，各国应优先确保可持续筹资机制的优化运行。通过对适当的基础设施和人力资源进行投资，可以解决研究重点（Ota et al.，2018）。

最终，能力建设不应局限于卫生部门。它需要在更广泛的背景下开展健康扶贫：

（1）政治经济结构调整。

（2）财政政策。

（3）行政改革。

（4）加强参与和民主制度（Ota et al.，2003）。

其次是基础设施投资。从卫生系统的角度来看，现有文献提出了高质量卫生系统的各个关键方面。《柳叶刀》的一个专门委员会得出结论，高质量的卫生系统应遵循四个价值观——以人为本、公平、有韧性和高效（Kruk et al.，2018）。

WHO卫生系统的组成部分如图3.5.5所示。

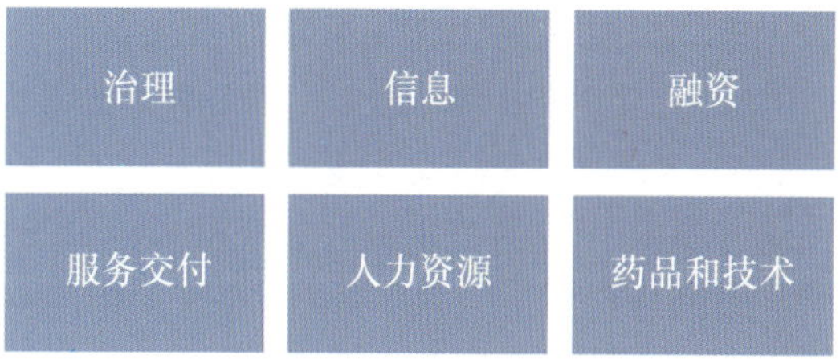

图3.5.5　系统建设模块

资料来源：World Health Organization（2010）Monitoring the building blocks of health systems：a handbook of indicators and their measurement strategies. Geneva，Switzerland：WHO.

加强这些领域将带来更强大的卫生系统。拥有强大基础设施的更强大的卫生系统将有助于提供优质服务和实现全民健康覆盖。相比之下，质量低下的卫生系统可能会导致灾难性的支出和资源浪费。

2018年《柳叶刀》全球卫生委员会批准了四项提高整个卫生系统质量的综合行动：

（1）卫生系统领导者需要采用优质服务的共同愿景、明确的质量战略、强有力的监管和持续学习来进行加强质量治理。卫生部无法单独实现这一目标，需要与私立部门、市民社会以及卫生以外的部门合作（例如教育、基础设施、通信和交通部门）。

（2）各国应重新设计服务提供模式，以最大限度地提高健康结局，而不仅仅是提高卫生服务的地理可及性。

（3）各国应采用基于胜任力的临床医学教育，在培训中引入职业道德和尊重患者等内容，以及尊重所有卫生人员，最终变革卫生人力发展，提供尽可能最好的服务。

（4）政府和市民社会应激发人们对服务质量的需求，促使卫生体系对人民健康负责，积极寻求高质量的服务（Kruk et al.，2018）。

理想情况下，这些改进工作应适应当地情况并进行监测，以实现可持续的变革（Kruk et al.，2018）。

最终，各国政府需要为本国人民建设高质量的卫生系统，并通过立法、权利教育、监管、透明度和更积极的公众参与，使卫生系统对人民健康负责（Kruk et al.，2018）。国家需要进行创新，以确定如何有效利用现有的有限资源来提供基本医疗卫生服务，同时探索国内筹资来源为全民健康覆盖提供资金。为了实现这一点，需要减少系统的复杂性和碎片化。请参见案例研究3.5.3。

案例

案例研究3.5.3 印度Ayushman Bharat计划

印度是一个幅员辽阔、多元化、人口众多的国家。该国面临复杂而独特的问题。由于各地的信仰、文化和习俗的差异,为印度广阔而差别巨大的不同地区提供可及的卫生服务是一项重大挑战。

2018年2月1日,印度政府宣布了卫生部门的两项重大举措,作为Ayushman Bharat计划的一部分。

这些举措在初级、二级和三级医疗机构全面解决健康问题,并将疾病预防和健康促进结合起来。具体内容如下:

1. 健康与保健中心

印度2017年国家卫生政策将健康和保健中心视为印度卫生系统的基础,使该系统及其服务更贴近居民和家庭。这些中心旨在为穷人提供医疗服务,提供从诊断服务到基本药物免费的综合医疗卫生服务,包括慢性病和妇幼保健服务。除了私立部门通过市民社会和慈善机构的贡献之外,国家财政还为该项目单独预留了预算。为了以最佳方式提供基本卫生服务,健康和保健中心必须具有可及性且具有吸引力,为所在地区的人们提供舒适感和归属感。

2. 国家健康保障计划

◇ 这是世界上最大的政府资助的医疗保健计划,于2018年8月15日启动,为超过1亿贫困和弱势家庭提供医疗保障,覆盖每个家庭每年的二级和三级医院住院费用最高可达50万卢比。已预留充足资金,以促进计划的顺利实施。该计划的服务在全国范围内提供,并且该计划所涵盖的受益人将被允许从任何公立或注册的私立医院获得无需支付现金的服务。

◇ 与智库NITI Aayog合作,这是一个强大的、模块化的、可扩展的、可交互操作的已经投入运行的IT平台,实现无纸化、无现金交易。

为了进一步提高优质医疗教育和医疗卫生服务的可及性,印度将建立24所新的政府医学院和医院,升级该国现有的地区医院。将确保每3个议会选区至少有1所医学院,并且该国每个州至少有1所政府办的医学院。

Ayushman Bharat计划的目标是到2022年建设一个新印度,确保提高生产力和福祉,避免工资收入损失和贫困。该计划还将创造就业机会,尤其是女性就业机会。

减少少数群体和弱势群体的差距和不平等

卫生政策可以战略性地侧重社会中的弱势群体,包括原住民、少数群体和被社会排斥的群体、难民或流离失所者、精神或身体残疾人以及艾滋病感染者。这些群体属于许多社会中最贫困的群体,需要在减贫政策行动中给予特别关注(经济合作与发展组织,2003)。

健康扶贫是一种优先考虑促进、保护和改善穷人健康的方法。它建立在卫生系统、卫生筹资和卫生部门以外的关键政策领域的基础上,促进全球公共产品的政策一致性(经济合作与发展组织,2003)。

投资于穷人健康的好处包括:

(1) 更高的劳动生产率。

(2) 更高的国内外投资率。

(3) 改善人力资本。

(4) 更高的国民储蓄率。

(5) 人口变化(经济合作与发展组织,2003)。

除了对宏观经济的积极影响之外,健康改善还具有代际溢出效应(经济合作与发展组织,2003)。

性别不平等是贫困和不良健康结局的主要决定因素。贫困女性在资产和权利方面处于家庭和社会的弱势地位;关于男性和女性角色的社会文化信仰加剧了这种不平等。妇女承担着家庭护理的角色,成为医疗保健的主要提供者。但她们的健康,包括生殖健康,却因营养不足、工作负担过重和忽视基本医疗保健而受到影响。性虐待和家庭暴力等因素更是雪上加霜。因此,针对性别不平等采取行动是健康扶贫的一个基本要素。

必须看到,仅仅关注贫困人口还是不够的。有限的医疗服务包和较高的自付比例也会影响其他需要特别关注的人群,包括老年人、残疾人和慢性病患者。

实现全民健康覆盖和可持续发展目标的途径

全民健康覆盖是2030年可持续发展目标的具体目标。根据WHO的定义:

> 全民健康覆盖意味着所有个人和社区都能获得所需的卫生服务而不会遭受经济困难。它包括全方位的基本优质卫生服务,从健康促进到预防、治疗、康复和姑息治疗(WHO,2017)。

人们普遍认为,在全民健康覆盖方面取得进展的国家也将在其他可持续发展目标方面取得进展。

追求全民健康覆盖的原理是,避免人们因意外疾病而陷入贫困,从而需要耗尽储蓄或变卖资产。这可能会给自身乃至子孙后代带来灾难性的后果。实现全民健康覆盖是为了保护人们免受因利用卫生服务而带来的财务风险。良好的健康可以促进儿童的学习,促进成年人谋生,帮助人们摆脱贫困,并为长期经济发展提供基础(WHO,2017)。全民健康覆盖的组成部分如图3.5.6所示。

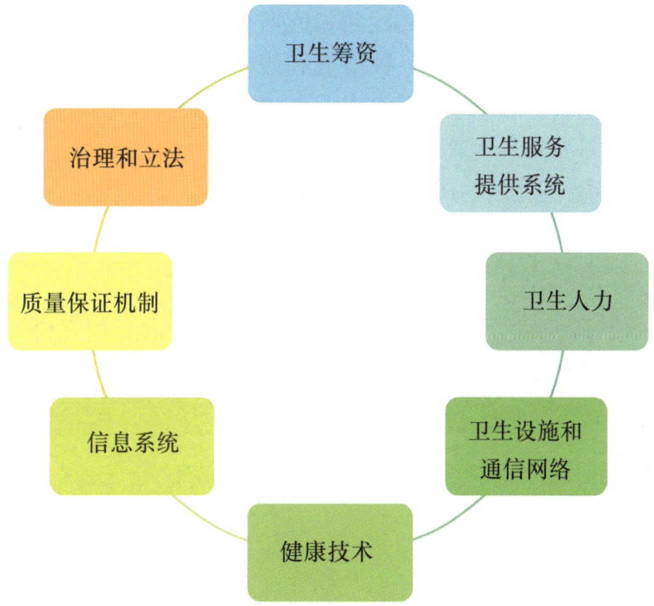

图3.5.6　全民健康覆盖的组成

迈向全民健康覆盖意味着迈向公平、发展优先事项以及社会包容和凝聚力。全民健康覆盖需要高质量的卫生服务、明确的质量战略、强有力的监管和持续学习。许多国家已经在全民健康覆盖方面取得了进展。所有国家都可以采取行动加速这一进程或维持已经取得的成果。促进全民健康覆盖的方法涵盖本章已探讨的内容:

(1) 加强卫生系统,确保稳健的筹资和风险分担。降低卫生系统的复杂性和碎片化。

(2) 加强卫生人才队伍建设,提高卫生服务覆盖率和健康结局。

(3) 良好的治理。

(4) 健全采购制度。

(5) 充足的药品供应——使用仿制药以确保这一点实现。

(6) 利用卫生技术的进步。

(7) 运转良好的卫生信息系统。

(8) 关注弱势群体(WHO,2017)。

在发展医疗卫生服务时，需要考虑社会和文化规范。考虑到居民和社区的综合需求和期望，应加强传统医疗服务的提供，使社区在卫生系统中发挥更积极的作用。

医疗卫生服务保健的发展需要有效地测量和评估。全民健康覆盖的测量包括以下内容：

(1) 基本卫生服务的覆盖率。

(2) 发生灾难性卫生支出的比例(WHO,2017)。

3.5.3 结论

有效的卫生系统，尤其是发展中国家的卫生系统，需要强有力的卫生政策作为基础。本章重点介绍了健康转型的各个阶段，这些健康转型促使发达国家和发展中国家不断改善其卫生行动和卫生政策制定。

本章还描述了全球卫生政策的里程碑事件和卫生政策转变的重要性及全球趋势，包括20世纪70年代的初级卫生保健、20世纪90年代的全球卫生倡议、2000年的千年发展目标，再到现在的可持续发展目标。通过分析各种卫生政策、健康结局和成就以及当前的卫生挑战和问题，讨论了全球卫生政策和全球化如何影响和改变发展中国家人民的健康。本章选择了三个案例研究，即土耳其的卫生系统改革、菲律宾征收罪恶税和印度的Ayushman Bharat计划，这些令人印象深刻的经验和证据有助于其他国家制定卫生政策时借鉴和参考。

全球以及各国卫生政策的实施都面临着多种挑战和陷阱。本章采用卫生系统模块框架和其他相关框架对此进行了解释，并为发展中国家卫生政策和健康状况提出了前进方向和战略的政策建议，包括：风险共担，最大限度地减少灾难性的自费支付；加强公私伙伴关系；循证决策、加强服务提供者的报告以及新技术的使用；权力下放与工作量分类，实施适当的转诊系统，增强社区卫生服务能力建设；培训、能力建设和基础设施投资；减少少数群体、弱势群体的差距和不平等以及实现全民健康覆盖和可持续发展目标的方法。

发展中国家为建设有效、有效率和公平的卫生系统而制定的决策比以往任何时候都更加重要，需要通过战略计划和实施模式的最佳组合来实现。新的挑战正在得到解决，包括可持续发展目标。希望本章能够为决策者提供信息，使其能够制定不仅基于知识，而且以结果为导向的政策设计。

（翻译：刘晓云）

参考文献

Adjuik, M., et al. (2006). Cause-specific mortality in sub-Saharan Africa and Bangladesh. Bulletin of the World Health Organization, 84, 181-92.

Atkinson, S., et al. (2005). Prevention and promotion in decentralized rural health systems: a comparative study from northeast Brazil. Health Policy Planning, 20, 69-79.

AIDSMap. Task Shifting: Successes from Mozambique and Rwanda, 5 September 2008. [Online] Available at: https://www.aidsmap.com/news/sep-2008/task-shifting-successes-mozambique-and-rwanda

Arya, N. and Santa Barbara, J. (2008). Peace Through Health: How Health Professionals Can Work for a Less Violent World. Sterling: Kumarian Press.

Bärnighausen, T. and Bloom, D. E. (2009). Financial incentives for return of service in underserved areas: a systematic review. BMC Health Services Research, 9, 86.

Bala, M.M., Strzeszynski, L., and Cahill, K. (2013). Mass media interventions for smoking cessation in adults. Cochrane Database of Systematic Review, (6), CD004704.

Baicker, K. and Chandra, A. (2017). 'Evidence-Based Health Policy', New England Journal of Medicine, 377(25); 2413-2415.

Baldwin, W.(2015).Population Health: Behavior and Social Science Insights: The Burden of Non-communicable Diseases in the Developing World.Agency for Health Care Research and Quality.[Online] Available at: https://www.ahrq.gov/professionals/education/curriculum tools/population-health/baldwin.html

Belaid, L., and Ridde, V.(2012).An implementation evaluation of a policy aiming to improve financial access to maternal health care in Djibo district, Burkina Faso.BMC Pregnancy and Childbirth, 12, 143.

Bhutta, Z., et al, 'Evidence-Based Interventions.' The Lancet, vol. 382, no. 9890 http://www. thelancet. com/journals/lancet/issue/vol382no9890/PIIS0140-6736(13)X6037-4, 2013, pp.452-477.

Bhutta ZA, Ahmed T, Black RE, et al, for the Maternal and Child Undernutrition Study Group.What works? Interventions for maternal and child undernutrition and survival.Lancet 2008; 371: 417-40.

Black, R., et al., 'Maternal and Child Undernutrition and Overweight in Low-Income and Middle-Income Countries, ' The Lancet, vol.382, no.9890 http://www.thelancet.com/journals/lancet/issue/vol382no9890/PIIS0140-6736(13)X6037-4, 2013, pp.427-451.

Black RE, Allen LH, Bhutta ZA, et al, for the Maternal and Child Undernutrition Study Group.Maternal and child undernutrition: global and regional exposures and health consequences.Lancet 2008; 371: 243-60.

Blake, N.M.(1956).Water for the Cities: A History of the Urban Water Supply Problem in the United States.Syracuse, NY: Syracuse University Press.

Caldwell, J.C.(2001).Population health in transition.Bulletin of the World Health Organization.79(2), 159-60.

Campbell, O.M.R.What are maternal health policies in developing countries and who drives them? A review of last-half century.[Online] Available at: https://www. gov. uk/dfid-research-outputs/what-are-maternal-health-policies-in-developing-countries-and-who-drives-them-a-review-of-the-last-half-century

Chongsuvivatwong, V., et al.(2011).Health and health-care systems in southeast Asia: diversity and transitions.The Lancet, 377, 429-37.

Chave, S.P.W.(1984).The origins and development of public health.In: Detels, R., et al.(eds.)Oxford Textbook of Public Health, Vol.1: History, Determinants, Scope, and Strategies.New York: Oxford University Press.

Chaulagai, C.N., et al.(2005).Design and implementation of a health management information system in Malawi: issues, innovations and results.Health Policy Planning, 20(6), 375-84.

Chou, D., Daelmans, B., Jolivet, R.R., Kinney, M., Say, L.(2015).Ending preventable maternal and newborn mortality and stillbirths. British Medical Journal.351: h4255.

Collier, Paul.(2007).The Bottom Billion: Why The Poorest Countries Are Failing and What Can Be Done About It.Oxford: Oxford University Press.

Coovadia et al.(2009).The health and health system of South Africa: historical roots of current public health challenges.Lancet, 374: 817-34.

Cornia Giovanni, A.(2001).Globalization and health: results and options.Bulletin of the World Health Organization, 79(9), 834-41.

de Neuezer, T.M., et al.(2001).Obesity and undernutrition in a very low income population in the city of Maceid, northern Brazil.British Journal of Nutrition, 86, 277-88.

Demeny, P.(1968).Early fertility decline in Austria-Hungary: a lesson in demographic transition.Daedalus, 97, 502-22.

Dikid, T., Jain, S.K., Sharma, A., Kumar, A., and Arain, J.P.(2013).Emerging and re-emerging infection in India: An overview.Indian Journal of Medical Research, 138, 19-31.

Díaz-Bonilla E., et al.(2002).Globalizing Health Benefits for Developing Countries.No.108 TMD Discussion Papers, International Food Policy Research Institute(IFPRI).[Online] Available at: https://EconPapers.repec.org/RePEc: fpr: tmddps: 108

Dussault, G.and Franceschini, M.C.(2006).Not enough there, too many here: understanding geographical imbalances in the distribution of the health workforce.Human Resources and Health, 4, 12.

Eberhardt, M.S.(2001).Urban and Rural Health Chartbook.Hyattsville, MD: National Center for Health Statistics.

Ekouevi, D.K., Karcher, S., and Coffie, P.A.(2011).Strengthening health systems through HIV monitoring in Sub-Saharan Africa.Current Opinion in HIVAIDS, 6(4), 245-50.

Elder, R.W., et al.(2004).Effectiveness of mass media campaigns for reducing drinking and driving and alcohol-involved crashes: a systematic review.American Journal of Preventive Medicine, 27, 57-65.

Ellen M.E., Lavis, J.N., Horowitz, E., and Berglas, R.(2018).How is the use of research evidence in health policy perceived? A comparison between the reporting of researchers and policy-makers.Health Research Policy and Systems, 16, 64.

Erasmus, E.and Gilson, L.(2008).How to start thinking about investigating power in the organizational settings of policy implementation.Health Policy Planning,23,361-8.

Erasmus,E.,Gilson,L.,Govender,V.,and Nkosi,M.(2017).Organisational culture and trust as influences over the implementation of equity-oriented policy in two South African case study hospitals.International Journal for Equity in Health,16(1),164.

Fee,E.(1987).Disease and Discovery:A History of the Johns Hopkins School of Hygiene and Public Health 1916-1939.Baltimore,MD:Johns Hopkins University Press.

Field JO,Levinson FJ.(1975).Nutrition and development:dynamics of political commitment.Food Policy,1(1):53-61.

Forsbereg,Le Thanh(2011).The Political Economy of Health Care Reform in Vietnam.Oxford-Princeton Global Leaders Program,Working Paper.

Garg,S.(2018).'Universal health coverage in India:Newer innovations and the role of public health.',Indian Journal of Public Health,62(3);167-170.

Green A,et al.(2011).Health policy processes in maternal health:a comparison of Vietnam,India and China.Health Policy,100(2-3),167-73.

Guha-Sapir,D.and D'Aoust,O.(2010).'Demographic and health consequences of civil,LT 2011,'Political Economy of Health care reform in Vietnam',paper presented in Oxford symposium on urbanization,health and human security:Challenges conflict',World Development Report,pp.12-34.

Gilligan J.(2000).Violence in public health and preventive medicine.Lancet,355,1802-4.

Gilson,L.,Schneider,H.,and Orgill,M.(2014).Practice and power:a review and interpretive synthesis focused on the exercise of discretionary power in policy implementation by front-line providers and managers.Health Policy Planning,29,iii51-69.

Gilson,L.,Schneider,H.,and Orgill,M.(2014).Practice and power:a review and interpretive synthesis focused on the exercise of discretionary power in policy implementation by front-line providers and managers.Health Policy Planning,29,iii51-69.

Grilli,R.,Ramsay,C.,and Minozzi S.(2002).Mass media interventions:effects on health services utilization.Cochrane Database of Systematic Review,(1),CD000389.

Goudsblom,J.(1986).Public health and the civilizing process.The Milbank Quarterly,64(2),161-88.

Grépin,K.A.,et al.(2017).Donor funding health policy and systems research in low-and middle-income countries:how much,from where and to whom.Journal of Health Services Research&Policy,15,68.

Hafner.T.and Shiffman,J.(2013).The emergence of global attention to health systems strengthening.Health Policy Planning 28:41-50.

Ha,B.T.,Green,A.,Gerein,N.,and Danielsen,K.(2010).Health policy processes in Vietnam:a comparison of three maternal health case studies.Health Policy,98(2-3),178-85.

Hanlon,G.and Pickett,J.(1984).Public Health Administration and Practice.St Louis,MO:Times Mirror/Mosby.

Harries,A.D.,et al.(2011).Operational research in Malawi:making a difference with cotrimoxazole preventive therapy in patients with tuberculosis and HIV.BMC Public Health,11,593-10.

Heymann.D.L.(2009).Emerging and Re-Emerging Infections.Oxford:Oxford University Press,pp.1264-76.

Horton.et al.(2013)."The Economic Rationale for Investing in Stunting Reduction."GCC Working Paper Series,GCC 13-08.

Jørn,B.,et al.(2007).Health information systems in developing countries.MIS Quarterly,31,1-XXX.

Kapoor,S.K.and Anand,K.(2002).Nutritional transition:a public health challenge in developing countries.Journal of Epidemiological Community Health,56,804-805.

Kaldor,M.(2007).Human Security:Reflections on Globalization and Intervention.Cambridge:Polity Press.

Kawonga,M.,Blaauw,D.,and Fonn,S.(2012).Aligning vertical interventions to health systems:a case study of the HIV monitoring and evaluation system in South Africa.Health Research Policy Systems,10,2.

Keni,B.H.(2006).Training competent and effective primary health care workers to fill a void in the outer islands health service delivery of the Marshall Islands of Micronesia.Human Resources and Health,4,27.

Khan,M.S.,et al.(2018).How do external donors influence national health policy processes? Experiences of domestic policy actors in Cambodia and Pakistan.Health Policy Planning,33,215-23.

Koduah,A.,van Dijk,H.,and Agyepong,I.A.(2015).The role of policy actors and contextual factors in policy agenda setting and formulation:maternal fee exemption policies in Ghana over four and a half decades.Health Research Policy and Systems,13,27.

Kopel,D.B.(1995).Guns,germs and science:public health approaches to gun control.Journal of the Medical Association of Georgia,84(6),269-73.

Krause,K.,Muggah,R.,and Gilgen,E.(2011).Global Burden of Armed Violence 2011:Lethal Encounters.Cambridge:Cambridge University Press.

Kruk, M.E., Gage, A.D., Arsenault, C., Jordan, K., Leslie, H.H., Roder DeWan, S., et al.(2018).'High-quality health systems in the Sustainable Development Goals era: time for a revolution', The Lancet Global Health, 6(11); PE1196-E1252

Krug, E., Dahlberg, L., Mercy, J., Zwi, A., and Lozano, R.(2002). World Report on Violence and Health. Geneva: World Health Organization.

Kovačić, N.(2014). Globalization and the impact of globalization on the health industry. Interdisciplinary Management Research, 10, 684-95.

Lavis, J., et al.(2005). Towards systematic reviews that inform health care management and policy-making. Journal of Health Services Research&Policy, 10 Suppl 1, 35-48.

Lee, K.(2001). A dialogue of the deaf? The health impacts of globalisation. Journal of Epidemiology and Community Health, 55 (9), 619.

Lee, K.(2000). The impact of globalization on public health: implications for the UK faculty of Public Health Medicine. Journal of Public Health and Medicine, 22(3), 253-62.

Lemard, G.(2004). Violence as a Global Health Challenge: A Case Analysis of Jamaica Using an Interdisciplinary Approach. PhD International Studies, University of Miami, FL.

Lehmann, U.(2008). Mid-level Workers. The State of the Evidence on Programmes, Activities, Costs and Impact on Health Outcomes. A Literature Review. Geneva: World Health Organization.

Lehmann, U., Dieleman, M., and Martineau, T.(2008). Staffing remote rural areas in middle-and low-income countries: a literature review of attraction and retention. BMC Health Services&Research, 8, 19.

Levinson, F.J. and Yarlini Balarajan, Addressing malnutrition multi-sectorally. What have we learned from recent international experience? United Nations, 2013.

London, J.D.(2008). Reasserting the state in Vietnam health care and the logics of market-Leninism. Policy and Society, 27, 115-28.

Martens, P.(2002). Health transitions in a globalizing world: towards more disease or sustained health? .Futures, 37, 635-48.

Maternal Health Task Force(n.d.). Ending Preventable Maternal Mortality. [Online] Available at: https://www.mhtf.org/projects/ending-preventable-maternal-mortality/

Maillacheruvu, P. and McDuff, E.(2014). South African's return to primary care: the struggles and strides of primary health care system. Journal of Global Health. [Online] Available at: https://www.ghjournal.org/south-africas-return-to-primary-care-the-struggles-and-strides-of-the-primary-health-care-system/

Mate, K.S., Bennett, B., Mphatswe, W., Barker, P., and Rollins, N.(2009). Challenges for routine health system data management in a large public programme to prevent mother-to-child HIV transmission in South Africa. PLoS One, 4(5), e5483.

Mayosi, Bongani M and Benatar, Solomon R. Health and health care in South Africa—20 years after Mandela; NEJMsr1405012, 2014 Oct 2; 371(14): 1344-53.

Mphatswe, W., et al.(2012). Improving public Health information: a data quality intervention in KwaZulu-Natal, South Africa. Bulletin of the World Health Organization, 90(3), 176-82.

Mpofu, M., et al.(2014). Strengthening monitoring and evaluation(M&E) and building sustainable health information systems in resource limited countries: lessons learned from an M&E task-shifting initiative in Botswana. BMC Public Health, 14, 1032.

Morens, D.M. and Fauci, A.S.(2013). Emerging infectious diseases: threat to human health and global stability. PLoS Pathogens, 9, e1003467.

McAuliffe, E., et al.(2009). Measuring and managing the work environment of the mid-level provider—the neglected human resource. Human Resources for Health, 7, 13.

Médicins Sans Frontières(2007). Help Wanted. Confronting the Health Care Worker Crisis to Expand Access to HIV/AIDS Treatment. Johannesburg: Médicins Sans Frontières.

Notestein, F.W.(1945). Population—The Long View. In Theodore W. Schultz, Ed., Food for the World. Chicago: University of Chicago Press.

NIH Curriculum Supplement Series(2007). National Institute of Health(US); Biological science curricular study. Understanding Emerging and Re-emerging Infectious Diseases. [Online] Available at: https://www.ncbi.nlm.nih.gov/books/NBK20370/

Nathan, L.(2005). The Frightful Inadequacy of the Statistics: A Critique of Collier and Hoeffler on the Causes of Civil War, Discussion paper no.11. London: Crisis States Research Network.

OECD(2003)."Investing in Health to Reduce Poverty", in Development Co-operation Report 2002: Efforts and Policies of the Members of the Development Assistance Committee, O Publishing, Paris.

OECD(2009). Armed Violence Reduction: Enabling Development. Paris: Organisation for Economic Co-operation and Development. [Online] Available at: https://www.oecd.org/dac/conflict-fragility-resilience/docs/armed%20violence%20reduction.pdf

Organisation for Economic Co-operation and Development(2003). DAC Guidelines and Reference Series-Poverty and Health: OECD Publications.

Omran, A.R.(1971). The epidemiologic transition: a theory of the epidemiology of population change. Milbank Memorial Fund Quarterly, 49, 509-38.

Omran, A.R.(1998). The epidemiological transition revisited thirty years later. World Health Statistics Quarterly, 51, 99-191.

Orach, C.G.(2009). Health equity: challenges in low income countries. African Health Sciences, 9, 49-51.

Orton, L., Lloyd-Williams, F., Taylor-Robinson, D., O'Flaherty, M., and Capewell, S.(2011). The use of research evidence in public health decision-making processes: systematic review. PLoS One, 6, e21704.

Owen, A., Wu, S., and Owen, A.L.(2007). Is trade good for your health? Is trade good for your health? Review of International Economics, 15(4), 660-82.

Pang, T. and Guindon, G.E.(2004). Globalization and risks to health. EMBO Report, 5, S11-16.

Prabhat, J., et al.(2002). Improving Health Outcomes of the Poor: The Report of Working Group 5 of the Commission on Macroeconomics and Health. [Online] Available at: https://apps.who.int/iris/handle/10665/42488

Rosenkrantz, B.G.(1972). Public health and the State; changing views in Massachusetts, 1842-1936. Cambridge, Harvard University Press.

Roland(2017). Social Media, Health Policy, and Knowledge Translation; J Am Coll Radiol 2018; 15: 149-152. Crown Copyright©2017 Published by Elsevier on behalf of American College of Radiology.

Ruger, J.P.(2004). Combating HIV/AIDS in developing countries. British Medical Journal, 329, 121.

Ruel MT, Alderman H, and the Maternal and Child Nutrition Study Group. Nutrition-sensitive interventions and programmes: how can they help to accelerate progress in improving maternal and child nutrition? Lancet 2013; published online June 6. http://dx.doi.org/10.1016/S0140-6736(13)60843-0.

Sarma, N.(2017). Emerging and re-emerging infectious diseases in Southeast Asia. Indian Journal of Dermatology, 62, 451-5.

Singh, M., Chakraborty, A., Kumar, S., and Kumar, A.(2017). The epidemiology of Dengue viral infection in developing countries: a systematic review. Journal of Health Research and Reviews, 4, 104-7.

Shiffman, J. and Smith, S.(2007). Generation of political priority for global health initiatives: a framework and case study of maternal mortality. The Lancet, 370, 1370-9.

South African Department of Health(2007). HIV&AIDS and STI Strategic Plan for South Africa, 2007-2011. Pretoria: Department of Health.

Staton, F.S., Bhosle, M.J., Camacho, F.T., Feldman, S.R., and Balkrisnan, R.(2007). How PAs improve access to care for the underserved. JAAPA, 20, 32-36.

Speybroeck, N., Kinfu, Y., Dal Poz, M.R., and Evans, D.B.(2006). Reassessing the Relationship Between Human Resources for Health, Intervention Coverage and Health Outcomes. Evidence and Information for Policy. Geneva: World Health Organization. [Online] Available at: https://www.who.int/hrh/documents/reassessing_relationship.pdf

Suchman, L., Hart, B.A. and Montagu, D.(2018). 'Public-private partnerships in practice: collaborating to improve health finance policy in Ghana and Kenya.', Health Policy and Planning, 33(7); 777-785.

Tollman, S.M., Kahn, K., Sartorius, B., Collinson, M.A., Clark, S.J., and Garenne, M.L.(2008). Implications of mortality transition for primary health care in rural South Africa: a population based surveillance study. The Lancet, 372, 893-901.

Thompson, B., Molina, Y., Viswanath, K., Warnecke, R. and Prelip, M.L.(2016). 'Strategies to Empower Communities to Reduce Health Disparities', Health Aff(Millwood), 35(8); 1424-1428.

Tomasi, E., Facchini, L.A. and de Fatima Santos Maia, M.(2004). 'Health information technology in primary health care in developing countries: a literature review', Bulletin of the World Health Organisation, 82(11); 867-874.

Turner, J.B.(ed.).(1977). Encyclopedia of Social Work(17th ed). Washington, DC: National Association of Social Workers.

Tulchinsky, T.H. and Varavikova, E.A.(2008). The New Public Health(2nd ed). San Diego, CA: Elsevier Academic Press, Chapter 15.

Lehmann, U. and Gilson, L.(2013). Actor interfaces and practices of power in a community health worker programme: a South African study of unintended policy outcomes.Health Policy Planning,28,358-66.

USAID(2007).Data Quality Assurance Tool for Program-Level Indicators.[Online]Available at:https://www.measureevaluation.org/resources/publications/ms-07-19

UNAIDS(2010).Progress Report of the National Response to the 2001 Declaration of the Commitment on HIV and AIDS:Botswana Country Report,2010.[Online]Available at:https://data.unaids.org/pub/report/2010/botswana_2010_country_progress_report_en.pdf

UNAIDS(2018).Fact Sheet-July 2018;2017 global HIV statistics.[Online]Available at:http://www.unaids.org/sites/default/files/media_asset/UNAIDS_FactSheet_en.pdf

Valenti,M.,Ormhaug,C.M.,Mtonga,R.E.,and Loretz,J.(2007).Armed violence:a health problem,a public health approach.Journal of Public Health Policy,28,389-400.

Victora.,et al.'Maternal and Child Undernutrition and Overweight in Low-Income and Middle-Income Countries,'The Lancet,http://www.thelancet.com/journals/lancet/issue/vol382no9890/PIIS0140-6736(13)X6037-4.382,no.9890,2013,pp.427-451.

Watts,G.(2009).The health benefits of tackling climate change—an executive summary for The Lancet Series.The Lancet,1-8.[Online]Available at:https://www.thelancet.com/pb/assets/raw/Lancet/stories/series/health-and-climate-change.pdf

Wallace,L.S.(2013).'A View of Healthcare Around the World',Annals of Family Medicine,11(1),84.

Wallace,J.,Nwosu,B.,and Clarke,M.(2012).Barriers to the uptake of evidence from systematic reviews and meta-analyses:a systematic review of decision makers' perceptions.BMJ Open,2,e001220.

Watts N,et al.(2015).The Lancet Commissions Health and climate change:policy responses to protect public health.The Lancet,386(15).doi.org/10.1016/S0140-6736(15)60854-6.

Welander,A.,Lyttkens C,and Nilsson T.(2014).Globalization and Child Health in Developing Countries:The Role of Democracy.[Online]Available at:http://www.ifn.se/wfiles/wp/wp1016.pdf

Winslow,C.E.A.(1923).The Evolution and Significance of the Modern Public Health Campaign.South Burlington,VT:Journal of Public Health Policy.

Whitehead,M.,Petticrew,M.,Graham,H.,Macintyre,S.J.,Bambra,C.,and Egan,M.(2004).Evidence for public health policy on inequalities:2:assembling the evidence jigsaw.J Epidemiol Community Health,58,817-21.

World Health Organization.(2015).Trends in maternal mortality:1990-2010 WHO,UNICEF,UNFPA and The World Bank estimates.WHO Press,Geneva,Switzerland.[Online]Available at:https://www.afro.who.int/sites/default/files/2017-05/trends-in-maternal-mortality-1990-to-2015.pdf

World Health Organization.Regional Office for the Western Pacific.(2016).Sustainable development goals(SDGs):Goal 3.Target 3.1:By 2030,reduce the global maternal mortality ratio to less than 70 per 100,000 live births[poster].Manila,WHO Regional Office for the Western Pacific.[Online]Available at:https://apps.who.int/iris/handle/10665/208272

Wohl,A.S.(1983).Endangered Lives:Public Health in Victorian Britain.Cambridge,MA:Harvard University Press.

World Health Organization (2018). Non-communicable diseases, key facts. [Online] Available at: http://www. who. int/news-room/fact-sheets/detail/noncommunicable-diseases

World Health Organization(2017).WHO HIV updates 2017—Global and regional epidemic;progress and cascade;policy updates and accountability.[Online]Available at:https://www.who.int/hiv/pub/progressreports/en/

Worldwatch Institute(2018).Study highlights four key health challenges in developing countries;China struggling with all.[Online]Available at:http://www.worldwatch.org/study-highlights-four-key-health-challenges-developing-countries-china-struggling-all

World Health Organization(2000).World Health Report 2000:Health Systems—Improving Performance.Geneva:World Health Organization.[Online]Available at:http://www.who.int/whr/2000/en/

World Health Organization(2014).Health Statistics and Information Systems.[Online]Available at:https://www.who.int/healthinfo/facility_information_systems/Facility_Community_Data_Toolkit_final.pdf? ua=1

World Health Organization(2008).Tobacco Use and its Impact on Health.[Online]Available at:http://www.who.int/tobacco/publications/gender/en_tfi_gender_women_prevalence_tobacco_use.pdf

World Health Organization WHO 2008(2008).Task Shifting:Global Recommendations and Guidelines.Geneva:World Health Organization.

Yamada,T.,Chen,C.C.,Chiu,I.M.,and Rizvi,S.W.(2013).Non-communicable diseases in developing countries:causes and health policy/program assessments.Journal of Tropical Diseases,1,117.

3.6 发达国家的卫生政策

推动公共卫生政策变化的社会和政治进程的最佳策略是进行跨国比较(Nathanson,2009)。

3.6.1 公共卫生政策的本质和范围

公共卫生政策的范围和目的可以从广泛使用的公共卫生定义中隐含地体现出来。温斯洛的定义在英格兰《艾奇逊报告》中被调整为"通过社会有组织的努力,预防疾病、延长寿命和促进健康的科学与艺术"(社会服务国务大臣,1988)。

因此,公共卫生政策被认为是指导"有组织的努力"来保护和改善健康的政策。然而,这些政策的范围在很大程度上取决于"有组织的努力"所包含的内容,以及如何理解集中的"有组织的努力"与分散的、非正式的、缺乏组织的,甚至可能是"自发的努力"之间的关系。集中使用知识与分散使用知识在保护和增进健康方面的相对重要性和合法性是公共卫生政策讨论中的一个共同的、基本的主题。

首先要通过决定哪些国家目前被归类为"发达"来定义地缘政治范围。答案具有多种可能性,但为了本章的目的,范围被划定为:经济合作与发展组织(OECD)的33个不符合"新兴"标准的成员国、未列入OECD名单的5个欧盟成员国(下文中用"欧盟"标注)和新加坡。这39个国家的分组如下:西欧21个(奥地利、比利时、塞浦路斯(欧盟)、丹麦、芬兰、法国、德国、希腊、冰岛、爱尔兰、意大利、卢森堡、马耳他(欧盟)、荷兰、挪威、葡萄牙、西班牙、瑞典、瑞士、英国以及以色列;东欧11个(保加利亚(欧盟)、克罗地亚(欧盟)、捷克共和国、爱沙尼亚、匈牙利、拉脱维亚、立陶宛、波兰、罗马尼亚(欧盟)、斯洛伐克、斯洛文尼亚);亚洲发达国家3个(日本、韩国和新加坡);其他发达国家3个(加拿大、澳大利亚、新西兰)。为了减少最后一组的潜在异质性,并考虑到其地缘政治的重要性,将美国单独列为一组。

政策作为一个话题,之所以能引起人们的兴趣,源于一个假设:政策指导行动,并且为保护健康、促进健康而采取的审慎行动影响是实际健康趋势的主要决定因素。对健康趋势的简要回顾为考虑健康政策提供了背景。

3.6.2 背景:1950年以来的生存趋势

政策分析通常以国家为单位。全球疾病负担项目提供了1950年至2017年儿童死亡率(5岁以下儿童死亡风险)和成人早死率(即在特定年龄死亡率保持不变的情况下,15岁人口在60岁前的死亡风险)趋势的估计数。

3.6.2.1 儿童生存

15岁青少年在60岁之前死亡的风险见表3.6.1。

表3.6.1 15岁青少年在60岁之前死亡的风险

男性					女性				
		1950年	1990年	2017年			1950年	1990年	2017年
1	瑞士	0.200	0.122	0.054	1	新加坡	0.254	0.080	0.034
2	新加坡	0.407	0.133	0.060	2	瑞士	0.135	0.061	0.034
3	瑞典	0.158	0.114	0.063	3	韩国	0.424	0.098	0.035
4	意大利	0.204	0.131	0.064	4	日本	0.254	0.053	0.036
5	荷兰	0.145	0.117	0.065	5	意大利	0.143	0.061	0.037
6	以色列	0.106	0.103	0.067	6	冰岛	0.125	0.068	0.037
7	挪威	0.152	0.131	0.067	7	西班牙	0.175	0.059	0.037
8	日本	0.307	0.107	0.069	8	以色列	0.088	0.066	0.038
9	爱尔兰	0.222	0.131	0.070	9	塞浦路斯	0.145	0.065	0.039
10	冰岛	0.188	0.112	0.071	10	瑞典	0.124	0.065	0.040
11	马耳他	0.202	0.103	0.073	11	马耳他	0.162	0.062	0.041
12	卢森堡	0.236	0.158	0.074	12	挪威	0.108	0.066	0.042
13	西班牙	0.260	0.144	0.075	13	斯洛文尼亚	0.229	0.083	0.043
14	奥地利	0.241	0.153	0.079	14	葡萄牙	0.181	0.079	0.043
15	塞浦路斯	0.237	0.120	0.080	15	芬兰	0.165	0.070	0.043
16	澳大利亚	0.209	0.126	0.080	16	奥地利	0.159	0.074	0.044
17	韩国	0.755	0.231	0.082	17	爱尔兰	0.195	0.079	0.045
18	英国	0.207	0.129	0.083	18	澳大利亚	0.138	0.067	0.045
19	丹麦	0.159	0.153	0.084	19	法国	0.149	0.066	0.046
20	加拿大	0.201	0.129	0.085	20	希腊	0.140	0.054	0.047
21	比利时	0.237	0.137	0.086	21	克罗地亚	0.227	0.087	0.048
22	新西兰	0.191	0.141	0.087	22	卢森堡	0.156	0.079	0.048
23	法国	0.224	0.160	0.092	23	德国	0.131	0.076	0.050
24	德国	0.212	0.156	0.093	24	比利时	0.152	0.075	0.050
25	芬兰	0.321	0.182	0.096	25	荷兰	0.113	0.068	0.051
26	希腊	0.197	0.114	0.097	26	加拿大	0.143	0.070	0.052
27	斯洛文尼亚	0.348	0.208	0.097	27	丹麦	0.128	0.100	0.052
28	葡萄牙	0.271	0.174	0.101	28	捷克	0.161	0.095	0.054
29	捷克	0.246	0.230	0.108	29	新西兰	0.147	0.094	0.054
30	克罗地亚	0.326	0.219	0.117	30	英国	0.140	0.078	0.055
31	美国	0.259	0.170	0.140	31	波兰	0.188	0.100	0.061
32	斯洛伐克	0.246	0.268	0.140	32	爱沙尼亚	0.145	0.108	0.062

续表

男	性			女	性		
		1950年	1990年	2017年			1950年	1990年	2017年
33	波兰	0.283	0.259	0.158	33	斯洛伐克	0.189	0.103	0.062
34	匈牙利	0.254	0.302	0.165	34	匈牙利	0.184	0.131	0.075
35	爱沙尼亚	0.275	0.299	0.166	35	罗马尼亚	0.162	0.112	0.079
36	保加利亚	0.220	0.215	0.188	36	立陶宛	0.143	0.106	0.080
37	罗马尼亚	0.216	0.235	0.193	37	拉脱维亚	0.136	0.116	0.082
38	拉脱维亚	0.248	0.306	0.225	38	美国	0.159	0.090	0.082
39	立陶宛	0.241	0.285	0.240	39	保加利亚	0.175	0.096	0.086

注：假设死亡率保持在1950年、1990年和2017年的水平上不同性别的情况；根据2017年各国的不同性别估计值排名。

自20世纪中叶以来，最令人瞩目的发现是儿童存活率在全球范围内得到显著提高。这延续了20世纪上半叶的成果。自1950年以来，从比例上看，5岁以下儿童死亡风险平均下降了95%左右，从绝对值上看，从约7.5%下降到约0.04%（跨国的未加权平均值）。这些转变表明，儿童健康的决定因素普遍得到改善。在这一中心趋势周围，不同国家之间也有一些有趣的变化，如图3.6.1中所示的对数刻度显示的那样：亚洲发达国家改善最为显著，其群体平均值从最高变为最低；而改善最小的是美国，其平均值从1950年低于任何群体平均值到2017年高于任何群体平均值。东欧国家群体，起初风险较高，从20世纪60年代中期开始迅速改善，在20世纪90年代中期再次改善，其间经历了停滞期。

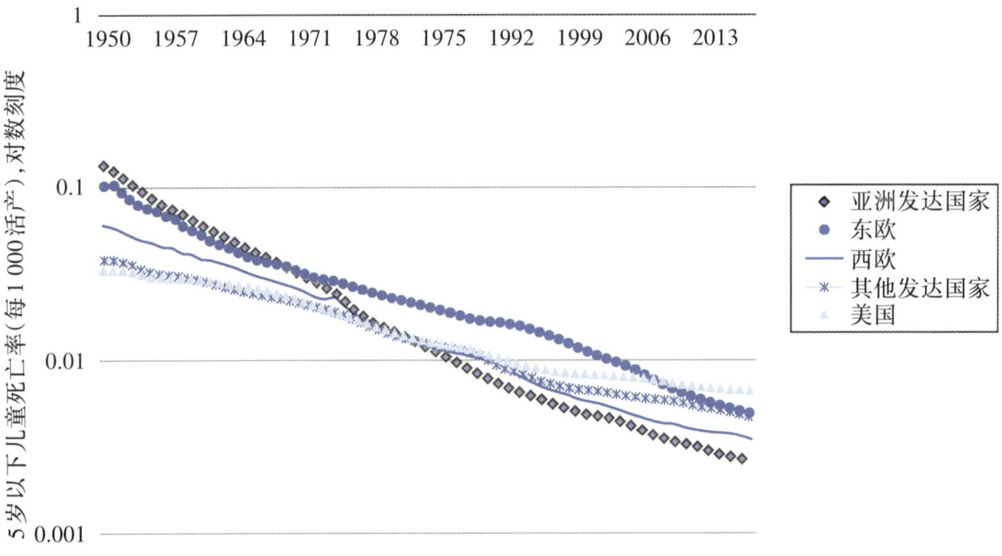

图3.6.1　1950—2017年5岁以下儿童死亡风险

注：包括4个国家组的未加权平均值，美国单独显示。有关国家组的成员资格，请参阅第3.6.1节。

资料来源：Global Burden of Disease Collaborative Network (2017). (Seattle, United States: Institute for Health Metrics and Evaluation (IHME)).

3.6.2.2 成人生存

表3.6.1显示了39个国家1950年、1990年和2017年的成人死亡率估计值。

图3.6.2和表3.6.1中，早死率趋势揭示了一些惊人的差异：从20世纪60年代中期开始，东欧国家男性死亡率大幅上升，女性死亡率无明显变化，总体从20世纪90年代中期开始再次下降。同样引人注目的是，从

20世纪80年代初开始，美国成人死亡率无明显下降。相对而言，以下情况在女性中更为明显：到2017年，只有匈牙利、拉脱维亚、立陶宛和保加利亚的妇女早死率高于美国，大约是其他除东欧以外所有国家中位数水平的两倍。

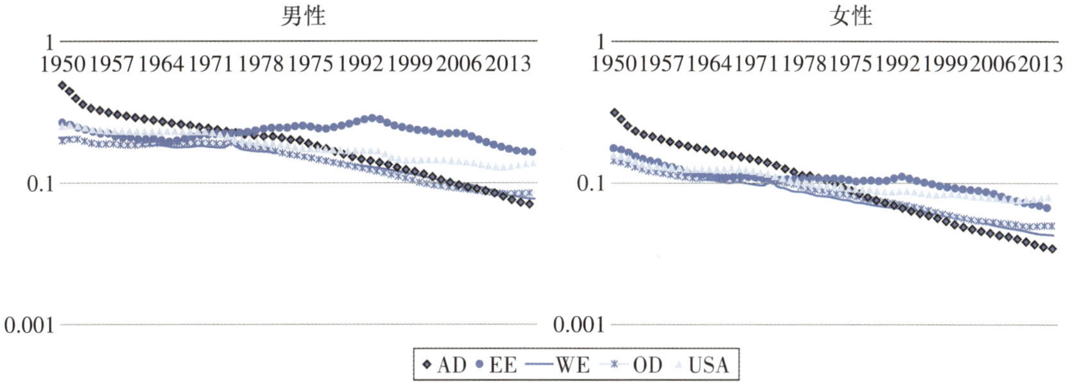

图3.6.2 1950—2017年15～60岁死亡的风险

注：四个国家组的未加权平均值，美国单独显示；半对数刻度。

AD：Asian Developed，亚洲发达国家；EE：East Europe，东欧；WE：West Europe，西欧；OD：Other Developed，其他发达国家；USA：美国。

资料来源：Global Burden of Disease Collaborative Network（2017）.（Seattle，United States：Institute for Health Metrics and Evaluation（IHME））.

与儿童死亡率的下降相比，成人过早死亡风险的下降幅度较小且在不同地区呈现出较大的差异。总体而言，1950—2017年，男性女性的早死风险大致都下降了一半。对于男性来说，亚洲发达国家的比例下降幅度最大（近85%），而东欧和美国的下降幅度分别为36%和45%。在2017年，男性的早死风险在亚洲发达国家、西欧和其他发达国家组别约为8%，而在美国和东欧地区的早死风险是这个数字的两倍。

在变化性质上，儿童和成人存活率可以看到一些相似之处：美国和东欧相对于其他群体表现出滞后，但滞后发生在不同的时期。东欧的生存趋势改善非常迅速，直到20世纪60年代中期之后，儿童存活率的改善才开始减缓。成年女性的存活率则停滞不前，而成年男性则出现了反向趋势（在某些情况下甚至是灾难性的）。从20世纪90年代中期开始，东欧的不利趋势发生了变化。然而，东欧各国的改善速度差异在加剧。

这些生存率所展示出的明显变化值得深思。“政策”扮演的角色并不明确，各级政府、官员、专家和公民在个体层面以及作为集体（如国家和专业组织、公司、社会运动和家庭）所扮演的角色也并不明显。

3.6.3 制度、知识和政策

3.6.3.1 制度

由于国家（和次国家）边界将具有不同健康趋势的人群分隔开来，因此可以认为这些趋势不仅反映了构成这些集合体个体的特征，而且还反映了这些个体所生活的不同国家和次国家的制度背景。在此应该不仅仅将制度解读为正式构成的组织，比如国家，还包括不那么正式和更基本的基于规则的结构，这些结构构成了社会生活的模式（Searle，2005；Searle，2010）。这种制度结构可能具有自己长期的演变模式，很多情况下这种演变都隐藏在政治领域明显发展的表面之下（Williamson，2000；Telen，2004）。

Constance Nathanson开展了一项具有里程碑意义的系统研究，比较了美国、加拿大、英国和法国针对20世纪初的两种公共卫生挑战（婴儿死亡率和结核病）以及20世纪后期的两种挑战（吸烟和注射吸毒者的艾滋病毒感染)的应对。她的研究揭示了为应对健康风险的社会响应的多样性、复杂性和丰富性(Nathanson,2009)。尽管目前普遍认为国家机构的作用对公共卫生应对至关重要,但她并未发现国家机构的强度(在法国可能较高,在美国可能较低)与社会对健康风险的应对的性质和力度之间存在简单的关系。她的工作有助于澄清国家与非国家"行动者"之间的关系,揭示了前者在健康风险的社会应对中的贡献通常是有限的,至少在最早的创造性阶段是如此,因为社会才刚刚开始对健康危害作出响应。

> 在八个当代国家的案例组合中,只有加拿大的艾滋病药物一例体现出了在认识和解决公共卫生问题方面,地方公共卫生官员或部门发挥的领导作用。

在国家层面(不同于次国家层面),她确实发现了一个引人注目的、由国家发起行动迅速而成功的案例,即英国政府面对注射吸毒者中艾滋病公共卫生危机的响应。虽然国家行为体的贡献在最初阶段可能有限,但一旦政策进程开始演变,国家行为体通常就会与民间组织积极合作。国家通常领导项目的执行工作。Nathanson提出了公共卫生行动的三个主要决定因素:国家、集体行动和风险的构建。并且她将她的任务视为理解"结构、机会和人的能动性如何相互作用,以创造或抑制变化的可能性"。她以"社会建构主义者"的身份写作,讲述公共卫生"故事",很少尝试评估对客观健康趋势的影响,也很少关注有关疾病和伤害原因的客观知识的进步。相反,她专注于"风险的构建",风险的构建遵循自己的时间表,在某种程度上独立于客观知识的进步。与疾病的病原菌学说的早期影响有关,她指出:

> 法国公共卫生在19世纪后期重新焕发活力,这在很大程度上要归功于巴斯德对法国医学和科学的非凡影响……然而,除了反对婴儿死亡率的运动(这与巴斯德无关)之外,实际结果微乎其微。

虽然她的方法很好地阐明了人类能动性的重要性以及社会动员如何应对公共卫生挑战,但她相对忽视了不断增加的新知识产出和传播,以及她对行动与结果之间联系的粗略涉猎,致使她的解释并不完整。

3.6.3.2 知识的增长

现代社会的特点是新知识大量产生与增加,随着时间的推移,这一过程有加速的趋势。据估计全球科学的产出每9年翻一倍(Bornmann,Mutz,2015)。美国和其他英语国家以及斯堪的纳维亚半岛的医学研究产出最高。根据人口规模进行调整后,情况依旧如此。东欧和南欧公共卫生科学的研究产出总体遵循类似的模式,但在公共卫生方面的产出明显较低(Clarke et al.,2007)。

3.6.3.3 知识:"干预"及较少的直接影响

知识增长与健康改善之间的广泛时间巧合暗示前者很可能是后者的根本原因。但知识进步实际上如何促进健康改善的问题仍然不明确。一个突出的观点是,知识最重要的运用体现在"干预措施"中。对"干预措施"概念的不断运用与越来越多地依赖随机对照试验来提供"有效方法"的可靠证据息息相关。在每个活动领域,往往会总结证据,确定"有效干预措施",以便为"决策者"提供帮助。

对照试验的干预组提供了一个模型,可以理解知识如何为整个人群带来好处。但是关于疾病和伤害因素的知识在日常生活中的应用经常与对照试验的干预组中发生的情境不同。在预防性对照试验中,机构——决定"应该做什么",并且执行该决定的能力——掌握在"干预者"手中。因此,"干预"的概念带来了一个观念,即干预措施的行动权在"干预者"手中,也就是在专业人士和官员手中。在此框架下,所需要的只是"决策者"们留意专家们关于"有效干预"范围的建议,以实现现有知识的好处。这种解释是不充分的。

在思考公共卫生政策时,干预措施是问题的核心。这些问题更早地出现在由Thomas McKeown提出关于19世纪末和20世纪初英格兰和威尔士死亡率迅速下降原因的观点引发的辩论中。McKeown在一系列出版物中指出，并没有新的有效干预措施（用他的术语来说就是“医疗手段”）可以解释死亡率的有利转变。这些变化一定是由其他原因引起的。在他眼里，“意外事件”就是营养状况的改善。他通过引用福尔摩斯的逻辑来证明他的选择：“当你排除了不可能的，无论剩下什么，无论多么不可思议，一定是真相。”（McKeown，1988）

McKeown不可靠的隐含逻辑是：如果不是“融入干预的知识”，那就不是知识。然而，他将改善营养状况作为替代解释的选择被社会、人口和经济历史学家认为是不可信的。这些批评家指出这一观点缺乏关于饮食突然变化的证据，并强调了人民和国家组织改革在促进卫生改革方面的重要性（Szreter，1988），以及家庭在降低育儿风险实施中的重要性。在19世纪末和20世纪初，家庭是关键的参与者：

> 这场革命不仅体现在医生对疾病的思考方式上，还体现在越来越多地认识到家庭可以通过自己的行动控制自己的命运，并通过避免某些众所周知的感染源预防疾病的意识（Mokyr，2002）。

关于儿童抚养实践在死亡率快速下降期间的相关变化，可以从Mokyr和Stein（1997）、Cowan（1983）、Tomes（1998）以及Preston和Haines（1991）的作品中进一步查到。

家庭对新知识的接受并非自主进行，而是取决于劝导。

> 劝导需要共享的证据标准、权威链条、信任网络以及可接受的逻辑和证据规则。话语和沟通规则的变化，与科学挖掘出的知识一样，是构成“现代”健康和寿命变化的背景（Mokyr，2002）。

换句话说，重要的不仅是知识的发展，还有知识的传播以及相关机构的演变，这些提高了新知识的接受度并促进了知识的运用。

经济历史学家Simon Kuznets认为知识的进步对现代经济发展至关重要（Kuznets，1973）；Mokyr（2002）和Deaton（2013）都将经济发展和健康改善视为知识进步的共同却各自独立的产物，它们分别被知识的进步推动，但并不一定是同步发展的。

因此，对于理解近期趋势的两个重要结论是：① 知识的进步（广义上理解为“有用知识”，不仅限于课本内容的知识，还包括日常生活中的知识）对健康改善至关重要，并通过直接和间接两种途径发挥作用；② 相关知识的说服力取决于制度背景的演变，这些演变增强了对新观念的接受度。

3.6.4　健康趋势的原因

3.6.4.1　儿童健康

儿童死亡率的趋势并没有像成人存活率那样出现大幅波动和逆转，现在已经趋于极低水平。减少儿童健康风险的措施通常面临的阻力较少，并得到广泛接受和应用。有一个例外是反疫苗运动对免疫覆盖率的影响，这导致麻疹的发病率和死亡率上升（Kmietowicz，2018）。

尽管5岁以下儿童死亡的绝对风险现在很小，但相对差异仍然显著。在西欧地区，英国的风险几乎是瑞典的两倍。这种差异大多与“出生特征”有关，比如早产和低出生体重（Zylbersztejn et al.，2018）。这些更多与母亲健康状况的差异有关，而不是出生后提供的专业医疗服务。母亲的“生物生活水平”（Komlos，1993）很重要，而这种差异可能源于社会结构。

3.6.4.2　成人健康

不同国家群体之间成人早死率的长期趋势和近年的早死率存在着巨大差异，如图3.6.2所示，这种差异很难被解释。全球疾病负担项目提供了有关近因(危险因素)贡献的估算,但对于远端因素,如政策及其背后的制度支持的作用,仍然知之甚少。

本章将逐步探讨这个复杂情况的部分内容。自20世纪中叶以来,减少因烟草、交通事故和心血管疾病而导致的健康损失占据了整体健康收益的相当大部分。这些方面已经有相对清晰的记录,采取的多种措施也有产出。通过对这些案例的研究,或许可以对知识进步、制度演变以及健康结局之间的关系有所启示。

3.6.4.3 烟草

最早关于吸烟与肺癌风险之间定量关系的英文文献报告出现在1950年(Doll,Hill,1950;Wynder,Graham,1950)。截至2012年,除美国和瑞士外,所有39个发达国家均已批准了国际烟草控制条约,承诺采取一整套循证措施来减少吸烟(WHO《烟草控制框架公约》缔约方大会,2003)。在60年的时间跨度内,已经确立的烟草控制措施得到了发明、测试和完善,并最终获得了最高级别的政治支持。

20世纪50年代初到70年代是一个逐渐澄清烟草使用所带来的健康风险性质和意义的时期,涉及科学、专业、政治和公众层面。专业医学的认识论仍处于定量之前的阶段。随着流行病学研究报告的不断积累,高层政策辩论仍主要围绕着对于"因果关系证据"的虚幻寻求(Pollock,1999)。许多医生仍然对烟草危害持怀疑态度。1960年在美国开展的一项民意调查发现,只有三分之一的医生相信吸烟是肺癌的"主要原因",43%的医生仍然是规律吸烟者(Proctor,2011)。在英国,认识到风险的严重性并有能力采取行动的医生和公共卫生专业人员在寻找前进之路时一直受阻。

20世纪50年代末,George Godber担任英国副首席医疗官,非常热衷于帮助减少吸烟所带来的危害。但他的上级——首席医疗官并不希望将此事与卫生部长进一步讨论,因为卫生部长认为不应该挑战财政大臣(财政部长)。财政部急于保全烟草税所提供的约15%的中央政府收入(Berridge,2007)。Godber拜访了伦敦一家教学医院的呼吸科医生Charles Fletcher,并邀请他到戈德伯的俱乐部共进午餐和讨论策略。他们决定绕过首席医疗官,通过英国皇家内科医师学会来推进该想法。学会积极处理了这个问题,并决定出具一份面向广大群众的报告。1962年,《吸烟与健康》问世并迅速售罄(Pollock,1999;Lock et al.,1998)。美国效仿此举,1964年出现了由外科医生主任撰写的《吸烟对健康的影响》报告。大众传媒广泛报道了这些报告,皮尔斯和同事表明,美国中年人戒烟率与新闻报道同步变化(Pierce,Gilpin,2001)。会长报告的报道并非美国媒体对吸烟和健康进行报道的开始——早在1946年,一篇关于"香烟引发癌症?"且基于香烟焦油致癌性的实验研究的新闻杂志文章"被广泛阅读"(Proctor,2011)。然而,有充分理由认为外科医生主任报告是增强美国公众对吸烟危害意识的转折点。

在20世纪50年代,一个主要的困难是公共卫生当局不愿告诉成年人应该如何行动。这种不愿意之前并未阻碍反吐痰运动,以降低传播传染病(结核病)的风险。同样,它也没有阻止在20世纪初期向母亲们提供如何照顾儿童的明确指导(Lewis,1980)。但要求成年男性放弃一种被广泛接受的习惯被视为一种挑战。跨越这个界限最终将改变英国的"公共卫生话语",使政府促进有利于健康的生活方式的活动合法化(Berridge,2007)。

英国早期的烟草控制行动主要参与者是专业技术人员和政治精英,议会支持他们从上到下建立选民基础。这最终被证明是一个缓慢的过程。Kenneth Robinson在20世纪60年代中期担任卫生部长,他表示缺乏公众支持阻止了他采取行动(Berridge,2007)。1971年,英国皇家内科医师学会建立了一个压力团体——"吸烟与健康行动组织","旨在使无烟成为社会的常态,并向公众提供关于吸烟引发的死亡和疾病的信息和教育"(Action on Smoking and Health,2017)。早期的成员大多是积极参与的医生。

争取更广泛的公众支持的主要突破发生在20世纪80年代中期至晚期的澳大利亚维多利亚州。1987年的《维多利亚烟草法案》是第一个将税收用于健康促进的法案,具体用途是资助维多利亚健康促进基金会(Vichealth)。随后,Vichealth利用这笔资金(每年2 300万澳元,约每人每年7美元)收购了烟草在体育和艺术活动中的赞助,并资助健康促进项目。通过这项法案是精心策划的结果,最初在严格保密中进行,以使烟草行业措手不及并阻止其利用庞大资源对该法案进行反击。运动公开后，维多利亚抗癌协会庞大的支持者群体就开始发挥作用。报纸报道持同情态度——主要的早间报纸报道的来信数量超过了报纸历史上其他任何话题(Borland et al.,2009)。超过15万封支持信件寄给了州政客，教会领袖也参与了这场运动。这种专款专用税的概念被引入加利福尼亚，并纳入1988年11月赢得选民批准的99号提案中。

Nathanson指出了在反对烟草问题上不同国家与组织之间存在明显差异。在美国主要由“普通活动家”带头开展。1977年加利福尼亚伯克利市议会通过了一项“室内空气条例”，由当地的反烟雾污染团体(Group Against Smoke Pollution,GASP)地方分部发起。(GASP在1970年由环境活动家Clara Gouin发起，她认为一年前她父亲的死是由吸烟引起的。)从20世纪70年代开始许多当地团体组成了“美国非吸烟者权利协会”，截至1986年已经制定了117项地方烟草控制条例(Glanz,Balbach)。在99号提案公投之前，由烟草协会委托进行的私人民意调查报告的“底线”是“人们不喜欢吸烟或吸烟者”(V.Lance Tarrance and Associates,1987,见于Glanz和Balbach)。尽管烟草行业的反对票是支持票的13倍，但正是在这种背景下，1988年的公投获胜了(Glanz,Balbach)。

根据99号提案规定的正式州级烟草控制项目，每包香烟征收25美分的费用，足以支付大规模媒体宣传和资助由当地团体开发和运营的活动。该计划没有资助吸烟戒断的专业和药物辅助治疗。在20世纪90年代，项目评估者注意到，有相当一部分家庭报告称他们已决定创建“无烟”环境，即使这从未被正式推广。这些家庭模仿公共场所制定的“无烟条例”，生动展示了加利福尼亚应对烟草挑战中的复杂的分权-中央集权动态(Pierce et al.,2010)。

从20世纪90年代开始，烟草行业在发达国家进一步失去了合法性和支持。1998年由美国46个州和最大的香烟制造商达成的《烟草主管和解协议》导致该行业同意限制某些营销做法，解散其三个主要前沿组织，并支付2 060亿美元给各州，用于补偿因吸烟而导致的额外州级医疗卫生支出，为期25年。协议对烟草控制的潜在影响的解释存在分歧(Schroeder,2004)，但在诉讼发现阶段公开了此前保密的行业文件，进一步损害了行业形象。Proctor利用这些文件展示了行业是如何有意识地秘密改变香烟成分，使烟雾更容易吸入，吸烟者更易成瘾(Proctor,2011)。

2006年菲利普莫里斯公司被美国联邦法院根据旨在打击有组织犯罪的法律(《犯罪集团影响和腐败组织法案》)定罪：虚假否认针对青少年进行营销，虚假否认操纵香烟设计，错误宣称低焦油和低焦尼古丁香烟含量更低，虚假否认二手烟(second-hand smoke)会导致疾病并隐瞒文件、信息和研究(Proctor,2011)。2012年11月，法院责令他们发表公开声明承认曾向公众撒谎(Associated Press,2012)。针对其他高收入国家关于烟草的市场推广进一步深入收缩。2012年12月，澳大利亚颁布了一项法律，要求所有香烟都必须以统一的简单包装销售。2018年年中，法国、英国、挪威、爱尔兰、新西兰、匈牙利和斯洛文尼亚七个国家也紧随其后出台相关政策。

烟草战争尚未结束。尽管吸烟导致的死亡人数有所下降，但在2017年，“高社会人口指数”国家中，烟草仍然是男性健康生命损失年的首要原因，而女性则排名第五(GBD Compare,2018)。肺癌死亡人数提供了一个稳定且可比较的指标，反映了烟草对健康造成的损失，而年轻人的肺癌死亡更能反映最近的烟草接触趋势。表3.6.2显示了50岁以下男女肺癌死亡所导致的生命损失年，表中显示对于男性而言，从1990年到2016年几乎所有国家都在控烟方面取得了进展，只有葡萄牙和塞浦路斯的吸烟率有所增加。在后共产主义国家，无论是比例还是绝对数值，降幅都很大，其中捷克和匈牙利的降幅非常显著(分别从659降至143和从922降436)。女性的趋势相对于男性有所滞后，39个国家中有21个在1990—2016年间的肺癌死亡率上升。与此同时，烟草行业已将其重点从发达国家转向了低收入和中等收入新兴市场，这些国家吸烟率高且在某些情况下还在增长。

长达一个世纪的吸烟流行病问题和随之而来的疾病负担表明，慢病影响因素的时间框架可长可短，使得控烟变成了一场长期的消耗战。烟草控制还说明了定量方法的发展如何支持了适当的政策响应。随着人们对流行病学推理的接受度增加，以及其传播到政治和更广泛的公众(例如，Peto et al.,2013)，定量评估已经成为政策研讨的核心，无论是在本地、国家还是全球范围内都促进了有效的制度响应。

1990—2016年全球39个发达国家15～49岁男性和女性因肺癌死亡而导致的生命损失年：每100 000人年的年龄标准化率及百分比变化见表3.6.2。

表3.6.2　1990—2016年全球39个发达国家15～49岁男性和女性因肺癌死亡而导致的生命损失年：每100 000人年的年龄标准化率及百分比变化

男性					女性				
2016年各国排名		1990年	2016年	变化	2016年各国排名		1990年	2016年	变化
1	瑞典	149	60	-59%	1	马耳他	50	54	8%
2	芬兰	185	61	-67%	2	芬兰	66	57	-14%
3	挪威	152	84	-44%	3	塞浦路斯	45	57	26%
4	新西兰	139	96	-30%	4	爱沙尼亚	59	57	-4%
5	澳大利亚	161	99	-39%	5	拉脱维亚	64	59	-8%
6	新加坡	196	108	-45%	6	立陶宛	63	64	1%
7	冰岛	152	113	-26%	7	日本	84	67	-20%
8	日本	154	118	-23%	8	以色列	80	74	-7%
9	加拿大	235	118	-50%	9	瑞典	133	82	-39%
10	丹麦	255	121	-53%	10	新加坡	105	83	-21%
11	英国	217	123	-43%	11	澳大利亚	93	87	-6%
12	爱尔兰	165	124	-25%	12	捷克	129	89	-31%
13	瑞士	288	128	-56%	13	斯洛伐克	93	90	-3%
14	韩国	197	129	-35%	14	爱尔兰	88	96	9%
15	塞浦路斯	114	134	17%	15	韩国	84	97	16%
16	捷克	659	143	-78%	16	挪威	99	97	-1%
17	马耳他	180	143	-47%	18	波兰	128	103	-19%
18	奥地利	272	145	-47%	18	英国	123	109	-11%
19	美国	312	152	-51%	19	瑞士	121	111	-8%
20	爱沙尼亚	412	153	-63%	20	葡萄牙	78	119	53%
21	以色列	173	155	-10%	21	新西兰	129	126	-3%
22	荷兰	286	168	-41%	22	斯洛文尼亚	110	126	15%
23	斯洛伐克	509	170	-67%	23	奥地利	101	130	28%
24	意大利	358	177	-51%	24	希腊	100	133	32%
25	斯洛文尼亚	432	178	-59%	25	意大利	102	136	34%
26	卢森堡	401	178	-56%	26	西班牙	65	138	110%
27	德国	352	184	-48%	27	卢森堡	118	143	21%
28	比利时	410	198	-52%	28	美国	205	144	-30%
29	波兰	494	202	-59%	29	克罗地亚	121	147	22%
30	立陶宛	391	217	-44%	30	德国	121	149	23%
31	拉脱维亚	428	228	-47%	31	丹麦	234	150	-36%
32	西班牙	388	245	-37%	32	加拿大	206	150	-27%
33	克罗地亚	589	288	-51%	33	罗马尼亚	100	151	51%
34	希腊	406	294	-27%	34	保加利亚	108	153	41%

续表

男	性				女	性			
2016年各国排名		1990年	2016年	变化	2016年各国排名		1990年	2016年	变化
35	法国	447	318	-29%	35	比利时	127	158	24%
36	葡萄牙	266	322	21%	36	法国	78	183	134%
37	保加利亚	592	428	-28%	37	冰岛	177	191	8%
38	匈牙利	922	436	-53%	38	荷兰	157	218	39%
39	罗马尼亚	506	448	-11%	39	匈牙利	293	324	11%

数据来源：2018年全球疾病负担研究（GBD 2018）结果（美国西雅图：健康指标与评估研究所（IHME））。

3.6.4.4 交通伤害

自20世纪中叶以来，许多发达国家的每单位交通暴露死亡人数（例如每年每1万辆车）已经减少了10倍。尽管取得了如此卓越的成就，但2017年交通伤害在男性健康生命损失原因中仍排名第六，在女性中排名第十四（GBD Compare，2018）。由于控制措施的可见性以及其实施与效果之间的短期时间滞后，交通伤害防控提供了一个可以探讨政策采纳、方案实施和健康影响之间关系的敏感领域。

首先，值得一提的是，在机动车辆早期普及的几十年间，成功并非完全源自集中发起的政策。斯米德在20世纪70年代初指出，与注册车辆数量相比，交通事故死亡率随着汽车数量相对于人口的增加呈现普遍且明显的下降趋势（斯米德定律：死亡人数/车辆=0.0003（车辆/人口）-0.66）（Smeed，1972）。然而，在过去的四五十年中，有组织的政策应对显然发挥了更大的作用。下面简要介绍澳大利亚维多利亚州在交通伤害控制方面处于领先地位的经验。

与斯米德的预测一致，随着机动车数量与人口比例的增加，在维多利亚州，每10 000车辆年的死亡人数从20世纪30年代的20多人下降至20世纪60年代初期的约9人。在早期的几十年里，维多利亚州的交通死亡率通常高于斯米德的预测值。由于可避免的年轻成年人死亡所导致的频繁葬礼，人们逐渐意识到“必须采取行动”。早期的政策响应主要是劝诫性的，比如鼓励汽车驾驶员签署承诺书，表示“在道路上避免粗心和无礼行为”。然而这种方法并不成功。一位年轻的警方外科医生通过带领记者参观星期五和星期六夜间与酒精有关的事故现场，将记者们引入这个事业。同时，墨尔本一家日报《The Age》的编辑，也全力支持了这一运动。澳大利亚皇家外科医师学院的一个委员会向国会道路安全委员会提出了更严格的监管和强制性措施的论点。到了1970年，这些倡议说服了主要政党支持一项全球首创的法案，强制维多利亚州居民安装并使用安全带。新法律的遵守率很高，道路死亡人数减少了。1976年，维多利亚州议会成为全球首个立法进行随机呼吸酒精测试的地方，再次回应了专业人士的建议。此后十年，死亡人数减少了。1986年，成立了一个交通事故委员会，通过机动车强制第三方伤害保险征费获得稳定资金。委员会必须向受伤者支付无过错赔偿金，这激励着该委员会为减少交通伤害而努力。它的一部分支出用于项目评估，支持独立事故研究机构的发展。1989年末，交通死亡人数再次上升，委员会发起了澳大利亚有史以来规模最大的媒体宣传活动之一，并加强了警方执法力度（Davison，Yelland，2004，第6章）。在2009年，警方在540万总人口中进行了124万次随机呼吸测试（Transport Accident Commission，2013）。自1960年以来，维多利亚州的交通死亡率已下降至发达国家中最低水平之一。

当地历史学家在2004年评论道：

> 也许在世界其他地方，个体汽车驾驶员的行为没有受到如此密切的监控和严格的控制。然而，除了偶尔的抱怨外，汽车驾驶员普遍接受了这些措施（Davison，Yelland，2004）。

这些教育和执法策略与工程方面的策略相结合。1965年,拉尔夫·内德尔(Ralph Nader)谴责美国汽车在“任何速度下都不安全”(Nader,1965)。在澳大利亚,国家政府在国际汽车行业的压力下进行了谈判,制定了“设计规则”以使汽车更安全,例如可折叠的转向柱、防爆风挡玻璃以及消除乘客舱内的危险突出物(个人交流资料:Tony Ryan)。在美国,Robertson记录了汽车行业对生产更安全汽车持续的抵制态度(Robertson,2010)。

3.6.4.5 心血管疾病

心血管疾病,主要是缺血性心脏病和中风,在发达国家仍然是生命损失年的主要原因。1990年至2016年,在39个国家中,心血管疾病导致的生命损失年水平的整体变化如表3.6.3所示。其中位数降幅为58%。在两个时期中,日本、法国、西班牙和瑞士一直位列前四名(即死亡率最低)。1990年,东欧国家的心血管死亡率最低。26年间,韩国(76%)和以色列(71%)的降幅最大。后共产主义国家显示出越来越大的异质性,斯洛文尼亚和捷克显示出高于平均水平的下降,而另一端的保加利亚和立陶宛只实现了平均降幅的一半。2016年,保加利亚的生命损失年是斯洛文尼亚的三倍多。美国的表现也不佳,仅减少了39%,排名从第13位下降到第28位。

表3.6.3 1990—2016年全球39个国家心血管疾病导致的生命损失年:每10万人年的年龄标准化率及百分比变化

男性					女性				
2016年各国排名		1990年	2016年	变化	2016年各国排名		1990年	2016年	变化
1	瑞典	149	60	-59%	1	马耳他	50	54	8%
2	芬兰	185	61	-67%	2	芬兰	66	57	-14%
3	挪威	152	84	-44%	3	塞浦路斯	45	57	26%
4	新西兰	139	96	-30%	4	爱沙尼亚	59	57	-4%
5	澳大利亚	161	99	-39%	5	拉脱维亚	64	59	-8%
6	新加坡	196	108	-45%	6	立陶宛	63	64	1%
7	冰岛	152	113	-26%	7	日本	84	67	-20%
8	日本	154	118	-23%	8	以色列	80	74	-7%
9	加拿大	235	118	-50%	9	瑞典	133	82	-39%
10	丹麦	255	121	-53%	10	新加坡	105	83	-21%
11	英国	217	123	-43%	11	澳大利亚	93	87	-6%
12	爱尔兰	165	124	-25%	12	捷克	129	89	-31%
13	瑞士	288	128	-56%	13	斯洛伐克	93	90	-3%
14	韩国	197	129	-35%	14	爱尔兰	88	96	9%
15	塞浦路斯	114	134	17%	15	韩国	84	97	16%
16	捷克	659	143	-78%	16	挪威	99	97	-1%
17	马耳他	180	143	-47%	18	波兰	128	103	-19%
18	奥地利	272	145	-47%	18	英国	123	109	-11%
19	美国	312	152	-51%	19	瑞士	121	111	-8%
20	爱沙尼亚	412	153	-63%	20	葡萄牙	78	119	53%
21	以色列	173	155	-10%	21	新西兰	129	126	-3%

续表

男性					女性				
2016年各国排名		1990年	2016年	变化	2016年各国排名		1990年	2016年	变化
22	荷兰	286	168	-41%	22	斯洛文尼亚	110	126	15%
23	斯洛伐克	509	170	-67%	23	奥地利	101	130	28%
24	意大利	358	177	-51%	24	希腊	100	133	32%
25	斯洛文尼亚	432	178	-59%	25	意大利	102	136	34%
26	卢森堡	401	178	-56%	26	西班牙	65	138	110%
27	德国	352	184	-48%	27	卢森堡	118	143	21%
28	比利时	410	198	-52%	28	美国	205	144	-30%
29	波兰	494	202	-59%	29	克罗地亚	121	147	22%
30	立陶宛	391	217	-44%	30	德国	121	149	23%
31	拉脱维亚	428	228	-47%	31	丹麦	234	150	-36%
32	西班牙	388	245	-37%	32	加拿大	206	150	-27%
33	克罗地亚	589	288	-51%	33	罗马尼亚	100	151	51%
34	希腊	406	294	-27%	34	保加利亚	108	153	41%
35	法国	447	318	-29%	35	比利时	127	158	24%
36	葡萄牙	266	322	21%	36	法国	78	183	134%
37	保加利亚	592	428	-28%	37	冰岛	177	191	8%
38	匈牙利	922	436	-53%	38	荷兰	157	218	39%
39	罗马尼亚	506	448	-11%	39	匈牙利	293	324	11%

这些趋势引发了三个与政策相关的问题：

(1) 近几十年来，心血管疾病死亡率下降的主要原因是什么？

(2) 为什么后共产主义国家的趋势如此多样化？

(3) 为什么美国的成就较差？

与道路交通伤害和烟草引起的疾病一样，控制循环系统疾病的努力是在更好地了解其成因的前提下进行的。在美国，哈里·杜鲁门总统于1948年6月签署了《国家心脏法案》。从1950年到2018年，美国心脏、肺和血液研究所的预算从1 000万美元增加到了33.8亿美元（美国国立卫生研究院，无日期）。有意识地迅速扩展对缺血性心脏病成因的研究，极大地促进了公共卫生科学基础的现代化，包括现代流行病学的出现和"危险因素"的概念。

这些疾病的成因被证明是复杂的，但个体和人群层面心血管风险的许多变化仍然可以通过三个经典危险因素解释——血压、血胆固醇浓度和吸烟。这些因素与风险的定量关系已得到了较好的阐述。在大多数发达国家，1980年前，年轻成年男性的吸烟流行病现象非常突出。关于血压和血液胆固醇浓度的趋势数据较少。有记载表明，发达国家男女性心血管疾病的趋势与男性吸烟的时间趋势大致相似，即自1990年左右以来普遍呈上涨趋势（Danaei et al.，2013）。降低血压和血液胆固醇浓度的有效药物的开发使临床医生也能对预防这些疾病作出重要贡献。对心脏病发作和前驱冠状动脉疾病的更有效治疗也意味着心脏病死亡率的趋势不仅反映了在预防疾病发作方面的成功程度，还包括在发作后降低死亡风险方面的成功程度。

对心脏病和中风的社会响应进行描述时，可以从科学知识的进步开始，逐步拓展到专业和公众认识的增加，到各级活动家的倡导、组织建设，政策的制定，方案的实施，危险因素的改变，最终导致疾病发病率的变化，构建一个假设的链条。但是，这样的过程很难被准确而有力地记录或证明。早期的发展阶段通常以由医生领导的志愿组织的形成为特征,这些组织在许多国家都试图动员公众支持研究、预防和治疗,例如美国心脏协会(成立于1924年)、澳大利亚国家心脏基金会(成立于1959年)和英国心脏基金会(成立于1961年)。欧洲心脏网络现在集结了来自24个欧洲国家的29个成员组织。在澳大利亚,国家心脏基金会在广泛的公众支持下,在20世纪80年代率先开展了全国性的危险因素调查。在芬兰,卡累利阿北部地区的地方政府因该地区具有极高的心血管疾病早死风险,向国家政府寻求支持以减少这种疾病负担。于是,北卡项目应运而生,该项目涵盖了流行病学调查和大规模动员以促进饮食改变。芬兰成为在社区层面上实施基于科学的政策来减少心血管风险的典范(Puska,2005)。

很少有国家拥有关于公众对危险因素及危险因素水平的认识的长期数据。然而,有迹象表明公众对心血管风险的认识随着时间的推移而增加,特别是在电视广告中强调食品健康声明的显著性。到20世纪90年代中期,英格兰大多数人(96%)正确识别了至少三种实现更健康饮食的方式(Bridgwood,1996)。

对包括智利、阿根廷和巴西在内的26个"工业化"国家(但不包括欧洲任何后共产主义国家)进行的一项评估发现,"身体质量指数(BMI)、血压、血清胆固醇和吸烟的趋势变化可能占了男性心血管疾病和糖尿病死亡率下降原因的50%,女性的约40%"(Di Cesare et al.,2013)。然而,该研究中许多危险因素估计值是使用层次贝叶斯插补法进行推测的。

Capewell和其同事在一系列研究中表明,危险因素的有利转变对苏格兰(1975—1994年)、美国(1980—2000年)、爱尔兰(1985—2000年),以及英格兰和威尔士(1981—2000年)降低缺血性心脏病生命损失年的影响远远大于临床措施(药物预防和治疗)(Gouda et al.,2012)。

所有旨在降低疾病风险的活动都必须考虑其他背景因素。早在20世纪60年代,"七国冠心病研究"的结果证实了当地饮食文化与冠心病风险之间存在明显关联——地中海地区和日本的饮食(放弃传统的高钠饮食)具有保护作用,而在北欧等地则具有不利影响(Keys,1980)。像法国、西班牙和日本等国家心血管疾病死亡率的良好变化轨迹可能很大程度上归功于健康的饮食文化以及有意降低风险的努力。尽管在20世纪早期,收入增加会对动物脂肪摄入和香烟消费产生不利影响,但一旦相关风险被认识到,增加的收入也带来了好处,例如通过支持进一步的科学研究、信息的传播以及食物供应的多样化——例如低脂奶制品、低反式脂肪的人造黄油、全年供应的新鲜水果和蔬菜等。较富裕的人口还能够负担得起长期药物治疗来控制血压和高胆固醇。最近有文献描述了这些血管危险因素与国民收入水平之间不断变化的关联模式(Danaei et al.,2013)。

3.6.5 大规模的公共卫生政策失败

3.6.5.1 东欧1965—1990年:制度适应的普遍失败

直至20世纪60年代中期,东欧的成年人早死率与西欧下降的速度相当(参见图3.6.2)。苏联的卫生服务组织模式(以首任卫生专员Semashko命名)对主要公共卫生问题处理得很好,尤其是传染病和母婴健康等(Field,1967)。但是,当面临着解决慢性病的挑战时,出现了严重问题,这些体制不仅出现了明显的失败,而且在明显失败的情况下,似乎也无法改变其方向。

照搬苏联公共卫生体系的共产主义国家没有为应对非传染性疾病建立现代科学基础:他们没有在发展现代流行病学中进行投资,也并未充分利用国际研究成果。苏联政权的早期充满了对科学的热情,但随后的发展并不有利于以人群为基础的医学研究。据Terris称,Semashko的政策将预防和治疗整合在一起,在实践中导致苏联的医疗体系大多受临床医生的主导,而非公共卫生专家(Terris,1988)。在此之后,"Lysenko事件”①的遗留影响削弱了所有生物科学(Krementsov,1997),以及研究机构的等级制度限制了科学创新。苏联的经济哲学思想也认为改善人类境况的途径是通过对自然的物质支配,而不是关注生物学上的需求。物理科学和工程学(在苏联经济理论中与“生产部门”相关联)受到更多重视和奖励,而医学则被视为“非生产部门”的一部分。认为“饮食富裕”可能会损害健康的观念被斥为资本主义的诡计。这些不利的内部特征加剧了冷战年代的孤立性;直到1988年,Terris观察到国际流行病学协会中没有苏联成员。医学中的量化革命,特别是随机试验的变革潜力未能得以实现(McKee,2007)。最后,存在健康食品供应的问题:没有像西方那样发展反季节供应新鲜水果和蔬菜的体系,这些食物在冬季和春季往往会在商店中消失。这样的情况不利于推广鼓励膳食中摄取水果和蔬菜的计划。

在一些“落后”的后共产主义国家,公众对危险因素的认识明显较低。在保加利亚东北部进行的一项调查中,调查对象被问及一个开放式问题(2000年和2003年),即为何他们认为中风在他们地区如此普遍,结果表明提到高血压和吸烟的人占比不足3%(Dokova et al.,2005)。

如图3.6.2所示,欧洲东西部的差距主要是由于西方的有利变化,而在东方地区没有发生相匹配的变化。这一点有些被关注“东方出了问题”的焦点所掩盖,例如,20世纪90年代俄罗斯男性暴饮暴食所带来的灾难性影响。但是,如果以匈牙利和西班牙的中年妇女心血管疾病死亡率为例(其中饮酒过量和重度吸烟并不普遍):从20世纪50年代到90年代,西班牙和匈牙利死亡率水平之间的差距增加了——从匈牙利水平是西班牙水平的1.5倍到匈牙利水平是西班牙水平的4.5倍——主要是由于西班牙死亡率的降低,在匈牙利没有相匹配的情况(个体数据使用WHO死亡数据库的数据进行计算)。需要解释的主要是东部没有出现有利变化。

3.6.5.2 美国出乎意料的表现不佳

美国公共卫生的失败在多个层面上都十分出人意料。这种失败与国家收入和教育水平相悖。尽管拥有医疗和公共卫生科学方面的国家优势,却依然出现了这一情况。即便在临床医学上支出巨大,失败仍未得到遏制,而且远未显示出任何纠正措施的早期效果。美国的死亡率轨迹继续偏离其他发达国家的趋势。

此外,还存在令人惊讶的族裔选择性。尽管西班牙裔人的家庭收入中位数仅为非西班牙裔白人的十分之一,中年死亡率却比非西班牙裔白人低30%~40%(Woolf et al.,2018;Taylor et al.,2011)。美国黑人的死亡率虽然显著高于白人,但下降速度更快,使得黑人与白人之间的差距在缩小。因此,趋势偏离预期的程度在非西班牙裔白人中最为明显。美国经济不平等的情况日益严重,这些因素本身非常重要,但并不清楚这是否能解释整体健康水平的不利趋势(Panel on Understanding Cross-National Health Differences Among High-Income Countries,2013)(Lynch et al.,2004)。

自20世纪80年代以来,美国在健康改善方面的相对失败造成了巨大损失。在2002年的一篇文章中,美国经济学家Nordhaus要求读者考虑以下选择(Nordhaus,2002):

> 你必须放弃过去半个世纪的健康改善或非健康改善。也就是说,你必须选择要么(a)拥有1948年的健康状况和1998年的不健康生活标准,要么(b)拥有1998年的健康状况和1948年的不健康生活标准。你会选择哪个?

非正式民意调查结果微偏向于选择(b),这个结果与他更正式的分析一致:

① Trofim Denisovich Lesynko(1898—1976年)是一位苏联农学家,他反对孟德尔遗传学,赞成环境获得性遗传理论。他和他的理论得到了Joseph Stalin的支持,并于1940年被任命为遗传研究所所长。拒绝谴责遗传学的科学家被撤职、监禁,甚至被判处死刑。

使用所有技术得出的主要结论是,寿命延长所带来的价值与所有其他消费商品和服务的总和大致相当。

这一观点应用到现在,意味着美国正在失去相当大一部分的国民收入。如果不能找到弥合与其他发达国家在健康领域差距的方法,就不可能再次成为"伟大的国家"。

尽管美国的失败普遍存在于儿童和成人健康以及各类主要疾病和伤害中,但似乎肥胖症的高发率和阿片类药物的滥用对此产生了显著的影响(Jeff ery et al.,2018;Preston et al.,2018)。在这种情况下,这个谜题被推进到因果链条的更深层:为什么在美国,过度肥胖和自由开具阿片类药物的情况比其他发达国家更普遍?

到目前为止,一直将美国视为空间上均匀分布的国家。事实上,美国是一个非常庞大的国家,各个州和县的健康状况存在明显的内部异质性(图3.6.3)。公共卫生项目的主要责任属于各个州(美国国家医学研究院,2003)。加利福尼亚州在减少烟草造成的健康损失方面取得了成功。这反映在肺癌死亡率上,各个年龄段的肺癌死亡率比全国平均水平低三分之一(美国疾病负担合作者组,2018)——在年轻年龄段的差异更大。在1990—2016年间,加利福尼亚州的出生期望寿命从排名第24上升到第2。纽约州,其中包括以其有力的慢性病预防项目而闻名的纽约市(Ong et al.,2017),则从第39位上升到第5位。(这些变化的幅度可能因1990年这两个州的艾滋病流行病产生的影响大于平均值而被夸大。)相比之下,在21个"下行移动"的州,20~55岁年龄段的死亡率实际上在这段时间内上升:在肯塔基州、俄克拉荷马州、新墨西哥州、西弗吉尼亚州和怀俄明州,死亡率的增加超过10%。对比2016年美国各州按疾病负担研究中考虑的20种原因造成的生命损失年,可以看出主要原因的水平往往是相似的。因此,加利福尼亚州和纽约州在这项研究中考虑的20种原因中,分别排名第16和第15位,远低于全国水平。同样,生命损失年率高的州往往在大多数原因上都有高的损失。因此,导致早死的危险因素似乎是相互关联的。图3.6.3说明了主要可预防原因对低死亡率州——加利福尼亚州和纽约州,以及高死亡率州——西弗吉尼亚州和密西西比州之间的早死差异的贡献。

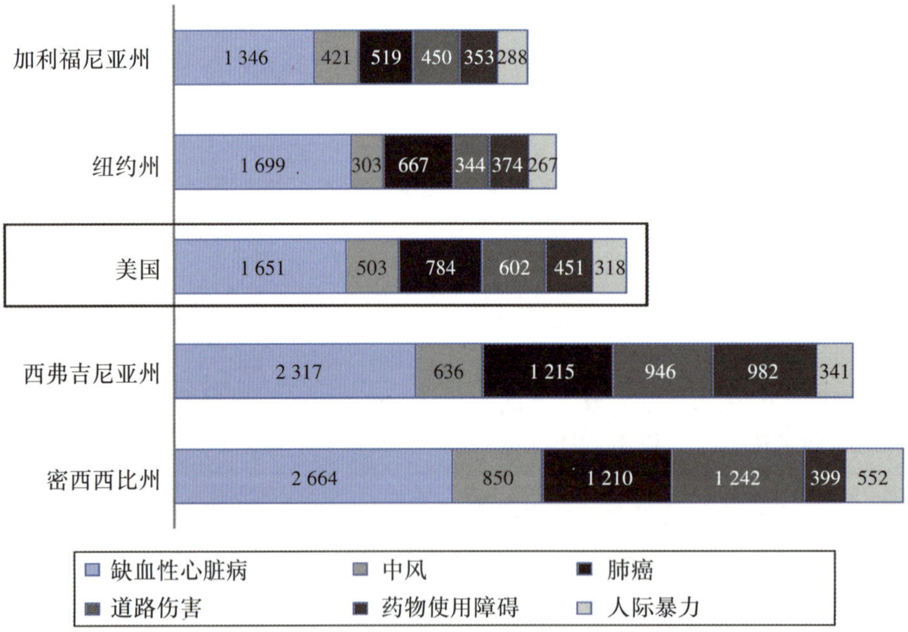

图3.6.3 2016年美国及其四个州由六种原因导致的年均寿命损失

注:按照男女年龄标准化估算。

资料来源:U. S.Burden of Disease Collaborators(2018),The State of US Health,1990—2016: Burden of Diseases,Injuries,and Risk Factors Among US States.JAMA,319(14),1444-72.

东欧曾对应对慢性疾病风险的知识和行动实施了国家限制,但与美国相关的知识机制十分强大。阻碍并非在于知识,而是在于行动。对比国家之间的制度差异并不简单,但一些跨国比较具有一定的启发性。

交通伤害控制项目的效果相对容易被识别和观察。美国国家科学院的报告《更短的寿命，更差的健康》(*Panel on Understanding Cross-National Health Differences Among High-Income Countries*, 2013)作者们在研究来自交通研究委员会(Transportation Research Board, TRB)2011年的报告时对比美国和其他五个国家的交通伤害控制，指出："……小组对交通研究委员会的整体发现与本报告第一部分所记录的发现之间的惊人相似程度感到震惊……"交通研究委员会的报告指出，美国各地区抵制在其他地方被证明有效的措施，如减少酒后驾驶、增加安全带和摩托车头盔使用率以及控制车速。该报告详细比较了法国、英国和澳大利亚与美国在驾驶速度管理方面的情况，包括"管理和规划""技术实施措施"和"政治和公众支持"等方面。交通研究委员会报告得出结论："大多数美国州与地方交通安全机构缺乏应用在基准国家的管理和技术能力。"

在美国，科学证据和专家意见在政治决策中的影响往往不及西欧大。Nathanson对比了英国情况，英国有着"可信的科学知识被政府内外的专家所垄断并运用"的局面——这些专家包括医疗公务员、英国医学会、皇家学院以及政府指定的咨询机构。而在美国，专家并未获得同等的权威地位。

世界价值观调查对发达国家进行排名，将国家按传统/宗教价值观和世俗/理性价值观两个维度进行分类。在发达国家中，美国位于传统/宗教价值观的一端(World Values Survey, 2017)。相当大比例的人更倾向于将创造论作为解释人类起源的方式(Swift, 2017)。基于科学证据的正统解释的论点在这里可能面临更多竞争。美国迟迟未采纳帮助减少静脉注射毒品用户HIV传播的注射器交换计划，这常常被引用为保守道德阻碍有效证据为基础措施的例子。直到2015年12月，联邦政府才解除了对这些计划的资金禁令。这一变化发生在共和党选区中的贫困农村地区出现了处方麻醉药物滥用引发的注射毒品使用和HIV传播新的疫情之后，而这种情况却未在民主党选区的国际化沿海城市发生(Showalter, 2018)。

商业利益在政治上势力强大且组织良好。游说是一个价值40亿美元的"产业"，一项研究发现在2008年前十年间有37 000名(原文如此)游说者活跃于联邦层面(Bertrand et al., 2014)。加利福尼亚的烟草战争纪实提供了在这样的环境中运作面临的挑战的洞察力。烟草行业精心策划了在1987—1988年针对加利福尼亚医学协会参与99号提案活动的"中和"战略，这是非常令人深思的(Glanz, Balbach, 2000)。

公共卫生计划的责任(例如，已经在交通伤害控制中提到的那些)落实在州一级。很可能交通伤害控制中指出的弱点也适用于州级疾病和伤害预防的其他领域，包括：未能凝聚强大的政治和社区支持来推行预防计划；在实现计划目标方面，管理能力和责任有限；缺乏长期规划的视野。2003年，美国医学研究所关于"21世纪公共卫生未来"的报告得出结论："国家整个政府公共卫生基础设施——包括其人力资源、信息系统和组织能力——必须得到振兴和加强。"(美国医学研究所，2003)期待着证据表明这一进程正在进行。

3.6.6　公共卫生策略的仿效和全球化

在前一节"大规模的公共卫生政策失败"中讨论了对烟草和交通伤害等危害的社会应对的早期与创新阶段。然而，制度不断演变。例如，早期的国家烟草控制经验在世界会议的创立下提供了交流和比较的机会：首次会议于1967年在纽约召开，第二次于1971年在伦敦举行——这一系列会议一直持续到2018年在开普敦举行的第十七届。《烟草控制》杂志于1992年创刊，如今已成为影响力最大的公共卫生期刊之一。在烟草控制活动进行的同时，"有效措施"已经在这个领域逐步发展。

多年来，支持减少烟草消费措施的民间、专业和科学组织的数量和范围不断扩大。同时，国家政府和政府间组织对这些措施的支持也在增加。到了20世纪90年代末，这些趋势在谈判中汇聚，导致了2003年世界卫生大会一致通过《烟草控制框架公约》(Studlar, 2006)。几乎所有成员国都已经批准了这项公约，只有两个国家没有批准(美国和瑞士)。WHO网站现在提供了烟草控制"最佳实践"的专家共识摘要，总结在缩写词MPOWER中：

监测烟草使用和预防政策(monitor)
保护人们免受烟草危害(protect)
提供帮助戒烟(offer)
警示烟草危害(warn)
执行烟草广告、推广和赞助的禁令(enforce)
提高烟草税收(raise)

该网站提供了对190多个国家的12页档案,跟踪它们对MPOWER框架的遵从情况。这些档案以方便明了的彩色编码条形图形式进行总结(WHO,不确定发布时间,Tobacco)。

全球的效仿和政策趋同过程不仅仅局限于烟草领域。在WHO的网站上,还能找到有关酒精与健康、道路安全的“全球状况报告”(每个国家都有单页概况),以及“更积极的人类,更健康的世界”等信息。

39个发达国家中,有28个目前是欧盟的成员。自20世纪80年代末,欧洲委员会通过致力于起草一项旨在规范烟草广告的指令开始参与公共卫生工作。由于成员国的抵制(尤其是来自德国)和不利的司法裁决,这一努力曾一度受挫(Duina,Kurzer,2004)。然而,这样一项指令最终于2002年通过,自那时起,欧盟已经扩大了其在公共卫生方面的参与,涵盖了从烟草到酒精、营养和体育活动的各个领域,以及其先前在传染病控制方面的角色(欧洲委员会,不确定发布时间)。此外,它还通过交通运输领域积极推动交通安全。

对于东欧的后共产主义国家和亚洲发达国家等“后来者”,这些跨国机制的成果为国家提供了实际的指导和“最佳实践”模型。它们将为东欧年轻一代中吸烟死亡率的高于平均水平的最近下降作出贡献,预示着随着这些群体的年龄增长,烟草相关死亡将进一步大幅下降。

亚洲发达国家组,包括日本、新加坡和韩国,虽然起步较晚(日本部分地区除外),但在儿童和成年人的生存方面取得了迅速的进步(图3.6.1和表3.6.1)。它们采取了技术密集型的发展战略,大力投资于教育和研究。根据WHO的评分卡,它们在国际烟草控制和交通安全的最佳实践方面表现中等到良好。因此,可以认为它们也在从跨国发展中受益。

认识到健康人口不仅仅是医院和卫生系统的结果,其他关注健康社会决定因素的倡议在发达国家也日益发挥着重要作用。“健康融入所有政策”(health in all policies,HiAP)由欧盟制定,并在之后由健康问题社会决定因素委员会进一步完善,被发达国家和近期的一些发展中国家广泛采纳(Kickbusch,2013)。此外,30多年前启动的由WHO设计的战略“健康城市”计划,旨在将“人人享有健康”理念引入地方层面,并认识到为健康生活创造有利环境的重要性(Tsouros,2015)。

3.6.7 反思与展望

第二次世界大战后,发达世界面临着继续应对传染病挑战的问题,尽管早在本世纪之初已经取得了显著的成功,并且现在还拥有了新的武器(抗生素和新疫苗)。战后重建的势头为此提供了一个有利的政治背景。在接下来的几十年里,减少儿童和成年人因传染病死亡的显著成功已成为普遍现象。

但是在这个战后时期,新的挑战开始出现,现有的知识和制度形式无法应对,如肺癌、交通事故和缺血性心脏病等。最终成功的策略将包括建立解决非传染性疾病和伤害问题的新科学基础,同时逐步改变与不健康行为模式相关的社会制度。特别是在早期阶段,后者的实际形式和内容在各国之间存在显著差异。随着知识的深化和扩展,以及在吸烟控制、交通事故减少和心脏病预防等领域的实际经验进行比较,逐渐有可能确定“最佳实践”策略,并在国际上对其进行汇编。在各国内部,这些机制随着时间的推移不断演变,并越来越受到科学和公众的审查。自20世纪中期以来,早死的风险已经减少了一半以上。

美国的表现不佳引人注目且令人困惑。成年人死亡水平(15~60岁)目前约为最佳表现国家的两倍,而且这一差距仍在持续扩大。鉴于有利于提高健康水平的几个背景条件,人们怀疑存在一些机制障碍,阻碍了更为有效的行动。目前有证据表明，一些其他国家可能也在经历先前死亡率下降的减缓和逆转(Ho, Hendi, 2018)。对科学、客观性和专业知识的尊重，再加上对人类团结的认识，为过去几十年的重大健康收益奠定了基础。然而，这些基础目前受到民粹主义抬头的挑战，因此成功扭转最近不利趋势的前景仍不明朗。

(翻译：胡静然、邵瑞太)

参考文献

Action on Smoking and Health(2017).Key Dates in the History of Anti-Tobacco Campaigning.London: Action on Smoking and Health.

Berridge, V.(2007).Marketing Health: Smoking and the Discourse of Public Health in Britain, 1945-2000.Oxford; New York: Oxford University Press.

Bertrand, M., Bombardini, M., and Trebbi, F.(2014).Is it whom you know or what you know? An empirical assessment of the lobbying process.American Economic Review, 104(12), 3885-920.

Borland, R., Winstanley, M., and Reading, D.(2009).Legislation to institutionalize resources for tobacco control: the 1987 Victorian Tobacco Act.Addiction, 104(10), 1623-9.

Bornmann, L.and Mutz, R.(2015).Growth rates of modern science: a bibliometric analysis based on the number of publications and cited references.Journal of the Association for Information Science and Technology, 66(11), 2215-22.

Bridgwood, A., Malbon, G., Lader, D., and Matheson, J.(1996).Health in England, 1995.What People Know, What People Think, What People Do.London: Office for National Statistics.

Clarke, A., et al.(2007).A bibliometric overview of public health research in Europe.The European Journal of Public Health, 17(Suppl1), 43-9.

Conference of the Parties to the WHO FCTC(2003).WHO Framework Convention on Tobacco Control.Geneva: World Health Organization.

Cowan, R.S.(1983).More Work for Mother: The Ironies of Household Technology from the Open Hearth to the Microwave.New York: Basic Books.

Danaei, G., et al.(2013).The global cardiovascular risk transition: associations of four metabolic risk factors with national income, urbanization, and Western diet in 1980 and 2008.Circulation, 127(14), 1493-502.

Davison, G. and Yelland, S.(2004).Car Wars: How the Car Won Our Hearts and Conquered Our Cities.Crows Nest, Australia: Allen&Unwin.

Deaton, A.(2013).The Great Escape: Health, Wealth, and the Origins of Inequality.Princeton, NJ and Oxford: Princeton University Press.

Di Cesare, M., et al.(2013).The contributions of risk factor trends to cardiometabolic mortality decline in 26 industrialized countries.International Journal of Epidemiology, 42(3), 838-48.

Dokova, K.G., et al.(2005).Public understanding of the causes of high stroke risk in northeast Bulgaria.The European Journal of Public Health, 15(3), 313-16.

Doll, R.and Hill, A.B.(1950).Smoking and carcinoma of the lung; preliminary report.British Medical Journal, 2(4682), 739-48.

Duina, F.and Kurzer, P.(2004).Smoke in your eyes: the struggle over tobacco control in the European Union.Journal of European Public Policy, 11(1), 57-77.

European Commission(n.d.).Public Health.[Online]Available at: https://ec.europa.eu/health

Field, M.G.(1967).Soviet Socialized Medicine: An Introduction.New York: Free Press.

GBD 2016 Risk Factors Collaborators(2017).Global, regional, and national comparative risk assessment of 84 behavioural, environmental and occupational, and metabolic risks or clusters of risks, 1990-2016: a systematic analysis for the Global Burden of Disease Study 2016.The Lancet, 390(10100), 1345-422.

Glanz, S.A.and Balbach, E.D.(2000).Tobacco War: Inside the California Battles.Berkeley, CA: University of California Press.

Global Burden of Disease Collaborative Network(2017).Global Burden of Disease Study 2018(GBD 2018)Results.Seattle, WA: Institute for Health Metrics and Evaluation(IHME).

Gouda, H.N.and Powles, J.(2012).Why choice of metric matters in public health analyses: a case study of the attribution of credit for the decline in coronary heart disease mortality in the US and other populations.BMC Public Health, 12, 88.

Ho, J.Y.and Hendi, A.S.(2018).Recent trends in life expectancy across high income countries: retrospective observational study.British Medical Journal, 362, k2562.

Institute of Medicine(2003).The Future of the Public's Health in the 21st Century.Washington, DC: The National Academies Press.

Jeffery, M.M., et al.(2018).Trends in opioid use in commercially insured and Medicare Advantage populations in 2007-16: retrospective cohort study.British Medical Journal, 362, k2833.

Keys, A.(1980).Seven Countries: A Multivariate Analysis of Death and Coronary Heart Disease.Cambridge, MA: Harvard University Press.

Kickbusch, I.(2013).Health in all policies.British Medical Journal, 2013, 347.

Kmietowicz, Z.(2018).'Tragedy' of 35 deaths from measles in Europe last year is unacceptable, says WHO.British Medical Journal, 360, k795.

Komlos, J.(1993).The secular trend in the biological standard of living in the United Kingdom, 1730-1860.Economic History Review, 46, 115-44.

Krementsov, N.L.(1997).Stalinist Science.Princeton, NJ: Princeton University Press.

Kuznets, S.(1973).Modern economic growth: findings and reflections.American Economic Review, 63(3), 247-58.

Lewis, J.(1980).The Politics of Motherhood.Child and Maternal Welfare in England, 1900-1939.London: Croom Helm.

Lock, S., Reynolds, L.A., and Tansey, E.M.(1998).Ashes to Ashes: The History of Smoking and Health—Symposium and Witness Seminar organized by the Wellcome Institute for the History of Medicine and the History of Twentieth Century Medicine Group on 26-27 April 1995.Amsterdam: Rodopi.

Lynch, J., et al.(2004).Is income inequality a determinant of population health? Part 1.A systematic review.Milbank Q, 82(1), 5-99.

McKee, Martin(2007).Cochrane on Communism: the influence of ideology on the search for evidence.International Journal of Epidemiology, 36(2), 269-73.

McKeown, T.(1988).The Origins of Human Disease.Oxford: Basil Blackwell.

Mokyr, J.(2002).The Gifts of Athena: Historical Origins of the Knowledge Economy, xiii, p.359.Princeton, NJ: Princeton University Press.

Mokyr, J.and Stein, R.(1997).Science, health and household technology: the effect of the Pasteur Revolution on consumer demand.In: Bresnahan, T.F., et al.(eds.)The Economics of New Goods: Studies in Income and Wealth.Chicago, IL: University of Chicago Press), pp.143-205.

Nader, R.(1965).Unsafe at Any Speed.New York: Grossman Publishers.

Nathanson, C.A.(2009).Disease Prevention as Social Change: The State, Society, and Public Health in the United States, France, Great Britain, and Canada.New York: Russell Sage Foundation, p.328.

National Institutes of Health(NIH)(n.d.).The NIH Almanac.[Online]Available at: http://www.nih.gov/about/almanac/appropriations/index.htm

Nordhaus, W.D.(2002).The Health of Nations: The Contribution of Improved Health to Living Standards(Working Paper 8818).Boston, MA: National Bureau of Economic Research.

Ong, P., et al.(2017).Evaluating the effectiveness of New York City health policy initiatives in reducing cardiovascular disease mortality, 1990-2011.American Journal of Epidemiology, 186(5), 555-63.

Organisation for Economic Co-operation and Development(OECD)(n.d.).Member Countries.[Online]Available at: http://www.oecd.org/about/members-and-partners/

Panel on Understanding Cross-National Health Differences Among High-Income Countries(2013).Woolf, S.H.and Aron, L.(eds.).U.S. Health in International Perspective: Shorter Lives, Poorer Health.Washington, DC: National Academies Press.

Peto, R., Watt, J., and Boreham, J.(2013).Deaths from smoking.International Union Against Cancer.[Online]Available at: http://www.ctsu.ox.ac.uk/deathsfromsmoking

Pierce, J.P.and Gilpin, E.A.(2001).News media coverage of smoking and health is associated with changes in population rates of smoking cessation but not initiation.Tobacco Control, 10(2), 145-53.

Pierce, J.P., et al.(2010).Forty years of faster decline in cigarette smoking in California explains current lower lung cancer rates.Cancer

Epidemiology and Biomarkers Preview, 19(11), 2801-10.

Pollock, D.(1999).Denial and Delay: The Political History of Smoking and Health, 1951-1964.London: Action on Smoking and Health.

Preston, S.H., Vierboom, Y.C., and Stokes, A.(2018).The role of obesity in exceptionally slow US mortality improvement.Proceeding of the National Academy of Sciences U S A, 115(5), 957-61.

Preston, S.H.and Haines, M.R.(1991).Fatal Years.Child Mortality in Late Nineteenth-Century America.Princeton, NJ: Princeton University Press.

Proctor, Robert(2011).Golden Holocaust: Origins of the Cigarette Catastrophe and the Case for Abolition.Berkeley, CA: University of California Press.

Puska, P.(2005).Community change and the role of public health.In: Marmot, M.and Elliott, P.(eds.)Coronary Heart Disease Epidemiology: From Aetiology to Public Health(2nd ed.).Oxford: Oxford University Press, pp.893-907.

Robertson, L.S.(2010).Motor vehicle industry.In: Wiist, W.H.(ed.)The Bottom Line or Public Health: Tactics Corporations Use to Influence Health and Health Policy and what we can do to counter them.Oxford: Oxford University Press, pp.225-48.

Schroeder, S.A.(2004).Tobacco control in the wake of the 1998 master settlement agreement.The New England Journal of Medicine, 350(3), 293-301.

Searle, J.R.(2005).What is an institution? .Journal of Institutional Economics, 1(1), 1-22.

Searle, J.R.(2010).Making the Social World: The Structure of Human Civilization.Oxford: Oxford University Press.

Secretary of State for Social Services(1988).Public Health in England: The Report of the Committee of Inquiry into the Future Development of the Public Health Function(D Acheson, Chairman).Cm 289; London: HMSO.

Showalter, D.(2018).Federal funding for syringe exchange in the US: explaining a long-term policy failure.International Journal of Drug Policy, 55, 95-104.

Smeed, R.J.(1972).The usefulness of formulae in traffic engineering and road safety.Accident Analysis&Prevention, 4, 303-12.

Studlar D.T.(2006).Tobacco control policy instruments in a shrinking world: how much policy learning? .International Journal of Public Administration, 29(4-6), 367-6.

Swift, A.(2017).In U.S., belief in creationist view of humans at new low.[Online]Available at: https://news.gallup.com/poll/210956/belief-creationist-view-humans-new-low.aspx

Szreter, S.(1988).The importance of social intervention in Britain's mortality decline c.1850-1914: a re-interpretation of the role of public health.Journal of the Society for the Social History of Medicine, 1, 1-37.

Taylor, P., et al.(2011).Wealth gaps rise to record highs between whites, blacks and Hispanics.Pew Social&Demographic Trends; Washington, DC: Pew Research Center.[Online] Available at: https://www.pewsocialtrends.org/2011/07/26/wealth-gaps-riseto-record-highs-between-whites-blacks-hispanics/

Terris, M.(1988).Restructuring and accelerating the development of the Soviet health service: preliminary observations and recommendations.Journal of Public Health Policy, 9(4), 537-43.

Thelen, K.A.(2004).How Institutions Evolve: The Political Economy of Skills in Germany, Britain, the United States, and Japan.Cambridge: Cambridge University Press, p.333.

Tomes, N.(1998).The Gospel of Germs: Men, Women, and the Microbe in American Life Cambridge, MA: Harvard University Press.

Transport Accident Commission(2013).Road safety statistical summary(yearly).Transport Accident Commission.[Online] Available at: http://reporting.tacsafety.com.au

Transportation Research Board(2011).Achieving Traffic Safety Goals in the United States: Lessons from Other Nations.TRB Special Report 300.Washington, DC[Online]Available at: http://onlinepubs.trb.org/onlinepubs/sr/sr300.pdf

Tsouros, A.D., (2015).Twenty-seven years of the WHOP European Healthy Cities movement: a sustainable movement for change and innovation at the local level.Health Promotion International, 30, i3-i7.

U.S.Burden of Disease Collaborators(2018).The State of US Health, 1990-2016: burden of diseases, injuries, and risk factors among US states.JAMA, 319(14), 1444-72.

V.Lance Tarrance and Associates(1987).California Constitutional Amendment Survey: A Confidential Report Prepared for the Tobacco Institute.Houston, TX: Tarrance Hill Newport and Ryan.

Williamson, Oliver E.(2000).The new institutional economics: taking stock, looking ahead.Journal of Economic Literature, 38(3), 595-613.

Woolf, S.H., et al.(2018).Changes in midlife death rates across racial and ethnic groups in the United States: systematic analysis of vital statistics.British Medical Journal, 362, k3096.

World Health Organization (WHO) (n.d.). WHO Mortality Database. [Online] Available at: http://www.who.int/healthinfo/mortality_data/en/

World Health Organization (WHO) (n.d.). Tobacco. [Online] Available at: http://www.who.int/tobacco/en/

World Values Survey (2017). World values survey, findings and insights. [Online] Available at: http://www.worldvaluessurvey.org/WVSContents.jsp

Wynder, E.L. and Graham, E.A. (1950). Tobacco smoking as a possible etiologic factor in bronchiogenic carcinoma: a study of six hundred and eighty-four proved cases. JAMA, 143, 329-36.

Zylbersztejn, A., et al. (2018). Child mortality in England compared with Sweden: a birth cohort study. Lancet, 391(10134), 2008-18.